中国
不同胎龄新生儿的
体格发育

ZHONGGUO BUTONGTAILING
XINSHENGER DE TIGEFAYU

张宝林　王宝琼 主编

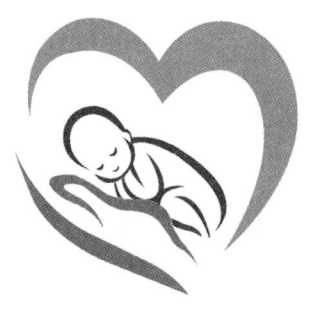

湖南科学技术出版社

主编、编委名单

主　编　　张宝林　　王宝琼
编　委　　（按姓氏笔画为序）

马　妤	王文宏	王亚芹	王华庄	王汝琪	王阿琚
王信民	文飞球	方幼萍	石树中	叶　雷(Yip Ray)	冯泽康
司建平	朱长君	朱绍琼	朱美琪	成霖霞	刘　义
刘啟贵	刘菊英	刘喜红	刘瑞霞	刘德萱	孙旭琴
孙振球	严隽英	李双杰	李晏真	李着算	李德馨
杨伟文	杨作成	何馥贞	邱雪珂	宋金枝	宋琳琳
张丽珍	张丽辉	张明宇	张艳缇	张增华	陈大庆
陈自励	陈珠兰	陈惠英	易礼兰	罗凤珍	罗孝平
岳少杰	周秦玉	周晓玉	官希吉	赵三民	赵凤盈
赵孟陶	胡汉平	胡善瑶	胡德芳	俞善昌	姜桂华
姚佩华	姚裕家	贺石林	钱水根	钱培德	高凌凤
唐宝珍	唐泽媛	凌天籁	黄宏燕	黄醒华	曹润华
常桂珍	梁其绥	蒋玲玲	韩玉昆	韩珊瑞	虞人杰
虞仁和	路　晴	鲍秀兰	熊曼丽	潘良美	薛维臣
霍淑芳	鄭豫增				

序

不积跬步　无以至千里

丁宗一

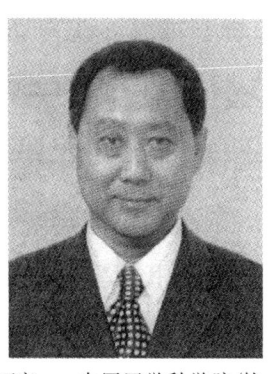

丁宗一，中国医学科学院/协和医科大学研究生院毕业，任研究员、教授、博士生导师。享受国务院政府特殊津贴，中国医师协会儿童健康专业委员会主任委员，亚洲儿科营养联盟主席，中华预防医学会常务理事，美中儿童发展中心理事长（美国注册）。1987年获国家科技进步二等奖，1998年应美国克林顿总统邀请参加在桂林召开的五人环保圆桌会议。

　　目前学术界对"理想妊娠"（ideal pregnancy）的定义是"健康的、营养良好的、低发病率和死亡率的、无合并症的、无危险因素的母子"。其评价指标有二：一是产出足月、身体大小和体成分适宜的健康新生儿；二是孕妇体重、体成分和体力活动稳定。为此，理想的新生儿出生体重为3.1～3.6kg（平均3.3kg），而妊娠期增重10～14kg（平均12kg）。通过能量价值（energy cost）模型计算：当妊娠期平均增重12.5kg、新生儿平均出生体重3.4kg时，应储存蛋白质925g、脂肪3825g，其能量利用效率90%，BMR增加150MJ。足月儿是理想妊娠的美满结局，早产儿/低体重儿是不理想妊娠的生物学结局。早产儿/低体重儿在时间和营养积累两个物理学-生物学坐标上都没有达到生命质量所要求的成熟度，不具备宫外独立生存的能力，诸多危及生存的危险因素镶嵌组合交织在不同成熟度的早产儿/低体重儿里，造成ICU抢救过程中难题繁多的医学挑战。由于近代医学研究和治疗技术的进步（晚近在临床上广泛使用的激素、一氧化氮、呼吸机、表面活性物质等）使得早产儿/低体重儿的成活率大大提高。但如何使这些得以被抢救存活的脆弱生命能够茁壮生长，并在其日后漫长的人生道路上与足月儿比肩共进？需要怎样制订个体化营养方案指导营养支持，确保其追赶生长，以获得生长潜能的最大限度发挥和能力获得？制订早产儿/低体重儿出院后喂养方案要考虑以下的早期限定性因素：①宫内营养-发育状况。②院内营养-喂养补充状况。③院内治疗方法和用药的情况。这两个阶段的营养-喂养投入以及药物治疗方式对胎儿-早产儿/低体重儿生理成熟度（physiologic immaturity）和生长速率（growth velocity）有不同的影响，使出院后喂养方案的制订（营养源/营养密度/营养谱）和实施也有不同的考虑与选择。这些理论判断和个体化营养保障方案的制订基础（判断生理成熟度和营养债计算），就依赖于儿童体格发育的数据，特别是纵向发育数据。纵向数据是非常艰难的研究工作，目前国际上只有少数国家建立了纵向数据。它需要对每一例收案的观察对象，在收案日的同一天（±23小时内）准时、准确测量人体测量学参数。其测查频率如果是生后第1个月每周1次；生后第1年，每个月1次；1～6岁，每3个月1次，其研究的难度和工作量就可想而知了。纵向数据所提供的速率（velocity）、增值（increment）、速度（rate）、趋势（tendency）等生理学参数，对判定营养状况（包括计算营养债）、生长发育情况（包括判断追赶生长）以及卫生政策（包括人群和社区营养诊断）、健康促进、儿童用品标准、预测征兵测量参数演变、国防用具标准化都具有重大指示意义，也是横向数据所不能比的。

20世纪80年代，是儿科医学飞速发展、课题似锦、人才辈出的时代。在70年代，对早产儿/低体重儿出院后营养问题很少得到重视。80年代早期只有少数研究报道了早产儿出院后维生素A和锌缺乏，也发现用母乳喂养早产儿时由于磷水平不足对正常的骨矿物质构成不利，出院后如果继续使用院内早产儿奶粉就不大合适。例如，矫正年龄（corected age，CA）34周后婴儿的消化能力得到了极大提高，如果继续以院内早产儿配方奶喂养，可能会造成维生素A的过量吸收。长期以来，由于早产儿出院后一直用正常婴儿的配方奶进行喂养，造成了早产儿体重不增。从90年代中期开始，国外配方奶的使用显著增加。使用这些配方奶喂养的效果是明显的：有研究表明，此种配方奶喂养的早产儿，9个月时其体重与身长的增长均高于用标准足月婴儿配方奶喂养的类似早产儿，且其骨矿物质含量更高。美国儿科学会营养委员会（AAP-CON）强调早产儿-低出生体重婴儿出院后喂养应当得到特别的重视。近10年来，我们发展了早产儿出院后医学管理、儿童期单纯肥胖儿童管理等国家级医学继续教育项目，都是在对儿童生长发育、特别是纵向生长发育研究的基础上衍生而来的。儿科临床新的、适宜技术的产生和出现，是植根于生长发育基础研究的。这是所有儿科医师、特别是高级儿科医师须臾不可忽略的基本功，也是本书的重要意义所在。

我和张宝林老师相识是在20世纪80年代。那时"文化大革命"刚刚结束，知识分子开始有了可以做些科学研究的解禁感。我们讨论着一个最不被儿科医学重视、但又极其重要的课题，即儿童体格发育研究及其自然科学数据的积累。众所周知，囿于学术认识和历史条件的局限，当时的横向性调查数据，无论从科学设计的角度，还是从方法学质量角度来检验，都无法作为参照人群数值使用。中国的儿科医学，没有不同胎龄出生的新生儿数据；同时也缺乏新生儿纵向生长发育数据和肥胖儿童的发病率等一系列基础数据。作为医学科学来讲，当时大部分的精力和兴趣还局限在疾病治疗这一狭小的范围。从世界医学发展的视角放眼望去，健康医学的发展势头不可阻挡。各个国家自然数据业已在纵向研究的方向上起步。有鉴于此，我们分别在足月儿和不同胎龄新生儿的体格发育数据积累方面，开始了我们的尝试。

医学的要旨其实是健康。即了解生命，知悉健康，从而保护健康，维系生命的自然进程和长度，提高生命质量，充分发挥潜能，服务社会，享受人生，可以称之为健康医学。疾病不过是附于其上、干扰其中的危险因素，从识别、诊断、治疗疾病到判断预后乃至预防的学问，即疾病医学，曾被医学界视为重点，投入了全部的精力。对健康医学，晚近才逐步被业内顾及，缘于生活水平的上升，对生命质量的感悟。健康医学的基础课题，在儿童领域是儿童生长发育（包括体格发育、能力发育、心理发育），在成人领域是老化（包括生理-心理老化、行为-能力老化）过程。这，都是鲜为人知的常识，也是常常被人忽视的课题。因为，这是一个耗费时间和精力，又不容易出成果的课题。能够静下心来，投入几十年的时间，不厌其烦地琢磨其中种种枯燥的数据，析出内里的点点规律，要有些毅力和功德心才行。我们面前的这本书，就是张宝林老师总结中国不同胎龄新生儿体格发育之结晶，对儿科基础研究的数据积累和推动是功德无量的。

出版说明

一、本书是国内第一部从理论到实践论述我国不同胎龄新生儿体格发育的专著。被列入"十二五"国家重点图书出版规划（序号 339）后，得以正式出版。

二、小儿生长发育指标的测量，不仅反映了小儿的营养和健康状况，也是一个国家卫生部门不可缺少的基础性资料。它是衡量一个国家经济、文化、卫生状况和妇幼卫生工作质量的重要指标之一。新中国成立后，我国对 0～7 岁正常儿童体格发育进行过调查。教育部及国家体委等曾对 7 岁以上学生体质及健康做过研究。但对妊娠 28～44 周不同胎龄新生儿的体格发育未进行过测定。鉴于此项空白的存在，1985 年在北京举行的全国围生新生儿学术会议上，在老一辈新生儿专家秦振庭、金汉珍、籍孝诚、黄德珉等教授的支持下，代表们自愿组织起来，成立了全国新生儿生长发育科研协作组，分别对具有国家、地区代表性的 15 个城市与 12 个城市开展了较大规模的横向性与纵向性不同胎龄新生儿体格发育的调查研究。本书的主要内容就是这些调查研究的主要成果，这些成果是全国协作的结晶，集体智慧的硕果。

三、本项研究属"七五"国家医学重点科技项目（专题合同号：75 - 65 - 02 - 23），得到国家原科委、原财政部、原卫生部、原国家经委与计委等部委的经费资助。在有关分题的研究中，还得到国家自然科学基金的资助，以及湖南省科学技术委员会、原湖南省卫生厅等部门的资助才顺利地完成了各项研究任务。

四、本项研究制定了我国南北方不同胎龄新生儿体格发育标准与优生标准，结束了我国过去利用国外参数作为我国人群发育标准的不合理局面，为我国围生期保健、新生儿疾病防治、计划生育和优生优育工作提供了符合国情的宝贵数据。它可与原卫生部、教育部组织研究的 0～7 岁及 7 岁以上的小儿体格发育指标衔接配套，共同组成一套我国完整的小儿体格发育标准。本研究经原卫生部组织同行专家验收鉴定为国家科技成果（详见国家科学技术委员会主办的科技研究成果公报，1992 年第 5 期）。鉴定认为：它填补了国内空白，属国内领先水平，并达到了国际间同类研究的先进水平。有关研究课题曾获国家卫生部科技进步三等奖、湖南省科技进步二等奖及三等奖、辽宁省政府科技进步三等奖等。

五、本书第一部分概论，作为总论介绍了我国新生儿体格发育研究概况；新生儿体格发育研究的对象与方法；评价新生儿体格发育常用的形态指标及测量方法；论述了有关新生儿体成分的研究及纵向体格发育综合评价的概况，并简介了新生儿体格发育异常性疾病 150 多种。

六、第二部分研究报告（成果）是本书的重点。主要包括：①不同胎龄新生儿体格发育横向研究。②不同胎龄新生儿体格发育纵向研究。③不同胎龄新生儿身体指数的研究。④影响新生儿体格发育有关因素的研究。⑤新生儿体成分的研究。⑥中美两国不同胎龄新生儿出生体重值对比研究。附篇中报道了中国 12 城市正常新生儿 20 项行为神经评价的研究成果。值得特别提出的是：在有关影响新生儿体格发育因素的研究论文中，我们特别邀请了天津医学院刘瑞霞教授组织领导的我国北方八省市新生儿协作组撰写的 3 篇论文载入本书。这 3 篇论文，不仅代表了我国北方地区的一些影响因素，更丰富了影响因素的相关内容。

七、本研究的绝大部分研究成果，由于受到现行期刊篇幅的限制，至今未能全部向国内外公开发布。本专著的出版，使之有机会将全部研究成果公布于众。自 1988 年发表该研究中很少一部分代表成果以来，受到国内外具有权威性专著或论文作者们的引用。特别是关于不同胎龄新生儿的出生体重标准，以及按胎龄与出生体重进行新生儿命名与分类时，国内过去无此类研究报道，只能引用本次研究成果。如《诸福棠实用儿科学》，从 1996 年第 6 版～2014 年第 8 版；《实用新生儿学》，从 1997 年第 2 版～2011 年第 4 版；全国高等学校教材（5 年制用）《儿科学》，从 1993 年第 3 版～2013 年第 8 版；全国高等学校教材（8 年制及 7 年制用）《儿科学》，从 2005 年第 1 版～2010 年第 2 版；《中华新生儿学》，1998 年版；*Textbook of Neonatal Medicine*（A Chinese perspective），1996 年；《中国中西医结合临床全书》，1996 年版等专著；SCI Number 3D May-June 1997 曾收摘过中美两国不同胎龄新生儿出生体重值对比研究一文（见本书第二部分第十三章）。本书的出版，不仅具有目前的应用价值，更具有历史的保存价值。

八、本书中的研究成果，可代表国家进行国际交流。实际上，我们已在 1991 年赴美国国家疾病预防控制中心（CDC）与美国 1980～1987 年全国新生儿出生记录进行了对比研究。详见本书第二部分研究报告第十三章中美两国不同胎龄新生儿出生体重值对比研究。

九、鉴于参编本书的作者较多，涉及新生儿体格发育的数据、图表也较繁杂，加之文稿成文的年代不同，现统一于本书内，难免会有疏漏、差错及不妥之处，恳请有关专家及读者多多指正。

目　　录

第一部分　概　论

第二部分　研究报告

第一部分

概　论

第一章　引　　言

　　一般用生长（growth）表示形体的增加，即指全身或身体的局部在大小、数量方面的变化。它包含机体各部分形态生长（morphological）及身体化学组成成分的生长，即化学生长（chemical growth）。用发育（development）表示功能的演进，即指组织、器官的分化完善与功能的趋向成熟的过程。成熟（maturity）则意味着生长发育的基本结束，即指人体在身体与心理、形态与功能上均已达成人的水平。实际上，生长与发育两者密不可分，相互依存，共同演进。故常合称为生长发育，或简称为发育。我们所称的体格发育与体格生长，两者含义相同，可以通用。但在应用习惯上，在特定条件下，生长与发育两者又应加以区分。如化学生长，一般不称为化学发育；心理发育、性发育也不称为心理生长或性生长。

　　新生儿的生长发育，主要包括身体发育（physical growth）与心理发育（psychological development）两部分（图1-1-1）。

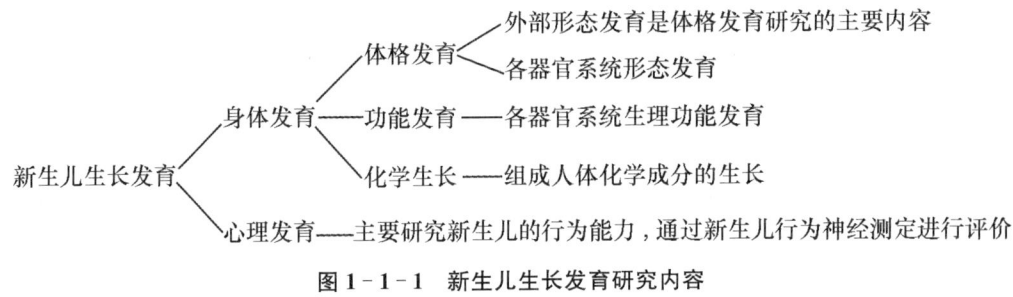

图1-1-1　新生儿生长发育研究内容

　　身体发育是对心理（精神）发育相对而言的。它包括人体形态发育、生理功能发育及身体化学成分的生长（化学生长）。

　　新生儿的形态发育（morphological growth）是对生理功能发育（functional development）相对而言的。它包括人体外部形态指标的发育及体内各器官系统的形态发育。人体外部形态指标是指身体及其各部分在形态上可测出的各种量度，包括质量、长度、宽度、围度、厚度等，如代表质量的体重，代表长度的头长、身长、顶臀长、上肢长、下肢长、小腿长、手长、足长、耳长等，代表宽度横径的最大体宽、面宽、肩宽、胸宽、臀宽、前臂宽、大腿宽、手宽、足宽等，代表围度周径的头围、颈围、胸围、腹围、臂围、臀围、大腿围、小腿围等，代表厚度的皮褶厚度、胸厚、腰厚、掌厚等。

　　新生儿的体格发育（physical growth；physical development）主要研究新生儿外部形态指标的发育，反映新生儿生长发育水平及营养状况，通过观察和测量新生儿身体及其各部分的质量大小、长短形状、宽厚围度、匀称度等情况加以判断。故体格发育又可视为狭义的形态发育[1]。也有将骨骼、牙齿的发育[2]或全身各器官系统的发育也列入体格发育的研究内容[3]。这样，形态发育与体格发育两者的含义则趋一致。

体格发育与身体发育这两个词也有通用之时。有人将形态发育、生理功能发育以及化学生长均作为体格发育研究的内容。《诸福棠实用儿科学》（第 6 版）在论述体格发育的检查内容时指出：根据目的不同，还可检查肩宽、骨盆宽、骨骼发育和某些功能指标，如肌张力、肺活量、血压、脉搏以及生化指标等[4]。这样，体格发育与身体发育含义则相同。在英语中，身体发育与体格发育均可写做 physical growth[1]。在临床工作中把体格检查（physical examination）与身体检查亦相互通用，而体格检查的内容并非几个形态指标。因此，在通用时，可以把体格发育理解为狭义的身体发育，也可理解为体格发育在实质上反映了身体发育。

由上可知，身体发育、形态发育、体格发育这三者之间的含义，既可细分，又有归纳。这种人为地细微区分，是为了研究工作的方便（详尽便于研）；而将含义类同归纳，又常是为了应用的简易（简易便于用）。

本书论述的新生儿体格发育，主要是指新生儿外部形态指标的发育。在繁多的外部形态指标中，我们重点研究了形态发育指标中常用的六项重要发育指标，即体重、身长、顶臀长、头围、胸围、上臂围（以下简称六项指标）。其他形态发育指标及体成分的研究资料，本书仅作一简介。有关新生儿行为能力的研究，作为附篇列于书末。

参考文献

[1] 唐锡麟. 儿童少年生长发育. 北京：人民卫生出版社，1991：16
[2] 刘湘云. 体格生长. // 王慕逖. 儿科学（高等医药院校教材）. 第 4 版. 北京：人民卫生出版社，1996：9 - 13
[3] 郭迪. 基础儿科学. 北京：人民卫生出版社，1991：85 - 93
[4] 张璐. 体格发育. // 吴瑞萍，胡亚美，江载芳. 诸福棠实用儿科学. 第 6 版. 北京：人民卫生出版社，1996：14

（张宝林）

第二章　我国新生儿体格发育研究概况

第一节　传统中医学对新生儿体格发育的研究概况

　　传统中医学对人体体格发育的研究，最早的记述可见于 2000 多年前的《黄帝内经》。《灵枢·骨度第十四》详细记载了成人的头围、胸围、腰围等围度；身长、上肢长、下肢长、指长、足长、足宽等长度与宽度。《灵枢·逆顺肥瘦第三十八》称："婴儿者，其肉脆血少气弱。"[1]隋巢元方《诸病源候论》说："小儿始生，肌肤未成。"[2]唐孙思邈《备急千金要方》中，将新生儿专列一篇（初生出腹），对初生儿亦称为新生儿，该书记述了新生儿的体重与身长，并指出新生儿的体格柔嫩，骨肉未坚。孙氏曰："小儿初生出腹，骨肉未敛，肌肉犹是血也。血凝乃坚成肌肉耳。"[3]宋钱乙《小儿药证直诀·卷中》称："婴儿初生，肌骨嫩怯。"[4]宋陈文中著《小儿病源痘疹方论》指出："小儿一周之内（早期新生儿），皮毛、肌肉、筋骨、髓脑、五脏、六腑、荣卫、气血皆未坚固，譬如草木茸芽之状，未经寒暑，娇嫩软弱，今婴孩称为芽儿故也。"[5]明万全《万氏家藏育婴秘诀·卷之一》认为："盖小儿初生……虽有神脏、形脏，有其具而未能用也。"[4]明皇甫中《明医指掌·卷十·小儿科》称："夫小儿初生，形体虽具，其气血、精神、志意、魂魄俱未能全。"[4]清吴鞠通《温病条辨·卷六·解儿难》论述小儿生理及体质发育特点是："小儿稚阳未充，稚阴未长者也。"[6]吴氏认为小儿的阴阳均没有达到发育成熟的阶段。以小儿的生理体质及生长发育而论，此处所谓的阴，是指肌肤、筋骨、精、血、津液、脏腑等具有物质性的机体组织（形态体格发育方面）；而体内各种生理功能活动（功能发育方面），如肾气、脾气、肺气等则属阳。稚阴稚阳学说之含义，是指小儿、特别是新生儿，无论在物质性的机体组织（阴）与功能活动（阳）上，均属幼稚，发育未达完善的意思。

　　在传统医学中，我国最早的儿科专著《颅囟经》称："三岁以下，呼为纯阳。"[7]后世发展为小儿为纯阳之体的学说。此学说的含义各家解说不一，如吴鞠通说"古称小儿纯阳，此丹灶家言"，这里"此丹灶家言"是指道家的说法，而道家所称的"纯阳"，是有阳无阴之意。明方贤则把七八岁以前的小儿呼为纯阳；明万全、金刘完素、清叶天士等则认为纯阳是指儿体阳盛之义，如万全著《育婴家秘·鞠养以慎其疾四》提出："小儿纯阳之气，嫌于无阴，故下体要露，使近地气以养其阴也。"叶天士《幼科要略》认为"按襁褓小儿，体属纯阳，所患热病最多"，又说："稚年阳体，纯刚之药忌用。"当今对纯阳虽有统一解释，认为是指小儿处于生长发育过程中，其生机蓬勃、发育迅速之义，不能把纯阳理解为有阳无阴或阳气很盛。但是使用纯阳的概念，仍不如稚阴稚阳显得合理与全面，因为对迅速发育之体，若只见其阳，无视其阴，仅呼纯阳，不呼其阴，这与中医学的阴阳学不符，也与小儿生长发育实际不符。而且，只有阳，没有阴，小儿决不会生机蓬勃，更不会发育迅速。中医学认为"孤阴不生，独阳不长"，独阳既不长，纯阳之儿如何生乎？故笔者认为，新生儿的生理与体格发育的特点，完全可以用稚阴稚阳来概括，它反映了中医传统的整体观点，与古今医者对新生儿的实际观察相一致[8]。

第二节 现代医学对新生儿体格发育的研究概况

一、对足月新生儿体格发育的研究

关于小儿体格发育调查资料，我国最早的报道见于 1910 年 Merrins 对中国男女学生（11～23 岁）体重、身高的测量[9]。研究初期的一些资料，多出自欧美学者之手[10~14]。1925 年，王吉民在《中华医学杂志》报道了宁波、杭州、南京计 369 名小儿身长、体重、头围、胸围的资料，其中足月新生儿仅 7 名[15]。1930 年，北京李士伟对 1437 名足月新生儿测量了体重、身长、头围[16]。1932 年，上海市卫生局许世瑾、吴利国发表了 8466 例上海市学龄儿童身长、体重之初步研究（本文实际研究报道的年龄是 4～15 岁，缺新生儿资料）[17]。1935 年，赵琳对南京市学龄儿童及学龄前儿童 23771 人测量了身高与体重（本文含部分新生儿资料）[18]。1937 年，济南王国栋、唐郁德对 1000 名足月新生儿测量了体重、身长、头围、胸围[16]。1939 年，徐德音发表了山东济南 7692 名小儿从出生到 12.5 岁体重、身高、头围、胸围、腹围之资料，其中有新生儿从出生至 15 天、15～45 天的数据。本文首次将国内各地[11~13,18]男女小儿从出生到 12 岁体重、身高、身高体重比率（指数）、每年体重与身高的增长值进行了详细比较[19]。1937～1941 年，北京协和医院儿科与公共卫生科，在北京东城区对 0～12 岁的近万名儿童进行了横断面调查，得到了我国第一份较完整的包括新生儿出生时的体格发育资料[16]。测量项目包括体重、身高、头围、胸围、上部量、下部量及指距。1948 年，上海苏祖斐等对 2 个月～14 岁 1722 名小儿测量了体重、身高、头长、坐高、脐至足底长、下部量、指距、头围、胸围、腹围。该文报道的测量项目最多，且首次报道了我国男女小儿 2 个月～14 岁的配里地雪指数（Pelidisi index）[20]。1954～1955 年，秦振庭、隋采芹在北京市进行了 2918 名 7 岁以下的生活环境较好的小儿（其中很多是托儿所小儿）的体格测量工作[21]，其中新生儿 162 名。这次测量所得的身长与体重，与 1937～1941 的资料相比，都有所增加。在 20 世纪 50 年代及 60 年代，我国北方及南方，如哈尔滨、沈阳、济南、上海、长沙均有新生儿体格发育的调查报告，详见表 2－2－1[22]。上述调研报告，由于地区的局限，人数较少，只能作为本地区衡量新生儿的参考指标。

表 2 - 2 - 1　我国 1930~1965 年足月新生儿出生时体格发育（部分）测量资料（均值）

报道者 （年份）	人数	体重（kg）		身长（cm）		头围（cm）		胸围（cm）	
		男	女	男	女	男	女	男	女
北京：李士伟（1930）	1437	3.12	2.98	48.2		32.2			
济南：王国栋、唐郁德（1937）	1000	3.14	3.04	49.90	49.10			32.9	
北京：协和医院（1937~1941）		3.15	3.09	49.80	49.40	34.00	33.60	32.40	32.20
广东：乌提末（uttley，1940）	5437	3.075	2.96						
北京：秦振庭，隋采芹等 （1954~1955）	162	3.27	3.14	50.55	49.78	34.23	33.69	31.95	31.71
上海（1955~1956）	2057	3.30	3.20	49.95	49.30	34.25	34.05	31.80	31.70
哈尔滨（1955~1956）	221	3.19	3.15	50.30	49.90	34.40	34.05	32.70	32.40
上海：吴定良、刘宝珠等 （1956~1957）	5161	3.303	3.192	50.07	49.43	34.03	33.57	32.14	31.82
沈阳（1957~1958）	863	3.21	3.08	51.70	50.90	34.30	33.80	33.00	32.60
济南（1958）	1380	3.28	3.12	51.30	50.60	33.55	33.25	33.00	32.80
长沙（1965）	757	3.10	3.04	49.60	48.90	34.50	33.90	32.20	32.35

　　从 20 世纪 70 年代开始，新生儿的体格发育调查研究工作，进入了有组织的全国性调研阶段。1975 年，在国家卫生部领导下，由中国医学科学院儿科研究所负责，组织了由哈尔滨、北京、西安、上海、武汉、南京、广州、福州、昆明 9 个城市参加的九市儿童青少年体格发育调查研究协作组，于 1975 年 8~11 月对我国北部（北纬 34°~46°，包括哈尔滨、北京、西安三市）、中部（北纬 31°~33°，包括上海、南京、武汉三市）、南部（北纬 23°~26°，包括广州、福州、昆明三市）9 个城市及其郊区县的正常儿童少年，进行了体重、身高（身长）、坐高（顶臀长）、头围、胸围 5 项指标的测量研究。其年龄范围从初生（新生儿）至 17 岁，研究总人数 273735 人（其中足月新生儿 7325 名），男性 139130 人（其中足月新生儿 3720 名），女性 134605 人（其中足月新生儿 3605 名），这是我国有史以来第一次包括我国南、北、中部的大规模的新生儿及儿童青少年体格发育调查研究工作，为我国保健、医疗和科研教学工作提供了有价值的参考数据。这次研究的结果，已作为 20 世纪 70 年代中国足月新生儿及儿童青少年体格发育参考标准，在国内广泛采用[24]，并在第十五届国际儿科大会上进行了宣读。调查数据详见表 2 - 2 - 2[25]。1978 年香港家庭健康服务部门在母婴健康院对 5 岁以下儿童生长状况也进行过调查。1979 年 3~7 月，在原国家体育委员会、教育部、原卫生部领导下，由国家体育委员会体育科学研究所具体主持，在全国 16 个省市城乡，对 1210 所大、中、小学学校 183414 名 7~25 岁青少年儿童进行了 23 项身体形态、功能与素质的研究工作，制定了我国青少年儿童生长发育与身体素质的评价标准以及脉搏、血压、肺活量的正常参考值[26]。但此次调查不包括 7 岁以下小儿。

表 2-2-2　　　20世纪70年代我国足月新生儿出生时体格发育调查研究资料

报告地区 （年份）	性别	人数	体重（kg）		身长（cm）		顶臀长（cm）		头围（cm）		胸围（cm）	
			$\overline{X}$	SD	$\overline{X}$	SD	$\overline{X}$	SD	$\overline{X}$	SD	$\overline{X}$	SD
九市城区	男	2052	3.27	0.36	50.6	1.87	33.7	1.53	34.3	1.29	32.3	1.52
（1975）	女	2001	3.17	0.36	50.0	1.80	33.4	1.36	33.7	1.26	32.6	1.42
哈尔滨	男	220	3.38	0.38	50.68	1.71	33.26	1.57	34.07	1.32	32.98	1.20
	女	203	3.15	0.39	50.00	1.68	33.06	1.61	33.82	1.30	32.82	1.11
北京	男	246	3.38	0.38	51.04	1.81	34.36	1.45	34.02	1.21	32.99	1.54
	女	200	3.23	0.25	50.41	1.91	34.52	1.49	33.42	1.26	32.63	1.43
西安	男	236	3.27	0.35	50.69	2.12	34.21	1.73	34.24	1.60	33.39	1.66
	女	232	3.19	0.36	50.13	2.11	33.76	1.51	33.74	1.40	33.07	1.48
上海	男	300	3.39	0.38	50.97	1.85	33.91	1.46	34.29	1.29	32.48	1.67
	女	300	3.22	0.34	50.18	1.61	33.22	1.36	33.55	1.25	31.96	1.52
南京	男	220	3.36	0.37	50.40	1.74	34.15	1.32	34.74	1.18	32.64	1.53
	女	224	3.24	0.36	49.96	1.56	33.82	1.28	34.38	1.15	32.69	1.43
武汉	男	255	3.21	0.34	49.98	1.66	33.80	1.41	34.42	1.07	32.61	1.56
	女	249	3.20	0.35	49.86	1.65	33.75	1.34	33.99	1.24	32.71	1.50
广州	男	200	3.08	0.32	49.49	1.47	32.82	1.17	33.69	1.07	32.34	1.24
	女	200	3.02	0.30	49.05	1.46	32.78	1.10	33.23	1.04	32.26	1.28
福州	男	200	3.27	0.37	50.53	2.03	33.82	1.64	34.16	1.35	33.10	1.62
	女	200	3.14	0.37	50.22	1.82	33.52	1.72	33.55	1.22	32.63	1.35
昆明	男	174	3.14	0.36	50.99	2.17	33.58	1.40	33.97	1.36	32.77	1.16
	女	193	3.12	0.33	50.82	2.14	33.38	1.16	33.60	1.05	32.55	1.12
九市郊区	男	1668	3.22	0.38	50.2	1.71	33.5	1.89	34.1	1.44	32.7	1.78
（1975）	女	1604	3.15	0.37	49.7	2.20	33.1	1.96	33.6	1.38	32.4	1.66
哈尔滨	男	158	3.43	0.43	50.37	3.49	33.37	2.97	34.62	1.93	33.63	2.08
	女	164	3.34	0.47	50.26	3.24	32.92	2.41	34.16	1.82	32.57	1.91
北京	男	148	3.27	0.35	50.22	2.59	33.71	2.09	34.09	1.42	33.11	1.70
	女	106	3.21	0.45	50.06	2.36	33.31	1.74	33.71	1.45	32.93	1.55

续表

报告地区（年份）	性别	人数	体重（kg）		身长（cm）		顶臀长（cm）		头围（cm）		胸围（cm）	
			$\overline{X}$	SD	$\overline{X}$	SD	$\overline{X}$	SD	$\overline{X}$	SD	$\overline{X}$	SD
西安	男	153	3.14	0.34	50.03	2.06	33.94	1.64	34.07	1.61	33.03	1.70
	女	145	3.11	0.35	50.08	2.22	33.56	1.69	33.63	1.29	32.77	1.45
上海	男	300	3.23	0.35	50.54	1.77	33.40	1.53	33.98	1.29	31.79	2.05
	女	300	3.17	0.35	49.93	1.71	32.89	1.99	33.45	1.27	31.63	1.87
南京	男	177	3.27	0.38	49.94	1.59	33.55	1.49	33.97	1.54	32.50	1.48
	女	175	3.20	0.35	49.40	1.65	33.45	1.62	33.72	1.28	32.52	1.42
武汉	男	143	3.25	0.43	50.50	2.37	33.89	1.88	34.86	1.27	33.19	1.73
	女	126	3.14	0.35	50.15	2.07	33.22	1.85	34.22	1.14	32.69	1.55
广州	男	200	3.06	0.30	49.35	1.59	33.03	1.36	33.39	1.12	32.19	1.33
	女	200	2.98	0.25	48.91	1.67	32.91	1.67	32.76	1.14	31.88	1.27
福州	男	200	3.26	0.38	51.26	2.10	34.15	1.74	34.04	1.29	33.00	1.46
	女	200	3.18	0.36	49.98	1.96	33.64	1.79	33.75	1.17	32.93	1.50
昆明	男	187	3.15	0.35	49.81	1.88	33.07	1.99	33.87	1.16	32.60	1.33
	女	188	3.10	0.33	49.01	2.49	32.18	2.20	33.72	1.29	32.55	1.47

1982年，台湾"行政院"卫生署及台湾省妇幼卫生研究所，推行了台湾全省性横断面的婴儿生长调查[27]。这次共调查8855名6岁以下小儿的身高、体重、头围、胸围，作为台湾地区健康小儿的生长参考值。新生儿出生体重男性均值为3.3kg，女性为3.2kg。正常足月新生儿身长为50cm。将此次调查与台湾过去40年各县市局部性调查[28~30]作比较，发现各年龄组身高、体重都有明显进步。1982年，李氏[31]报道了台湾婴幼儿生长发育的纵向性研究报告，该报告指出：出生体重较轻者，日后各项测量指标亦较轻且较小。1984年，香港以174名足月健康新生儿为研究对象，观察体重、身长、头围、中臂围、皮褶厚度与营养膳食的关系，直至2岁[32]。1985年，香港家庭健康服务部门与统计部门对5岁以下小儿体重、身长与头围的调查报告表明[33]，此次测量的结果与1978年的调查比较，实际上没有差异。而1978年的身长与头围资料与1963~1964年的资料比较，则有肯定上升的变化。这表明香港婴儿的营养状况可能已达到适宜的状态。

国内于1985年4~10月，在卫生部及全国妇联领导下，同步在全国进行了两项包括新生儿在内的7岁以下儿童体格发育的研究。第一项是九市城郊7岁以下儿童体格发育研究[34]。此项研究系继1975年九市调研后10年一次的第2次调查，仍由首都儿科研究所负责主持。其调查的地区、选点、时间、方法、对象都与 1975 年相同。共调查九市城郊 152874 名正常小儿，男 76440 名（其中足月新生儿 3330 名），女 76434 名（其中足月新生儿 3324 名）。足月新生儿是从出生到 3 天为一组。此次测查指标增加了上臂围，共为六项，同时，对 0～3 天足月新生儿身体发育指数进行了探讨，这些指数包括 Quetelet 指数、Kaup 指数、Ververck 指数、身长胸围指数、身长顶臀长指数及顶臀长下身长指数。其具体数据见表 2-2-3 及表 2-2-4[35～36]。此次调查的结果与 10 年前对比，儿童生长发育水平有明显提高。但新生儿组各项指标比 1975 年略有减少或无增加，其原因可能与 1985 年所测新生儿组中，第一胎百分率比 10 年前增高有关，因为足月初产儿的体重、身长、头围、胸围一般比足月经产儿小[37]。也可能有其他待研的原因。调查数据详见表 2-2-2。第二项是十省城市农村 7 岁以下儿童体格发育的调查[38]。该项研究由中国儿童发展中心及首都儿科研究所具体负责组织进行。其目的是为了获得我国有代表性的农村地区 0～7 岁儿童的体格发育资料，以制订我国农村儿童体格发育和营养评价标准。这 10 个省包括吉林、山西、甘肃、新疆（代表中国北方）、江苏、江西、湖南、四川、广西、贵州（代表中国南方）。南北方划分以淮河-秦岭为界。此次调查共 175290 人（其中足月新生儿 7900 人），其中男 87680 人（足月新生儿为 3950 人），女 87610 人（足月新生儿为 3950 人），调查项目亦为六项（体重、身长、顶臀长、头围、胸围、上臂围）。足月新生儿日龄是 0～3 天。调查结果表明，其六项指标，农村儿童比城市儿童落后，新生儿组除胸围外，亦为城市大于农村。十省农村与九市郊区相比，新生儿组六项指标表明：郊区亦大于农村。此项调查不仅了解到农村儿童的健康状况，且为进一步搞好农村儿童保健、医疗及科研工作提供了科学的依据。随同此次十省调查的还有辽宁、河北、河南、湖北四省，其调查数据详见表 2-2-3[39]。在 1985 年，由教育部、国家体委、卫生部、国家民委组织领导全国 28 个省市、自治区，对 7～23 岁大、中、小学生 984872 名（包括 27 个少数民族）进行了体质及健康状况调查[40]。这次调查不包括新生儿至 7 岁的小儿。但它与前述的两项 0～7 岁的体格发育资料相互衔接，共同组成一套我国完整的小儿体格发育参考标准。

表 2-2-3　　20 世纪 80 年代我国足月新生儿出生时体格发育调查研究资料

报告地区（年份）	性别	人数	体重（kg）		身长（cm）		顶臀长（cm）		头围（cm）		胸围（cm）		上臂围（cm）	
			$\overline{X}$	SD	$\overline{X}$	SD	$\overline{X}$	SD	$\overline{X}$	SD	$\overline{X}$	SD	$\overline{X}$	SD
九市城区（1985）	男	1800	3.21	0.37	50.2	1.7	33.5	1.4	33.9	1.2	32.3	1.5	10.5	0.8
	女	1794	3.12	0.34	49.6	1.6	33.1	1.3	33.5	1.3	32.2	1.4	10.5	0.8
哈尔滨	男	200	3.32	0.35	50.4	1.7	33.5	1.5	34.3	1.1	32.7	1.3	10.5	0.8
	女	200	3.25	0.36	49.9	1.5	33.1	1.4	34.0	1.1	32.6	1.2	10.4	0.8
北京	男	200	3.28	0.40	50.5	1.8	33.7	1.4	34.4	1.1	32.8	1.4	10.6	0.8
	女	200	3.21	0.34	49.8	1.5	33.6	1.3	34.0	1.1	32.9	1.4	10.6	0.8

续表1

报告地区 （年份）	性别	人数	体重（kg）		身长（cm）		顶臀长（cm）		头围（cm）		胸围（cm）		上臂围（cm）	
			$\overline{X}$	SD	$\overline{X}$	SD	$\overline{X}$	SD	$\overline{X}$	SD	$\overline{X}$	SD	$\overline{X}$	SD
西安	男	200	3.20	0.39	50.4	1.5	33.5	1.1	33.4	1.1	31.5	1.2	10.1	0.6
	女	200	3.11	0.35	50.0	1.4	33.2	1.0	33.1	1.0	31.4	1.2	10.0	0.6
上海	男	200	3.24	0.35	50.0	1.7	33.3	1.2	34.0	1.1	32.7	1.3	10.6	0.8
	女	200	3.13	0.34	49.4	1.8	32.8	1.2	33.7	1.1	32.7	1.3	10.7	0.7
南京	男	200	3.20	0.33	50.5	1.4	33.5	1.2	33.5	1.0	31.3	1.3	10.5	0.7
	女	200	3.11	0.31	49.8	1.4	33.2	1.0	33.1	0.9	31.0	1.3	10.6	0.7
武汉	男	200	3.22	0.37	50.2	1.6	33.9	1.4	34.1	1.2	32.4	1.3	10.3	0.8
	女	200	3.10	0.35	49.5	1.5	33.3	1.2	33.5	1.1	32.0	1.2	10.2	0.7
广州	男	200	3.13	0.38	49.6	1.7	32.8	1.3	33.1	1.3	32.6	1.3	10.3	0.7
	女	200	3.06	0.34	49.3	1.6	32.7	1.2	32.7	1.3	32.4	1.4	10.3	0.6
福州	男	200	3.11	0.36	49.8	1.6	33.4	1.3	33.6	1.1	32.1	1.4	10.4	0.7
	女	194	3.06	0.30	49.4	1.6	32.9	1.2	33.3	1.1	31.9	1.3	10.4	0.6
昆明	男	200	3.16	0.37	49.7	1.5	33.4	1.2	34.1	1.0	32.4	1.4	10.7	0.8
	女	200	3.08	0.30	49.1	1.3	33.0	1.3	33.7	1.7	32.2	1.3	10.6	0.7
九市郊区 （1985）	男	1530	3.22	0.38	50.2	1.7	33.5	1.4	34.0	1.2	32.5	1.4	10.4	0.9
	女	1530	3.11	0.34	49.6	1.7	33.2	1.3	33.5	1.1	32.3	1.3	10.3	0.8
哈尔滨	男	150	3.36	0.42	50.5	1.7	33.2	1.5	33.9	1.3	32.7	1.5	10.4	1.0
	女	150	3.28	0.35	50.1	1.7	32.9	1.4	33.5	1.0	32.3	1.1	10.1	0.9
北京	男	200	3.15	0.35	50.2	1.6	33.4	1.3	34.1	0.9	32.4	1.3	10.3	0.7
	女	200	3.02	0.34	49.4	1.4	32.9	1.2	33.5	1.0	32.2	1.2	10.3	0.7
西安	男	200	3.17	0.40	50.6	1.8	33.9	1.2	34.1	1.1	32.3	1.5	9.9	0.8
	女	200	3.03	0.32	49.9	1.6	33.5	1.1	33.6	1.0	31.9	1.2	9.8	0.7
上海	男	150	3.17	0.34	49.8	1.6	33.4	1.3	33.7	1.2	32.8	1.4	10.9	0.8
	女	150	3.11	0.32	49.4	1.6	33.1	1.2	33.5	1.2	32.6	1.2	10.8	0.7
南京	男	150	3.20	0.37	50.3	1.5	33.7	1.2	33.9	1.0	32.3	1.3	10.1	0.7
	女	150	3.10	0.37	49.8	1.8	33.4	1.2	33.4	1.0	32.1	1.4	10.1	0.8
武汉	男	200	3.23	0.37	50.3	1.8	33.8	1.4	33.9	1.2	32.8	1.4	10.5	0.9
	女	200	3.17	0.35	49.8	1.9	33.3	1.4	33.5	1.2	32.7	1.4	10.4	0.9
广州	男	150	3.12	0.37	49.7	1.6	33.0	1.2	33.5	1.2	32.4	1.2	10.2	0.6
	女	150	3.07	0.33	49.4	1.5	32.9	1.0	33.2	1.1	32.1	1.3	10.1	0.5

续表2

报告地区 （年份）	性别	人数	体重（kg）		身长（cm）		顶臀长（cm）		头围（cm）		胸围（cm）		上臂围（cm）	
			$\overline{X}$	SD	$\overline{X}$	SD	$\overline{X}$	SD	$\overline{X}$	SD	$\overline{X}$	SD	$\overline{X}$	SD
福州	男	180	3.39	0.34	50.5	1.6	33.8	1.3	33.7	1.1	32.4	1.2	10.5	0.7
	女	180	3.22	0.30	49.8	1.5	33.5	1.1	33.1	1.0	32.0	1.0	10.6	0.7
昆明	男	150	3.15	0.35	49.3	1.5	32.8	1.3	34.2	1.0	32.3	1.3	10.2	0.8
	女	150	2.98	0.31	48.5	1.7	32.4	1.4	33.6	1.1	31.9	1.3	10.1	0.7
十省城市 （1985）	男	1970	3.18	0.35	50.4	1.6	33.5	1.3	34.1	1.0	32.3	1.4	10.4	0.8
	女	1980	3.08	0.34	49.7	1.6	33.1	1.2	33.6	1.1	32.0	1.4	10.4	0.8
吉林	男		3.21	0.35	50.5	1.4	33.5	1.1	34.0	1.0	33.0	1.3	10.8	0.8
	女		3.10	0.36	49.8	1.6	33.1	1.1	33.6	1.1	32.7	1.2	10.6	0.8
山西	男		3.20	0.31	50.5	1.5	33.8	1.3	34.2	1.0	32.4	1.1	10.4	0.7
	女		3.13	0.33	50.2	1.6	33.6	1.2	33.9	1.0	32.4	1.2	10.4	0.5
甘肃	男		3.07	0.32	51.2	1.6	34.1	1.5	34.0	0.9	31.4	1.2	9.9	0.7
	女		2.99	0.32	50.7	1.6	33.6	1.3	33.6	1.0	31.0	1.1	9.9	0.7
新疆	男		3.25	0.36	50.4	1.6	33.8	1.3	34.4	1.1	32.6	1.4	10.7	0.9
	女		3.11	0.35	49.7	1.5	33.6	1.2	33.8	1.0	32.3	1.3	10.5	0.8
江苏	男		3.20	0.33	50.5	1.5	33.6	1.2	33.6	1.0	31.3	1.4	10.5	0.8
	女		3.11	0.31	49.8	1.4	33.2	1.0	33.1	1.0	31.1	1.3	10.6	0.7
四川	男		3.22	0.36	50.0	1.6	33.0	1.3	34.3	1.0	32.3	1.3	10.3	0.8
	女		3.13	0.36	49.5	1.4	32.6	1.2	33.9	1.0	32.2	1.2	10.3	0.8
江西	男		3.20	0.33	50.1	1.3	33.2	1.0	34.3	1.0	32.7	1.3	10.7	0.7
	女		3.09	0.34	49.3	1.2	32.8	1.0	33.9	1.0	32.5	1.2	10.7	0.7
湖南	男		3.29	0.35	50.6	1.6	33.7	1.1	34.3	1.0	33.2	1.2	10.7	0.7
	女		3.17	0.39	49.9	1.8	33.2	1.4	33.7	1.0	32.7	1.4	10.5	0.7
广西	男		3.15	0.37	50.1	1.7	33.2	1.3	33.5	1.1	32.3	1.4	10.2	0.8
	女		2.98	0.29	49.2	1.6	32.6	1.3	32.8	1.1	31.8	1.2	10.0	0.8
贵州	男		3.06	0.32	49.6	1.4	33.3	1.2	34.1	0.9	31.6	1.3	10.3	0.7
	女		3.03	0.34	49.2	1.6	33.1	1.1	33.9	1.0	31.7	1.2	10.4	0.7
十省农村 （1985）	男	1980	3.17	0.38	50.1	1.8	33.4	1.4	33.9	1.1	32.3	1.4	10.2	0.9
	女	1970	3.06	0.36	49.5	1.7	33.0	1.4	33.5	1.1	32.1	1.3	10.2	0.9
吉林	男		3.17	0.36	50.2	1.8	33.3	1.3	33.8	1.0	32.4	1.1	10.0	0.7
	女		3.11	0.39	49.6	1.8	33.1	1.2	33.6	0.9	32.5	1.1	10.0	0.7

续表3

报告地区（年份）	性别	人数	体重（kg）		身长（cm）		顶臀长（cm）		头围（cm）		胸围（cm）		上臂围（cm）	
			$\overline{X}$	SD	$\overline{X}$	SD	$\overline{X}$	SD	$\overline{X}$	SD	$\overline{X}$	SD	$\overline{X}$	SD
山西	男		3.16	0.35	50.2	1.7	33.2	1.3	33.6	1.0	32.0	1.1	10.3	0.8
	女		3.06	0.34	49.4	1.7	32.8	1.3	33.4	1.0	31.9	1.1	10.1	0.8
甘肃	男		3.14	0.38	50.2	1.5	33.6	1.2	33.9	1.0	32.0	1.2	9.9	0.8
	女		3.03	0.36	49.7	1.6	33.1	1.2	33.6	1.0	31.8	1.3	9.9	0.9
新疆	男		3.36	0.40	51.0	2.0	34.1	1.4	34.2	1.3	32.7	1.6	10.7	0.9
	女		3.22	0.36	50.1	1.6	33.5	1.4	33.6	1.3	32.3	1.6	10.5	0.9
江苏	男		3.18	0.36	50.3	1.7	33.7	1.4	34.2	1.2	32.4	1.4	10.2	0.8
	女		3.11	0.35	49.9	1.7	33.4	1.6	33.7	1.2	32.2	1.4	10.2	0.8
四川	男		3.12	0.36	49.8	1.7	32.9	1.5	33.8	1.2	32.0	1.4	9.8	0.9
	女		2.95	0.32	48.9	1.7	32.4	1.3	33.2	1.1	31.6	1.3	9.6	0.8
江西	男		3.24	0.40	50.5	2.0	33.8	1.5	34.0	1.2	32.5	1.4	10.7	0.9
	女		3.18	0.34	50.1	1.6	33.3	1.3	33.9	1.0	32.5	1.2	10.7	0.9
湖南	男		3.25	0.40	50.2	1.6	33.6	1.3	34.2	1.1	32.8	1.5	10.5	0.9
	女		3.10	0.34	49.4	1.6	33.0	1.3	33.7	1.0	32.3	1.3	10.4	0.8
广西	男		3.02	0.35	49.1	1.5	32.6	1.4	33.7	1.1	31.9	1.3	10.2	0.8
	女		2.91	0.30	48.5	1.5	32.2	1.2	33.0	1.0	31.7	1.2	10.3	0.8
贵州	男		3.09	0.31	49.7	1.6	33.2	1.1	34.1	1.0	32.1	1.3	10.1	0.7
	女		2.98	0.36	49.2	1.7	33.0	1.2	33.6	0.9	31.8	1.3	9.9	0.8
四省城市（1985）														
辽宁	男		3.40	0.37	51.9	1.5	34.9	1.2	34.1	1.2	31.5	1.3	10.1	0.7
	女		3.25	0.40	51.4	1.6	34.5	1.2	33.5	1.0	31.0	1.4	9.9	0.7
河北	男		3.28	0.39	50.1	1.8	33.4	1.7	34.2	1.1	32.5	1.6	10.6	0.8
	女		3.21	0.36	49.6	1.7	33.0	1.8	33.8	1.1	32.2	1.4	10.5	0.8
河南	男		3.19	0.36	50.4	1.6	33.5	1.4	34.5	1.1	32.8	1.4	10.5	0.8
	女		3.12	0.37	49.8	1.7	33.2	1.4	34.0	1.1	32.6	1.4	10.5	0.8
湖北	男		3.22	0.35	50.5	2.0	33.5	1.2	34.4	1.2	32.7	1.4	10.5	0.9
	女		3.16	0.35	49.8	1.6	33.2	1.3	34.0	1.2	32.5	1.3	10.5	0.8
四省农村（1985）														
辽宁	男		3.34	0.43	51.4	2.5	34.0	2.3	34.0	1.4	32.7	1.4	10.5	0.9
	女		3.25	0.40	50.8	2.4	33.8	1.9	33.4	1.4	32.1	1.4	10.4	1.1

续表4

报告地区 (年份)	性别	人数	体重(kg)		身长(cm)		顶臀长(cm)		头围(cm)		胸围(cm)		上臂围(cm)	
			$\overline{X}$	SD	$\overline{X}$	SD	$\overline{X}$	SD	$\overline{X}$	SD	$\overline{X}$	SD	$\overline{X}$	SD
河北	男		3.31	0.40	50.5	2.0	34.0	1.9	34.4	1.1	33.0	1.5	10.6	0.8
	女		3.17	0.36	50.1	1.8	33.6	1.7	34.0	1.1	32.8	1.3	10.4	0.8
河南	男		3.19	0.38	49.9	2.0	33.3	1.7	34.2	1.3	32.6	1.6	10.3	0.8
	女		3.15	0.36	49.5	1.8	33.3	1.6	33.9	1.2	32.5	1.4	10.3	0.9
湖北	男		3.34	0.40	50.4	1.9	33.4	1.7	34.4	1.4	32.8	1.4	10.4	0.9
	女		3.31	0.44	50.3	2.3	33.2	1.6	34.1	1.2	32.8	1.5	10.4	0.9
15城市 (1986~ 1987)	男	10497	3.22	0.47	50.0	2.2	33.6	1.8	33.9	1.4	32.4	1.9	10.4	1.0
	女	9674	3.14	0.44	49.4	2.0	33.2	1.7	33.5	1.3	32.2	1.8	10.4	0.9

表2-2-4　　20世纪80年代我国足月新生儿出生时身体发育指数研究资料

报告地区 (年份)	性别	人数	Quetelet 指数		Kaup 指数		身长胸 围指数		Ververck 指数		身长顶臀 长指数		顶臀长下 身长指数	
			$\overline{X}$	SD	$\overline{X}$	SD	$\overline{X}$	SD	$\overline{X}$	SD	$\overline{X}$	SD	$\overline{X}$	SD
九市城区	男	1800	63.83	6.04	12.71	1.04	64.43	2.53	70.81	2.79	66.78	1.65	2.02	0.15
	女	1794	62.89	5.68	12.67	1.04	64.85	2.66	71.14	2.93	66.81	1.73	2.02	0.16
郊区 (1985)	男	1530	63.97	6.22	12.74	1.11	64.81	2.50	71.20	2.76	66.78	1.91	2.02	0.17
	女	1530	62.51	5.80	12.59	1.08	65.00	2.37	71.25	2.61	66.81	1.81	2.02	0.17
十省城市	男	1970	63.12	5.70	12.53	1.01	64.11	2.58	70.42	2.86	66.57	1.49	2.00	0.13
	女	1980	61.95	5.73	12.45	1.02	64.44	2.57	70.64	2.84	66.62	1.49	2.00	0.13
农村 (1985)	男	1980	63.17	6.22	12.60	1.11	64.44	2.32	70.76	2.59	66.64	1.64	2.00	0.15
	女	1970	61.95	5.95	12.48	1.08	68.82	2.44	71.00	2.66	66.61	1.66	2.00	0.15
十五城市 (1986~ 1987)	男	10497	64.90	6.54	12.92	1.13	64.95	2.57	71.44	2.91				
	女	9674	63.72	6.49	12.86	1.16	65.32	2.56	71.69	2.91				

1987年，九市儿童体格发育调查研究协作组对890名（男454名，女436名）城市足月健康新生儿进行了纵向监测研究[41]，监测时间从出生追踪到12个月，监测项目是体重、身长、头围三项指标。该研究首次报道了足月新生儿期每周、婴儿期每月体重、身长和头围的距离值和增值（逐期增长值），并对新生儿期内体重的变化进行了较详细的研究。在新生儿期内三项指标的纵向监测值及增长值详见表2-2-5、表2-2-6[41]。1986~1987年，杨珉等对0~1岁农村婴儿体重进行了纵向研究[42]，该研究仅有从出生到1个月的体重增值，而无新生儿期内每周各项发育指标的增长值。

表 2-2-5　　　　　九市足月新生儿体格发育纵向监测值（$\overline{X}\pm SD$）

监测	体重（kg）		身长（cm）		头围（cm）	
时间	男	女	男	女	男	女
出生	3.31±0.39	3.21±0.35	50.14±1.74	49.50±1.68	33.92±1.26	33.46±1.21
1周	3.34±0.40	3.22±0.35	51.14±1.76	50.43±1.61	34.66±1.09	34.16±1.04
2周	3.57±0.41	3.45±0.37	52.25±1.85	51.48±1.67	35.40±1.04	34.85±1.02
3周	3.88±0.45	3.71±0.39	53.28±1.93	52.48±1.71	36.10±1.03	35.53±1.04
1个月	4.25±0.48	4.03±0.44	54.61±1.98	53.68±1.83	36.80±1.04	36.19±1.02

表 2-2-6　　　　　九市足月新生儿体格发育每周逐期增长值（$\overline{X}\pm SD$）

监测	体重（kg）		身长（cm）		头围（cm）	
时间	男	女	男	女	男	女
出生	0.03±0.20	0.01±0.18	1.00±0.94	0.93±0.97	0.74±0.71	0.70±0.65
1周	0.23±0.18	0.23±0.18	1.11±0.81	1.05±0.78	0.74±0.53	0.69±0.51
2周	0.31±0.17	0.26±0.16	1.03±0.72	1.00±0.74	0.70±0.43	0.68±0.46
3~4周	0.37±0.22	0.32±0.20	1.33±0.85	1.20±0.85	0.70±0.50	0.66±0.46
出生~1月	0.94±0.33	0.82±0.33	4.54±1.54	4.18±1.63	2.88±1.08	2.73±1.00

　　1995年4~10月，在原国家卫生部妇幼司领导下，继1975年、1985年两次全国九城市及其郊区7岁以下儿童体格发育调查研究之后，又进行了第3次调查，以了解我国这10年来儿童的生长发育变化，并为儿童保健、儿科临床与科研等工作提供新的体格发育数据。同时也为儿童体格发育研究积累系统的历史资料[43]。这次调查，在选点及调查方法上与前两次尽量保持不变，以使其调查资料便于与前两次进行比较。此次共调查九市城郊健康儿童157362人，其中城区79154人，郊区78208人。从初生至3天为初生组（新生儿组）。每市城郊每个年龄组男女各200人。调查项目为5项，包括体重、身高（长）、坐高（顶臀长）、胸围及头围。初生组男女及城区、郊区的测量值见表2-2-7。1985~1995年，九市城区儿童5项体格发育指标，男女均有增长。其中初生组体重男性增长值为0.09kg，女性增长值为0.08kg。身长、顶臀长、胸围、头围男女均分别增长0.2cm、0.4cm、0.4cm、0.4cm。

表 2-2-7　　1995年九市城区与郊区男女新生儿出生时至3天体格发育测量值（$\overline{X}\pm SD$）

性	体重（kg）		身长（cm）		顶臀长（cm）		胸围（cm）		头围（cm）	
别	城区	郊区	城区	郊区	城区	郊区	城区	郊区	城区	郊区
男	3.3±0.4	3.3±0.4	50.4±1.7	50.3±1.7	33.9±1.5	33.6±1.5	32.7±1.5	32.7±1.4	34.3±1.2	34.2±1.2
女	3.2±0.4	3.2±0.4	49.8±1.6	49.7±1.7	33.5±1.5	33.2±1.4	32.6±1.4	32.5±1.4	33.9±1.2	33.9±1.1

目第一篇刊登了《一种用于综合评价新生儿体格发育的新指数——张路指数》的论文[44]。作者是大连医科大学第二临床学院儿科路晴、刘启贵及中南大学湘雅医学院张宝林、王宝琼。张路指数（Zhang-Lu index，ZLI）是一个将体重、身长、头围三项体格发育指标结合在一起进行综合评价新生儿体格发育的新指数。与其他身体指数比较，正常值波动范围小，对足月适于胎龄儿，其均值为 1.0，容易记忆。它包含的参数多，特别是与脑的发育密切相关的头围列入了该指数，这更符合综合评价新生儿体格发育的要求。该项研究，经国内有关专家评审，获辽宁省政府科学技术进步奖。有关该指数的研究与应用，请参阅本书第二部分第十章第六节。

2005 年 5～10 月，在原卫生部妇幼保健与社区卫生司领导下，在我国九市城郊对 7 岁以下儿童体格发育状况进行了第 4 次调查，再次评价我国儿童的体格发育状况及变化趋势[45]。此次共调查 138775 名儿童，其中城区 69760 名，郊区 69015 名，从初生至 3 天为初生组，其中城区男 1554 人，女 1512 人；郊区男 1534 人，女 1544 人。体格发育调查项目与 1995 年相同，仍为 5 项。各项目的测量值见表 2-2-8。1995～2005 年的 10 年间，初生组（新生儿组）城区与郊区、男与女新生儿体格发育五项指标的增长值变化不大，具体数据见表 2-2-9[46]。

表 2-2-8 2005 年九市城区与郊区男女新生儿出生时至 3 天体格发育测量值 $\overline{X}\pm SD$

性别	体重（kg）		身长（cm）		顶臀部（cm）		胸围（cm）		头围（cm）	
	城区	郊区	城区	郊区	城区	郊区	城区	郊区	城区	郊区
男	3.33±0.39	3.32±0.40	50.4±1.7	50.4±1.8	33.5±1.6	33.5±1.7	32.9±1.5	32.8±1.5	34.5±1.2	34.3±1.3
女	3.24±0.39	3.19±0.39	49.7±1.7	49.8±1.7	33.2±1.6	33.0±1.7	32.6±1.5	32.4±1.6	34.0±1.2	33.7±1.3

表 2-2-9 1995～2005 年九市城区与郊区男女新生儿体格发育五项指标增长值

性别	体重（kg）		身长（cm）		顶臀部（cm）		胸围（cm）		头围（cm）	
	城区	郊区	城区	郊区	城区	郊区	城区	郊区	城区	郊区
男	0.03	0.05	0.0	0.1	−0.4	−0.1	0.2	0.1	0.2	0.1
女	0.04	0.01	−0.1	0.1	−0.3	−0.2	0.0	−0.1	0.1	0.1

从 1975～2005 年这 30 年间，我国初生组（新生儿组）城区与郊区，男女新生儿体格发育四项指标中，体重略有增长；身长项城区为负增长，郊区略有增长。其具体数据见表 2-2-10[46]。

表 2-2-10 1975～2005 年九市城区与郊区男女新生儿体格发育四项指标 30 年增长值

性别	体重（kg）		身长（cm）		胸围（cm）		头围（cm）	
	城区	郊区	城区	郊区	城区	郊区	城区	郊区
男	0.06	0.10	−0.2	0.2	0.1	0.1	0.2	0.2
女	0.07	0.04	−0.3	0.1	0.0	0.0	0.3	0.1

将我国九市 2005 年的体格发育调查数据与世界卫生组织（WHO）2006 年新公布

的标准进行比较，初生组（新生儿组）城区及郊区、男性与女性，其体重与 WHO 新标准相同，身长略高于 WHO 新标准。其具体数据见表 2-2-11[46]。

表 2-2-11　2005 年九市城区与郊区男女新生儿体重与身长数据与 WHO 新标准比较表

性别	体重（kg）				身长（cm）			
	WHO		中国		WHO		中国	
	城区	郊区	城区	郊区	城区	郊区	城区	郊区
男	3.3	3.3	3.3	3.3	49.9	49.9	50.4	50.4
女	3.2	3.2	3.2	3.2	49.1	49.1	49.7	49.8

二、对不同胎龄新生儿体格发育的研究

（一）对体格发育单项指标的研究

台湾地区曾于 1972 年在美国流行病学杂志发表了 1965～1968 年在台北出生的 21302 例、胎龄为 16～50 周的不同胎龄新生儿出生体重值[47]。我国内地对不同胎龄新生儿体格发育的研究，始于 1980 年上海地区对 20884 例新生儿出生体重的回顾性分析[48]。该报道系将上海第一医学院妇产科医院于 1963～1965 年、1977～1978 年共 5 年中分娩的正常新生儿，按孕周（32～44 周）统计出生体重百分位数。结果表明：上海地区与美国卡罗列那北部及新加坡华人的百分位数相比，在第 10 百分位数上，三组各孕周新生儿出生体重曲线相似，而在第 50 及第 90 百分位数，美国卡罗列那地区出生的新生儿体重较上海及新加坡华人为高，上海地区和新加坡华人新生儿出生体重曲线相近似。在孕 40 周时，美国卡罗列那新生儿出生平均体重较上海重 77g，上海较新加坡华人重 73g。

1983 年《中华妇产科杂志》发表了江苏省 5 市 13 所医院于 1980～1981 年调查的 14055 例单胎活产新生儿的体重、身长、双顶径三项指标的均值及百分位数，胎龄包括 28～44 周 17 个胎龄组，初产妇占 90% 以上[49]，该调查所制的体重百分位数曲线图与美国 Lubchenco 的甚相似[50]，均于 42 周后生长速度略有下降，其双顶径百分位数男女新生儿差距较小。该文结果可代表江苏省长江南北几个中小城市围生儿的生长情况。

1984～1985 年南方七省区新生儿体格发育科研协作组，对 29912 例新生儿体重、身长、头围、胸围四项指标进行了前瞻性调查研究[51]。调查对象为在七省区（四川、广东、湖南、福建、云南、贵州、广西）12 城市 34 个医疗、保健单位住院分娩的单胎活产儿，胎龄从 28～44 周及以上；男性占 51.3%，女性占 48.7%；初产儿占 90%，经产儿占 10%。该研究指出：从孕 34 周起，男性体重平均比女性重 94.4g；从孕 34 周起，男性身长平均比女性长 0.7cm。≤37 周的初产儿体重高于经产儿；≥38 周的经产儿平均比初产儿重 87.7g。≤36 周的初产儿平均比经产儿长 0.6cm；≥37 周的经产儿平均比初产儿略长约 0.2cm。该调查发现，胎儿体重与身长均于孕 34 周时出现一个突出的高峰。该研究公布的四项指标的均值及百分位数，曾作为南方七省区衡量不同胎龄新生儿体格发育的参考标准。同时也为该地区对新生儿按胎龄与出生体重进行分类提

供了科学的数据。

上述三项研究，均属地区性资料。为建立全国性的包括南北方均在内的我国不同胎龄新生儿体格发育六项指标（体重、身长、顶臀长、头围、胸围、上臂围）的参考标准，中国 15 城市新生儿体格发育科研协作组，在原卫生部妇幼司领导下，以哈尔滨、沈阳、北京、天津、石家庄、太原、西安代表我国北方；南京、苏州、上海、武汉、长沙、福州、昆明、广州代表我国南方，采取分层整群抽样的方法，于 1986～1987 年对上述城市 43 个医疗保健单位分娩的 24150 例单胎活产新生儿六项指标，进行了前瞻性横向性调查研究[51]。为了与前述的 20 世纪 80 年代九市城郊 7 岁以下儿童体格发育研究配套，该研究特制定了九市城区不同胎龄新生儿体格发育六项指标的均值及百分位数表。这次研究，大体上反映了我国南北方城市 28～44 周胎龄新生儿六项体格发育状况，首次为我国建立了 80 年代不同胎龄新生儿体格发育六项指标的参考标准，结束了长久以来我国利用国外不同胎龄新生儿体格发育参数作为我国标准的不合理性。其研究的内容与方法和国外同类研究相同，达到了国内领先及国际间同类研究的水平，获得湖南省科学技术进步二等奖、卫生部科技进步三等奖。

继全国横向性调查研究之后，全国新生儿生长发育科研协作组于 1989～1990 年又组织全国 12 城市（以哈尔滨、沈阳、北京、太原、济南代表中国北方；南京、苏州、上海、长沙、成都、福州、广州代表中国南方）、27 个医疗保健单位，对 28～44 周胎龄新生儿体格发育六项指标（同横向性研究）进行了前瞻性纵向性调查研究[52]。这次在 12 城市纵向监测不同胎龄适于胎龄（AGA）儿 1757 例。小于胎龄儿（SGA）156 例，大于胎龄（LGA）儿 167 例。这次研究在我国首次建立了 28～44 周胎龄儿体格发育六项指标在不同时点（＜3 天，3～5 天，12～14 天，26～28 天）的纵向监测值、增长值及增长速率的参考标准，阐明了我国新生儿的发育特点及规律。它与上述的横向性研究共同构成一套我国完整的不同胎龄新生儿的体格发育参考标准。这套标准为我国围生期保健、新生儿疾病防治及优生优育提供了科学的依据，为今后不同时期我国不同胎龄新生儿的生长发育研究奠定了完整的科学基础。

为了进行国际交流，研究世界各国新生儿体格发育状况，并使我国的研究能与国际上同类研究进行比较，1991 年全国新生儿生长发育科研协作组负责人（即本专著主编）赴美，在美国国家疾病预防控制中心（centers for disease control，CDC）进行了研究工作。并对中美两国不同胎龄新生儿的体格发育进行了较为深入地研究。1992 年发表了中国 15 城市不同胎龄男女新生儿出生体重修正报告[53]。该报道采用美国 CDC 研制的概率图（probability plot）的方法，对新生儿出生体重实测值进行了修正，列出了不同胎龄男女新生儿出生体重百分位数。采用概率图的方法确定胎龄与出生体重的分布，可排除胎龄误差对出生体重的影响，使误差减少到最小程度。1997 年《中华医学杂志》（英文版）公布了中美两国不同胎龄新生儿出生体重值对比研究[54]，该文将美国提供的 20 世纪 80 年代分娩的来自全美各州的 6295102 例双亲均为白人的非"高危"背景的正常单胎活产儿，与我国 15 城市城区 80 年代出生的新生儿 24150 例进行了对比研究。结果表明：在第 50 及第 95 百分位数，美国新生儿均大于中国新生儿出生体重值。在孕 40 周、第 50 百分位数，美国男女新生儿出生体重比中国男女新生儿出生体重分别重了

357g、277g。该研究认为：中美之间这种显著差异，主要是种族特性的影响，亦与中美社会经济文化水平不同有关。因此该研究建议：目前中美按胎龄的新生儿出生体重参考值应分别制订，即各自应采用各自的标准。

（二）对体格发育多项指标的综合评价研究

对不同胎龄新生儿体格发育多项指标的综合评价，始于 20 世纪 80 年代由中国 15 城市新生儿体格发育科研协作组进行的初步探索性研究[55]。1989 年他们报道：①新生儿出生体重与身长、头围、胸围和上臂围间的关系。②新生儿身长与体重、头围、胸围和上臂围的关系。③有关胎龄 28～44 周新生儿身体指数正常参考值，包括 Quetelet 指数、头围/胸围、身长胸围指数及身长顶臀长指数。1994 年，硕士研究生刘喜红以中国 15 城市不同胎龄新生儿体格发育调查研究的横向性资料为信息源，从胎龄 28～44 周 24150 例单胎活产新生儿的四项（体重、身长、头围、胸围）指标，演算出 10 个身体发育指数，包括 Quetelet 指数、Rohrer 指数、Ververck 指数、头围/胸围、身长/头围、Kaup 指数、Elisma 指数、Livi 指数、Polock 指数、身长胸围指数。作者对这些指数的变化规律，性别差异进行了研究，并制订出我国不同胎龄新生儿身体发育有关指数的正常参考值[56]。作者认为上述 10 项指数中前 5 项用于综合评价新生儿体格发育、营养状况和体型较为适宜。有关我国不同胎龄新生儿身体指数的研究报告，请参阅本书第二部分第十章。

三、新生儿体格发育的特点及规律

（一）与胎龄的关系

孕 42 周以前，六项指标增值均随胎龄的增加而增加；42 周以后，增长缓慢或反下降。由于各胎龄组间均值的差异均有显著性，故在判断六项指标是否正常时，应按不同的胎龄进行评价才为合理。

（二）性别差异

从九市城郊及 10 省（自治区）农村统计资料可知，出生时及新生儿期足月儿 6 项指标，均为男大于女。各个不同胎龄组间，据 15 城市的调查，除少数几个小胎龄组外，亦为男大于女。

（三）产次差异

出生时足月经产儿的体重平均比足月初产儿重，各胎龄组间差异有显著性。但在早产儿中，经产儿的体重常常小于初产儿。足月经产儿的身长比足月初产儿略长，其差异一般无显著性。

（四）城乡及城郊差异

出生时及新生儿期足月儿六项指标城郊及城乡之间非常接近，差别不大。新生儿期之后，随着年龄的增加，目前我国城区仍大于郊区及农村。

（五）地区差异

以秦岭-淮河为界，出生时我国北方绝大多数足月儿及过期产儿，在体重、身长、顶臀长、胸围、上臂围 5 项指标中，其均值大于南方。但头围出生时大多数胎龄组是南方大于北方。我国地域辽阔，上述出生时的差异，在宫内已经形成，故与遗传及环境因素的影响均有关系。

（六）不同时期的差异

国内外不少学者对人类体格发育总趋势的研究中发现，随着时间的推移，环境条件（包括社会环境、经济条件、生活水平、营养及健康水平等）的改善，生长发育有逐渐加速的现象。过去一般学者认为，在正常生活条件下，约每隔 10 年，儿童平均身高就增加 1cm，这几乎成了自然规律。近年来的统计，不少地区已超过了这个尺度。据 Sälzler 调查，前东德初生儿的身长，1948 年平均，男为 50cm，女为 49cm；而 10 年后男为 52.4cm（增长 2.4cm），女为 51.6cm（增长 2.6cm）。据湖南省长沙市 1985 年的调查，足月新生儿的身长比 20 年前略有增长。从 15 城市的调查可知我国早产儿与足月儿体重、身长的平均分界值，已分别由 2500g 以下及不足 47cm 上升到 2700g 及 47.5cm以上，这也反映了生长发育加速的趋势。这种加速趋势，当然不可能永久持续下去，必然会有一个极限。由于遗传及环境因素的影响，各国开始出现长期加速趋势的时间及达到发育极限的时间各不相同。对于我国的胎儿及新生儿来说，今后不同时期在发育上的差异，将有待我们继续观察研究，并做出记录。

（七）其他差异

影响新生儿体格发育的因素，除上述各项差异外，还与遗传因素（如种族、家族中父母体型等）及环境因素中的营养、疾病、气候、季节、居住区海拔高度、社会经济文化和生活环境等有关。这些复杂因素相互作用不同，必然造成新生儿生长发育上的差异。

（八）增长规律

据 15 城市新生儿体格发育科研协作组的报道，六项指标在宫内每周增长的速率，大多数在 30 周、31 周及 34 周时各出现一个生长高峰。从 34 周以后，其增长的速率渐缓，至 43～44 周，还可出现负值。胎儿在宫内生长发育六项指标每周增长的速率（%）见表 2-2-12。其体重、身长的增长曲线见图 2-2-1，图 2-2-2。

表 2-2-12　　　　胎儿在宫内生长发育六项指标每周增长的速率　　　　%

胎龄（周）	体重	身长	顶臀长	头围	胸围	上臂围
28	—	—	—	—	—	—
29	6.2	2.3	0	3.7	4.2	2.8
30	16.3	2.5	3.3	0.7	4.0	4.1
31	13.3	3.8	2.5	3.5	3.8	9.2
32	1.4	0	1.4	1.4	2.2	0
33	8.3	2.3	2.1	2.3	1.4	3.6
34	10.8	2.5	3.4	2.3	3.6	3.5
35	8.3	2.2	2.3	2.2	2.4	4.5
36	5.8	1.9	1.9	1.6	2.7	3.2
37	7.9	2.1	2.5	1.9	2.6	4.2

续表

胎龄(周)	体重	身长	顶臀长	头围	胸围	上臂围
38	5.6	1.7	1.5	1.2	1.9	3.0
39	3.6	1.0	0.9	0.9	1.3	1.0
40	2.5	0.8	0.9	0.6	0.9	1.9
41	2.1	0.6	0.6	0.6	0.9	0.9
42	1.1	0.4	0.3	0.3	0.3	0
43	−0.7	−0.4	−0.3	−0.6	−0.3	0
44	−1.7	0	−0.3	−0.3	0	0

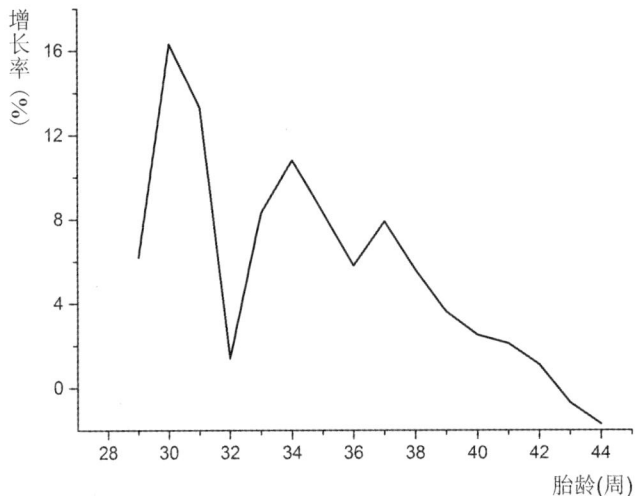

图 2−2−1　胎儿在宫内每周体重增长曲线

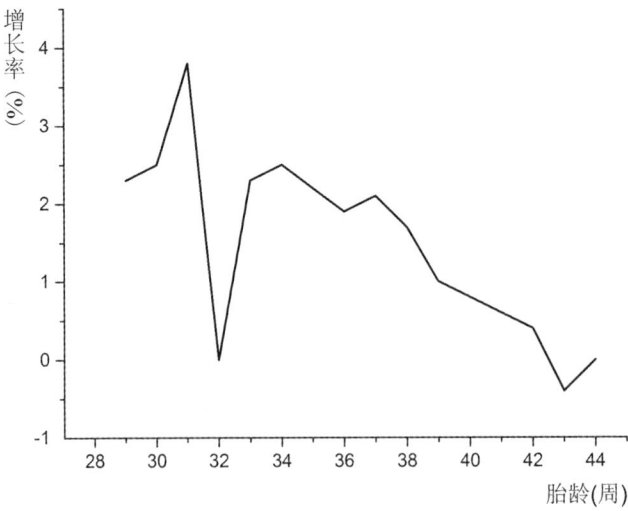

图 2−2−2　胎儿在宫内每周身长增长曲线

新生儿出生后至28天，体格发育六项指标的累积增长值（指本次测量值与首次测量值之差）及定基增长速度（累积增长值/首次测量值×100%），据全国新生儿生长发育科研协作组在12城市的调查，早产、足月及过期产AGA儿，出生后12天内为生理性体重下降阶段。在此期间，体重的增长为负值，至生后2周（12～14天），早产、足月及过期产AGA儿，其体重平均比出生体重分别增加102g、208g及173g，大约每天分别增加7.3g、14.9g及12.4g。至生后4周（26～28天）时，其体重分别比出生体重增加710g、854g及839g。据此数据推算，整个新生儿期（28天），大约平均每天分别增加25.4g、30.5g及30g。足月AGA儿的身长、顶臀长、头围、胸围、上臂围的累积增长值，在新生儿期内分别平均比出生时增长4.1cm、2.7cm、2.5cm、2.4cm、1.0cm。在生后4周时，体重与身长的累积增长值均为男＞女，北方＞南方。其他四项指标，大体上也符合这种规律，唯上臂围的增长值南方略大于北方。

从上述累积增长值可知，新生儿体重从第2周起增长迅速。至生后4周，早产、足月及过期产AGA儿体重的定基增长速度分别为29.2%、26.7%及25.2%，以早产儿增长的速率最快，它们从生长到2个月时，体重增长的速率分别可达84.6%、68.3%及63.3%，仍以早产儿最快。这表明，早产儿体重的正常追赶生长，从生后4周时已明显显示出来。其余五项指标，在第4周时，早产、足月及过期产儿三者之间的增长速度比较接近，但至2个月时，则以早产儿为最快。

关于生理性体重减轻，据全国12城市的调查，出生第1天有53.3%的早产儿及71.1%的足月儿体重比出生时减轻，至生后12天，仍有33.3%的早产儿及14.1%的足月儿，其体重未恢复到出生时水平。体重的减轻与恢复的时间可分为两种类型[57]：①第一型体重的减轻在生后3～4天内达最低限度，恢复则多在第7～10天内。②第二型是体重逐渐减轻，且恢复较慢，可直至生后第2或第3周才恢复至初生时原有体重（图2-2-3），但此点并不影响其未来的发育。若体重下降过多或恢复过晚，则应考虑

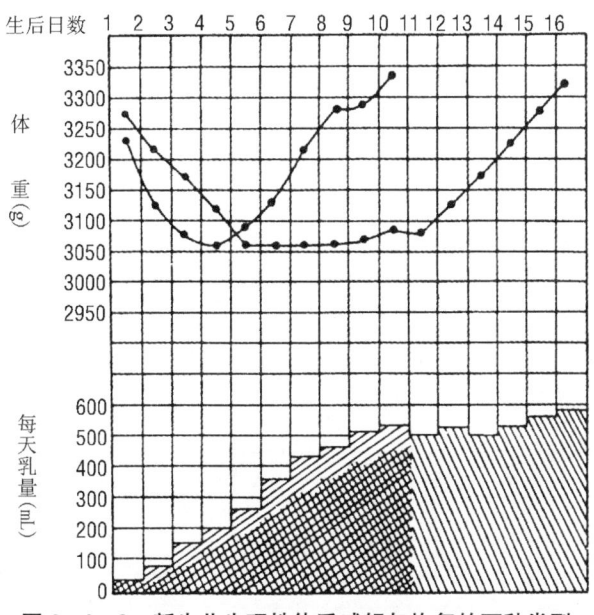

图 2-2-3　新生儿生理性体重减轻与恢复的两种类型

有病理原因。体重减轻的幅度，早产儿占出生体重的 3.4％～9.6％，足月儿下降的幅度较小，占出生体重的 3.0％～5.9％，一般均不超过 10％。第一胎新生儿及夏季分娩的新生儿体重下降的幅度偏大，剖宫产儿比一般顺产儿下降的幅度偏小。体重减轻的主要原因是进入儿体的水分不足，经皮肤、肺、胃、肠所排出的水分较多。其中大部分水分是由肺及皮肤所蒸发，以及随大小便、呕吐物（羊水等）排出。据估计，仅由大小便及胎脂所丧失的重量即可达体重的 2.5％～4％。周围环境过冷（增加体温的放散与组织分解）、过热（不自觉地出汗增加）、严重黄疸（此时小儿多半衰弱）及喂养不足等，均可加重生理性体重减轻。

参考文献

[1] 刘渡舟. 白话中医四部经典. 天津：天津科技翻译出版公司，1994：271 - 272，306 - 307

[2] 巢元方. 诸病源候论（影印）. 北京：人民卫生出版社，1955：239 - 240

[3] 午雪峤. 千金小儿方校释. 西安：陕西科学技术出版社，1992：62

[4] 张奇文. 初生儿病证. 济南：山东科学技术出版社，1990：8 - 9

[5] 陈文中. 陈氏小儿病源痘疹方论. 上海：商务印书馆，1959：7

[6] 吴鞠通. 温病条辨（影印）. 北京：人民卫生出版社，1955：162

[7] 佚名. 颅囟经（影印）. 北京：人民卫生出版社，1956：8

[8] 张宝林. 试论新生儿为稚阴稚阳之体. 中医杂志，1980，21:6 - 9

[9] Merrins EM. Anthropometry of Chinese students. China Med J, 1910，24:318

[10] Whyte GD. The height, weight, chest measurements of healthy Chinese. China Med J, 1918，32:210

[11] Shirokogoroff SM, Appleton VB. Growth of Chinese. China Med J, 1924，38:400

[12] Stevenson PH. Collected anthropometric data on the Chinese. China Med J, 1925，39:855

[13] Keys, Cadburry. Age, height, weight study of Cantoness school-boys. China Med J, 1926，40:14

[14] Li TA, Chang TF. A height, weight, age table for Chinese children. Nat Med J China, 1927，19:383

[15] 王吉民. 中国婴孩体格第二次报告. 中华医学杂志，1925，11 (5):313 - 320

[16] 诸福棠. 实用儿科学. 北京：人民卫生出版社，1960：22 - 29

[17] 许世瑾，吴利国. 上海市学龄儿童身长体重之初步研究. 中华医学杂志，1932，18 (6):977 - 987

[18] 赵琳. 南京市学龄儿童及学龄前儿童身高体重的初步研究. 公共卫生月刊，1935，1 (2):19

[19] 徐德音. 中国儿童体格测量及婴儿发育之观察. 中华医学杂志，1939，25 (7):451 - 458

[20] 苏祖斐，须毓筹，张莲芬，等. 儿童体格发育. 中华医学杂志，1948，34 (2):69 - 76

[21] 秦振庭，隋采芹. 北京解放后七岁以下小儿体格发育的测量. 中华儿科杂志，1956，7 (5):336

[22] 北京儿童医院. 实用儿科学. 北京：人民卫生出版社，1973：5

[23] 中国医学科学院儿科研究所. 新中国儿童和青少年体格发育的调查研究. 中华医学杂志，1977，57 (12):720

[24] 诸福棠，吴瑞萍，胡亚美. 实用儿科学. 第 4 版. 北京：人民卫生出版社，1985：10 - 33

[25] 九市儿童青少年体格发育调查研究协作组，中国医科院儿科研究所. 九市儿童青少年体格发育调查研究资料汇编. 1975：18 - 70

[26] 中国青少年体质研究组，十六省市青少年体质研究组.中国青少年儿童身体形态、机能与素质的研究.北京：科学技术文献出版社，1982：1-3

[27] Department of health. Executive Yuan and Taiwan Provincial Institute of Maternal and Child Health. A study of the height, weight, head circumference and chest girth of the children under six years of age in Taiwan Area. Taipei, 1983：84

[28] Yau-Tung wang, shiu-hua ko. The growth of children and sucklings in Taipei. J Formosan Med Assoc, 1950, 49：358-368

[29] Shen-hui Chen, Jei-Yun Hsu, Tsung-shjen wu. Study of body weight, height, head girth of healthy Chinese children in Taipei, Taiwan. Acta Paed Sim, 1965, 6：11-20

[30] Chu-Chong Lu, Tong-Chow wu, Jiuun-Ren wu, et al. Studies on body height, weight, head girth and chest girth on normal healthy children in Kaohsiung City. Acta paed sin, 1980, 21：17-25

[31] Chung-Hsiang Lee. A Longitudinal study of growth, development and feeding pattern of Chinese infants and children. Taipei, 1982：112

[32] 梁淑芳.香港地区中国婴儿的喂养及其生长状况.第四届国际妇幼营养会专题讨论论文集.中国成都，1990：98-101（C）

[33] Family Health Services and Statistical Unit. Statistical report on survey of weight, height and head circumference of children. Hong Kong Government, 1985

[34] 黄泽，张璐.1985年九市城郊7岁以下儿童体格发育的研究.中华医学杂志，1987，67（8）：423-428

[35] 九市儿童体格发育调查研究协作组，首都儿科研究所.中国九市儿童青少年体格发育调查研究资料汇编.1985：59-110

[36] 饶安伶，张璐.九市0～7岁儿童身体发育指数的探讨.营养学报，1989，11（3）：197-204

[37] 张宝林，冯泽康，张丽辉，等.中国15城市不同胎龄新生儿体格发育调查研究.中华儿科杂志，1988，26（4）：206-208

[38] 秦柔嘉，陈晶琦.1985年十省城市农村7岁以下儿童体格发育的调查.中华医学杂志，1988，67（8）：429-432

[39] 十省农村儿童体格发育调查研究协作组.中国十省农村7岁以下儿童体格发育调查研究资料.1985：18-91

[40] 中国学生体质与健康研究组.中国学生体质与健康研究.北京：人民教育出版社，1987

[41] 丁宗一，张璇，许金华，等.出生至12个月婴儿体重、身长和头围每月增值参照值.中华儿科杂志，1991，29（5）：267-269

[42] 杨珉，乔宗恺，黄果，等.0至一岁农村婴儿体重生长趋势及其影响因素初步探讨（混合纵向研究）.中华儿科杂志，1989，27（5）：278-280

[43] 首都儿科研究所，九市儿童体格发育调查协作组.1995年九市城郊七岁以下儿童体格发育的调查.中华医学杂志，1998，78（3）：187-191

[44] 路晴，张宝林，王宝琼，等.一种用于综合评价新生儿体格发育的新指数——张路指数.中国儿童保健杂志，2000，8（6）：352-355

[45] 九市儿童体格发育调查协作组，首都儿科研究所.2005年中国九市七岁以下儿童体格发育调查.中华儿科杂志，2007，45（8）：609-614

[46] 中华人民共和国卫生部妇幼保健与社区卫生司，九市儿童体格发育调查研究协作组，首都儿科研究所.2005年中国九市七岁以下儿童体格发育调查研究.北京：人民卫生出版社，2008：29-30，37-39，45-49

［47］ Lin chia-chin，Emenuel I. Comparison of American and Chinese intrauterine growth. Am J Epide-miology，1972：418－425

［48］ 钱水根，卓晶如. 上海地区新生儿出生体重的分布. 中华妇产科杂志，1980，15（4）:198－201

［49］ 苏延华，高琴，杨友香. 江苏省围产儿体重、身长、双顶径的调查. 中华妇产科杂志，1983，18（3）:157－160

［50］ Lubcenco LO，Hansman C，Dressler M. Intrauterine growth as estimated from liveborn birth-weight data at 24 to 42 weeks of gestation. Pediatrics，1963，32:793－800

［51］ 张宝林，冯泽康，刘义，等. 南方七省区不同胎龄新生儿体格发育调查研究. 中华儿科杂志，1986，24（1）:21－25

［52］ 张宝林，冯泽康，孙振球，等. 中国12城市足月适于胎龄儿体格发育纵向研究. 中华儿科杂志，1992，30（4）:207－209

［53］ 张宝林. 中国15城市不同胎龄男女新生儿出生体重值修正报告. 实用儿科杂志，1992，7（6）:306－307

［54］ Zhang BL，Yip Ray，Wen FQ，et al. Comparison of birth weight by gestational age between China and the United States. Chinese Medical Journal，1997，110（2）:148－151

［55］ 张丽辉，张宝林，孟庆和，等. 中国15城市胎龄28～44周新生儿体格发育资料综合评价. 新生儿科杂志，1989，4（3）:97～100

［56］ 刘喜红，张宝林. 中国不同胎龄新生儿身体指数的分析. 新生儿科杂志，1998，13（3）:105－107

［57］ 邓金鎏. 基础儿科学. 北京：人民卫生出版社，1961：53－54

（王宝琼　张明宇）

第三章　新生儿体格发育研究的对象与方法

第一节　研究对象

新生儿体格发育研究的对象，依不同的研究目的而选定。

一、为制定健康新生儿体格发育正常参考值

（一）选择对象

一般是指正常足月单胎活产儿。严格地讲，应选择足月适于胎龄（AGA）单胎活产儿为研究对象。因为足月儿中的小于胎龄（SGA）儿及大于胎龄（LGA）儿，不应视为健康新生儿。在制定健康新生儿体格发育正常参考值时应将 SGA 儿及 LGA 儿删除。我国足月产 AGA、SGA、LGA 儿的分类参考标准，可参阅中国 15 城市不同胎龄新生儿出生体重值应用卡[1]。

（二）排除对象

对于母、子方面伴有可能影响足月单胎活产儿体格发育的各种疾病与因素，均不应作为研究对象。例如：

1. 母患各种妊娠并发症，如妊娠期高血压疾病、前置胎盘、羊水过多或过少、母儿血型不合等。

2. 母患各种妊娠合并症，如糖尿病、甲状腺功能亢进症、心及肾功能不全、妊娠贫血、慢性高血压、病毒性肝炎等。

3. 母孕前半年内曾服过避孕药，孕期接触大量放射线、化学毒物或用过对胎儿有影响的药物，例如连续应用肾上腺皮质激素或其他免疫抑制剂 1 个月以上者；或连续应用多种营养药，如复方氨基酸 1 周以上者。

4. 孕母平时月经周期不准，此次孕前末次月经日期不确切，影响胎龄计算者。

5. 母身高<140cm，或体重<40kg 者。

6. 新生儿 TORCH 感染。

7. 新生儿红细胞增多或有明显的营养不良、脑积水或有畸形影响测量结果者。

8. 在制定纵向监测正常参考值时，如新生儿出生时有重度窒息，或有先天性、遗传性疾病，或新生儿期有较严重的疾病（如败血症、脑膜炎、中及重度硬肿症，病程在 1 周以上的肺炎或腹泻等）影响生长速度者，均应作为排除对象。

二、为研究高危儿体格发育参考值

其研究对象均属高危新生儿范围。在临床及保健工作中，研究较多的高危儿有早产

儿、过期产儿、低出生体重儿、高出生体重儿、多胎儿、出生体重小于胎龄儿（SGA）、出生体重大于胎龄儿（LGA）及母患各种疾病（指影响胎儿发育者）所分娩的新生儿。

三、为制定不同胎龄新生儿体格发育参考值

目前国际上对新生儿体格发育的研究，大多数是按胎龄分组进行的。前述制订足月儿的标准中，实际上包括了胎龄 37～41 周 5 个胎龄组的新生儿。从调查经验与统计分析得知[2]：孕 32～41 周体重、身长、顶臀长、头围、胸围、上臂围六项发育指标，均随胎龄的增长而增加，各胎龄组间均值差异均有显著意义（$P<0.01$）。因此，判断新生儿体格发育是否正常，均应按不同胎龄进行评价才符合实际规律，才具合理性与科学性。笼统的用一个足月儿标准，评价 37～41 周 5 个胎龄组的新生儿是不合理的。目前有人仍然使用它，可能是因为省事简便与沿用习惯，我国采用按胎龄分组评价新生儿体格发育，始于 20 世纪 80 年代，目前已在较多城市应用。

此种参考值的制订，是以胎龄为中心。多数学者选择研究的起始胎龄为满 28 周，此时出生的胎儿，体重在 1000g 以上，可称之为早产儿。胎龄不足 28 周，胎儿体重＜1000g 而娩出者，产科称为流产[3]，故一般不列为对象。

近年来，由于围生医学及监护技术的发展，有些国家和地区将流产的胎龄缩短到孕 20 周、体重小于 500g。从孕 20 周到不足 28 周娩出者，不再列入流产范围，而称之为有生机儿。这些国家在制订不同胎龄新生儿体格发育参考值时，则以 20 周为研究的起始胎龄。有些临床学者或解剖及胚胎学者研究胎儿的体格发育，有早至 8 周[4~5]、10 周及 14 周者[6~7]。有些单位早产儿例数太少，亦有晚至 32～36 周为起始胎龄者[8~11]。此类研究的胎龄分组均以周计，如早产儿例数太少，亦可合并胎龄周数。该类研究的对象中，既有足月儿，也有早产儿及过期产儿。在过期产儿中，有晚至 50 孕周的报道[12]。

关于胎龄的计算，均以母亲末次月经第 1 天起算起。世界卫生组织推荐使用"完整的 1 周"的算法，即满 7 天为 1 周龄，7 天以上不足 14 天时，仍为 1 周龄，满 14 天为 2 周龄。如此类推，如 37 周＋0 天＝37 周，37 周＋6 天＝37 周，37 周＋7 天＝38 周。若母亲末次月经不详，或周期不规则（一般应作为排除对象），也可按 Dubowitz 胎龄评分法或简易胎龄评分法进行胎龄评估[13]。

对于有可能影响宫内胎儿体格发育的各种疾病与因素（举例同前述），对于此类研究，亦不应作为研究对象。

第二节　研究方法

研究新生儿体格发育，特别是对形态发育指标的研究，其最基本的方法是进行体格发育调查。

一、调查的方法

（一）横向性调查

横向性调查（cross-sectional investigation）又称横断面调查或一次性调查，是在某

一较短时期或时点内，在一定的地区范围，选择一定的对象，对某些项目进行一次性数量较大的调查，以制订出某地区、某时期体格发育的正常参考值。或作为考查该地区保健工作、健康水平的参考指标。此类调查可隔数年或 10 年进行一次。把前后两次横向性调查的数据进行比较，可以了解该地区经济、文化、社会环境等各因素对体格发育的影响及生长发育长期趋势的特征。由于每次调查可在短期内完成，并可作前后横向性的比较研究，故此类调查常被采用。

通过较大数量的调查，对新生儿体格发育指标，可按胎龄、性别、不同地域（如南、北方）、初产或经产等，分别计算出均值、标准差、百分位数及身体发育指数等。中国 15 城市不同胎龄新生儿体格发育调查研究[2,14]即属此类调查。

（二）纵向性调查

纵向性调查（longitudinal investigation）又称纵断面调查或追踪调查，是在一个比较长的时间内，选择较少的对象，对同一个体进行连续多次动态的追踪观察。以了解与掌握某一时期内群体或个体的生长方式，不同个体间生长速率的差别以及各种因素对生长发育速率的影响[15]。它比横向性调查难度大[16]、费时多，且横向性调查所制订的生长发育标准，作为临床监测时，它不如纵向的速率或增值标准敏感[17]。如在判断新生儿的生长属于迟缓或过速时，通常最早的表现是生长速率的变化，即生长速率是早期生长波动的敏感指标。当早期发现增值及速率偏离正常时，即可及早进行干预。因此，纵向研究比横向研究显得更为重要。

纵向研究观测的主要指标，有不同时点的不同发育指标的纵向监测值及不同时期的增长值、增长速度。其增长值中又分累积增长值（指各时点实际测量值与首次测量值之差，它可以回答本次测量时比第 1 次测量时增加了多少）及逐期增长值（指本时点测量值与前一时点测量值之差，它可以回答本次测量比前一次测量时增加了多少）。增长速度中，可分定基增长速度（指不同时期累积增长值与首次测量值之比值）与环比增长速度（指各时点逐期增长值与前一时点测量值的比值）。中国 12 城市足月适于胎龄新生儿体格发育纵向研究[18]即属此类。

除了上述两类调查外，尚有半纵向调查（semi-longitudinal survey）[19]。该调查是为了克服纵向调查所需年限太长和观察对象易于流失而提出来的。对于新生儿体格发育调查，由于新生儿期并不长，故不需要采用此法。

二、调查人数

理论上讲，只有普查才能取得总体参数，它没有抽样误差[20]。但实际上，由于人力、财力的不许可，人们仍常采用抽样调查。抽样调查的人数，可根据调查的目的、对象与指标的不同而具体确定。一般横向性调查比纵向性调查的人数要多；较短期纵向调查比较长期纵向例数要多；固定多人次参加测量时比固定 1 人测量数要多；制订百分位数发育标准比以均值为评价标准的样本数要多。

（一）为制订某地或全国的正常新生儿体格发育指标参考值

1. 进行横向性调查　若按性别分为两组，每组人数最好不少于 150 人，若在 200 人以上，根据调查经验，可获得较佳结果[21]。若进行全国性的抽样调查，可将有代表性的各地抽样资料汇总统计。如在卫生部领导下，由首都儿科研究所负责主持的中国九市儿童体格发育调查中，新生儿男女组的人数各为 1800 人（每市男女各 200 人）[22]。英国 Tanner 建议：制订百分位数发育标准时，男女各年龄组应为 1000 人。如样本数为500 人，会产生轻微的误差，但仍可计算有效的百分位数标准；如各年龄组样本数小于300 人，则不宜制订横向性调查的百分位数标准[19]。苏联 CBIPKNH 提出：以均值作为评价标准的样本数，各年龄组应在 100 人以上（最好是 200～300 人），并认为这是调查经验。因为这样的样本量，其抽样误差（即均值的标准误差）一般不会大于测量误差[19]。

2. 进行纵向性调查　新生儿男女两组的人数，可比横向性调查缩减 1/2～2/3。首都儿科研究所主持的全国九市儿童体格发育纵向研究中，纵向监测新生儿总数为 890例，每市男女各 50 例左右[23]。

（二）为制订不同胎龄新生儿的体格发育参考值

各胎龄组的调查人数基本上应符合人类分娩自然分布规律，即有生机儿（20 周至不足 28 周）与早产儿（28～36 周）各胎龄组例数比足月儿各胎龄组例数少，特别是有生机儿各胎龄组，能收集到的样本数更少。据国内报道早产儿发生率在 5% 左右[12,24～25]。在各胎龄组中，过期产儿（≥42 周）例数亦较少（一般发生率 5%～10%）。目前在妊娠监护条件较好的地区，通常一到过期即予剖宫产处理，故收集过期产各胎龄组样本亦较困难。基于以上规律，此类报道调查之例数则形成两头小、中间大。小者，如早产儿各胎龄组在 10 多例或数十例，接近 37 周的胎龄组可达数百例。亦有某胎龄组少至 10 例以下的报道，仍可被国内外著名杂志正式发表[7,12,26～28]。

按胎龄分组，在横向研究中，从已发表的文献检索，报道例数最少者，当推 Usher文[29]。该文发表在美国 J Pediatrics，作者是加拿大人，胎龄从 24～44 周共计 300 例。其中 24～26 周 13 例，27～28 周 20 例，29～30 周 12 例，31～32 周 11 例，最多的胎龄例数是 40 周 47 例。本文由于例数少，未按性别分组，其测量者固定 1 人，每次测量重复 2 次，其重复的误差仅为 1%，由于测量误差小，数据可靠，虽各胎龄组例数少，却被不少著名专著[30～33]接受并引用，而且应用到临床工作。另一方面，按胎龄分组，在研究新生儿体格发育参考值的文献中，报道的总例数有多达 200 多万及 600 多万例者[34～35]。

由全国新生儿生长发育科研协作组主持的南方七省区及中国 15 城市不同胎龄新生儿体格发育调查研究[2,36]，其总例数分别为 29912 例及 24150 例。其中 28～32 周早产儿各胎龄组的例数为几十例（26～85 例）；33～36 周的早产儿在近百例至 700 多例；足月儿各胎龄组则均在 1000 以上至数千例；过期产 42 周在 1000 例以上；43～44 周为数百例。中国 12 城市不同胎龄新生儿体格发育纵向研究监测适于胎龄（AGA）儿的总例数为 1757 例，其中早产 AGA 儿 240 例（13.7%），足月 AGA 儿 1341 例（76.3%）[18]，过期 AGA 儿 176 例（10.0%）。其纵向监测人数显然比横向研究的人数少。

三、调查时间

对于正常足月儿的横向性调查，特别是地区性或全国性大样本的调查，可选择自然气温较高的季节短期完成。一般以 4～10 月为宜，以便进行裸体测量。对条件设置较好的单位，经常能保持一定的环境温度，则可不受月份限制。不过，考虑到不同季节分娩时，可能对新生儿体格发育参数的影响，调查时间最好能包含一年中的四个季节。

对不同胎龄新生儿体格发育的横向性调查，由于自然分娩中早产儿与过期产儿例数较少，需要一定时间进行积累，同时也考虑到季节的可能影响，对于地区性或全国性调查，最好在一年完成；对于年分娩数较大的医院或单位，单独进行报道时，一般常需1年以上或需数年完成。国际著名新生儿生长发育研究专家 Lubchenco 对24～42周胎龄活产儿出生体重的研究[37]，其资料收集积累从1948年7月到1961年1月，前后历时12年有余。

对不同胎龄新生儿纵向性调查的时间，由于新生儿期较短，大体上可按横向性调查的时间安排。中国12城市不同胎龄新生儿的纵向研究，历时一年多即协作完成。

四、调查表的设计

把研究项目按调查的逻辑顺序列成表，供调查者使用，即为调查表。新生儿调查均用卡式，表中调查项目包括分析项目和备查项目。分析项目是根据调查目的直接用于运算调查指标所必需的内容。备查项目通常不直接用于分析，如具体地址、电话等。为了便于进行计算机资料分析，每个项目要设计好计算机编码，并在调查表上留有空格，供填写编码用。为了明显地区分性别，调查卡纸或调查卡字，可用不同颜色印刷。现将供横向性调查及纵向性研究的调查卡列于表3-2-1、表3-2-2，供参考选用。

五、调查质量的控制[19,38~40]

（一）调查设计方面

目的任务明确，选点合理有代表性；调查对象、方法、人数、时间正确；调查表（卡）内容全面。

（二）测量人员方面

负责测量的人员固定，经过统一培训，技术熟练，认真负责，填卡无误，测量误差小。保证测查数据准确，这是控制调查质量的关键。

（三）关于测量误差

小的测量误差是指在一定范围内的随机误差（呈正、负双向性），这是正常的现象。据国内外的经验，可允许的测量误差，是对同一对象两次测量之差，不得超过下列数值：皮褶厚度测量<0.3mm[40]，测手长、足长为2mm；测头围为3mm；测身长、顶臀长、上下肢长、肩宽、大腿围、上臂围等为3～4mm（青少年可到5mm）；测胸围为5～7mm（青少年可到10mm）；测体重为30g以内（婴幼儿、学龄前儿<50g，青少年可到100g）。多数测量指标，对新生儿而言，其测量误差的允许范围，大约为该指标正常均值的1/100。如出生体重均值为3000g，误差允许30g以内；身长均值为50cm，误差允许3～4mm，不超过5mm；头围均值为34cm，误差允许3mm以内。胸围受呼吸影响较明显，故允许误差亦较大。

为了减少测量误差，参加测量的人数尽可能要做到固定。一般而言，固定测量的人数少，测量误差小；参加测量人数越多，测量者之间的误差就越大。如为了比较两组间的发育指标之差别，则最好应由同一测量者进行测量，以免发生测量者之间的误差。

表 3-2-1　　　　　**新生儿体格发育调查卡（供横向性调查用）**

测量单位＿＿＿＿＿＿＿＿　测查时间＿＿＿年＿＿月＿＿日　住院号（母）＿＿＿＿＿

新生儿姓名＿＿＿＿＿＿＿＿＿　　　　　　　　　　　编号　1-6　□□□□□□

出生日期＿＿年＿＿月＿＿日＿＿时　①春 ②夏 ③秋 ④冬　　　　　7□

性别　①男　②女　　　　　　　　　　　　　　　　　　　　　　8□

产次　①初产　②≥2 产　　　　　　　　　　　　　　　　　　　9□

胎龄（周）　　　　　　　　　　　　　　　　　　　　　　　　10□

地域　①北方　②南方　　　　　　　　　　　　　　　　　　　11□

测量项目：出生 1 小时内体重（g）　　　　　　　　　　　12-15□□□□

　　　　　48 小时内身长（cm）　　　　　　　　　　　　16-19□□□□

　　　　　顶臀长（cm）　　　　　　　　　　　　　　　20-23□□□□

　　　　　头围（cm）　　　　　　　　　　　　　　　　24-27□□□□

　　　　　胸围（cm）　　　　　　　　　　　　　　　　28-31□□□□

　　　　　上臂围（cm）　　　　　　　　　　　　　　　32-35□□□□

父出生于＿＿＿年＿月　籍贯＿＿＿省　吸烟：①无②＜10 支/d③10～20 支④＞20 支　36□

父姓名（　身高（cm）　　　　　　　　　　　　　　　　37-41□□□□□

　　　　　体重（kg）　　　　　　　　　　　　　　　　42-46□□□□□

　　　　　职业：①工人 ②农民 ③干部 ④文、卫、科技工作者 ⑤军人 ⑥商人 ⑦其他　47□

　　　　　文化：①大学、大专 ②高中 ③初中 ④小学 ⑤文盲 ⑥研究生（含硕士、博士）　48□

　　　　　经济状况：①差（　）②一般、中（　）③良好（　）　49□

）　　平时体质：①差（体弱多病）②一般（常有小病）③良好（很少患病）　50□

母出生于＿＿＿年＿月　籍贯＿＿＿省　吸烟：①无 ②＜10 支/d ③10～20 支 ④＞20 支　51□

母姓名（　身高（cm）　　　　　　　　　　　　　　　　52-56□□□□□

　　　　　体重（kg）妊娠前　　　　　　　　　　　　　57-61□□□□□

　　　　　职业：①工人 ②农民 ③干部 ④文、卫、科技工作者 ⑤军人 ⑥商人 ⑦其他　62□

　　　　　文化：①大学、大专 ②高中 ③初中 ④小学 ⑤文盲 ⑥研究生（含硕士、博士）　63□

　　　　　经济状况：①差（　）②一般、中（　）③良好（　）　64□

）　　平时体质：①差（体弱多病）②一般（常有小病）③良好（很少患病）　65□

其他：

小结：

测查者＿＿＿＿＿＿　复审者＿＿＿＿＿＿　　　　　＿＿＿＿＿年＿＿月＿＿日

表 3 - 2 - 2　　　　　　中国不同胎龄新生儿体格发育纵向性研究卡

测量单位＿＿＿＿＿＿＿＿＿＿＿＿＿＿　新生儿住址、电话＿＿＿＿＿＿＿＿＿＿＿＿＿

分　组　　正常 AGA 组　　　患病组　　　SGA 组　　　LGA 组　　　双胎组

母出生＿＿＿年＿＿月　身高＿＿＿＿cm　体重＿＿＿＿kg　职业＿＿＿＿　文化程度＿＿＿

父出生＿＿＿年＿＿月　身高＿＿＿＿cm　体重＿＿＿＿kg　职业＿＿＿＿　文化程度＿＿＿

第＿＿胎＿＿产　男　女　胎龄：按末次月经计算为＿＿＿周　按 Dubowitz 评分＿＿＿周

出生体重＿＿＿＿g　出生于＿＿＿＿年＿＿月＿＿日　喂养方式：①母乳 ②混合 ③人工

纵向监测	体重(g)	身长(cm)	顶臀长(cm)	头围(cm)	胸围(呼吸均值)	胸围(呼气末值)	上臂围(cm)	喂养方式	检查者签名
24～48～72 小时									
5～6～7 天									
12～13～14 天									
26～27～28 天									
58～59～60 天									

患病登记　第一次发病日龄＿＿＿天　病名或主要症状＿＿＿＿＿＿＿＿　持续＿＿＿天基本治愈

　　　　　第二次发病日龄＿＿＿天　病名或主要症状＿＿＿＿＿＿＿＿　持续＿＿＿天基本治愈

填卡人签名＿＿＿＿＿＿＿＿　复审者（城市负责人）签名＿＿＿＿＿＿　　年　　月　　日

填 卡 说 明

1. 字迹一定要清楚，凡潦草不清楚者，均予退回补填。

2. 分组、性别可打"√"表示，喂养方式可填①或②或③。

3. 父母亲年龄按卡填出生年月，不要填××岁，不要填农历。

4. 父母亲身高，可在登记时测得填入，父不在本市，可填"外出"。

5. 母亲体重指孕前值，或待满月后测得值，父亲体重，可在登记时测得填入。

6. 职业分：①工人；②干部；③文、卫工作者；④军人；⑤商人；⑥其他——本次调查不包括农民。

7. 文化程度分：①大学或大专；②高中；③初中；④小学；⑤文盲。

8. 胎龄应写 36^{+6}，不要写 37^{-1} 之类。Dubowitz 评分，于必要时再填（一般可不填）。评分胎龄与计算胎龄相差 2 周以上的不列入对象；两者相差 2 周以内的，以计算胎龄为准。

9. 病名请注明病理诊断、临床诊断或推测诊断。

10. 请在纵向监测的具体时间上画"√"，如果在第 6 天测量，可在"6"上面打"√"即可，6 天指满 6 天～6 天 23 小时。

11. 对写错的数据，请用红笔改写在错处上方，不要涂改在原错字上。

12. 对与一般正常值相差太大或太小的数据，请及时复查，并用红笔注明"已复查"三字，以示无误。

13. 58～60 天监测，有条件者可进行，条件困难者可不进行。

（四）测量工具误差

测量工具精确，则器具误差小。一般允许的范围是：测身长、顶臀长、上下肢长、手足长、肩宽等测量仪，要精确到1mm，容许误差为1mm；围尺亦应精确到1mm，容许误差为1~2mm；新生儿体重计最小分度为5g，容许误差不超过0.1％（如10kg体重计不超过10g）。如使用软尺时，2m长的软尺与2m长精确到毫米的钢尺，两者相差0.5cm以上时，此软尺则不能使用。如测量工具出现误差，则表现为单向性（正或负），此种误差属于系统误差。全国新生儿生长发育科研协作组负责人设计的新生儿体格发育测量器（专利产品），其测重部分的最小分度为5g；测长部分最小分度精确到1mm，符合规定要求，已作为新生儿测量的标准工具在国内各地使用。

（五）抽查与复查

在测量工作中，应建立抽查与复查制度。课题负责人应亲自到各地测查现场检查调查质量，抽查部分测量指标。各地小组负责人对每位测量者的填卡应进行逻辑复查，必要时亲自复查有关指标，并应在每张卡片上签字。对于不符合逻辑的数据，经复查后确属非测量之误，应用红笔标记"已复查"三字。

（六）卡片质量

要求测量者及复查者认真检查无误并签字后，汇总给统计负责人。统计负责人或其工作人员对各地（小组）卡片随机抽查20~30张，如发现有一张错误（不论什么错误），应进行第二次随机抽查，如仍有一张错误，应进行第三次随机抽查，如仍有一张错误，则该地（组）卡片需全部再检查一遍，无误后，始可录入计算机。如系小范围调查，统计负责人应全部检查一遍，认为合格后再录入计算机。总之，调查卡片在录入前应经过3次检查，即测量者、复查者、统计人员的录入前三查。通过录入前三查始可录入计算机。

（七）录入计算机后运算前的三查

1. 输入原始数据后，须由另一人认真与原始数据查对一次。

2. 应进行计算机逻辑检查（逻辑审卡）一次。如将已知各指标的最大值与最小值输入（可用已知均值±3或4SD），进行检查，筛出超出极端值的卡片。

3. 对筛出的卡片，再进行一次人工逻辑检查，如确属不合理或有误，可予剔除，必要时退回原测量者进行查对。

进行以上三查无误后，再开始具体运算。

（八）运算前统计计划的设计制订要正确全面

详细正确的统计计划是保证统计数据无误、统计内容完善、统计运算少走弯路，避免重复演算或遗漏运算的关键。此项计划应由课题负责人与统计负责人一起，根据研究项目的目的与任务共同设计与制订。

（九）运算后的三次对比检查

1. 对本资料运算值进行逻辑检查比较。如均值与第50百分位值应非常接近，一般体重、身长、围度的横向性调查均随胎龄的增加而增长（如胎龄列为纵坐标，运算的数据自上而下应逐渐增大）；从第3百分位到第97百分位数应由小到大（如百分位横坐标，数据自左而右应逐渐增大）。

2. 应与国内历年来同类资料进行比较。

3. 应与国外历年来同类资料进行比较。

如本资料结果与国内、国外同类资料数据接近，或有符合规律的可解释的升或降的因素存在，均应视为无误。如两者悬殊太大，又无可解释的原因存在，则应考虑有无测量误差、工具误差、统计计划误差或运算误差等。

六、组织工作

小范围的调查，由设计者具体订出实施方案，可按计划有步骤地完成预订的目标。

地区性或全国大范围的调查，除订出统一执行的较为详细的实施方案外，还应成立科研协作小组，负责筹集经费、具体印制调查卡、准备统一的测查工具；在正式调查前组织各地（组）负责人参加学习班，统一测查标准及方法；调查实施中经常互通情报，协作小组负责人还应到各地现场检查测量质量并协助解决一些问题，调查结束后应召开总结汇报会，并按程序申报成果鉴定。

关于实施方案的制订，一般包括：①目的与任务。②组织领导。③调查范围与选点。④调查对象。⑤调查时间与例数。⑥调查项目与方法。⑦调查登记表（卡）的填写要求与注意事项。⑧质量控制与要求。⑨资料的初步整理与投寄。⑩资料的统计与运算计划。⑪调查的进度与安排。

参考文献

［1］张宝林. 中国 15 城市不同胎龄新生儿出生体重值应用卡. 中华儿科杂志，1989，27：316

［2］张宝林，冯泽康，张丽辉，等. 中国 15 城市不同胎龄新生儿体格发育调查研究. 中华儿科杂志，1988，26：206 - 208

［3］乐杰. 妇产科学（高等医药院校教材）. 第 4 版. 北京：人民卫生出版社，1996：99

［4］Brenner WE，Edelman DA，Hendricks CH. A standard of fetal growth for the United States of America. Am J Obstet Gynecol，1976，126：555 - 564

［5］谷华运. 中国人胚发育时序和畸胎预防. 上海：上海医科大学出版社，1993：52 - 69

［6］Hern WM. Correlation of fetal age and measurements between 10 and 26 weeks of gestation. Obstet Gynecol，1984，63（1）：26

［7］Keen DV，Pearse RG. Birthweight between 14 and 42 weeks gestation. Arch Dis Child，1985，60：440 - 446

［8］Thomson AM，Billewicz WZ，Hytten FE. The assessment of fetal growth. J Obstet Gynecol Brit Cwlth，1968，75：903 - 916

［9］Sterky G. Swedish standard curves for intrauterine growth. Pediatrics，1970，46：7 - 8

［10］Dawson I，Golder RY，Jcnas EG. Birthweight by gestational age and its effect on perinatal mortality in white and in Punjabi birth：experience at a district general hospital in West London 1967—1975. British J Obstet Gynecol，1982，89：896 - 899

［11］Murphy MA. Standard Curves of birth weight. J Reprod Med，1985，30：101 - 105

［12］Lin Chia-Chin，Emanuel I. A comparison of Amercan and Chinese intrauterine growth standards are American babies really smaller？Am J Epidemilogy，1972，95：418 - 430

[13] 石树中.小于胎龄儿.//吴瑞萍,胡亚美,江载芳.诸福棠实用儿科学.第6版.北京:人民卫生出版社,1996:431-433

[14] 张宝林.我国不同胎龄新生儿体格发育的现状.临床儿科杂志,1991,9(2):72-77

[15] Falkner F. Some introductory concepts of human growth an overview. Acta Pediatrics Scand, Suppl, 1985, 319:17

[16] Drillien CM. A longitudinal study of the growth and development of prematurely and maturely born children. I: Introduction. Arch Dis Childh, 1958, 33:417

[17] Tanner JM. Use and abuse of growth standard. // Falkner F and Tanner JM: Human Growth Vol 3. ed 2. New York, 1986: 95-112

[18] 张宝林,冯泽康,孙振球.中国12城市足月适于胎龄新生儿体格发育纵向研究.中华儿科杂志,1992,30(4):207-209

[19] 唐锡麟.儿童少年生长发育.北京:人民卫生出版社,1991:33-36

[20] 杨树勤.中国医学百科全书.医学统计学.上海:上海科学技术出版社,1985:45

[21] 叶恭绍.中国医学百科全书.儿童少年卫生学.上海:上海科学技术出版社,1984:23

[22] 张璿.体格发育.//吴瑞萍,胡亚美,江载芳.诸福棠实用儿科学.第6版.北京:人民卫生出版社,1996:23-24

[23] 丁宗一,张璇,许金华,等.出生至12个月婴儿体重身长和头围每月增值参照值.中华儿科杂志,1991,29(5):267-269

[24] 石树中.早产儿.//吴瑞萍,胡亚美,江载芳.诸福棠实用儿科学.第6版.北京:人民卫生出版社,1996:423

[25] 张宝林,王宝琼.实用新生儿学.长沙:湖南科学技术出版社,1983:148

[26] 苏延华,高琴,杨友春.江苏省围产儿体重、身长、双顶径的调查.中华妇产科杂志,1983,18(3):157-160

[27] Ghosh S, Bhargava SK, Madhavan S, et al. Intrauterine growth of North Indian babies Pediatrics. 1971, 47(5):826-830

[28] Yudkin PL, Aboualfa M, Eyre JA, et al. New birth weight and head circumference centiles for gestational age 24 to 42 weeks. Early Hum Dev, 1987, 15:45-52

[29] Usher R, Mclean F. Intrauterine growth of liveborn Caucasian infants at sea level standards obtained from measurements in 7 dimensions of infants born between 25 and 44 weeks of gestation. J Pediatr, 1969, 74(6):901-910

[30] Falkner F, Tanner JM. Human Growth. Plenum press. New york and London, 1978: 383-386

[31] Cloherty JP, Stark AR. Manual of neonatal care. led Little, Brown and Company Boston. 1980: 316-317

[32] Gordon BA. Neonatology. 1981: 205-224

[33] Berry CL. Paediatric Patholagy. 1981: 2

[34] Milliams RL, Creasy RK, Cunningham GC, et al. Fetal growth and perinatal viability in California. Obstet Gynecol, 1982, 59(5):624-632

[35] 张宝林,Yip Ray,文飞球,等.中美两国不同胎龄新生儿出生体重值对比研究.临床儿科杂志,1996,14(5):336-337

[36] 张宝林,冯泽康,刘义,等.南方七省区不同胎龄新生儿体格发育调查研究.中华儿科杂志,1986,24:21-25

[37] Lubchenco LO, Hansman C, Dressler M, et al. Intrauterine growth as estimated from liveborn

birth-weight data at 24 to 42 weeks of gestation. Pediatrics，1963，32:793-800

[38] 首都儿科研究所. 中国九市儿童青少年体格发育调查研究资料汇编.1987：6-8

[39] 许积德. 人体测量技术正确性的考核. 临床儿科杂志，1988，6（4）：249-250

[40] Oakley JR，Parsons RJ，Whitelaw AGL. Standards skinfold thickness in British newborn infants. Arch Dis Child，1977，52:287

（张宝林）

第四章　评价新生儿体格发育常用的形态指标及测量方法

第一节　评价新生儿体格发育常用的形态指标

新生儿体格发育形态指标是指身体及其各部分在形态上可测出的各种量度。主要包括重量指标、长度指标、宽度指标、围度指标、厚度指标等。

一、重量指标

（一）体重

体重（body weight，BW）是指身体的总重量。新生儿体重可分为出生体重与新生儿期体重。前者是特指在胎儿娩出后 30～60 分钟内直接测得的体重值；后者是泛指在新生儿期不同时间（天或周）测得的体重值。新生儿体重实为各器官内脏和骨骼、肌肉、脂肪、神经等组织及体液的总重量（图 4-1-1）。体重是体格发育、特别是营养情况最易获得的重要指标；是衡量宫内胎儿生长发育和健康状况的最简单的指标；也是反映出生质量和预示今后健康的关键指标[1~2]。临床用药剂量及输液量，也常按体重计算。根据出生体重可将新生儿分为超低出生体重儿（＜1000g）、极低出生体重儿（＜1500g）、低出生体重儿（＜2500g）、正常出生体重儿（2500～4000g）及高出生体重儿（＞4000g）[3~4]。根据出生体重和胎龄的关系，可将新

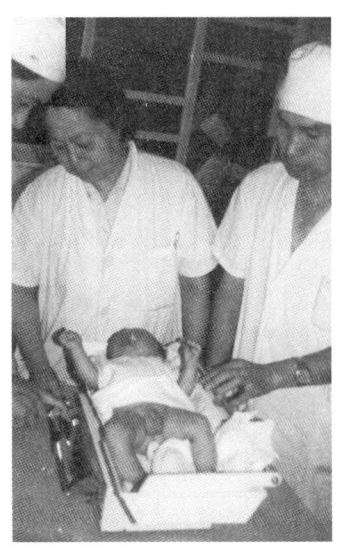

图 4-1-1　测体重

生儿分为小于胎龄（small for gestational age，SGA）儿、适于胎龄（appropriate for gestational age，AGA）儿、大于胎龄（large for gestational age，LGA）儿[2~3,5~7]。一般将出生体重小于该胎龄正常体重第 10 百分位数以下（或较平均值低 2 个标准差以下）者，称为 SGA，若在第 3 个百分位数以下，则称为重度 SGA；出生体重在该胎龄正常体重第 10～90 百分位数之间，称为 AGA，出生体重大于该胎龄正常体重第 90 百分位数者，称为 LGA。根据出生体重和死亡率做出图表可知：低出生体重儿的死亡率明显增高[3,6~12]。出生体重低于 1000g，胎龄小于 30 周，其死亡率最高，临床称为极高危儿；体重在 3000～4000g，胎龄在 38～42 周，新生儿死亡率最低，临床称为极低危

儿；体重超过 4000g，胎龄在 42 周以上者，则死亡率又明显升高[3]。新生儿出生体重存在国家地区、种族、性别、产次及胎龄等差异[13~26]。例如中美两国不具高危背景者分娩的新生儿，在孕 40 周，第 50 百分位数，美国男女新生儿出生体重比中国男女新生儿出生体重分别重 357g 及 277g[19~20]。同类的研究，在社会经济状况不同的中国内地、中国台湾、美国出生的华人婴儿的出生体重分布极为相似，而在美国相似社会经济状况下出生的华人与白人婴儿的出生体重分布极为不同，提示出生体重的分布受种族差异的影响[15~16]。出生体重的性别差异，一般为男大于女，为 60~150g[11,14,18,21~24]。产次的差异，国内报道一般为经产儿比初产儿重 60~90g[14,21]；国外报道为 85~225g[23~24]。胎儿在宫内的体重均随胎龄的增加而增重。妊娠晚期（28 周后）是胎儿生长最快的时期，其增长值约为成熟胎儿体重的 2/3[25]。宫内体重增长高峰是在胎龄 34 周[14,21,26]。从 34 周以后，其增长速率渐缓；42 周后，由于胎盘老化，胎儿体重有下降趋势[14,21]。一般对宫内胎儿体重的估算方法是：妊娠前 5 个月，胎儿体重约为妊娠月数的立方数 $\times 2$，如 20 周（5 个月）胎儿的体重为 $5^3 \times 2 = 250g$；妊娠后 5 个月约为妊娠月数的立方数 $\times 3$，如 40 周（10 个月）约为 $10^3 \times 3 = 3000g$[3]。我国北方（以秦岭-淮河为界）新生儿出生体重平均比南方重 50.1g[21]；城市与农村的新生儿体重非常接近，前者为 3.18kg，后者为 3.17kg[39]。新生儿出生后，体内脂肪是身体中最易变化的成分，胎儿及新生儿体内水分占体重的比例较大（胎儿早期体液占体重的 95%，足月儿为 78%~83%），故新生儿体重易受这些变化的影响而增减。有学者报道，出生体重变化的 46% 是由体内脂肪的变化所致[27]。

新生儿期的体重，包括出生后 3 天值、1 周值、2 周值及 4 周值等[28~29]。据全国新生儿生长发育科研协作组对我国 12 城市 AGA 新生儿的调查，出生后 12 天内为生理性体重下降阶段。生后第 1 天有 53.3% 的早产儿及 71.1% 的足月儿体重比出生时减轻，至生后 12 天，仍有 33.3% 的早产儿及 14.1% 的足月儿，其体重未恢复到出生时水平，在此期间体重的增长为负值。至生后 2 周，其体重则为正增长。至生后 4 周时，足月 AGA 男女婴体重平均比出生时增值分别为 898g 及 811g，整个新生儿期男女婴平均每天分别增重 32.1g 及 28.9g。美国 NCHS[30] 的数据缺少新生儿期内每周体重监测值及每周体重增长值，仅有出生时及 1 个月时的体重值。该报道中，男女平均出生体重均比我国报道[28] 的数据高。但 1 个月时的平均体重两国甚为接近，中美男婴分别为 4.12kg 与 4.21kg，女婴分别为 3.978kg 与 3.97kg。如计算 1 个月内的平均增长值，美国男女婴分别为 810g 及 720g，男女婴平均每天分别增加 28.9g 及 25.7g。显然，中国男女婴在 1 个月内的体重增长值不比美国少。

英国 Carter 指出[31]：体重的测量应与身长结合分析才能提供有意义的资料。故临床不应只测体重而无身长的记录。

我国不同胎龄新生儿有关体重的详细研究报告，见本书第二部分。

体重的异常增减，主要表现为超重与体重低下或消瘦。新生儿期体重异常的常见病，详见本书第一部分第七章。

（二）瘦体重

瘦体重（lean body mass，LBM）又称去脂体重或无脂体重（fat-free mass，FFM；

fat-free body mass，FFBM），即人体总重量减去体脂肪（body fat）或肥胖组织（adipose tissue）后的重量。LBM与FFM这两个术语内在含义相同。英国Tanner等人认为这两个术语是同义词，亦有学者认为在包含脂肪基质成分上略异。在应用上，LBM常指活体而言；FFM常指尸体分析而论[32]。但文献上常不加区分。瘦体重包括全身代谢活泼组织（如肌肉、内脏器官）及部分代谢不活泼组织（如细胞外液、骨骼无机盐等），即全身蛋白质、体液和无机盐，它的组成具有相对恒定性[25]。新生儿出生时及1个月时的瘦体重成分见表4-1-1[33]。在新生儿体成分中，瘦体重成分占体重的比值见表4-1-2[33]。新生儿期内瘦体重每天的增长值见表4-1-3[33]。长沙地区37～42周胎龄新生儿的瘦体重值见表4-1-4[34]。亦有学者按器官重量、肌肉、细胞外液等不同组织研究瘦体重占体重比例的报道（表4-1-5[32]）。基于以上研究可知瘦体重能更科学地反映肌肉、内脏器官和骨骼等的真实发育水平，是评价身体发育的重要指标。由于瘦体重主要是指身体代谢的活泼组织，从理论上讲，用瘦体重计算个体的基础代谢率或某些药物用量则更具科学性。目前临床上对肥胖的诊断主要依据其超重的程度，仅凭超重下诊断，有可能将瘦体重超重，特别是肌肉发达的超重也诊断为肥胖，这显然是错误的。如将人体总重量减去瘦体重后，其体脂含量明显超过正常水平才是真正的肥胖，故不应将超重即视为肥胖。事实上，有的人超重而不肥胖，有的人超重与肥胖兼而有之；有的人虽不超重却是肥胖。关键在于瘦体重与体脂含量所占体重的比值。瘦体重＝（1－F%）×体重。F%为体脂百分含量，F%的简易计算方法，详见本节"厚度指标"。

表4-1-1　　　　　　　　　　新生儿瘦体重成分表

性别	月龄	成分〔占瘦体重（%）〕							总体钾（mEg/kg）	瘦体重密度（g/mL）
		蛋白质	水			矿物质		糖类		
			总体水	细胞外水	细胞内水	骨骼	非骨骼			
男	出生时	15.0	80.6	49.3	31.3	3.0	0.7	0.6	49.0	1.063
	1个月	15.1	80.5	48.4	32.1	3.0	0.7	0.6	50.1	1.064
女	出生时	15.0	80.6	49.3	31.3	3.0	0.7	0.6	49.0	1.064
	1个月	15.2	80.5	48.3	32.1	3.0	0.7	0.6	50.2	1.064

表4-1-2　　　　　　　　　　新生儿瘦体重占体重的比值

性别	月龄	身长（cm）	体重（g）	脂肪		瘦体重（g）	瘦体重成分〔占体重的（%）〕						
				(g)	(%)		蛋白质	水			矿物质		糖类
								总体水	细胞外水	细胞内水	骨骼	非骨骼	
男	出生时	51.6	3545	486	13.7	3059	12.9	69.6	42.5	27.0	2.6	0.6	0.5
	1个月	54.8	4452	671	15.1	3781	12.9	68.4	41.1	27.3	2.6	0.6	0.5
女	出生时	50.5	3325	495	14.9	2830	12.8	68.6	42.0	26.7	2.6	0.6	0.5
	1个月	53.4	4131	668	16.2	3463	12.7	67.5	40.5	26.9	2.5	0.6	0.5

表 4 - 1 - 3 　　　　　　　　　　　新生儿期瘦体重每天增值表

性别	月龄	身长 (mm/d)	体重 (g/d)	脂肪 (g/d)	脂肪 (%)	瘦体重 (g/d)	瘦体重 蛋白质 (%)	瘦体重 蛋白质 (g/d)	瘦体重 水 (g/d)	瘦体重 矿物质 (g/d)	瘦体重 糖类 (%)
男	0～1月	1.03	29.3	6.0	20.4	23.3	3.7	12.5	18.6	0.9	0.1
	1～2月	1.13	35.2	14.1	40.2	21.1	3.5	10.0	16.6	0.8	0.1
女	0～1月	0.94	26.0	5.6	21.4	20.4	3.3	12.5	16.3	0.8	0.1
	1～2月	1.10	28.6	12.8	44.9	15.8	2.8	9.8	12.3	0.6	0.1

表 4 - 1 - 4 　　　　　　　　长沙地区 37～42 周胎龄新生儿瘦体重值

胎龄（周）	性别	例数	出生体重 (g)	瘦体重 (g)	总体脂肪 (g)	体脂 均值	体脂 标准差
37	男	24	2894	2469	425	14.7	2.6
	女	17	3085	2579	506	16.4	3.2
	小计	41	2973	2515	458	15.4	3.0
38	男	30	3250	2749	501	15.4	2.6
	女	31	3092	2573	519	16.8	2.8
	小计	61	3172	2661	511	16.1	2.8
39	男	70	3435	2865	570	16.6	3.2
	女	72	3184	2668	516	16.2	3.4
	小计	142	3308	2765	543	16.4	3.3
40	男	69	3431	2865	566	16.5	2.9
	女	61	3301	2730	571	17.3	3.3
	小计	130	3370	2800	570	16.9	3.1
≥41	男	32	3470	2877	593	17.1	3.3
	女	33	3433	2805	628	18.3	2.8
	小计	65	3452	2841	611	17.7	3.1
37～42	男	226	3356	2809	547	16.3	3.1
	女	213	3236	2689	547	16.9	3.3
	小计	439	3298	2751	547	16.6	3.2

表 4-1-5　　　　　　　　　　　早产儿与足月新生儿瘦体重占体重的百分比

	身长 (cm)	体重 (kg)	体脂 (%)	LBM 占体重百分比（%）		
				器官重量	肌肉重量	细胞外液
早产儿		1.1	3	21	<10	50
新生儿	50	3.5	12	18	20	40

二、长度指标

（一）身长

身长（body length，BL）是指从头顶到足底的全身长度，包含头、颈、躯干及下肢的总长度。新生儿需卧位测量，故称身长或卧位长（recumbent length，RL），不称身高（图4-1-2）。常用来表示全身生长的水平和速度[25]，其内涵主要是表示骨骼的生长及长度的增加。它是生长发育中最基本的形态指标，也是反映个体发育状况和营养水平较

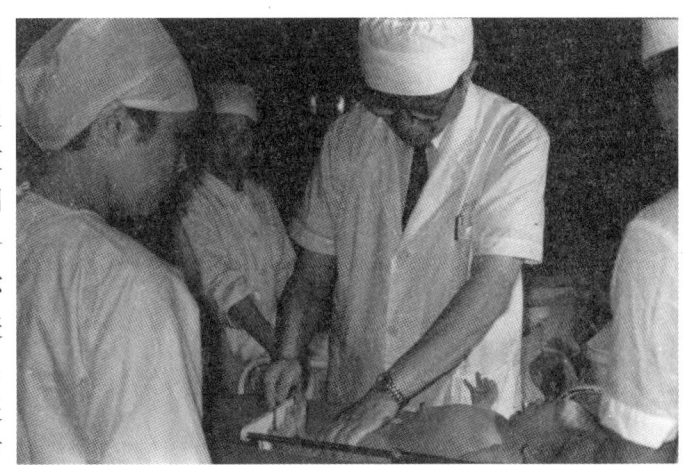

图 4-1-2　测身长

稳定的指标。它是评价体重和其他指标的基础，身体各部位任何一项测量值均可与身长组成比例，构成体部指数[35]。此类身体发育指数在人体测量学上又称为标准指数。

胎儿在宫内的最初 5 个月（20 孕周），其身长约为妊娠月数的平方数，如 5 个月时身长约为 $5^2=25$cm；其后 5 个月（20 孕周后）约为妊娠月数×5，如 10 个月（40 孕周）时身长约 10×5=50cm。身长在孕中期（4～6 个月）可增加 27.5cm，超过成熟胎儿全长的 1/2[25]。在孕 34 周时，可出现一个生长高峰[21,36]，也有学者观察到在 18～22 周有一个生长高峰[26]。Herbert 报道在孕 30～37 周，身长不受种族、性别和经产状况等影响[37]。37 周后则受种族和性别影响较大。

在全身各系统中，骨骼是最稳定的系统之一。受遗传因素的控制较强，身长亦具有此特点。外界生活、营养条件的变化，需经过较长的年月才可能影响身长。而体重则不然，易在较短时间内发生变化。原东德新生儿 1948 年平均身长男婴为 50cm，女婴为 49cm；10 年后，男婴为 52.4cm，女婴为 51.6cm，10 年中男婴增长 2.4cm，女婴增长 2.6cm[25]。前苏联库尔斯克新生儿 1930 年平均身长 50.7cm，1939 年为 51.4cm，1944 年卫国战争期间降至 49.9cm，1948 年回升到 1930 年水平，60 年代初增加到 51.6cm[32]。国内长沙的足月新生儿身长，1965 年男婴为 49.6cm，女婴为 48.9cm。20 年后，男婴为 49.8cm，女婴为 49.3cm，男、女婴分别略增长 0.2cm 及 0.4cm[21]。与原东德相似，女婴似比男婴增长值大一些。新生儿身长的性别差异，与体重相同，男婴

大于女婴。国内二次大型调查结果其差值非常接近，九市的调查男婴比女婴身长长
0.6cm[38]。15 城市的调查男婴比女婴身长长 0.57cm[21]。我国北方新生儿的身长比南方
长 0.34cm；足月经产儿身长比初产儿略长 0.12cm（$P>0.05$）[21]。十省城市农村的调
查表明城市男婴身长比农村男婴身长长 0.3cm[39]。

新生儿期身长，据我国 12 城市调查[28]，足月 AGA 新生儿出生后首次测量值，男
婴与女婴分别为 50.0cm 与 49.5cm；至 1 个月时，男婴与女婴身长分别为 54.1cm 与
53.5cm，比出生时分别增长 4.1cm 与 4cm，平均每天增长 1.46mm 与 1.43mm。美国
NCHS 报道[30]，出生时男婴与女婴身长分别为 49.9cm 与 49.3cm；至 1 个月时，男婴
与女婴身长分别为 54.8cm 与 53.8cm，比出生时分别增长 4.9cm 与 4.5cm，平均每天
增长 1.75mm 与 1.61mm。由上可见，出生时两国新生儿身长值接近。至 1 个月时，则
美国男婴及女婴增长值比我国大。我国有关不同胎龄新生儿身长的详细研究报告，见本
书第二部分。

身长的异常增长，主要表现为生长过快与生长迟缓（侏儒状态）。生长过快在新生
儿期不易诊断，而生长发育迟缓，甚至停滞，在新生儿期可见于许多遗传性疾病、某些
营养代谢内分泌疾病、感染性疾病、骨及软骨发育异常性疾病等。这些疾病的特点，详
见本书第一部分第七章。

身长又可分为上、下部量两部分。从头顶到耻骨联合上缘为上部量；自耻骨联合上
缘至足底为下部量。上、下部量分别反映头、脊柱与下肢长骨的生长情况。出生时上部
量平均为 30cm（占身长的 60%），下部量为 20cm（占身长的 40%），12 岁左右两者相
等。下部量特短，见于骨软骨发育不全及先天性甲状腺功能减低；下部量过长，往往是
生殖腺功能不全的症状[45]。

（二）顶臀长

顶臀长（crown rump length，CRL）是指从头顶
到臀部（坐骨结节）的长度（图 4-1-3）。代表头长加
脊柱长，反映头、颈、躯干的生长情况，与身长比较时
可说明下肢与躯干的比例关系。34～44 周新生儿身
长：顶臀长为 3∶2[40]。构成顶臀长的骨骼主要是块状
骨，块状骨比长骨受遗传因素的控制更强，因此，在反
映个体发育状况时，它比身长更稳定。在外界生活条件
影响下，顶臀长更不易发生变化。CRL 随胎龄增加而
增长[21]，但随着胎龄的增加，其增长速度相对减慢。
孕 12～16 周时 CRL 增长速度最快，为 77.9%，绝对增
长值达 6.7cm；孕 16～20 周时 CRL 增长速度为
15.4%，绝对增长值为 2.5cm；孕 32～36 周时 CRL 增
长速度为 8.4%，绝对增长值为 3.2cm；至孕 36～40 周
时 CRL 增长速度最慢，为 1.2%，绝对增长值为

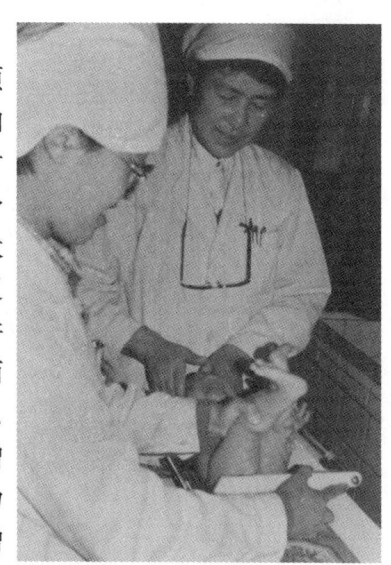

图 4-1-3　测顶臀长

0.9cm[41]。CRL 的性别差异亦为男婴＞女婴，在我国的地域差异是北方＞南方[21]。城
市男婴 CRL 平均为 33.5cm，农村平均为 33.4cm，两者基本相同[39]。James 等报道足

月 AGA 儿 CRL 均值为 34.13cm，足月小样儿均值为 31.12cm，差值达 3.01cm[42]。我国不同胎龄新生儿顶臀长的详细研究报告，见本书第二部分第八章。

（三）上肢长度测量

上肢长度测量[41,43]（upper limb measurement）包括：①上肢长（upper extremity length），从肩峰至中指尖最末端。②全臂长（total arm length），从肩峰至桡骨茎突最末端，即不包括手的长度。③上臂长（upper arm length），从肩峰至鹰嘴。④前臂长（forearm length），从鹰嘴至桡骨茎突末端。⑤手长（hand length），从最末一条腕横纹中点（桡骨茎突与尺骨茎突连线中点）至中指尖末端。⑥1～5 指指长（finger Ⅰ～Ⅴ length）等。胎儿在宫内上半身的发育快于下半身，因而，胎儿早、中期上肢比下肢长；胎龄 28 周后下肢略长于上肢，至出生前，两者绝对值保持接近。右上肢的增长速度，在胎龄 8～12 周时，增长率高于 800%（从 8 周的 7.2mm 增长到 12 周的 68mm）；胎龄 12～16 周骤减，从 68mm 增长到 88mm（增长率 29%）；胎龄 20～24 周、32～36 周及 36～40 周时增长率分别为 20%、9.7% 及 12.5%。手在发育过程中始终短于足。手长在孕 8～12 周的增长率为 260%（从 8 周的 5mm 增长到 12 周的 12mm），孕 20 周后呈波浪形下降，孕 20～24 周增长率为 21.9%，孕 36～40 周增长率为 10.2%[41]。一般正常新生儿上肢下垂时，指尖可抵髋关节以下，大腿中部；上肢短者，指尖仅抵髋关节；如指尖达膝关节，说明上肢过长[44]。不同胎龄胎儿及新生儿的右侧上肢长、上臂长、前臂长、手长、中指长见表 4-1-6[41,43]。

表 4-1-6　不同胎龄胎儿及新生儿上肢长、上臂长、前臂长、手长及中指长　　　　　　cm

胎龄（周）	上肢长（右）			上臂长		前臂长		手长（右）				中指长	
	中国人		犹太人	犹太人		犹太人		中国人		犹太人		犹太人	
	N	mean	N	mean	SD	mean	SD	mean	SD	N	mean	N	mean	SD	mean	SD
20	152	11.0								527	3.2					
21	199	10.3								614	3.3					
22	209	11.1								520	3.5					
23	147	11.5								468	3.7					
24	122	13.2								402	3.9					
25	130	13.5								391	4.1					
26	116	13.3								367	4.3					
27	76	14.3	7	14.26	0.66	6.23	0.36	5.54	0.35	313	4.5	7	4.12	0.31	1.73	0.10
28	111	14.8	7	14.66	0.72	6.45	0.37	5.63	0.37	316	4.7	7	4.27	0.28	1.80	0.12
29	60	14.7	6	15.13	0.72	6.68	0.39	5.78	0.37	219	4.9	6	4.38	0.29	1.88	0.13
30	105	15.1	9	15.70	0.69	6.91	0.44	6.00	0.36	228	5.0	9	4.60	0.28	1.99	0.13
31	87	15.3	11	14.48	0.76	7.13	0.49	6.16	0.41	215	5.1	11	4.80	0.28	2.09	0.15
32	82	16.5	10	16.67	0.92	7.38	0.50	6.30	0.44	180	5.3	10	5.00	0.28	2.16	0.17
33	43	16.9	13	17.23	0.97	7.58	0.51	6.45	0.46	205	5.5	13	5.16	0.34	2.23	0.16
34	52	17.6	14	17.91	0.91	7.84	0.48	6.66	0.50	177	5.6	14	5.35	0.36	2.29	0.15
35	51	18.4	18	18.57	0.87	8.07	0.46	6.95	0.52	190	5.7	18	5.53	0.35	2.34	0.14
36	24	18.1	17	19.19	0.85	8.27	0.43	7.27	0.51	169	5.9	17	5.73	0.34	2.40	0.14

续表

胎龄（周）	上肢长（右）				上臂长		前臂长		手长（右）				中指长	
	中国人		犹太人		犹太人		犹太人		中国人		犹太人		犹太人	
	N	mean	N	mean	SD	mean	SD	mean	SD	N	mean	N	mean	SD	mean	SD
37	33	19.3	16	19.75	0.79	8.48	0.38	7.54	0.46	201	6.4	16	5.92	0.32	2.47	0.14
38	45	19.5	16	20.17	0.76	8.64	0.36	7.68	0.45	243	6.3	16	6.05	0.31	2.55	0.13
39	22	20.4	20	20.42	0.80	8.78	0.30	7.74	0.45	133	6.7	20	6.10	0.31	2.61	0.14
40	29	20.0	16	20.61	0.86	8.88	0.32	7.81	0.42	78	6.5	16	6.14	0.31	2.65	0.16
41	10	19.9	18	20.81	0.92	8.94	0.34	7.93	0.37	61	6.5	18	6.10	0.31	2.69	0.19

上肢长度测量可作为评价体格发育匀称性的指标，亦有助于某些疾病的诊断。特别是那些短肢畸形或长肢（指）畸形、骨骼发育异常及非匀称性短身材的新生儿，常见于某些综合征、遗传性疾病及先天性骨发育异常等。如 Robert's 综合征（四肢全缩短，上肢短比下肢短更明显，前臂及小腿极短）、马方综合征（Marfan syndrome，肢体细长，指距过长超过身长，蜘蛛指）、康拉迪综合征（Conradi's syndrome，四肢短小，上臂短较前臂严重，大腿短比小腿明显）、软骨发育不全（肢体近端受累甚于远端，手指短而宽）、阿-斯综合征（Aarskog-Scott syndrome，手指短弯，第 5 指更明显，手掌宽，指间有蹼）、血管-骨肥大综合征（对称性肢体肥大，有多指、并指）等。上述这些病征的其他特点以及其他伴有肢体异常的某些疾病，详见第一部分第七章表 7 - 1 - 2。

关于指距（span），是指两上肢向左右做水平方向伸展时，左右中指指尖之间的直线距离。出生时身长较指距长，至 12 岁左右两者相等[45]。指距主要反映了两上肢全长及上胸部的发育水平。先天性甲状腺疾病、骨及软骨发育不全、短肢畸形时，指距明显比身长短，马方综合征、Turner 综合征时，指距过长，可超过身长。

（四）下肢测量

下肢测量（lower limb measurement），主要有：①下肢全长（total lower limb length），从股骨大转子至腓骨外踝部[46]或足跟部[41]。②小腿长（leg length）：从股骨外上髁至腓骨外踝[46]（成人小腿长是从胫骨内侧髁内侧缘最高点至胫骨内踝）。③足长（foot length），又称足底长，是指从足后跟突起部至最长趾趾尖（大拇趾趾尖[41,46]或第 2 趾趾尖[41]）的最大直线距离。右下肢的增长速度在胎龄 8～12 周时达最高峰，增长率高于 700%（从 8 周的 7mm 增长至 12 周的 62mm）；12～16 周增长率骤减至 30.6%（从 12 周的 62mm 增长至 16 周的 81mm）；20～24 周、32～36 周及 36～40 周增长率分别为 20.2%、2.9% 及 10.6%。足在发育过程中始终长于手。足长在胎龄 9～12 周的增长率为 250%（从 9 周的 7mm 增长至 12 周的 14mm），20 周后呈波浪形下降，20～24 周增长率为 29.7%，36～40 周为 6.8%[41]。足长与出生体重、身长及胎龄呈正相关，故可用足长估计体重与身长，特别是对于早产儿或患病的新生儿不便于搬动身体进行测量时，可先测足长，初步估计体重与身长。因此，它是一项比较简单实用的体格测量项目。对于早产儿，足长与体重的回归方程是：Y（体重）$=0.63X$（足长值）-2.37；与身长的回归方程是：Y（身长）$=4.88X$（足长值）$+11.23$，其相关系数分别为 0.95 与

$0.96^{[42]}$。国内江苏的报道[3]，出生体重正常儿足长与体重的回归方程是：Y（体重）＝$1.03X$（足长值）－4.03；低出生体重儿足长与体重的回归方程是：Y（体重）＝$0.24＋0.3X$（足长值）[3]。James 报道[42]足月 AGA 儿的足长平均（7.92 ± 0.36）cm；足月小样儿为（7.24 ± 0.4）cm，两者差值为 0.68cm。为了估计小腿的相对长度，可用小腿长指数表示，即实测小腿长（cm）/下肢全长（cm），小腿长指数在胎龄 27～41 周时已基本稳定。国内无锡报道 215 例 38～42 周胎龄儿小腿长指数平均为 0.56～0.57，小腿长平均为 9.75～10.13cm。不同胎龄胎儿及新生儿的右侧下肢长、小腿长、足长、小腿长指数见表 4-1-7[41,46~47]。

　　下肢长度测量与上肢长度测量一样，可作为评价体格发育匀称性的指标之一，它能精确反映新生儿身体比例[46]。下肢长度异常为一些遗传性疾病、某些综合征的表现之一。这些疾病的特点，详见第七章表 7-1-2。

表 4-1-7　　　不同胎龄胎儿及新生儿下肢长、小腿长、足长及小腿长指数　　　　　　　　cm

胎龄（周）	下肢长				小腿长		足长							小腿长指数	
	中国人		犹太人		犹太人		中国人		犹太人			高加索人			犹太人	
	N	mean	N	mean	SD	mean	SD	N	mean	N	mean	SD	N	mean	SD	mean	2SD
20	152	10.4						533	3.7								
21	198	10.8						619	4.0								
22	209	11.9						525	4.2								
23	147	12.1						474	4.5								
24	122	12.5						405	4.8								
25	130	13.3						395	5.0								
26	116	13.8						371	5.2								
27	76	14.1	7	12.23	0.48	7.49	0.35	316	5.4	7	5.14	0.23				0.614	0.049
28	111	14.9	7	12.45	0.55	7.65	0.48	325	5.8	7	5.25	0.27				0.615	0.051
29	60	14.9	6	12.81	0.60	7.85	0.37	223	5.9	6	5.47	0.26				0.612	0.050
30	105	15.7	9	13.33	0.64	8.27	0.41	232	6.1	9	5.78	0.25				0.610	0.056
31	87	16.8	11	13.91	0.71	8.53	0.42	216	6.2	11	6.04	0.27				0.614	0.050
32	82	17.0	10	14.44	0.80	8.71	0.37	176	6.4	10	6.26	0.31				0.612	0.051
33	43	17.3	13	14.97	0.82	9.19	0.54	209	6.7	13	6.52	0.35	11	6.74	0.48	0.609	0.051
34	52	17.6	14	15.51	0.84	9.51	0.32	179	6.9	14	6.81	0.35	18	6.96	0.38	0.608	0.059
35	51	18.8	18	16.05	0.84	9.82	0.50	194	6.9	18	7.08	0.35	13	7.14	0.38	0.612	0.050
36	25	17.5	17	16.58	0.76	10.22	0.56	172	7.3	17	7.32	0.33	20	7.28	0.41	0.611	0.051
37	33	19.9	16	17.06	0.63	10.72	0.41	207	7.7	16	7.53	0.30	20	7.80	0.39	0.611	0.049
38	45	19.1	16	17.45	0.57	10.74	0.39	247	7.7	16	7.73	0.30	20	7.82	0.41	0.613	0.047
39	22	20.7	20	17.75	0.58	10.95	0.50	139	8.0	20	7.89	0.34	25	7.73	0.36	0.616	0.046
40	29	19.4	16	17.92	0.61	11.07	0.48	83	7.8	16	7.99	0.38	47	7.84	0.35	0.618	0.041
41	10	19.5	18	17.97	0.67	11.10	0.48	62	7.8	18	8.06	0.38	27	7.98	0.35	0.615	0.047

注：下肢长测量，中国人系从股骨大转子至足跟部的距离；犹太人系从股骨大转子至腓骨外踝的距离。

三、围度指标

（一）头围

头围（head circumference，HC）又称头水平围（horizontal circumference of the head）或头最大围（maximum circumference of the head），指自眉弓上缘经枕后结节绕头1周的长度。表示头颅及脑的大小，与脑的发育密切相关[48]。它是一项较顶臀长更为稳定的发育指标[32]。胎儿时期神经系统发育最早，尤其脑的发育最为迅速，胎儿的头围随胎龄增加而增大，与胎龄呈高度正相关。出生时脑重为体重的1/9～1/8（成人约为1/40），新生儿头长占身长的1/4（成人约为1/8），因此，新生儿期头围的测量对评价体格发育有特殊的意义。头围的大小受头形的影响，枕额径长者头围大；圆形头及双顶径间距长者头围小。在胎儿发育过程中，头围与顶臀长始终接近，且同步增长[41]。胎儿头围自34周后男＞女[21]；城市初生足月儿头围不论男女均比农村大[39]；据我国15城市调查，28～44周胎龄儿的头围，大多数胎龄组是南方＞北方（其中不到半数胎龄组 $P<0.05$），而体重、身长、胸围、上臂围等指标，绝大多数足月儿及过期产儿则为北方＞南方[21]。产次对头围的影响不明显[21]。胎儿在宫内20周以前，头围的增长率随胎龄成直线下降：8～12周头围的增长率为140％（从8周的3.5cm增至12周的8.4cm），12～16周为75％（从12周的8.4cm增至16周的14.7cm），16～20周为25.2％（从16周的14.7cm增至20周的18.4cm）[41]。胎龄20周后增长率较平稳：20～24周的增长率为22％（从20周的18.4cm增长到24周的22.3cm），24～28周为17.5％（从24周的22.3cm增至28周的26.2cm），28～32周、32～36周及36～40周分别为11.1％、8.6％及7.6％[41]。足月AGA儿娩出后，男女平均头围分别为34.1cm及33.7cm，第1周增长值均为0.3cm，第2周累积增长值均为1.2cm，至第4周其累积增长值分别为2.5cm及2.4cm，平均每周分别增长0.625cm及0.6cm[28]。早产儿在新生儿期可增值2.3cm（平均每周增加0.575cm）。早产儿头围的追赶生长于生后2个月时即明显表现出来。若早产儿有过严重的呼吸障碍但未累及中枢神经系统者，其头围先有发育迟缓期2～4周，继而有6～8周按正常胎儿头围发育，此后，则与体重、身长同步生长[49]。美国NCHS报道[30]头围的实测值，足月男女新生儿出生时第50百分位分别为34.6cm及34.1cm，从出生到1个月时的增长值分别为2.7cm及2.4cm，平均每周分别增长0.675cm及0.6cm。可见中美两国新生儿头围在新生儿期的增长值非常接近。我国不同胎龄新生儿头围的详细研究报告见本书第二部分第八章第三节。

头围异常主要表现为头大畸形与头小畸形。凡头围高于或低于正常儿2个标准差者，称为头大或头小畸形。引起头大与头小畸形的常见病与综合征，可参阅第一部分第七章表7-1-3。

（二）胸围

胸围（chest circumference，CC）是指平静呼吸时，沿两乳头下缘水平，经两肩胛下角下缘绕胸1周的长度。在成人测量时又称为胸围Ⅰ（乳房已发育的女孩以胸骨中线第4肋间为固定点）。成人测量尚有胸围Ⅱ（自左右第4胸肋关节上缘绕胸1周）、胸围Ⅲ（自乳头中心点绕胸1周）及深吸气（吸至不能再吸）、深呼气（呼至不能再呼）胸围之区分。

　　胸围表示胸廓的容积，反映心肺的发育及胸部骨骼、胸肌、背肌和皮下脂肪的发育状况，在一定程度上代表身体形态及呼吸器官的发育状况。胸围受遗传因素的控制，比身高、顶臀长相对较小[32]。特别是胸部皮脂厚度与营养有关，在短期内即可发生变化，从而影响胸围的大小。新生儿及 3 岁内的小儿，在未开展特殊体育锻炼的情况下，其胸围的发育与体重、身长一样，均可说明营养状况的好坏。胸围是形态指标，而胸围呼吸差（吸氧时的最大胸围减去呼气时的最小胸围）则属生理功能指标，因为它在一定程度上间接反映肺功能水平。

　　新生儿胸围从 35 周后男＞女[21]，据国内十省调查[39]，城市与农村足月初生儿胸围均为 32.3cm，1～2 个月时，城市足月儿比农村足月儿胸围大 0.2cm[39]。足月经产儿胸围＞初产儿。新生儿胸围随胎龄增加而增长。在 20 周前其增长率随胎龄成直线下降：8～12 周胸围的增长率为 125.8%（从 8 周的 3.1cm 增至 12 周的 7.0cm），12～16 周为 80%（从 12 周的 7.0cm 增至 16 周的 12.6cm），16～20 周为 23.8%（从 16 周的 12.6cm 增至 20 周的 15.6cm）。20 周后增长率较平稳：20～24 周为 21.2%（从 20 周的 15.6cm 增至 24 周的 18.9cm），24～28 周为 17.5%（从 24 周的 18.9cm 增至 28 周的 22.2cm），28～32 周、32～36 周、36～40 周分别为 13.5%、11.5% 及 12.1%[41]。

　　足月 AGA 儿娩出后，男女平均胸围均为 32.6cm，第 1 周增长值男女分别为 0.3cm 及 0.2cm，第 2 周男女累积增长值分别为 1.0cm 及 0.8cm，至第 4 周男女累积增长值分别为 2.6cm 及 2.2cm[28]。男女每周平均增长值分别为 0.65cm 及 0.55cm，与头围的每周平均增长值接近。

　　新生儿头围大于胸围，头围与胸围的平均差值：早产儿为 2.5cm，足月儿为 1.4cm，过期产儿为 1.2cm[21]。新生儿胸围与身长的平均比值（胸围/身长）：31～36 周的早产儿为 0.64，足月儿及过期产儿均为 0.65，提示两者均随胎龄同步增长[40]。我国不同胎龄新生儿胸围的详细研究报告，见本书第二部分第八章第三节。

　　由于胸围在一定程度上反映心肺重要器官的发育状况，若胸围异常则常伴有心肺器官形态或功能的障碍。胸围异常主要见于因发育畸形而致的小胸廓，如致死性侏儒综合征（thanatophoric dwarfism syndrome），由于肺发育不良，胸廓小，常因呼吸衰竭致死；短肋骨-多指综合征（short rib-polydactyly syndrome）常见胸廓畸形，肺发育不全；先天性漏斗胸及先天性佝偻病致漏斗胸，常造成心肺功能障碍。某些染色体病致多发畸形，亦可见胸廓畸形，如 2 号染色体短臂部分三体，常见胸骨发育不全。

　　（三）中上臂围

　　中上臂围（mid upper arm circumference，MUAC）简称上臂围，指沿肩峰与尺骨鹰嘴连接中点水平，绕上臂 1 周的长度。代表所测量部位的肌肉、皮下脂肪和骨骼的围度，可作为评价营养状况的简单、实用、快速的测量指标。在发展中国家可推广采用，并可在营养调查及监测中作为筛选营养不良的指标[50～51]。

　　胎儿及新生儿体内水分占体重比例很大，且易受环境因素的影响。因此，有学者认为，胎儿及新生儿体重的变化主要是反映体内体液的状况，而不能准确判断胎儿宫内发育状况及生后早期的营养状况。由于上臂围受体液变化的影响较少，故对于评价肌肉和脂肪的发育，反映机体营养状况具有重要意义。对于新生儿，若上臂围值小于同胎龄正常值2个标准差，则应考虑营养不良的存在。上臂围评估1～7岁小儿营养状况的标准是：>13.5cm为营养良好；12.5～13.5cm为营养中等；<12.5cm为营养不良[48]。我国1985年调查1～7岁城区男上臂围正常值为14.7～16.2cm，女为14.3～16.0cm。SGA与LGA由于存在营养代谢差异，故与AGA之间，上臂围值差异有统计学意义。Excler[52]认为上臂围较出生体重、身长、头围能更准确地区别AGA与SGA。

上臂围（受营养状况影响的指标）与头围（不受营养状况影响的指标）的比值（MUAC/HCR）在评价蛋白-热能营养状况及鉴别SGA、LGA时具有特别意义[53]。Georigieff等报道：所有LGA、SGA及有生长障碍的AGA，其MUAC/HCR与正常值相比，差异均有统计学意义，且较出生体重更准确[54]。Sasanow等认为测定反映脂肪和肌肉发育状况指标的上臂围与反映体格匀称性的MUAC/HCR，是反映胎儿宫内发育状况的灵敏指标[55]。该研究对204例孕25～42周AGA的分析显示上臂围、MUAC/HCR与胎龄、出生体重呈高度正相关。

我国足月新生儿上臂围：男>女，城市>农村，经产儿>初产儿，北方>南方，随胎龄增加而增长[21,39,56]，与体重的发育规律一致。据我国12城市研究报告：出生时早产AGA与足月AGA的上臂围分别为8.8cm及10.4cm（一般足月儿均在10cm以上，早产儿在10cm以下）。从生后第2周起两者累积增长值均为0.2cm，至第4周累积增长值均为1.0cm，平均每周累积增长0.25cm。但其增长率，在新生儿期，早产AGA比足月AGA大，前者为11.36%，后者为9.62%[28]。Sasanow的研究报告指出：上臂围在25～42周与胎龄呈线性相关（$r=0.93$）。上臂围与MUAC/HCR在25～26周时，分别为（4.9±0.7）cm及0.22±0.02；到36周时，分别为（8.3±0.6）cm及0.26±0.02；到40周时，分别为（10.1±0.6）cm及0.29±0.02；到42周时，分别为（10.6±0.5）cm及0.30±0.01[55]。我国不同胎龄新生儿上臂围的详细研究报告，见本书第二部分第八章第三节相关内容。

（四）腹围

腹围（abdominal circumference，AC）指在脐水平面上[41]或正好在脐下平面[47]绕腹1周的长度。AC反映腹肌、腹部皮下脂肪及腹内器官的发育。在判断胎儿躯干大小的时候，AC较CC敏感，故首选AC作为测量指标[57]。AC也是一个预测营养不良的指标[58-60]。当胎儿在宫内发育迟缓时，肝脏由于糖原储存降低或耗尽，其体积显著减少，腹部软组织脂肪层也减少，AC值变小，故AC能正确反映胎儿营养状况。但在新生儿质量指数及MUAC/HCR小于第10百分位时，腹围的鉴定作用较小，其敏感度与特异度较低，故不适于筛选非匀称型生长迟缓儿。AC随胎龄增加而增长[60]。但当胎儿营养不良（肝体积明显减小，AC亦减少）等疾病发生时，AC则不适于作为预测胎龄的指标。

Hadlock等[57]通过超声测定胎儿AC，并预测胎儿体重（表4-1-8）。

表 4-1-8　　　　　　　不同胎龄胎儿腹围、头围/腹围比值及预测体重值

胎龄（周）	腹围（cm）			头围/腹围			预测体重（kg）		
	−2SD	mean	+2SD	−2SD	mean	+2SD	10th	50th	90th
28	21.5	24.0	26.5	0.99	1.08	1.18	0.77	1.15	1.66
29	22.5	25.0	27.5	0.98	1.07	1.17	0.89	1.31	1.89
30	23.5	26.0	28.5	0.97	1.07	1.16	1.03	1.46	2.10
31	24.5	27.0	29.5	0.96	1.06	1.15	1.18	1.63	2.29
32	25.5	28.0	30.5	0.95	1.05	1.14	1.31	1.81	2.50
33	26.5	29.0	31.5	0.95	1.04	1.13	1.48	2.01	2.69
34	27.5	30.0	32.5	0.94	1.03	1.13	1.67	2.22	2.88
35	28.4	30.9	33.4	0.93	1.02	1.12	1.87	2.43	3.09
36	29.3	31.8	34.3	0.92	1.01	1.11	2.19	2.65	3.29
37	30.2	32.7	35.2	0.91	1.01	1.10	2.31	2.87	3.47
38	31.1	33.6	36.1	0.90	1.00	1.09	2.51	3.03	3.61
39	32.0	34.5	37.0	0.89	0.99	1.08	2.68	3.17	3.75
40	32.9	35.4	37.9	0.89	0.98	1.08	2.75	3.28	3.87

　　新生儿腹围的测量，由于受到影响因素较多，如呼吸运动、死产或活产、腹壁柔软不固定（不像头围有骨架支持）等，故其测量值不易达到精确一致。国内解剖学家对胎儿（包括流产、引产、小剖宫产、难产致死的新鲜胎儿）娩出12小时内测量的不同胎龄胎儿的腹围值见表 4-1-9[41]。此值在各胎龄组均比国外报道的超声测量值（表 4-1-8）小。国外加拿大临床学者 Usher 报道[47]，对活产新生儿于生后36小时内测量的腹围值见表 4-1-9，不同胎龄胎儿的腹围绝对增长值和相对增长率见表 4-1-10[41]。

表 4-1-9　　　　　　　　不同胎龄胎儿、新生儿腹围值　　　　　　　　　　cm

胎龄（周）	国外 Usher 等			国内谷华运等		
	M	mean	SD	M	mean	CL（可信限）
24	13	16.2	1.58	399	16.0	15.8~16.2
25	13	16.2	1.58	395	16.8	16.6~17.0
26	13	16.2	1.58	378	17.8	16.9~18.7
27	20	18.0	1.16	318	18.2	17.9~18.5
28	20	18.0	1.16	360	19.2	18.9~19.5
29	12	19.0	0.97	236	20.1	19.8~20.4
30	12	19.0	0.97	250	20.6	20.3~20.9
31	11	20.8	1.63	223	21.0	20.6~21.4

续表

胎龄（周）	国外 Usher 等			国内谷华运等		
	M	mean	SD	M	mean	CL（可信限）
32	11	20.8	1.63	199	22.3	21.9～22.7
33	11	22.5	1.30	217	22.6	21.3～23.9
34	18	23.0	1.57	200	23.8	23.4～24.2
35	13	24.3	1.85	210	23.8	23.4～24.2
36	20	24.4	1.22	199	25.1	24.7～25.5
37	20	26.0	2.16	237	26.8	26.4～27.2
38	20	27.6	1.79	273	27.5	27.1～27.9
39	25	28.1	1.93	158	28.4	27.9～28.9
40	47	28.8	1.94	111	28.2	27.6～28.8
41	27	29.1	2.08	56	29.1	27.8～30.4
42	20	27.8	1.85			
43	11	28.2	1.80			
44	12	28.3	2.26			

表 4-1-10　　　　　　　　不同胎龄胎儿腹围的绝对增长值与相对增长率

胎龄（周）	例数	绝对增长值（cm）	相对增长率（%）
20～	2195	2.9	22.1
24～	1490	3.2	20.0
28～	1069	3.1	16.1
32～	826	2.8	12.6
36～40	978	3.1	12.4

　　腹围与头围、胸围的关系，在正常胎儿，20 周后，三者增长率平稳，相互保持接近。由于晚期胎儿腹腔及胸腔内器官发育增大，故腹围与胸围的增长率高于头围。但三者生长曲线基本呈平行关系，并与胎龄呈正相关。据超声测定胎儿头围/腹围（HC/AC）比值（R），可知：胎龄 32 周前 HC>AC（$R>1$）；胎龄 33～38 周，两者接近；39 周后 HC<AC（$R<1$）。然而，据解剖学家[41]及临床学家[47]对 HC、CC、AC 三者绝对值的测定，从孕早、中期到足月出生，始终是 HC>CC>AC。故 HC/AC 比值，在各胎龄组均大于 1。不同胎龄胎儿、新生儿 HC/AC 比值见表 4-1-8（据 1983 年 Hadlock 等超声测量报道)[57]；据 1984～1992 年谷华运解剖学者及 1969 年 Usher 等临床学者报道的 HC 及 AC 的资料，经笔者整理后，其两者比值见表 4-1-11。从表4-1-11 可知：随着胎龄增加，由于腹腔器官的发育增快，腹围增长率快于头围，故比值

由大到小。当 HC/AC 比值增高（超过该胎龄正常值），有助于非匀称型宫内发育迟缓儿（IUGR，即 SGA）的诊断，其敏感性（度）为 70％[57]。如果比值正常，不能除外 SGA，因为匀称性 SGA，其 HC/AC 比值可在"正常"范围。临床上应用 HC/AC 可作为匀称性 SGA 与非匀称性 SGA 的鉴别指标之一。若胎儿有脑积水或小头畸形等病理情况，则不应采用此指标。

　　腹围的异常，可因胎儿水肿、腹水、肝脾显著肿大、肠道梗阻或胀气、巨结肠、腹内肿块等原因而致腹围过大；亦可因失水、营养不良（腹壁皮下脂肪减少或消失）、消化道畸形（肠腔未充气）等原因而过小。

表 4-1-11　　　　　　　　不同胎龄胎儿、新生儿头围/腹围比值

胎龄（周）	Usher 等		谷华运等	
	n^*	HC/AC	n^*	HC/AC
33	11/11	1.39	207/217	1.31
34	18/18	1.34	197/200	1.27
35	13/13	1.33	202/210	1.29
36	20/20	1.34	191/199	1.26
37	20/20	1.29	231/237	1.26
38	20/20	1.26	255/273	1.18
39	25/25	1.23	156/158	1.18
40	47/47	1.18	107/111	1.21
41	27/27	1.21	56/56	1.18

n^*：测头围例数/测腹围例数。

（五）其他围度
　　另外有些围度在临床及保健工作中，应用较少。
　　1. 颈围（neck girth）　人体测量学所称的颈围是指绕喉结节点（喉结节向前最突出的一点）颈部水平的围长[35]。临床上可作为甲状腺肿大时观察肿大程度与疗效的指标。但作为观察甲状腺肿大程度测量的颈围，是指从第 7 颈椎棘突至甲状腺前方最突出处之围度[61]。新生儿患甲状腺功能亢进症（甲亢）时，患儿多为早产儿，大多数有甲状腺肿。此类患儿多因母患甲亢或已往患有甲亢，或患慢性淋巴细胞性甲状腺炎（桥本甲状腺炎）时，母血中有甲状腺刺激抗体，通过胎盘屏障致胎儿而发病。
　　2. 前臂围（forearm circumference）　指在肘关节稍下方、前臂最粗处的水平围度，又称前臂最大围。前臂围的测量与上臂围测量的意义、作用、价值等基本相同。据 Catalano 1995 年对 194 例及 65 例新生儿的测量报道：新生儿前臂围平均为（9.6±0.9）～（9.8±1.0）cm[62]。
　　3. 掌围（hand girth at metacarpal）　指由中指指点（中指第一节，即近节指骨底背面最向上突出的一点），经桡侧掌骨点（第二掌骨小头向桡侧最突出的一点），返回中指指点的围长。该围度作为手部发育的指标之一。若手发育异常、畸形时，可作为诊查

的指标之一。如阿-斯综合征（Aarskog-Scott syndrome）患者，其手掌宽、掌围大。

4. 腰围（waist circumference）　指经脐部中心的水平围长[35]。此围长与前述解剖学者[41]及临床学者[47]所指的腹围一致。而人体测量学所指的腹围是经髂嵴点（髂嵴最向外突出之点）的腹部水平围长，要求在呼气之末，吸气未开始时测量。人体测量学所指的腰围，对于成人来说，特别是对某些运动员选材时有一定参考意义（如举重、摔跤运动员要求有较大腰围；体操、跳高运动员则要求有较小的腰围）；对于新生儿而言，与前述的腹围意义相同。

5. 臀围（hip circumference）　指臀部向后最突出部位的水平围长。它反映臀部皮下脂肪、肌肉、骨骼的发育状况。据青海省人民医院等单位在 1980～1981 年，对西宁地区 788 例足月新生儿的测量报道，男性臀围的均值正负标准差为（28.87±1.6）cm，女性为（28.72±1.55）cm。新生儿营养不良、先天性肌病、肌萎缩时臀围减小。

6. 大腿围（thigh circumference）　人体测量学对大腿围有 3 个量度指标：①大腿最大围（maximum thigh circumference），指在臀褶（沟）下缘部位（测量卷尺不要陷入褶内），大腿部肌肉向内侧最突出的大腿水平围。②大腿中部围（middle thigh circumference），指在会阴和膝关节之间的中央部位大腿的水平围长。③大腿最小围（minimum thigh circumference），指在膝关节上方，大腿最细处的水平围长。新生儿临床学者采用的大腿围是指在臀褶与膝部之间的中点大腿的水平围长（膝与臀呈屈曲位）[47]。少年儿童工作者[25]与体育工作者[63]测量的大腿围，通常指的是大腿最大围。因此，在报道人体大腿围时必须说明在大腿的具体水平部位，以免引用对比有误。大腿围可反映大腿皮下脂肪、肌肉、骨骼的发育程度。不同胎龄新生儿的大腿围，见表 4-1-12[47]。Copper 报道 1205 例足月新生儿大腿围（大腿中点水平围度），男为 15.0cm，女为 15.1cm（P=0.2775）[64]。Cilver 报道 621 例母亲不吸烟分娩的足月新生儿大腿围值（大腿中点水平围长）为 15.18cm；吸烟母亲分娩的新生儿 584 例，其大腿围值为 14.97cm（P=0.03）[65]。当新生儿营养不良或先天性肌缺少病发生在股四头肌时，则大腿围明显减小。

表 4-1-12　　　　　　　　　不同胎龄新生儿大腿围值　　　　　　　　　cm

胎龄(周)	24~26	27~28	29~30	31~32	33	34	35	36	37	38	39	40	41	42	43	44
例数	13	20	12	11	11	18	13	20	20	20	25	47	27	20	11	12
mean	8.52	9.60	10.0	11.6	12.6	12.7	13.9	13.9	15.0	15.6	16.2	16.5	16.4	15.9	16.3	16.0
SD	1.00	0.62	0.60	1.12	0.81	0.76	1.26	1.34	1.39	1.35	1.20	1.40	1.45	1.13	1.43	1.45

7. 小腿围（calf circumference）　人体测量学分为小腿最大围（腿肚围）与小腿最小围，前者是指小腿腓肠肌最膨隆部位的小腿水平围长。后者指在胫骨内踝上方小腿最细处的水平围长。两者均表示小腿部皮下脂肪、肌肉与骨骼的发育情况。一般临床测量时，常用小腿最大围。据 1995 年 Catalano 对 194 名及 65 名新生儿的测量结果，新生儿

小腿围平均为 （11.0±1.0） ～ （11.3±1.1） cm[62]。

8. 足围（ball of foot girth）　自胫侧跖骨点（第 1 跖骨小头最向内侧突出的一点）起，经足背、腓侧跖骨点（第 5 跖骨小头最向外侧突出的一点）、足底，返回胫侧跖骨点的围长。该围度可作为足部发育指标之一。若足发育异常或畸形，足围则发生相应改变。

四、厚度指标

（一）皮褶厚度

皮褶厚度（skinfold thickness，SFT）是指二层皮肤和二层皮下脂肪的厚度[66]。SFT 是评价新生儿体格发育的重要指标之一，是评估新生儿营养状况，特别是判断新生儿是否肥胖或营养不良的重要依据。SFT 反映了皮下脂肪的发育水平，体内脂肪的70%～80%分布在皮下，由 SFT 可以估算出体内脂肪含量[67]。SFT 可作为新生儿体内脂肪含量的指标。由于它是新生儿身体脂肪定量的指标，从而可判定新生儿身体总脂肪含量的变化、个体的体型及个体间胖瘦的程度。通过 SFT 测量，可从小体重儿中鉴别出真正消瘦儿（SFT 减少），或从大体重儿中鉴别出真正肥胖儿（SFT 增厚），从而有助于判定新生儿肥胖与超重（SFT 正常）。皮下脂肪既可作为体内能量的来源，又可作为隔热物阻止体内热量散失，用 SFT 预测小儿、新生儿体温的不稳定性比用出生体重预测更为准确[64]。患病的 SGA，其 SFT 明显低于无症状 SGA；患病的 LGA，其 SFT 明显高于无症状 LGA。故有学者指出：新生儿股四头肌部的 SFT 是预测 SGA 与 LGA 患病危险性最敏感的指标之一[68]。

新生儿期测量 SFT 常用的部位是：肱二头肌部、肱三头肌部、肩胛下角部、髂嵴上部、股四头肌部、胸部、腹部与面颊部。国内测定各部位 SFT 由厚到薄依次为：股四头肌部＞肱三头肌部、肩胛下角部＞髂嵴上部＞肱二头肌部[34]。Farr 测定美国新生儿 SFT 从厚到薄依次为：股四头肌部＞肩胛下角部＞肱三头肌部＞腹部＞胸部[70]。各部位 SFT 厚度均为女大于男。女婴的体重、身长、头围均小于男婴，而 SFT 却大于男婴，这可能也是女婴生存优势的原因之一。足月新生儿不同部位的 SFT 见表 4-1-13。不同胎龄新生儿腹部 SFT 见表 4-1-14[47]。不同胎龄新生儿不同部位 SFT 见表 4-1-15[70]。从以上各表数据可知，SFT 的测定值与体重、身长等各指标的发育规律一样，在不同年代、不同国家与地区、种族、胎龄、性别、出生体重的不同均有关，亦与母亲吸烟与否、母亲健康状况及母亲的皮下脂肪厚度等因素有关。

1966 年，Farr 对 300 个英国新生儿的 SFT 进行研究[70]，发现 SFT 随出生体重的增加而增加，以股四头肌部的 SFT 增加最明显，增加量为 0.9mm/lb （1lb ＝453.592g），前胸部增加最不明显，增加量仅为 0.3mm/lb。他发现当出生体重大于2268g 时，女性 SFT 均比男性厚；而当出生体重小于 2268g 时，男性胸腹部 SFT 较女性厚。

1977 年，Oakley 等人测量了 1293 名英国新生儿肱三头肌部与肩胛下角部的 SFT，发现在足月儿，女婴较男婴厚，不论性别，肩胛下角部 SFT 较肱三头肌部厚[71]。Copper（美国）[64]1993 年的报道结论与 Oakley 测量的相同（表 4-1-13）。

表 4 - 1 - 13　　　　　　足月新生儿不同部位皮褶厚度　　　　mm，$\overline{X}\pm SD$

报告者 (年份，国家)	性别	例数	肱三头肌部	肱二头肌部	肩胛下部	髋嵴上部	股四头肌部	胸部	腹部
Farr (1966，英国)[70]	男	162	4.48		4.70		5.66	3.49	3.64
	女	138	4.84		5.03		6.60	3.61	3.94
	合计	300	4.65±1.75		4.84±1.53		6.09±1.85	3.56±0.95	3.78±1.10
Copper (1993，美国)[64]	男	629	3.40		3.90		4.90		
	女	576	3.50		4.00		5.20		
Catalano (1995，美国)[62]	男+女	194	4.58±1.06		5.04±1.41		5.61±1.39		
宋金枝 (1997，中国)[34]	男	226	5.13±1.02	3.88±0.69	5.12±1.14	4.28±0.94	6.42±1.54		
	女	213	5.33±1.15	3.88±0.70	5.35±1.26	4.56±1.01	6.86±1.46		
	合计	439	5.23±1.10	3.88±0.69	5.23±1.20	4.42±0.97	6.63±1.52		

表 4 - 1 - 14　　　　　　不同胎龄新生儿腹部皮褶厚度　　　　mm

胎龄(周)	24~26	27~28	29~30	31~32	33	34	35	36	37	38	39	40	41	42	43	44
例数	13	20	12	11	11	18	13	20	20	20	25	47	27	20	11	12
mean	2.34	2.72	2.67	3.35	3.75	3.89	4.51	3.86	4.58	4.85	5.19	5.41	5.24	4.70	4.84	4.73
SD	0.43	0.38	0.36	0.85	0.80	0.68	1.20	0.72	0.87	0.81	0.98	1.12	1.14	0.94	0.85	1.20

表 4 - 1 - 15　　　　　　不同胎龄新生儿不同部位皮褶厚度　　　　mm，$\overline{X}\pm SD$

胎龄(周)	性别	例数 英国 Aberdeen	例数 中国 长沙	肱三头肌部 英国 Aberdeen	肱三头肌部 中国 长沙	肩胛下部 英国 Aberdeen	肩胛下部 中国 长沙	股四头肌部 英国 Aberdeen	股四头肌部 中国 长沙
<37	男	29		4.08		4.31		4.79	
	女	13		3.99		4.30		5.04	
	合计	42		4.05		4.31		4.89	
37	男	17	24	3.98	4.60±0.81	4.05	4.63±0.85	4.69	5.52±1.21
	女	14	17	4.82	4.93±0.92	4.88	5.12±1.28	6.61	6.46±1.51
	合计	31	41	4.36	4.74±0.87	4.43	4.83±1.08	5.56	5.91±1.41
38	男	21	31	4.63	4.79±0.88	4.92	4.83±0.78	5.73	6.00±1.26
	女	26	30	4.85	5.30±1.18	4.95	5.24±0.95	6.18	6.85±1.19
	合计	47	61	4.75	5.04±1.07	4.94	5.03±0.89	5.98	6.43±1.29
39	男	36	70	4.53	5.34±1.10	4.78	5.21±1.35	5.75	6.70±1.67
	女	39	72	4.92	5.13±1.18	5.16	5.12±1.33	6.14	6.65±1.45
	合计	75	142	4.69	5.23±1.14	4.90	5.16±1.33	5.96	6.67±1.56

续表

胎龄(周)	性别	例数		肱三头肌部		肩胛下部		股四头肌部	
		英国Aberdeen	中国长沙	英国Aberdeen	中国长沙	英国Aberdeen	中国长沙	英国Aberdeen	中国长沙
40	男	34	69	4.45	5.16±0.97	4.61	5.15±1.09	6.30	6.55±1.48
	女	25	61	4.98	5.43±1.18	5.02	5.47±1.27	6.51	6.97±1.59
	合计	59	130	4.67	5.29±1.08	4.78	5.30±1.18	6.39	6.76±1.54
≥41	男	25	32	5.28	5.28±1.03	5.30	5.44±1.13	6.51	6.49±1.62
	女	21	33	5.05	5.82±1.07	5.44	5.85±1.20	6.62	7.34±1.33
	合计	46	65	5.17	5.55±1.08	5.36	5.65±1.18	6.56	6.92±1.53

1985 年，Farmer 对 750 名英国新生儿 SFT 研究中发现[72]：股四头肌部 SFT 测量的重复性最好，最具有代表性。该部位与其他部位相比，其与性别、孕龄、体重、孕母妊娠中期体重等方面的关系更为密切。

1990 年，Sumner 等人测量了 55 个美国新生儿的肱三头肌部 SFT，发现 SFT 小于第 3 百分位数的 10 个婴儿中，有 7 个出生体重大于 3500g；在 SFT 大于第 97 百分位数的 4 个婴儿中，有 2 个出生体重小于 4000g。通过 SFT 与出生体重的对比研究，该作者提出单用出生体重作为评价胎儿的生长发育会存在一定误差[73]。

SFT 与胎龄之间的关系比较复杂。在正常妊娠的最后 3 个月，胎儿体内脂肪含量明显增加，故早产儿出生越早，皮下脂肪越少，这也是早产儿易患疾病的原因之一。Oakley 绘制的 SFT 与胎龄标准曲线提示：从 37～38 周，SFT 随胎龄直线上升，从 38～40 周曲线较平稳，40 周后，SFT 曲线下降[71]。Farr[70]研究发现 SFT 与胎龄呈正相关，但随着胎龄增加，SFT 在各孕周的增加量并不恒定，且与出生体重有关。他提出 SFT 不能单独作为胎儿成熟度的指标。

母亲的状况对新生儿的 SFT 亦有一定影响。通常母亲肥胖者，新生儿 SFT 较厚；反之，新生儿 SFT 则较薄。母亲肱三头肌部的 SFT 与新生儿肱三头肌部、肱二头肌部、肩胛下角部与髂嵴上部 SFT 之和呈明显正相关。但如果肥胖母亲患妊娠高血压疾病，则其所生的新生儿 SFT 会减少[74]。糖尿病孕妇所生的新生儿 SFT 较厚[75]。母亲吸烟者分娩的新生儿，其 SFT 值，有人认为无变化[76,77]；有人认为若每天超过 20 支，其小儿肩胛下角部与股四头肌部的 SFT 值较不吸烟母亲分娩的小儿薄，而对肱三头肌部的 SFT 无影响[65]。

（二）其他厚度指标

在新生儿临床及保健工作中，其他厚度指标很少应用。但这些厚度指标，可以反映机体及该部位皮下脂肪、肌肉、骨骼的发育状况。对于新生儿、小儿营养不良或肥胖，该部位发育异常或局部病变的变化，仍具有一定的参考意义。如服用肾上腺皮质激素的小儿或患皮质醇增多症的小儿，其颈部、背部、腹部皮下脂肪堆积，则相应部位的厚度将明显增大。人体测量学上常用的厚度指标如下[35]。

1. 颈厚（neck depth）　起自喉结节且垂直于颈宽的颈部前后径水平直线距离。可用圆杆直脚规测量。

2. 胸厚（chest depth）　在乳头的中心点位置，胸部前后最突出部位之间于矢状面上的水平直线距离。用圆杆直脚规测量。

3. 腰厚（waist depth）　在肋弓和髂嵴之间，腰部最细处其前后最突出部位之间矢状面上的水平直线距离。用圆杆直脚规测量。

4. 腹厚（abdominal depth）　在髂嵴最向外突出之点位置，腹部前后最突出部位之间于矢状面上的水平直线距离。用圆杆直脚规测量。

5. 臀厚（hip depth）　臀部向后最突出部位处，与腹部前面的相应点之间于矢状面上的水平直线距离。用圆杆直脚规测量。

6. 大腿厚（thigh depth）　于臀褶（沟）下缘部位，大腿前后最突出处之间的水平直线距离。用直脚规测量。

7. 小腿肚厚（calf depth）　在小腿腓肠肌最膨隆的部位，小腿前后径最突出处之间的水平直线距离。用直脚规测量。

8. 足背高（back of foot height）　胫骨下端下关节面前缘最向前的一点至地面的垂距。用直脚规测量。

9. 掌厚（thickness at metacarpale）　在中指第一节（近节）指骨底背面最向上突出的一点处，掌面至背面之间的最大直线距离。用直脚规测量。

五、宽度指标[35]

新生儿临床及保健工作中应用较少。这些指标是从另一个侧面反映机体及该部位皮下脂肪、肌肉、骨骼的发育程度的横径指标。机体或当该部位发育异常或局部病变时，进行这些测量仍有参考价值。如努南综合征（Noonan syndrome，又称翼状颈综合征）、特纳综合征（Turner syndrome），两者由于存在颈蹼，其颈宽显著增大。上述两综合征及胎儿乙内酰脲综合征，患儿的乳头间宽亦明显增大。阿-斯综合征患儿指间有蹼、手掌宽大。先天性髋关节脱位时，则臀部增宽。

（一）最大体宽（maximum body breadth）

小儿双上肢紧靠躯干，平行下垂，手掌面接触大腿侧面，在左右两上肢最向外侧突出部之间的横向水平直线距离测定。最大体宽大于肩宽。用圆杆直脚规测量。

（二）颈宽（neck breadth）

经过喉结节水平的颈部横向直线距离。用圆杆直脚规测量。

（三）肩宽（shoulder breadth）

左右肩峰点（肩胛骨的肩峰外侧缘上，最向外突出的一点）之间的直线距离。用圆杆直脚规测量。据青海省人民医院对西宁地区 788 例足月新生儿的测量，其男性均值正负标准差为 (11.2±0.82) cm，女性为 (11.06±0.76) cm[3]。

（四）胸宽（chest breadth）

在乳头的中点水平面上，胸廓两侧最向外侧突出点之间的横向直线距离。用圆杆直脚规测量。

（五）乳头间宽（internipple breadth）

左右乳头的中心点之间的直线距离。用圆杆直脚规测量。

（六）骨盆宽或髂嵴间宽（crista iliaca breadth）

左右髂嵴最向外突出点之间的直线距离。用圆杆直脚规或骨盆测量器测量。我国18～28岁青年男女骨盆宽分别为27.5cm及27.3cm。

（七）臀宽（hip breadth）

臀部左右侧最突出部之间的水平直线距离。用圆杆直脚规测量。据青海省人民医院对788例足月新生儿的测量，其男性均值正负标准差为（10.5±0.9）cm，女性为（9.83±0.8）cm[3]。

（八）髋最大宽（maximum hip breadth）

左右侧大腿部最向外侧突出点之间的直线距离。用圆杆直脚规测量。此测量不必考虑大转子位置。

（九）大腿宽（thigh breadth）

臀褶（沟）下缘部位，大腿胫侧和腓侧最突出处之间的横向水平直线距离。用直脚规测量。

（十）小腿肚宽（calf breadth）

在小腿腓肠肌最膨隆的部位，小腿的胫侧和腓侧最突出处之间的横向水平直线距离。用直脚规测量。

（十一）足宽（foot breadth）

第1跖骨小头最向内侧突出的一点至第5跖骨小头最向外侧突出的一点之间的直线距离。用直脚规测量。我国华北成人活体测量平均为（97.6±0.2）mm。

（十二）手宽（hand breadth at metacarpale）

自第2掌骨小头向桡侧最突出的一点（第2掌指关节的近位侧数毫米处）至第5掌骨小头向尺侧最突出的一点直线距离。用直脚规测量。我国华北成人活体测量平均为（81.9±0.2）mm。

六、其他特殊指标的测量

（一）头部径线

胎儿头部是胎儿身体最大的部分，占身体全长的1/4。正常分娩过程中，胎头是最主要的因素。足月胎头的大小、硬度、姿势决定分娩的难易度。一般情况下，只要头能顺利通过产道，一般分娩可以顺利完成。同时，这些径线的大小也可以反映胎儿脑部发育的状况，可以作为评估胎儿头颅发育状况的重要指标。故测量头部径线（图4-1-4），对产科医师及新生儿科医师了解胎头大小具有重要的临床意义。

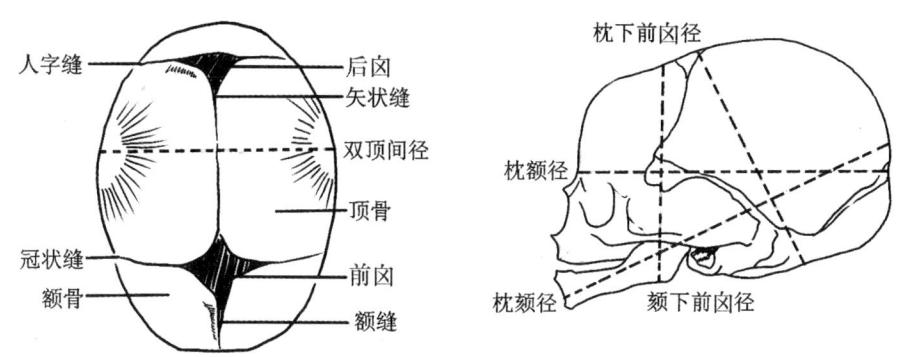

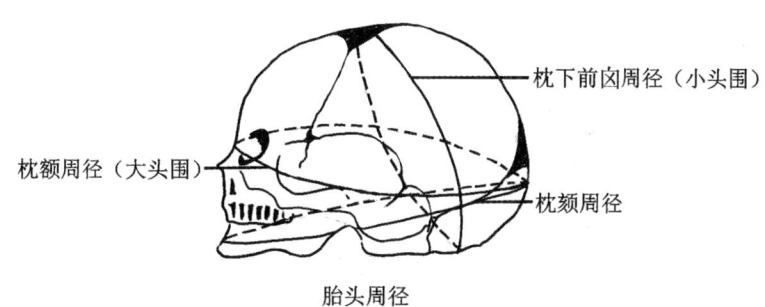

图 4-1-4　胎头颅骨、颅缝、囟门及其径线

1. 双顶径（biparietal diameter，BPD）　为两顶骨隆突之间的距离，为胎头的最大横径。足月儿平均长度为 9.3cm[78]。B 超测量 BPD 发现，在妊娠中期增长迅速，妊娠晚期增长缓慢。经 B 超测定的不同胎龄胎儿 BPD 值见表 4-1-16[57,78]。胎儿娩出后测定的不同胎龄胎儿 BPD 值见表 4-1-17[41,79]，BPD 绝对增长值及相对增长值见表 4-1-18[41]。

2. 枕额径（fronto-occipital diameter）　从鼻根至枕骨隆突的距离，为胎头的前后径。在胎头高直位时，胎头沿此径在产道前进并以此径衔接。足月儿平均为 11.3[78]～11.75cm[80]。不同胎龄胎儿娩出后枕额径值见表 4-1-19[41]，绝对增长值及相对增长值见表 4-1-18[41]。

表 4-1-16	B 超测定的不同胎龄胎儿 BPD 值		cm，$\overline{X} \pm SD$
胎龄（周）	北京妇产医院（1985 年）	张风荣、阎国来（1986 年）	Hadlocketal（1982 年）
20	4.88±0.56	4.68±0.711	4.6
21	5.22±0.42	4.79±0.681	5.0
22	5.45±0.57	5.15±0.568	5.3
23	5.80±0.44	5.47±1.000	5.6
24	6.05±0.50	5.80±0.704	5.8

续表

胎龄（周）	北京妇产医院（1985 年）	张风荣、阎国来（1986 年）	Hadlocketal（1982 年）
25	6.39±0.70	5.81±1.380	6.1
26	6.68±0.61	6.31±0.773	6.4
27	6.08±0.57	6.67±0.820	6.7
28	7.24±0.67	7.09±0.403	7.0
29	7.50±0.65	7.23±0.682	7.2
30	7.83±0.62	7.39±0.802	7.5
31	8.06±0.60	7.93±0.636	7.7
32	8.17±0.65	7.94±0.580	7.9
33	8.50±0.47	8.13±0.367	8.2
34	8.61±0.63	8.30±0.628	8.4
35	8.70±0.55	8.47±0.614	8.6
36	8.81±0.57	8.52±0.515	8.8
37	9.00±0.63	8.71±0.566	9.0
38	9.08±0.59	8.88±0.354	9.1
39	9.21±0.59	8.91±0.536	9.3
40	9.28±0.50	9.09±0.429	9.5

3. 枕下前囟径（suboccipito-bregmatic diameter）　从枕骨粗隆下至前囟中央的长度，为胎头前后的最小斜径。当胎头俯屈、颏抵胸前时，胎头以此径在产道前进。足月儿平均 9.5cm。

4. 枕颏径（occipito-mental diameter）　从枕骨粗隆至下颌骨中点的长度，为胎头的大斜径。颜面后位时，胎头沿此径线前进。该径线比枕下前囟径长，会导致胎头娩出困难。足月儿平均 13.5cm。

5. 颏下前囟径（submento-bregmatic diameter）　从下颌骨中点至前囟中点的长度。在颜面前位时，胎头沿此径线在产道通过。足月儿平均 10cm。故颜面前位一般能自阴道分娩。

表 4-1-17　　　　　　　　不同胎龄胎儿娩出后 BPD 值　　　　　　　　　　　cm

胎龄（周）	谷运华等			苏延华等				
	n	mean	CL（可信限）	n	mean	10th	50th	90th
28	320	7.3	7.2～7.4	15	8.08	6.75	8.19	9.25
29	216	7.6	7.4～7.8	6	7.42	6.30	7.50	8.20
30	229	7.7	7.6～7.8	23	7.62	6.55	7.72	8.47
31	207	7.7	7.6～7.8	10	8.05	7.00	8.20	8.75
32	177	8.1	8.0～8.2	22	8.18	7.20	8.20	8.98
33	195	8.4	8.3～8.5	16	8.47	7.05	8.57	9.10
34	178	8.5	8.3～8.7	44	8.35	7.23	8.41	9.16

续表

胎龄	谷运华等			苏延华等				
（周）	n	mean	CL（可信限）	n	mean	10th	50th	90th
35	188	8.6	8.5～8.7	91	8.65	8.03	8.61	9.14
36	170	8.9	8.8～9.0	268	8.83	8.05	8.86	9.65
37	202	9.1	9.0～9.2	558	9.06	8.24	9.10	9.85
38	237	9.3	9.2～9.4	1653	9.18	8.34	9.19	9.94
39	141	9.5	9.4～9.6	2577	9.31	8.52	9.29	10.08
40	82	9.3	9.1～9.5	4804	9.56	8.73	9.53	10.44
41	56	9.5	9.2～9.8	1476	9.45	8.67	9.43	10.22
42				694	9.45	8.69	9.44	10.20
43				195	9.45	8.61	9.39	10.33
44				60	9.30	8.42	9.39	10.07

表4-1-18　　不同胎龄胎儿双顶径、枕额径绝对增长值（cm）及相对增长值　　　%

胎龄（周）	双顶径		枕额径	
	绝对增长值	相对增长值	绝对增长值	相对增长值
20～24	0.9	17.3	1.2	19
24～28	1.2	19.7	1.6	21
28～32	0.8	11.0	0.6	6.5
32～36	0.8	9.9	0.9	9.1
36～40	0.4	4.5	0.5	5

表4-1-19　　　　　　　不同胎龄胎儿娩出后枕额径值　　　　　　　　　cm

胎龄（周）	28	29	30	31	32	33	34	35	36	37	38	39	40	41
例数	308	212	225	201	176	199	175	190	168	201	248	132	77	56
mean	9.3	9.5	9.6	9.7	9.9	10.3	10.3	10.4	10.8	10.8	11.4	11.6	11.3	11.5

6. 其他径线及周径

（1）双颞径：又称小横径，为两颞骨之间最大长度。足月儿平均8.4cm。

（2）枕下前囟周径：又称小头围，为枕下前囟径平面的头围。足月儿平均32.6cm。

（3）枕额周径：为枕额径平面的头围。足月儿平均38.5cm。

（4）枕额周径：又称大头围，为枕额径平面的头围。产科所称的此周径是绕鼻根至枕骨隆突间一周的长度，足月儿平均为34.8cm。本部分前述的围度指标中所称的头围，是活体测量时绕眉弓上方至枕骨隆突间一周的长度，亦为枕额之周径。两者叙述略异，含义相同。

（二）头长、头宽、头高[35]

新生儿头长、头宽、头高的大小与头部径线一样，可反映胎儿、新生儿的颅骨发育与脑发育的状况。当颅骨或脑发育异常时，这些指标则发生相应改变。新生儿期引起大头、小头、尖头、三角头的疾病，可参阅本篇第七章。

1. 头最大长（maximum head length）　指眉间至头后点（头部正中矢状面上，向后最突出的一点）之间的直线距离，用弯脚规测量。我国成人颅骨测量平均为 171.7～180.3mm，男大于女；成人活体测量平均为（188.5±0.1）mm[35]。

2. 头最大宽（maximum head breadth）　头部左右两侧最向外突出点之间的直线距离，用弯脚规测量。我国成人颅骨测量平均为 133.6～141.2mm，男大于女；活体测量平均为（152.7±0.1）mm。

3. 全头高（total head height）　将头固定于耳眼平面，即由左右侧耳屏点（耳屏软骨上缘起始部向耳轮脚基部的头侧部皮肤移行的一点）与右侧眶下点（眶下缘最低的一点）此三点联结的平面，自颏部正中最低点到头顶部最高点之间的投影距离。用圆杆直脚规测量。新生儿临床学者称正常新生儿出生时头长占身长的 1/4（成人约为 1/8）。此处所称的头长实为人体测量学上所指的全头高。人体测量学所指的头长，实指头部的前后径；其头部的左右径称头宽；上下径称头高。由于新生儿不会站立，测量时需取卧位，故通常对新生儿从头顶到足底的距离常称身长而不称身高。如此，也将头高惯称为头长了。

4. 头耳高（vertex to tragion height，auricular height）　将头固定于耳眼平面时，自头顶部正中矢状面上的最高点至耳屏点之间的投影距离。用带耳高针的活动直脚规测量，通常测左侧。我国成人活体测量平均为（131.4±0.1）mm。

5. 头部长宽指数（length-breadth index of the head）　又称头指数（cephalic index）。

$$头指数＝头最大宽/头最大长×100$$

式中的头最大长系人体测量学所指的头部前后径。头长与头宽的比例不同，可反映头部的长或圆的不同类型。根据对成人的测量报道，头指数分级及意义如下：①特长头型（hyperdolichocephaly），头指数小于 70.9。②长头型（dolichocephaly），头指数为 71.0～75.9。③中头型（mesocephaly），头指数为 76.0～80.9。④圆头型（brachycephaly），头指数为 81.0～85.4。⑤特圆头型（hyperbrachycephaly），头指数为 85.5～90.9。⑥超圆头型（ultrabrachycephaly），头指数为 91.0 以上。

6. 头长高（耳高）指数（length-height index of the head）　头最大长与头耳高的比例大小，可反映头部为低头型或高头型。

$$头长高（耳高）指数＝头耳高/头最大长×100$$

据对成人的测查报道，此指数的分级如下：①低头型（chamaecephalic type），其指数小于 57.6。②正头型（orthocephalic type），其指数为 57.7～62.5。③高头型（hypsicephalic type），其指数大于 62.6。

7. 头宽高（耳高）指数（breadth-height index of the head）　头最大宽与头耳高的比例大小，可反映头部为阔头型或狭头型。

$$头宽高（耳高）指数＝头耳高/头最大宽×100$$

据对成人的测查报道，此指数的分级及意义如下：①阔头型（tapeinocephalic type），其指数小于78.9。②中头型（metriocephalic type），其指数为79.0～84.9。③狭头型（acrocephalic type），其指数大于85.0。

（三）面部

在临床与保健工作中，对面部不同形态的描述，可通过面部测量而求得，面部形态异常可见于先天性遗传性疾病及某些综合征。如面部呈三角形可见于Russel Silver综合征；额宽而突、小颌、宽眼距构成的小妖精面容，可见于主动脉瓣上狭窄综合征（Williams综合征）等。常用测量指标如下[35]。

1. 面宽（bizygomatic breadth，两颧点间宽）　指左右两颧弓上最向外侧突出点之间的距离。用弯脚规测量。注意两侧应在同一冠状面上。我国成人颅骨测量面宽平均为132.1～135.3mm，男大于女；活体测量平均（145.2±0.1）mm。

2. 形态面高（morphological facial heiglt）　指鼻根点（位于鼻的上部，为额鼻缝和正中矢状面的交点。检查者可将拇指和示指按放在鼻根部，即鼻梁最凹处的稍上方，再用示指触摸鼻根外侧部的骨缝，然后由此横向正中线的部位）至颏下点（颏部在正中矢状面上最低的一点）之间的直线距离。用直脚规测量。

3. 形态面指数（morphological facial index）　面宽与形态面高之比例大小，可反映面部的不同形态。

$$形态面指数＝形态面高/面宽×100$$

据成人的测查报道，此指数分级及意义如下：①超阔面型（hypereuryprosopy），其指数小于78.9。②阔面型（euryprosopy），其指数为79.0～83.9。③中面型（mesoprosopy），其指数为84.0～87.9。④狭面型（leptoprosopy），其指数为88.0～92.9。⑤超狭面型（hyperleptoprosopy），其指数大于93.0。

4. 颧部突出度（zygomatic projection）　指颧骨体的发达程度是否遮住鼻梁和颊前面的界限。可分为3级：①扁平，颧骨扁平，颧骨体突出，自侧面观，鼻颊间界限为颧骨所遮。②中等，颧骨体适中，鼻颊间界限大部可见。③微弱，颧骨体不突出，颧骨前面逐渐转为侧面，鼻颊间界限清晰。面部水平面观（即面部的扁平度）和颧骨突出度，在人种与族群间、男女性别间差异均较明显，对于人类学研究具有重要意义。

（四）眼部

眼外部形态的异常变化，常反映某些先天性、遗传性疾病及某些综合征的特征。如眼距增宽可见于Sotos综合征、Potter综合征（双肾未发育）、Noonan综合征、Williams综合征、豹皮综合征、Robinow综合征、肝脑肾综合征、唐氏综合征（21-三体综合征）、尖头并指综合征及Apert综合征等。这些综合征的其他特点可参阅本篇第七章。内眦距变窄，可见于前脑无裂畸形。眼裂倾斜度常有族群的差异。欧洲人的眼外角较眼内角稍高；蒙古人种各族群，眼裂往往是斜的，眼外角明显高于眼内角。双眼上斜是唐氏综合征的一种表现；双眼下斜（又称反相先天愚型样倾斜）可见于Treacher Collin综合征[81]。上下眼睑变小，可见于先天性睑裂狭窄综合征。常用测量指标如下[35]。

1. 两眼内宽（inter-canthic diameter）　又称内眦距，指左右侧眼内角点之间的直线距离。眼内角点在眼内角上，上下眼睑缘相接之点，位于泪阜内侧。用直脚规测量。正常新生儿内眦间距相当于一眼睑缝（眼裂宽）的长度[81]。

2. 两眼外宽（extra-canthic diameter）　又称外眦距，指左右侧眼外角，上下眼睑缘相接点之间的直线距离。用直脚规测量。

3. 眼裂宽（rima palpebrarum breadth，eyes lit breadth）　指同一眼的眼外角点与眼内角点之间的直线距离。用直脚规测量（图 4 - 1 - 5）。应分别记录左右眼裂宽大小。如眼内角点与眼外角点在同一水平线上，可将两眼外宽减去两眼内宽，再平分，即得眼裂宽的平均值。

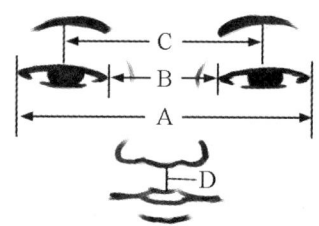

A. 两眼外宽　B. 两眼内宽　C. 瞳距

图 4 - 1 - 5　眼裂宽的测量

国内学者测量了 272 例 4～10 个月胎儿的眼裂宽度，其结果见表 4 - 1 - 20[41]。

表 4 - 1 - 20　　　　　　　　　　不同胎龄儿眼裂宽度　　　　　　　　　　cm，$\overline{X}\pm SD$

胎龄（月）	性别	例数	眼裂宽度
4	男	12	0.76±0.13
	女	8	0.79±0.11
5	男	19	0.95±0.12
	女	24	0.91±0.16
6	男	28	1.10±0.17
	女	22	1.15±0.16
7	男	19	1.39±0.11
	女	21	1.39±0.18
8	男	18	1.50±0.11
	女	22	1.61±0.11
9	男	22	1.71±0.16
	女	14	1.73±0.16
10	男	18	1.88±0.13
	女	25	1.93±0.16

4. 眼裂倾斜度（direction of eyeslits）　指眼内角与眼外角的位置高低。一般可分为

三类：①眼内角与眼外角在同一水平线上。②眼内角高于眼外角。③眼内角低于眼外角。

5. 眼角指数与眶间距指数

$$眼角指数＝内眦距（cm）/外眦距（cm）×100$$

$$眶间距指数＝内眦距（cm）/头围（cm）×100$$

国内山东省泰山医学院报道 250 例正常足月新生儿的眼角指数平均为 30.48±2.54，眶间距指数平均为 6.32±0.52[82]。男女间差异无统计学意义。不同胎龄新生儿的眼角指数与眶间距指数见表 4－1－21[82]。国外 Gadeke（1976）指出：眼角指数大于 36 或眶间距指数大于 6.8 时，可判定为眼距过宽。眼距过宽对某些疾病的筛查诊断具有一定的参考意义。

表 4－1－21　　　　不同胎龄新生儿眼角指数、眶间距指数测量值　　　　$\overline{X}±SD$

胎龄（周）	例数	眼角指数	眶间距指数
37	30	31.50±2.96	6.33±0.48
38	45	30.64±2.67	6.39±0.51
39	50	29.60±2.53	6.32±0.47
40	50	29.56±2.14	6.18±0.46
41	40	31.55±2.79	6.55±0.54
42	35	29.57±2.25	6.20±0.38

（五）耳部

耳部的发育通常随胎龄、体重、身长同步增长。耳部形态的异常变化，常见于某些先天性遗传性疾病及综合征。如 18－三体综合征、Noonan 综合征、先天性肾病综合征、Amsterdam 侏儒、豹皮综合征、尖头并指综合征等可见低位耳（耳轮上缘在眼内眦或眼外角水平线以下）。马方综合征、Langer-Giedion 综合征、2 号染色体短臂部分三体综合征、13 号或 12 号染色体长臂部分缺失等可见耳大。耳大且位置低，可见于双肾不发育（Potter 综合征）、21q 部分单体综合征等。而 21－三体综合征则耳郭小。耳郭残缺或仅呈索条状可见于下颌颜面成骨不全综合征（Treacher-Collin 综合征），耳小畸形、外耳道缺如或有副耳可见于戈尔登海尔综合征（Goldenhar syndrome，又称眼耳脊椎骨发育不良）。耳部常用测量指标如下[35]。

1. 容貌耳长（physiognomic ear length，PEL）　指头部保持耳眼平面时，耳轮上缘最高点（耳上点）与耳垂向下最低点（耳下点）的长度。用直脚规测量。一般测左侧外耳，测量时注意直脚规的主尺应与耳轴相平行。湖南长沙曾对 1255 例不同胎龄新生儿的 PEL 做了测量[83]，发现 PEL 随胎龄、体重、身长的增加而增长，男大于女。36 周以前早产儿的 PEL 小于 3.56cm；40 周胎龄儿平均为（3.75±0.2）cm；≥42 周胎龄儿平均为（3.65±0.2）cm。

2. 形态耳长（morphological ear length）　指耳上基点（耳郭上缘附着于头侧皮肤

的一点）至耳下基点（耳垂下缘附着于颊部皮肤的一点）之间的直线距离。用直脚规测量。

3. 容貌耳宽（physiognomic ear breadth） 指耳前点（耳上基点与耳下基点的连线，即耳郭附着于头颊部基线上与耳后点等高的一点）与耳后点之间的直线距离。用直脚规测量。我国成人平均（32.9±0.1）mm。

4. 形态耳宽（morphological ear breadth） 指耳结节点（即达尔文结节，位于耳郭上缘与耳郭后缘的移行部稍下方）至耳屏上方耳前切迹凹陷部最深点之间的直线距离。用直脚规测量。

5. 耳郭外展程度与弹性 临床上常依耳郭外展程度及其弹性作为早产儿与足月儿的鉴别要点之一。人体测量学将耳郭外展程度分为3级：①紧贴颞部，耳郭横轴与颞部所形成的角度不超过30°。早产儿耳郭常紧贴颞部。②中等，耳郭横轴与颞部所形成的角度介于30°～60°。③外展，耳郭横轴与颞部所形成的角度大于60°。研究报道指出胎儿在33周前耳形扁平或未定形，耳郭软呈卷曲状；34～36周耳郭自周围开始向内弯，将卷曲的耳郭展开后回复较慢；37周后上耳轮部分向内弯曲；39周后耳软骨变硬，耳郭保持直立位置[3]。国内观察2500例9～41周胎儿耳郭，发现第15周以前，耳郭均贴颅壁；19～20周时，个别开始内卷；21～24周有49.5%耳郭贴颅壁；29～32周仅14.9%贴颅壁；33周后即未见贴颅壁[41]。

用手将耳郭向前折叠，如能较快恢复原状者，称为有弹性。国内报道，胎龄在16周以前无弹性；至17～20周时，20.73%出现弹性；21～24周时，50.47%有弹性；33～36周后，100%有弹性[41]。

（六）鼻部

鼻部形态的发育具有明显的种族特点。鼻外形的异常变化，可见于某些先天性、遗传性疾病及综合征。如鼻小可见于Bloom综合征、先天性肾病综合征、成骨不全症、Amsterdam侏儒、胎儿酒精综合征等。鼻根宽可见于豹皮综合征；鼻宽可见于双肾未发育（Potter综合征）、脑肝肾综合征等。鼻大可见于Langer-Giedion综合征。鞍鼻可见于Robinow综合征、先天性梅毒等。鼻发育不良可见于肢端骨发育不全综合征、胎儿苯丙酮香豆素综合征等。上述综合征的其他特点，可参阅本篇第八章。鼻部常用的测量指标如下[35]。

1. 鼻高（nasal height） 指鼻根点（见形态、面高说明）至鼻下点（鼻中隔下缘与上唇皮肤相连接的最深点）之间的直线距离。用直脚规测量。我国成人颅骨测量鼻高平均为50.3～55.3mm，男大于女约5mm；活体测量平均为（55.9±0.1）mm。

2. 鼻宽（nasal breadth，maximum physiognomic nasal breadth） 指左右鼻翼最外侧点之间的直线距离。用直脚规测量。我国成人颅骨测量鼻宽平均为23.4mm（女）～26.4mm（男，中南地区）；活体测量平均为38.3mm（男，华北地区）。

3. 鼻长（nasal length） 指鼻根点至鼻尖最向前突出的一点之间的直线距离。用直脚规测量。

4. 鼻深（nasal depth） 指鼻下点至鼻尖最向前突出的一点之间的投影距离。用直脚规测量。

5. 鼻指数（nasal index，NI）　又称鼻高宽指数（height-breadth index of the nasal），可反映鼻外形的不同形态。

$$NI＝鼻宽/鼻高×100$$

据成人的测量报道，此指数的分级及意义如下：①特狭鼻型（ultraleptorrhiny），其指数小于39.9。②超狭鼻型（hyperleptorrhiny），其指数为40.0～54.9。③狭鼻型（leptorrhiny），其指数为55.0～69.9。④中鼻型（mesorrhiny），其指数为70.0～84.9。⑤阔鼻型（platyrrhiny），其指数为85.0～99.9。⑥超阔鼻型（hyperplatyrrhiny），其指数为100.0～114.9。⑦特阔鼻型（ultraplatyrrhiny），其指数大于115。我国华北成人活体测量鼻指数平均为68.66±0.11。一般扁而宽的鼻，其鼻孔最大径往往是横向的；高而狭的鼻，其鼻孔最大径多是纵向的。年幼儿鼻孔最大径为横向的较年长儿的百分比大一些。

6. 鼻根高度（nasal root height）　指鼻根在两眼内角连线上的垂直高度。反映鼻的突出程度。可分3级：①Ⅰ级，低平，鼻根微高于两眼内角连线。②Ⅱ级，中等，介于Ⅰ级与Ⅲ级之间。③Ⅲ级，高，鼻根明显高于两眼内角连线。低平的鼻根常伴以低平的鼻梁；高鼻梁则常伴以高鼻根。鼻的突出程度具有明显的种族差异。众所周知，欧洲人鼻根高，鼻梁突出，如希腊人，鼻高者占95％左右，鼻梁几乎全部是突出的；黑色人种和蒙古人种则大多为低平或中等鼻根。

（七）口与唇

唇分为上唇和下唇，两者闭合时有一条横缝，称口裂，口裂两端为口角。在唇中央，沿皮肤表面中线上，有一皮肤沟，称人中，这是人类特有的结构。上、下唇均分为3部分：①皮肤部。②移行部，为口轻闭时所见到的赤红色的口唇部，也称红唇部。其上覆有极薄的皮肤，没有角化层及色素。③黏膜部，由移行部向口内，在唇的里面。上唇借鼻唇沟与颊部相隔，下唇借横的颏唇沟与颏部为界。唇为人类学研究的重要项目之一。唇的外形具有族群特征，唇形与口形的异常亦与某些疾病相关。新生儿出生后数日，在唇移行部的表层可见干痂附着，唇中部更为明显，临床上称为唇胼胝，不必特殊处理，可自行脱去。唇形异常最常见的病征为唇裂。某些过敏性皮肤黏膜疾病累及唇部者可致唇高改变、口裂变形。某些综合征如胎儿乙内酰脲综合征可见口大而宽及唇突。梅-罗综合征（Melkersson-Rosenthal syndrome）可见肉芽肿性唇炎（唇肿，甚至发展为巨唇）。常用的口唇部测量指标如下[35]。

1. 唇高（lip height）　指上唇中点（上唇移行部两弧的切线与正中矢状面的交点）至下唇中点（下唇移行部下缘与正中矢状面的交点）之间的直线距离。用直脚规测量。通常所称的唇的厚度（thickness of lips）系指口轻闭时，上下红唇部（即移行部）的厚度。此唇厚与唇高的测量含义是相同的。成人将唇厚分4级：①薄，厚度为4mm以下。②中等，厚度为5～8mm。③厚，厚度为9～12mm。④厚凸，厚度为12mm以上。由于上下唇厚度常不一致，因此，在测量唇厚时，应分别记录上下唇的厚度。唇厚与族群有关，热带族群唇较厚，北欧各族群唇较薄。唇厚又与鼻型相关，一般薄唇或中等唇常与狭鼻型相关；而厚唇则与阔鼻型相关。

2. 全上唇高（Höhe der ganzen oberlippe）[35]　指鼻下点（见鼻高说明）至口裂点

（上下唇闭合时，口裂的正中点）之间的直线距离。包括上唇的皮肤部与移行部。用直脚规测量。

3. 上唇高（upper lip height）　指上唇皮肤部的高度而不包括红唇部。成人将其高度分为3级：①低，其高度不超过12mm。②中等，其高度为12～19mm。③高，其高度大于19mm。

4. 全下唇高（Höhe der ganzen unterlippe）[35]　指口裂点至颏上点（颏唇沟的最深处与正中矢状面的交点）之间的直线距离。包括下唇移行部与皮肤部。用有直脚规测量。

5. 口裂宽（mouth breadth，breadth of the oral fissure）　指左右侧口外角，上下唇移行部在外侧端相接点之间的直线距离。用直脚规测量。应在自然闭嘴状态下测量。成人口裂宽可分为3种类型：①窄，其宽度为30～35mm。②中等，其宽度为40～45mm。③宽，其宽度为50～55mm。

（八）乳晕

乳腺在胚胎约第6周时已开始发生，为表皮向下长入间充质的实心乳芽。以后分支发育为乳腺管，周围间充质分化为纤维性结缔组织及脂肪。其皮肤表面凹陷成乳窝，乳窝周围皮肤出现环形色素沉着为乳晕。测量乳晕的直径以及检查乳晕出现的时间，可作为评估胎儿胎龄的指标之一。一般在胎龄21周后乳晕均已出现，23周乳晕开始隆起，29～32周约半数出现隆起，33周后90%稍隆（约10%平坦），36周后乳晕突出（仍有约4%平坦）明显可见。不同胎龄胎儿左右乳晕的直径见表4-1-22[41]。

表4-1-22　　　　　　　　　不同胎龄胎儿的乳晕平均直径　　　　　　　　　mm

胎龄（周）	例数	左侧乳晕直径	右侧乳晕直径
21～24	413	3.75	3.73
25～28	322	4.70	4.71
29～32	298	5.64	5.62
33～36	172	6.58	6.63
37～41	128	8.19	8.15

（九）睾丸与阴茎

1. 睾丸　睾丸于胎儿19周开始进入腹股沟管内，37周已全部下降入阴囊。有报道足月新生儿的睾丸97%以上已入阴囊，出生后前3个月内应全部入阴囊。测量活体睾丸的大小及睾丸的有无，有助于临床疾病的诊断及反映男性发育的成熟程度。北京曾报道5779例新生儿中有隐睾者104例（占1.8%），其中早产儿占39.4%，79.4%能自然下降，绝大多数于1岁内下降，1岁以后下降的机会很少。睾丸体积的异常增大或缩小，可见于先天畸形、染色体病、先天性性腺疾病，如脆性X染色体综合征，在新生儿期睾丸大，至青春期后则成巨睾。睾丸消失综合征（vanishing testis syndrome），其两侧睾丸缺乏（染色体为46，XY）。一般认为成人睾丸体积小于12mL应考虑生殖功能不足，小于 4mL 应考虑幼稚型性腺发育。

　　活体睾丸测定可用游标卡尺或透明直尺直接测量。其长径指睾丸上下极间距离；宽径指睾丸内、外面中部的最大距离；厚径指睾丸前后面中部的最大距离。不同胎龄（月）儿睾丸与附睾的质量、长、宽、厚值见表 4-1-23[41]。12～33 周胎儿睾丸体积的均值见表 4-1-24[41]。

　　睾丸体积（容积）大小的计算，可任选以下公式：

　　　体积（mL）＝1/6π×长×宽×厚（该公式设睾丸为椭球体）

　　　体积（mL）＝1/4π（宽＋厚/2）²×长×0.9（0.9 为常数，该公式设睾丸为扁形椭球体）

　　　体积（mL）＝1/6π×长×宽²（该公式不需测厚径）

表 4-1-23　　　　　　　不同胎龄儿睾丸与附睾的测定值　　　　　　　$\overline{X} \pm SD$

胎龄（月）	质量（g）	长（mm）	宽（mm）	厚（mm）
5	0.083±0.079	5.48±0.61	3.05±0.35	3.03±0.34
6	0.234±0.140	6.16±0.70	3.51±0.48	3.42±0.46
7	0.763±0.611	7.23±1.13	4.00±0.91	3.90±0.74
8	1.094±0.426	8.05±1.10	4.68±0.77	4.77±0.93
9	1.949±1.087	8.86±1.08	5.46±0.85	5.39±1.02
10	2.038±1.395	9.23±1.35	5.88±1.27	4.61±0.65

表 4-1-24　　　　　　　　　　不同胎龄儿睾丸的体积　　　　　　　　　　$mm^3, \overline{X}$

周龄	12～14	16	17	18	19	20	21	22	23	24	25	26	27	28	29～30	31～33
例数	5	8	6	4	6	4	6	11	8	8	8	4	5	6	6	4
左睾丸	5.8	11.1	15.8	20.1	32.3	33.8	35.6	54.5	52.4	66.4	78.0	76.6	102.8	98.4	125.0	166.4
右睾丸	6.1	11.1	16.6	22.3	33.6	38.0	43.4	48.5	50.3	68.5	69.2	86.2	84.2	98.1	119.1	146.4

　　2. 阴茎　一般第 10 周开始胎儿可分辨男女，13 周后男女外生殖器已可分辨。新生儿阴茎长一般为 2.5～3cm。由于耻骨部脂肪发育较好，部分阴茎隐于其中，阴茎外观看似较短。若伸展长度＜2.5cm 称为新生儿小阴茎[81]。小阴茎系阴茎发育不良，常伴睾丸发育不良，可见于垂体功能减退。新生儿阴茎增大，可见于先天性肾上腺增生症、睾丸肿瘤等。阴茎畸形可表现为重复双阴茎（可平行，或一前一后）、阴茎扭转（向左或向右）、阴茎阴囊转位（阴茎位于阴囊之后）等[84]。

　　（十）指（趾）甲

　　胎儿的指（趾）甲是由指（趾）端的甲襞增生角化而成。外露部分称甲板（nail

plate），伸入近端皮肤中的部分称甲根（nail root），甲板之下的皮肤称甲床（nail bed），甲根之下和周围的上皮称甲母（nail matrix），是甲的生长区。甲板近端可见新月状淡色区，称甲半月（nail lunula），是甲母细胞层较厚所致。覆盖甲板周围的皮肤称甲廓（nail fold）。指（趾）甲发育的状况［从出现→达指（趾）尖→超过指（趾）尖］是评价胎龄的指标之一。指甲发育异常可见于某些遗传性疾病或综合征。如六指侏儒症（Ellis-Van Creveld syndrome）指甲薄脆；胎儿乙内酰脲综合征、18－三体综合征指（趾）甲发育不全；先天性外胚层发育异常所致角化不良综合征（Zinsser-Cole-Engman syndrome），可见指（趾）甲中有白色斑点、甲崤或甲裂，重者指（趾）甲萎缩、变薄、甚至脱落。外胚层与中胚层发育不良导致的果尔茨综合征（Goltz syndrome）可见指（趾）甲发育不全或缺损。指甲过凸可见于13－三体综合征、4号染色体短臂缺失等染色体异常。某些毛发异常病变亦常伴有甲发育异常。

据国内报道，指（趾）甲最早出现于胎龄第10周，指甲第19周开始达指尖，第29～32周其指甲有95%左右达指尖，少数已过指尖。33～36周的早产儿指甲均已达指尖，约不足半数可超过指尖。37周后足月儿指（趾）甲均已达指（趾）尖，其指甲约2/3超过指尖，趾甲约1/3超过趾尖。一般趾甲的出现和达趾尖的时间比指甲晚数周。出生后趾甲每天生长的速度亦比指甲慢。成人指甲生长的速度每天约1mm，趾甲每天生长的速度为指甲的1/2～1/3。不同胎龄儿指趾甲发育的情况详见表4－1－25[41]。另有人对50例正常足月新生儿的指甲进行了测量[85]，发现我国黄种人新生儿第一指甲（拇指指甲）面积（27.6mm²）明显小于白人（34.7mm²）及黑人（30.9mm²）。我国新生儿指甲为狭长形，指甲宽度明显小于白人与黑人，故指甲面积也较小。该研究表明指甲发育有种族差异。第1指甲面积尚有男大于女的性别差异，该文报道男为（28.77±3.35）mm²，女为（26.11±3.20）mm²（$P<0.01$）。在39～41周的正常足月儿中，不同胎龄、出生体重与指甲面积大小无关。

表4－1－25　　　　　　　　　　不同胎龄儿指、趾甲的发育情况

胎龄（周）	例数	指甲				趾甲			
		达指尖		过指尖		达趾尖		过趾尖	
		例数	%	例数	%	例数	%	例数	%
21～24	424	234	55.19	3	0.71	188	44.34	3	0.71
25～28	349	283	81.00	22	6.30	234	67.05	15	4.30
29～32	366	280	76.50	78	21.31	262	71.58	22	6.01
33～36	224	128	57.14	96	42.86	145	64.73	66	29.46
37～41	306	94	30.72	212	69.28	203	66.34	103	33.67

指甲的测量可用二脚分规和千分游标卡尺。指（趾）甲的宽度指两侧指（趾）甲皱褶之间（两侧甲廓间）最宽的距离。指（趾）甲的长度指近侧指（趾）甲皱褶至指

（趾）甲床远侧边缘的直线距离，甲的游离缘不包括在内。甲的面积＝甲长×甲宽。胎龄 39～41 周足月新生儿指（趾）甲的测量值见表 4－1－26[85]。

表 4－1－26　　　　　　　　　足月新生儿指、趾甲测量值　　　　　　$\overline{X}\pm SD$

项目		第 1 甲	第 2 甲	第 3 甲	第 4 甲	第 5 甲
甲宽（mm）	指	4.60±0.39	3.50±0.37	3.78±0.31	3.60±0.29	2.94±0.33
	趾	5.22±0.46	3.82±0.42	3.50±0.46	3.21±0.40	3.09±0.43
甲长（mm）	指	5.99±0.49	4.96±0.56	5.19±0.54	4.97±0.49	4.07±0.46
	趾	3.62±0.69	2.36±0.40	2.22±0.36	2.28±0.35	1.98±0.36
甲面积（mm²）	指	27.60±3.54	17.36±3.01	19.68±2.65	17.92±2.54	12.02±2.37
	趾	19.05±4.40	8.99±1.75	7.89±1.68	7.36±1.56	6.13±1.62

（十一）毛发

毛发由角化的上皮细胞构成，是哺乳动物特有的一种皮肤衍生物，有防御侵害和保持体温的作用。在人体除掌跖、指（趾）末节伸侧、乳头、唇红部、龟头及阴蒂外，都有毛发。每根毛发可分为毛干（露出皮肤的部分，在横断面上，自轴心向周围观察可分为髓质、皮质及毛小皮 3 层）及毛根（埋在皮肤内部分、包裹在毛囊里，是毛发生长的基础）两部分。毛发的生长发育与遗传、营养、激素及健康状况（包括心理、情绪）密切相关，亦有地区、种族间的差异。

1. 毛发的分类

（1）依毛发长短分类：①长毛，如头发、胡须、腋毛、阴毛。②短毛，如眉毛、睫毛、鼻毛、外耳道短毛。③毳毛，细软、色淡、无髓，分布于面、颈、躯干及四肢[86]。

（2）依出现的时间分类：①初生毛，即胎毛，柔细、微有色素、略透明、无髓、直径不超过 0.03mm。5 个月左右变棕色或黑色，临出生前大多脱落，而为次生毛代替。②次生毛，纤细、浅色、有髓质、直径 0.03～0.05mm。分布于背、四肢等处。头发、眉毛及睫毛亦属次生毛，但直径较粗、色较深。③再生毛，在性成熟时出现，直径较粗。如阴毛、腋毛、胡须及胸腹部、四肢的体毛[35]。

2. 毛发的生长发育

（1）胎儿毛发：国内报道最早于胎龄 12 周开始出现眉毛与头发，睫毛于 14 周出现。14～20 周，胎毛出现于身体表面。到 7 个月时胎毛最发达。全身胎毛发生的顺序以头部最早，躯干次之（背先于腹），前臂、小腿较晚。7 个月后，胎毛开始脱落，出生时大多消失。早产儿比足月儿胎毛多。毛发出现的百分率以眉毛增加最快，头发次之，睫毛最慢。24 周时，绝大部分胎儿已出现头发与眉毛；30 周时，大部分胎儿出现睫毛。Hamilton 与 Langman 报道胎儿 3 个月末在眉际和上唇首先有毛出现，以后周身逐渐长出胎毛。与国内报道接近。Moore 报道头部与体部的毛均于 20 周出现。Parkin（1971）指出非洲和美国胎儿的胎毛出现时间不同，说明有种族间差异[41]。不同胎龄胎儿及新生儿毛发出现的情况见表 4－1－27[41]。

表 4 - 1 - 27　　　　　　　　　不同胎龄胎儿及新生儿毛发的出现情况

胎龄（周）	例数	头发		眉毛		睫毛		体部胎毛	
		例数	%	例数	%	例数	%	例数	%
21～24	410	343	83.66	347	84.63	238	58.05	292	71.22
25～28	389	351	90.23	364	93.57	285	73.26	362	93.06
29～32	384	350	91.15	359	93.49	339	88.28	349	90.89
33～36	204	195	95.59	198	97.06	187	91.67	181	88.73
37～41	128	128	100.00	128	100.00	117	91.41	110	85.94

（2）毛的始基与生长：毛的主要始基在胚胎时期形成，至 2 岁后就不再形成新的始基。次生毛与再生毛的发育，不是由新始基产生，只是原来始基在不同时间内，更换新的毛干。随着年龄增长，人体表面积扩大，单位面积内毛的始基数数量至成人时则减少。成年人每平方厘米毛发的始基数如下：头面部 200～300 个，胸背部 30～50 个，前臂 30～40 个，手背约 10 个[41]。不同部位毛发生长的速度不同：头发在 24 小时内平均增长 0.2～0.4mm，胡须可达 0.4mm 左右。一般春夏季毛的生长较秋冬季为快。成人头发的寿命，可能有 2～5 年；眉毛、睫毛与体毛的寿命为 50～150 天[41]。成人每天可脱落 70～100 根头发，同时也有等量头发再生[86]。

3. 头发与眉毛　头发的形态是区分种族的重要标志之一。可分为 3 种基本形态[41]：①直发（lissotrichous），包括硬直发（发绺的方向很少变化。将发放在纸上，不论如何转动，均与纸面接触，不翘起）、平直发（头发紧贴在头上，单根发在平面上有不太明显的弯曲）、浅波发（在 4～5cm 长的范围内，通常只有一个弯曲）。一般认为爱斯基摩人头发最硬，中亚、北亚、东亚的多数居民及美洲印第安人都是直发。欧洲人有浅波发的较多。②波发（kymatotrichous），包括宽波发（头发不完全贴在头上，在 4～5cm 长的范围内，弯曲不少于 2～3 个）、窄波发（在 4～5cm 长的一段头发上可能有 4 或 5 个弯曲，甚至更多。在儿童此型发的末梢有 2 或 3 个小环）、卷波发（在 4～5cm 长的一段头发上有更多的弯曲，发的末梢小环数目更多，可在 5 或 6 个以上，头发在头上贴得不紧）。澳大利亚人及南亚、东南亚的一些居民多属波发。③卷发（ulotrichous），包括稀卷发、松卷发、紧卷发、松螺旋形发与紧螺旋形发。有人将后两者单独列为羊毛状发。非洲黑人、新几内亚和美拉尼亚居民多属卷发。羊毛状发则为布须曼人及霍屯督特人所特有。在鉴定以上发形时，可自头顶部分取出一小绺头发，从发根观察到发梢。并剪下几根放在纸上仔细观察。人工变形的头发及短的头发不能用于鉴定。

头发的长度与发形、性别有关。一般直发最长，羊毛状发最短，波发和卷发介于两者之间。一般女性较男性长。头发的密度与粗细有关，头发愈细则愈密，密度以每平方厘米的根数表示。据报道，澳大利亚人的头发最密，白种人次之，黑人又次，黄种人最少。有人统计一般人的头皮部约有头发 10 万根[86]。以每平方厘米根数统计，意大利人有 408 根，日本人有 238 根，中国人有 224 根[41]。

吴汝康对我国西南地区少数民族居民的发旋研究：①发旋数目以单个为多（占89%～96%），2 个的占 1%，3 个的仅占 0.6%。②发旋方向，顺时针较多，逆时针方向较少。③发旋部位，在头左侧较多，头右侧次之，头中线上占 1%～4%，在其他部位较少。

新生儿的头发有显著的个体差异，有些新生儿出生时几乎没有头发；而有些新生儿头发相当致密，此时头发的多少、颜色并不决定以后的头发特点。新生儿的眉毛、睫毛一般不如头发发育得好。30～36 周胎儿、新生儿的头发纤细，如羊毛状，或呈棉花样外观；足月儿的头发则呈细丝样外观[3]。

眉毛的发达程度，可分 3 级：①稀少，眉毛不能完全盖住皮肤。②中等，眉毛几乎完全盖住皮肤，但眉间无毛。③浓密，眉毛完全盖住皮肤，眉间有毛，甚至连成一片。

4. 毛发异常　毛发疾病或异常多为先天性、遗传性疾病。常见的异常与疾病如下[87]。

（1）毛干异常：①念珠形毛发（monilethrix），又名结节形毛发（nodose hair）。出生时胎毛正常，1～2 周后脱落，再生的毛发其毛干粗细不匀，粗大部分呈纺锤形。②结节性脆发病（trichorrhexis nodosa），又名脆发症。沿毛干有肿胀的结节，显微镜下可见结节处发干折断。③扭发（pili torti），出生时正常，2～3 年后毛干扁平沿长轴扭曲。④套叠脆发（trichorrhexis invaginata），又名竹节毛发。毛干呈竹节状易断。

（2）多毛症（hirsutism）：①先天性胎毛过多（congenital hypertrichosis lanuginose），又名先天性全身性多毛症。生后即见多毛，长达数厘米，浓眉，有时两眉连一起。②获得性胎毛过多（acquired hypertrichosis lanuginose），又名获得性毳毛增多。③医源性多毛症（iatrogenic hypertrichosis），如用可的松、雄激素、青霉胺、苯妥英钠等药物之后。④痣样多毛症：如骶尾部正中线部位的毛痣或一簇多毛，常合并隐性脊柱裂。

（3）秃发（alopecia）：①生理性脱发（physiological alopecia），新生儿生后数周至3 个月常有脱发，此后逐渐恢复正常。②斑秃（alopecia arenta），为局限性斑片状脱发。③全秃（alopecia totalis），全头脱发。④普秃（alopecia universalis），为全身性脱毛。

（4）毛发颜色异常：毛发变灰或变白，在小儿常有家族史。也可能伴发自身免疫病、白化病、白癜风、贫血和（或）甲状腺功能亢进症。发色黄可见于苯丙酮尿症、蛋白质缺乏综合征［又称夸希奥科（Kwashiorkor）］。

（5）眉毛、睫毛异常：双眉眉毛浓厚，并在眉间相连，这种双眉联合，同时睫毛长而弯曲，可见于 Cornelia de Lange 综合征。睫毛长而内屈可见于 $13q^{+d}$；眉毛弓形而散布宽阔可见于 $10q^+$。

第二节 测量方法

一、重量指标测量方法

（一）体重

1. 测量工具　可使用电子秤、杠杆秤或中国式木杆秤，有条件者可用电脑自动测记仪器。弹簧秤由于超过弹性限度即不准确，且最小分度为50g（太大），故不适于科研及保健医疗工作。不论何种秤型，其最大载重限10～15kg，最小分度要求准确读数至5～10g。均需经国家计量部门鉴定合格才能使用。由于对新生儿只能进行卧式测量，故各种秤型均需配置安全的托盘或托袋（如用中国木杆秤时）。全国新生儿生长发育科研协作组在进行新生儿体格发育调查研究时，使用的是特制专利产品——新生儿体格发育测量器（图4-2-1）。该测量器由协作组负责人张宝林等设计并通过湖南省科委组织的科技成果鉴定，获湖南省科技进步奖，并获国家专利局正式授予专利权（专利号：88212013.1）。其主要特点是：①多功能。可测体重、身长、顶臀长、足长四项指标。②准确可靠。体重计部分按中国杠杆秤标准设计，最大载重10kg，最小分度为5g；测长度部分用标准钢尺，并用电子音乐信号校正零点，最大长度70cm，最小分度为1mm。③安全、舒适。新生儿可躺卧在安全托盘上，测量时如头部恰好置于测长钢尺的零点位置，即发出悦耳的音乐声，新生儿可在音乐伴奏下完成测量。④便携、经济实用。可手提、肩背供家访使用，适用于城乡新生儿保健医疗、科研及教学工作。

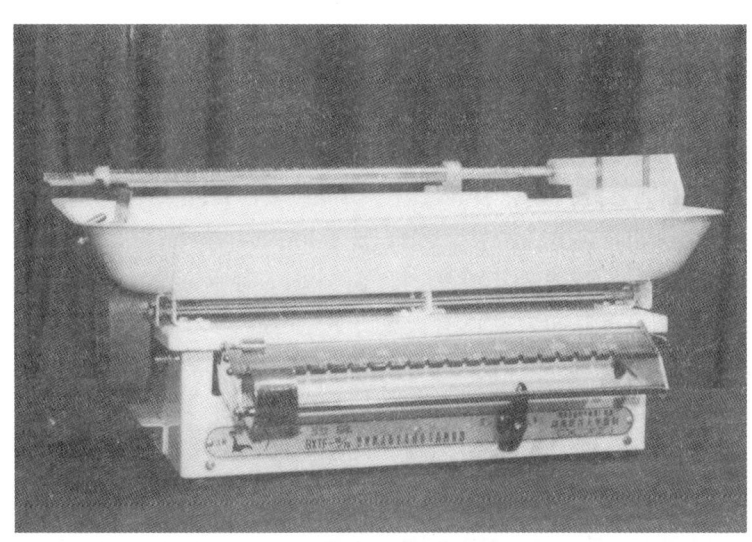

图4-2-1　新生儿体格发育测量器

2. 测量方法　每天测量前要求对所用之秤用标准砝码进行校正。测量时，将娩出的新生儿擦干，裸体置安全秤盘（或布袋内）上，直接读刻度，记录到5g或10g。新生儿出生体重要求于生后 30～60 分钟内完成。新生儿期体重可按科研或保健医疗要求的日龄进行。用于追踪、对比研究时应统一规定在上午或下午某时段进行。测量工具及测量人员应固定不变。测量时依室温高低可裸体或着衣（记录时减去衣重）。

（二）瘦体重

瘦体重即去脂体重。前已述及瘦体重为人体总重量（简称体重）减去身体脂肪后的重量。它不能直接测量，但可通过理化的方法估算出来，适用于新生儿的常用测定方法详见本书第一部分第五章。

二、长度指标的测量方法

（一）身长

1. 测量工具　可使用标准量床、携带式量板或新生儿体格发育测量器。有条件可用电脑自动测记仪器。不论选用何者均要求配置精确到毫米的钢尺而不是使用柔软的布质或塑料卷尺制品。其测量头板应与底板呈直角，足板不应歪斜，台面必须平稳，木制量床或量板不应有裂缝。台面周围应有安全栏。

2. 测量方法　将新生儿仰卧于底板中线上，助手固定小儿头部，使其接触头板，将头顶平面连线恰与钢尺零点平行（若使用新生儿体格发育测量器时，此时即发出校正零点的音乐声）。此时小儿面部向上，两耳在同一水平，两侧耳珠上缘和眼眶下缘的连线构成与底板垂直的想象平面。测量者位于小儿右侧，左手握住两膝，使双下肢互相接触并贴紧底板，足趾向上，右手移动足板，使其接触两侧足底。两侧刻度一致时读数，记录至 0.1cm。出生时身长要求于生后 24～48 小时及 48～72 小时记录 2 次数据，对小胎龄儿（特别是生后存活困难者）可于 24 小时内测量。

（二）顶臀长

使用的量具、卧位、助手固定小儿头部的要求及测量者的位置均与测身长相同。测量者左手提起小儿双腿，使髋关节屈曲，同时使骶骨紧贴底板（注意不要抬臀），使大腿与测量床的底板垂直，移动足板，使其接触臀部。读刻度至 0.1cm。生后进行测量的时间同测量身长。

（三）上肢测量

1. 测量工具　新生儿可用直脚规（sliding caliper）测量。由固定直脚、活动直脚、主尺和尺框等组成。固定直脚与活动直脚的一端扁平呈鸭嘴形，适用于活动测量。其主尺范围为 0～200mm，可测量 200mm 范围以内的直线距离（图 4-2-2）。也可使用以毫米为单位的滑动标尺[43]或应用圆杆直脚规（rod compass），该直脚规系在马丁测高仪第一节金属管的固定尺座与活动尺座各插上一支直尺，即构成一个较大的活动直脚规。该规测量范围为 0～500mm。

2. 测量方法[43]　测量上肢长、全臂长、上臂长、前臂长、手长的起止点及指距的起止点，已在本章第一节中述及。测量时应注意：①使新生儿呈仰卧位。②测上肢长时，由助手协助使上肢特别是手之中指伸直并与身体平行。③测上臂长及前臂长时使肘关节呈 90°位置。④测手长时助手协助使手呈散开状，使中指伸直。⑤测 1～5 指各指长时，助手协助使各指伸直，从各指的最末一条皱折至各指指尖最末端。⑥测指距时两上

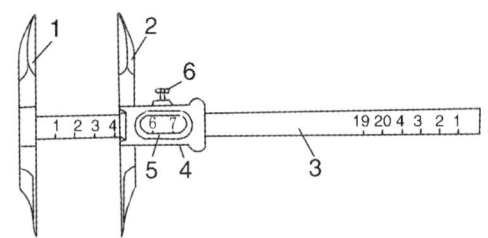

1. 固定脚　2. 活动脚　3. 主尺　4. 尺框　5. 游标　6. 紧固螺钉
图 4-2-2　直脚规

肢应完全伸长，左右平行。⑦测量的时间、记录刻度同身长。⑧国外常选用右侧肢体。

（四）下肢测量

1. 测量工具　同上肢测量，可用直脚规或圆直脚规或滑动标尺。

2. 测量方法　测量下肢全长、小腿长、足长的起止点见本章第一节下肢测量。测量时应注意：①测下肢全长时肢体应完全伸直。②测小腿长时，使小腿与大腿呈直角。③测足底长时，足底应保持伸直。④测量时间、记录刻度同身长，亦选右侧肢体为标准。

三、围度指标的测量方法

（一）头围

1. 测量工具　可选用伸缩性小的玻璃纤维制的软尺，精确读数为 0.1cm，可用精确到毫米的钢尺校正，若 2m 长的软尺与 2m 长的钢尺，两者相差≥0.5cm 时，此软尺则不能使用。有条件时可使用一次性高级纸制软尺（亦应与钢尺校正），必要时亦可用丝线测量，然后再用标准钢尺读数。市售纯布质及纯塑料软尺不适用于科研。

2. 测量方法　取仰卧位。测量者左手拇指将软尺零点固定于头部右侧齐眉弓上缘处（软尺下缘恰触眉毛上缘），软尺从小儿头部右侧经枕骨粗隆最高处（可用左手中指固定软尺于粗隆上）及左侧眉弓上缘回至 0 点，读至 0.1cm。量时软尺应紧贴头皮，左右对称，发长者应先将头发在软尺经过处向上、向下分开。

（二）胸围

1. 测量工具　同"头围"。

2. 测量方法　将小儿仰卧裸胸。测量者位于检查台（床）右方，左手拇指将软尺 0 点固定于胸前乳头下缘，右手拉软尺，使其绕经后背两肩胛骨下角下缘（可用左手中指固定），经左侧面回至 0 点。软尺各处轻轻接触皮肤，注意前后左右对称，读平静时呼气及吸气时之厘米数（至 0.1cm），取其平均值，并在此值后面用括号记录呼气末的读数。

（三）中上臂围

1. 测量工具　同"头围"。

2. 测量方法　将小儿仰卧，脱去左侧衣袖，取左上臂自肩峰至鹰嘴连线之中点为测量点，可用笔在中点画一记号，使左上臂伸直贴于胸侧，再以软尺（或特制臂围尺）

绕该点水平的 1 周，轻轻接触皮肤，读数至 0.1cm。

（四）腹围

1. 测量工具 同"头围"。

2. 测量方法 小儿仰卧于测量床，测量者站在右侧，左手拇指将软尺 0 点固定于脐下缘平面，右手拉软尺绕其右侧腹，经腰部脐水平面，由左侧腹回至 0 点。读刻度 0.1cm，软尺所绕之处以轻轻接触皮肤为度，并应使软尺保持在脐下缘水平面。由于腹部较软无骨架支撑，小儿啼哭、活动均影响其测量值，故应在小儿安静状态或入睡状态下进行。

（五）其他围度

本章所介绍的其他围度，其测量的起止点及测量的水平面均已在第一节中叙述。测量工具均与头围相同。在具体测量时均应注意：①安放测量尺的起止点要正确无误。②牵拉测量尺的松紧均应以轻轻接触到皮肤为度，勿过松或过紧。③其围度水平面的前后左右必须与起止点等高。④记录读数均为 0.1cm。

参考文献

[1] 岳少杰，张宝林，王宝琼. 中国 12 城市新生儿体格发育与父母文化水平之间的关系. 中国实用儿科杂志，1996，11（3）：182-184

[2] Lubchenco Lo. Assessment of weight and gestational age. In：Gorbon BA，eds. Neonatology ed 2，1991：205-223

[3] 张宝林，王宝琼. 实用新生儿学. 长沙：湖南科学技术出版社，1983：1-9，135-138

[4] 秦振庭. 新生儿诊疗护理常规. 北京：北京医科大学，中国协和医科大学联合出版社，1990：249

[5] Silverman WA. Nomenclature for duration of gestation，birth weight and intra-uterine growth. Pediatrics，1967，39：935

[6] Battaglia FC，Frazier TM，Hellegers AE. Birth weight，gestational age，and pregnancy outcome. with special reference to high birth weight-low gestational age infant. Pediatrics，1996，37：717

[7] Battaglia FC，Lubchenco LD. A practical classification of newborn infants by weight and gestational age. J pediatr，1967，71：159-163

[8] Lubchenco LO. Assessment of gestational age and development at birth. Pediat Clin N Amer，1970，17：125-145

[9] Lubchenco LO，Searls DT，Brazie JV. Neonatal mortality rate：Relationship to birth weight and gestational age. J Pediatr，1972，81：84

[10] Koops BL，Morgam LJ，Battaglia FC. Neonatal mortality risk in relation to birth weight and gestational age：update. J Pediatr，1982，101：969-977

[11] Williams RL，Creasy RK，Cuningham GC，et al. Fetal growth and perinatal viability in California. Obstet & Gynecol，1982，59（5）：624-632

[12] Ghosh S，Daga S. Comparison of gestational age and weight as standards of prematurity. J Pediatr，1976，71：173-175

[13] Copper RL. Anthropometric assessment of body size differences of full-term male and female infants. Obstet & Gyneclo，1993，81：161-164

[14] 张宝林，冯泽康，刘义，等．南方七省区不同胎龄新生儿体格发育调查研究．中华儿科杂志，1986，24（1）：21－25

[15] 李竹，叶雷，钟万华．在中国大陆、台湾和美国出生的华人婴儿出生体重的比较．中国优生优育，1990，1（1）：15－17

[16] Yip Ray，Li Zhu，Chong Wan-hwa．Race and birth weight：The Chinese example．Pediatrics，1991，87：688－693

[17] Shiono PH．Birth weight among women of different ethnic groups．JAMA，1986，255（1）：48－52

[18] Lubchenco LO，Hansman C，Dressler M．Intrauterine Growth as estimated from liveborn birth-weight data at 24 to 42 weeks of gestation．Pediatrics，1963，32：793－800

[19] 张宝林，Yip Ray，文飞球，等．中美两国不同胎龄新生儿出生体重值对比研究．临床儿科杂志，1996，14（5）：336－337

[20] Zhang BL，Yip R，Wen FQ，et al．Comparison of birth weight by gestational age between China and the United States．China Med J，1997，110（2）：149－151

[21] 张宝林，冯泽康，张丽辉，等．中国15城市不同胎龄新生儿体格发育调查研究．中华儿科杂志，1998，26（4）：206－208

[22] Richard O，Fetal biparietal diameter，head circumference，abdominal circumference and femur length，A comparion by race and sex．J Reprod Med，1993，38（3）：201－206

[23] Gruenwald P，Funakawa H，Mitane S，et al．Influence of environmental factors on fetal growth in man．Lancet，1967，（5）：1026－1028

[24] Milner RDG，Richards B．An analysis of birth weight by gestational age of infants born in England and Wales 1967 to 1971．J Obstet Gynaecol Commonw，1974，81：956－967

[25] 叶恭绍．中国医学百科书·儿童少年卫生学．上海：上海科学技术出版社，1984：3

[26] Forfar JO，Arneil GC．Textbook of Paediatrics ed 2．Churchill Livingstone Edinburgh London New York，1978：255－256

[27] Catalano PM，Tyzbir ED，Allen SR，et al，Evaluation of fetal growth by estimation of neonatal neonatal body composition．Obstet Gynecol，1992，79（1）：46－50

[28] 张宝林，冯泽康，孙振球．中国12城市足月适于胎龄新生儿体格发育纵向研究．中华儿科杂志，1992，79（1）：46－50

[29] 丁宗一，张璇，许金华，等．出生至12个月婴儿体重、身长和头围每月增值参照值．中华儿科杂志，1991，29：267－269

[30] Hamill PVV，Drizd TA，Johnson CL，et al．NCHS growth curves for children birth－18 years．DHEW Publication，1997：1－48

[31] Carter ND．Development，Growth and Ageing．孙耕田，等译．北京：人民卫生出版社，1983：61－62

[32] 唐锡麟．儿童少年生长发育．北京：人民卫生出版社，1991

[33] Fomon SJ，Haschke F，Ziegler EE，et al．Body composition of reference children from birth to age 10 years．Am J Clin Nutr，1982，35：1169－1175

[34] 宋金枝，张宝林．新生儿体成分的研究．中华围产医学杂志，1999，2（3）：161－164

[35] 邵象清．人体测量手册．上海：上海辞书出版社，1985：202－381

[36] Lobchenco LO，Hansman C，Boyd E．Intrauterine growth in length and head circumference as estimated from live births of gestational ages from 26 to 42 weeks．Pediatrics，1966，37（3）：

403－408

[37] Herbert C.Diagnosis of impaired fetal growth in newborn infants. Pediatrics, 1971, 48 (4): 511－522

[38] 黄泽，张璐.1985 年九市城郊 7 岁以下儿童体格发育的研究.中华医学杂志，1987，67 (8)：423－428

[39] 秦柔嘉，陈晶琦.1985 年十省城市农村 7 岁以下儿童体格发育调查.中华医学杂志，1987，67 (8)：429－432

[40] 张丽辉，张宝林，孟庆和.中国 15 城市胎龄 28～44 周新生儿体格发育资料综合评价.新生儿科杂志，1989，4 (3)：97－100

[41] 谷华运.中国人胚胎发育时序和畸胎预防.上海：上海医科大学出版社，1993

[42] James DK，Dryburgh EH，Chiswick ML. Foot-length a new and potentially useful measurement in the neonate. Arch Dis Child, 1979, 54:226－230

[43] Sivan Y，Merlob P，Reisner SH. Upper limb standards in newborns. Am J Dis Child, 1983, 137: 829－832

[44] 赵时敏.遗传病的诊断.见金汉珍，黄德珉，官希吉.实用新生儿学.北京：人民卫生出版社，1990：518－520

[45] 张璐.体格发育.见吴瑞萍，胡亚美，江载芳.诸福棠实用儿科学.第 6 版.北京：人民卫生出版社，1996：14－46

[46] Merlob P，Sivan Y，Reisner SH. Lower limb standards in newborns. Am J Dis Child, 1984, 138:140－142

[47] Usher R，Mclean F. Intrauterine growth of liveborn Caucasian infants at sea level standards obtained from measurements in 7 dimensions of infants born between 25 and 44 weeks of gestation. J Pediatr, 1969, 74:901－910

[48] 刘湘云.体格生长. // 王慕逊.儿科学.第 4 版.北京：人民卫生出版社，1996

[49] 金汉珍，黄德珉，官希吉.实用新生儿学.北京：人民卫生出版社，1990：445

[50] Kanawati AA，Mclaren DS. Assessment of marginal malnutrition. Nature 1970, 228:573

[51] Frisancho AR. New norms of upper limb fat and muscle areas for assessment of nutritional status. Am J Clin Nutr, 1981, 34:2540－2545

[52] Excler JL. Anthropometric assessment of nutritional status in newborn infants. Discriminative value of mid-arm circumference and of skinfold thickness. Early Hum Dev, 1985, 11:169

[53] Freedman LS. Sparing of the brain in neonatal undernutrition: amino acid transport and incorporation into brain and muscle Science, 1980, 207:902

[54] Georgieff MK，Sasanow SR，Mammel MC, et al. Mid-arm circumference and mid-arm circumference/head circumference ratios for identification of symptomatic LGA, AGA, and SGA newborn infants. J Pediatr, 1986: 316－321

[55] Sasanow SR，Georgieff MK，Pereira GR. Mid-arm circumference and mid-arm/head circumference ratios: standard curves for anthropometric of neonatal nutritional status. J Pediatr, 1986, 109: 311－315

[56] 张宝林.我国不同胎龄新生儿体格发育的现状.临床儿科杂志，1991，9:72－77

[57] 张武.现代超声诊断学手册.北京：北京医科大学、中国协和医科大学联合出版社，1996：364－391

[58] Batra A. Ultrasonic variables in the diagnosis of intrauterine growth retardation. Indian J Med Res,

1990，92:399－420

[59] Peterson S. Fetal abdominal circumference rather than fetal femur length/abdominal circumference ratio predicts fetal malnutrition in high risk pregnancies. J Perinal Med，1989，17:439－445

[60] Sarmandal P，Grant JM. Effectiveness of Ultrasound determination of fetal abdominal circumference and fetal ponderal index in the diagnosis of asymmetrical growth retardation. Br J Obes Gyne，1990，97:118－123

[61] 刘新民. 实用内分泌学. 第2版. 北京：人民军医出版社，1997：67

[62] Catalano PM，Thomas AJ，Avallone DA，et al. Anthropometric estimation of neonatal body composition. Am J Obester Gynecol，1995，173:1176－1181

[63] 陈明达. 实用体质学. 北京：北京医科大学，中国协和医科大学联合出版社，1993：116－121

[64] Copper RL，Goldenberg RL，Cliver SP，et al. Anthropometric assessment of body size differences of full-term male and female infants. Obstet Gynecol，1993，81:161－164

[65] Cliver SP，Goldenberg RL，Cutter GR，et al. The effect of cigarette smoking on neonatal anthropometric measurements. Obstet Gynecol，1995，85:625－630

[66] Tanner JM，Whitehouse RH. Revised standards for triceps and subscapular skinfold in British children. Arch Dis Chil，1975，50:142－145

[67] Dauncey MJ，Gandy G，Gairdner D. Assessment of total body fat in infancy from skinfold thickness measurements. Arch Dis Chil，1977，52:223－227

[68] Drossou V，Diamanti E，Noutsia H，et al. Accuracy of anthropometric measurements in predicting symptomatic SGA and LGA neonates. Acta Peadiatr，1995，84:1－5

[69] Weststrate JA，Deurenberg P. Body composition in children：proposal for a method for calculating body fat percentage from total body density or skinfold-thickness measurements. Am J clin Nutr，1989，50:1104－1115

[70] Farr V. Skinfold thickness as an indication of maturity of the newborn. Arch Dis Child，1996，41: 301－308

[71] Oakley JR，Parsons RT，Whitelaw AGL. Standards for skinfold thickness in British newborn infants. Arch Dis Child，1977，52:287－290

[72] Farmer G. Neonatal skinfold thickness measurement and interpretation at or near term. Arch Dis Child，1985，60:840－842

[73] Sumner JE，Findley GM，Ferguson KA. Evaluation methods for intrauterine growth using neonatal fat store instead of birth weight as outcome measure：fetal and neonatal measurements correlate with neonate skinfold thickness. J Clin Ultrasound，1990，18:9－14

[74] Whitelaw AGL. Influence of maternal obesity on subcutaneous fat in the newborn. Br Med J，1976，1:985－986

[75] Whitelaw A. Subcutaneous fat in newborn infants of diabetic mothers：an indication of quality of diabetic control. Lancet，1977，1:15－18

[76] Dsorza SW，Black P，Richards B. Smoking in pregnancy：associations with skinfold size at birth. BMJ，1981，282:1661－1663

[77] Harrsion GG，Branson RS，Vaudher YE. Association of maternal smoking with body composition of the newborn. Am J Clin Nutr，1983，38:757－762

[78] 临床产科学编委会. 临床产科学. 天津：天津科学技术出版社，1994：30－31

[79] 苏延华，高琴，杨友春. 江苏省围产儿体重、身长、双顶径的调查. 中华妇产科杂志，1983，

18：157 - 160
[80] 王淑员．实用妇产科学．北京：人民卫生出版社，1987：133 - 134
[81] 冯泽康，余宇熙，曾振锚，等．中华新生儿学．南昌：江西科学技术出版社，1998：539
[82] 殷宪敏，孙景方，杨晓雯，等．250 例正常新生儿眼角指数、眶间指数观测．新生儿科杂志，1992，7：269 - 270
[83] 赵三民，王宝琼．不同胎龄新生儿耳长的测量．新生儿科杂志，1990，5：170 - 171
[84] 吴瑞萍，胡亚美，江载芳．诸福棠实用儿科学．第 6 版．北京：人民卫生出版社，1996：1574 - 1577
[85] 倪健儿，倪世雄，朱尚友，等．50 例正常新生儿指甲面积观测报告．临床儿科杂志，1990，8：400 - 401
[86] 陈洪铎．皮肤性病学．第 4 版．北京：人民卫生出版社，1997：7 - 10
[87] 赵佩云．毛发疾病．// 吴瑞萍，胡亚美，江载芳．诸福棠实用儿科学．第 6 版．北京：人民卫生出版社，1996：2285 - 2287

（张宝林　王宝琼）

第五章　有关新生儿体成分的研究

　　新生儿的营养状况是人们关心的问题。出生体重、身长、体围、体重指数等常作为评价新生儿营养状况的指标。这些指标在一定程度上反映了新生儿的营养状况，但还不足以对新生儿进行更为全面的评价。自从德国的儿科医生最先使用体成分（body composition）的定量研究作为判定小儿的营养状况以来[1]，研究身体各种组成部分间数量和质量关系，即体成分的定量研究也被应用于评价新生儿的营养及生长发育水平。

第一节　体成分的分析模型

　　身体的组成成分，简称体成分。人体的化学组成成分主要有 5 种：蛋白质、脂肪、糖、水和无机盐，它们共同构成了机体的各种组织、器官和系统，具有不同的结构和功能。其中，体液是人体的主要组成部分，在足月新生儿，体液占体重的 80% 左右（新生儿的体成分见表 5-1-1）。按体重计算，年龄越小，体液相对越多，胎儿早期体液占体重的 95%，足月儿为 75%～83%[3]。除年龄因素外，体内脂肪的多少对体液的相对含量也有重要影响，脂肪不含水，肥胖儿的体液相对含量也就越少[4]。德国儿科医生用经典的比重方法，对死于营养不良的儿童做身体成分分析，结果也表明，营养不良儿童体内水占体重的比例要比营养好的儿童多。这是因为营养不良儿童身体丢失的脂肪组织比非脂肪多，而且营养不良儿童非脂肪组织的含水量比正常儿童高[1]。

表 5-1-1　　　　　　　　　　　　　　新生儿的体成分参考值

性别	身长(cm)	体重(g)	脂肪(g)	脂肪(%)	瘦体重(g)	瘦体重成分（占体重的百分比）						
						蛋白质	总体水	细胞外水	细胞内水	骨	非骨	糖
男	51.6	3545	486	13.7	3059	12.9	69.6	42.5	27.0	2.6	0.6	0.5
女	50.5	3325	495	14.9	2830	12.8	68.6	42.0	26.7	2.6	0.6	0.5

　　Camerer、Widdowson 等人通过对尸体分析获得了新生儿的体成分资料[6~9]。表 5-1-2、表 5-1-3 总结了他们的研究成果。从表 5-1-2、表 5-1-3 看出，新生儿个体的脂肪含量有较大的差异。但是去脂组织中的水含量却相当恒定，约占 82%。Forbers、Widdowson 等人在对成人的体成分分析中，也得出了去脂组织中水含量相对恒定（约占 72%）的结论[10,11]。基于此，可以把人体简化为是由脂肪和含有恒定水的去脂组织两种成分构成，简称为二成分模型（tow-composition modle）[5,12,13]。

表 5-1-2　　　　　　　　　　　　以总体重计算的新生儿体成分

例数	平均体重(g)	脂肪	水	氮	Na	K	Cl	Ca	P	Mg
		百分含量（%）			(mmol/L)			(g/kg)		
6	2820	12	72	1.97	74	40	50	7.2	4.5	0.17
		(10~16)	(69~73)	(1.8~2.2)	(67~81)	(36~43)	(43~52)	(5~9.3)	(3.4~5.3)	(0.1~0.22)
6	3560	16	69	1.90	82	44	—	8.0	4.7	0.22
		(11~28)	—	(1.7~2.2)	(77~87)	(39~47)	—	(7.4~8.9)	(4.3~5.2)	(0.19~0.24)

表 5-1-3　　　　　　　　　　　　以去脂体重计算的新生儿体成分

例数	平均体重(g)	水	氮	Na	K	Cl	Ca	P	Mg
		百分含量（%）		(mmol/L)			(g/kg)		
6	2820	81.9	2.25	84.1	46.0	56.6	8.25	5.09	0.19
		±0.7	±0.13	±6.6	±2.9	±4.6	±1.54	±0.67	±0.01
6	3460	82.3	2.26	98.3	52.1	—	9.53	5.57	0.26
			±0.16	±5	±2.6	—	±0.69	±0.31	±0.02

脂肪即体内储存的三酰甘油，是指能用乙醚提取的纯脂肪，它不含水和钾，在37℃下密度为 0.90g/mL[15,16]，是身体中最易变动的成分，属代谢不活泼组织[14]。去脂组织（fat-free tissues）通常又称瘦组织（lean tissues），去脂体重（fat-free mass，FFM）通常又称瘦体重（lean body mass，LBM），FFM 与 LBM 是同义词。亦有学者指出两者在应用上有差异，瘦体重（或瘦组织）是指活体而言的一个概念，而去脂体重（或去脂组织）是在尸体分析时应用的一个概念[4]。瘦组织包括全身代谢活泼组织（如肌肉、内脏）及部分代谢不活泼组织（如细胞外液、骨骼无机盐等），即全身蛋白质、水和无机盐，它的组成具有相当的恒定性[14]。总体脂肪和瘦体重之和构成了体重，体脂肪在体重中所占的百分比即为体脂百分含量（$F\%$），它比体重更能客观地反映人体的营养状况，瘦体重比体重更能科学地反映人体的骨骼、肌肉和内脏的真实发育水平。

第二节　估算新生儿体成分的方法

许多估算体成分的方法是建立在二成分模型的基础上。估算儿童和成人体成分的方法有很多[5,13,17]。但大部分方法不适用于新生儿，测定新生儿体成分的方法必须具有无创伤性、无放射性，并且不需要测试者配合等特点。目前用于估算新生儿体成分的方法主要有总体水法（total body water mothod，TBW）、总体钾法（total body potassium method）、全身电导测量法（total body electrical conductivity，TOBEC）、红外线作用法（infrared interactance）、生物电阻分析法（bioelectricacl impedance analysis，BIA）、皮褶厚度（skin fold thickness，SFT）估算法等。

一、总体水法

总体水法（total body water method，TBW）又称同位素稀释法。其基本原理为用氢的同位素^{3}H（氚）、^{2}H（氘）或氧的同位素^{18}O作为示踪剂标记水，2～6小时内同位素在全身水中能达到平衡，然后测定生物液（如血、尿）中的同位素浓度，即可计算出总体水[18]。基于脂肪不含水，新生儿去脂组织中的水含量相当恒定（约为82%）的特点，测定出总体水，即可计算出瘦体重的体脂肪。具体算式如下[19]：

$$瘦体重（kg）= 总体水（kg）/0.82$$
$$体脂肪（kg）= 体重（kg）- 瘦体重（kg）$$

^{3}H易于测定，但对受试者有辐射，不应用于小儿[5]。^{2}H和^{18}O都是稳定的同位素，对受试者无辐射。但^{2}H的水样制备烦琐，分析时必须将水样分解成气态氢[13]，并且^{2}H可以和非水中的氢交换，使结果偏高。在成人和成年动物可偏高2%～5%[20,21]，在幼年动物甚至可达15%[22]。^{18}O有许多优点，如在呼气中即可标记C^{18}O$_2$，为分析提供了方便[23]，是一个比较好的方法[13]，但^{18}O的分析过程烦琐，需要特殊设备，只能在专门的研究室进行，并且^{18}O价格昂贵，一般不作为常规方法[5]。

二、总体钾法

一般认为脂肪中不含钾，而去脂组织的钾含量相对恒定，如果能够测定总体钾（total body potassium method），即可计算出瘦体重和体脂肪[5,13]。^{40}K是钾的一种天然放射性同位素，能放出1.46 MeV的高能γ射线，半衰期为4×10^8年，在人体中和自界中一样，^{40}K在钾中的含量约0.012%。通过测定^{40}K即能得到总体钾。但^{40}K的测量必须依赖一套复杂的有很高灵敏度和能量分辨率的γ射线检测和记录系统。为了消除来自宇宙和地球本底射线的影响，还必须有一个铅或钢做的屏蔽室。因此，总体钾测量设备昂贵，技术复杂且不易实施[5]。另外，还不可避免地存在大约3%的统计误差[13]。

三、全身电导法

全身电导法（TOBEC）的基本原理是：有机体对电磁场存在干扰作用，且干扰的程度与有机体中的电解质含量和分布有关[18]。有机体中的电解质含量和分布直接与其电导率有关，瘦组织中的水和电解质含量比脂肪组织大得多[5,24]。最早用来测量动物瘦组织的商售仪器（EMME）即是根据这一原理设计的，并获得专利[25]。利用这种仪器测量新生猪的体成分，测量值与新生猪的瘦体重、总体水之间的相关系数均高达0.998[26]。Klish等人用电解质和玉蜀黍油制成新生儿体模，试图将仪器EMME的应用推广到新生儿体成分的测量。结果发现该仪器能灵敏地反映体模的液量和电解质含量的变化。测量值的自然对数与体模中的瘦体重呈明显的线性关系（$r=0.98$）[27]。Cochran等人把TOBEC和同位素^{18}O稀释法估算新生儿的总体水和瘦体重做了比较，结果发现两者估计的总体水、瘦体重均明显相关，相关系数r分别为0.949、0.959[19]。TOBEC准确、重复性好，且具备安全、快速和容易操作等优点，有些学者将其应用于新生儿体成分的研究[28～32]。但因其仪器价格昂贵，体积大和难于搬动而未被广泛使用[32]。

四、红外线作用法

红外线作用法（infrared interactance）利用了物质对近红外线光谱的吸收和反射原理。当电磁波照射某物质时，其能量被反射、吸收或传递，不同的物质对电磁波有不同的散射和吸收特性。由于物质的化学成分不同，入射电磁波被散射或反射的程度不同，由此，可以计算出人体成分，尤其是用来估算体脂肪含量[2,33]。在成人，由红外线作用法估算的 $F\%$ 与用同位素 ^2H 稀释法、皮褶厚度法和超声波法估算的 $F\%$ 的相关系数分别为 0.94、0.90 和 0.89[5]。在新生儿，红外线作用法估算的 $F\%$ 值与直接化学分析得到的 $F\%$ 相比，其变异性在 $\pm 5.3\%$ 范围内[34]。红外线作用法快速、简便[33]，但有学者指出其估算的 $F\%$ 值偏高[5]。

五、生物电阻分析法

生物电阻分析（bioelectricacl impedance analysis，BIA）包括单频率生物电阻分析和复合频率生物电阻分析两种[35]。该法利用了生物体的细胞内液和细胞外液可作为导体，细胞膜则为电阻的特性以低频率（kHz）交流电主要穿透细胞内液，而高频率（500～800kHz）交流电则可穿过细胞内液和细胞外液的原理。由于去脂组织含有几乎全部水和电解质，因此可以估算瘦体重[5]。

在早产儿，由该法估算的体成分与同位素 ^2H 稀释法估算的体成分之间的相关系数为 0.89[33]。在 SGA（small for gestational age）小儿，BIA 值变化与其总体水的增长一致[36]。生物电阻法快速、经济且准确性较高[33]。

六、皮褶厚度估算法

皮褶厚度（skinfold thickness，SFT）包括两层皮肤和两层皮下脂肪。在新生儿，体脂肪的 $70\%\sim 80\%$ 分布在皮下，由皮褶厚度可以估算出体成分[37]。1971 年，Brook 报道了适合青春发育期开始以前儿童的皮褶厚度估算体脂百分含量的回归方程式[38]，并被后来的研究者广泛采用。体脂肪存在年龄、性别差异。儿童和成人的不同年龄段、不同性别的皮褶厚度估算体脂百分含量和瘦体重的公式已被系统地列出[38~41]。自 20 世纪 70 年代中期至 80 年代末期发展起来的由皮褶厚度估算新生儿体成分的方法主要有两种，即 Dauncey 法和 Weststrate 法[37,42]。目前这两种方法都被新生儿体成分研究者采用。

（一）新生儿皮褶厚度的测量

1. 测量工具　　新生儿的 SFT 通常用皮褶卡钳直接测量。虽然由于卡钳型号的不同，被测者皮褶厚度的不等，操作者的熟练程度和手法上的差异，特别是左手指提捏皮褶的压力的稳定性和钳头夹皮时间的长短，不可避免地会出现测量误差。但对于一个经过一定锻炼的测量者来说，很容易就能达到小于 5% 的测量误差[43,55]。用皮褶卡钳测得的皮褶厚度与用 X 线摄片测得的皮下脂肪之间的相关系数高达 $0.8\sim 0.9$[44]。特别是该方法简便、经济、有较好的重复性[45]，且不需要被测者配合，对新生儿又不会产生损伤，既有利于实施，又容易被家长接受。

有关皮褶卡钳的最早报道是 1955 年 Tanner 等人发表的关于《Harpenden 皮褶卡钳》的论文，其主要内容是：①测量卡钳的钳头面积是（6×15）mm² 的长方形，所有的边角要磨圆。②钳面的压力变化在钳口打开 2～40mm 范围时将不大于 2.0g/mm²。③在准确度方面，测得结果能够重复，压强在 9～20g/mm² 范围内，压强 10g/mm² 被建议为标准值。④仪器的刻度能够读到接近 0.1mm 是最好的[46]。以上观点现已成为共识，Harpenden 皮褶卡钳也成为国际标准测量计之一，被广泛使用。发展到今天，皮褶卡钳型号很多。最常用的有 Harpenden 式、Holtain 式、Verel 和 Kesterven 式、Lange 式以及荣研式等。在我国，国产的 YPJ 型系列也较常用，它们的性能和技术指标基本相似。有学者做了专门的比较研究，认为改进的 Verel 和 Kesterven 式皮褶卡钳虽然精度不如 Harpenden 式，但由于它更易操作并能有效地降低婴儿的不舒服程度，因而更适宜于新生儿的 SFT 测量[47]。

2. 测量方法　　1962 年，Tanner 和 Whitehouse 描述了皮褶厚度的测量方法[48]；1975 年，他们对测量方法又进行了修正[49]，现该方法被广泛应用在新生儿 SFT 测量。方法如下：右手握钳，左手拇指、示指相距 2cm 左右顺身体长轴方向捏起测量部位的皮肤和皮下组织，使之与下面的肌肉充分分离，然后将皮褶卡钳的两擘钳在提捏部位正下方的皮褶处，并使钳头部位的压强为 10g/mm² 卡钳读数即为该部位 SFT。

由于新生儿在出生初期，其 SFT 每天会减少十分之几毫米，测量应在生后 48 小时内进行[47~50]。为了避免新生儿皮褶被钳过久产生水肿影响测量精度，读数需在卡钳钳在皮褶上 60 秒内完成[51]。

3. 测量部位　　测量部位不同会影响测量结果。1969 年，在国际生物学纲要草案中，强调进行人体测量时采用左侧，但我国规定为右侧[52]。

较常用的 SFT 测量部位有多处。一般认为上臂的肱三头肌部和躯干的肩胛下角部最为满意，该处组织松弛，皮下脂肪和肌肉能充分分离，且这两个部位及两者之和可分别代表肢体、躯干及全身皮下脂肪发育状况[49]。下面介绍研究者常用的测量部位[45,47,49,53]。测量时，多采用身体左侧。

（1）肱三头肌部：上肢放松下垂于体侧，测量点位于上臂的正后面，肩峰与鹰嘴连线的中点上，皮褶方向沿上臂的长轴。

（2）肩胛下角部：测量点刚好在肩胛下角的下端，皮褶方向要么呈垂直线，即与脊柱平行，要么稍微倾斜，即沿着皮肤的自然纹理。

（3）肱二头肌部：肘关节微屈，测量点在上臂的前面，肱骨的中点处。皮褶方向沿上臂的长轴。

（4）髂嵴上部：测量点刚好在髂嵴上方，皮褶方向与腋前线平行。

（5）股四头肌部：髋关节和膝关节屈曲适当的角度，测量点在髂前上棘与髌骨连线的中点上，皮褶方向沿股骨的长轴。

（6）腹部：测量点刚好在脐上方或脐旁 1cm 处，皮褶方向与躯干长轴平行。

（7）胸部：测量点位于乳线与最低肋骨的交点处，皮褶方向沿乳线。

（二）新生儿皮褶厚度的相关因素

新生儿的 SFT 与胎龄、出生体重以及母亲的情况有关，并存在性别差异。

1. 新生儿皮褶厚度与性别、出生体重　1977 年，Oakley 使用 Harpenden 和 Holtain 皮褶卡钳测量了 1293 个英国新生儿的肱三头肌部、肩胛下角部的 SFT，发现：在足月儿，女婴的 SFT 较男婴厚，而不论性别，肩胛下角部的 SFT 较肱三头肌部高[54]。

1966 年，Valerie Farr 对 300 个不同胎龄和出生体重的美国新生儿的股四头肌部、肩胛下角部、肱三头肌部、胸部和腹部 5 个部位的 SFT 进行了测量，发现不论性别，各部位的 SFT 从厚到薄的排列顺序依次为：股四头肌部，肩胛下角部，肱三头肌部，胸部，腹部。并且，SFT 随出生体重的增加而增大，5 个部位的平均增加量为 0.56mm/磅（1 磅＝453.592g），其中以股四头肌部增加最明显，增加量为 0.9mm/磅，前胸部最不明显，增加量为 0.3mm/磅。他同时发现，当出生体重大于 2268g 时，对于上述 5 个部位的 SFT，女均厚于男；而出生体重小于 2268g 时，男婴的胸腹部上 SFT 较女婴高[47]。大体上 Oakley 和 Farr 关于 SFT 在性别及部位方面的结论是一致的。笔者通过对长沙地区新生儿 37～42 周胎龄新生儿的 SFT 测量，发现女婴 SFT 较男婴厚；不论性别，SFT 从厚到薄的排列顺序依次为：股四头肌部、肩胛下角部、肱三头肌部、髂嵴上部和肱二头肌部，5 个部位的 SFT 与出生体重呈中度正相关（r 为 0.5～0.6）。

另有学者报道，对于相同体重婴儿的股四头肌部，女厚于男，且相差为一常数。基于此，该学者试图将股四头肌部 SFT 用性别和出生体重标准化，以便直接比较不同性别、不同出生体重的新生儿股四头肌部 SFT[45]。

需要强调的是，SFT 与出生体重呈正相关反映的是一般情况。Sumers 等人测量了 55 个美国新生儿的肱三头肌部的皮褶厚度，发现在 SFT 小于第 3 百分位数的 10 个婴儿中，有 1 个小儿的出生体重大于 3500g，SFT 大于第 97 百分位数的 4 个婴儿中，有 2 个小儿的出生体重小于 4000g。该学者进一步认为，通过对 SFT 与出生体重的比较，说明了用出生体重作为评价胎儿的发育指标存在一定误差[56]。

2. 新生儿皮褶厚度与胎龄　SFT 与胎龄之间的关系比较复杂。在正常妊娠的最后 3 个月，胎儿的脂肪含量明显增加[14]。早产儿的脂肪较少，越早出生的早产儿，皮下脂肪越少，早产儿与足月儿的体成分见表 5-2-1[52]。Oakley 对 1293 个英国新生儿的肱三头肌部、肩胛下角部的 SFT 进行了测量并绘制了皮褶厚度-胎龄的标准曲线[54]。曲线提示，从 37 周到 38 周，SFT 随胎龄直线上升，从 38 周到 40 周曲线变化平稳，而胎龄在 40 周以后，SFT 则开始下降。Fart 也发现，SFT 与胎龄呈正相关，但他进一步研究发现，随着胎龄的增加，SFT 在各周的增加量不恒定，更重要的是，他将婴儿按体重分为三组后，发现每个体重组的 SFT 随胎龄的增加（从 37 周到 40 周）均呈下降趋势，产生这一趋势在体重最轻组最明显。由此，他认为 SFT 与胎龄之间的正相关是由于出生体重既与胎龄相关又与 SFT 相关所致，SFT 不能单独作为胎儿成熟度的指标[47]。

表 5-2-1　　　　　　　　　　　　早产儿与足月儿的体成分比较

对象	身长 (cm)	体重 (kg)	占体重百分比（%）			
			器官质量	肌肉质量	脂肪	细胞外液
早产儿		1.1	21	<10	3	50
足月儿	50	3.5	18	20	12	40

3. 新生儿皮褶厚度与母亲健康状况　母亲的情况对新生儿皮褶厚度的影响是多方面的。一般而论，母亲胖，小儿的 SFT 厚；母亲瘦，小儿的 SFT 薄；母亲肱三头肌部的 SFT 与小儿的肱三头肌部、肱二头肌部、肩胛下角部和髂嵴上部的 SFT 总和呈明显正相关。但如果肥胖母亲患妊娠期高血压疾病，则其小儿的 SFT 会减少[57]。糖尿病孕妇所生小儿 SFT 会升高[58]。母亲吸烟对小儿 SFT 有无影响，观点尚不统一。有人认为没有影响[59,60]，而 Clivet 认为如果母亲吸烟超过 20 支/d，其小儿肩胛下角和股四头肌部的 SFT 较不吸烟母亲所生的小儿低，而肱三头肌部的 SFT 没有差异[61]。

（三）由新生儿的皮褶厚度估算体成分

由新生儿 SFT 估算其体成分的方法有两种，即 Dauncey 法和 Weststrate 法。

1. Dauncey 法[37]　该法于 1977 年提出。把新生儿设想成一个球（头）和数个圆柱体（躯干、四肢）构成，并认为头部不含有皮下脂肪。头的直径 d 等于头围除以 π。躯干圆柱体的长为顶臀长减去 d，以胸围为圆周长。上肢圆柱体的长为上臂长与下臂长之和，即全臂长，以上臂围为圆周长。下肢圆柱体的长为身长减去顶臀长，以小腿围和大腿围的平均值为圆周长。人身体不同部位的皮下脂肪容积可表达为：

$$躯干部 A=（顶臀长-d）×胸围×\theta_{trunk} \tag{1}$$
$$单上肢 B=全臂长×上臂围×\theta_{arm} \tag{2}$$
$$单下肢 C=（身长-顶臀长）×1/2×（大腿围+小腿围）×\theta_{leg} \tag{3}$$

上式中，容积 A、B 和 C 单位为 cm³，其他参数单位为 cm。其中，$\theta_{trunk}=$ 肩胛下角部 SFT-0.2；$\theta_{arm}=\theta_{leg}=$ 肱三头肌部 SFT-0.2。0.2 是双层皮肤厚度（一些学者对外科手术小儿，用钢尺直接测量了他们的皮肤层厚度约为 0.1 cm，而 SFT 包括了双层皮肤）。因此，身体的皮下脂肪总容积（V）为：

$$V（cm^3）=A+2B+2C \tag{4}$$

脂肪的密度为 0.9 g/cm³，则体脂肪质量（W）为：

$$W（g）=0.9×V \tag{5}$$

体重与体脂肪质量之差即为瘦体重，体脂肪质量与体重之比即为 $F\%$。

Dauncey 的人体模型把新生儿设想成一个球和数个圆柱体的组合，使得对其研究简便可行，并且，该模型与新生儿的实际体型比较吻合，因而，自 Dauncey 的论文发表后，该模型即为研究者采用。但笔者认为，Dauncey 的模型虽然理想，但其体脂肪容积的计算方法却值得探讨，理由如下：①计算中忽略了体内脂肪和头部脂肪，这会使得计算结果偏低。②下肢的 θ 是以肱三头肌部的皮褶厚度进行计算的，而股四头肌部的皮褶厚度较肱三头肌部厚，这会使得计算结果偏低。③皮下脂肪层容积的计算公式中实际上包括了两层皮下脂肪，因而会使得计算结果大大偏高。综上所述，可以预期 Dauncey 的计算方法对新生儿体脂肪的估算将比实际偏高。

Niels 也注意到了 Dauncey 计算方法中的不足，将 Dauncey 法与全身电导法（TO-BEC）做了比较，结果两者估算的 $F\%$ 相关系数为 0.61，并提示 Dauncey 法估算的 $F\%$ 偏高。Niels 对 Dauncey 法做了如下修正：①用股四头肌部的 SFT 计算下肢的脂肪容积。②以 SFT 的 1/2 代替 Dauncey 式中的 θ。修正后的结果与 TOBEC 相比，相关系数提高到 0.75[31]。

笔者认为 Niels 的修正虽然使得 Dauncey 计算方法趋向合理，但仍存在缺陷。最主要的原因是皮下脂肪只占总体脂肪的 70%～80%，也即 Niels 的方法只计算了皮下脂肪。总体脂肪有在此基础上引入一修正因子之必要。

2. Weststrate 法[42]　该方法于 1989 年提出。Weststrate 依据体容积＝脂肪容积＋非脂肪容积，容积＝质量/密度的基本理论；利用了 Fomon 关于从 0 岁到 10 岁的瘦组织密度资料[63]；以及 Durnin 和 Rahamun、Durnin 和 Womersley 的关于儿童和成人的不同年龄段的由 SFT 估算体密度的资料[39,40]；推导出了从 0 岁到 18 岁的不同年龄段、不同性别的由 SFT 估算 F% 的一系列公式。其中，与新生儿有关的公式为：0 岁到 1.9 岁的男女婴幼儿：

$$瘦组织密度 D_{ff}=1.0635+0.00163[age(mo)]^{0.5}$$
$$体密度 D=\{1.1235+0.00163[age(mo)]^{0.5}\}-0.0719×\log(SFT_4)$$
$$体脂百分含量 F\%=\{585-4.7[age(mo)]^{0.5}\}/D-\{550-5.1×[age(mo)]^{0.5}\}$$

上式中，age（mo）是以月为单位的小儿年龄，对于新生儿，age（mo）＝0。SFT_4 是指肱二头肌部、肱三头肌部、肩胛下角部和髂嵴上部的皮褶厚度之和，单位为 cm。D_{ff} 与 D 的单位均为 g/cm^3。

由体密度计算体脂肪和瘦体重比由总体水法、总体钾法计算的准确[78]。在成人和儿童，体密度可以通过经典的水下称重法[79]、排水法[80]或特定年龄段的有皮褶厚度估算体密度的公式获得[38~41,81]。而前两种方法均是利用阿基米德原理，不能应用于新生儿。新生儿的体密度只能通过皮褶厚度计算。Niels 将 Weststrate 法与 TOBEC 法做了比较，结果两者的 F% 的相关系数男婴为 0.85，女婴为 0.9[31]。

第三节　研究新生儿体成分的意义

新生儿体成分的研究属于基础医学研究的范畴，对预防医学和临床医学等方面具有重要的指导意义和应用价值。本文将从新生儿营养生长状况、母亲-胎盘对胎儿营养供应状况，以及新生儿疾病预测和临床用药量方面概述新生儿体成分研究的意义。

一、准确评价新生儿的营养状况

目前，出生体重仍作为评价胎儿生长发育的重要指标。但因胎儿及新生儿水分占体重的比例大，且易受环境因素的影响，故出生体重变化主要反映机体体液状况，而不能准确判断胎儿宫内发育状况及生后早期的营养状况[56,62]。出生体重低于该胎龄平均体重第 10 百分位的新生儿，通常称为生长迟缓儿（small for gestational age，SGA），然而并非所有的 SGA 小儿都营养不良或生长迟缓，它包括了一些体格较小而营养良好的新生儿[33,54]。Ounsted 也指出有些 SGA 小儿并不瘦只是体格小而已[47]。同样，并非所有的 AGA（appropriate for gestational age）儿，即出生体重在同胎龄平均体重第 10～90 百分位的新生儿，都营养良好；或所有的 LGA（large for gestational age）即出生体重大于该胎龄平均体重第 90 百分位的新生儿，甚至巨大儿都肥胖。Chart 等人指出在

AGA 小儿中存在一些生长迟缓儿[64]。从 James 等人的皮褶厚度和出生体重的资料中看出，在 8 个巨大儿中只有 2 个小儿的肩胛下角部的皮褶厚度超过了第 97 百分位，3 个小儿的肱三头肌部的皮褶厚度超过了第 97 百分位[56]。

生长迟缓的动物实验模型和新生儿体成分资料均提示了体脂含量是仅次于肝脏大小的第 2 个能反映胎儿生长受损的指标[65]。生长迟缓的新生儿，皮褶厚度薄；胎龄越小，皮褶厚度就越薄[51,66]。皮褶厚度或 $F\%$ 可作为判断肥胖的标准。日本学者长岭晋吉制订了用皮褶厚度（或 $F\%$）判定儿童肥胖和成人肥胖的标准（表 5-3-1）[67]。我国林孝玉也制定了用皮褶厚度（$F\%$）判定儿童肥胖的临界标准，即肱三头肌部、肱二头肌部、肩胛下角部和髂嵴上部 4 个部位的皮褶厚度之和 $SFT_4 \geqslant 41mm$、$F\% \geqslant 25\%$ 疑为 3～7 岁儿童肥胖症的临界标准[68]。皮褶厚度和 $F\%$ 比体重更能准确地反映小儿的营养状况，可作为评价小儿健康或营养水平的客观指标，尤其有助于鉴别发育不平衡的肥胖儿或营养不良儿，并指导他们合理饮食[56]。

表 5-3-1　用皮褶厚度（$F\%$）判定肥胖度标准（皮褶厚度＝肱三头肌部十肩胛下角部）

性别	年龄组（岁）	轻度肥胖		中度肥胖		高度肥胖	
		皮褶厚度（mm）	体脂肪（%）	皮褶厚度（mm）	体脂肪（%）	皮褶厚度（mm）	体脂肪（%）
男	6～8	20	20	30	25	40	30
	9～11	23	20	32	25	40	30
	12～14	25	20	35	25	45	30
	15～18	30	20	40	25	50	30
	成人	35	20	45	25	55	33
女	6～8	25	25	35	30	45	35
	9～11	30	25	37	30	45	35
	12～14	35	25	40	30	50	35
	15～18	40	30	50	35	55	40
	成人	45	30	55	35	60	40

二、判断母亲-胎盘对胎儿营养供应状况

Sparks 通过对 169 个胎儿的化学成分进行分析，认为胎儿的瘦体重的变化率相对稳定，而脂肪含量的变化却十分明显[69]。Catalano 等人认为虽然足月新生儿的体脂肪仅占体重的 14% 左右，但出生体重变化的 46% 是由体脂肪的变化所致[70]，可以认为脂肪含量是反映影响胎儿生长的各种因素中较敏感的指标。研究体成分，特别是体脂肪含量可以反映母亲胎盘对胎儿的营养供应状况[70]。

Oakley 指出，对于健康产妇，胎龄在 49 周后，胎儿皮褶厚度开始下降，作者认为这提示了此时的胎盘已开始老化，胎儿的营养状况开始下降[54]。糖尿病孕妇所生小儿的脂肪含量较非糖尿病孕妇的小儿明显增高[58,71～73]，主要是由于供给胎儿的糖过多，引起胎儿的胰岛素升高[66]。Krew 等人也证明了新生儿的脂肪含量与羊水中的 C 肽含量

呈明显正相关（$r=0.76$）[74]。羊水中的 C 肽-胰岛素含量的指示物[75]，它可以准确地鉴别出糖尿病孕妇[76]。糖尿病孕妇所生的小儿皮下脂肪过厚提示了孕妇的糖尿病没有得到很好的控制[58]。妊娠高血压疾病（简称"妊高征"）患者所生小儿皮下脂肪的减少，提示可能是妊高征患者胎盘血管闭锁影响了营养物质通过胎盘的转运[57]。

三、有利于新生儿疾病的预测

出生于宫内营养紊乱的新生儿易患低血糖和红细胞增多症等疾病。Drossou 对人发现虽然患病的 SGA 和 LGA 小儿与无症状的 SGA 和 LGA 小儿相比，出生体重和身长无明显差异，但患病 SGA 小儿的各部位皮褶厚度均明显低于无症状 SGA 小儿（$P<0.01$），患病 LGA 小儿的各部位皮褶厚度均明显高于无症状 LGA 小儿（$P<0.01$）。其中股四头肌部的皮褶厚度是 SGA 和 LGA 小儿患病危险性最敏感的预测因子，敏感性分别为 0.93 和 0.95，因此，可作为鉴别 SGA 和 LGA 小儿是否需要进一步实验室检查最合适的指标。该作者认为，用体成分预测宫内营养紊乱小儿早期患病的危险性，比用出生体重和身长预测更准确[77]。Oakley 等人研究发现皮褶厚度与出生后 4 小时的血糖呈明显正相关[65]。

四、作为临床用药量的依据

瘦体重比体重更能科学地反映人体的骨骼、肌肉和内脏的真实发育水平。目前基础代谢率和某种药物的用量是根据个体的体重或体表面积来计算，这两种计算方法均包括脂肪在内，由于脂肪组织在代谢过程中耗能很少，而瘦组织是身体代谢的活跃组织，用瘦体重计算个体的基础代谢率或某种药物用量更为合理[52]。

参考文献

[1] Garrow JS, Smith R, Ward EE. Electrolyte metabolism in severe infantile malnutrition. Oxford: Pergamon Press, 1968

[2] Fomon SJ, Haschke F, Ziegler EE, et al. Body composition of reference children from birth to age 10 years. Am J Clin Nutr, 1982, 35:1169 - 1175

[3] 张宝林，王宝琼. 实用新生儿学. 长沙：湖南科学技术出版社，1983:205

[4] 姚兴家. 儿童少年的身体组成成分. 见唐锡麟. 儿童少年生长发育. 北京：人民卫生出版社，1991：257

[5] Lukaski HC. Methods for the assessment of human body composition: traditional and new. Am J Clin Nutr, 1987, 46:537 - 556

[6] Camerer W, Solder. Die chemische zusammensetzung des neugeborenen. Zeit Biol, 1900, 39:173

[7] Camerer W, Solder. Die chemische zusammensetzung des neugeborenen. Zeit Biol, 1902, 43:1

[8] Widdowson EM. Chemical composition of newly born mammals. Nature, 1950, 166:626 - 628

[9] Widdowson EM. Changes in body proportions and composition during growth. In Davi JA, Dobbings J (eds) Scientific Foundations of Pediatrics. Heinemann London, 1974: 153 - 163

[10] Forbes RM, Cooper AR, Mitchell HH. The composition of the adult human body as determined by chemical analysis. J Biol Chem, 1953, 203:359

［11］ Mitchell HH. The chemical composition of the adult human body and its bearing on the biochemistry of growth. J Biol Chem, 1945, 258:625-637

［12］ Brozek J, Grande F, Anderson JT, et al. Densitometric analysis of body composition: revision of some quantitative assumption. Ann NY Accad Sci, 1963, 110:113-140

［13］ Garrow JS. New approaches to body composition. Am J Clin Nutr, 1982, 35:1152-1158

［14］ 叶恭绍. 中国医学百科全书·儿童少年卫生学. 上海: 上海科学技术出版社, 1984:19-32

［15］ Mendez J, Keys A. Density and composition of mammalian muscle. Metabolism, 1960, 9:184-188

［16］ Mendez J, Keys A, Anderson JT, et al. Density of fat and bone mineral of mammalian body. Metabolism, 1960, 9:472-477

［17］ Forbes GB. Methods for determining composition of the human body: with a note on the effect of diet on body composition. Pediatr, 1962, 9:477-494

［18］ Kabir N, Forsum E. Estimation of total body fat and subcutaneous adipose tissue in full-term infants less than 3 months old. Pediatr Res, 1993, 34:448-454

［19］ Cochran WJ, Klidh WJ, Wong WW, et al. Total body electrical conductivity used to determine body composition in infants. Pediatr Res, 1986, 20:561-564

［20］ Culebras JM, Fitzpatrick GF, Brennan ME, et al. Total body water and the exchangeable hydrogen: A review of comparative data from animals based on isotope dilution and desiccation, with a report of new data from the rat. Am J Physiol, 1977, 232:R60-R65

［21］ Culebras JM, Moove FD. Total body water and the exchangeable hydrogen: theoretical calculation of nonaqueous hydrogen in man. Am J Physiol, 1977, 232:R54-R59

［22］ Sheng HP, Huggins RA. A review of body composition studies with emphasis on total body water and fat. Am J Clin Nutr, 1977, 32:630-647

［23］ Schoeller DA, Van Santen E, Peterson DW, et al. Total body water measurement in humans with ^{18}O and ^{2}H labeled water. Am J Clin Nutr, 1980, 33:2686-2693

［24］ De Bruin NC, Luijendij IHT, Visser HKA, et al. Effect of alterations in physical and chemical characteristics on TOBEC-derived body composition estimates: validation with non-human models. Phys Med Biol, 1994, 39:1143-1156

［25］ Harken W, inventor. EMME CO, phoenix, AZ. Method and apparatus for measuring fat content in animal tissue either in vivo or in slaughtered and prepared form. Uspatent 3735247, 1973: May INT CLSGOIR 33/12

［26］ Fiorotto ML, Cochran WJ, Funk RC, et al. Total body electrical conductivity measurements: effects of body composition and geometry. Am J Physiol, 1987, 252:R794-R800

［27］ Klish Wi, Forbes GB, Gordon A, et al. New method for the estimation of lean body mass in infants (EMMR instrument): validation in nonhuman models. J Pediatr Gastroneterol Nutr, 1984, 3:199-204

［28］ De Bruin NC, Velthoven KAM, Brugman R, et al. Measuring body fat in infancy: anthropometry versus total body electrical conductivity (TOBEC). Pediatr Res, 1994, 35:268

［29］ Fiorotto ML, De Bruin NC, Brans YW, et al. Total body electrical conductivity measurements: an evaluation of current instrumentation for infants. Pediatr Res, 1995, 37:94-100

［30］ Catalano PM, Thoms A, Avallone DA, et al. Anthropometric estimation of neonatal body composition. Am J Obtet Gynecol, 1995, 173:1176-1181

［31］ De Bruin NC, Velthoven KAM, Jultmann TSRE, et al. Quantitation assessment of infant body fat by anthropometry and Total body electrical conductivity. Am Clin Nutr, 1995, 61:279 - 286

［32］ De Bruin NC, Velthoven KAM, Stijnen T, et al. Body fat and fat-free mass in infants: new and classic anthropometric index and prediction equation compared with total body electrical conductivity. Am Clin Nutr, 1995, 61:1195 - 1205

［33］ Beattie RB, Tohson P. Practical assessment of neonatal nutrition status beyond birth weight: an imperative for the 1990s, a review. Br J Obste Gynecol, 1994, 101:842 - 846

［34］ Kasa N, Heinonen KM. Near-infrared interactance in assessing superficial body fat in exclusively breast-fed, full-term neonates. Acta Pediatr, 1993, 82:1 - 5

［35］ Chumlea WC, Guo SS. Bioelectrical impedance and body composition: present status and future directions. Nutr Rev, 1994, 52:123 - 131

［36］ Gartner A, Sarda P, Dupuy RP, et al. Bioelectrical impedance analysis in small-and appropriate-for-gestational-age newborn infants. Eur J Clin Nutr, 1994, 48:425 - 432

［37］ Dauncey MJ, Gandy G, Gairdner D, et al. Assessment of total body fat in infancy from skinford thickness measurements. Arch Dis Chil, 1977, 52:223 - 227

［38］ Brook CG. Determination of body composition of children from skinfold measurements. Arch Dis Chil, 1971, 46:182

［39］ Durin JVGA, Rahaman NM. Assessment of the amount of fat in human body from measurement of skinfold thickness. Br J Nutr, 1967, 21:681 - 689

［40］ Durin JVGA, Womersley J. Body fat assessment from body density and its estimation from skinfold thickness: measurement on 481 men and women from 12－72 years. Br J Nutr, 1974, 32:77 - 97

［41］ Lohman TG. Skinfolds and body density and their relation to body fatness: a review. Hum Biol, 1981, 53:181 - 225

［42］ Weststrate JA, Deurenberg P. Body composition in children: proposal for a method for calculating body fat percentage from total body density or skinfold-thickness measurements. Am J Clin Nutr, 1989, 50:1104 - 1115

［43］ Cameron N. The methods of auxological anthropometry in: Falkner F, Tanner J, eds. Human growth; 2 postnatal growth. New York: Plenum Press, 1978:35 - 90

［44］ Garn SM. Comparison of pinch-caliper and X-ray measurements of skin plus subcutaneous fat. Science, 1956, 124:178 - 179

［45］ Farmer G. Neonatal skinfold thickness. Arch Dis Chil, 1985, 60:840 - 842

［46］ Tanner JM, Whitehouse RH. The Harpenden skinfold caliper. Am J Phy Anthropol, 1955, 13:743

［47］ Fart V. Skinfold thickness as an indication of maturity of the newborn. Arch Dis Chil, 1966, 41:301 - 308

［48］ Tanner JM, Whitehouse RH. Standards for subcutaneous fat in British children. Percentiles of skinfolds over triceps and below scapular . Br Med J, 1962, 1:446 - 450

［49］ Tanner JM, Whitehouse RH. Revised Standards for triceps and subscapular skinfold in British children. Arch Dis Chil, 1975, 50:142 - 145

［50］ Vincent M, Hugon J. L'insuffisance ponderale du premature african. Bull Wld Hlth Org, 1962, 26:143 - 173

［51］ Brans YW, Sumners JE, Dweck HS, et al. A non-invasive approach to body composition in the neonate-dynamic measurements. Pediatric Research, 1974, 8:215 - 222

[52] 唐锡麟. 儿童少年生长发育. 北京：人民卫生出版社，1991：257 – 286

[53] Usher R, Mclean F. Intrauterine growth of live born Caucasian infants at sea level: standards obtained from measurements in 7 dimensions of infants born between of GA. J Pediatr, 1969, 901 – 910

[54] Oakley JR, Parsons RJ, Whitelaw AGL. Standards for skinfold thickness in British newborn infants. Arch Dis Chil, 1977, 52:223 – 227

[55] Edwards DAN, Hammond WH, Healy MJR, et al. Design and accuracy of calipers for measuring subcutaneous tissue thickness. Br J Nutr, 1955, 9:13

[56] Sumner JE, Findley GM, Ferguson KA. Evaluation methods for intrauterine growth using neonatal fat store instead of birth weight as outcome measure: fetal and neonatal measurements correlate with neonatal skinfold thickness. J Clin Ultrasound, 1990, 18:9 – 14

[57] Whitelaw AGL. Influence of maternal obesity on subcutaneous fat in the newborn. Br Med J, 1976, 1:985 – 986

[58] Whitelaw AGL. Subcutaneous fat in newborn infants of diabetic mothers: an indication of quality of diabetic control. Lancet, 1977, 1:15 – 18

[59] D'souza SW, Black P, Richards B. Smoking in pregnancy: associations with skinfold size at birth. BMJ, 1981, 282:1661 – 1663

[60] Harrsion GG, Branson RS, Vaucher YE. Association of maternal smoking with body composition of the newborn. Am J Clin Nutr, 1983, 38:757 – 762

[61] Cliver SP, Goldenberg R, Cutter GR, et al. The effect of cigarette smoking on neonatal anthropometric measurements. Obstet Gynecol, 1995, 85:625 – 630

[62] Herbert C. Diagnosis of impaired fetal growth in newborn infants. Pediatrics, 1971, 48:511 – 522

[63] Fomon SJ, Haschke F, Ziegler EE. et al. Body composition of reference children from birth to age 10 years. Am J Clin Nutr, 1982, 35:1169 – 1175

[64] Chard T, Costeloe K. Evidence of growth retardation in neonates of apparently normal weight. Eur J Obstet Gyneocol Reprod Biol, 1992, 45:59 – 62

[65] Oakley JR, Rarson RJ. Skinfold thickness as indicator of neonatal hypoglycemia in infants with birth weight over 2500g. Dev Med Child Neurol, 1977, 19:585 – 588

[66] Usher R, Mclean F, Scott KE. Clinical and therapeutic aspects of malnutrition. Pediatr Clin N Am, 1970, 17:169

[67] 长岭晋吉. 肥胖の判定法. 医学のめゆみ, 1977, 101:104

[68] 林孝玉, 张景轼. 天津市3～7岁儿童四处皮褶厚度、体脂含量和瘦体重的研究. 中华儿科杂志, 1986, 24:9 – 12

[69] Spark JW. Human intrauterine growth and accretion. Semin Perinatol, 1984, 8:74 – 93

[70] Catalano PM, Tyzbir ED, Allen SR, et al. Evaluation of fetal growth by estimation of neonatal body composition. Obstet Gynecol, 1992, 79:46 – 50

[71] Osler M, Pedersen J. The body composition of newborn infants of diabetic mothers. Pediatrics, 1960, 26:985 – 992

[72] Osler M. Body fat of newborn infants of diabetic mothers. Acta Endocr, 1960, 34:277

[73] Fee BA, Weil WB. Body composition of newborn infants of diabetic mothers by direct analysis. Ann NY Acad Sci, 1963, 110:869 – 897

[74] Krew MA, Kehl Ri, Thomas A, et al. Relation of amniotic fluid c-peptide levels to neonatal body

composition. Obstet Gynecol，1994，84:96 - 100

[75] Tchobroutsky G，Heard I，Tchobeoutsky C，et al. Amniotic fluid c-peptide in normal and insulin-dependent diabetic pregnancies. Diabetologia，1980，18:289 - 292

[76] Lin CC，River P，Moawad AH，et al. Prenatal assessment of fetal outcome by amniotic fluid c-peptide levels in pregnant diabetic women. Am J Obstet Gynecol，1981，141:671 - 676

[77] Drossou V，Diamanti E，Noutsia H，et al. Accuracy of anthropometric measurements in predicting symptomatic SGA and LGA neonates. Acta Pediatr，1995，84:1 - 5

[78] Garrow JS. Indices of adiposity. Nutr Abdtr Rev，1983，53:697 - 708

[79] Akers R，Buskirk ER. A underwater weighing system utilizing "force cube" transducers. J Appl Physiol，1969，26:649 - 652

[80] Garn SM，Nolan P. A tank to measure body volume by water displacement. Ann NY Acad Sci，1963，110:91 - 95

[81] Haisman MF. The assessment of body fat content in young men from measurements of body density and skinfold thickness. Hum Biol，1970，42:679 - 688

（宋金枝）

第六章　新生儿纵向体格发育综合评价概况

第一节　概　　述

　　生长发育调查研究的方法很多，但基本上分为两大类[1]：其一，横向性调查研究，即在某一较短时期或时点内，在一定的地区范围，选有代表性的对象，对某几个项目进行一次性的数量较大的调查，以制订出某地区、某时点生长发育的正常参考值；其二，纵向性调查研究，即在一个比较长的时间内，选择较少的对象，进行连续多次动态的追踪观察，以了解与掌握某一时期内生长发育的规律及其速率。

　　至今为止，公开发表的有关新生儿体格发育正常参考值，大多数都是通过横向性调查资料研究获得。横向调查资料的年龄组内变异大（1个月），不能正确反映新生儿期的体格生长规律[2]，Tanner、Falkner 和 Healy 提出：横向水平标准不容易发现生长速率的变化，用作个体监测不够敏感，并提出了应用纵向观察的速率标准进行监测的概率模型[3~5]。只有纵向性调查研究才能建立个体新生儿真实生长发育参考值，以便能够辨别亚群体之间不同的生长发育特征[6]。

　　国外对小儿纵向性体格发育的研究大约始于 20 世纪 50 年代，有关这方面的研究比较多[7~33]，但论述新生儿期内（28 天）不同时期的体格发育规律（如每周增值）及速率者甚少。如美国 NCHS 资料[11]中缺少新生儿期内每周的增值，只有从出生到 1 个月时的体重、身长及头围的增值。

　　我国对小儿纵向性体格发育的研究，始于新中国成立前及新中国成立初期[34]，但对新生儿期内的研究资料均缺如。如 20 世纪 80 年代末，丁氏报道了新生儿期体重、身长、头围每周的增值[35]；1989~1990 年，新生儿生长发育科研协作组在全国 12 城市内，对不同胎龄新生儿体格发育六项指标（体重、身长、顶臀长、头围、胸围、上臂围）进行了前瞻性纵向性调查研究[37]，建立了我国 28~44 周胎龄新生儿体格发育六项指标在不同时点（<3 天，5~7 天，12~14 天，26~28 天）的增长值及增长速率的参考标准，阐明了我国新生儿纵向体格发育特点及规律，为我国围生期保健、新生儿疾病的防治及优生优育工作提供了科学依据，它与我国 15 城市不同胎龄新生儿体格发育横向性调查研究[36]，共同组成了一套我国完整的不同胎龄新生儿体格发育标准。但新生儿全身营养状况是否正常，各部分发育比例是否合适，新生儿体型及发育的匀称度如何等问题，仅用以上身长、体重等单项指标仍无法准确回答，必须将各单项指标综合起来进行评价，才能得出正确的答案。

　　综合评价就是对一个复杂系统的多个指标进行总体及全面评价的特殊方法[38]。它不等于几个单项指标的简单相加，而是在掌握有关专业知识的基础上，将有关因素的信息集中，依其内在联系进行科学加工、分析与组合，制订出恰当的多指标综合评价指数公式与模型。

第二节　研究方法及信息来源

新生儿体格发育综合评价的横向性研究一般是在横断面的生长发育单项指标调查研究的基础上，采用多种医学综合评价方法（如指数法、等级评分法、普通相关法等）来描述新生儿全身营养状况、各部分发育比例、新生儿体型的匀称度等的横向性研究[39~55]。它反映的是新生儿出生后某一时点体格发育状况。这种方法的特点是：信息来源快速、样本量大、易出现显著性差别。

新生儿体格发育综合评价的纵向性研究同样是在前瞻性纵向性单项生长发育指标调查研究的基础上进行，方法仍是采用横向性研究的方法，但它反映的是新生儿在出生后不同时点（如1周、2周、3周、4周）的生长发育状况[56]。它的特点是：费时较长，选择的样本量较少，而且由于时间长，受各方面原因的影响（如家长对新生儿保健的认知程度），样本量也易丢失。但它研究的是连续的、动态的规律，因而可以回答横向性研究所不能回答的变化率问题。

横向性调查所制定的生长发育标准作为临床监测时，不如纵向的速率或增值标准敏感[3]。如在判断新生儿的生长迟缓或过速时，通常最早的表现是生长速率的变化。当早期发现增值及速率偏离正常时，即可及早进行干预。因而，新生儿期间纵向体格发育及其综合评价的研究应当受到重视。不过单独为进行体格发育综合评价研究而建立调查人群的做法，需要大量的时间、人力和经费。故应用现有体格发育调查资料，采用单项指标间的相对值，寻找各形态指标间的比例关系，对新生儿体格发育进行综合评价，是近几年来该研究领域探索采用的方法[39~55]。

采用地区、市、省乃至全国有组织、有计划进行的新生儿生长发育调查资料，由于样本量大，数据充足，而且通过前瞻性观察所获得的数据确实可信，因而其研究结果具有很强的说服力。

第三节　综合评价的方法与指标的选择

一、综合评价的方法

目前用于医学上的综合评价方法很多，适合于小儿营养状况与生长发育评价的大致有综合指数法、综合评分法、普通相关法等。目前国外对新生儿体格发育的综合评价多采用综合指数法[40~54]。所谓指数法，是由几个形态、生理功能、素质等不同参数测量值，根据不同的实际需要，经数学方法计算而得，其目的是了解人体营养状况、各部分之间的比例关系、体型和生长发育规律等，是一种综合评价方法[39]。

二、指标的选择

用于新生儿体格发育综合评价研究较多的是以下几种指标。

（一）质量指数

质量指数（ponderal index）又称劳雷尔（Rohrer）指数（RI）。RI＝体重（g）/身长（cm）³×100。它反映单位体积的体重数，用于描述新生儿身体的充实度，其值随胎龄增长而增大[55~59]。对于足月儿，用 Rohrer 指数定义营养不良时，不受种族、性别、胎龄或初产、经产状态的影响[59~60]。

1. 质量指数和身长/头围建立的新生儿体型匀称标准[60]　见表 6-3-1。

表 6-3-1　　　　　　　　质量指数和身长/头围建立的新生儿体型标准

指数	标准	匀称型	非匀称型
质量指数	≤37 周	>2.0	<2.0
	>37 周	>2.2	<2.2
身长/头围	≤37 周	>1.36	<1.36
	>37 周	>1.36	<1.36

2. 用百分位法作为标准　①质量指数大于第 97 百分位者为软组织过多积聚。②质量指数小于第 3 百分位者为软组织不能储存或过多消耗（两者均为异常[61]）。

3. 质量指数对筛选宫内生长迟缓（IUGR）儿有一定的准确性，其敏感度、特异度分别为 56.7%、84.6%[12]，尤其是估计非匀称型 IUGR，比体重更敏感（均用<10th），在体重正常的小儿中仍有 IUGR 儿，而质量指数则未见[62]。宫内质量指数还可作为衡量 IUGR 预后的指标[63,64]。但也有人提出质量指数更适用于群体研究，并认为该指数不能肯定在质量指数与直接进行皮脂测量之间的确切关系[6]。

（二）中臂围/头围

中臂围（MAC）/头围（HC）是反映体格匀称性的指标。

1. Freedman[65]发现测量受营养状况影响的指标——中臂围（MAC），与不受营养状况影响的指标——头围（HC）之比（MAC/HC），在评价蛋白-热能营养状况及鉴别大于及小于胎龄儿中具有特别的意义。

2. Georigieff[66]等发现所有大于、小于胎龄儿及有生长障碍的适于胎龄儿，其 MAC/HC 与正常值相比差异均有显著意义，而且较体重更为准确。

3. 217 例不同胎龄 AGA 儿的研究[67]表明，此比值随胎龄增加而增加：①孕 30 周的 0.226±0.008 增至孕 42 周的 0.300±0.013，胎龄和体重的相关系数分别为 0.90 和 0.97，把中臂围与中臂围/头围结合起来，此两项指标比出生体重、头围、身长能更准确地反映宫内生长发育状况、体格匀称性及筛选因宫内发育障碍而可能出现的代谢异常的高危儿。②3 个月至 4 岁的小儿体格发育的纵向性研究[68]显示，此比值与年龄别体重（weight for age），身高别体重（weight for height），皮脂测量值和中臂围呈高度正相关

（$P<0.001$），与年龄别身高（height for age）和头围无相关，也说明它是一个判断营养状态的灵敏指标，并按照此比值把营养状态分成四类[68]（表6-3-2）。③新生儿尚未见有关用MAC/HC来进行营养分度的临床指导。

表6-3-2　　　　　　　　　中臂围/头围与营养状态

中臂围/头围（MH）	营养状态
MH>0.31	正常
0.31>MH>0.28	轻度营养不良
0.28>MH>0.25	中度营养不良
MH<0.25	重度营养不良

（三）克托莱指数（Quetelet index，QI）

原公式为［体重（kg）/身长（cm）］×1000。新生儿体重以克计算，其公式变成体重（g）/身长（cm），一个简单的体重身长之比了。其含义是每厘米身长的体重数。以相对体重来反映人体密度和充实度，用以反映小儿营养状况和生长发育的关系。具体为：①孕33～41周随胎龄的增大该指数增大[39,55,69,70]，而发育成熟后才基本稳定，早产儿、足月儿与过期产儿之间有显著差异，足月后显示出男女性别的差异[55]。②在宫内发育迟缓时，此比值下降。因此，克托莱指数更能反映体重的生长率[58]，它是评价新生儿营养状况发育水平的好指标。但由于比较简单，很少在综合评价中单独使用。

（四）身长（BL）/头围（HC）

通过身长与头围的比例关系，反映大脑的发育与整体身长的发育状况及匀称性[71]。胎龄对该比值影响不大，因为身长与头围的增加在各个胎龄期基本同步。此比值与质量指数一起建立的新生儿体型匀称标准已如前述。

（五）头围（HC）/胸围（CC）

该比值反映大脑与胸腔内脏器的发育关系，具体为：①胎龄35～41周时，此比值随胎龄的增加而减小，各组间差异有显著性（$P<0.001$）。②胎龄小于35周或大于42周，随胎龄的增加该比值变化不大（$P>0.05$），说明小于孕42周胸围的生长增加加快。③孕42周后，胎儿头围与胸围生长速度相对稳定[39,55]。

（六）其他指数

考普指数（Kaup index，KI）、维尔维克指数（Verver index，VI）、利比指数（Livi index，LI）、勃洛克指数（Polock index，PI）、艾里斯曼指数（Elisma index，EI）、身长胸围指数（BCI）等，其含义及计算方法，参阅第二部分第十章第二节。

第四节　影响新生儿综合评价中的因素

新生儿生长发育受很多因素影响，对其进行综合评价要考虑这些因素的作用。综合指数法是在单项指标的基础上进行的，因此，影响单项指标的各种因素均可影响综合评价结果。

一、与胎龄的关系

（一）单项指标

1. 孕 42 周以前各单项指标均值，均随胎龄的增大而增加。

2. 4 周以后增长缓慢或反而下降[37]。

（二）综合评价指标

1. 孕 32～41 周的胎儿其克托莱指数（QI）、考普指数（KI）和勃洛克指数（PI）的均值，均随胎龄的增大而增大。

2. 大于 42 周胎儿此 3 个指数随胎龄的增加有下降的趋势，说明人体充实度和密度随胎龄的增大而增大。

3. 孕 35～39 周的胎儿其身长胸围指数（BCI）、维尔维克指数（VI）和头围胸围比值（HC/CC）的均数也均随胎龄的增大而增大，说明接近足月时，机体的围度与充实度增加[39,55]。由于各胎龄组间均值的差异均有显著性，故在判断各指数是否正常时应按不同的胎龄进行评价才更合理。

二、性别的差异

1. 新生儿期间的六项指标（体重、身长、顶臀长、头围、胸围、中臂围）除少数几个小胎龄组外，均为男大于女[36]，但在综合评价的指数研究中像劳雷尔指数（RI），身长胸围指数（BCI）和维尔维克指数（VI）在足月儿均为女大于男[55]。

2. 这几个指数不仅可表示体型，还可说明新生儿营养状况及预示出生后的情况。所以，尽管单项指标为男大于女，但实际上女婴出生后状况较男婴好，这也说明女婴生存优势的原因[59]。

因此，综合指数法可以补充单项指标不能说明的问题。

三、地域和种族差异

1. 出生时我国北方绝大多数足月儿及过期儿在体重、身长、顶臀长、胸围、上臂围五项指标中，其均值大于南方，但头围则与此相反[36]。那么在综合评价中含有头围的指数，如身长/头围、中臂围/头围其均值就会北方大于南方。

2. 对 2831 例分析显示：黑人新生儿肢体较长而躯干较短，体重轻于白人新生儿，均值分别为 3152g 和 3331g[71~72]。相应地含有体重的指数，如克托莱指数、质量指数就会随着体重的变化而有升降。

3. 上述出生时的差异，提示在宫内已经形成。因此，确切的综合评价标准，出生时就应看出这种地域和种族区别。

四、母亲分娩年龄的影响

1. 新生儿体格发育与母亲分娩年龄的研究[73~74]结果表明：①母亲分娩年龄≤20 岁时，其新生儿体格发育六项指标均落后于其他年龄组，足月产儿的百分率也低于其他各组。②分娩年龄在 21～23 岁次之。③相反，母亲分娩年龄在 24～34 岁，其新生儿体格发育较好，足月产儿的百分率也较高，而早产儿和过期产儿的比例则下降，其中尤以 24～29 岁组为优。

2. 在综合评价时，如果发现新生儿多项指标均偏低，孕母营养状况又正常的情况下，就有必要追问一下孕母的分娩年龄。

五、与双亲身高的关系

1. 1978 年，Hill 提出胎儿宫内生长 15%依赖遗传基因，其中 50%为母亲遗传因素和环境因素的影响。

2. 1983 年，Pritchand 则报道胎儿出生体重与父亲身高和环境因素有明显关系。

3. 我国对 1055 例不同胎龄的初生儿的研究显示：父母身高与初生儿身长、体重呈高度正相关，其中母亲身高的部分回归系数大于父亲[75]。

4. 综合评价时，如果一组新生儿匀称度相同，从优生角度来说，父母双方，尤其是母亲身高较高者，其新生儿则可能为优中之优。

六、喂养方式的影响

1. 喂养方式在婴儿纵向生长发育中是一个重要的影响因素[76~77]。有资料显示喂养方式与足月适于胎龄（AGA）儿体重的关系密切，在新生儿期内，母乳喂养组的体重，其均值、累积增长值、定基增长速度、逐期增长值、环比增长速度均高于人工喂养组。

2. 在对新生儿进行综合评价时，有关体重的指数：克托莱指数、考普指数、质量指数、培利迪西指数均会与喂养方式有密切关系，但有关这方面的报道较少。

七、父母文化水平的影响

1. 岳少杰等[78]通过对我国南北方 12 城市不同胎龄正常新生儿体格发育六项指标分析发现：父母文化为小学程度者，其子女出生时体重、身长、头围、胸围、上臂围等多项体格发育指标均显著低于父母文化程度较高者（初、高中及大专以上）。提示父母基础文化素质是影响胎儿宫内体格发育的重要社会因素。

2. 由于涉及多个单项指标变化，在用综合指数法对新生儿进行综合评价时，父母文化水平对其影响的范围也会比较广，目前尚未见到这方面的研究报道。

八、季节的影响

1. 国外在 2 岁以上儿童生长速率的研究中发现[79]：婴儿最大的生长率出现在春、夏季，正常儿童一年中可能出现超过 3 个月没有生长的现象，尤其是在秋冬季。但是，如果每年的春、夏季生长率低于 4cm 或绝对值低于 2cm，一般视为异常。

2. 我国在 0～12 个月婴儿的单项指标纵向研究中也发现，身长在 4、5 月份增长最快，体重在 5、6 月份增长较快。因此，综合评价时，其指数也会随着单项指标的季节变化，出现增加与平缓的趋势，超过规定的界值将视为异常。

九、其他因素

影响新生儿体格发育纵向性综合评价的因素，除上述各项外，还与环境因素中的营养、疾病、气候、社会经济文化和生活环境等复杂因素有关[79~87]。有关父母职业及激素水平对综合评价的影响目前还不确切[88]。

总之，新生儿期间的生长发育过程也是一个不断适应从宫内到宫外环境发生巨大变化的过程，又受到生前、生后诸多因素的影响，对于它的评价更加复杂，也更具有独立意义。据近几年来这一领域的研究趋势，更侧重于研究各种因素对小儿体格发育及其综合评价的影响，这些影响因素在新生儿纵向体格发育及其综合评价中的作用也必将受到重视。

参考文献

[1] 叶恭绍．中国医学百科全书·儿童少年卫生学．上海：上海科学技术出版社，1984：23

[2] Brandt I. Postnatal Growth of preterm and Full-term infants, in Falkner and Tanner Human Growth. Vol2. ed 1, 1979: 139 - 159

[3] Tanner JM. Use and abuse of growth standards. In Falkner F and Tanner JM Human Growth. Vol3. ed 2, New York, 1986: 95 - 112

[4] Falkner F. Measures of human growth. in WHO regional office for Europe, Measuremen in Health Promotion and protection. Copenhagen, 1987: 109 - 121

[5] Healy MJR. Yang M, Tanner JM, et al. The use of short term increments, in length to monitor growth in infancy, in Linear growth retardation in Third World children. New York Nestle Nutrition. Raven Press, 1988: 41 - 51

[6] Gartside PS, Dine MS, Gkueck CJ. Relative velocity of accretion of weight and height using the Benn Index in the first nine years of life. Pediatric Research, 1984, 18 (7):627

[7] Deming J. Application of the Gompertz curve to the observed pattern of growth in Iength of 48 individual boys and girls during the adolescent cycle of growth. Ibid, 1957, 29:83

[8] Washburn AH. Application of the Jenss curve to the observed pattern of growth during the first eight years of life in forty boys and forty girls. Ibid, 1963, 35:484

[9] Tanner JM, Whitehouse RH, Takaishi M. Standards from birth to maturity For height, weight, height velocity, and weight velocity: British children, 1965 Part I. Arch Dis child, 1966, 41:454

[10] Tanner JM, Whitehouse RH, Takaishi M. Standards from birth to maturity for height, weight, height velocity, and weight velocity: British children, 1965 Part Ⅱ. Arch Dis child, 1966, 41:613

[11] National Centers for health statistics: growth curves for children birth-18years. United States. DHEW Publication, 1977: 33 - 35

[12] Mary OA. Longitudinal study of the growth of low birth weight infants. Pediatrics, 1973, 51 (4):620 - 628

[13] Ghrzaster-Spruch HM. Some genetic to problems in physical growth and development. A longitudinal study, 1977, 26:205

[14] Tanner JM, Whitehouse RH. Clinical longitudinal standards for height, weight, height velocity,

weight velocity, and stages of puberty. Arch Dis Childh, 1977, 51:170

[15] Roche AF. Incremental growth charts. Am J clin Nutr, 1980, 33:2041

[16] Kitchen WH. A longitudinal study of very low-birth weight infants. Ⅲ: Distance growth at eight years of age. Dev Med child Neurol, 1980, 22:163

[17] Meredith HV. Early Seriatim research on human somatic growth. Growth Autumu, 1981, 45:151

[18] Brown KH. Patterns of physical growth in a longitudinal study of young Children in rural Bangladesh. Am J Clin Nutr, 1982, 36:294

[19] Billewicz WZ, Mcgregor IA. A birth-to-maturity longitudinal study of height and weight in two west African (Gambian) villages, 1951 - 1975. Ann hum Biol, 1982, 9:309

[20] Berkey CS. Longitudinal growth standards for Preschool children. Ann Hum Biol, 1983, 10:57

[21] Cole TJ. Unemployment birth weight, and growth in the first year. Arch Dis Childh, 1983, 58:717

[22] Ounsted M. Head circumference charts updated. Arch Dis child, 1985, 60:936

[23] Persson LA. Infant feeding and growth-a longitudinal study in three Swedish communities. Ann Hum Biol, 1985, 12:41

[24] Bhalla AK. A longitudinal study of growth in length and weight of Punjabi infants in Chandigarn, India. Ann Hum Biol, l986, 13:427

[25] Boryslawski K. Structure of monthly increments of length, weight and head circumference in the first year: a pure longitudinal study of 200 Wroclaw infants. Ann Hum Biol, 1988, 15:205

[26] Leung SSF. Growth standards for weight, length and head circumference Hong Kong infant birth-2 years. Hong Kong J of Pediatrics, 1988, 5:109

[27] Roche AF, Guo S, more WM. Weight and recumbent length from 1 to 12 mo of age: reference data for 1-mo increments. Am Jclin Nutr, 1989, 49:599

[28] Bewer GI. The physical Development of infants and young children 5. Body height-a longitudinal study. Arztlj, 1989, 80:160

[29] Milani S. Individual growth curves and longitudinal growth charts between 0 and 3 years. Acta Pediatr scand, 1989, 350:95

[30] Altigani M. Catch up growth in preterm infants. Acta Pediatr Scand Suppl, 1989, 357:3

[31] Guo SM. Monthly growth status from a longitudinal study of Canadian infants. Can J Public Health, 1990, 81:215

[32] Wright CM, Waterston A, Aynsley-green A. Comparison of the use of Tanner and Whitehouse, NCHS, and Cambridge standards. Arch Dis Child, 1993, 69:420 - 422

[33] Daily DK. Growth patterns for infants weighing less than 801 grams at birth to 3 years of age. J Perinatol, 1994, 14 (67):454 - 460

[34] 诸福棠. 实用儿科学. 北京: 人民卫生出版社, 1957:24 - 32

[35] 丁宗一，王旋，许金华，等. 出生至 12 个月婴儿体重、身长和头围每月增值参考值. 中华儿科杂志, 1991, 29:267

[36] 张宝林，冯泽康，张丽辉，等. 中国 15 城市不同胎龄新生儿体格发育调查研究. 中华儿科杂志, 1988, 26:206

[37] 张宝林，冯泽康，孙振球. 中国 12 城市足月适于胎龄儿体格发育纵向研究. 中华儿科杂志, 1992, 30:207

[38] 孙振球，田凤调. 医用综合评价方法. 中国科学技术出版社，1994，2

[39] 张丽辉，张宝林，孟庆和，等. 中国 15 城市胎龄 28～44 周新生儿体格发育资料综合评价. 新生儿科杂志，1989，4:97

[40] Yank IT，Chang MH. Weight to length ratio-A good parameter for determining nutritional status in preterm and full-term newborns. Acta Paediatr. Int. J Paediatr，1993，83（5）:427 - 429

[41] Chellani HK，Alahajan J，Suri S，et al. Fetal ponderal index in predicting growth retardation. Indian 3 lifed Res，1990，92:163 - 166

[42] Georgieff MK，Sasanow SR，Chorkalingan UM，et al. A comparison of the mid-arm circumference ratio and ponderal index for the evaluation of newborn infants after abnormal intrauterine growth. Acta Paediatr Scand，1988，77:214

[43] Arniski W，Blair C，Vitucci JS. The illusion of catch-up growth in premature infants. Ues of the growth index and age correction. Am J Dis Child，1987，141:520

[44] Baleazar H，Haas J. Classification schemes of small for-gestational-age and type of intrauterine. growth retardation and its implications to early neonatal mortality. Earjy Hum Dev，1990，24（3）:219 - 230

[45] Gozal D，Ndombo PK，Ze minkande J，et al. Anthropometric measurements in a newborn population in west Africa：a reliable and simple tool for the identification of infants at risk for early postnatal morbidity. J Pediatr（United states），1991，118（5）:800 - 805

[46] Haste FM，Anderson HR，Brooke OG，et al. The effects of smoking and drinking on the anthropometric measurements of neonates. Pediatr Perinat Epidemiol（England），1991，5（1）:83 - 92

[47] Khoury MJ，Berg CJ，Calle EE. The ponderal index in term newborn siblings. Arn J Epidemiol，1990，132（3）:576 - 583

[48] Villar J，De Onis M，Kestler E，et al. The differential neonatal morbidity of the intrauterine growth retardation syndrome. Am J Obstet Gynecol（United states），1990，163:151 - 157

[49] Wolfe HiK，Brans YIV，Gross TL，et al. Correlation of _ commonly used measures of intrauterine growth with estimated neonatal body fat. Biol Neonate（Switzerland），1990，57（3 - 4）:167 - 171

[50] Patterson RX，Pouliot MR. Neonatal morphometries and prenatal Outcome：Who is growth retarded? Am J Obstet Gynecol，1987，157（3）:691 - 693

[51] Werteleckiw，Hoffc，Zansky S. Maternal Smoking：greater effect on Males，fetal tobacco Syndrome. Teratology Jun，1987，35（3）:317 - 320

[52] Kishan J，Elzouki AY，Mir NA，et al. Ponderal index as a predictor of neonatal morbidity in small for gestational age infants. Indian J Pediatr，1985，52（415）:133 - 137

[53] Weststrate JA，Deurenberg P，Van Tinteren H. Indices of body fat distribution and adiposity in Duth children from birth to 18 years of age. Int J Obes，1989，13（4）:465 - 477

[54] De Gamarra ME. Schutz Y，Catzeflis C，et al. Composition of weight gain during the neonatal period and longitudinal growth follow-up in premature babies. Biol Neonate，1987，52（4）:181 - 187

[55] 刘喜红. 中国不同胎龄新生儿身体指数的研究. 武警医学，2000，11（10）:588 - 590

[56] Rolland-cachera MF，sempe M，Guilloud-Batail Je M，et al. Adiposily indices in children. Am J clin Nutr，1982，36:178 - 184

[57] Lubchenco LO，Hansman C，Bogd E. Intrauterine Growth in Length and Head circumference as estimated from live births of gestational ages from 26 to 42 weeks. Pediatrics，1966，37（3）:403 - 408

[58] Henry K, Henry Ks, Donough O, et al. Current Pediatric Diagnosis&Treatement. edg Los Altos California Norwalk C. 1987, 44

[59] Rachal L, Robert, Szanne P, et al. Anthropometric assessment of body size difference of full-term male and female infants. Obste gynecol, 1993, 81 (2):16-24

[60] 邵肖梅. SGA 诊治常规试行草案（1987 年 9 月上海）. 中华儿科杂志, 1988, 26 (3): 164

[61] Miller HC, Hassanein K. Diagnosis of impaired fetal growth in newborn infants. Pediatrics, 1971, 41 (4):511-522

[62] Chellani HK, Mahajan J, Batra A, et al. Fetal ponderal index in predicting growth retardation. Indian J Med Res, 1990, 92:163

[63] Yangel S, Zacut D, Igelstein S, et al. In utero ponderal index as a prognostic factor in the evaluation of intrauterine growth retardation. Am J obstet Gynecol, 1987, 157 (2):415-419

[64] Guaschino S. The significance of ponderal index as a prognostic factor in a low-birth-weight population. Biol Res pregnancy Perinatol, 1986, 7 (3):121-127

[65] Freedman Ls, Fish I, Schwartz SA, et al. Sparing of the brain in neonatal undernutrition: amino acid transport and incorporation into brain and muscle. Science, 1980, 207:902

[66] Georgieff MK. Mid-arm circumference head circumference ratios for identification of symptomatic LGA、AGA and SGA newborn infants. J Pediatr, 1986, 109:316

[67] 彭世文, 管惠英. 新生儿上臂围、头围调查及其意义探讨. 中华儿科杂志, 1988, 26 (4): 215-216

[68] Robillard PY, Mashako L, Cezard JP, et al. Value of the arm circumferencel head circumference ralio in the evaluation of nutritional status in infants and young children (Fren). Arch Fr Pediatr, 1988, 45 (1):5-10

[69] 饶安伶, 张璇. 九市 0～7 岁儿童身体发育指数的探讨. 营养学报, 1989, 11 (3):197-204

[70] 谷祖善. 一种衡量青少年体格发育匀称度的新公式、石医指数. 石河子医学院学报, 1989, 11 (4):164-166

[71] Richard O. Fetal biparietal diameter, head circumference, abdomjnal circumference and femur length-A comparison by race and sex. J Reprod Med, 1993, 38 (3):201-206

[72] Britton JR, Britton HL, Jennett R, et al. Weight, Iength, head and Chest circumference at birth in Phoenix Arizona. J Reprod Med, 1993, 38 (3): 215-222

[73] 王宝琼, 张宝林, 韩珊瑞, 等. 新生儿体格发育与母亲分娩年龄的研究. 新生儿科杂志, 1993, 73 (10):587-589

[74] 王宝琼, 韩珊端, 张宝林. 新生儿体格发育与母亲分娩年龄的研究. 新生儿科杂志, 1991, 6 (4):158-160

[75] 赵三民, 张建华. 出生儿体重、身长与双亲身高的关系. 湖南医学, 1988, 5 (3): 143

[76] Mock NB, Magnani RJ, Abdoh AA, et al. Intrahousehold correlations in maternal-child nutritional status in rural Guinea: implications for programme-screening strategies. Bulletin of the world Health Organization, 1994, 72 (1):119-127

[77] Tulchinsky TH, Ebwein SEI, Ginsberg GM, et al. Growth and nutrition Patterns of infants associated with a nutrition education and supplementation programme in Gaza, 1987-1992. Bulletin of the world Health Oraganization, 1994, 72 (6):869-875

[78] 岳少杰, 张宝林. 中国 12 城市新生儿体格发育与父母文化之间的关系. 中国实用儿科杂志, 1996, 11 (3):182-184

［79］ Rudolph Hoffman JIE. Pediatrics Appleton-century-crofts 17th，1982：84－85

［80］ 杨珉，黄果，郑德元，等．城市和农村婴儿身长、体重生长模式的差异．华西医科大学学报，1989，20（2）：194－197

［81］ 杨珉，乔宗恺，黄果．0～1岁农村婴儿体重生长趋势及其影响因素初步探讨（混合纵向研究）．中华儿科杂志，1989，20（5）：278－280

［82］ Jubert K. Correlation between somatic development status of newborn infants and some socidemographic data. Arzti Jugendkd，1990，81（5）：347－352

［83］ Gruenwald P. Influence of environmental factors on fetal growth in man. Lance，1967，13（5）：1026－1028

［84］ Gruenwald P. Growth of the human fetus. I. Normal growth and its Variation. Am J obst&Gyne，1966，15（4）：1112－1119

［85］ Gruenwald P. Growth of the human fetus. II. abnormal growth in twins and dinfants of moters with diabetes，hypertension of isoimmunization. Am J obst&Gynec，1966，15（4）：1120－1132

［86］ Suzanne P，Robert L，Gary R，et al. The effect of cigarette smoking on neonatal anthropometric measurements. Obstet Gynecal，1995，85（40）：625－630

［87］ Saavedra JM. Longitudinal assessment of growth in children born to mother with human immundeficiency virus infection. Arch pediatr Adozese Med，1995，149（5）：497－502

［88］ Devile CJ. New challenges in the growth fileld. J Pediatr Endocrinol，1993，6（3－4）：295－301

（路　晴）

第七章　新生儿体格发育异常性疾病简介

在胎儿、新生儿期，各种能引起生理功能紊乱及机体形态异常的各系统疾病，对胎儿及新生儿的生长发育都会发生直接或间接，或轻或重的影响。因此，胎儿及新生儿期发生的各种疾病，都可能引起胎儿及新生儿体格发育的异常，包括外部形态可测出的异常及不易测出的异常；短暂可恢复的异常及永久不可恢复的异常。

本章所论及的能引起新生儿体格发育异常的疾病，主要是指在出生时及新生儿期出现明显的体重异常，身长及四肢异常，头围异常的各种疾病及综合征。在这些疾病中，主要包括遗传性疾病（单基因及多基因遗传病，染色体病），营养、代谢、内分泌疾病，感染性疾病，骨发育异常性疾病，孕母服用药物所致畸形综合征以及某些病因不明的疾病。由于遗传是影响胎儿、新生儿生长发育的重要因素，而在遗传性疾病中，生长发育障碍几乎是染色体异常、先天代谢缺陷病患儿的共同特征，故本章所列举的疾病中，遗传性疾病占了绝大多数。

现将出生时及新生儿期引起明显体重异常、身长及四肢异常、头围异常等部分有关疾病及综合征列表简介如下（表7-1-1～表7-1-5）。

表7-1-1　　　　　　　　　　　　　　　体重异常

病名	病因	体格发育异常表现	其他特点	治疗及预后
小于胎龄（small for gestational age, SGA）儿与低出生体重（low birth weight）儿	与孕母营养，宫内感染，胎盘因素，染色体畸变，遗传性疾病，多胎妊娠等因素有关	出生体重小于该胎龄正常体重第10百分位数以下。不分胎龄，凡出生体重＜2500g者，称低出生体重儿	消瘦，皮下脂肪少，可有低血糖，酸中毒	特别护理，防治低血糖及酸中毒，必要时可用生长激素。预后与原发病有关
大于胎龄（large for gestational age, LGA）儿与巨大（macrosomia）儿	遗传因素，母患糖尿病，母食量大，发育畸形	出生体重大于该胎龄正常体重第90百分位数以上，称LGA；不分胎龄，凡出生体重＞4000g者，称为巨大儿，或高出生体重儿	易发生产伤及低血糖、低血钙，红细胞增多	特别护理，防治低血糖、低血钙。发育畸形者预后差
Beckwith综合征，又称EMG综合征（脐膨出-巨舌-巨大畸形综合征）	原因不明，可能是常染色体隐性遗传性疾病	出生体重常超过4000g，肥胖巨体	巨舌，脐膨出，低血糖，可伴半身肥大，小头，易伴发恶性肿瘤（如Wilms瘤）	防治低血糖，手术矫正畸形。预后差

续表

病名	病因	体格发育异常表现	其他特点	治疗及预后
Sotos 综合征，又称脑性巨人症、脑性巨人畸形综合征	原因不明，可能是末梢组织对生长激素反应亢进所致	出生时体重、身长、头围均较正常大，巨头	特殊面容（前额突，眼距宽，腭弓高，下颌细，睑裂向外下）；精神，运动发育迟缓	无特殊疗法
先天性甲状腺功能减退症，又称呆小病（congenital hypothyroidism）	甲状腺先天缺陷或母孕期饮食中缺碘	出生时约 1/3 为 LGA，身长、头围可正常，随年龄增长，体重、身长均明显落后	体温低，脉缓，皮粗，囟门大，表情呆滞，甲状腺功能检查可确诊	诊断一经确定，尽快采用甲状腺素替代疗法。早治疗，预后好
新生儿 Rh 血型不合溶血病（Rh-hemolytic disease of the newborn）	母子血型不合，产生同族血型免疫作用	非水肿型体重多在正常儿体重第 50 百分位以上；水肿型多在第 90 百分位以上	母子 Rh 血型不合，黄疸，水肿，肝脾大；Rh 血型特异性免疫抗体检查可确诊	中西药物治疗，光疗及换血疗法。重型患儿预后差
Potter's Syndrome（波特综合征），又称双肾未发育	羊水过少	多为 SGA，鼻扁平宽大，眼距宽，小下颌，耳大位低，肢体畸形	出生后无尿，超声波检查、CT 扫描可确诊	多于生后数日内死亡
双胎输血综合征（twin-twin transfusion syndrome, TTTs）	胎盘深部动静脉吻合引起血液循环的不平衡	供血儿胎盘色泽苍白，水肿，呈萎缩貌，绒毛有水肿及血管收缩；受血儿和供血儿的血红蛋白水平相差常在 50g/L 以上；两胎之间的体重差异≥20%	产前 B 超：确定为单绒毛膜双胎；腹围相差 20mm；羊水过多或过少；受血者脐带粗于供血者，有时受血者脐带伴有单脐动脉；脐穿刺血红蛋白水平差异；严重的胎儿可有水肿	胎儿镜下胎盘交通血管激光凝固术；羊水减量；羊膜造口等

表 7-1-2　　　　　　　　　　身长及四肢异常

病名	病因	体格发育异常表现	其他特点	治疗及预后
家族性身材矮小	遗传因素	出生时身长可在第 3 百分位以下，体态均匀	家族中有身高低于第 3 百分位者，骨龄正常，体检无其他异常	不需治疗，有试用生长激素的报道，效果未肯定
家族性高身材	遗传因素	出生时身长与体重均较大，至儿童期身高在第 97 百分位以上	父母为高身材，骨龄与实龄相符，无病理性生长过速病症	不需治疗，儿童期亦可用性激素控制身高
先天性风疹病毒感染（congenital yubella virus infection）	宫内感染风疹病毒	出生体重、身长均低，小头，指、趾畸形	伴心血管、眼（白内障，小眼）畸形，耳聋；病毒分离，特异性抗体检查可确诊	对症治疗。预后与并发畸形的严重程度有关

续表 1

病名	病因	体格发育异常表现	其他特点	治疗及预后
先天性侏儒痴呆综合征，又称 Noonan 综合征、Turner 样综合征	常染色体显性遗传	短身材，眼距宽，低位耳，颈短，颈蹼，胸廓异常	两性均可患病，伴心血管畸形，隐睾，智力低，染色体核型正常	对症治疗。预后与畸形严重程度及矫正效果有关
胎儿乙醇综合征，又称 Clarren-Smith 综合征	孕妇大量饮酒	身长、体重均减低，小头，睑裂短，上唇薄，下颌后缩	协调动作障碍，肌张力低，多动症；可伴其他畸形，染色体正常	无特殊疗法。成活儿不能正常生活，故孕妇应戒酒
面部红斑侏儒综合征，又称 Bloom 综合征、染色体脆弱综合征	常染色体隐性遗传	身长明显短小（多从胚胎开始），头长，鼻小，耳大，四肢畸形，下肢短小	面部血管扩张性红斑，呈蝶形分布，对阳光过敏；染色体易断裂	对症治疗，外用防光剂，多因恶性肿瘤致死
先天性肾病综合征（congenital nephritic syndrome）	芬兰型为常染色体隐性遗传	身材短小，低体重，耳低，鼻小，腹大	水肿，蛋白尿，血浆蛋白低，高胆固醇血症，骨龄及智力均低	无特效治疗。激素、环磷酰胺无效，有肾移植成功者
软骨发育不全（Achondroplasia）	常染色体显性遗传	肢短侏儒，头大，手指短而宽，躯干近于正常，胸扁腹大	四肢皮肤皱褶明显，智力正常；骨 X 线检查可确诊	无特殊治疗，预后差
成骨不全（osteogenesis imperfecta），又称脆骨病	常染色体显性遗传病（某些为隐性遗传）	先天性者出生即有肢体短、弯曲畸形，头大，鼻小，尖下颌	伴多发性骨折，常有颅内出血，蓝巩膜，听力差	特别护理，固定骨折，先天性者预后差
先天性卵巢发育不全，又称特纳（Turner）综合征	性染色体畸变（60% 的核型为 45, X0，缺少一个性染色体）	出生体重低，身长亦短，颈短，乳距宽，躯干短，指距＞身长，肘外翻，贯通手	颈部皮肤过度折叠，手背、足背淋巴水肿，后发际低；可伴有心、肾、骨畸形；染色体检查异常	新生儿期发病者，智力差，预后差；成活至年长儿可用雌激素治疗
干骺端发育不良综合征（Jansen 综合征）	不明，可能为遗传因素	身材短小，新生儿期可见肢根部缩短，严重弓形腿，纵向生长停滞	下颌骨发育不全，关节肿大挛缩；X 线示干骺端损害	无特殊疗法，与生命关系不大
主动脉瓣上狭窄综合征（supravalvular aortic stenosis syndrome），又称 Williams 综合征	不明，可能与维生素 D 代谢异常有关	出生时身长短，体重低，以后增长迟缓，头小，眼距宽，小颌，额宽而突，脸圆，呈小妖精面容	伴主动脉上腔狭窄等心血管畸形，低智，高钙血症	禁用维生素 D 及高钙饮食，手术矫正畸形。预后与畸形程度有关

续表 2

病名	病因	体格发育异常表现	其他特点	治疗及预后
Amsterdam 侏儒，又称浓眉-小头-短肢综合征，或 cornelia de lange 综合征	可能和遗传有关	出身体重低，侏儒，小头，短头，小鼻，小颌，耳位低，四肢短，拇指近位，第 2 和第 3 趾并趾	浓眉毛并向中靠拢，睫毛长而弯，前额、上臂、背部多毛，通贯手，小指有单一屈线，蹈趾球部有花纹	无特殊治疗。因易感染，自伤，应注意防止。可存活至成人
豹皮综合征（leopard syndrome），又称多发性着色斑综合征	常染色体显性遗传	身材短小，生后生长迟缓，眼距宽，鼻根宽，下颌突，异形颅，耳低	皮肤多发性斑痣，黑色或棕黑；伴心血管畸形，耳聋，生殖器异常	对症治疗，手术矫正畸形。心肌病者可突然死亡
桡骨发育不全-血小板减少综合征（Radial aplasiathrombocytopenia syndrome）	常染色体隐性或显性遗传	身材短小，发育迟缓，上肢畸形较下肢多，小下颌	出血，血小板减少，无抗血小板抗体；双侧桡骨缺损或发育不全	用肾上腺皮质激素、输注血小板治疗血小板减少。可因出血而死亡
致死性侏儒综合征（thanatophoric dwarfism syndrome）	不明，约 2/3 的病例孕期有羊水过多	出生时身长明显短小，四肢极短，伸展受限，头大，躯干较长，胸廓小	眼球突出，肺发育不良，常因呼吸衰竭于生后不久死亡	目前无有效疗法。常为死产或生后数月内死亡
Langer-Giedion 综合征，又称多发性软骨外生骨疣-周围发育不良	不明	出生后即见明显的肢端部或肢中部缩短的身材，小头，耳大，鼻大	多发性软骨外生骨疣；发稀，眉毛浓	无特殊治疗
固缩骨发育障碍	常染色体隐性遗传	生后即见短肢体，身材矮小，头大，手足宽短	有弥漫性骨硬化，干骺端不呈条纹状；囟门大，巩膜一般呈蓝色	无特殊治疗
马方综合征（Marfan's syndrome），又称蜘蛛指症、肢体细长症	常染色体显性遗传	生后即见身体细长，指距超过身长，下部量大于上部量，蜘蛛指，头长，耳大	伴晶体移位，心血管畸形，智力正常，尿中不含胱氨酸	无特效治疗，手术可矫正畸形。平均寿命较正常人低
先天性多发性关节弯曲（arthrogryposis multiplex congenita）	不明，少数为常染色体隐性遗传	肢体呈圆柱状，关节屈曲挛缩或肢体弯曲变形致身材短小	多数关节先天性不能运动，固定于不同姿势为其特点	通过按摩、被动运动、中西药外用，可改善功能

续表3

病名	病因	体格发育异常表现	其他特点	治疗及预后
六指侏儒症，又称 Ellis-Van Creveld 综合征、软骨外胚层发育不良、肢端综合征	常染色体隐性遗传	四肢短缩型侏儒，多指（趾）皆为轴后性	指甲（薄，脆）、牙（约 1/4 初生已萌，以后磨牙缺失）、毛发（稀少，枯）等外胚层发育不良，上唇中与上颌牙龈融合	外科矫治畸形。约 1/3 于生后 2 周内死亡，合并先天性心脏病者，常死于心力衰竭
短肢畸形-唇腭裂综合征，又称 Robert's syndrome	常染色体隐性遗传，多数有染色体异常（C组多见）	四肢短小，有时缺损，上肢比下肢重，出生体重低（0.9～2.08kg）、低身长（27～47.5cm）	唇、下颌、腭裂，头面部畸形；外生殖器肿大，染色体检查可确诊	手术矫治畸形。预后差，多在新生儿期死亡
先天性钙化性软骨发育不良，又称 conradi syndrome、先天性点彩状骨骺	不明，可能与遗传有关	四肢短小，上臂比前臂重，大腿比小腿重，可有多指、并指，短头，短颈，身材短	白内障，马鞍鼻，鱼鳞状红皮病；X 线见骨干骺端斑点状钙化	对症治疗，预后差
眼-短肢-短身材综合征，又称 Marchesani syndrome	常染色体隐性遗传	四肢及指（趾）短，身材短	眼部球形晶体，小晶体或不全脱位，近视，青光眼	对症治疗，不影响寿命
果尔茨综合征（Goltz's syndrome）又称先天性斑状皮萎缩和乳头瘤病	不明，可能系致畸外因与遗传因素共同作用	短身材，四肢躯干面部非对称性发育，小头，指畸形，小眼，单眼，指、趾缺损	皮肤萎缩性变，其上有色素沉着；口、肛门、外阴可见乳头瘤，头发少	对症治疗，预后较好
短肋骨-多指（趾）综合征（short rib-polydactyly syndrome）	常染色体隐性遗传	短肢体，多指（趾），胸廓畸形	肋骨极短，喉部狭窄，肺发育不全致呼吸困难	对症治疗，若度过新生儿期，随年龄增长，呼吸可改善
先天性脊柱骨骺发育不良（congenital spondyloepiphyseal dysplasias）	常染色体显性遗传	出生时见肢体肢根部缩短，手长，畸形足，头围正常，颈部极短，屈曲受限	X 线示椎体平，不规则，椎体骨化延迟，新生儿期以膝、髋关节为著	对症治疗
营养不良性萎缩骨发育不良（metatropic dysplasia）	常染色体显性和隐性遗传变异型	出生时肢体短小，以后脊柱后凸，短躯干	关节呈球形肿胀，X 线示椎骨过度扁平，长骨短，干骺端不规则，肋骨短	对症治疗
罗比诺综合征（Robinow's syndrome），又称 Fatal face 综合征	可能为常染色体显性遗传	四肢短缩，前臂短，脊柱弯，胎儿脸，鞍鼻，眼距宽，前额突	外生殖器发育不全，阴茎短小，巨舌	无特殊治疗。即使用睾酮治疗，阴茎也不会长长

续表 4

病名	病因	体格发育异常表现	其他特点	治疗及预后
阿-斯综合征（Aarskog-Scott syndrome），又称颜面-指-生殖器异常综合征	性连锁隐性遗传，或限于男性发病的常染色体显性遗传	手指短，第5指最显著，手掌宽，指间有蹼，身材短小	圆脸，下颌低，鼻短上翘，眼距宽，耳郭上部厚，巨大角膜；阴囊裂，隐睾，尿道下裂	无特殊治疗
婴儿骨皮质增厚症（infantile cortical hyperostosis），又称Caffey病	不明，可能是某种病毒感染所致	生后不久上、下肢肿胀（肢体围度大）继之面颌部肿，局部肤色不变	伴高热，X线示长骨皮质外层新骨增生明显，骨干增厚，变粗	支持治疗，可用抗生素、激素。预后好，恢复需数月
先天性桡骨缺如（congenital radial）	先天性不发育或发育不全	前臂明显缩短及弯曲，腕关节向桡侧偏斜，拇指发育不全	男多于女，50%为双侧发病，可单独发生，亦常与其他畸形共存	生后即进行畸形矫正
先天性髋关节脱位（congenital dislocation of the hip）	不明，可能与遗传因素有关	大小腿比例不相称，大腿短而粗，小腿细而长。臀部宽，臀部、腹股沟皮纹不对称	病侧股动脉搏动减弱，股骨头摸不到；X线检查可证实	手法复位后，用吊带或蛙式位夹板保持数月，多数可愈
血管-骨肥大综合征（Angio-osteohypertrophy syndrome），又称骨肥大-静脉曲张-血管瘤综合征（Kippel-Trenaunay-Parkes-Weber Syndrom）	不明	对称性肢体肥大，可有多指，并指	有血管瘤，扩张的毛细血管痣，动静脉瘘；X线示骨皮质增厚	对症治疗
脑-肝-肾综合征（cerebrohepatorenal syndrome）	不明，可能为常染色体隐性遗传	身材短，体重低，小头，眼距宽，鼻宽，小颌，短指（趾），内翻足，新生儿期生长停滞，体重不增	智力低下伴癫痫；肝大，黄疸，低凝血酶原；肾皮质囊肿；肌张力低	对症治疗，出生后数周或数月常因出血而死亡
胎儿苯丙酮香豆素综合征（fetal warfarin syndrome）	孕母服华法林（Warfarin）抗凝剂致骨形成障碍	四肢发育不良如海豹样短肢，指甲形成不良；鼻形成不全（无鼻梁，鼻腔小）；小眼球，低体重	X线示软骨骨化障碍见点状化骨象；呼吸窘迫，智力低下，目盲	对症处理
胎儿水痘综合征（fetal chickenpox syndrome）	孕母早期感染水痘或带状疱疹	四肢发育不全，手足畸形，小头或脑积水，小眼	智力低下，颅骨缺损，胃肠道及泌尿道畸形，视神经萎缩	对症处理

续表5

病名	病因	体格发育异常表现	其他特点	治疗及预后
肢端骨发育不全综合征（acrodysostosis syndrome）	可能与遗传因素有关，父亲高龄者发病率高	四肢末端短小，鼻骨缺损或发育不全，出生体重低，短身材	颜面中央部变平伴精神缺陷，骨龄提前，反复发作中耳炎，隐睾	对症处理
不对称身材-矮小-性发育异常综合征（silverrussel syndrome）	常染色体显性遗传病，或母孕期8～12周因母亲因素致胎儿宫内发育异常	50%有身材矮小，颅面畸形，低出生体重，身体不对称，第5指（趾）向内弯曲	可有性发育异常	肢体长度明显不对称，可行骨科手术治疗
上肢-心脏综合征（holt-oram syndrome）	常染色体显性遗传病	桡骨缺失或发育不全，可有上臂及肩胛骨发育不良、拇指和示指并指畸形、海豹肢畸形等	先天性心脏畸形，如继发孔形房间隔缺损、室间隔缺损	桡骨缺如或发育不全，可能需进行多次手术。心脏畸形可手术或封堵
窒息性胸骨发育不良综合征，又称胸廓发育不良综合征（Jeune syndrome, thoracic insufficiency syndrome）	常染色体隐性遗传性骨软骨发育不良性疾病	肋骨短，胸廓狭小，呼吸运动困难，骨盆畸形，肢体短缩，20%可伴多指（趾）畸形	可因肾纤维化导致慢性肾衰竭而死亡	从出生到8岁，采取手术治疗有利于使肺进一步获得生长发育
下颌面骨发育不全综合征（treacher collins syndrome）	胚胎7～8周以前第一、第二腮弓发育异常。或为常染色体不规则显性遗传	颧骨和下颌骨发育不全、睑裂倾斜、下眼睑缺损和耳畸形等	可有听力障碍	很多特征会随着成长及手术治疗等而得到改善
眼、耳、脊柱发育不良综合征，又称第一、第二腮弓综合征（Goldenhar syndrome）	常染色体显性遗传	小耳或副耳，颜面左右不对称，脊柱畸形；附加表现有口面裂，眼球皮样囊肿，斜视，内眦赘皮	听力障碍，先天性心脏病等	外科美容整形手术治疗
肢端、面骨发育异常综合征（Nager syndrome），又称Treacher Collins综合征伴肢端异常	常染色体隐性遗传	双侧眼裂狭窄，向外下方倾斜呈"八"字形反先天愚型状。眉毛稀少，睫毛稀疏，颌面部发育不良，小下颌，颧弓小。桡骨线呈向心性缩减缺陷，拇指有先天缺如或发育不全	可有传导性耳聋，少数可伴甲状腺功能减低	外科整形手术治疗

续表6

病名	病因	体格发育异常表现	其他特点	治疗及预后
轴后性、肢端、面部骨发育异常综合征（Genee-Wiedimann syndrome，Miller Syndrome），Fontaine-Farriaux-Blanckaert 综合征	常染色体显性遗传	足裂，小颌后缩症，腭裂或黏膜下裂及杯状耳		手术矫形
尖头并指（趾）综合征（acrocephalosyndactyly syndrome）	常染色体显性遗传	左右指（趾）对称性并指（趾）；颅顶短而尖，前额高耸，冠状缝早期闭合，颅骨纵轴增大。囟门向上、向前突，眼眶浅而扁平，眼球突出，两眼距离过远，上睑下垂，常有斜视和眼震颤	可伴有其他骨骼异常，可有智能障碍	防止颅内压增高，改善颅骨和面部畸形，颅骨早期骨化者可做颅缝开大术，纠正并指（趾）畸形
多囊肾-脑膨出-多指（趾）综合征（Mekel-Gruber Syndrome），又称 Meckel 综合征、Glubef 综合征	常染色体隐性遗传	脑膨出，小头，大脑、小脑发育不良或无脑，前额低斜。小眼，腭裂，小下颌，耳歪斜、耳畸形。颈短，多指趾（多数为轴后多指趾），畸形足	多囊肾，肾发育不良。肝囊肿。外生殖器和（或）内生殖器发育不良，男性隐睾	预后差，无特殊治疗
软骨毛发发育不良综合征（cartilage hair hypoplasia syndrome），又称 Gatti-Lux 综合征、短肢侏儒免疫缺陷症（immunodeficiency with short-limbed dwarfism），McKusick 干骺端软骨发育不良	常染色体隐性遗传	出生时身长即短于正常，上下部量比例失常，表现为非对称性短肢型侏儒，成年身高不超过 150cm。长骨缩短，手足短粗，指甲短宽，可伴有韧带松弛，肘部不能完全伸展	头发、眉毛、睫毛异常短稀，纤细易折，重者完全秃顶。可有慢性中性粒细胞减少，细胞和（或）体液免疫功能异常。X 线：长骨干骺端增宽	无有效的治疗方法，增强细胞免疫和体液免疫，加强抗感染
Door 综合征（Door Syndrome）	常染色体隐性遗传	骨营养不良，指（趾）骨缺如或指（趾）甲缺如。拇指与掌指相似。面部异常，宽鼻、大鼻孔，上唇薄、人中长	神经性耳聋，神经精神发育迟缓，智力低下，先天性肾积水。X 线示第三指（趾）骨缺如	无特殊治疗

续表7

病名	病因	体格发育异常表现	其他特点	治疗及预后
指甲-髌骨综合征（nail-patella syndrome），又称骨指甲发育不全（osteo-onycho-dysostosis）、遗传性骨指甲发育异常（hereditary osteo-onycho-dysplasia）、Tumer-Kister综合征等	常染色体显性遗传	髌骨发育不良、过小或缺如。膝、肘关节发生脱位或出现膝、肘外翻及小腿外旋畸形，桡骨小头发育不良、缺如或脱位，髂骨两侧形成圆锥状，畸形在髂骨角的顶端可出现第二骨化中心，使骨盆形态类似象耳	指甲萎缩、角化不全，最常见于拇指和示指。30%～40%合并肾脏损害。眼部异常：可有虹膜睫状体异常，晶状体玻璃体浑浊，或视力受累	畸形可予相应的手术矫正，肾脏损害可对症治疗
胸大肌缺损并指综合征（Poland syndrome）	可能为常染色体显性或隐性遗传	单侧并指、短指畸形，同侧胸大肌缺乏，同侧乳头不发育，同侧腋窝、胸廓部分缺陷，伴肋骨缺损，腋窝前方皱褶缺如	可有生殖器异常	可行矫形手术
先天性外胚层发育不良综合征（congenital ectodermal dysplasia syndrome），又称先天性外胚层缺陷、Siemencs综合征	常染色体显性与性联隐性遗传	指（趾）甲发育不良，汗腺与皮脂腺少，缺牙或牙发育不良，毛发稀少	泪腺发育不全者易致结膜、角膜干燥。可有中胚层或内胚层发育缺陷	无特殊治疗，一般对症处理

常染色体三体综合征

病名	病因	体格发育异常表现	其他特点	治疗及预后
唐氏综合征，又称21三体综合征（21-trisomy syndrome）、先天愚型、Down综合征、伸舌样痴呆	常染色体畸变，随母亲年龄增大而发病率增加。21号染色体三体	多为SGA。头小、头短及颈短、宽；身材短，手宽，手指短，第5小指内弯且短，拇指与示指、第1趾与第2趾间距宽，外耳小，特殊指纹	特殊面容（脸圆扁，眼裂小、外上斜，眼距宽，鼻根平，伸舌），低智，常伴有内胚畸形，染色体检查可确诊	无特殊药物治疗，教育与训练可改善症状。预后较差，存活期比过去延长
18三体综合征（18-trisomy syndrome），又称Edwards综合征	常染色体畸变。随父母年龄增长，其发病率增高。18号染色体三体	出生体重低，新生儿期身长、体重增长慢，体格短小，拇指、中指、示指紧收，示指压在中指上，小指压在环指上，低耳位，贯通手，指甲发育不良	多发畸形可达100多种，手指弓形纹在6个以上，单有弓纹应疑本征。染色体检查可确诊	无特殊治疗，预后不良

续表8

病名	病因	体格发育异常表现	其他特点	治疗及预后
13 三体综合征（13-trisomy syndrome），又称 Patau 综合征	常染色体畸变。40％的母亲年龄大于 35 岁，13 号染色体三体	出生低体重，生后喂养困难，体格发育落后，小头，小眼，足跟突出，摇椅底样足，贯通手	多发畸形，比 18 三体严重，手指弓形纹在 4 个以上，指甲过凸。染色体核型检查可确诊	无特殊治疗。预后不良，6 个月时死亡率高达 70％
其他常染色体三体综合征（7、8、9、14、17、19 三体综合征）	常染色体畸变，7、8、9、14、17、19 号染色体三体	生长迟缓，小头，短颈，眼距宽，低位耳，小颌	染色体核型检查可确诊	无特殊治疗

常染色体部分三体综合征

病名	病因	体格发育异常表现	其他特点	治疗及预后
2p 部分三体综合征（2p partial trisomy syndrome）	2 号染色体短臂部分三体	生长迟缓，体重、身长不增，小头，小颌，眼距宽，耳大，手指细长	重度低智，胸骨发育不全。染色体核型检查可确诊	无特殊治疗。可存活至儿童期
3q 部分三体综合征（3q partial trisomy syndrome）	3 号染色体长臂部分三体	宫内和（或）生后生长迟缓，小头，颈短，四肢短，指（趾）畸形	低智，语迟，多发畸形。染色体核型检查可确诊	多在婴儿期死亡
其他常染色体部分三体综合征（2q、3p、4p、4q、5p、5q、6q、7p、7q、8p、9q、10q、11p、12p、14p、16p、16q、17p 等）	2、4、5、6、7、8、9、10、11、12、16、17 号染色体短臂或长臂部分三体，14 号染色体部分三体	宫内和（或）生后生长迟缓，体格短小，小头	多伴低智，体表或体内先天畸形。均需染色体核型检查而分别确诊	无特殊治疗，预后差
常染色体单体综合征（21、22 单体综合征）	21 或 22 号染色体单体	宫内和生后生长障碍，颅面部异常	低智，多发畸形。染色体核型检查而分别确诊	无特殊治疗。预后差，多在婴儿期死亡，个别存活到 10 岁左右

常染色体部分单体综合征

病名	病因	体格发育异常表现	其他特点	治疗及预后
4p 部分单体综合征，又称 Wolf 综合征、Wolf-Hirschhorn 综合征	4 号染色体短臂部分缺失	宫内发育迟缓，平均出生体重 2000g，身长 44cm，头围 30.7cm，小头，颈细长，长躯干，细四肢，指甲过凸	严重低智，颅面部发育不良，伴多发畸形。染色体核型检查可确诊	1/3 在 2 岁内死亡，多数活至儿童期，个别可活到成人
5p 部分单体综合征，又称猫叫综合征（cat cry syndrome）	5 号染色体短臂部分缺失	宫内发育迟缓，出生体重＜2500g，头围 31cm，身长低于正常儿，随年龄增长，小头持续存在	严重低智，有微弱、悲哀、咪咪似猫叫的哭声，颅面部发育不良，伴多发畸形。染色体检查可确诊	无特殊治疗。多数可活到儿童期，但身高、体重均低于正常

续表9

病名	病因	体格发育异常表现	其他特点	治疗及预后
11q 部分单体综合征	11 号染色体长臂部分缺失	宫内发育迟缓，出生体重平均 2250g，身长 45.5cm，生后生长障碍，舟状或三角形头	低智，语迟，颅面部体表及体内畸形。染色体检查确诊	无特殊治疗，幸存者可活过童年
13q 部分单体综合征	13 号染色体长臂部分缺失	宫内发育迟缓，生后生长发育障碍，小头常伴三角形，耳大，指（趾）异常	低智，20%～30% 有视网膜母细胞瘤。染色体检查可确诊	多数可活至成人，部分可因视网膜母细胞瘤死亡
21q 部分单体综合征，又称逆向先天愚型综合征	21 号染色体长臂部分缺失	生长发育迟缓，小头，耳大和（或）低位，高鼻梁，小颌，颅骨畸形	低智，肌张力高，尿道下裂，隐睾。染色体检查可确诊	无特殊治疗
其他常染色体部分单体综合征（1p，2p，7p，8q，9q，10q，16q，18p 等）	1、2、7、8、9、10、16、18 号染色体短臂或长臂部分缺失	宫内或生后发育迟缓，体重低，身材短，小头	低智，颅面或体内畸形。染色体检查可确诊	无特殊治疗。预后差，部分可活至成人

环状染色体综合征

病名	病因	体格发育异常表现	其他特点	治疗及预后
1 号环状染色体综合征	1 号染色体形成环状 r（1）	宫内发育迟缓，出生体重低，生后生长障碍，严重侏儒，小头	低智，肌张力低，易发生慢性粒细胞性白血病。染色体检查可确诊	无特殊治疗，可活至儿童期
其他环状染色体综合征 [r（2），r（6），r（7），r（10），r（12），r（14）等]	2，6，7，10，12，14 号染色体呈环状	宫内或生后发育迟缓，身材短小，头小，颅面部发育异常，短颈	低智，r（14）在新生儿期常有呼吸困难。染色体检查可确诊	无特殊治疗。多半可活到儿童期
脆性 X 染色体综合征（fragile X chromosomes syndrome）	X 染色体长臂末端 2 区 7 带断裂或随体样改变（X 性联不完全显性遗传）	部分患儿新生儿期体重增高，身材短小，生长迟缓，短手，四肢过度屈曲	低智，新生儿期睾丸大，青春期巨睾，特殊面容。细胞遗传学检测可确诊	无特效治疗，可试用叶酸治疗
梅干腹综合征（Prune-Belly syndrome），又称腹壁肌肉缺如综合征	不明。可能是伴性隐性遗传	腹壁肌肉缺如或发育不良，腹壁松弛，皮肤皱褶，外形像"梅脯"。可见马蹄内翻足、脊柱侧凸，上肢短缩，拇指缺失，多指	膀胱扩张，输尿管扩张，肾积水，反复尿路感染和肾损害。双侧隐睾	弹力绷带包扎腹部。保持尿路引流通畅，预防和治疗尿路感染
Russel-Silver 综合征	不明	侏儒，先天性半身肥大	特殊三角形面容，生长激素正常	无特殊治疗

续表 10

病名	病因	体格发育异常表现	其他特点	治疗及预后
神经瘤综合征（neuroma syndrome）	常染色体显性遗传	有马方综合征体型，四肢异常长、蜘蛛状指（趾）	口唇、舌、眼睑多发性神经瘤	早期发现及时切除肿瘤
一侧肥大症	先天性者，全身器官左右均不对称，似受精卵分成两个大小不同的细胞所致	上下肢、外生殖器及躯干左右不对称，患侧肥大。患侧皮肤可因血管怒张而呈现发紫的斑点	患侧也可并发多指、血管瘤，或毛发旺盛、汗少	对肥大的一侧，必要时可用骺生长阻滞手术，以控制肢体长度

表 7-1-3　　　　　　　　　头围异常

病名	病因	体格发育异常表现	其他特点	治疗及预后
头大畸形（macrocephaly），又称巨脑畸形	脑发育障碍，由先天性大脑皮质增厚及神经胶质增生所致	出生时或生后头围明显增大，出生脑重可达1500～2800g（正常390g）	无脑积水，无颅内压增高，可伴惊厥或视力、听力障碍。CT检查有助于鉴别诊断	无特殊治疗。预后与脑异常发育的程度有关
脑积水（hydrocephalus）	先天畸形，感染（脑膜炎后），颅内出血后（吸收不良或纤维增生），肿瘤	头围大且增长过度，头颅扩大变形，前囟大，颅缝宽，生长发育迟缓	头皮静脉怒张，扣之为破壶音。眼球向下转，四肢痉挛状，低智。颅骨摄片、CT扫描、B超均助诊断	保守治疗或手术疗法。预后与病因及病变程度有关
新生儿佝偻病（neonatal rickets）	维生素D缺乏	头围大，方颅，前囟大，颅缝宽，侧囟未闭，漏斗胸，手脚镯	颅骨软化，肋骨串珠；血钙、磷 25-(OH)D_3 及 1,25-(OH)$_2D_3$ 降低。尺桡骨照片及股骨远端、胫骨近端照片有助诊断	口服维生素D，每天2000U，连用1个月；或肌内注射20万U一次。预后良好
Riley-Smith syndrome，又称巨头-假性视神经盘水肿、多发性血管瘤综合征	遗传因素	出生时即头大	视神经盘水肿，视觉敏感度不受损，皮肤血管瘤有时出现稍晚	对症治疗。预后尚好
积水性无脑畸形（hydroencephaly），又称水脑畸形	先天性发育不全	出生时头围可正常，生后逐渐增大，前后囟大，骨缝裂开	大脑半球大部分缺损而代之以充满液体之囊腔。CT检查可助诊断	多在1～2个月内死亡
先天性弓形虫病（congenital toxoplasmosis）	宫内感染弓形虫	脑积水，头围大；亦有致头小畸形，小眼及肢体畸形	可伴急性感染中毒征，脑炎，脑膜炎征，颅内多发脑钙化。PCR及循环抗原检测可确诊	乙胺嘧啶与磺胺嘧啶合用，或选复方磺胺甲噁唑、螺旋霉素

续表1

病名	病因	体格发育异常表现	其他特点	治疗及预后
神经纤维瘤病（neurofibromatosis）	常染色体显性遗传伴变异	大头，肢体，舌体肿大	牛奶咖啡斑（5个以上，0.5cm以上），丛状神经纤维瘤，内脏肿大	对症治疗，手术切除
头小畸形（microcephaly）	妊娠早期有害因素影响（感染，放射线，营养差，药物，中毒），染色体畸变，家族遗传，围生期疾病（感染，缺氧，外伤），代谢异常	头围低于正常儿2个标准差以上。头顶小而尖，前额狭，颅穹窿小，枕部平，面耳相对大，囟门、骨缝闭合早	多数低智，部分智力可正常，可伴惊厥，脑瘫。CT可见脑萎缩，畸形，也有形态正常者	对症治疗。依病因及脑发育不全的程度不同，其预后各异
巨细胞包涵体病（cytomegalic inclusion disease）	在宫内或生后感染巨细胞病毒	宫内感染可见，头小畸形，低体重，小眼球	以肝脾大、黄疸突出，可伴发热，紫癜，低智。病毒分离、基因诊断、血清学检测可确诊	无特异治疗，可用丙氧鸟苷或中药，已有用高价抗CMV γ-球蛋白治疗本病的报道。先天性者预后差
单纯疱疹病毒感染（herpes simplex virus infection）	宫内、产时、产后感染单纯疱疹病毒	宫内感染可见头小畸形，小眼球，指（趾）畸形，低体重	皮肤、黏膜疱疹是特殊表现。病毒分离、基因诊断、血清学检测可确诊	可用无环鸟苷、阿糖腺苷治疗。全身播散性感染者，预后较差
胎儿乙内酰脲综合征（fetal hydantoin syndrome），又称苯妥英钠综合征	孕妇服用苯妥英钠或与其他抗癫痫药合用而致畸	头小，宫内或生后发育迟缓，短鼻，眼距宽，低位耳，短颈或蹼颈	母孕期有服用抗癫痫药史，可有指甲及末梢指（趾）发育不全，疝，隐睾等	对症治疗
Seckel syndrome，又称小头综合征	可能为常染色体隐性遗传	头小如鸟头，匀称性侏儒	特殊面容：颜面细小，大鼻子，大眼小颌，无特殊检查	无特殊治疗。预后较好
smith-lemli-opitz syndrome，又称小头-小颌-并趾综合征	可能为常染色体隐性遗传，多为男性	90%有小头，有宫内发育迟缓，低体重，短身材，小颌，第2与第3趾皮肤性并趾	男性外生殖器异常（隐睾，尿道下裂，阴茎细小），染色体检查无异常	对症治疗。30%在2岁前死亡，少数可活至成年
paine syndrome，又称小头-精神发育不全-痉挛性双侧瘫痪综合征	性联遗传	小头畸形，体格发育停滞	低智，双肢体呈痉挛性瘫痪，脑脊液氨基酸显著增多	对症治疗，预后差

续表 2

病名	病因	体格发育异常表现	其他特点	治疗及预后
Apert syndrome，又称尖头-并指（趾）综合征（acrocephalo-syndactyly syndrome）	不明	头颅呈塔尖状变形，前后径短，后头部平，眼距宽，耳大位低，手指2、3、4指皮肤及骨性愈合，足趾2、3、4趾软组织愈合多见，以对称性为特征	可见尺、桡骨愈合，肘关节愈合，眼球突出，眼压高，视神经萎缩	手术矫正畸形，多于青春期前死亡
Carpenter syndrome，又称尖头并指（趾）综合征	不明	尖头，手指短小，多为3、4指并指，小指内弯，多趾并趾，体多肥胖，眼距宽，耳低	常有隐睾，可有脐疝，氨基酸尿，拇指第2关节指骨重复，突眼，视盘水肿，视神经萎缩，颅压高，抽搐，低智	手术矫正畸形，预后差
脑-肋骨-下颌骨综合征（cerebro-cost-mandibular syndrome）	不明，疑为常染色体隐性遗传	头颅小，下颌明显细小伴舌下垂，出生时低体重	肋骨异常呈铃形小胸廓，肋骨与椎体附着部为纤维软骨代替，呼吸困难	对症治疗，多于幼儿期夭折
Rubinstein-Taybi syndrome，又称阔拇指（趾）综合征	不明，可能与遗传有关	小头，前额突，身材短小，拇指、趾宽而短，呈匙状或短棒状，第5指内弯，第2、第3趾并趾	低智，拱状腭，小颌，睑裂斜向外下方，语迟，可有多毛症，心肾畸形，隐睾	常伴呼吸道感染者，对症治疗。病死率为10%
基底压迹综合征（arnold-chiari syndrome）	不明。可能与发育有关	出生前两天可出现脑积水、大脑导水管狭窄等症状，有颅内压增高征	偏颅底、脊柱裂伴脑脊膜脊髓膨出。可有共济失调、锥体束征、后组脑神经（X～XII）和上颈髓脊神经麻痹-高颈髓延髓综合征	并存脑积水者可行脑室腹腔转流术
Holtmueller-Wiedemann 综合征	宫内骨化异常	奇特的三叶状头颅，耳朵向下移位，眼球突出，钩鼻伴鼻沟深凹，凸颌畸形	伴全身软骨发育不全	无特殊疗法，预后不良
第四脑室孔闭塞综合征，又称Dandy-Walker畸形、Dandy-Walker综合征（Dandy-Walker syndrome）	胚胎5～12周第四脑室渗透性损伤和小脑蚓部发育不全所致	出生时可有头围增大、前囟扩大、骨缝分离等	精神运动发育迟滞、脑性瘫痪。小脑损害者可有共济失调。可并存先天性耳聋、先天性心脏病。头颅MRI或CT可发现小脑蚓部缺如，第四脑室扩大	可行脑室引流术

续表3

病名	病因	体格发育异常表现	其他特点	治疗及预后
脑肝肾综合征（Zellweger syndrome）	常染色体隐性遗传	头面部畸形，如外耳畸形，前额突出，大囟门，枕平坦，内眦赘皮，白内障，眼周水肿等。多生长发育不良，肝大，黄疸	神经系统症状为普遍性肌无力，紧抱反射消失，抽搐，屈曲性挛缩	对症、支持疗法。预后不良
常染色体短臂部分缺失综合征 $3p^{11} \rightarrow p^{21}$，$3p^{25} \rightarrow p^{ter}$，8p，12p 等	3号，8号，12号染色体短臂部分缺失	小头，低位耳，小颌	低智，内眦赘皮	无特殊治疗
常染色体长臂部分缺失综合征 2q，6q，$7q^{32} \rightarrow q^{ter}$，$18q^{21} \rightarrow q^{ter}$ 等	2号，6号，7号，18号染色体长臂部分缺失	小头	低智，可伴先天性心脏病	无特殊治疗
环状染色体综合征：r（4），r（9），r（13），r（15），r（17），r（18），r（20），r（21），r（22）等	4号，9号，13号，15号，17号，18号，20号，21号，22号染色体形成环状	小头	低智，面部畸形	无特殊治疗

表 7 - 1 - 4　　　　某些代谢、内分泌疾病引起的体格发育异常

病名	病因	体格发育异常表现	其他特点	治疗及预后
先天性乳糖不耐受症（congenital lactose intolerance）	常染色体隐性遗传，乳糖酶先天性缺陷	体重下降，肌张力低下	喂奶后数小时即发生严重腹泻及呕吐，呈现脱水，酸中毒；停食奶类后，症状消失	饮食中除去乳糖，或加乳糖酶制剂。预后良好
先天性葡萄糖-半乳糖吸收不良症（congenital glucosegalactose malabsorption）	常染色体隐性遗传；肠黏膜运转葡萄糖，半乳糖的先天性障碍	体重下降，生长发育迟缓	生后第2天或1周左右，在摄入糖水或乳汁后，出现严重水样泻，脱水。可做葡萄糖-半乳糖负荷实验	饮食除去葡萄糖、半乳糖，以酪蛋白、玉米油、果糖代替，及早控制饮食，预后良好
半乳糖血症（galactisemia）	常染色体隐性遗传，半乳糖1-磷酸尿苷转移酶缺陷	体格、智力、发育迟缓，甚至停滞，体重不增	喂奶后出现拒哺，呕吐，腹泻，黄疸，肝大；多有半乳糖尿（停食乳类1周后可消失）。可用Beutler法筛查本症	确诊后，停食乳糖食品，以无乳糖奶粉，代乳粉代之，预后尚好

续表 1

病名	病因	体格发育异常表现	其他特点	治疗及预后
果糖代谢缺陷（defects in metabolism of fractose），又称遗传性果糖不耐受症	常染色体隐性遗传，果糖激酶缺陷，果糖-1-磷酸醛缩酶缺乏	生长发育迟缓（持续果糖血症时），体重不增	进食蔗糖或果糖不久即见低血糖症状；持续果糖血症，可见厌食，黄疸，糖尿，食品中除去果糖，症状可消退	确诊后，终生不食果糖及蔗糖。预后良好
糖原代谢病（glycogenosis, disorders of glycogen metabolism），又称糖原累积病（GSD）				
O 型	糖原合成酶缺陷	体重不增，小头畸形	空腹低血糖，进食后血糖升高，低智，酮尿；糖原合成酶低	少量多次及高蛋白饮食可维持生命
Ⅰ型（Von Gierke's 病）	葡萄糖-6-磷酸酶缺乏	生长发育迟缓，后成侏儒状（矮胖）	肝肾大，乳酸血症，空腹低血糖，高脂，高尿酸血症，胰高血糖素实验无反应	少量多次及高糖饮食，血生化改变明显者，预后差，亦有自然缓解者
Ⅱ型（Pompe's 病）	缺乏溶酶体酸性 α_1，4-葡萄糖苷酶	出生后数周生长停滞，面容特殊（张口吐舌）	心大无杂音，肝大，舌大，血糖正常，电镜见糖原储于溶酶体内	饮食控制无效，多于 2 岁内死亡
枫糖尿症（maple syrup urine disease）	常染色体隐性遗传，支链氨基酸代谢缺陷	身体发育迟缓，体重下降	生后数天或数周，尿及汗有似枫糖或麦芽糖气味，伴脑症状，血及尿中支链氨基酸增高（缬氨酸、亮氨酸、异亮氨酸）	典型病例未经治疗，可在新生儿期死亡。早期饮食治疗，试用维生素 B_1，可改善预后
甘氨酸血症（Glycinemia）	甘氨酸裂解酶缺陷	出生后生长停滞	低智，听力低下，生后惊厥，酮症酸中毒，血及尿中甘氨酸增加	氨基苯甲酸可使血中甘氨酸浓度下降，但症状改善不明显
先天性高氨血症（congenital hyperammonemia）Ⅰ型与Ⅱ型	Ⅰ型：氨基甲酰磷酸合成酶缺乏（CPS 缺乏症），Ⅱ型：鸟氨酸转氨甲酰酶缺乏（OTC 缺乏症）	生长发育停滞	出生后数天发病，呕吐，不安，昏迷，惊厥，血氨增高，CPS，OTC 活性减低，基因诊断可确诊	饮食疗法（限制蛋白质，补充必需氨基酸），用降血氨药物，预后差
赖氨酸血症（lysinemia）	赖氨酸-α-酮戊二酸还原酶缺陷	生长发育迟缓	低智，惊厥，肌张力低，韧带松弛，血与尿中赖氨酸明显增高	出生后不久即给予赖氨酸甚少之低蛋白饮食，智力可能正常

续表 2

病名	病因	体格发育异常表现	其他特点	治疗及预后
黏脂质累积病Ⅱ型（mucolipidosis，MLⅡ），又称Ⅰ细胞病（I-cell disease）	溶酶体酶的合成及定位缺陷致溶酶体储集	出生体重低，身材短，最终身长多在 80cm 以下，手指细长，拇指大	面容丑陋，溶酶体活性检查可确诊，几乎细胞中全部溶酶体酶活性均缺乏	无有效疗法。预后差，多于 2～8 岁死于并发症
GM₁ 神经节苷脂沉积病（GM₁ gangliosidosisi）Ⅰ型	常染色体隐性遗传，因 β-半乳糖苷脂酶缺乏	生长发育迟缓，关节僵直	生后不久发病，承雷病状外貌，肝脾大，听觉过敏，皮肤樱红斑，惊厥。检查 β-半乳糖苷脂酶可确诊	无特殊治疗。多在 2 岁内死亡
尼曼-匹克病 A 型（Nieman-Pick disease Type A）	常染色体隐性遗传。因鞘磷脂酶缺乏或活性降低	体格发育障碍，消瘦	生后即见肝大，喂养困难，似先天愚型面容，眼底黄斑部有樱桃红点，骨髓可见泡沫细胞，鞘磷脂酶活性检测可确诊	多于 3～4 岁死亡，对症治疗
高雪病Ⅱ型（Gaucher's disease Ttpe Ⅱ）	常染色体隐性遗传。因 β-葡萄糖脑苷脂酶减少或缺乏	生长发育迟缓	升后即有肝脾大，神经系统症状突出（意识障碍，惊厥等），骨髓可见高雪细胞，肺内可有高雪细胞浸润	多于 1～2 岁死于继发感染。对症治疗
先天性低磷酸酯酶症（congenital hypohosphatasia）	常染色体隐性遗传	出生生后即见肢体粗短，弯曲畸形及骨折，颅骨软化	伴肢体皮肤环形深凹切迹，巩膜蓝，惊厥，血中碱性磷酸酶活性明显低	无满意疗法，输注含碱性磷酸酶活性高的血浆有作用，有自发改善者
苯丙酮尿症（phenyl ketonuria，PKU）	常染色体隐性遗传，苯丙氨酸羟化酶及其辅酶缺陷	生长发育缓慢，小头	新生儿期喂养困难，呕吐，尿有鼠尿味，肌张力高，头发黄，皮肤白，血氨基酸，尿有机酸分析可助诊断	低苯丙氨酸饮食（奶粉）至少持续到青春期以后
丙酸血症（propionic acidemia）	可能是常染色体隐性遗传，丙酰胺基辅酶 A 羟化酶缺陷	体格发育迟缓	生后数天即见酮症酸中毒，肌张力低，血中丙酸可高达 40mg/dL	急救时可采用纠酸，血液透析，日常用低氨基酸饮食疗法
甲基丙二酸血症（methylmalonic aicdemia），又称甲基丙二酸尿症	常染色体隐性遗传，甲基丙二酰辅酶 A 变位酶及辅酶缺陷	生长发育障碍	生后数天可见严重酸中毒，昏迷，衰竭，血氨高，血中及尿中大量甲基丙二酸	透析，换血可挽救生命，维生素 B₁₂ 治疗

续表 3

病名	病因	体格发育异常表现	其他特点	治疗及预后
Wolman syndrome，又称肾上腺皮质类脂质沉积综合征	常染色体隐性遗传，可能为酸性酯酶（acid lipase）缺乏引起脂质代谢障碍	生长发育障碍	肝脾大，贫血，吐泻，肾上腺增大有钙化点，骨髓有泡沫细胞	无特殊治疗，多在幼年死亡
Menkes syndrome，又称铜发惊厥综合征、卷发综合征	伴性隐性遗传，肠道吸收铜和运转铜障碍	生长发育障碍，体重不增	头发卷曲易断，留下坚硬残根，新生儿黄疸迁延，常伴惊厥，血清铜和铜蓝蛋白降低，含铜酶活性降低	硫酸铜皮下滴注治疗，多可回复正常。治疗不当预后差
锌缺乏症（Zine deficiency），含 Danbolt-Closs 综合征	摄入少（不能进食），吸收不良（腹泻），完全静脉营养补锌不足	生长发育障碍，体重不增	皮肤、黏膜损害，肢端皮炎，口腔炎，脱发，腹泻，血锌降低	服用锌制剂，预后好。未治疗，常死于感染
新生儿甲状腺功能亢进症（neonatal hyperthyroidism）	母血浆中甲状腺兴奋抗体经胎盘至胎儿	体重不增或下降	表现兴奋，出汗，食欲亢进，睁大眼或突眼，甲状腺肿，T_3、T_4 增高，抗甲状腺抗体阳性	服用丙硫氧嘧啶、碘制剂、普萘洛尔
新生儿糖尿病（neonatal diabetes mellitus）	不明。胰腺无恒定的病理改变，血胰岛素水平不一；早产儿可能与胰岛 B 细胞发育不够成熟有关	体重减轻	烦渴，多尿，脱水，酸中毒，空腹全血血糖＞7mmol/L（125mg/dL）	纠正水和电解质紊乱，胰岛素用量因人而异
先天性肾上腺皮质增生症（congenital adrenal hyperpiasia），失盐症	$α_1$-羟化酶严重或完全缺乏	体重不增或下降，阴茎增大	厌食，呕吐，低血钠，高血钾，脱水，酸中毒，假两性畸形，17-羟孕醇，17-酮类固醇明显增高	补充盐、糖皮质激素，纠正水盐代谢紊乱，纠正高血钾
Bartter 综合征	离子通道基因突变引起	生长延缓，肌肉乏力，消瘦	可有抽搐，烦渴，低血钾性碱中毒，血肾素、醛固酮增高但血压正常	补钾、保钾利尿剂，前列腺素合成酶抑制剂如吲哚美辛等
多发性肾小管功能障碍综合征（fanconi Ⅱ syndrome）	多为常染色体隐性遗传，个别显性遗传	生长缓慢、软弱无力、食欲差、呕吐及多尿、便秘。较大儿童可体格矮小	低分子蛋白尿、低磷血症，碱性磷酸酶增高，低钠血症，低钾血症。尿糖阳性，血 CO_2CP 下降而尿呈中性或碱性。尿氨基酸增高	对症治疗：先用大剂量维生素 D 控制佝偻病，未见功效则加用电解质液

续表4

病名	病因	体格发育异常表现	其他特点	治疗及预后
妖精貌综合征(donohue syndrome)	胰岛素相关基因发生突变而引起胰岛素受体功能受损	身材矮小、容貌似妖精（低耳、眼球突出、鞍鼻、阔嘴、厚唇等）、下颌突出以及脑积水样头颅等	男婴外生殖器短小；女婴可有多毛、阴蒂肥大和多囊卵巢。显著的高胰岛素血症，有极度胰岛素抵抗	多早年夭折
XYY综合征(XYY syndrome)，又称YY综合征或超雄综合征	性染色体为XYY，常染色体正常	身材特别高，智能低于平均水平，可出现结节囊性痤疮和骨骼畸形	脾气暴烈，易激动；睾丸功能轻度障碍，使精子形成障碍	早期心理调整及补充性内分泌治疗

表7-1-5　　　　　　　　　　　　其他体格发育异常

病名	病因	体格发育异常表现	其他特点	治疗及预后
上斜肌鞘综合征（Brown syndrome）	不明	出生时即有先天性斜眼，双侧眼睑下垂，眼球活动限制或不能上抬，处于内收位置或伴有脉络膜缺损	头部代偿性后倾	上斜肌腱切断术
先天性风疹综合征（congenital rubella syndrome）	孕早期感染风疹，风疹病毒通过胎盘感染胎儿所致	耳缺陷：耳聋和外耳畸形	①心血管缺陷：主动脉导管未闭、室间隔缺损和肺动脉狭窄；②眼缺陷：白内障、视网膜病、小眼和青光眼；③中枢神经系统缺陷：精神性运动迟缓，小脑、脑膜炎和脑炎；④其他如血小板减少，溶血性贫血，X线见股骨远端及胫骨近端骨骺密度减低	对症治疗
先天性胸腺不发育综合征（digeorge syndrome），又称Ⅲ和Ⅳ咽囊综合征	先天性胸腺不发育或发育不良	鱼口畸形，切迹状耳垂，眼间距增宽，眼裂外侧下斜	可伴发食管畸形与大血管畸形，如双主动脉弓等。手足抽搐，低血钙、高血磷	对症治疗
表皮痣综合征（epidermal nevus syndrome）	常染色体显性遗传	牙齿异常、牙骨缺损或变形、脊柱后凸或侧凸、脊柱裂、并指、多指或屈指症。小眼或一侧眼不发育	不规则的毛细血管扩张、网状萎缩及色素沉着，毛发稀疏质脆。颅骨和大脑发育畸形、脑萎缩、脑穿通性囊肿、软脑膜血管瘤和动静脉畸形	无特殊疗法

续表1

病名	病因	体格发育异常表现	其他特点	治疗及预后
Klein-waardenburg 综合征，又称 Waardenburg-Klein 综合征、Waardenburg 综合征Ⅲ型	常染色体显性不全外显性遗传	先天性上肢畸形，如肌肉发育不全、屈曲挛缩、腕骨融合、并指、腋溪等	头发低色素改变，表现为白额发；虹膜色素分布异常、内眦外移和先天性感音神经性聋	耳聋者可使用助听器及人工耳蜗植入
Wilms 瘤-无虹膜综合征（Wilms tumour-Aniridia-Genital-Abnormality Retardation syndrome），WAGR 综合征	胚胎后期发育异常。11p^{13}部分缺失	无虹膜畸形，泌尿生殖系统异常（尿道下裂、隐睾、小阴茎或两性畸形）。发育迟缓，身材矮小	Wilms 瘤（肾母细胞瘤），卵巢或睾丸的肿瘤，智力发育迟缓	生殖器异常可手术矫治
先天性睑裂狭小伴全身肌病综合征（schwartz-jampel syndrome）	病因未明	先天性全身肌肉发育不良，全身关节僵硬，活动受限，特殊面容（眼部畸形，小颌，上腭高拱或腭裂，低耳、鸡胸），躯干短小	肌电图呈持续性电活动，尿液硫酸软骨素-4增多	无特殊治疗
三叉神经血管瘤病、脑颜面部海绵状血管瘤病（Sturge-Weber syndrome）	由于中胚层及外胚层发育异常所致	一侧面部三叉神经区域的头面部血管斑瘤。脉络膜血管瘤，青光眼	中枢神经系统血管瘤，癫痫发作和智能减退。CT 和 MRI 显示血管瘤出现在与胎记同侧的大脑半球表面	对症治疗，包括抗癫痫，治疗青光眼和颅面部血管瘤
肌张力减退-智力减退-性腺功能减退与肥胖综合征（Prader-Willi syndrome），又称愉快木偶综合征、隐睾-侏儒-肥胖-智力低下综合征	印迹遗传。父源性 15q11.2～q13 区域缺失，母源性同源二倍体，印迹中心的缺失或突变	随着年龄增长，可逐渐出现食欲亢进、肥胖、生长迟缓、学习困难、智力低下及行为异常	重度中枢性肌张力低下和吸吮困难为主要表现。伴或不伴有性腺发育不良	对症治疗，包括采取饮食控制，激素替代疗法等以减轻症状
先天性外展神经和面神经麻痹综合征（moebius syndrome）	X 连锁隐性遗传	两侧面瘫，类似周围性面瘫，受累程度两侧可能不同。两眼外直肌瘫痪，双眼呈内收位，上睑下垂。招风耳，小下颌，舌活动受限，小舌	指（趾）细长呈蜘蛛状，或有多指（趾），并指（趾）、指（趾）缺少。1/3 有马蹄内翻足。可有智力迟钝	预后差。无特殊治疗

续表 2

病名	病因	体格发育异常表现	其他特点	治疗及预后
小颌腭裂综合征（pierre robin syndrome），又称先天性下颌短小畸形、舌下垂综合征、第一腮弓综合征	常染色体显性遗传疾病	下颌畸形、舌下垂、腭裂或高腭弓，吸气性呼吸困难，俯卧位、侧卧位缓解	可伴有先天性青光眼、白内障、视网膜剥离、肺炎、营养不良、肺源性心脏病等	对症治疗为主
巨大血管瘤-血小板减少综合征（kasabach-merritt syndrome）	不明	巨大或广泛的海绵状血管瘤，通常单一且表浅，也可见于肝、脾、心、胃肠道、中枢神经系统、骨骼或其他部位	血小板减少所致的紫癜	血管瘤切除术，不宜手术者可采用放射疗法
VACTERL 综合征（vertebral defects，anal atresia，tracheoesophageal fistula，renal defects and radial limb defects）	不明	椎体畸形，肛门直肠畸形，心血管畸形，气管、食管畸形，肾泌尿系畸形，肢体畸形等 3 种或以上	可有单一脐动脉畸形、产前生长迟缓、十二指肠闭锁、生殖器的模棱两可、腹壁畸形、隔疝及其他畸形	对畸形进行外科手术矫治
Cantrell 综合征（Cantrell syndrome）	不明	胸骨下端发育不良、缺如、缺损或裂。膈肌发育不良，形成疝（心脏疝入腹腔则称为胸腹联合心）。上腹壁发育不良，肌层缺如，形成脐周疝等	心包缺损或缺如，形成心包疝（肝脏和部分结肠疝入心包腔）。心脏畸形（左心室憩室、室间隔缺损，法洛四联症、右心室双出口等）	手术治疗畸形
湿疹-血小板减少伴免疫缺陷病（wiskott-aldrich syndrome）	X-连锁隐性遗传	反复感染、湿疹、血小板减少和出血倾向	脾大；10%合并恶性淋巴瘤；IgM 降低 IgA、IgE 增高，细胞免疫功能低下	尚无较好治疗方法，骨髓或脐血干细胞移植可能有效
歪嘴哭综合征（asymmetric cry syndrome）	一侧的口角降肌发育不全	平素嘴唇左右对称，但啼哭时一侧口角下拉，造成歪嘴哭脸	可合并心血管畸形	无特殊治疗
羊膜带综合征（amniotic band syndrome），又称蛛网综合征、先天性环状粘连带、羊膜索综合征、Sfreeter 畸形	不明	畸形发生在胎体的末端和突出的部位，可由手、足或指（趾）等小的畸形到多发的腹裂、腭面裂、脑膨出等全身的复杂畸形	在畸形的部位有时可以发现羊膜带	外科手术矫形治疗

续表3

病名	病因	体格发育异常表现	其他特点	治疗及预后
先天性皮肤缺损症（bart syndrome）	常染色体显性遗传	小腿特征性先天性局限性皮肤缺损，四肢伸侧、间擦部位、颈部及臀部机械性大疱，口腔糜烂，皮肤及黏膜糜烂愈合后无明显瘢痕，偶伴色素减退	钾缺乏或畸形	加强护理，保护创面，预防感染。长波紫外线照射可作为补充治疗
黑斑息肉综合征（Peutz-Jeghers's syndrome），又称家族性黏膜皮肤色素沉着胃肠道息肉病	常染色体显性遗传	面部、口唇周围、颊黏膜、指和趾，以及手掌、足底部皮肤黏膜等部位色素斑。有遗传性	胃肠道多发性息肉，可发生在整个胃肠道	胃肠道息肉可手术治疗，黑斑无特殊治疗

参考文献

[1] 吴瑞萍，胡亚美，江载芳．诸福棠实用儿科学．第6版．北京：人民卫生出版社，1996：2015 - 2145，2657 - 2661

[2] 桑毓枚，李永昶．实用儿科综合征．北京：北京医科大学，中国协和医科大学联合出版社，1993

[3] 金汉珍，黄德珉，官希吉．实用新生儿学．第2版．北京：人民卫生出版社，1997

[4] 冯泽康，余宇熙，曾振锚，等．中华新生儿学．南昌：江西科学技术出版社，1998

[5] 魏书珍，张秋业．儿童生长发育性疾病．北京：人民卫生出版社，1996

[6] 夏家辉，李麓芸．染色体病．北京：科学出版社，1989

[7] 陈新谦，金有豫．新编药物学．第13版．北京：人民卫生出版社，1992：19 - 21

[8] 张宝林，王宝琼．实用新生儿学．长沙：湖南科学技术出版社，1983

[9] Sivan Y, Marlob P, Reisner SH. Upper limb standards in newborn. Am J Dis Child, 1983, 137：829 - 832

[10] Merlob P, Sivan Y, Reisner SH. Lower limb standards in newborn. Am J Dis Child, 1984, 138：140 - 142

[11] Yu Victor Y H, Feng ZK, Tsang RC, et al. Textbook of neonatal medicine—A Chinese perspective. Hong Kong University Press, 1996

[12] 褚先秋．新生儿外科临床综合征简介（一）．医学理论与实践，2000，13 (5):257 - 258, 263

[13] 褚先秋．新生儿外科临床综合征简介（二）．医学理论与实践，2000，13 (6):321 - 322

[14] 褚先秋．新生儿外科临床综合征简介（三）．医学理论与实践，2000，13 (7):385 - 387

[15] 刘权章．临床遗传学彩色图谱．北京：人民卫生出版社，2006：535

[16] Bachur CD, Comi AM. Sturge-Weber syndrome [J]．Curr Treat Options Neurol, 2013, 15 (5)：607 - 617

[17] 北京协和医院．儿科诊疗常规．北京：人民卫生出版社，2004：468

[18] 李晓瑜，余慕雪，陈东平，等．新生儿Kasabach-Merritt综合征5例报道并文献复习．中国优生与遗传杂志，2006，14 (6):87 - 88, 99

［19］洪庆成，江敬铭．儿科综合征．天津：天津科学技术出版社，1996：152－154

［20］俞钢，朱小春，叶贞志，等．VACTERL 综合——一种以食道闭锁为主要特征的新生儿多发性畸形．新生儿科杂志，2003，18（2）：57－59

［21］蒋学武，陈中献，贺飞，等．新生儿梅干腹综合征并胎粪性腹膜炎和鸡胸一例．中华围产医学杂志，2002，5（2）：92

［22］孙明利，吕滨，荆志成，等．Cantrell 综合征的诊断与治疗．中华心血管病杂志，2011，39（9）：836－839

［23］徐伟立．新生儿罕见 Cantrell 综合征 1 例．河北医科大学学报，2002，23（5）：279

［24］詹实娜，何玺玉，王春枝，等．新生儿 Prader-Willi 综合征 13 例临床表型分析．中国循证儿科杂志，2012，7（3）：200－204

［25］李雯，谢宗德，许自川．新生儿 Wiskott-Aldrich 综合征 1 例．中国实用儿科杂志，2008，23（1）：57－58

［26］韩英俊．新生儿歪嘴哭综合征 4 例分析．中国优生与遗传杂志，2010，18（2）：140，135

［27］王威远，王馥兰，高伟．新生儿羊膜带综合征一例．中国新生儿科杂志，2011，26（6）：395

［28］任红霞，陈兰萍，赵文英，等．新生儿 Bart 综合征一例．中华小儿外科杂志，2007，28（10）：518

［29］李伟，吴蓉洲．先天性外胚层发育不良综合征一例．温州医学院学报，1998，28（2）：111

［30］吕祖芳．新生儿 Peutz-Jeghers 综合征．新生儿科杂志，1996，11（5）：236

［31］季庆英，徐承静．新生儿 XYY 综合征 1 例报告．中国优生与遗传杂志，1994，2（3）：64

［32］赫荣国，梅海波，顾章平．儿科临床综合征与骨关节畸形．长沙：中南大学出版社，2011

（杨作成　张宝林）

第二部分

研究报告

第八章　我国不同胎龄新生儿体格发育横向研究

第一节　13～27 周胎龄儿生长发育正常值的研究[①]

一、摘要

为评价胎儿在子宫内的生长发育状况，一般是用孕龄与超声检查所得的测量值建立的生长曲线来推测胎儿的生长发育。特别对未足月的胎龄儿，一般缺乏实际测量数据作对照，故所得结果的精确度不高。本文报告 13～27 周胎龄儿生前 B 超测量值及引产后用实际尸检时的解剖测量值进行对照，再经统计学处理后得出 13～27 周胎龄儿的生长发育正常参考值，故提高了其科学的真实性及临床使用价值。本资料来源于上海地区，其结果不一定完全适用于全国，但可供各地参考。

二、前言

胎儿的正常生长发育是新生儿茁壮成长的基础。宫内发育迟缓的小于胎龄儿出生后的死亡机会比足月正常体重儿高 18.48 倍[1]，成活后的问题也较一般正常体重儿多。为此，必须研究出不同胎龄儿生长发育的正常值，才可及早发现宫内发育迟缓，为进一步研究其原因和如何促进其生长提供可靠依据。本文报告 13～27 周胎龄儿生前 B 超测量值及引产后解剖测量值的初步研究结果。

三、材料与方法

以胎龄 28 周前的中期妊娠，无合并症并要求计划生育者为对象，要求月经周期规则 [（28±3）天]，宫底高度与孕月相符，每周龄不少于 30 例。在水囊引产前填好"引产儿测量记录"的病史（表 8 - 1 - 1），再由培训认可的专人按要求做 B 超测量记入同一单中，仪器用东芝 SAL-38A 、Aloka620、EUB410 和 EUB40，线阵，凸弧形实时超声显像仪，探头频率 3.5MHz。引产儿娩出后即通知"市一妇婴"病理室，由专人按要求在 24 小时内进行解剖测量并记录于该单中。最后把全部资料输入计算机统计处理。

（一）B 超测量标准

1. 双顶径（biparietal diameter，BPD）　将仪器的增益调节到中等强度，胎儿呈

---

① 本研究系"七五"国家医学重点科技攻关项目（专题合同号：75 - 65 - 02 - 23）之一。本节与本书第八章第二、第三节共同构成我国不同胎龄新生儿体格发育系列研究。

表8-1-1

引产儿测量记录

（月经不规则和末次月经不明确者不记录）

总数编号：_____　　胎龄_____　周_____　第_____胎　第_____产

周数编号_____

姓名_____　年龄_____　门诊号_____　住院号_____

末次月经____月____日　月经周期____日　经期_____天～_____天

水囊放于____月____日____时　胎儿娩出于____月____日____时

胎儿性别_____　测量时　心跳：有　无　呼吸：有　无　放人者_____　距死亡后_____小时　其他_____

孕期合并症_____　　处理者_____

	双顶径		胸		腹		左肾			右肾			肝			胎盘		
	外—内	外—外	前后径	周径	前后径	周径	长	阔	厚	长	阔	厚	长	阔	厚	长	阔	厚
B超																		
临床																		
相差																		

	股骨长	肱骨长	足底长	测估体重	身长	头围	臂周径	测估者	测估日期
B超									
临床									
相差									
备注									

椭圆形光环，脑中线为一条光带，其前半部为侧脑室前角的二侧缘，其间透明隔腔为一短小光带，共同组成三条平行线。脑中线中央为第三脑室。测量：通过脑中线第三脑室，从光环前缘外侧到后缘内侧垂直距离（图 8-1-1）。

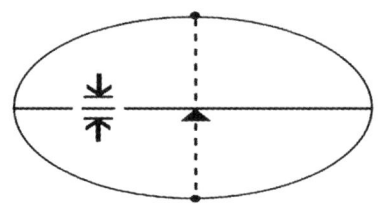

↕ 为侧脑室前角二侧缘；▲ 为第三脑室；· 为测量的起止点

图 8-1-1　双顶径测量平面图

2. 胸周径（chest circumference，TC）　通过心脏下缘垂直于躯干作横切面成像。测量：从椎体外缘至胸左右径（TD₁）。通过 TD₁ 中点的最大垂直线为胸左右径（TD₂）。胸周径计算公式为（TD₁＋TD₂）×1.57。

3. 腹周径（abdomen circumference，AC）　测量平面沿躯干纵轴通过脐带根部作横切面成像，此平面包括在肝内显示门脐静脉（其长度约为腹前后径 D₁ 的 1/3）、胃泡及脊椎。在胎儿呼吸样运动间歇期进行测量。测量前后径：从脊椎外缘到脐静脉外缘（D₁）；左右径：是通过 D₁ 中点的垂直线，测点在腹外侧缘。计算公式为（D₁＋D₂）×1.57。图 8-1-2、图 8-1-3 为测量腹周径平面。

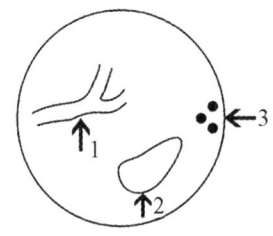

↑1 为门-脐静脉；↑2 为胃泡；↑3 为脊椎

图 8-1-2　腹周径测量平面图

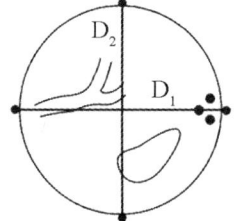

D₁ 为腹前后径；D₂ 为腹左右径；
两黑点为测量的起止点

图 8-1-3　腹周径测量平面图

4. 肝脏（liver）　测量肝脏最大横径，在显示肝脏最大横径的切面上同时测量其厚度，沿胎儿躯干纵轴切面成像测量肝脏长度。

5. 肾脏（kidney）　测量两肾最大的长、宽径及厚度。

6. 股骨和肱骨长度（femur length，FL；humerus length，HL）　测量平面分别显示股骨和肱骨的全长，测量两侧股骨和肱骨两端骨骺间的距离。

以上各项指标均测 3 次取其中值。

7. 体重（body weight，BW）　根据腹周径值，按仪器内预置的 campell 公式得出[2]。

8. 胎盘（placenta）　测量其最大长、宽及厚度。

（二）尸检时的测量标准

双顶径、腹前后径、足底长都用游标卡尺测量。胎盘、肝脏、肾脏的长、宽、高用钢皮厘米尺测量。头围（沿眉弓和枕骨粗隆）、胸围（沿乳头的周径）、腹围（沿脐孔的周径）、臂周径（右上臂的 1/2 处）直接用儿保体检的小型涂塑带尺测量。股骨、肱骨长系切开皮肤暴露游离后取出，以钢皮厘米尺测量右侧股骨、肱骨去除软骨后的真骨长度。体重＜500g 用天平秤，≥500g 用中国式小儿随访的杠杆秤秤之。

四、结果

1990 年 12 月底，阶段总结时共收集 365 例，剔除月经周期超过要求范围和胎儿大小与胎龄明显不符的 41 例。现将 324 例（13～17 周、24～27 周尚未满 30 例）13～27 周胎龄儿的各项 B 超结果列于表 8-1-2，其实际解剖测量值列于表 8-1-3，两者测量之差列于表 8-1-4，其中差值精确程度依次为肱骨长、股骨长、双顶径、体重、足底长和腹周径（表 8-1-5）。不同胎龄的身长、头围的增长，B 超和解剖所得的体重、肱骨、股骨和双顶径的增长曲线见图 8-1-4～图 8-1-8。肱骨长、股骨长、双顶径、腹周径及足底长的解剖与超声结果对照见图 8-1-9～图 8-1-13。胎龄与肱骨长、股骨长、双顶径的回归结果见表 8-1-6。肱骨长、股骨长、双顶径与解剖时体重的回归结果见表 8-1-7。与 B 超结果差值精确接近的指标可作为宫内 B 超测估胎龄的依据外，所有指标测得的数据均列为临床该胎龄儿生长发育的参考正常值。

五、讨论

本研究结果和国内外有关报道一样，均反映了胎儿各部位的测量值与胎龄间有良好相关[3~5]。但不同的是，文献介绍它们的关系是用孕龄与超声所得测量值建立的生长曲线来推测胎儿生长发育[4,5]，特别对未足月的胎龄测值缺乏实际测量数据对照，因此所得结果精确度不高。本研究通过尸体解剖，用实际标本的测量与产前 B 超测量结果进行对照，经统计学处理后得出胎儿生长发育的正常参考值，提高了科学性和使用价值。

在诸多指标的结果比较中，HL、FL 的 B 超和解剖测量差值最小（$P > 0.05$），精确度最高，这与孕中期胎儿长骨骨干成像清晰，解剖结构简单，操作易于掌握，在找到上、下肢横断面后，探头在原处旋转 90°，使声束与长骨干完全平行即可获得测量的标准平面有关[6,7]。

临床医生习惯用超声 BPD 值来测估胎龄，而本研究中 BPD 精确度不如 HL 和 FL，其原因可能和以下因素有关：①胎头横切面已由孕早期的正圆形变为椭圆形。②孕中期前阶段（13～20 周）大脑中线、第三脑室及侧脑室前角等结构不够清楚。③胎儿活动度相对增加，影响平面的选择。

腹周径在 B 超中常被用来作为测估胎龄的敏感指标之一[7]，而本组中却与临床结果差异有显著意义（$P < 0.01$）。笔者认为，本组胎儿在病理室测量时多数已死亡，组织弹性减退，并有不同程度的失水；血液循环停止后，内脏血管充盈状态、组织紧张度以及肠腔的充气程度等均可影响腹周径的测量。本组 B 超测得的 AC 与 Deter 等、Hadlock 等的报道十分接近[5,8]（图8-1-14），故在熟练掌握测量平面的前提下，AC 或许仍可作为可靠的指标。

表8-1-2　13~27周胎儿B超测量值

mm

胎龄(周)	例数	双顶径	胸前后径	胸周径	腹前后径	腹周径	肝面积(mm²)	肾面积(mm²)		股骨长	肱骨长	足底长	体重(g)	胎盘面积(mm²)
								左	右					
13	4	32.5	27.8	84.8	30.8	94.3				16.5	17.0	20.0		10795.0
14	2	32.0	25.0	81.0	28.5	92.5				15.0	15.5	19.0		8078.5
15	10	36.7	28.9	93.6	34.5	107.6	620.0	414.0		19.9	19.0	24.0		11870.8
16	14	41.1	34.1	109.8	37.8	121.3	661.8	190.4	214.5	24.8	23.4	24.6	194.0	12546.9
17	23	41.8	35.8	113.4	39.0	122.2	560.6	215.6	211.5	24.2	23.4	22.9	203.5	14599.2
18	32	43.3	36.1	116.3	39.9	125.5	1018.4	250.2	230.1	26.6	24.7	25.5	200.0	15224.2
19	32	50.1	41.4	129.6	46.4	143.8	829.5	264.4	237.5	31.3	29.5	28.4	257.2	16238.1
20	37	51.8	43.3	145.1	46.5	149.2	1031.5	296.0	243.8	33.9	31.5	31.7	287.9	17746.8
21	34	53.9	46.1	145.4	50.8	161.9	1094.2	316.9	316.7	34.7	32.6	32.1	380.8	16899.2
22	31	58.3	49.5	155.2	53.0	169.8	1319.9	357.0	306.9	38.4	35.6	35.0	482.5	20444.3
23	31	60.9	51.9	161.1	58.6	180.6	1570.7	419.1	391.6	40.9	38.0	37.6	586.8	19726.7
24	26	52.7	55.9	171.9	60.8	189.6	1717.8	346.0	229.7	42.5	39.4	40.4	730.9	20078.2
25	16	66.4	58.1	178.4	64.9	197.6	2315.2	422.4	408.3	46.1	40.9	42.9	851.3	18929.4
26	20	69.0	59.4	185.1	62.6	203.0	2050.7	519.1	514.3	47.8	44.5	45.3	980.6	22424.2
27	12	75.4	64.9	213.1	73.9	227.9	2492.0	597.7	566.0	50.0	45.5	50.0	1341.8	20065.5

表 8 - 1 - 3　13~27周胎儿解剖测量值

mm

胎龄(周)	例数	双顶径	头围	胸前后径	胸周径	腹前后径	腹周径	左肾体积(mm^3)	右肾体积(mm^3)	肝体积(mm^3)	股骨长	肱骨长	足底长	体重(g)	身长	臂周径	胎盘体积(mm^3)
13	4	34.8	109.5	26.5	93.3	23.5	80.0	549.0	614.0	11932.5	18.5	17.8	18.8	94.5	163.3	24.3	181200.0
14	2	34.0	107.0	26.5	90.5	24.0	79.0	405.0	426.0	8925.0	16.0	16.0	19.0	84.5	165.5	25.5	157500.0
15	10	37.8	122.1	27.6	100.3	24.3	87.3	695.0	653.7	14018.7	20.6	20.1	20.6	123.3	181.6	26.7	132930.0
16	14	42.1	136.2	31.4	115.4	27.4	98.6	1084.4	1138.4	18196.3	23.6	22.7	25.3	181.1	207.4	31.6	186981.4
17	23	43.7	141.6	32.6	122.7	28.4	105.8	1341.3	1369.6	19019.2	24.9	23.9	26.0	204.2	215.6	34.0	195026.6
18	32	45.2	148.7	34.1	127.5	30.1	104.8	1709.2	1385.3	25046.7	27.2	26.2	27.8	230.0	232.0	34.9	176066.3
19	32	51.6	175.0	40.0	145.5	36.0	122.6	2337.2	2440.7	33088.2	32.2	29.8	34.1	380.1	262.0	41.4	221107.9
20	37	52.4	183.7	42.0	152.0	35.3	125.5	2596.4	2743.4	44416.3	34.0	31.8	35.8	418.4	268.4	44.6	218454.3
21	34	55.0	189.7	43.2	155.4	38.1	134.7	3029.4	3162.8	48877.9	35.5	33.4	37.3	443.4	277.6	44.9	258277.5
22	31	58.5	208.1	47.8	176.0	41.3	144.8	3593.5	3605.5	58636.7	38.5	35.7	41.4	569.0	300.0	49.4	281952.5
23	31	60.7	213.0	49.4	179.8	43.7	156.0	4869.3	4885.9	71232.2	41.3	37.4	44.2	664.8	311.1	52.1	356269.9
24	26	63.5	222.5	51.3	183.1	45.8	158.0	5188.0	5246.7	83161.6	42.7	38.7	45.6	720.5	326.2	53.1	410908.7
25	16	67.6	233.3	57.0	192.1	47.0	166.3	5688.5	6007.9	96608.1	44.4	40.1	48.8	842.6	344.2	56.8	407740.2
26	20	69.8	244.9	57.3	204.5	51.5	171.0	7657.5	7859.7	95699.1	48.1	43.0	51.9	1018.5	364.4	61.2	415595.0
27	12	76.3	265.2	62.8	228.5	56.1	200.4	9752.5	10621.7	125858.6	49.7	44.5	57.4	1278.8	386.7	67.2	458420.0

表 8-1-4　13~27 周胎儿解剖测量值与 B 超测量值比较

mm*

胎龄(周)	肱骨长 例数	肱骨长 差值	股骨长 例数	股骨长 差值	双顶径 例数	双顶径 差值	足底长 例数	足底长 差值	胸前后径 例数	胸前后径 差值	腹前后径 例数	腹前后径 差值	左肾面积(mm²) 例数	左肾面积(mm²) 差值	胸周径 例数	胸周径 差值	腹周径 例数	腹周径 差值	右肾面积(mm²) 例数	右肾面积(mm²) 差值	体重(g) 例数	体重(g) 差值	胎盘面积(mm²) 例数	胎盘面积(mm²) 差值	肝面积(mm²) 例数	肝面积(mm²) 差值
13	4	0.8	4	2.0	4	2.3	4	-1.3	4	-1.3	4	-7.3			4	8.5	4	-14.3					3	-745.3		
14	2	0.5	2	1.0	2	2.0	2	0.0	2	1.5	2	-4.5			2	9.5	2	-13.5					2	3576.5		
15	10	1.1	10	0.7	10	1.1	10	-3.4	10	-1.3	10	-10.2	1	-154.0	10	6.7	10	-20.3					2	2287.0	1	730.0
16	14	-0.6	14	-1.1	14	0.9	14	0.7	14	-2.7	14	-10.4	5	-45.8	14	5.6	13	-21.7	2	-65.0	1	201.0	7	-1370.0	4	495.8
17	23	0.6	23	0.7	23	1.9	23	3.1	23	-3.2	23	-10.7	14	-32.7	23	9.3	23	-16.4	11	-33.7	2	209.0	13	-2320.8	5	1216.0
18	32	1.5	32	0.6	32	1.9	32	2.3	32	-2.0	32	-9.8	13	-48.9	31	10.8	30	-21.0	11	-25.0	2	90.0	13	-3840.8	8	856.9
19	32	0.3	32	0.9	32	1.5	32	5.7	32	-1.4	32	-10.4	17	4.1	32	15.9	32	-21.2	11	41.6	9	79.4	20	-1903.8	13	1332.4
20	36	0.1	36	0.0	37	0.7	37	4.1	36	-1.6	36	-11.1	23	-17.0	36	7.3	36	-23.8	13	42.2	14	145.4	7	-3750.7	20	1505.1
21	34	0.8	34	0.8	34	1.1	32	5.3	34	-2.9	33	-12.7	14	8.7	34	9.9	33	-27.5	10	22.7	20	117.7	16	-447.4	10	1541.6
22	29	0.2	29	0.2	31	0.2	29	6.2	29	-1.5	29	-11.2	17	-15.1	30	21.6	30	-24.4	12	39.8	17	104.9	13	287.5	13	1558.9
23	29	-0.5	29	0.4	31	-0.3	30	6.4	30	-2.2	30	-14.6	13	25.2	31	18.7	31	-24.6	10	105.5	21	59.4	14	-2929.6	9	2010.4
24	26	-0.7	26	0.2	26	0.9	26	5.2	26	-4.7	26	-15.0	11	60.4	26	11.2	26	-31.6	7	160.6	17	3.3	15	178.8	8	2044.0
25	16	-0.9	16	-1.7	16	1.1	16	5.8	16	-1.1	16	-17.9	8	30.4	16	13.7	16	-31.3	6	57.2	11	3.3	9	1664.6	6	2064.0
26	19	-1.7	19	0.0	20	0.9	19	7.0	20	-2.1	20	-11.1	14	50.1	20	19.5	20	-32.0	6	125.2	10	95.9	5	3182.4	11	2280.5
27	11	-0.8	11	0.0	12	0.8	12	7.4	12	-2.2	12	-17.8	6	73.5	12	15.4	12	-27.5	5	124.4	10	-36.8	4	767.0	4	1886.5
合计	316	0.1	317	0.3	324	1.0	318	4.5	320	-2.2	319	-12.1	156	2.85	321	13.0	318	-24.5	104	46.4	134	71.8	143	-1065.2	112	1591.2

"*"以上差值均以解剖测量值为基准。

表 8-1-5　　　　　　　　　13～27 周胎儿解剖与 B 超测量精确度比较

项目	例数	均数	t 值	P 值
肱骨长（mm）	316	0.09	0.56	＞0.05
股骨长（mm）	317	0.27	1.59	＞0.05
双顶径（mm）	324	0.98	4.67	＜0.01
体重（g）	134	71.76	6.02	＜0.01
足底长（mm）	318	4.53	12.58	＜0.01
腹周径（mm）	318	−24.54	23.37	＜0.01

表 8-1-6　　　　　　胎龄与双顶径、股骨长、肱骨长的回归方程比较

自变量（X）	应变量（Y）	复相关系数（R^2）	标准估计误差（S_{y-x}）
胎龄	B 超双顶径	0.7617	5.56mm
胎龄	解剖双顶径	0.7322	5.80mm
胎龄	B 超股骨长	0.7485	4.78mm
胎龄	解剖股骨长	0.7757	4.30mm
胎龄	B 超肱骨长	0.7580	4.13mm
胎龄	解剖肱骨长	0.7652	3.69mm

表 8-1-7　　　　　　解剖体重与双顶径、股骨长、肱骨长的回归结果

自变量（X）	应变量（Y）	复相关系数（R^2）	标准估计误差（S_{y-x}）
解剖体重	B 超双顶径	0.8563	4.32mm
解剖体重	解剖双顶径	0.8661	4.10mm
解剖体重	B 超股骨长	0.8188	4.06mm
解剖体重	解剖股骨长	0.8620	3.38mm
解剖体重	B 超肱骨长	0.8204	3.54mm
解剖体重	解剖肱骨长	0.8332	3.11mm

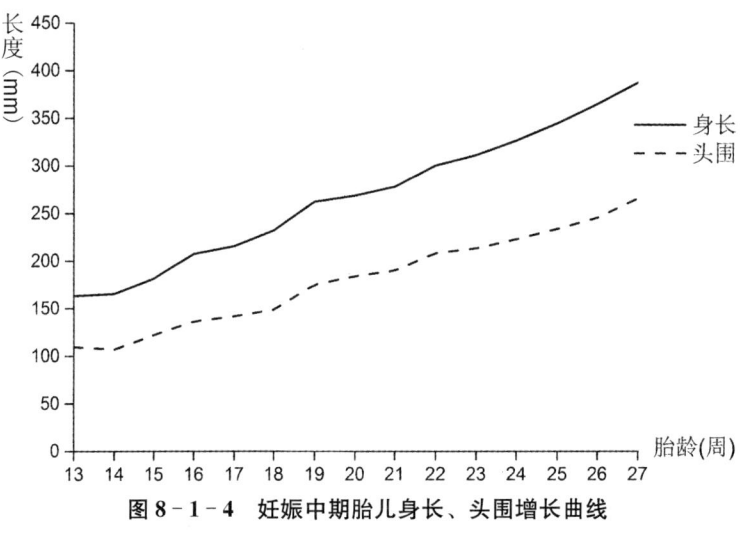

图 8 - 1 - 4　妊娠中期胎儿身长、头围增长曲线

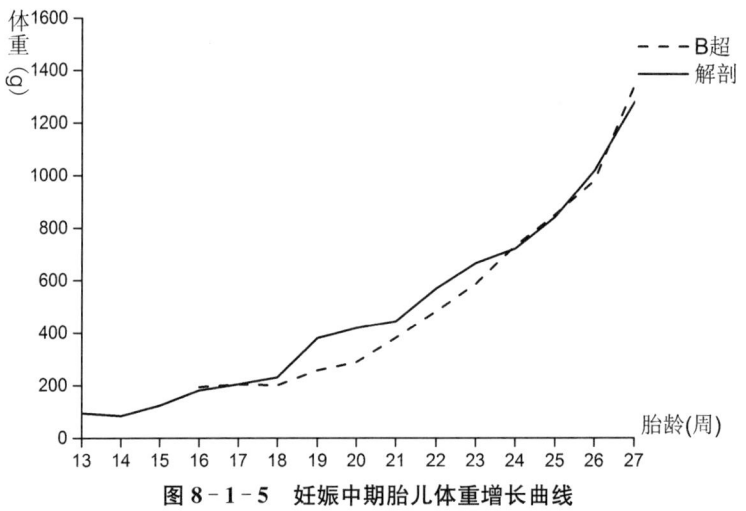

图 8 - 1 - 5　妊娠中期胎儿体重增长曲线

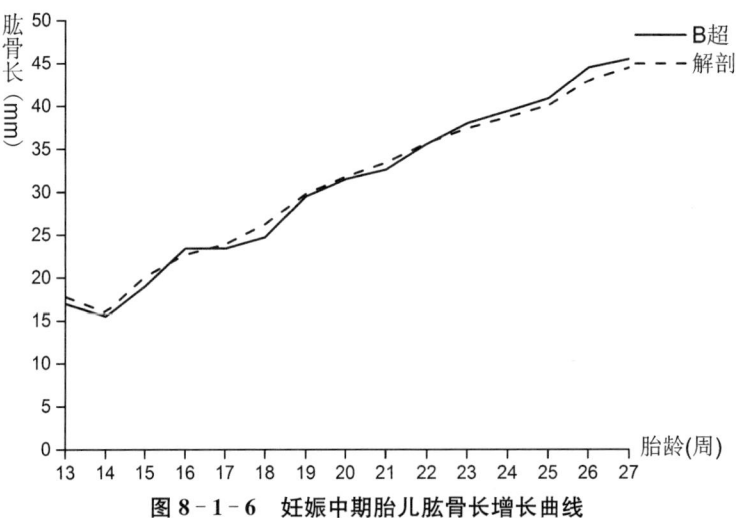

图 8 - 1 - 6　妊娠中期胎儿肱骨长增长曲线

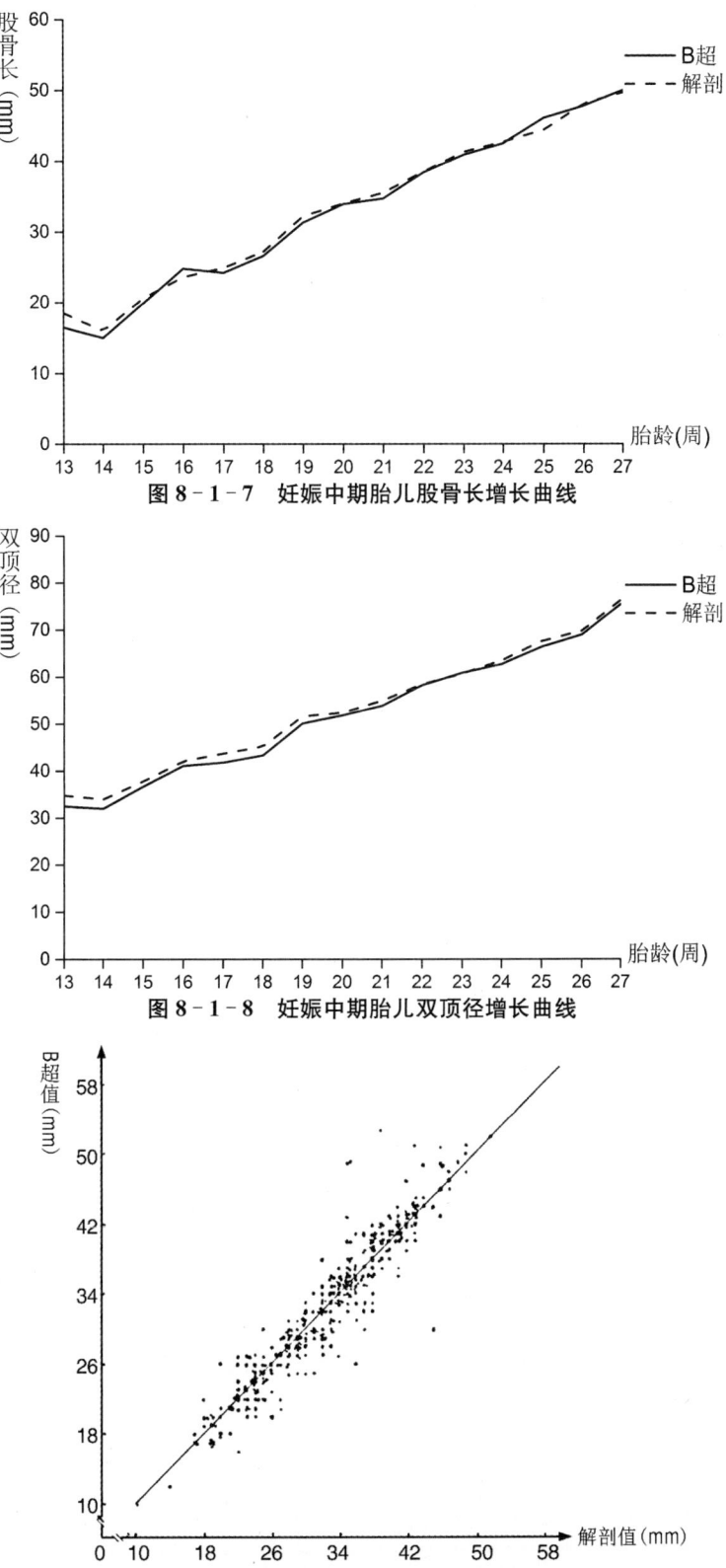

图 8-1-7　妊娠中期胎儿股骨长增长曲线

图 8-1-8　妊娠中期胎儿双顶径增长曲线

图 8-1-9　肱骨长解剖与超声测量值的对照

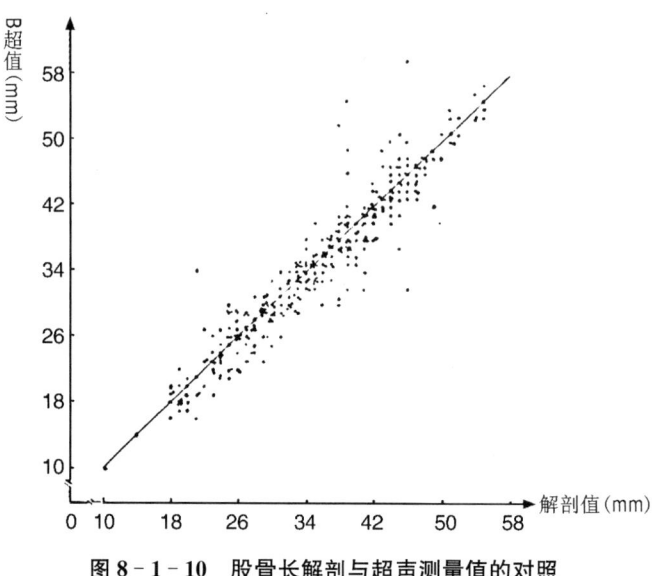

图 8－1－10　股骨长解剖与超声测量值的对照

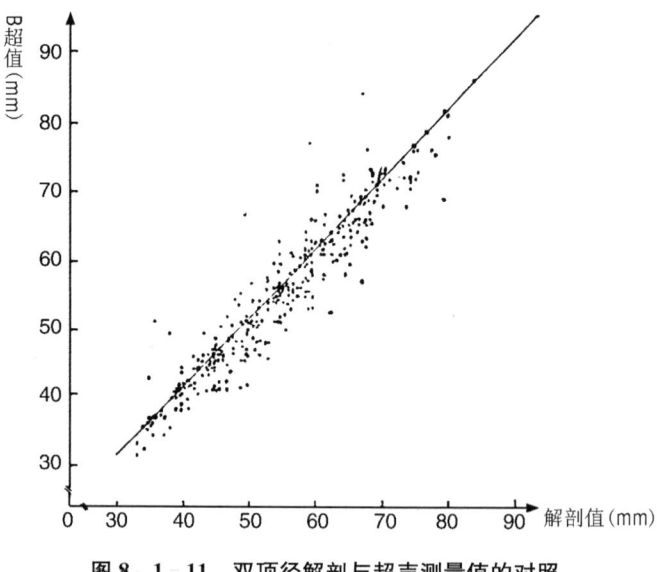

图 8　1　11　双顶径解剖与超声测量值的对照

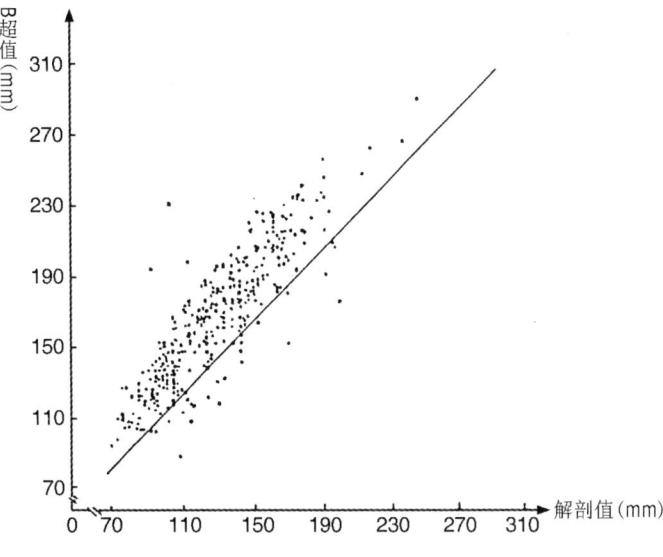

图 8－1－12　腹周径解剖与超声测量值的对照

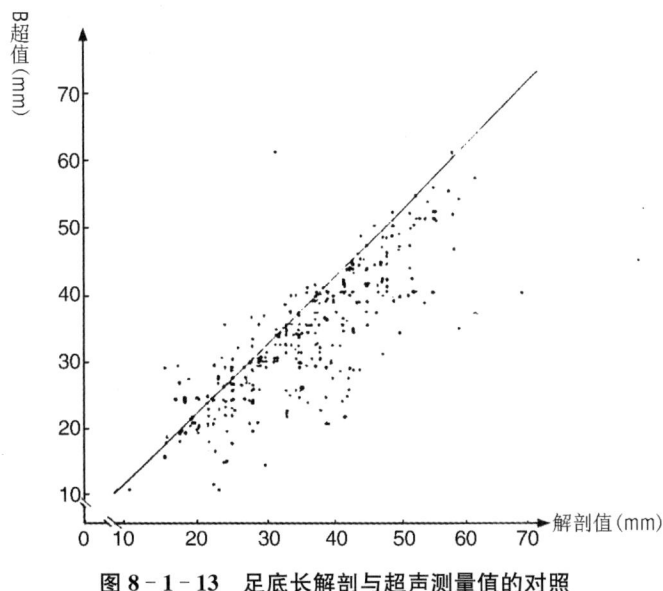

图 8－1－13　足底长解剖与超声测量值的对照

　　胸周径、胸及腹前后径、肝、肾等在 B 超下所得测量结果与实际测量有较大出入（$P<0.01$），这往往与所测对象面积小、活动度大、形态不规则及难以显示标准切面等诸多因素有关。

　　中期妊娠是胎儿生长发育的加速阶段，注重该阶段胎儿生长发育的监测有利于早期发现异常，及时纠正宫内发育迟缓阻止其发展[5]。本研究结果其科学性、实用性强，可作为较为准确反映胎儿生长发育状况的依据。

　　需强调的是，我们所收集的资料来源于上海地区，建议在此基础上对东北、西北、西南、华南和华中地区作类似的调查研究，最后综合得出代表我国不同胎龄儿的正常值。

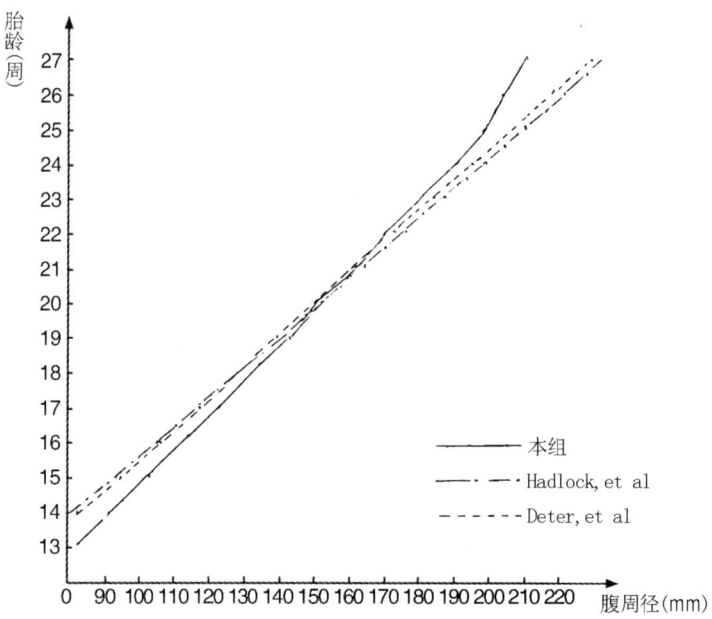

图 8-1-14　本组腹周径与 Hadlock、Deter 资料比较

参考文献

[1] 石树中，等. 出生体重与胎龄. 新生儿科杂志，1986，1：29

[2] Campbell S，Wilkin D. Ultrasonic measurement of fetal abdominal circumference in the estimation of fetal weight. Br J obstet Gynaecol，1975，82：687

[3] 周永昌，郭万学. 超声医学. 北京：科学技术文献出版社，1990：877-879

[4] 张连华，周永昌. 正常妊娠囊、头臀径、双顶径、股骨长的超声测量. 实用妇产科杂志，1990，6 (5)：228-230

[5] Deter RL，Hadlock RB，Harrist RB. Evaluation of Normal Fetal Growth and the Detection of Intrauterine Growth Retardation in Ultrasonography in Obstetrics and Gynecology（Ed Callen Pw） W. B. Sarnders Company，1983：113-140

[6] Hadlock FP，Harrist RB. Femur length as a predictor of menstrual age：Sonographically measured. Am. J. Roentgenotl，1982，138：875-878

[7] Merz E，Kim-Kern MS. Ultrasonic mensuration of Fetal Limb Bones in the Second and Third Trimesters. J Clin Ultrasound，1987，15：175-183

[8] Hadlock FP，Deter RL. Fetal abdominal circumference as a predictor of menstrual age. Am J Roentgenot，1982，139：367-370

（上海市第一妇婴保健院：石树中　凌梅立　杨雁　钱尚萍　陈蔼申　刘永欣；上海市第一人民医院：鄞豫增　范菊英　许玉成　张洪德；上海第二医科大学附属仁济医院：蒋玲玲　武晋鸿）

第二节　南方七省区不同胎龄新生儿体格发育调查研究[①]

一、摘要

本文报道 29 912 例不同胎龄单胎活产新生儿体格发育四项指标的均值及百分位数。从孕 34 周起，男性体重平均比女性重 94.4g，男性身长平均比女性长 0.7cm。新生儿头围一般比胸围大 1~2cm。本文结果可作为南方七省、区衡量不同胎龄新生儿体格发育的参考标准。同时也为该地区对新生儿按胎龄与出生体重进行分类提供了数据。调查结果可以反映胎儿在子宫内的生长发育情况，本次调查研究中发现胎儿体重与身长均于孕 34 周时出现一个突出的高峰。

二、前言

对我国新生儿各项生理指标进行研究，制订新生儿各项生理正常值，是建立我国新生儿学十分重要的基础工作。有关我国新生儿体格发育的研究，国内对足月新生儿的体重、身长、头围、胸围（以下简称四项指标）生理值报道较多[1]，但对不同胎龄新生儿这四项指标的调查研究则报道尚少。1980 年上海钱水根等[2]对上海地区不同胎龄新生儿的出生体重做过回顾性分析；1983 年苏延华等[3]对江苏省围生儿出生体重、身长、双顶径做过调查，但尚无大区域的资料。为了解我国南方不同胎龄新生儿体格发育的四项指标，为围生期保健、新生儿疾病防治和优生优育工作提供科学依据，南方七省区（四川、广东、湖南、福建、广西、云南、贵州）组成了新生儿体格发育科研协作组，对不同胎龄新生儿的体格发育四项指标进行了前瞻性调查研究，现将结果报告于下。

三、对象及方法

（一）对象

为七省区中 12 个城市内 34 个单位于 1984 年 1 月~1985 年 3 月住院分娩的单胎活产新生儿（不包括影响测量的有体表畸形的活产儿），胎龄从 28~44 周及以上。母亲末次月经欠详或有其他原因而孕周不确切者，不列为调查对象。

（二）方法

按协作组制定的统一方法组织学习后进行。体重的测量不晚于出生后 30 分钟，均使用杠杆式体重计（均经当地衡器厂校正）；身长、头围、胸围于出生后 24~48 小时内测量，测身长用标准量床，测量头围、胸围用标准软尺（2m 长的软尺及 2m 长精确到毫米的钢尺，两者相差在 0.5cm 以内）。测量人员基本固定。

---

① 本文发表于《中华儿科杂志》1986 年 24 卷第 1 期，第 21 页，本次增补了数据表。本研究获湖南省 1987 年年度医药卫生科技进步成果三等奖。

四、结果

七省区共测量 29 912 例，其中男 15 333 例（占 51.3%），女 14 579 例（占 48.7%）；初产儿占 90%，经产儿 10%。四项指标的数据均经电子计算机处理后列表，并制出相应的曲线图。28～31 周者，由于例数较少，所得数据仅供参考，其相应曲线在制图时省略。

（一）不同胎龄新生儿的出生体重（表 8-2-1，图 8-2-1）

各胎龄新生儿出生体重一般男性高于女性。从孕 34 周起，体重平均男性比女性重 94.4g（表 8-2-2，表 8-2-3，图 8-2-2）。比较同胎龄初产儿与经产儿的体重，≤ 37 周的初产儿体重高于经产儿；从 38～44 周及以上，经产儿平均比初产儿重 87.7g（表 8-2-4～表 8-2-10）。不同体重新生儿的身长、头围与胸围值见表 8-2-12。各省不同胎龄新生儿出生体重见表 8-2-13～表 8-2-19。胎儿在宫内每周体重增长的克数，于 34 周时出现一个较明显的高峰；但在 42 周以后（过期产）胎儿体重不仅没有增长，反有所下降（表 8-2-11，图 8-2-3）。

表 8-2-1　　　　　　　　南方七省区不同胎龄新生儿出生体重值　　　　　　　　　　g

胎龄（周）	例数	平均值	百 分 位 数						
			P_3	P_{10}	P_{25}	P_{50}	P_{75}	P_{90}	P_{97}
28	35	1689	876	1053	1238	1507	1883	1997	2112
29	26	1781	922	1144	1383	1565	2425	2051	2215
30	35	1790	1202	1283	1439	1660	2093	2346	2881
31	34	1949	1204	1431	1544	1800	2325	2814	3043
32	59	2023	1239	1436	1679	1967	2330	2823	3076
33	93	2116	1432	1651	1885	2142	2429	2924	3147
34	155	2423	1733	2004	2183	2440	2703	3025	3218
35	306	2533	1814	2043	2302	2558	2795	3118	3397
36	731	2694	1999	2240	2466	2715	2969	3204	3460
37	1858	2874	2217	2443	2655	2889	3136	3380	3641
38	5230	3004	2339	2507	2785	3021	3279	3524	3764
39	8295	3117	2450	2662	2888	3137	3389	3632	3913
40	8040	3181	2494	2726	2954	3194	3463	3718	3970
41	3199	3248	2514	2757	3001	3258	3537	3801	4130
42	1250	3259	2492	2732	2992	3278	3565	3853	4150
43	342	3203	2485	2717	2913	3238	3490	3741	4069
44	224	3200	2391	2664	2963	3214	3500	3744	4128

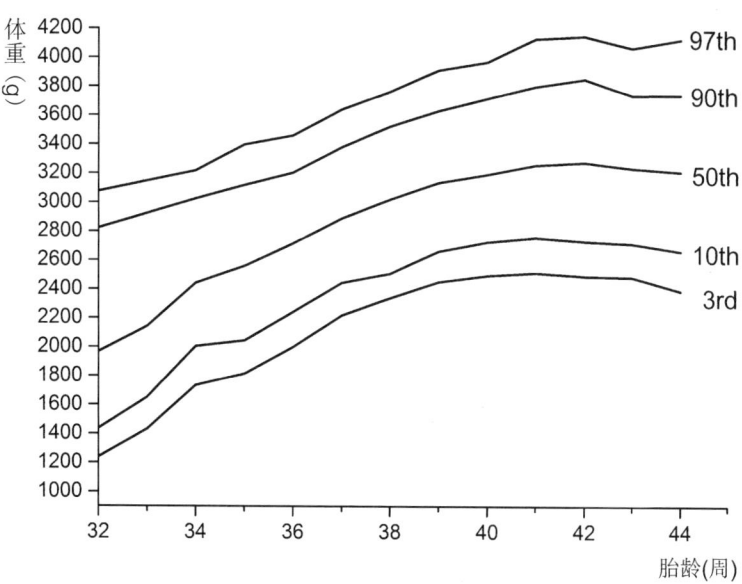

图 8-2-1　南方七省区不同胎龄新生儿
出生体重百分位数曲线

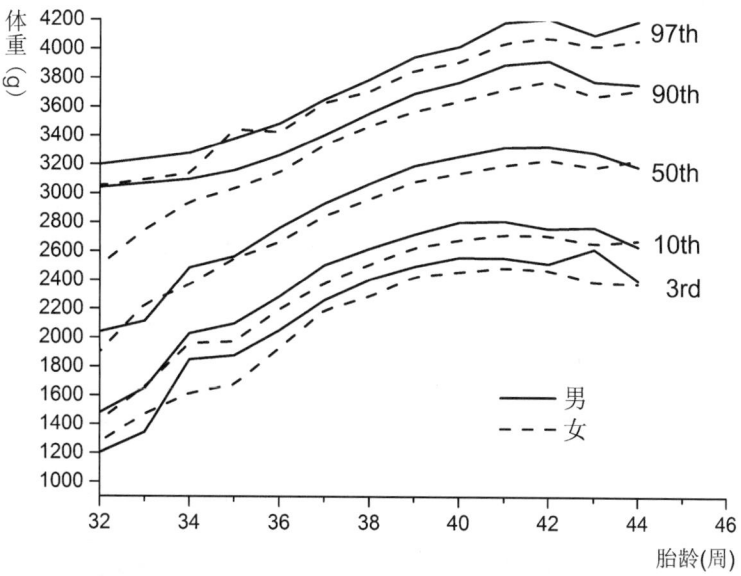

图 8-2-2　南方七省区不同性别新生儿出
生体重百分位数曲线

表 8－2－2　　　　　　　南方七省区不同胎龄新生儿男性出生体重值　　　　　　　g

胎龄（周）	例数	平均值	百 分 位 数						
			P_3	P_{10}	P_{25}	P_{50}	P_{75}	P_{90}	P_{97}
28	25	1613	1021	1071	1179	1450	1575	2100	3050
29	13	1722	1021	1070	1175	1467	1583	3320	4316
30	21	1742	1263	1403	1493	1675	2038	2195	2537
31	22	1957	1332	1430	1513	1800	2350	2960	3268
32	34	2109	1202	1480	1713	2040	2633	3040	3199
33	57	2085	1342	1649	1872	2113	2372	3069	3239
34	81	2487	1848	2028	2266	2486	2755	3098	3279
35	168	2567	1876	2097	2329	2564	2825	3160	3379
36	394	2739	2051	2286	2510	2762	3002	3266	3484
37	1052	2914	2261	2504	2697	2931	3173	3405	3652
38	2886	3049	2405	2619	2832	3068	3324	3557	3791
39	4188	3174	2495	2718	2952	3193	3452	3694	3946
40	3913	3241	2558	2803	3014	3258	3522	3772	4018
41	1577	3312	2555	2810	3048	3321	3599	3893	4184
42	618	3306	2517	2759	3025	3327	3605	3920	4210
43	183	3243	2618	2768	2938	3285	3541	3777	4100
44	101	3208	2401	2637	2986	3188	3550	3759	4194

表 8－2－3　　　　　　　南方七省区不同胎龄新生儿女性出生体重值　　　　　　　g

胎龄（周）	例数	平均值	百 分 位 数						
			P_3	P_{10}	P_{25}	P_{50}	P_{75}	P_{90}	P_{97}
28	10	1968	1060	1200	1500	1900	2450	2600	3540
29	13	2041	1239	1330	1525	2100	2575	2940	3122
30	14	1861	1084	1220	1325	1600	2167	3060	3158
31	12	1935	1072	1440	1650	1800	2300	2560	3128
32	25	1907	1275	1425	1613	1900	2150	2500	3050
33	36	2166	1472	1660	1900	2229	2550	2747	3095
34	74	2353	1615	1960	2117	2369	2617	2940	3139
35	138	2492	1676	1973	2268	2548	2777	3034	3443
36	337	2641	1929	2197	2422	2664	2920	3147	3425
37	806	2823	2190	2379	2592	2844	3069	3337	3628
38	2344	2949	2289	2509	2725	2961	3207	3468	3708
39	4107	3063	2424	2624	2836	3082	3329	3569	3851
40	4127	3129	2458	2679	2904	3141	3392	3642	3910
41	1622	3186	2487	2716	2950	3196	3468	3722	4043
42	632	3213	2470	2711	2957	3233	3520	3780	4080
43	159	3156	2387	2654	2884	3183	3405	3676	4017
44	123	3194	2379	2678	2947	3232	3469	3718	4062

表 8-2-4 南方七省区不同胎龄初产儿出生体重值 g

胎龄(周)	例数	平均值	百 分 位 数						
			P_3	P_{10}	P_{25}	P_{50}	P_{75}	P_{90}	P_{97}
28	24	1830	1028	1092	1250	1517	1925	2580	3462
29	17	2106	1051	1170	1450	1700	2750	3260	4298
30	26	1820	1156	1264	1420	1700	2100	2540	3122
31	26	1891	1156	1417	1529	1800	2275	2680	3044
32	45	2068	1414	1540	1705	1986	2383	3025	3183
33	72	2139	1408	1660	1914	2171	2460	2695	2884
34	128	2428	1692	2008	2190	2441	2738	3024	3211
35	275	2536	1819	2065	2314	2560	2794	3105	3395
36	642	2694	2008	2247	2473	2715	2967	3192	3442
37	1653	2874	2228	2449	2658	2891	3132	3371	3633
38	4723	2997	2352	2572	2781	3012	3264	3511	3748
39	7494	3112	2447	2657	2884	3134	3384	3620	3901
40	7269	3180	2494	2727	2954	3192	3460	3716	3971
41	2929	3243	2504	2751	2999	3256	3532	3795	4117
42	1104	3247	2486	2719	2980	3272	3551	3816	4125
43	297	3179	2486	2704	2897	3223	3458	3699	4032
44	192	3182	2392	2649	2933	3190	3486	3728	4024

表 8-2-5 南方七省区不同胎龄经产儿出生体重值 g

胎龄(周)	例数	平均值	百 分 位 数						
			P_3	P_{10}	P_{25}	P_{50}	P_{75}	P_{90}	P_{97}
28	11	1475	1024	1080	1200	1480	1600	2080	2164
29	9	1483							
30	9	1702							
31	8	2138							
32	14	1882	1084	1227	1367	1900	2250	2720	2916
33	21	2037	1526	1644	1770	2060	2317	2590	2874
34	27	2401	1854	1980	2150	2433	2583	3030	3238
35	31	2510	1786	1905	2183	2525	2817	3260	3414
36	89	2691	1934	2196	2417	2713	2985	3303	3517
37	205	2873	2010	2377	2633	2874	3178	3465	3695
38	507	3072	2219	2522	2824	3108	3391	3632	3882
39	801	3169	2509	2714	2929	3171	3446	3722	4012
40	771	3201	2501	2725	2955	3218	3491	3737	3967
41	270	3297	2631	2811	3020	3281	3598	3894	4283
42	146	3352	2559	2848	3056	3317	3717	3992	4431
43	45	3355	2470	2850	3064	3386	3692	3940	4330
44	32	3308	2192	2880	3100	3325	3567	3880	4304

表 8-2-6　　　　　　　南方七省区不同胎龄新生儿初产男性出生体重值　　　　　　　　g

胎龄（周）	例数	平均值	百 分 位 数						
			P₃	P₁₀	P₂₅	P₅₀	P₇₅	P₉₀	P₉₇
28	17	1705	1024	1080	1200	1433	1567	2480	3104
29	9	1895							
30	16	1775	1248	1360	1500	1733	2067	2440	2552
31	18	1936	1308	1427	1517	1800	2350	2840	3092
32	25	2141	1350	1614	1721	2025	2675	3100	3250
33	44	2099	1264	1640	1925	2133	2375	2587	2779
34	64	2471	1837	2011	2243	2467	2771	3087	3272
35	153	2564	1886	2104	2330	2564	2811	3149	3385
36	343	2736	2061	2289	2516	2760	2998	3251	3457
37	929	2917	2291	2510	2705	2937	3172	3395	3645
38	2604	3040	2408	2617	2826	3059	3310	3544	3780
39	3767	3169	2487	2711	2947	3190	3446	3684	3938
40	3523	3239	2555	2803	3014	3256	3521	3770	4016
41	1433	3303	2548	2808	3046	3312	3589	3877	4160
42	545	3289	2504	2741	3016	3320	3585	3882	4170
43	161	3208	2610	2742	2917	3260	3505	3732	4059
44	82	3178	2364	2573	2938	3171	3544	3751	3969

表 8-2-7　　　　　　　南方七省区不同胎龄新生儿初产女性出生体重值　　　　　　　　g

胎龄（周）	例数	平均值	百 分 位 数						
			P₃	P₁₀	P₂₅	P₅₀	P₇₅	P₉₀	P₉₇
28	7	2133							
29	8	2344							
30	10	1891	1060	1200	1300	1600	2150	3100	3170
31	8	1789							
32	20	1975	1430	1500	1667	1950	2200	2600	3080
33	28	2203	1484	1680	1900	2280	2600	2768	2916
34	64	2384	1584	2006	2143	2414	2700	2965	3154
35	122	2501	1666	2004	2295	2554	2781	3023	3423
36	299	2645	1933	2210	2431	2665	2920	3141	3429
37	724	2818	2196	2390	2598	2838	3058	3321	3616
38	2119	2945	2304	2518	2727	2955	3196	3455	3687
39	3727	3058	2424	2620	2833	3080	3355	3563	3832
40	3746	3127	2458	2680	2904	3139	3388	3641	3910
41	1496	3187	2478	2709	2947	3200	3473	3724	4051
42	559	3206	2471	2701	2947	3227	3513	3767	4070
43	136	3146	2402	2654	2874	3172	3384	3650	3995
44	110	3186	2420	2691	2931	3209	3458	3686	4140

表 8－2－8　　　南方七省区不同胎龄新生儿经产男性出生体重值　　　　g

胎龄 （周）	例数	平均值	百 分 位 数						
			P_3	P_{10}	P_{25}	P_{50}	P_{75}	P_{90}	P_{97}
28	8	1439							
29	4	1410							
30	5	1634							
31	4	2051							
32	9	2018							
33	13	2038	1616	1652	1730	2033	2350	2570	2922
34	17	2545	1902	2140	2407	2529	2717	3130	3298
35	15	2599	1845	1950	2317	2567	2925	3250	3355
36	51	2753	1953	2270	2475	2786	3050	3356	3524
37	123	2887	1979	2446	2660	2861	3183	3478	3731
38	280	3132	2336	2636	2900	3164	3449	3685	3884
39	417	3224	2615	2786	3007	3229	3502	3757	4010
40	385	3255	2589	2805	3004	3277	3535	3791	4013
41	144	3405	2608	2828	3082	3436	3724	4024	4362
42	73	3433	2619	2873	3081	3391	3817	4135	4521
43	22	3499	2844	2947	3225	3533	3780	3987	4468
44	19	3338	2838	2927	3070	3300	3563	4210	4343

表 8－2－9　　　南方七省区不同胎龄新生儿经产女性出生体重值　　　　g

胎龄 （周）	例数	平均值	百 分 位 数						
			P_3	P_{10}	P_{25}	P_{50}	P_{75}	P_{90}	P_{97}
28	3	1583							
29	5	1556							
30	4	1788							
31	4	2225							
32	5	1635							
33	8	2036							
34	10	2156	1830	1900	2025	2150	2350	2500	2570
35	16	2426	1696	1860	2067	2400	2750	3280	3504
36	38	2608	1914	2090	2317	2650	2917	3213	3391
37	83	2859	2098	2318	2546	2890	3185	3428	3676
38	227	2997	2137	2446	2702	3038	3319	3556	3880
39	384	3105	2434	2661	2866	3107	3368	3653	3991
40	386	3147	2457	2674	2906	3163	3442	3650	3916
41	125	3176	2646	2792	2992	3165	3390	3700	3963
42	73	3271	2438	2826	3032	3272	3617	3890	4181
43	23	3218	2138	2660	2983	3233	3530	3870	4262
44	13	3266	2078	2460	3210	3340	3575	3870	3961

表 8‐2‐10　南方七省区不同性别及初、经产新生儿出生体重均值显著性检验　　　　　　　g

胎龄	男			女			显 著 性 检 验					
（周）	均值	初产均值	经产均值	均值	初产均值	经产均值	性别（男女间）		男性初产与经产		女性初产与经产	
							U值	P值	U值	P值	U值	P值
28	1613	1705	1439	1968	2133	1583	1.2	>0.05	1.3	>0.05	0.4	>0.05
29	1722	1895	1410	2041	2344	1556	0.4	>0.05	0.6	>0.05	0.6	>0.05
30	1742	1775	1634	1861	1891	1787	0.2	>0.05	0.1	>0.05	—	—
31	1957	1936	2051	1934	1789	2225	0.1	>0.05	0.2	>0.05	0.8	>0.05
32	2108	2141	2018	1907	1975	1635	1.5	>0.05	0.5	>0.05	1.1	>0.05
33	2085	2099	2037	2166	2203	2036	0.4	>0.05	0.4	>0.05	0.6	>0.05
34	2487	2471	2545	2353	2384	2155	2.0	<0.05	0.7	>0.05	2.3	<0.05
35	2567	2564	2595	2492	2501	2426	1.6	>0.05	0.2	>0.05	0.5	>0.05
36	2738	2776	2753	2641	2645	2607	3.0	<0.01	0.2	>0.05	0.5	>0.05
37	2914	2917	2886	2822	2818	2858	5.3	<0.01	0.7	>0.05	0.8	>0.05
38	3049	3040	3132	2949	2944	2997	9.7	<0.01	3.6	<0.01	1.6	>0.05
39	3174	3169	3223	3062	3058	3105	13.2	<0.01	2.7	<0.01	2.2	<0.05
40	3241	3239	3255	3129	3127	3147	13.0	<0.01	0.4	>0.05	0.8	>0.05
41	3312	3302	3405	3185	3186	3175	8.3	<0.01	2.4	<0.05	0.2	>0.05
42	3306	3289	3432	3213	3206	3271	2.0	<0.05	2.3	<0.05	1.1	>0.05
43	3243	3208	3498	3156	3145	3218	1.9	<0.05	3.0	<0.01	0.7	>0.05
44	3208	3177	3337	3194	3185	3265	0.1	>0.05	1.1	>0.05	0.4	>0.05

表 8‐2‐11　　　　　　　　　胎儿在宫内每周体重增长的克数

胎龄	增 长 克 数									
（周）	本文	苏延华等（1983）	钱水根等（1980）	台湾地区（1972）	香港（1978）	日本（1982）	美国 Lubchenco（1963）	加拿大 Usher（1969）	英国 Thomsom（1968）	美国 Brenner（1976）
28	—	—	—	73	—	—	171	—	—	160
29	163	−179	—	340	−100	120	64	—	—	160
30	−85	49	—	21	400	130	185	—	—	150
31	160	226	—	266	120	130	106	—	—	170
32	73	55	—	81	320	170	142	—	—	180
33	93	251	117	328	102	210	225	311	290	200
34	307	−46	33	277	302	290	321	152	270	210
35	110	291	283	110	125	270	205	287	230	210
36	161	140	170	232	114	190	270	100	200	220
37	180	166	173	94	63	180	113	479	120	220
38	130	151	159	123	81	150	159	270	130	160
39	113	100	97	104	105	100	105	79	110	140
40	64	109	70	89	76	80	96	167	90	110
41	67	91	67	49	42	50	81	71	50	80
42	11	−1	13	−5	25	10	1	−200	20	50
43	−56	−51	−39	−33	−6			72		10
44	−3	−41	32	−4	−27	—		−24		−30

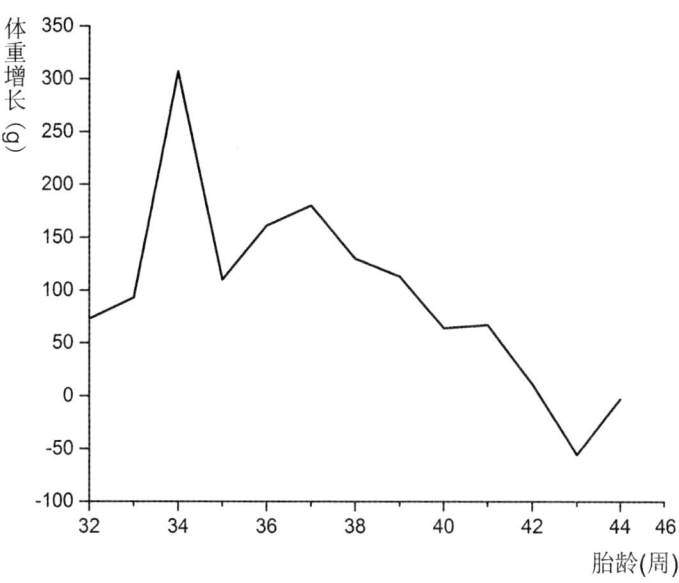

图 8-2-3　胎儿在宫内每周体重增长曲线

表 8-2-12　　　　　　南方七省区不同体重新生儿的身长、头围、胸围值

体重 (g)	例数	身　长（mm）			头　围 mm)			胸　围（mm）		
		−2SD	均值	+2SD	−2SD	均值	+2SD	−2SD	均值	+2SD
1200	23	330	396	462	240	284	328	208	258	308
1400	51	329	401	473	220	276	332	197	251	305
1600	59	376	418	460	248	292	336	232	256	280
1800	111	394	436	478	272	300	328	238	272	306
2000	287	413	449	485	283	309	335	250	284	318
2200	649	430	460	490	290	314	338	265	293	321
2400	1709	437	469	501	299	321	343	273	301	329
2600	3362	442	478	514	302	326	350	287	309	331
2800	5103	457	485	513	310	330	350	293	315	337
3000	6189	464	492	520	313	335	357	301	321	341
3200	5110	468	498	528	321	339	357	304	326	348
3400	3754	467	503	539	321	343	365	306	332	358
3600	1918	477	509	541	315	347	379	315	337	359
3800	975	485	515	545	330	350	370	317	341	365
4000	397	481	519	557	331	353	375	325	347	369
4200	140	498	526	554	338	358	378	332	354	376

表 8-2-13 四川省不同胎龄新生儿出生体重值 g

胎龄（周）	例数	平均值	百 分 位 数						
			P_3	P_{10}	P_{25}	P_{50}	P_{75}	P_{90}	P_{97}
28	6	1932							
29	7	1811							
30	6	1911							
31	8	1934							
32	24	2155	1344	1627	1850	2100	2400	3040	3152
33	25	2094	1150	1550	1890	2140	2430	2580	2725
34	53	2449	1859	2042	2186	2469	2719	3028	3176
35	90	2498	1380	2000	2281	2537	2825	3100	3310
36	238	2749	2043	2270	2503	2755	3025	3249	3593
37	615	2885	2262	2466	2664	2897	3136	3371	3687
38	1673	3011	2340	2572	2782	3025	3285	3535	3775
39	2371	3131	2434	2659	2887	3143	3398	3655	3927
40	1966	3200	2488	2728	2957	3209	3481	3737	3989
41	787	3247	2475	2706	2965	3252	3555	3835	4136
42	174	3270	2626	2769	3008	3264	3563	3832	4151
43	31	3006	2386	2505	2738	3060	3321	3527	3707
44	16	3033	2296	2460	2800	3133	3400	3640	3752

表 8-2-14 湖南省不同胎龄新生儿出生体重值 g

胎龄（周）	例数	平均值	百 分 位 数						
			P_3	P_{10}	P_{25}	P_{50}	P_{75}	P_{90}	P_{97}
28	7	1274							
29	8	1702							
30	10	1537	1212	1240	1300	1400	1750	2000	2140
31	10	1523	1060	1200	1420	1520	1700	1900	1970
32	10	1809	1260	1400	1550	1733	2050	2200	2540
33	27	2041	1362	1647	1844	2017	2263	2830	3038
34	30	2272	1380	1800	2071	2300	2529	2900	3220
35	68	2549	1882	2045	2280	2538	2771	3280	3597
36	166	2698	1933	2284	2509	2718	2952	3166	3401
37	373	2922	2244	2487	2698	2932	3203	3455	3677
38	970	3035	2340	2582	2821	3043	3321	3552	3795
39	1646	3144	2493	2700	2923	3154	3403	3650	3894
40	1761	3215	2498	2760	2991	3228	3490	3736	3969
41	787	3268	2546	2808	3033	3286	3533	3789	4094
42	372	3291	2486	2727	3012	3311	3619	3854	4123
43	105	3279	2506	2780	2958	3287	3537	3792	4192
44	54	3286	2462	2720	3011	3271	3580	3860	4838

表 8－2－15　　　　　　　　　　　广东省不同胎龄新生儿出生体重值　　　　　　　　　　　g

胎龄 （周）	例数	平均值	百 分 位 数						
			P_3	P_{10}	P_{25}	P_{50}	P_{75}	P_{90}	P_{97}
28	1								
29	1								
30	1								
31	1								
32	4	2245							
33	5	2490							
34	18	2536	1908	2160	2283	2450	2950	3220	3346
35	35	2726	2202	2283	2439	2700	3081	3250	3590
36	99	2735	2039	2264	2509	2767	3021	3282	3452
37	233	2862	2200	2403	2658	2891	3129	3358	3538
38	814	3002	2402	2612	2804	3023	3256	3502	3745
39	1255	3114	2441	2656	2888	3144	3386	3620	3902
40	1206	3206	2594	2780	2986	3218	3484	3733	3988
41	512	3266	2538	2804	3029	3279	3540	3830	4195
42	206	3201	2430	2676	2923	3240	3518	3793	4146
43	45	3253	2270	2750	2956	3330	3555	3780	4130
44	29	3139	2574	2790	2894	3100	3390	3705	3826

表 8－2－16　　　　　　　　　　　福建省不同胎龄新生儿出生体重值　　　　　　　　　　　g

胎龄 （周）	例数	平均值	百 分 位 数						
			P_3	P_{10}	P_{25}	P_{50}	P_{75}	P_{90}	P_{97}
28	2								
29	2								
30	4	1913							
31	4	1940							
32	10	1779	1060	1200	1620	1720	1850	2000	3340
33	16	2063	1496	1660	1900	2100	2267	2480	2904
34	14	2473	1842	1940	2250	2480	2650	3120	3316
35	46	2455	1819	1980	2238	2491	2710	2896	3124
36	85	2668	1970	2256	2416	2672	2977	3214	3384
37	226	2933	2231	2510	2720	2938	3179	3440	3663
38	613	3066	2334	2620	2845	3089	3349	3575	3823
39	1015	3167	2489	2710	2930	3180	3441	3683	3974
40	847	3242	2555	2773	3018	3255	3520	3767	4040
41	381	3285	2604	2813	3035	3276	3574	3845	4191
42	173	3332	2528	2861	3105	3358	3566	3894	4195
43	75	3285	2690	2831	2972	3300	3571	3820	4050
44	50	3305	2300	2800	3078	3327	3570	3900	4250

表 8－2－17　　　　　　　广西壮族自治区不同胎龄新生儿出生体重值　　　　　　　g

胎龄（周）	例数	平均值	百 分 位 数						
			P₃	P₁₀	P₂₅	P₅₀	P₇₅	P₉₀	P₉₇
28	2								
29	0								
30	5								
31	0								
32	1								
33	6	1883							
34	13	2377	1678	2020	2150	2460	2590	2770	2922
35	24	2515	1744	2216	2360	2625	2775	2930	3096
36	59	2601	2017	2109	2390	2675	2891	3007	3323
37	225	2799	2208	2374	2627	2810	3054	3256	3521
38	598	2982	2372	2580	2769	3001	3238	3483	3660
39	1018	3101	2452	2657	2869	3121	3383	3605	3922
40	823	3169	2514	2709	2928	3185	3452	3703	3941
41	309	3200	2557	2781	3006	3220	3454	3732	3996
42	135	3237	2210	2675	2982	3259	3556	3882	4295
43	39	3161	2633	2711	2910	3167	3490	3724	3966
44	56	3209	2568	2780	3042	3189	3500	3696	3888

表 8－2－18　　　　　　　　云南省不同胎龄新生儿出生体重值　　　　　　　　g

胎龄（周）	例数	平均值	百 分 位 数						
			P₃	P₁₀	P₂₅	P₅₀	P₇₅	P₉₀	P₉₇
28	4								
29	5								
30	1								
31	5								
32	2								
33	6	2392							
34	10	2620	2030	2100	2250	2800	2967	3100	3170
35	25	2472	1838	1925	2113	2500	2758	3250	3450
36	40	2695	1840	2200	2444	2750	3050	3400	3587
37	109	2790	2205	2332	2511	2775	3082	3370	3737
38	353	2860	2242	2443	2637	2881	3136	3383	3610
39	668	3045	2438	2618	2831	3076	3323	3555	3850
40	830	3087	2441	2662	2885	3112	3364	3583	3851
41	315	3229	2506	2724	2951	3240	3554	3817	4139
42	118	3183	2462	2696	2914	3217	3500	3804	3988
43	28	3036	2368	2632	2800	3133	3309	3385	3516
44	6	2642							

表 8 - 2 - 19　　　　　　　　　贵州省不同胎龄新生儿出生体重值　　　　　　　　　g

胎龄（周）	例数	平均值	百 分 位 数						
			P_3	P_{10}	P_{25}	P_{50}	P_{75}	P_{90}	P_{97}
28	14	1775	1239	1330	1436	1529	1675	1940	2122
29	4	1550							
30	8	1794							
31	6	2060							
32	8	2125							
33	8	2281							
34	17	2368	1702	1870	2213	2425	2675	2930	3098
35	18	2583	2108	2280	2475	2650	2763	3080	3164
36	44	2455	1864	2160	2309	2500	2711	2887	2989
37	77	2763	2077	2285	2542	2772	2997	3292	3579
38	209	2936	2351	2508	2704	2986	3199	3418	3749
39	322	2986	2355	2551	2780	3051	3240	3453	3759
40	607	3063	2372	2653	2868	3093	3329	3574	3922
41	108	3080	2362	2633	2817	3060	3386	3716	3950
42	72	3227	2639	2802	2929	3160	3527	4023	4167
43	19	2987	2314	2690	2835	2930	3225	3510	4086
44	13	3000	2278	2615	2713	3050	3375	3513	3574

（二）不同胎龄新生儿身长（表 8 - 2 - 20，图 8 - 2 - 4）

从孕 34 周起身长男性平均比女性长 0.7cm（表 8 - 2 - 21，表 8 - 2 - 22，图 8 - 2 - 5）。≤36 周的初产儿比经产儿平均约长 0.6cm；从 37～44 周及以上，经产儿比初产儿平均略长约 0.2cm（表 8 - 2 - 23，表 8 - 2 - 24）。不同身长新生儿的体重与头围值见表 8 - 2 - 26。各省不同胎龄新生儿身长值见表 8 - 2 - 27～表 8 - 2 - 33。胎儿在宫内每周增长的毫米数见表 8 - 2 - 25。胎儿在宫内每周身长增长的曲线图与体重相似（图 8 - 2 - 6）。

表 8-2-20　　　　　　　　南方七省区不同胎龄新生儿身长值　　　　　　　　cm

胎龄（周）	例数	平均值	百 分 位 数						
			P₃	P₁₀	P₂₅	P₅₀	P₇₅	P₉₀	P₉₇
28	35	39.8	29.3	36.1	37.0	40.2	43.7	44.7	48.7
29	26	42.3	31.6	36.3	39.4	42.4	47.3	47.8	49.9
30	35	42.8	34.1	38.5	40.6	43.4	45.9	48.0	50.0
31	34	43.4	39.0	40.0	41.6	43.6	45.6	48.6	50.6
32	59	43.9	37.8	40.2	42.0	44.1	46.7	48.6	50.3
33	93	44.5	39.9	41.6	43.2	44.6	46.5	48.2	49.1
34	155	45.8	41.1	43.1	44.4	46.2	48.1	49.8	50.9
35	306	46.7	42.3	42.9	45.5	47.0	48.7	50.3	51.4
36	731	47.2	43.0	45.0	46.1	47.6	48.9	50.3	51.2
37	1858	48.2	45.0	45.9	47.3	48.5	49.9	50.8	52.3
38	5230	48.8	45.3	46.7	47.8	49.2	50.4	51.6	52.7
39	8295	49.3	45.7	47.2	48.3	49.7	50.8	52.2	53.0
40	8040	49.6	45.9	47.4	48.8	50.0	51.2	52.5	53.7
41	3199	49.9	46.5	47.6	49.1	50.2	51.5	52.7	54.2
42	1250	50.0	46.2	47.6	49.1	50.3	51.8	52.9	54.5
43	242	49.7	46.1	47.4	48.7	50.0	51.2	52.5	53.7
44	224	49.4	45.8	47.2	48.3	49.7	51.0	52.2	53.0

表 8-2-21　　　　　　　南方七省区不同胎龄新生儿男性身长值　　　　　　　cm

胎龄（周）	例数	平均值	百 分 位 数						
			P₃	P₁₀	P₂₅	P₅₀	P₇₅	P₉₀	P₉₇
28	25	38.3	26.6	32.2	36.2	38.1	41.6	43.8	49.4
29	13	41.6	27.8	33.8	38.5	42.3	45.5	50.2	52.2
30	21	42.3	33.6	37.2	40.5	43.6	45.6	46.6	47.7
31	22	43.4	32.3	39.8	41.5	43.4	46.0	48.5	51.7
32	34	43.9	37.0	39.3	41.8	44.3	47.4	48.7	50.0
33	57	44.3	39.7	41.5	43.1	44.6	46.5	48.0	48.7
34	81	46.4	42.2	43.5	45.0	46.5	48.7	50.2	51.0
35	168	47.1	43.0	44.5	45.8	47.4	49.0	50.6	52.7
36	394	47.5	43.4	45.2	46.3	47.9	49.3	50.6	52.0
37	1052	48.5	45.2	46.3	47.6	48.9	50.2	51.0	52.5
38	2886	49.0	45.5	47.1	48.1	49.5	50.7	52.0	52.8
39	4188	49.6	46.2	47.5	48.7	49.9	51.0	52.4	53.5
40	3913	50.0	46.5	47.7	49.2	50.3	51.6	52.7	54.2
41	1577	50.3	47.0	47.9	49.3	50.5	51.9	52.9	54.5
42	618	50.3	46.2	47.7	49.3	50.6	52.1	53.0	54.7
43	183	49.9	46.5	47.6	49.1	50.2	51.5	52.6	54.0
44	101	49.6	46.0	47.3	48.4	49.9	51.2	52.5	53.5

表 8‐2‐22　　　　　　　　南方七省区不同胎龄新生儿女性身长值　　　　　　　cm

胎龄（周）	例数	平均值	百 分 位 数						
			P_3	P_{10}	P_{25}	P_{50}	P_{75}	P_{90}	P_{97}
28	10	43.6	37.3	38.0	42.0	45.0	46.3	47.0	50.4
29	13	43.8	35.8	37.6	39.8	44.0	48.8	50.1	50.7
30	14	43.4	37.8	39.3	40.7	43.0	47.5	49.6	50.6
31	12	43.5	39.4	40.2	42.0	43.8	45.0	46.8	52.3
32	25	44.0	39.8	41.1	42.1	43.8	45.9	48.0	50.3
33	36	44.7	40.1	41.6	43.3	44.7	46.6	48.7	50.3
34	74	45.1	39.2	42.1	43.9	45.7	47.6	48.8	50.3
35	138	46.3	41.9	43.5	45.1	46.7	48.3	49.9	51.0
36	337	46.9	42.1	44.4	45.9	47.4	48.6	49.8	50.7
37	806	47.8	44.5	45.5	46.8	48.1	49.5	50.6	51.9
38	2344	48.4	45.2	46.3	47.5	48.7	50.1	50.9	52.4
39	4107	48.9	45.5	47.1	48.0	49.4	50.5	51.7	52.8
40	4127	49.3	45.7	47.2	48.3	49.7	50.8	52.2	53.0
41	1622	49.5	46.1	47.4	48.7	49.9	50.9	52.4	53.4
42	632	49.7	46.3	47.5	48.8	50.0	51.4	52.7	54.2
43	159	49.4	45.8	47.3	48.3	49.7	50.9	52.3	53.1
44	123	49.3	45.6	47.1	48.2	49.6	50.9	52.2	52.9

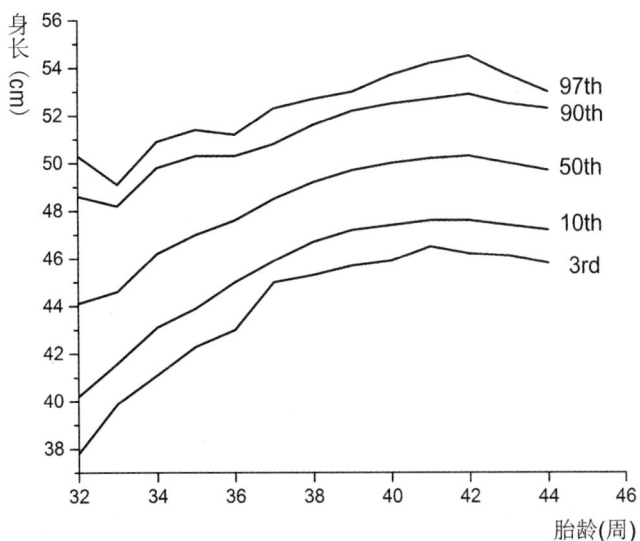

图 8‐2‐4　南方七省区不同胎龄新生儿身长百分位数曲线

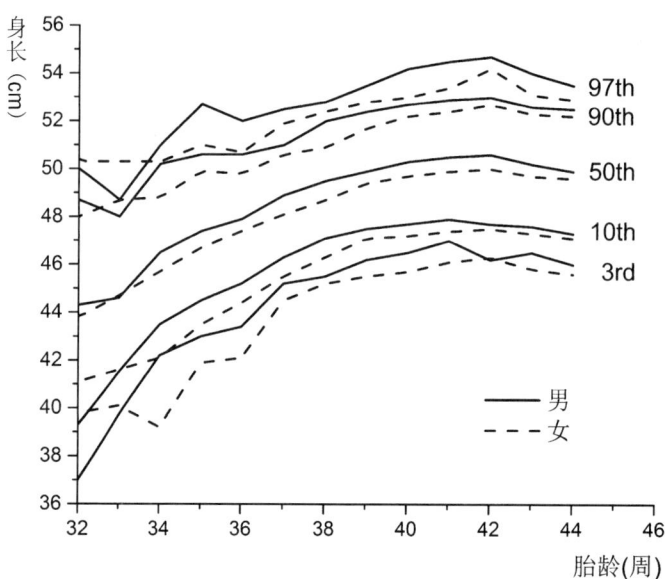

图 8‒2‒5　南方七省区不同性别新生儿
身长百分位数曲线

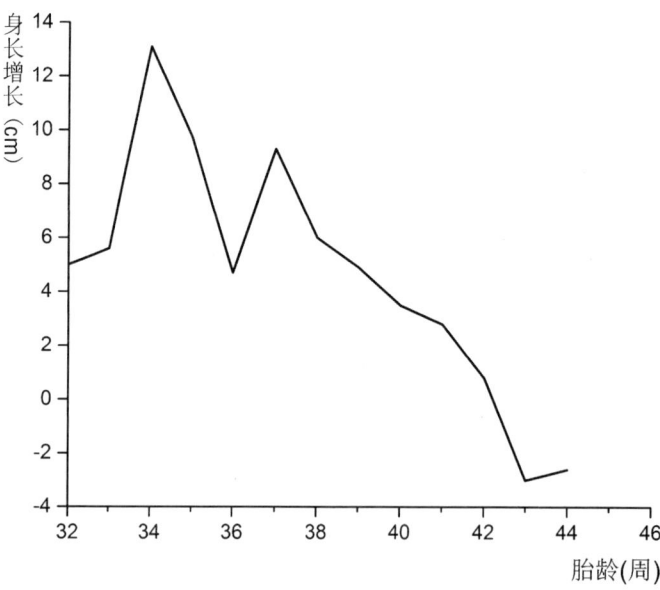

图 8‒2‒6　胎儿在宫内每周身长增长曲线

表 8－2－23　　　　　　　　　南方七省区不同胎龄初产儿身长值　　　　　　　　　cm

胎龄（周）	例数	平均值	百 分 位 数						
			P₃	P₁₀	P₂₅	P₅₀	P₇₅	P₉₀	P₉₇
28	24	40.3	26.4	35.4	37.5	39.0	44.0	48.2	50.3
29	17	43.5	28.0	34.4	39.5	44.7	49.4	50.7	52.0
30	26	43.5	37.8	39.3	41.3	44.0	46.4	48.6	50.2
31	26	43.0	32.6	39.8	41.5	43.4	44.9	47.4	49.4
32	45	43.9	37.4	40.0	42.0	43.9	46.6	48.8	50.3
33	72	44.5	39.8	41.6	43.3	44.8	46.6	48.2	49.6
34	128	45.8	41.2	43.1	44.3	46.2	48.1	49.7	50.8
35	275	46.8	42.6	44.0	45.6	47.1	48.7	50.3	51.8
36	642	47.2	43.1	45.1	46.1	47.6	48.9	50.3	51.2
37	1653	48.2	45.1	45.9	47.3	48.5	49.9	50.8	52.3
38	4723	48.8	45.3	46.8	47.8	49.1	50.4	51.5	52.7
39	7494	49.2	45.7	47.2	48.3	49.6	50.8	52.1	52.9
40	7269	49.6	45.9	47.4	48.8	50.0	51.2	52.5	53.7
41	2929	49.9	46.5	47.6	49.1	50.2	51.5	52.7	54.1
42	1104	49.9	46.3	47.6	49.1	50.3	51.8	52.8	54.4
43	297	49.7	46.4	47.5	48.7	50.0	51.2	52.5	53.5
44	192	49.3	45.8	47.2	48.2	49.7	51.0	52.3	52.9

表 8－2－24　　　　　　　　　南方七省区不同胎龄经产儿身长值　　　　　　　　　cm

胎龄（周）	例数	平均值	百 分 位 数						
			P₃	P₁₀	P₂₅	P₅₀	P₇₅	P₉₀	P₉₇
28	11	38.8	27.7	35.1	36.0	39.0	43.0	45.8	46.6
29	9	41.3							
30	9	40.7							
31	8	44.9							
32	14	44.0	39.4	40.4	42.0	45.0	46.8	48.1	48.7
33	21	44.2	40.3	41.4	42.7	44.1	46.2	48.0	48.7
34	27	45.8	40.6	43.2	44.6	46.2	48.3	49.9	50.7
35	31	46.2	32.9	43.0	44.9	46.4	48.4	50.9	55.1
36	89	47.2	41.8	43.9	46.3	47.9	49.0	50.4	51.3
37	205	48.2	44.3	45.7	47.3	48.7	50.1	50.9	52.2
38	507	48.9	45.1	46.4	47.9	49.5	50.7	52.0	52.8
39	801	49.4	45.8	47.3	48.4	49.8	51.0	52.4	53.9
40	771	49.6	45.8	47.4	48.8	50.0	51.3	52.6	53.8
41	270	50.0	46.2	47.6	49.1	50.1	51.4	52.7	54.5
42	146	50.2	45.8	47.3	49.0	50.4	52.1	53.7	55.8
43	45	49.8	45.2	46.8	48.6	50.1	51.5	52.7	54.7
44	32	49.9	45.6	47.1	49.1	50.2	51.5	52.7	54.0

表 8-2-25　　　　　　　　　　胎儿在宫内每周身长增长的毫米数

胎龄 （周）	增 长 毫 米 数		
	本　文	苏延华等	加拿大 Usher
28			
29	25.0	—	—
30	4.5	11.9	—
31	6.5	17.8	—
32	5.0	−5.3	—
33	5.6	9.4	25.0
34	13.1	16.3	7.0
35	9.7	11.9	12.0
36	4.7	5.6	4.0
37	9.3	7.0	26.0
38	6.0	6.7	1.0
39	4.9	4.2	0
40	3.5	3.0	12.0
41	2.8	5.0	4.0
42	0.8	−1.9	−8.0
43	−3	−3.1	3.0
44	−2.6	1.0	−3.0

表 8-2-26　　　　　　　南方七省区不同身长新生儿的体重、头围值

身长（mm）	例数	体重（g）			头围（mm）		
		−2SD	均值	+2SD	−2SD	均值	+2SD
410	49	780	2086	3392	256	300	344
420	90	905	2011	3117	271	303	335
430	130	1248	2114	2980	273	305	337
440	241	1622	2260	2898	281	311	341
450	676	1757	2473	3189	291	317	343
460	1616	2033	2639	3245	299	323	347
470	3245	2214	2816	3418	304	328	352
480	4951	2356	2944	3532	307	331	355
490	5840	2518	3080	3642	307	335	363
500	6711	2614	3230	3846	316	338	360
510	3470	2792	3400	4008	320	342	364
520	1610	2829	3543	4257	323	345	367
530	583	2865	3689	4513	323	349	375
540	204	2898	3760	4622	326	350	374
550	83	2920	3906	4892	327	353	379

表 8-2-27 四川省不同胎龄新生儿身长值 cm

胎龄（周）	例数	平均值	百 分 位 数						
			P_3	P_{10}	P_{25}	P_{50}	P_{75}	P_{90}	P_{97}
28	6	43.0							
29	7	42.3							
30	6	42.8							
31	8	43.3							
32	24	44.3	34.4	41.2	43.0	45.0	46.7	48.3	49.6
33	25	45.0	40.5	42.5	43.7	45.1	46.9	48.2	48.8
34	53	45.5	40.2	42.3	43.8	45.8	48.1	49.5	50.6
35	90	46.4	41.7	43.6	45.4	46.7	48.3	49.7	50.7
36	238	47.5	43.4	45.2	46.3	47.8	48.9	50.4	51.5
37	615	48.2	45.1	46.0	47.3	48.4	49.7	50.7	51.7
38	1673	48.7	45.3	46.8	47.8	49.2	50.3	51.2	52.6
39	2371	49.2	45.8	47.3	48.2	49.6	50.6	51.8	52.8
40	1966	49.5	46.1	47.4	48.6	49.9	50.9	52.3	53.0
41	787	49.8	46.5	47.6	48.9	50.0	51.2	52.5	53.6
42	174	49.8	47.0	47.6	48.8	50.1	51.5	52.6	53.6
43	31	48.9	45.9	47.2	47.8	48.8	50.4	51.8	52.6
44	16	48.8	45.3	46.1	47.7	49.4	50.3	50.9	52.0

表 8-2-28 湖南省不同胎龄新生儿身长值 cm

胎龄（周）	例数	平均值	百 分 位 数						
			P_3	P_{10}	P_{25}	P_{50}	P_{75}	P_{90}	P_{97}
28	7	40.7							
29	8	44.1							
30	10	43.3	39.6	41.0	42.0	43.7	45.3	46.3	46.8
31	10	42.4	39.3	40.0	41.3	42.5	44.0	45.0	46.4
32	10	44.0	39.6	41.0	42.5	44.0	45.5	47.0	48.4
33	27	44.0	34.6	41.4	42.4	44.1	46.3	48.5	50.2
34	30	45.3	36.8	43.2	44.2	45.7	47.2	49.0	50.4
35	68	47.2	42.4	44.0	45.6	47.1	49.0	51.5	54.0
36	166	47.4	43.2	45.1	46.4	47.8	49.0	50.3	51.0
37	373	48.5	45.2	46.2	47.5	48.9	50.2	50.9	52.4
38	970	49.9	45.4	46.7	47.8	49.2	50.5	51.7	52.8
39	1646	49.5	45.9	47.3	48.6	49.8	50.9	52.3	53.0
40	1761	49.8	45.9	47.4	48.8	50.1	51.4	52.6	53.7
41	787	50.1	46.9	47.9	49.3	50.4	51.7	52.7	54.1
42	372	50.2	46.3	47.6	49.2	50.5	51.9	52.8	54.4
43	105	50.3	47.1	47.8	49.2	50.4	51.8	52.8	54.9
44	54	50.2	46.6	47.6	49.1	50.3	51.8	52.9	54.7

表 8‑2‑29 广东省不同胎龄新生儿身长值 cm

胎龄(周)	例数	平均值	百 分 位 数						
			P_3	P_{10}	P_{25}	P_{50}	P_{75}	P_{90}	P_{97}
28	1								
29	1								
30	1								
31	1								
32	4								
33	5	46.0							
34	18	46.3	43.2	43.7	44.8	46.1	48.0	50.2	51.9
35	35	47.5	43.4	44.4	46.1	48.0	49.7	50.7	52.9
36	99	47.2	42.0	45.1	46.2	47.8	49.2	50.5	51.5
37	233	47.9	44.5	45.6	47.1	48.4	49.9	50.8	52.2
38	814	48.8	45.3	46.9	47.8	49.2	50.5	51.6	52.7
39	1255	49.2	45.6	47.2	48.3	49.7	50.7	52.0	52.9
40	1206	49.7	46.8	47.7	49.1	50.1	51.2	52.5	53.9
41	512	49.8	46.6	47.7	49.1	50.2	51.5	52.7	54.1
42	206	49.5	45.4	47.3	48.8	50.1	51.5	52.7	54.2
43	45	49.7	45.4	47.5	49.2	50.4	51.7	52.6	53.7
44	29	49.5	46.7	47.4	48.4	49.9	51.4	52.4	52.8

表 8‑2‑30 福建省不同胎龄新生儿身长值 cm

胎龄(周)	例数	平均值	百 分 位 数						
			P_3	P_{10}	P_{25}	P_{50}	P_{75}	P_{90}	P_{97}
28	2								
29	2								
30	4								
31	4								
32	10	41.6	37.6	39.0	40.0	41.5	42.8	45.0	48.4
33	16	43.5	40.0	41.4	43.0	43.8	44.6	45.8	48.0
34	14	45.5	41.4	42.4	44.0	45.8	47.3	48.7	52.2
35	46	45.7	43.1	43.6	44.8	46.0	47.3	48.4	48.9
36	85	46.6	43.3	44.4	45.5	46.7	48.1	49.3	50.5
37	226	47.7	44.3	45.5	46.9	48.0	49.2	50.5	51.3
38	613	48.5	45.2	46.3	47.5	48.7	50.1	51.0	52.4
39	1015	49.0	45.7	47.2	48.0	49.3	50.6	51.8	52.7
40	847	49.4	45.7	47.2	48.4	49.8	51.0	52.3	53.0
41	381	49.7	46.1	47.4	48.5	49.9	51.0	52.6	54.2
42	173	50.2	47.0	48.0	49.3	50.4	51.7	52.7	54.1
43	75	49.5	46.5	47.4	48.4	49.8	50.9	52.3	53.0
44	50	49.3	45.3	47.1	48.1	49.6	51.1	52.2	52.8

表 8-2-31　　　　　　　　　广西壮族自治区不同胎龄新生儿身长值　　　　　　　　cm

胎龄 （周）	例数	平均值	百 分 位 数						
			P_3	P_{10}	P_{25}	P_{50}	P_{75}	P_{90}	P_{97}
28	2								
29	0								
30	5	45.2							
31	0								
32	1								
33	6	43.0							
34	13	46.2	41.8	43.3	45.2	47.2	48.5	49.7	50.6
35	24	47.4	41.7	43.8	47.2	48.3	49.5	50.4	50.8
36	59	46.9	42.2	44.5	45.9	47.5	49.2	50.6	51.8
37	225	48.5	45.1	46.1	47.6	49.2	50.5	51.8	53.1
38	598	49.0	45.6	47.1	48.1	49.5	50.7	52.0	52.9
39	1018	49.4	45.7	47.3	48.4	49.9	51.3	52.8	54.4
40	823	49.6	45.7	47.4	48.8	50.0	51.3	52.7	54.4
41	309	49.9	46.8	47.6	49.0	50.2	51.6	52.9	54.6
42	135	49.8	46.4	47.5	48.6	50.1	51.7	53.3	55.0
43	39	49.2	46.2	47.4	48.6	49.7	50.6	51.7	52.6
44	56	48.9	45.7	47.1	48.0	49.3	50.4	51.5	52.8

表 8-2-32　　　　　　　　　云南省不同胎龄新生儿身长值　　　　　　　　cm

胎龄 （周）	例数	平均值	百 分 位 数						
			P_3	P_{10}	P_{25}	P_{50}	P_{75}	P_{90}	P_{97}
28	4								
29	5	45.2							
30	1								
31	5	47.8							
32	2								
33	6	45.3							
34	10	46.8	45.1	45.4	46.0	47.0	49.3	50.3	50.8
35	25	46.6	43.4	44.3	45.5	46.9	48.3	50.0	53.5
36	40	46.7	41.2	43.5	45.6	47.3	48.7	51.0	53.8
37	109	47.6	45.0	45.5	46.4	47.9	49.5	50.7	52.1
38	353	48.1	45.1	45.9	47.3	48.5	50.0	51.1	52.7
39	668	48.9	45.5	47.0	48.0	49.4	50.6	52.0	53.2
40	830	49.1	45.4	47.1	48.1	49.6	50.8	52.3	53.9
41	315	49.7	46.1	47.4	48.8	50.1	51.6	52.9	54.5
42	118	49.8	46.0	47.4	48.7	50.1	51.6	53.2	54.9
43	28	49.4	45.8	47.3	49.0	49.9	50.8	51.9	52.7
44	6	47.7							

表 8 - 2 - 33   贵州省不同胎龄新生儿身长值   cm

胎龄 （周）	例数	平均值	百 分 位 数						
			P_3	P_{10}	P_{25}	P_{50}	P_{75}	P_{90}	P_{97}
28	14	37.1	25.8	27.8	35.8	37.5	40.0	45.6	46.6
29	4								
30	8	41.0							
31	6	41.3							
32	8	44.8							
33	8	45.8							
34	17	46.2	40.0	42.4	45.4	46.6	49.3	50.3	50.8
35	18	47.4	32.1	45.4	46.8	49.0	50.1	50.8	51.9
36	44	47.2	40.3	45.1	47.0	47.9	48.8	50.0	50.7
37	77	48.9	45.2	46.0	47.6	49.4	50.7	52.1	53.0
38	209	49.8	46.4	47.7	49.2	50.2	51.4	52.5	53.2
39	322	49.9	46.0	47.7	49.3	50.3	51.6	52.6	53.1
40	607	50.2	46.3	48.3	49.5	50.7	52.1	52.9	54.3
41	108	50.3	47.0	48.6	49.6	50.7	52.0	52.8	54.4
42	72	50.6	45.3	48.2	49.9	51.6	52.9	54.2	54.9
43	19	49.7	45.4	46.3	48.8	50.3	52.1	53.7	54.6
44	13	50.2	47.4	48.3	49.6	51.1	52.1	52.6	52.9

（三）不同胎龄新生儿头围（表 8-2-34，图 8-2-7）

头围一般比胸围大 1～2cm（表 8-2-36），从孕 30 周起，头围男性比女性略大约 0.4cm（表 8-2-37，表 8-2-38）。

（四）不同胎龄新生儿胸围（表 8-2-35，图 8-2-8）

从孕 34 周起，胸围男性比女性略大约 0.4cm（表 8-2-37，表 8-2-38）。

五、讨论及小结

本文报道我国南方七省区内 12 个城市中 29 912 例不同胎龄单胎活产新生儿体格发育四项指标的均值及百分位数，可作为衡量不同胎龄新生儿体格发育的地区性标准。

早在 1966 年，美国儿科学会即推荐依胎龄和出生体重对新生儿进行命名和分类[4]。一般将出生体重小于该胎龄正常体重第 3（或第 10）百分位数者，称为出生体重小于胎龄儿（简称小于胎龄儿，SGA 儿）；在第 3（或第 10）与第 97（或第 90）百分位数之间

表 8－2－34　　　　　　　　　南方七省区不同胎龄新生儿头围值　　　　　　cm

胎龄(周)	例数	平均值	百 分 位 数						
			P_3	P_{10}	P_{25}	P_{50}	P_{75}	P_{90}	P_{97}
28	35	26.6	22.0	23.5	25.2	26.8	29.6	29.6	31.5
29	26	29.0	23.1	25.3	26.9	29.2	31.9	31.3	32.9
30	35	29.7	24.1	26.0	29.1	29.5	31.1	32.8	34.3
31	34	29.2	25.0	27.0	27.9	29.6	30.8	33.6	34.6
32	59	30.1	27.1	27.7	28.8	30.2	31.8	33.0	34.4
33	93	30.7	27.5	29.0	29.7	30.9	32.2	32.9	34.7
34	155	31.6	29.0	29.6	30.9	31.9	32.9	34.2	34.9
35	306	31.9	28.4	29.6	31.1	32.1	33.3	34.5	35.0
36	731	32.4	29.4	30.6	31.5	32.6	33.9	34.7	35.7
37	1858	32.9	30.1	31.3	32.1	33.3	34.3	34.9	36.2
38	5230	33.3	31.0	31.5	32.5	33.6	34.5	35.2	36.5
39	8295	33.6	31.1	31.8	33.1	33.9	34.7	35.8	36.7
40	8040	33.8	31.2	32.0	33.2	34.1	34.9	36.1	36.8
41	3199	34.0	31.3	32.2	33.3	34.2	35.1	36.3	36.9
42	1250	34.1	31.2	32.2	33.3	34.3	35.4	36.5	37.0
43	342	33.7	31.1	31.8	33.1	34.0	34.8	36.1	36.8
44	224	33.7	31.2	31.9	33.2	34.1	35.0	36.2	36.9

表 8－2－35　　　　　　　　　南方七省区不同胎龄新生儿胸围值　　　　　　cm

胎龄(周)	例数	平均值	百 分 位 数						
			P_3	P_{10}	P_{25}	P_{50}	P_{75}	P_{90}	P_{97}
28	35	23.8	19.7	21.1	22.7	23.5	27.0	25.6	28.0
29	26	27.0	20.5	22.7	24.9	25.8	31.1	28.7	30.4
30	35	27.7	21.4	23.0	25.8	25.9	29.8	29.5	30.9
31	34	26.8	22.3	23.4	25.1	26.4	28.7	29.8	31.1
32	59	27.5	23.4	24.2	25.6	27.6	29.9	31.5	32.6
33	93	27.8	24.8	25.5	26.5	27.9	29.6	30.9	32.7
34	155	29.5	25.8	27.2	28.2	29.7	31.0	32.5	34.0
35	306	29.9	25.9	27.4	28.9	30.2	31.7	32.8	34.2
36	731	30.5	27.1	28.4	29.6	30.8	32.2	33.0	34.4
37	1858	31.3	28.1	29.4	30.4	31.6	32.7	33.9	34.8
38	5230	31.8	29.1	29.8	31.1	32.1	33.1	34.4	35.0
39	8295	32.2	29.3	30.3	31.4	32.4	33.7	34.7	35.8
40	8040	32.5	29.4	30.7	31.6	32.7	34.0	34.8	36.2
41	3199	32.7	29.5	31.0	31.7	32.9	34.2	35.0	36.5
42	1250	32.8	29.5	31.0	31.8	33.1	34.4	35.4	36.8
43	342	32.5	29.2	30.4	31.5	32.7	34.0	34.9	36.4
44	224	32.5	29.3	31.1	31.7	32.8	34.0	34.8	36.1

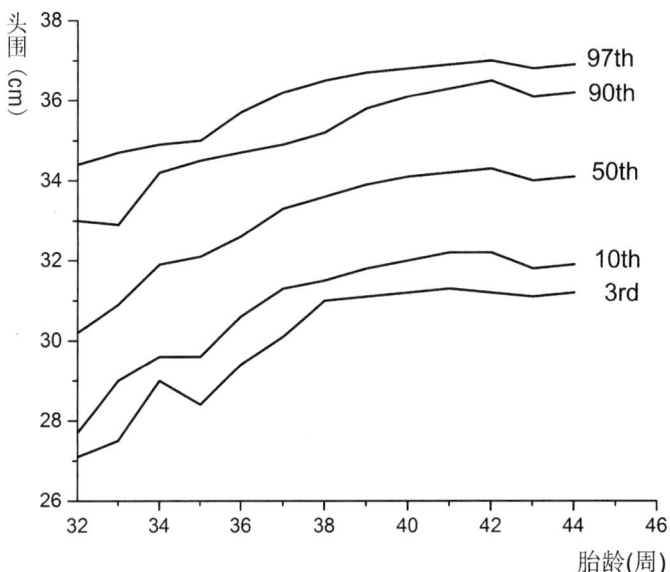

图 8‑2‑7　南方七省区不同胎龄新生儿头
围百分位数曲线

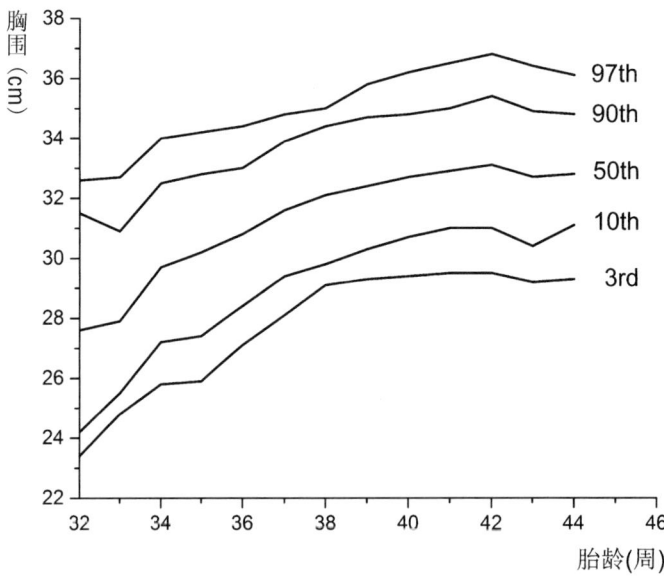

图 8‑2‑8　南方七省区不同胎龄新生儿胸
围百分位数曲线

表 8-2-36　　南方七省区不同胎龄新生儿头围、胸围均值及头胸围差　　mm

胎龄（周）	例数	头围	胸围	头胸围差
28	35	266	238	28
29	26	290	270	20
30	35	297	277	20
31	34	292	268	24
32	59	301	275	26
33	93	307	278	29
34	155	316	295	21
35	306	319	299	20
36	731	324	305	19
37	1858	329	313	16
38	5230	333	318	15
39	8295	336	322	14
40	8040	338	325	13
41	3199	340	327	13
42	1250	341	328	13
43	342	337	325	12
44	224	337	325	12

表 8-2-37　　南方七省区不同胎龄男性新生儿头围、胸围均值及头胸围差　　mm

胎龄（周）	例数	头围	胸围	头胸围差
28	25	268	249	19
29	13	278	259	19
30	21	300	271	29
31	22	294	269	25
32	34	303	274	29
33	57	305	277	28
34	81	319	298	21
35	168	322	301	21
36	394	325	307	18
37	1052	331	314	17
38	2886	335	319	16
39	4188	338	324	14
40	3913	340	326	14
41	1577	342	329	13
42	618	342	329	13
43	183	340	326	14
44	101	338	324	14

表 8-2-38 南方七省区不同胎龄女性新生儿头围、胸围均值及头胸围差 mm

胎龄（周）	例数	头围	胸围	头胸围差
28	10	281	265	16
29	13	286	270	16
30	14	292	285	7
31	12	288	264	24
32	25	297	275	22
33	36	310	279	31
34	74	314	291	23
35	138	315	297	18
36	337	322	304	18
37	806	327	312	15
38	2344	330	316	14
39	4107	333	321	12
40	4127	336	323	13
41	1622	337	325	12
42	632	338	327	11
43	159	335	323	12
44	123	337	326	11

者，称为出生体重适于胎龄儿（简称适于胎龄儿，AGA 儿）；在第 97（或第 90）百分位数以上者，称为出生体重大于胎龄儿（简称大于胎龄儿，LGA 儿）。本文调查结果，为南方七省区对新生儿按胎龄与出生体重进行分类，提供了本地区的数据。

通过调查不同胎龄新生儿的出生体重和身长，可以反映出胎儿在子宫内的生长发育情况。本文表明胎儿在 34 周时，体重增长速度明显加快（图 8-2-3）。分析美国 Lubchenco（1963）等[5]和日本小林登等[6]（1982）报道的资料，胎儿体重增长高峰亦是在 34 周；英国 Thomson 等[7]（1968）的资料中，其高峰是在 33 周和 34 周；台湾 Lin Chia-chin 等[8]（1972）的报道，其高峰是在 33 周、34 周及 29 周。本文图 8-2-6 表明胎儿在宫内每周身长增长高峰与体重增长高峰是一致的（即 34 周），国内江苏的报道[3]是在 34 周及 31 周。结合上海医科大学妇产科医院对各孕周子宫底高度的研究[9]表明，从孕 28～41 周中，子宫底增加的高度亦以 34 周为最显著，说明本文的研究结果与上述报道颇为一致。了解宫内胎儿体重、身长发育规律，对评价胎儿宫内生长发育、诊断宫内胎儿生长发育迟缓，提供了科学依据。

本文未将所测四项指标与国内[2,3]、外[5～8,11～26]类似报道进行详细比较，这是由于考虑到新生儿体格发育的四项指标，可因地区、测定年代，以及研究对象的不同而有差别。一般认为，要评价不同地区之间的差异，应该用同一时间内条件基本相同的对象进行比较，而要评价不同年代所测结果的差别，应该在相同地区、相应对象中进行比较才有可比性。

参考文献

［1］张宝林，王宝琼.实用新生儿学.长沙：湖南科学技术出版社，1983：24

［2］钱水根，单晶如.上海地区新生儿出生体重的分布（28～44 孕周）.中华妇产科杂志，1980，15：198

［3］苏延华，高琴，杨友香.江苏省围产儿体重、身长、双顶径的调查.中华妇产科杂志，1983，18：157

［4］Silverman WA. Nomenclature for duration of gestation, birth weight and intra-uterine growth. Pediatrics，1967，39：935

［5］Lubchenco LO, Hansman C, Dressler M, et al. Intrauterine growth as estimated from liveborn birth-weight data at 24 to 42 weeks of gestation. Pediatrics, 1963, 32：793

［6］小林登，市桥保雄.Bed-Side MEMO（小儿科）.改订版.大阪：世界保健通信社，1982：80

［7］Thomson AM, Billewicz WZ, Hytten FE. The assessment of fetal growth. J Obstet Gynecol Brit Cwlth, 1968, 75：903

［8］Lin Chia-Chin, Emanuel I. A comparison of American and Chinese intrauterine growth standards are American babies really smaller? Am J Epidemilogy, 1972, 95：418

［9］单晶如，等.胎儿宫内生长情况估计——宫底高度测量.中华妇产科杂志，1980，15：193

［10］刘义，朱金秀.新生儿的分类及评分法.广西医学，1983，5：323－325

［11］Brenner WE, Edelman DA, Hendricks CH. A standard of fetal growth for the United States of America. Am J Obstet Gynecol, 1976, 126：555

［12］Usher R, Mclean F. Intrauterine growth of liveborn Caucasian infants at sea level standards obtained from measurements in 7 dimensions of infants born between 25 and 44 weeks of gestation. J Pediatr, 1969, 74：901

［13］Sterky G. Swedish standard curves for intrauterine growth. Pediatrics, 1970, 46：7

［14］Gruenwald P, Funakawa H, Mitani S, et al. Influence of environmental factors on foetal growth in man. Lancet, 1967, 5 (13)：1026－1028

［15］Gruenwald P. Growth of the human fetus 1. Normal growth and its Variation. Am J Obstet Gynecol，1966，94：1112－1119

［16］Cheng MCE, Chew PCT, Ratnam SSR. Birthweight distribution of Singapore Chinese Malay and Indian infants from 34 weeks to 42 weeks gestation. J Obstet Gynaecol Brit Comm, 1972, 79：149－153

［17］Lubchenco LO. Assessment of gestationl age and development at birth. Pediatr Clin North Am, 1970, 17：125－145

［18］Yerushalmy J. The classification of newborn infants by birth weight and gestational age. J Pediatr, 1967, 71：164－172

［19］Ghosh S, Daga S. Comparison of gestational age and weight as standards of prematurity. J

Pediatr, 1967, 71:173-175

[20] Ghosh S, Bhargava SK, Madhavan MS, et al. Intra-uterine growth of North Indian babies. Pediatrics, 1971, 47:826-830

[21] Freeman MG, Graves WL, Thompson RL. Indigent Negro and Caucasian birth weight-gestational age tables. Pediatrics, 1970, 46:9-15

[22] Babson SG, Behrman RE, Lessel R. Live born birth weight for gestational age of white middle class infants. Pediatrics, 1970, 45:937-944

[23] Forbes JF, Smalls MJ. A Comparative analysis of birthweight for gestational age standards. Brit J Obstet Gynaecol, 1983, 99:297-303

[24] Milner RDG, Richards B. An analysis of birth weight by gestational age of infants born in England and Wales, 1967 to 1971. J Obstet Gynaecol Brit Comm, 1974, 81:956-967

[25] Tanner JM. Standards for birth weight or intra-Uterine growth. Pediatrics, 1970, 46:1-6

[26] Miller HC, Hassanein K. Diagnosis of impaired fetal growth in newborn infants. Pediatrics, 1971, 48:511-522

附　南方七省区不同胎龄新生儿体格发育调查研究应用卡

南方七省区新生儿体格发育科研协作组

本文报道29912例不同胎龄单胎活产新生儿体格发育四项指标均值及百分位数（详见《中华儿科杂志》1986年24卷第1期，第21～25页）。

参加本协作的有12城市34个单位。其主要成员有湖南省：张宝林、赵三民、尹辉、刘树仁、沈根、陈琼华、林义雯、杨翠娥、苗守章、贺石林、高岳生、蔡淑华；广东省：官希吉、苏志莺、冯泽康、庄玲丽、李桦、钟汉强、唐宝珍、唐景珍、黄玉珍、彭秋香；四川省：唐泽媛、傅师亭、郑智祯、钟盛林、曾明华、熊福康；福建省：罗孝平、林运团、樊吉英；广西壮族自治区：黄宏燕、王华庄、刘义、张晚丽、徐平；云南省：梁其绥、高凌凤、蔡德修、赵瑞生；贵州省：刘德萱、林群。

借此谨向参加本科研的各单位领导、全体参加者及支持者深表谢意。兹将七省区不同胎龄新生儿出生体重均值（g）及百分位数列后（附表8-2-1），供各地临床及保键工作中应用。

附表8-2-1　　　　南方七省区新生儿出生体重均值及百分位数　　　　g

胎龄	均值	P₃	P₁₀	至	P₉₀	P₉₇
28	1689	876	1053		1997	2112
29	1781	922	1144		2051	2215
30	1790	1202	1283		2346	2881
31	1949	1204	1431		2814	3043
32	2023	1239	1436		2823	3076
33	2116	1432	1651		2924	3147

续表

胎龄	均值	P_3	P_{10}	至	P_{90}	P_{97}
34	2423	1733	2004		3025	3218
35	2533	1814	2043		3118	3397
36	2694	1999	2240		3204	3460
37	2874	2217	2443		3380	3641
38	3004	2339	2567		3524	3764
39	3117	2450	2662		3632	3913
40	3181	2494	2726		3718	3970
41	3248	2514	2757		3801	4130
42	3259	2492	2732		3853	4150
43	3203	2485	2717		3741	4069
≥44	3200	2391	2664		3744	4128
命名与分类		SGA		AGA	LGA	

参加本项研究的单位

负责单位 原湖南医学院第一附属医院儿科

参加单位

四川医学院儿科	四川医学院附属医院	四川省人民医院
成都市妇幼保健院	成都市第一人民医院	成都市第二人民医院
成都市第三人民医院	中国人民解放军福州军区总院	福建省妇幼保健院
广西壮族自治区妇幼保健院	广西医学院附属医院	云南省第一人民医院
昆明市妇幼保健院	昆明医学院附一院	昆明军区总医院
广州市妇幼保健院	中山医学院附一院	广州市第一人民医院
广州市第三人民医院	广州市红十字会医院	海南省人民医院
湖南省妇幼保健院	湖南长沙铁路医院	湖南省人民医院
衡阳医学院附一院	衡阳医学院附二院	邵阳地区人民医院
湖南怀化地区人民医院	湘潭市妇幼保健院	贵阳市妇幼保健院
湖南医学院卫生系	暨南大学医学院儿科	广西桂林医学专科学校

（张宝林 冯泽康 刘 义 官希吉）

第三节　中国 15 城市不同胎龄新生儿体格发育调查研究①

一、摘要

本文报道我国南北方 15 城市 24150 例不同胎龄新生儿体格发育六项指标（体重、身长、顶臀长、头围、胸围、上臂围）的均值及百分位数。六项指标中均为男＞女。平均体重男比女重 87.1g，平均身长男比女长 0.57cm；除头围外，北方足月儿及过期产儿均比南方新生儿大，平均体重北方新生儿比南方新生儿重 50.1g，平均身长北方新生儿比南方新生儿长 0.34cm；足月经产儿的体重比足月初产儿重 60g。六项指标在宫内每周增长的速率，大多数在 30 周、31 周及 34 周时出现一个生长高峰。早产儿与足月儿六项指标的分界值比过去沿用的标准为高。本文结果可作为衡量我国不同胎龄新生儿体格发育的参考标准，并对新生儿按胎龄与出生体重进行分类（指分为 SGA、AGA、LGA）提供了我国数据。

二、前言

目前，我国尚无评价不同胎龄新生儿体格发育的参考标准。虽然上海、江苏、南方七省区曾进行过地区性调查[1~3]，但至今尚无南北方同步研究资料。为建立我国城市不同胎龄新生儿体格发育六项指标（体重、身长、顶臀长、头围、胸围、上臂围）的参考标准，在卫生部妇幼司领导下，以哈尔滨、沈阳、北京、天津、石家庄、太原、西安代表我国北方，南京、苏州、上海、武汉、长沙、福州、昆明、广州代表我国南方。各城市海拔高度，除 4 市（昆明 1891.4m，太原 777.9m，西安 396.9m，哈尔滨 171.7m）在 100m 以上外，余均为 100m 以下。本研究采取分层整群抽样的方法，于 1986 年 2 月～1987 年 5 月对在上述城市 41 个医疗保健单位分娩的新生儿，进行了六项指标的前瞻性横向性调查研究。现将结果报告于下。

三、对象及方法

（一）对象

胎龄 28~44 周的单胎、正常活产儿均列为调查对象。有下列情况之一者，不作为调查对象：①末次月经日期不确切。②怀孕前半年内曾服过避孕药。③月经周期经常在 25 天以下，35 天以上者。④新生儿有畸形影响测量结果者。⑤母孕期患有下列疾病之一者：糖尿病，甲状腺功能亢进症，中、重度妊娠期高血压疾病，心、肾功能不全，血红蛋白低于 90g/L，羊水过多或过少，慢性高血压等。⑥孕期连续应用肾上腺皮质激素

①国家自然科学基金资助项目（项目编号：3860616）；"七五"国家医学重点科技攻关项目（专题合同号：75-65-02-23）。本文发表于《中华儿科杂志》1988 年 26 卷第 4 期，第 206～208 页，本次增补了各项图表及文字。本研究获 1989 年年度湖南省医药卫生成果二等奖，1990 年湖南省科技进步二等奖，1990 年国家卫生部科技进步三等奖。

或其他免疫抑制剂 1 个月以上者。⑦母亲身高在 140cm 以下或体重＜40kg 者。

（二）方法

按照协作组制订的统一标准及方法，组织学习后进行工作。测体重于生后 1 小时内完成；余 5 项指标于生后 24～48 小时内完成，并于 48～72 小时复测。测体重用统一型号的杠杆秤（最小分度为 5g）及电子秤（两秤同时送上海市计量部门鉴定合格）。测身长及顶臀长用标准量床，测体围用统一标准的软尺（最小分度为 1mm）。测量人员基本固定。

四、结果

15 城市共测量 24150 例，北方七市 12170 例（50.4％），南方八市 11980 例（49.6％）。其中男 12621 例（52.3％），女 11529 例（47.7％），初产儿 22372 例（92.6％），经产儿 1778 例（7.4％）。数据均经电子计算机处理。

（一）体格发育六项指标均值及百分位数

体格发育六项指标均值及百分位数实测值见表 8-3-1～表 8-3-6 及图 8-3-1～图 8-3-6。胎儿在宫内生长发育六项指标每周增长的速率见表 8-3-7。修匀后百分位数见表 8-3-8～表 8-3-13 及图 8-3-7～图 8-3-12。本文足月新生儿体格发育六项指标衡量数据与国内九市城郊区、十省城市、农村的比较，见表 8-3-14。不同胎龄新生儿的顶臀长占身长的百分比，见表 8-3-15。不同胎龄新生儿头围与胸围的差值，见表 8-3-16。不同胎龄新生儿的出生体重分布，见表 8-3-17。

（二）体格发育六项指标的增长特点

1．与胎龄的关系　孕 32～41 周六项指标均值均随胎龄的增加而增加，见表 8-3-1～表 8-3-6。各胎龄组间均值差异均有显著意义（P＜0.01）。

2．性别差异　除 31 周、32 周外，其余胎龄组六项指标，均为男＞女（P＜0.01）。以体重、身长为例，男比女平均重 87.1g，长 0.57cm（图 8-3-13～图 8-3-14）。此值与七省报告及 1985 年九市的研究资料相似[3,4]。不同胎龄男女新生儿体格发育六项指标均值及修匀后百分位数，见表 8-3-18～表 8-3-29 及图 8-3-15～图 8-3-16。男女新生儿体格发育六项指标的比较，见表 8-3-30。

3．地域差异　在体重、身长、顶臀长、胸围、上臂围五项指标中，绝大多数北方足月产儿及过期产儿的均值大于南方（多数胎龄组 P＜0.05）；而北方的早产儿中，上述五项指标均值多数小于南方（但大多数胎龄组 P＞0.05）。从总平均值分析，上述五项指标，均为北方＞南方。以体重、身长为例，北方比南方重 50.1g，长 0.34cm，见图 8-3-17～图 8-3-18。关于头围的均值，大多数胎龄组是南方＞北方，其中不足半数胎龄组 P＜0.05，见图 8-3-19。不同胎龄北方与南方新生儿体格发育六项指标均值及修匀后百分位数，见表 8-3-31～表 8-3-42。中国北方不同胎龄男性与女性新生儿体格发育六项指标均值及修匀后百分位数，见表 8-3-43～8-3-54。中国南方不同胎龄男性与女性新生儿体格发育六项指标均值及修匀后百分位数，见表 8-3-55～表 8-3-66。南、北方不同胎龄新生儿体格发育六项指标（均数）的显著性检验，见表 8-3-67。中国南北方新生儿体重、身长、头围、胸围百分位数曲线比较图，见图 8-3-20～

图 8 - 3 - 23。

4. 产次差异　足月经产儿的体重平均比足月初产儿重 60g，见图 8 - 3 - 24。除 37 周外，余各胎龄组差异有显著意义（$P<0.05$）。足月经产儿身长比足月初产儿略长，见图 8 - 3 - 25，其差异无显著意义（$P>0.05$）。足月经产儿的头围、胸围与上臂围亦略比初产儿大。不同胎龄初产与经产新生儿体格发育六项指标均值及修匀后百分位数，见表 8 - 3 - 68～表 8 - 3 - 79。不同胎龄初产男性与女性新生儿体格发育六项指标均值及修匀后百分位数，见表 8 - 3 - 80～表 8 - 3 - 91。不同胎龄经产男性与女性新生儿体格发育六项指标均值及修匀后百分位数，见表 8 - 3 - 92～8 - 3 - 103。中国 15 城市初产与经产新生儿体重、身长百分位数曲线比较图，见图 8 - 3 - 26 及图 8 - 3 - 27。

5. 增长率　六项指标在宫内每周增长的速率，大多数在 30 周、31 周及 34 周时出现一个生长高峰；从 34 周以后，其增长速率渐缓；至 34～44 周时，还可出现负值。见表 8 - 3 - 7 及图 8 - 3 - 28～图 8 - 3 - 30。

6. 早产儿与足月儿六项指标的分界值　从表 8 - 3 - 1～表 8 - 3 - 6 中，可知早产儿（<37 周）与足月儿（≥37～41 周）六项指标的分界值。以体重、身长为例，本次调查的早产儿分别在 2700g、47.5cm 以下，而我国高等医药院校儿科学教材沿用的标准是 2500g 以下及不到 47cm[5]。

7. 中国九市不同胎龄新生儿体格发育六项指标　为了与卫生部及全国妇联组织的中国九市（哈尔滨、北京、西安、南京、上海、武汉、福州、昆明、广州）0～7 岁正常儿童体格发育的研究结果[4]衔接配套，我们将 15 城市中的上述九市内的资料加以整理，制订出我国九市不同胎龄新生儿体格发育六项指标参考值，见表 8 - 3 - 104～表 8 - 3 - 121 及图 8 - 3 - 31～图 8 - 3 - 34。

五、讨论及小结

对不同胎龄新生儿的体格发育进行研究，了解胎儿在宫内的生长发育标准，以制订适宜本民族、本地区、不同时期胎儿及新生儿体格发育的参考标准，是一个国家卫生部门不可缺少的基础性资料。国际上对此项工作仍十分重视，并发表了大量的调查研究报道[6～21]。

本文报道我国南、北方 15 城市 24150 例不同胎龄单胎活产新生儿体格发育六项指标均值及百分位数，拟作为衡量我国城市不同胎龄新生儿体格发育的参考标准。它将为我国围生期保健、新生儿疾病防治、计划生育、优生优育提供实用的参考资料，并为今后对新生儿按胎龄与出生体重进行分类（指分为 SGA、AGA，LGA）提供了我国数据。

各胎龄组间六项指标均值的差异均有显著意义，故今后判断新生儿体格发育六项指标是否正常，均应按不同胎龄进行评价。

我国地域辽阔，在六项指标中，除头围外，北方足月儿及过期产儿均比南方大，而早产儿组以及头围方面，南方却略比北方大，这种地区差异，示在宫内已经形成。故与遗传及环境因素的影响均有关。

研究不同胎龄新生儿出生时的六项指标，实际上反映了胎儿在宫内不同孕周中生长发育情况，这对评价我国胎儿宫内生长发育及胎儿的疾病诊断提供了科学依据。本次研究胎儿在宫内每周生长发育的特点，与作者 1986 年的报道大体一致[3]。

　　自 1953 年德国学者 Koch 提出了生长发育长期加速这一概念后，世界各地的大量资料均证实人类这种生长发育上的动态变化，在生理和病理上都具有重要意义。Sälzer 调查东德初生儿的身长，1948 年平均男为 50cm，女为 49cm；而十年后男为 52.4cm（增长 2.4cm），女为 51.6cm（增长 2.6cm）[22]。国内长沙市的调查，1965 年足月新生儿的身长平均男为 49.6cm，女为 48.9cm；20 年后男为 49.3cm，女为 49.3cm。本文报告的早产儿与足月儿分界值的变化，也反映了这种生长发育长期加速的趋势。这种加速趋势，当然不可能永久持续下去，必然会有一个极限[22]。由于遗传及环境因素的影响，各国开始出现长期加速趋势的时间及达到发育极限的时间各不相同。对于我国的胎儿及新生儿来说，有何规律性变化？我们拟在 10 年后再作一次同类调查，并可望做出回答。

表 8-3-1　　　　　　　　　　中国 15 城市不同胎龄新生儿出生体重值　　　　　　　　　　g

胎龄（周）	例数	平均值	标准差	百　分　位　数						
				P_3	P_5	P_{10}	P_{50}	P_{90}	P_{95}	P_{97}
28	41	1389	302	930	954	1014	1331	1760	1940	2003
29	35	1475	331	981	996	1033	1453	1969	2044	2096
30	45	1715	400	1050	1089	1188	1661	2238	2467	2812
31	51	1943	512	1153	1202	1323	1791	2707	2934	3113
32	85	1970	438	1386	1408	1464	1888	2723	2854	2951
33	131	2133	434	1378	1499	1645	2064	2786	2924	3027
34	178	2363	449	1506	1602	1805	2357	2977	3109	3191
35	309	2560	414	1825	1936	2068	2535	3081	3271	3421
36	627	2708	401	1939	2071	2214	2704	3234	3369	3438
37	1273	2922	368	2225	2319	2463	2910	3391	3532	3636
38	3130	3086	376	2415	2476	2603	3076	3592	3731	3823
39	5663	3197	371	2503	2621	2734	3192	3670	3811	3937
40	6490	3277	392	2550	2643	2786	3257	3797	3954	4055
41	3615	3347	396	2655	2719	2854	3313	3871	4011	4126
42	1762	3382	413	2634	2751	2886	3365	3910	4101	4242
43	507	3359	448	2577	2679	2856	3309	3965	4143	4254
44	208	3303	418	2577	2632	2744	3294	3891	4116	4264

表 8 - 3 - 2 　　　　　　　　中国 15 城市不同胎龄新生儿身长值　　　　　　　　cm

胎龄（周）	例数	平均值	标准差	百 分 位 数						
				P_3	P_5	P_{10}	P_{50}	P_{90}	P_{95}	P_{97}
28	41	40.0	2.4	33.7	35.5	36.8	40.3	42.7	43.1	43.3
29	35	40.9	2.6	36.8	36.9	37.4	41.1	45.2	45.8	46.1
30	45	41.9	3.1	37.0	37.2	37.9	41.6	46.7	48.6	49.4
31	51	43.5	3.3	38.4	38.8	39.2	42.9	48.5	49.5	50.0
32	85	43.5	2.6	38.7	39.6	40.6	43.4	47.1	48.2	48.7
33	131	44.5	2.6	39.5	40.1	41.0	44.4	47.9	48.9	49.6
34	178	45.6	2.5	40.2	40.8	42.6	45.7	48.7	49.4	49.7
35	309	46.6	2.2	42.4	42.8	43.9	46.7	49.5	50.2	50.8
36	627	47.5	2.2	42.8	43.8	44.8	47.5	50.1	51.0	51.4
37	1273	48.5	1.9	44.9	45.3	46.0	48.6	50.8	51.4	52.1
38	3130	49.3	1.8	45.9	46.4	46.9	49.3	51.5	52.3	52.6
39	5663	49.8	1.7	46.4	47.0	47.6	49.9	51.9	52.4	53.0
40	6490	50.2	1.8	47.0	47.2	47.9	50.2	52.4	53.1	53.6
41	3615	50.5	1.7	47.3	47.9	48.4	50.5	52.6	53.4	53.9
42	1762	50.7	1.8	47.1	47.7	48.3	50.5	52.9	53.7	54.1
43	507	50.5	1.8	47.1	47.8	48.3	50.3	52.9	53.9	54.3
44	208	50.5	1.8	47.1	47.6	48.2	50.3	52.8	53.7	54.3

表 8 - 3 - 3 　　　　　　　　中国 15 城市不同胎龄新生儿顶臀长值　　　　　　　　cm

胎龄（周）	例数	平均值	标准差	百 分 位 数						
				P_3	P_5	P_{10}	P_{50}	P_{90}	P_{95}	P_{97}
28	41	27.0	2.3	21.8	22.3	23.4	27.0	29.8	30.2	30.3
29	35	27.0	2.3	23.8	24.2	24.9	27.0	29.8	30.2	30.3
30	45	27.9	2.0	23.8	24.2	25.1	27.8	30.2	31.6	32.2
31	51	28.6	2.4	24.0	24.8	25.7	28.6	31.8	33.0	34.1
32	85	29.0	1.3	24.4	25.8	26.7	29.0	31.6	32.5	32.8
33	131	29.6	2.2	24.4	25.1	26.8	29.6	32.1	32.9	33.5
34	178	30.6	2.0	26.1	27.2	28.4	30.6	32.9	33.5	33.9
35	309	31.3	1.8	28.0	28.7	29.4	31.4	33.5	34.1	34.6
36	627	31.9	1.8	28.4	29.0	29.8	31.9	34.2	34.7	35.2
37	1273	32.7	1.6	29.5	29.9	30.7	32.7	34.6	35.1	35.6
38	3130	33.2	1.6	30.1	30.5	31.0	33.1	35.1	35.9	36.1
39	5663	33.5	1.5	30.5	31.0	31.5	33.5	35.4	36.0	36.3
40	6490	33.8	1.6	30.8	31.1	31.8	33.9	35.8	36.3	36.6
41	3615	34.0	1.5	31.1	31.5	32.0	34.0	36.1	36.6	37.0
42	1762	34.1	1.5	31.2	31.7	32.1	34.1	36.1	36.7	37.0
43	507	34.0	1.6	31.0	31.4	32.1	33.9	36.0	36.7	37.2
44	208	33.9	1.5	31.0	31.4	32.0	33.9	35.9	36.6	36.8

表 8-3-4   中国 15 城市不同胎龄新生儿头围值   cm

胎龄（周）	例数	平均值	标准差	百 分 位 数						
				P_3	P_5	P_{10}	P_{50}	P_{90}	P_{95}	P_{97}
28	41	27.3	1.8	24.3	24.4	24.8	27.3	29.4	30.3	31.4
29	35	28.3	1.7	25.6	25.6	26.0	28.3	30.6	31.1	31.4
30	45	28.5	1.9	25.2	25.6	26.0	28.5	31.0	32.3	32.8
31	51	29.5	2.0	26.0	26.5	27.3	29.3	32.0	33.8	34.3
32	85	29.9	1.8	26.7	27.2	27.8	29.7	32.5	33.1	33.5
33	131	30.6	1.7	26.7	27.6	28.4	30.6	32.7	33.3	33.7
34	178	31.3	1.8	27.3	28.2	29.2	31.4	33.7	34.0	34.3
35	309	32.0	1.5	29.1	29.6	30.1	32.1	34.0	34.5	34.8
36	627	32.5	1.4	29.5	29.9	30.7	32.4	34.2	34.5	34.8
37	1273	33.1	1.3	30.5	31.0	31.4	33.1	34.6	35.0	35.2
38	3130	33.5	1.2	31.1	31.5	32.0	33.5	35.0	35.3	35.6
39	3663	33.8	1.2	31.4	31.8	32.2	33.8	35.3	35.7	36.0
40	6490	34.0	1.2	31.7	32.0	32.5	34.0	35.5	35.9	36.2
41	3615	34.2	1.2	32.0	32.2	32.7	34.2	35.6	36.1	36.5
42	1762	34.3	1.2	32.0	32.4	32.8	34.3	35.7	36.2	36.5
43	507	34.1	1.3	31.9	32.1	32.5	34.1	35.9	36.4	36.7
44	208	34.0	1.3	31.2	31.5	32.3	34.1	35.6	36.1	36.4

表 8-3-5   中国 15 城市不同胎龄新生儿胸围值   cm

胎龄（周）	例数	平均值	标准差	百 分 位 数						
				P_3	P_5	P_{10}	P_{50}	P_{90}	P_{95}	P_{97}
28	41	24.1	2.0	19.6	19.9	21.5	24.1	26.6	27.0	27.4
29	35	25.1	2.2	20.9	21.1	21.7	25.2	27.7	28.0	28.1
30	45	26.1	2.7	21.8	22.2	23.0	25.9	29.5	30.6	31.1
31	51	27.1	2.6	22.4	22.9	23.6	26.9	30.4	32.7	33.4
32	85	27.7	2.5	23.6	24.0	24.8	27.4	30.7	32.7	32.9
33	131	28.1	2.2	24.0	24.4	25.3	27.9	31.2	31.9	32.4
34	178	29.1	2.2	24.8	25.5	26.4	29.2	31.9	32.5	32.9
35	309	29.8	1.9	26.2	26.8	27.5	29.8	32.1	33.0	33.5
36	627	30.6	1.7	27.1	27.6	28.5	30.7	32.7	33.3	33.6
37	1273	31.4	1.6	28.1	28.5	29.4	31.5	33.3	34.0	34.3
38	3130	32.0	1.5	29.0	29.4	30.1	32.0	33.9	34.4	34.7
39	5663	32.4	1.5	29.6	30.0	30.6	32.5	34.3	34.7	35.2
40	6490	32.7	1.5	29.8	30.2	30.8	32.7	34.6	35.1	35.5
41	3615	33.0	1.5	30.1	30.4	31.1	33.0	34.8	35.4	35.8
42	1762	33.1	1.5	30.1	30.6	31.2	33.0	34.9	35.7	36.0
43	507	33.0	1.6	30.0	30.3	30.6	33.0	34.9	35.4	35.8
44	208	33.0	1.5	30.0	30.4	31.0	32.9	34.9	35.4	35.7

表 8 - 3 - 6　　　　　　　　　　中国 15 城市不同胎龄新生儿上臂围值　　　　　　　　　cm

胎龄（周）	例数	平均值	标准差	百　分　位　数						
				P_3	P_5	P_{10}	P_{50}	P_{90}	P_{95}	P_{97}
28	41	7.1	0.8	6.0	6.0	6.2	6.9	8.3	8.7	8.8
29	35	7.3	0.8	6.0	6.1	6.3	7.2	8.7	8.9	9.0
30	45	7.6	1.0	6.0	6.1	6.3	7.4	9.0	9.6	9.9
31	51	8.3	1.1	6.6	6.7	6.9	8.2	9.8	10.0	10.3
32	85	8.3	1.0	6.7	6.8	7.0	8.2	9.9	10.2	10.3
33	131	8.6	1.0	6.9	7.1	7.4	8.6	9.9	10.4	10.9
34	178	8.9	1.0	7.1	7.3	7.7	9.0	10.2	10.5	10.7
35	309	9.3	0.9	7.6	7.8	8.1	9.3	10.6	11.0	11.1
36	627	9.6	0.9	7.9	8.1	8.4	9.6	10.6	11.0	11.2
37	1273	10.0	0.8	8.4	8.7	9.0	10.0	11.0	11.3	11.5
38	3130	10.3	0.8	8.8	8.9	9.2	10.2	11.3	11.6	11.9
39	5663	10.4	0.8	9.0	9.1	9.4	10.4	11.5	11.9	12.1
40	6490	10.6	0.9	9.0	9.2	9.5	10.5	11.7	12.0	12.3
41	3615	10.7	0.9	9.0	9.4	9.5	10.6	11.8	12.1	12.4
42	1762	10.7	0.9	9.1	9.4	9.8	10.6	11.8	12.1	12.5
43	507	10.7	0.9	9.2	9.3	9.6	10.6	11.9	12.4	12.6
44	208	10.7	0.9	8.9	9.0	9.5	10.7	11.9	12.4	12.5

表 8 - 3 - 7　　　　　　　　胎儿在宫内生长发育六项指标每周增长的速率　　　　　　　　%

胎龄（周）	体重	身长	顶臀长	头围	胸围	上臂围
28	—	—	—	—	—	—
29	6.2	2.3	0	3.7	4.2	2.8
30	16.3	2.5	3.3	0.7	4.0	4.1
31	13.3	3.8	2.5	3.5	3.8	9.2
32	1.4	0	1.4	1.4	2.2	0
33	8.3	2.3	2.1	2.3	1.4	3.6
34	10.8	2.5	3.4	2.3	3.6	3.5
35	8.3	2.2	2.3	2.2	2.4	4.5
36	5.8	1.9	1.9	1.6	2.7	3.2
37	7.9	2.1	2.5	1.9	2.6	4.2
38	5.6	1.7	1.5	1.2	1.9	3.0
39	3.6	1.0	0.9	0.9	1.3	1.0
40	2.5	0.8	0.9	0.6	0.9	1.9
41	2.1	0.6	0.6	0.6	0.9	0.9
42	1.1	0.4	0.3	0.3	0.3	0
43	−0.7	−0.4	−0.3	−0.6	−0.3	0
44	−1.7	0	−0.3	−0.3	0	0

表 8-3-8　　　　　　　　　中国 15 城市不同胎龄新生儿出生体重值　　　　　　　　　g

胎龄（周）	例数	平均值	标准差	修匀后百分位数								
				P_3	P_5	P_{10}	P_{25}	P_{50}	P_{75}	P_{90}	P_{95}	P_{97}
28	41	1389	302	923	931	972	1102	1325	1589	1799	1957	2071
29	35	1475	331	963	989	1057	1124	1453	1752	2034	2198	2329
30	45	1715	400	1044	1086	1175	1370	1605	1926	2255	2423	2563
31	51	1943	512	1158	1215	1321	1536	1775	2108	2464	2632	2775
32	85	1970	438	1299	1369	1488	1717	1957	2294	2660	2825	2968
33	131	2133	434	1461	1541	1670	1906	2147	2480	2843	3004	3142
34	178	2363	449	1635	1724	1860	2098	2340	2664	3013	3168	3299
35	309	2560	414	1815	1911	2051	2289	2530	2841	3169	3319	3442
36	627	2708	401	1995	2095	2238	2472	2712	3009	3312	3458	3572
37	1273	2922	368	2166	2269	2413	2642	2882	3163	3442	3584	3690
38	3130	3086	376	2322	2427	2569	2794	3034	3300	3558	3699	3798
39	5663	3197	371	2457	2560	2701	2921	3162	3417	3660	3803	3899
40	6490	3277	392	2562	2663	2802	3020	3263	3510	3749	3897	3993
41	3615	3347	396	2632	2728	2865	3085	3330	3575	3824	3981	4083
42	1762	3382	413	2659	2748	2884	3109	3359	3610	3885	4057	4170
43	507	3359	448	2636	2717	2852	3087	3345	3609	3932	4124	4256
44	208	3303	418	2557	2627	2762	3015	3282	3571	3965	4184	4342

表 8-3-9　　　　　　　　　中国 15 城市不同胎龄新生儿身长值　　　　　　　　　cm

胎龄（周）	例数	平均值	标准差	修匀后百分位数								
				P_3	P_5	P_{10}	P_{25}	P_{50}	P_{75}	P_{90}	P_{95}	P_{97}
28	41	40.0	2.4	34.7	35.7	36.5	38.3	40.2	41.7	43.8	44.5	44.7
29	35	40.9	2.6	35.6	36.5	37.3	39.0	41.0	42.7	44.9	45.8	46.1
30	45	41.9	3.1	36.7	37.3	38.3	39.9	41.8	43.7	45.9	46.9	47.4
31	51	43.5	3.3	37.8	38.3	39.3	40.9	42.7	44.7	46.9	47.9	48.4
32	85	43.5	2.6	38.9	39.4	40.4	41.9	43.7	45.7	47.7	48.8	49.3
33	131	44.5	2.6	40.1	40.5	41.5	43.0	44.7	46.6	48.5	49.5	50.1
34	178	45.6	2.5	41.2	41.7	42.6	44.1	45.7	47.5	49.2	50.2	50.7
35	309	46.6	2.2	42.4	42.8	43.8	45.1	46.6	48.3	49.8	50.7	51.3
36	627	47.5	2.2	43.4	43.9	44.8	46.2	47.6	49.0	50.4	51.2	51.8
37	1273	48.5	1.9	44.5	45.0	45.8	47.1	48.4	49.7	50.9	51.7	52.2
38	3130	49.3	1.8	45.3	46.0	46.7	47.9	49.1	50.3	51.4	52.0	52.5
39	5663	49.8	1.7	46.1	46.7	47.4	48.6	49.8	50.9	51.8	52.4	52.9
40	6490	50.2	1.8	46.7	47.3	48.0	49.1	50.2	51.3	52.1	52.7	53.2
41	3615	50.5	1.7	47.2	47.8	48.4	49.5	50.5	51.6	52.4	53.1	53.5
42	1762	50.7	1.8	47.4	48.0	48.5	49.6	50.6	51.8	52.7	53.4	53.9
43	507	50.5	1.8	47.4	47.9	48.4	49.4	50.5	51.9	52.9	53.8	54.3
44	208	50.5	1.8	47.1	47.6	48.1	49.0	50.1	51.8	53.1	54.2	54.8

表 8-3-10   中国 15 城市不同胎龄新生儿顶臀长值   cm

胎龄（周）	例数	平均值	标准差	修匀后百分位数								
				P_3	P_5	P_{10}	P_{25}	P_{50}	P_{75}	P_{90}	P_{95}	P_{97}
28	41	27.0	2.3	22.4	22.8	23.6	25.5	26.8	28.2	29.6	30.2	30.3
29	35	27.0	2.3	22.8	23.4	24.3	26.0	27.3	28.7	30.1	30.8	31.1
30	45	27.9	2.0	23.3	24.1	25.1	26.6	27.8	29.3	30.6	31.4	31.8
31	51	28.6	2.4	24.0	24.8	25.9	27.2	28.5	29.9	31.1	32.0	32.5
32	85	29.0	1.3	24.8	25.6	26.7	27.9	29.2	30.6	31.7	32.6	33.2
33	131	29.6	2.2	25.6	26.5	27.5	28.7	29.9	31.2	32.3	33.2	33.8
34	178	30.6	2.0	26.5	27.3	28.3	29.4	30.6	31.9	32.9	33.8	34.3
35	309	31.3	1.8	27.4	28.2	29.1	30.1	31.3	32.5	33.5	34.3	34.8
36	627	31.9	1.8	28.3	28.9	29.8	30.8	31.9	33.1	34.1	34.8	35.3
37	1273	32.7	1.6	29.1	29.7	30.4	31.4	32.5	33.6	34.6	35.2	35.7
38	3130	33.2	1.6	29.8	30.3	31.0	32.0	33.1	34.1	35.1	35.6	36.0
39	5663	33.5	1.5	30.4	30.9	31.5	32.5	33.5	34.5	35.5	36.0	36.3
40	6490	33.8	1.6	30.9	31.3	31.8	32.8	33.9	34.8	35.8	36.3	36.6
41	3615	34.0	1.5	31.2	31.6	32.1	33.1	34.1	35.0	36.0	36.5	36.8
42	1762	34.1	1.5	31.3	31.7	32.2	33.2	34.1	35.1	36.1	36.6	36.9
43	507	34.0	1.6	31.2	31.6	32.1	33.1	34.1	35.0	36.1	36.7	37.0
44	208	33.9	1.5	30.8	31.3	31.9	32.9	33.8	34.8	35.9	36.7	37.1

表 8-3-11   中国 15 城市不同胎龄新生儿头围值   cm

胎龄（周）	例数	平均值	标准差	修匀后百分位数								
				P_3	P_5	P_{10}	P_{25}	P_{50}	P_{75}	P_{90}	P_{95}	P_{97}
28	41	27.3	1.8	24.6	24.6	24.9	25.9	27.4	28.6	29.6	30.6	31.4
29	35	28.3	1.7	24.9	25.1	25.6	26.6	28.0	29.2	30.4	31.4	32.0
30	45	28.5	1.9	25.3	25.7	26.3	27.3	28.7	29.8	31.1	32.1	32.6
31	51	29.5	2.0	25.9	26.4	27.1	28.1	29.3	30.5	31.8	32.7	33.1
32	85	29.9	1.8	26.5	27.1	27.8	28.8	30.0	31.1	32.4	33.2	33.6
33	131	30.6	1.7	27.2	27.9	28.6	29.6	30.7	31.8	33.0	33.7	34.0
34	178	31.3	1.8	28.0	28.6	29.3	30.3	31.3	32.4	33.5	34.1	34.4
35	309	32.0	1.5	28.8	29.4	30.1	31.0	31.9	32.9	34.0	34.6	34.8
36	627	32.5	1.4	29.5	30.1	30.7	31.6	32.5	33.4	34.4	34.8	35.1
37	1273	33.1	1.3	30.2	30.7	31.3	32.2	33.0	33.9	34.7	35.1	35.4
38	3130	33.5	1.2	30.9	31.3	31.8	32.7	33.4	34.3	35.0	35.4	35.7
39	5663	33.8	1.2	31.4	31.8	32.2	33.1	33.8	34.6	35.3	35.6	35.9
40	6490	34.0	1.2	31.8	32.1	32.5	33.3	34.1	34.8	35.5	36.8	36.1
41	3615	34.2	1.2	32.0	32.3	32.7	33.5	34.2	35.0	35.6	35.9	36.3
42	1762	34.3	1.2	32.0	32.3	32.7	33.6	34.3	35.0	35.7	36.1	36.4
43	507	34.1	1.3	31.8	32.1	32.6	33.4	34.2	34.9	35.7	36.2	36.6
44	208	34.0	1.3	31.4	31.7	32.3	33.2	34.0	34.7	35.7	36.4	36.7

表 8-3-12　　　　　　　中国 15 城市不同胎龄新生儿胸围值　　　　　　　cm

胎龄(周)	例数	平均值	标准差	修匀后百分位数								
				P₃	P₅	P₁₀	P₂₅	P₅₀	P₇₅	P₉₀	P₉₅	P₉₇
28	41	24.1	2.0	19.9	20.1	21.2	22.7	24.2	25.9	26.9	27.5	27.8
29	35	25.1	2.2	20.6	21.0	22.0	23.5	25.0	26.7	28.0	28.8	29.2
30	45	26.1	2.7	21.5	21.9	22.8	24.3	25.8	27.5	29.0	30.0	30.4
31	51	27.1	2.6	22.4	22.9	23.7	25.2	26.7	28.3	29.8	31.0	31.4
32	85	27.7	2.5	23.4	23.9	24.7	26.1	27.5	29.1	30.6	31.9	32.3
33	131	28.1	2.2	24.4	24.9	25.6	27.0	28.4	29.8	31.3	32.5	33.0
34	178	29.1	2.2	25.3	25.8	26.6	27.9	29.1	30.6	32.0	33.1	33.5
35	309	29.8	1.9	26.3	26.8	27.5	28.7	29.9	31.2	32.5	33.5	34.0
36	627	30.6	1.7	27.2	27.6	28.4	29.5	30.7	31.9	33.0	33.9	34.3
37	1273	31.4	1.6	28.0	28.4	29.2	30.2	31.3	32.4	33.5	34.2	34.6
38	3130	32.0	1.5	28.7	29.1	29.9	30.9	31.9	32.9	33.8	34.4	34.8
39	5663	32.4	1.5	29.3	29.7	30.5	31.4	32.4	33.4	34.2	34.6	35.0
40	6490	32.7	1.5	29.8	30.2	30.9	31.8	32.7	33.7	34.4	34.8	35.2
41	3615	33.0	1.5	30.1	30.5	31.2	32.0	33.0	33.9	34.6	35.0	35.4
42	1762	33.1	1.5	30.3	30.6	31.3	32.2	33.1	34.0	34.8	35.2	35.6
43	507	33.0	1.6	30.2	30.6	31.2	32.1	33.1	34.0	35.0	35.5	35.8
44	208	33.0	1.5	29.9	30.3	30.8	31.8	32.9	33.8	35.1	35.8	36.2

表 8-3-13　　　　　　　中国 15 城市不同胎龄新生儿上臂围值　　　　　　　cm

胎龄(周)	例数	平均值	标准差	修匀后百分位数								
				P₃	P₅	P₁₀	P₂₅	P₅₀	P₇₅	P₉₀	P₉₅	P₉₇
28	41	7.1	0.8	5.9	6.0	6.1	6.4	6.8	7.4	8.4	8.7	8.9
29	35	7.3	0.8	6.0	6.1	6.3	6.6	7.2	7.8	8.7	9.1	9.3
30	45	7.6	1.0	6.2	6.3	6.5	6.9	7.6	8.2	9.1	9.5	9.7
31	51	8.3	1.1	6.4	6.5	6.8	7.2	7.9	8.6	9.4	9.8	10.0
32	85	8.3	1.0	6.7	6.8	7.1	7.6	8.3	9.0	9.8	10.3	10.3
33	131	8.6	1.0	7.0	7.1	7.4	7.9	8.7	9.3	10.1	10.4	10.7
34	178	8.9	1.0	7.3	7.5	7.8	8.3	9.0	9.7	10.3	10.7	10.9
35	309	9.3	0.9	7.7	7.8	8.1	8.7	9.3	10.0	10.6	10.9	11.2
36	627	9.6	0.9	8.0	8.2	8.5	9.0	9.6	10.3	10.8	11.2	11.4
37	1273	10.0	0.8	8.3	8.5	8.8	9.4	9.9	10.5	11.1	11.4	11.7
38	3130	10.3	0.8	8.6	8.8	9.1	9.6	10.1	10.7	11.3	11.6	11.9
39	5663	10.4	0.8	8.8	9.1	9.4	9.9	10.4	10.9	11.4	11.8	12.0
40	6490	10.6	0.9	9.0	9.3	9.5	10.1	10.5	11.1	11.6	11.9	12.2
41	3615	10.7	0.9	9.1	9.4	9.7	10.2	10.6	11.2	11.7	12.1	12.3
42	1762	10.7	0.9	9.2	9.4	9.7	10.2	10.7	11.3	11.8	12.2	12.4
43	507	10.7	0.9	9.1	9.3	9.7	10.1	10.7	11.3	11.9	12.3	12.6
44	208	10.7	0.9	9.0	9.1	9.5	10.0	10.6	11.3	12.0	12.4	12.6

表 8-3-14　　　　　　　　　足月新生儿体格发育六项指标衡量数字

地区	性别	体重 (kg)		身长 (cm)		顶臀长 (cm)		胸围 (cm)		头围 (cm)		上臂围 (cm)	
		$\overline{X}$	SD	$\overline{X}$	SD	$\overline{X}$	SD	$\overline{X}$	SD	$\overline{X}$	SD	$\overline{X}$	SD
9市城区[①]	男性	3.21	0.37	50.2	1.7	33.5	1.4	32.3	1.5	33.9	1.2	10.5	0.8
	女性	3.12	0.34	49.6	1.6	33.1	1.3	32.2	1.4	33.5	1.3	10.5	0.8
9市郊区[①]	男性	3.22	0.38	50.2	1.7	33.5	1.4	32.5	1.4	34.0	1.2	10.4	0.9
	女性	3.11	0.34	49.6	1.7	33.2	1.3	32.3	1.3	33.5	1.1	10.3	0.8
10省城市[②]	男性	3.18	0.35	50.4	1.6	33.5	1.3	32.3	1.4	34.1	1.0	10.4	0.8
	女性	3.08	0.34	49.7	1.6	33.1	1.2	32.0	1.4	33.6	1.1	10.4	0.8
10省农村[②]	男性	3.17	0.38	50.1	1.8	33.4	1.4	32.3	1.4	33.9	1.1	10.2	0.9
	女性	3.06	0.36	49.5	1.7	33.0	1.4	32.1	1.3	33.5	1.1	10.2	0.9
15城市[③]	男性	3.22	0.47	50.0	2.2	33.6	1.8	32.4	1.9	33.9	1.4	10.4	1.0
	女性	3.14	0.44	49.4	2.0	33.2	1.7	32.2	1.8	33.5	1.3	10.4	0.9

①1985年9市城郊7岁以下儿童体格发育的研究,《中华医学杂志》,1987年67卷第8期,第423～428页。

②1985年10省城市农村7岁以下儿童体格发育的调查,《中华医学杂志》,1987年67卷第8期,第429～432页。

③ 本文。

表 8-3-15　　　　　　　　　　　顶臀长占身长的百分比

胎龄(周)	顶臀长(cm)(均值)	身长(cm)(均值)	顶臀长/身长 $\times 100 = X\%$
28	27.0	40.0	67.5
29	27.0	40.9	66.0
30	27.9	41.9	66.6
31	28.8	43.5	66.2
32	29.0	43.5	66.7
33	29.6	44.5	66.5
34	30.6	45.6	67.1
35	31.3	46.6	67.2
36	31.9	47.5	67.2
37	32.7	48.5	67.4
38	33.2	49.3	67.3
39	33.5	49.8	67.3
40	33.8	50.2	67.3
41	34.0	50.5	67.3
42	34.1	50.7	67.3
43	34.0	50.5	67.3
44	33.9	50.5	67.1

表 8 - 3 - 16		头围与胸围的差值		cm
胎龄（周）	头围（cm）（均值）	胸围（cm）（均值）	头-胸差值	
28	27.3	24.1	3.2	
29	28.3	25.1	3.2	
30	28.5	26.1	2.4	
31	29.5	27.1	2.4	
32	29.9	27.1	2.8	
33	30.6	28.1	2.5	
34	31.3	29.1	2.2	
35	32.0	29.8	2.2	
36	32.5	30.6	1.9	
37	33.1	31.4	1.7	
38	33.5	32.0	1.5	
39	33.8	32.4	1.4	
40	34.0	32.7	1.3	
41	34.2	33.0	1.2	
42	34.3	33.1	1.2	
43	34.2	33.0	1.2	
44	34.0	32.9	1.1	

注：28～36周头-胸差值平均为2.5，37～41周头-胸差值平均为1.4，42～44周头-胸差值平均为1.2。

表 8 - 3 - 17		不同胎龄新生儿的出生体重分布							
胎龄（周）	例数	＜2500g		2500～4000g		4001～4500g		＞4500g	
		例数	％	例数	％	例数	％	例数	％
28～36	1502	746	49.67	755	50.26	1	0.07	0	0.00
37～41	20171	561	2.78	19060	94.49	507	2.51	43	0.21
≥42	2477	29	1.17	2428	98.02	0	0.00	20	0.81
合计	24150	1336	5.53	22243	92.10	508	2.1	63	0.26

表 8-3-18　　　　　　　中国 15 城市不同胎龄新生儿男性出生体重值　　　　　　　　g

胎 龄（周）	例数	平均值	标准差	修匀后百分位数								
				P_3	P_5	P_{10}	P_{25}	P_{50}	P_{75}	P_{90}	P_{95}	P_{97}
28	24	1463	251	1068	1103	1180	1353	1426	1600	1754	1782	1924
29	15	1488	321	1090	1116	1181	1367	1499	1717	1976	2057	2221
30	25	1736	378	1087	1133	1237	1435	1614	1862	2192	2311	2488
31	24	1825	494	1147	1208	1341	1548	1761	2031	2401	2546	2728
32	48	1915	447	1258	1331	1483	1698	1935	2217	2602	2762	2942
33	79	2135	401	1411	1491	1653	1875	2126	2414	2794	2962	3134
34	97	2373	471	1592	1678	1843	2070	2329	2617	2976	3145	3305
35	200	2577	417	1791	1880	2043	2274	2535	2919	3148	3314	3459
36	359	2721	416	1997	2087	2244	2478	2738	3014	3309	3468	3597
37	730	2959	371	2197	2288	2437	2673	2928	3198	3458	3609	3721
38	1723	3132	373	2381	2472	2613	2850	3100	3363	3594	3738	3835
39	3023	3253	374	2539	2629	2763	3000	3246	3504	3716	3856	3940
40	3265	3335	391	2656	2747	2877	3114	3358	3615	3823	3963	4039
41	1756	3408	406	2724	2816	2946	3182	3429	3690	3915	4062	4135
42	895	3427	432	2729	2824	2961	3196	3451	3723	3990	4152	4228
43	263	3417	464	2662	2762	2913	3147	3417	3709	4049	4235	4323
44	95	3431	432	2510	2618	2793	3025	3320	3641	4089	4312	4421

表 8-3-19　　　　　　　中国 15 城市不同胎龄新生儿女性出生体重值　　　　　　　　g

胎 龄（周）	例数	平均值	标准差	修匀后百分位数								
				P_3	P_5	P_{10}	P_{25}	P_{50}	P_{75}	P_{90}	P_{95}	P_{97}
28	17	1285	342	1021	1031	1047	1217	1368	1545	1760	1852	1910
29	20	1466	347	1010	1036	1107	1301	1489	1726	2007	2144	2219
30	20	1690	434	1055	1094	1206	1419	1634	1913	2239	2405	2493
31	27	1959	536	1145	1197	1338	1565	1796	2103	2454	2637	2734
32	37	2041	421	1273	1336	1495	1730	1971	2293	2652	2843	2946
33	52	2130	483	1428	1502	1669	1910	2154	2480	2835	3024	3131
34	81	2351	425	1603	1685	1854	2097	2339	2660	3002	3184	3292
35	109	2528	409	1789	1877	2043	2285	2521	2830	3153	3323	3432
36	268	2690	381	1976	2069	2227	2466	2695	2989	3288	3446	3553
37	543	2872	360	2156	2252	2400	2635	2857	3132	3408	3553	3659
38	1407	3030	372	2320	2417	2554	2784	3000	3257	3512	3647	3752
39	2640	3134	360	2459	2555	2683	2907	3120	3361	3600	3731	3835
40	3225	3218	385	2564	2658	2778	2998	3213	3440	3672	3806	3911
41	1859	3289	378	2627	2716	2832	3049	3272	3492	3730	3876	3983
42	867	3336	389	2637	2720	2839	3054	3292	3514	3771	3942	4053
43	244	3297	421	2588	2662	2791	3006	3269	3503	3798	4006	4125
44	113	3196	376	2469	2532	2681	2899	3198	3455	3809	4072	4201

表 8 - 3 - 20　　　　　　　　中国 15 城市不同胎龄新生儿男性身长值　　　　　cm

胎龄（周）	例数	平均值	标准差	修匀后百分位数								
				P_3	P_5	P_{10}	P_{25}	P_{50}	P_{75}	P_{90}	P_{95}	P_{97}
28	24	40.3	1.8	36.7	36.7	37.2	39.4	40.2	41.7	43.0	44.2	44.2
29	15	41.4	2.9	36.5	36.8	37.7	39.7	40.8	42.5	44.2	45.5	45.7
30	25	42.1	2.9	36.8	37.3	38.4	40.2	41.5	43.4	45.3	46.6	47.1
31	24	43.1	3.2	37.4	38.1	39.3	40.9	42.3	44.4	46.3	47.7	48.2
32	48	43.9	2.8	38.3	39.1	40.3	41.8	43.3	45.4	47.3	48.6	49.2
33	79	44.6	2.6	39.4	40.2	41.5	42.9	44.4	46.4	48.2	49.4	50.0
34	97	45.7	2.5	40.6	41.5	42.8	44.0	45.5	47.3	49.0	50.1	50.8
35	200	46.8	2.2	41.9	42.8	43.9	45.1	46.6	48.3	49.8	50.7	51.4
36	359	47.6	2.3	43.3	44.0	45.1	46.3	47.6	49.2	50.5	51.3	51.9
37	730	48.8	1.8	44.6	45.3	46.2	47.3	48.6	50.0	51.1	51.8	52.4
38	1723	49.6	1.8	45.7	46.4	47.2	48.3	49.5	50.7	51.7	52.2	52.8
39	3023	50.1	1.7	46.7	47.3	48.0	49.1	50.2	51.3	52.1	52.6	53.1
40	3265	50.6	1.8	47.5	48.0	48.6	49.7	50.8	51.7	52.6	53.0	53.5
41	1756	50.9	1.8	47.9	48.3	48.9	50.1	51.1	52.1	52.9	53.4	53.8
42	895	50.9	1.8	47.9	48.4	49.0	50.1	51.2	52.2	53.2	53.8	54.2
43	263	50.8	1.9	47.5	48.0	48.7	49.8	50.9	52.2	53.5	54.2	54.6
44	95	51.1	1.8	46.6	47.2	48.0	49.2	50.4	51.9	53.6	54.6	55.0

表 8 - 3 - 21　　　　　　　　中国 15 城市不同胎龄新生儿女性身长值　　　　　cm

胎龄（周）	例数	平均值	标准差	修匀后百分位数								
				P_3	P_5	P_{10}	P_{25}	P_{50}	P_{75}	P_{90}	P_{95}	P_{97}
28	17	39.5	3.0	35.1	35.2	35.5	37.3	40.0	41.3	42.5	43.5	43.7
29	20	40.6	2.4	35.8	36.0	36.6	38.4	40.8	42.5	44.1	45.1	45.5
30	20	41.8	3.4	36.8	37.0	37.7	39.5	41.7	43.7	45.4	46.6	47.0
31	27	43.9	3.3	37.8	38.1	38.9	40.7	42.6	44.7	46.6	47.7	48.2
32	37	44.2	2.3	38.8	39.2	40.1	41.8	43.6	45.7	47.6	48.7	49.2
33	52	44.2	2.8	40.0	40.4	41.3	42.9	44.6	46.6	48.4	49.5	50.0
34	81	45.5	2.4	41.1	41.6	42.5	44.0	45.6	47.4	49.1	50.1	50.6
35	109	46.31	2.1	42.2	42.7	43.6	45.1	46.5	48.2	49.7	50.6	51.1
36	268	47.4	2.1	43.3	43.8	44.7	46.1	47.4	48.9	50.2	51.0	51.5
37	543	48.1	1.9	44.3	44.9	45.6	46.9	48.2	49.4	50.7	51.3	51.8
38	1407	48.9	1.7	45.2	45.8	46.5	47.7	48.9	50.0	51.0	51.6	52.1
39	2640	49.4	1.6	46.0	46.5	47.2	48.3	49.5	50.4	51.3	51.8	52.3
40	3225	49.8	1.7	46.6	47.1	47.7	48.8	49.9	50.7	51.6	52.1	52.6
41	1859	50.2	1.6	47.0	47.6	48.1	49.1	50.2	51.0	51.8	52.4	52.8
42	867	50.4	1.7	47.3	47.7	48.2	49.3	50.3	51.2	52.1	52.7	53.2
43	244	50.2	1.8	47.2	47.6	48.1	49.2	50.2	51.3	52.4	53.1	53.7
44	113	50.0	1.7	46.9	47.3	47.8	48.9	49.8	51.3	52.7	53.6	54.3

表 8 - 3 - 22　　　　　　　　中国 15 城市不同胎龄新生儿男性顶臀长值　　　　cm

胎龄(周)	例数	平均值	标准差	修匀后百分位数								
				P₃	P₅	P₁₀	P₂₅	P₅₀	P₇₅	P₉₀	P₉₅	P₉₇
28	24	27.6	2.0	22.6	22.7	23.7	26.2	27.3	28.7	29.5	30.1	30.5
29	15	27.1	2.6	22.6	22.7	24.0	26.2	27.5	29.0	29.9	30.6	31.0
30	25	28.0	1.8	22.9	23.1	24.6	26.5	27.8	29.4	30.5	31.2	31.5
31	24	28.6	2.5	23.4	23.7	25.3	27.0	28.3	29.9	31.1	31.8	32.1
32	48	28.7	2.1	24.2	24.5	26.1	27.6	28.9	30.5	31.7	32.4	32.7
33	79	29.7	2.1	25.1	25.5	27.0	28.3	29.6	31.1	32.3	33.0	33.3
34	97	30.4	2.0	26.2	26.6	27.9	29.1	30.4	31.8	33.0	33.7	34.0
35	200	31.5	1.7	27.2	27.7	28.8	30.0	31.2	32.5	33.6	34.3	34.6
36	359	32.0	1.8	28.3	28.7	29.7	30.8	32.0	33.2	34.2	34.8	35.2
37	730	32.9	1.6	29.3	29.8	30.5	31.6	32.7	33.8	34.8	35.4	35.7
38	1723	33.3	1.6	30.2	30.7	31.2	32.3	33.4	34.3	35.3	35.8	36.2
39	3023	33.7	1.5	30.9	31.4	31.8	32.9	33.9	34.8	35.7	36.2	36.6
40	3265	34.0	1.6	31.4	31.9	32.2	33.3	34.3	35.2	36.1	36.6	37.0
41	1756	34.2	1.6	31.6	32.1	32.5	33.5	34.5	35.4	36.3	36.8	37.2
42	895	34.3	1.6	31.5	31.9	32.4	33.5	34.5	35.4	36.4	36.9	37.3
43	263	34.1	1.6	31.0	31.4	32.2	33.2	34.3	35.2	36.4	37.0	37.2
44	95	34.2	1.7	30.0	30.4	31.6	32.7	33.8	34.9	36.3	36.9	37.0

表 8 - 3 - 23　　　　　　　　中国 15 城市不同胎龄新生儿女性顶臀长值　　　　cm

胎龄(周)	例数	平均值	标准差	修匀后百分位数								
				P₃	P₅	P₁₀	P₂₅	P₅₀	P₇₅	P₉₀	P₉₅	P₉₇
28	17	26.1	2.5	22.7	22.7	22.8	24.0	26.0	27.4	28.7	29.1	29.4
29	20	26.8	1.6	23.2	23.3	23.9	25.1	26.8	28.2	29.5	30.2	30.5
30	20	27.7	2.3	23.7	24.0	24.9	26.1	27.7	29.0	30.2	31.1	31.4
31	27	28.9	2.4	24.4	24.8	25.8	27.1	28.5	29.7	30.9	32.0	32.3
32	37	29.4	1.6	25.1	25.6	26.7	27.9	29.3	30.5	31.6	32.7	33.0
33	52	29.4	2.2	25.8	26.4	27.6	28.8	30.0	31.2	32.3	33.3	33.6
34	81	30.7	2.1	26.6	27.3	28.3	29.5	30.7	31.9	32.9	33.9	34.2
35	109	31.1	1.8	27.4	28.1	29.1	30.2	31.3	32.5	33.5	34.3	34.7
36	268	31.8	1.8	28.2	28.8	29.7	30.8	31.9	33.1	34.0	34.7	35.1
37	543	32.4	1.6	29.0	29.5	30.3	31.4	32.5	33.6	34.5	35.1	35.5
38	1407	33.0	1.5	29.6	30.2	30.9	31.8	32.9	34.0	34.9	35.3	35.8
39	2640	33.3	1.5	30.2	30.7	31.3	32.2	33.3	34.4	35.2	35.6	36.0
40	3225	33.5	1.5	30.7	31.2	31.6	32.5	33.6	34.6	35.4	35.8	36.2
41	1859	33.8	1.5	31.1	31.5	31.9	32.7	33.8	34.8	35.6	36.0	36.4
42	867	34.0	1.5	31.3	31.6	32.0	32.9	33.8	34.8	35.6	36.2	36.6
43	244	33.8	1.5	31.4	31.6	32.1	32.9	33.8	34.7	35.6	36.3	36.7
44	113	33.6	1.3	31.2	31.5	32.0	32.9	33.7	34.5	35.4	36.5	36.9

表 8-3-24　　　　　　　　中国 15 城市不同胎龄新生儿男性头围值　　　　　　cm

胎龄（周）	例数	平均值	标准差	修匀后百分位数								
				P_3	P_5	P_{10}	P_{25}	P_{50}	P_{75}	P_{90}	P_{95}	P_{97}
28	24	27.6	1.5	25.8	25.7	25.9	26.4	27.4	28.5	29.4	29.5	30.3
29	15	28.1	1.5	25.6	25.8	26.1	26.9	27.9	29.0	30.2	30.5	31.2
30	25	28.7	1.9	25.7	26.0	26.6	27.4	28.5	29.6	30.9	31.4	32.0
31	24	29.4	1.8	26.1	26.5	27.1	28.1	29.2	30.2	31.6	32.2	32.8
32	48	29.6	1.7	26.6	27.1	27.8	28.7	29.9	30.9	32.3	32.9	33.4
33	79	30.6	1.5	27.3	27.8	28.5	29.5	30.6	31.6	32.9	33.5	33.9
34	97	31.3	1.8	28.0	28.5	29.3	30.2	31.3	32.2	33.4	34.1	34.4
35	200	32.2	1.5	28.8	29.3	30.1	30.9	32.0	32.9	33.9	34.5	34.8
36	359	32.5	1.4	29.7	30.1	30.8	31.6	32.6	33.5	34.4	34.9	35.2
37	730	33.3	1.3	30.5	30.9	31.5	32.3	33.2	34.0	34.8	35.2	35.5
38	1723	33.7	1.2	31.2	31.6	32.1	32.9	33.7	34.5	35.2	35.5	35.8
39	3023	34.0	1.2	31.8	32.1	32.6	33.3	34.1	34.9	35.4	35.8	36.0
40	3265	34.3	1.2	32.2	32.5	33.0	33.7	34.4	35.2	35.7	36.0	36.3
41	1756	34.5	1.2	32.4	32.7	33.1	33.9	34.6	35.2	35.9	36.2	36.5
42	895	34.5	1.2	32.3	32.6	33.1	33.9	34.6	35.3	36.0	36.4	36.7
43	263	34.4	1.3	32.0	32.3	32.9	33.7	34.2	35.2	36.1	36.6	36.9
44	95	34.4	1.3	31.3	31.7	32.4	33.3	34.1	34.9	36.1	36.7	37.2

表 8-3-25　　　　　　　　中国 15 城市不同胎龄新生儿女性头围值　　　　　　cm

胎龄（周）	例数	平均值	标准差	修匀后百分位数								
				P_3	P_5	P_{10}	P_{25}	P_{50}	P_{75}	P_{90}	P_{95}	P_{97}
28	17	27.0	2.0	24.7	24.8	24.9	26.1	27.3	28.4	29.6	30.4	30.7
29	20	28.4	1.9	24.8	25.0	25.4	26.6	28.0	29.2	30.5	31.3	31.6
30	20	28.3	2.0	25.1	25.4	26.0	27.3	28.7	29.9	31.3	32.0	32.4
31	27	29.6	2.1	25.6	26.0	26.6	27.9	29.4	30.6	32.0	32.6	33.0
32	37	30.2	1.8	26.2	26.6	27.4	28.7	30.1	31.2	32.6	33.2	33.6
33	52	30.5	1.9	26.9	27.4	28.1	29.4	30.7	31.8	33.2	33.7	34.0
34	81	31.3	1.7	27.7	28.2	28.9	30.1	31.3	32.4	33.6	34.1	34.4
35	109	31.7	1.5	28.6	29.1	29.7	30.8	31.8	32.9	34.0	34.4	34.7
36	268	32.3	1.3	29.4	29.9	30.5	31.4	32.4	33.3	34.2	34.7	35.0
37	543	32.8	1.2	30.2	30.6	31.1	32.0	32.8	33.7	34.5	35.0	35.2
38	1407	33.2	1.1	30.9	31.3	31.7	32.5	33.2	34.0	34.7	35.2	35.4
39	2640	33.5	1.2	31.4	31.8	32.2	32.9	33.6	34.3	34.8	35.3	35.5
40	3225	33.7	1.1	31.8	32.1	32.5	33.2	33.8	34.4	35.0	35.5	35.7
41	1859	33.9	1.1	32.0	32.3	32.6	33.3	33.9	34.6	35.1	35.6	35.8
42	867	34.0	1.1	31.9	32.2	32.6	33.3	34.0	34.6	35.1	35.7	36.0
43	244	33.9	1.2	31.5	31.9	32.3	33.1	34.0	34.6	35.2	35.8	36.1
44	113	33.6	1.2	30.8	31.2	31.8	32.7	33.9	34.5	35.3	35.9	36.3

表 8 - 3 - 26　　　　　中国 15 城市不同胎龄新生儿男性胸围值　　　　　cm

胎 龄 (周)	例数	平均值	标准差	修匀后百分位数								
				P_3	P_5	P_{10}	P_{25}	P_{50}	P_{75}	P_{90}	P_{95}	P_{97}
28	24	24.3	1.9	20.3	20.4	21.6	23.5	24.3	26.0	26.8	27.8	28.2
29	15	25.4	2.2	20.8	21.1	22.1	24.0	25.1	26.7	27.8	29.2	29.9
30	25	26.4	3.0	21.5	21.9	22.8	24.6	25.8	27.4	28.8	30.4	31.3
31	24	26.8	2.5	22.3	22.8	23.6	25.3	26.6	28.2	29.7	31.4	32.3
32	48	27.6	2.6	23.2	23.7	24.5	26.1	27.5	28.9	30.5	32.1	33.1
33	79	28.2	2.2	24.1	24.7	25.4	26.9	28.3	29.7	31.2	32.8	33.7
34	97	29.0	2.4	25.1	25.7	26.4	27.8	29.1	30.4	31.9	33.2	34.1
35	200	29.9	1.9	26.0	26.6	27.3	28.6	29.9	31.2	32.5	33.6	34.3
36	359	30.6	1.8	27.0	27.5	28.3	29.5	30.7	31.8	33.0	33.9	34.5
37	730	31.5	1.6	27.9	28.4	29.1	30.2	31.4	32.5	33.5	34.1	34.6
38	1723	32.1	1.5	28.7	29.1	29.9	30.9	32.0	33.0	33.9	34.3	34.6
39	3023	32.6	1.5	29.4	29.8	30.6	31.5	32.5	33.5	34.3	34.5	34.8
40	3265	32.9	1.5	29.9	30.3	31.1	32.0	32.9	33.9	34.6	34.8	34.9
41	1756	33.1	1.5	30.3	30.6	31.4	32.2	33.2	34.1	34.9	35.0	35.2
42	895	33.2	1.6	30.4	30.8	31.5	32.3	33.3	34.3	35.1	35.4	35.6
43	263	33.1	1.7	30.3	30.7	31.4	32.2	33.3	34.3	35.2	35.8	36.2
44	95	33.3	1.5	30.0	30.5	31.0	31.8	33.1	34.1	35.4	36.4	37.1

表 8 - 3 - 27　　　　　中国 15 城市不同胎龄新生儿女性胸围值　　　　　cm

胎 龄 (周)	例数	平均值	标准差	修匀后百分位数								
				P_3	P_5	P_{10}	P_{25}	P_{50}	P_{75}	P_{90}	P_{95}	P_{97}
28	17	23.7	2.2	20.4	20.5	21.3	22.4	24.1	25.3	26.4	26.8	26.9
29	20	24.9	2.3	21.2	21.3	22.0	23.3	24.8	26.3	27.8	28.3	28.6
30	20	25.8	2.2	22.0	22.2	22.9	24.3	25.6	27.2	29.0	29.6	30.0
31	27	27.3	2.8	22.8	23.2	23.8	25.2	26.4	28.1	30.0	30.7	31.1
32	37	27.9	2.4	23.8	24.1	24.7	26.2	27.3	29.0	30.9	31.5	32.1
33	52	28.0	2.2	24.7	25.1	25.7	27.1	28.1	29.8	31.6	32.3	32.8
34	81	29.3	1.9	25.6	26.0	26.6	28.0	29.0	30.5	32.2	32.9	33.4
35	109	29.7	1.8	26.5	26.9	27.6	28.8	29.8	31.2	32.7	33.3	33.8
36	268	30.6	1.6	27.4	27.8	28.4	29.5	30.5	31.8	33.1	33.7	34.2
37	543	31.3	1.6	28.1	28.5	29.2	30.2	31.2	32.4	33.4	34.0	34.4
38	1407	31.9	1.5	28.8	29.2	29.9	30.8	31.8	32.8	33.7	34.2	34.6
39	2640	32.3	1.4	29.4	29.8	30.5	31.3	32.3	33.2	33.9	34.4	34.8
40	3225	32.6	1.5	29.8	30.2	30.9	31.7	32.7	33.5	34.0	34.6	34.9
41	1859	32.8	1.5	30.1	30.5	31.2	31.9	32.9	33.7	34.2	34.8	35.1
42	867	33.0	1.4	30.1	30.6	31.2	32.0	33.0	33.8	34.4	35.0	35.3
43	244	32.9	1.4	30.0	30.5	31.0	31.9	32.9	33.7	34.5	35.2	35.6
44	113	32.5	1.4	29.7	30.2	30.6	31.6	32.5	33.6	34.7	35.6	36.1

表 8 - 3 - 28　　　　　　　　中国 15 城市不同胎龄新生儿男性上臂围值　　　　　　　cm

胎龄 （周）	例数	平均值	标准差	修匀后百分位数								
				P_3	P_5	P_{10}	P_{25}	P_{50}	P_{75}	P_{90}	P_{95}	P_{97}
28	24	7.3	0.7	6.3	6.3	6.4	6.8	7.2	7.7	8.4	8.6	8.7
29	15	7.5	0.8	6.2	6.2	6.4	6.9	7.4	8.0	8.8	9.0	9.3
30	25	7.7	1.0	6.2	6.3	6.5	7.1	7.6	8.3	9.1	9.3	9.7
31	24	8.4	1.0	6.3	6.5	6.8	7.3	7.9	8.6	9.5	9.7	10.1
32	48	8.2	1.1	6.5	6.8	7.1	7.6	8.2	8.9	9.8	10.0	10.4
33	79	8.7	0.9	6.8	7.1	7.4	7.9	8.6	9.2	10.1	10.3	10.7
34	97	8.9	1.1	7.1	7.4	7.8	8.3	8.9	9.6	10.4	10.6	11.0
35	200	9.3	0.9	7.5	7.8	8.1	8.6	9.2	9.9	10.6	10.9	11.2
36	359	9.6	0.9	7.9	8.2	8.5	9.0	9.6	10.2	10.9	11.2	11.4
37	730	10.0	0.8	8.3	8.6	8.9	9.3	9.9	10.5	11.1	11.4	11.6
38	1723	10.3	0.8	8.6	8.9	9.2	9.6	10.2	10.8	11.3	11.6	11.8
39	3023	10.5	0.8	8.9	9.2	9.5	9.9	10.4	11.0	11.5	11.8	12.0
40	3265	10.6	0.9	9.2	9.4	9.7	10.1	10.6	11.2	11.7	12.0	12.2
41	1756	10.7	0.9	9.3	9.5	9.8	10.2	10.7	11.4	11.8	12.2	12.3
42	895	10.7	0.9	9.3	9.5	9.8	10.3	10.8	11.4	12.0	12.4	12.5
43	263	10.7	1.0	9.2	9.3	9.6	10.2	10.8	11.4	12.1	12.5	12.7
44	95	10.9	1.0	8.9	9.1	9.4	10.0	10.7	11.4	12.2	12.6	12.9

表 8 - 3 - 29　　　　　　　　中国 15 城市不同胎龄新生儿女性上臂围值　　　　　　　cm

胎龄 （周）	例数	平均值	标准差	修匀后百分位数								
				P_3	P_5	P_{10}	P_{25}	P_{50}	P_{75}	P_{90}	P_{95}	P_{97}
28	17	6.8	0.9	6.0	6.1	6.2	6.4	6.8	7.1	7.8	8.5	8.8
29	20	7.2	0.9	6.0	6.1	6.3	6.6	7.2	7.6	8.4	8.9	9.1
30	20	7.5	1.1	6.1	6.2	6.4	6.9	7.5	8.1	8.9	9.3	9.5
31	27	8.3	1.2	6.3	6.4	6.6	7.2	7.9	8.6	9.4	9.6	9.9
32	37	8.3	1.0	6.5	6.7	6.9	7.5	8.2	9.0	9.8	10.0	10.2
33	52	8.5	1.1	6.8	7.0	7.2	7.9	8.6	9.4	10.1	10.3	10.5
34	81	9.0	0.9	7.2	7.4	7.6	8.3	9.0	9.7	10.4	10.6	10.9
35	109	9.3	0.9	7.6	7.8	8.0	8.6	9.3	10.0	10.7	10.9	11.1
36	268	9.6	0.9	7.9	8.2	8.4	9.0	9.6	10.3	10.9	11.2	11.4
37	543	9.9	0.8	8.3	8.5	8.8	9.3	9.9	10.5	11.1	11.4	11.7
38	1407	10.2	0.8	8.6	8.9	9.2	9.6	10.2	10.7	11.2	11.6	11.9
39	2640	10.4	0.8	8.9	9.1	9.5	9.9	10.4	10.9	11.4	11.8	12.0
40	3225	10.5	0.9	9.1	9.3	9.6	10.0	10.5	11.0	11.5	11.9	12.2
41	1859	10.6	0.8	9.2	9.4	9.7	10.1	10.6	11.1	11.6	12.0	12.3
42	867	10.7	0.8	9.2	9.4	9.7	10.1	10.6	11.1	11.7	12.1	12.3
43	244	10.6	0.9	9.0	9.3	9.6	10.1	10.6	11.2	11.8	12.1	12.3
44	113	10.5	0.9	8.8	8.9	9.2	9.9	10.4	11.2	11.8	12.1	12.3

表 8 - 3 - 30　　　　　　　　男女新生儿体格发育六项指标的比较

项　目	男　性		女　性		U 值	P 值
	$\overline{X}$	SD	$\overline{X}$	SD		
体重（g）	3220.34	470.39	3136.24	440.77	14.85	<0.01
身长（cm）	49.98	2.20	49.41	2.05	20.84	<0.01
头围（cm）	33.92	1.43	33.49	1.33	24.21	<0.01
胸围（cm）	32.42	1.86	32.24	1.75	7.75	<0.01
顶臀长（cm）	33.62	1.83	33.27	1.71	15.36	<0.01
上臂围（cm）	10.44	0.96	10.37	0.94	5.72	<0.01

表 8 - 3 - 31　　　　　　　　中国北方不同胎龄新生儿出生体重值　　　　　　　　　　　g

胎龄（周）	例数	平均值	标准差	修匀后百分位数								
				P_3	P_5	P_{10}	P_{25}	P_{50}	P_{75}	P_{90}	P_{95}	P_{97}
28	23	1482	276	1093	1102	1122	1274	1516	1703	1826	1905	1999
29	18	1549	334	1009	1035	1109	1288	1546	1801	2027	2124	2231
30	31	1679	411	1000	1042	1157	1357	1626	1929	2225	2335	2450
31	28	1954	448	1056	1113	1257	1472	1748	2081	2421	2538	2656
32	49	1970	459	1166	1236	1398	1624	1903	2251	2611	2732	2850
33	66	2094	454	1318	1400	1571	1804	2083	2433	2795	2916	3031
34	79	2299	473	1501	1593	1765	2003	2279	2622	2971	3091	3201
35	113	2531	379	1704	1804	1972	2211	2484	2811	3136	3255	3360
36	262	2662	424	1915	2021	2182	2420	2687	2995	3290	3409	3508
37	498	2881	374	2124	2233	2384	2621	2880	3168	3431	3551	3645
38	1434	3093	385	2319	2429	2569	2804	3056	3324	3558	3682	3773
39	2640	3204	370	2488	2598	2726	2961	3205	3458	3667	3801	3890
40	3519	3298	388	2622	2727	2847	3081	3319	3562	3759	3907	3999
41	2010	3366	396	2708	2805	2921	3157	3389	3633	3831	4000	4098
42	996	3404	415	2734	2821	2939	3179	3407	3663	3881	4080	4189
43	292	3394	431	2691	2764	2891	3138	3364	3646	3908	4146	4272
44	112	3353	397	2567	2622	2767	3024	3251	3578	3911	4198	4347

表 8-3-32 　　　　　　　　　　中国南方不同胎龄新生儿出生体重值　　　　　　　　　　g

胎龄（周）	例数	平均值	标准差	修匀后百分位数								
				P_3	P_5	P_{10}	P_{25}	P_{50}	P_{75}	P_{90}	P_{95}	P_{97}
28	18	1271	299	1006	1018	1063	1214	1239	1441	1598	1821	1881
29	17	1397	319	1061	1086	1149	1300	1399	1643	1902	2141	2236
30	14	1795	378	1152	1188	1267	1422	1577	1851	2178	2423	2542
31	23	1929	591	1272	1319	1411	1572	1768	2060	2428	2671	2804
32	36	1970	414	1415	1472	1573	1744	1966	2269	2653	2888	3027
33	65	2172	412	1574	1639	1749	1930	2167	2474	2854	3077	3215
34	99	2414	425	1743	1814	1930	2123	2367	2670	3033	3240	3373
35	196	2577	433	1914	1991	2112	2316	2560	2856	3191	3382	3506
36	365	2741	381	2081	2162	2287	2502	2742	3028	3331	3504	3619
37	775	2947	362	2237	2321	2449	2675	2907	3182	3452	3610	3715
38	1696	3081	368	2376	2462	2592	2826	3051	3315	3557	3704	3800
39	3023	3191	373	2491	2577	2709	2948	3170	3424	3647	3787	3879
40	2971	3252	396	2575	2660	2794	3036	3258	3506	3724	3862	3955
41	1605	3322	395	2622	2704	2841	3080	3311	3557	3789	3934	4034
42	766	3354	409	2625	2703	2844	3076	3324	3575	3842	4005	4121
43	215	3311	466	2576	2649	2794	3014	3292	3555	3887	4077	4219
44	96	3245	436	2471	2537	2688	2889	3210	3494	3924	4154	4334

表 8-3-33 　　　　　　　　　　中国北方不同胎龄新生儿身长值　　　　　　　　　　cm

胎龄（周）	例数	平均值	标准差	修匀后百分位数								
				P_3	P_5	P_{10}	P_{25}	P_{50}	P_{75}	P_{90}	P_{95}	P_{97}
28	23	40.5	1.6	37.2	37.2	38.1	39.4	40.5	41.5	43.0	43.7	43.8
29	18	41.1	2.5	36.6	36.9	38.1	39.6	41.1	42.4	44.2	45.0	45.3
30	31	41.6	3.1	36.4	37.1	38.4	40.1	41.7	43.4	45.3	46.2	46.6
31	28	43.5	3.0	36.8	37.6	39.0	40.7	42.6	44.4	46.3	47.3	47.4
32	49	43.4	2.8	37.5	38.4	39.9	41.7	43.5	45.4	47.2	48.2	48.7
33	66	44.3	2.8	38.5	39.5	40.9	42.7	44.5	46.3	48.1	49.1	49.6
34	79	45.3	2.6	39.8	40.8	42.1	43.8	45.5	47.3	48.9	49.8	50.4
35	113	46.4	2.1	41.2	42.1	43.3	44.9	46.5	48.1	49.6	50.5	51.0
36	262	47.3	2.3	42.7	43.5	44.6	46.0	47.5	49.0	50.3	51.1	51.6
37	498	48.4	1.9	44.1	44.8	45.7	47.1	48.4	49.7	50.9	51.6	52.1
38	1434	49.4	1.9	45.5	46.0	46.8	48.0	49.2	50.4	51.4	52.1	52.6
39	2640	49.9	1.7	46.6	47.0	47.7	48.8	49.9	51.0	51.9	52.5	53.0
40	3519	50.3	1.8	47.5	47.8	48.4	49.5	50.4	51.4	52.3	52.9	53.3
41	2010	50.7	1.7	48.0	48.3	48.8	49.8	50.7	51.7	52.6	53.2	53.7
42	996	50.8	1.8	48.1	48.3	48.9	49.9	50.8	51.9	52.9	53.6	54.0
43	292	50.7	1.8	47.7	48.0	48.6	49.7	50.6	51.9	53.1	53.9	54.4
44	112	50.6	1.8	46.7	47.0	47.8	49.1	50.1	51.8	53.3	54.3	54.8

表 8-3-34　　　　　　　中国南方不同胎龄新生儿身长值　　　　　　　cm

胎龄 （周）	例数	平均值	标准差	修匀后百分位数								
				P_3	P_5	P_{10}	P_{25}	P_{50}	P_{75}	P_{90}	P_{95}	P_{97}
28	18	39.3	3.0	35.4	35.5	35.8	37.5	39.4	41.3	43.3	44.0	44.1
29	17	40.7	2.8	36.5	36.6	37.2	38.5	40.4	42.5	44.7	45.5	45.8
30	14	42.7	3.0	37.6	37.8	38.5	39.6	41.4	43.6	45.9	46.7	47.3
31	23	43.5	3.6	38.7	39.0	39.8	40.8	42.5	44.7	47.0	47.8	48.4
32	36	43.5	2.4	39.8	40.1	41.0	42.0	43.6	45.7	47.9	48.7	49.4
33	65	44.6	2.5	40.8	41.3	42.2	43.1	44.7	46.7	48.7	49.5	50.2
34	99	45.9	2.4	41.9	42.4	43.3	44.2	45.7	47.6	49.4	50.1	50.8
35	196	46.8	2.3	42.9	43.4	44.3	45.3	46.7	48.4	50.0	50.7	51.3
36	365	47.7	2.2	43.8	44.4	45.2	46.3	47.7	49.1	50.4	51.2	51.7
37	775	48.6	1.8	44.6	45.3	46.0	47.2	48.5	49.8	50.9	51.6	52.1
38	1696	49.2	1.7	45.4	46.0	46.7	47.9	49.2	50.3	51.2	51.9	52.3
39	3023	49.7	1.7	46.0	46.7	47.3	48.6	49.8	50.8	51.5	52.2	52.6
40	2971	50.0	1.7	46.5	47.1	47.7	49.0	50.2	51.1	51.8	52.5	52.9
41	1605	50.4	1.7	46.8	47.4	48.0	49.3	50.4	51.4	52.1	52.8	53.2
42	766	50.5	1.8	47.0	47.6	48.2	49.4	50.5	51.5	52.4	53.2	53.7
43	215	50.2	1.9	47.0	47.5	48.2	49.2	50.3	51.5	52.8	53.5	54.2
44	96	50.3	1.8	46.9	47.2	48.0	48.8	49.9	51.4	53.2	54.0	54.8

表 8-3-35　　　　　　中国北方不同胎龄新生儿顶臀长值　　　　　　cm

胎龄 （周）	例数	平均值	标准差	修匀后百分位数								
				P_3	P_5	P_{10}	P_{25}	P_{50}	P_{75}	P_{90}	P_{95}	P_{97}
28	23	27.8	1.7	24.0	23.8	24.2	26.5	27.3	28.4	29.4	29.7	30.3
29	18	26.7	2.1	23.0	23.2	24.3	26.3	27.4	28.5	29.6	30.1	30.8
30	31	27.6	1.8	22.5	23.2	24.7	26.5	27.7	28.9	30.0	30.6	31.3
31	28	28.4	2.4	22.6	23.5	25.3	26.8	28.2	29.4	30.5	31.1	31.9
32	49	28.6	2.1	23.1	24.1	26.0	27.5	28.8	30.0	31.2	31.8	32.6
33	66	29.5	2.1	23.9	25.0	26.8	28.2	29.5	30.7	31.9	32.5	33.2
34	79	30.1	2.3	25.0	26.1	27.7	29.0	30.3	31.4	32.6	33.3	33.9
35	113	31.2	1.8	26.2	27.3	28.7	29.8	31.1	32.2	33.4	34.0	34.6
36	262	31.8	1.8	27.5	28.5	29.6	30.7	31.8	33.0	34.1	34.7	35.2
37	498	32.7	1.7	28.8	29.6	30.5	31.5	32.6	33.7	34.8	35.4	35.8
38	1434	33.4	1.6	30.0	30.7	31.2	32.2	33.2	34.3	35.4	35.9	36.3
39	2640	33.6	1.5	31.0	31.6	31.9	32.8	33.8	34.8	35.9	36.4	36.7
40	3519	33.9	1.5	31.8	32.2	32.3	33.3	34.1	35.2	36.2	36.7	36.9
41	2010	34.2	1.5	32.1	32.5	32.6	33.5	34.3	35.3	36.3	36.8	37.1
42	996	34.2	1.5	32.0	32.4	32.6	33.4	34.3	35.3	36.3	36.8	37.1
43	292	34.0	1.5	31.4	31.8	32.3	33.1	34.0	34.9	35.9	36.5	36.9
44	112	33.8	1.4	30.2	30.6	31.6	32.3	33.5	34.3	35.3	36.0	36.6

表 8－3－36　　　　　　　　　中国南方不同胎龄新生儿顶臀长值　　　　　　　　cm

胎龄（周）	例数	平均值	标准差	修匀后百分位数								
				P_3	P_5	P_{10}	P_{25}	P_{50}	P_{75}	P_{90}	P_{95}	P_{97}
28	18	26.0	2.6	22.8	22.7	23.0	24.3	25.9	27.9	29.5	29.6	29.8
29	17	27.2	2.0	23.6	23.7	24.1	25.3	26.9	28.7	30.2	30.6	30.9
30	14	28.5	2.3	24.4	24.6	25.2	26.3	27.8	29.4	31.0	31.5	31.8
31	23	29.1	2.5	25.1	25.5	26.2	27.2	28.7	30.1	31.6	32.2	32.6
32	36	29.4	1.6	25.9	26.4	27.1	28.0	29.5	30.8	32.2	32.9	33.3
33	65	29.7	2.2	26.7	27.1	27.9	28.9	30.2	31.5	32.8	33.5	33.9
34	99	30.9	1.7	27.4	27.9	28.6	29.6	31.0	32.1	33.3	34.0	34.4
35	196	31.4	1.7	28.1	28.5	29.3	30.3	31.6	32.7	33.8	34.2	34.9
36	365	32.0	1.8	28.7	29.1	29.9	30.9	32.2	33.2	34.2	34.8	35.2
37	775	32.6	1.6	29.3	29.7	30.4	31.4	32.7	33.6	34.6	35.2	35.5
38	1696	33.0	1.6	29.8	30.1	30.9	31.9	33.1	34.0	34.9	36.5	35.8
39	3023	33.4	1.5	30.2	30.5	31.2	32.3	33.4	34.4	35.3	35.8	36.1
40	2971	33.6	1.6	30.5	30.9	31.5	32.6	33.7	34.6	35.5	36.0	36.4
41	1605	33.8	1.6	30.7	31.1	31.8	32.8	33.9	34.8	35.8	36.3	36.6
42	766	34.1	1.6	30.8	31.3	31.9	33.0	34.0	35.0	36.0	36.6	36.9
43	215	33.9	1.7	30.8	31.4	32.0	33.0	34.0	35.0	36.2	36.8	37.2
44	96	34.0	1.6	30.6	31.4	32.0	32.9	33.9	35.0	36.4	37.1	37.6

表 8－3－37　　　　　　　　　中国北方不同胎龄新生儿头围值　　　　　　　　cm

胎龄（周）	例数	平均值	标准差	修匀后百分位数								
				P_3	P_5	P_{10}	P_{25}	P_{50}	P_{75}	P_{90}	P_{95}	P_{97}
28	23	27.6	1.5	25.7	25.7	25.8	26.7	27.7	28.9	29.7	29.8	30.8
29	18	28.6	1.7	25.4	25.5	26.0	27.0	28.1	29.4	30.3	30.6	31.4
30	31	28.3	2.0	25.4	25.6	26.3	27.4	28.7	29.9	30.8	31.4	32.0
31	28	29.6	1.7	25.6	26.0	26.8	27.9	29.2	30.5	31.4	32.0	32.6
32	49	29.7	1.8	26.1	26.5	27.4	28.6	29.9	31.1	32.0	32.7	33.1
33	66	30.4	1.6	26.7	27.2	28.1	29.3	30.5	31.6	32.6	33.2	33.6
34	79	30.9	1.8	27.5	28.0	28.9	30.0	31.1	32.2	33.1	33.8	34.1
35	113	31.7	1.5	28.3	28.8	29.7	30.7	31.8	32.8	33.6	34.2	34.6
36	262	32.3	1.4	29.2	29.7	30.5	31.4	32.4	33.3	34.1	34.7	35.0
37	498	32.9	1.4	30.0	30.5	31.2	32.1	32.9	33.7	34.5	35.0	35.3
38	1434	33.5	1.2	30.8	31.2	31.8	32.6	33.4	34.1	34.9	35.3	35.6
39	2640	33.7	1.2	31.4	31.8	32.3	33.1	33.8	34.5	35.2	35.6	35.9
40	3519	34.0	1.2	31.9	32.2	32.7	33.4	34.1	34.7	35.5	35.8	36.1
41	2010	34.1	1.2	32.1	32.4	32.8	33.6	34.3	34.9	35.7	36.0	36.3
42	996	34.3	1.2	32.0	32.3	32.8	33.6	34.3	34.9	35.8	36.2	36.4
43	292	34.2	1.3	31.7	32.0	32.4	33.4	34.2	34.9	35.8	36.3	36.5
44	112	33.9	1.4	30.9	31.2	31.8	33.0	33.9	34.7	35.7	36.3	36.5

表 8－3－38　　　　　　　　　　　中国南方不同胎龄新生儿头围值　　　　　　　　　　　　cm

胎 龄 (周)	例数	平均值	标准差	修匀后百分位数								
				P_3	P_5	P_{10}	P_{25}	P_{50}	P_{75}	P_{90}	P_{95}	P_{97}
28	18	26.9	2.0	24.7	24.8	25.3	26.1	26.6	28.1	29.2	30.3	30.5
29	17	28.0	1.8	25.1	25.3	25.8	26.8	27.5	29.0	30.4	31.3	31.5
30	14	29.0	1.7	25.6	25.8	26.4	27.5	28.4	29.8	31.4	32.1	32.4
31	23	29.4	2.3	26.2	26.5	27.1	28.2	29.2	30.5	32.3	32.8	33.1
32	36	30.0	1.8	26.9	27.2	27.9	28.9	30.0	31.3	33.0	33.4	33.7
33	65	30.8	1.8	27.6	27.9	28.6	29.7	30.8	31.9	33.5	33.9	34.2
34	99	31.6	1.7	28.4	28.7	29.4	30.4	31.5	32.5	34.0	34.3	34.6
35	196	32.2	1.5	29.1	29.5	30.1	31.1	32.1	33.1	34.3	34.7	34.9
36	365	32.6	1.3	29.9	30.2	30.8	31.7	32.7	33.6	34.6	35.0	35.2
37	775	33.2	1.2	30.5	30.8	31.4	32.2	33.2	34.0	34.8	35.2	35.4
38	1696	33.5	1.2	31.1	31.4	32.0	32.7	33.6	34.4	35.0	35.4	35.6
39	3023	33.8	1.2	31.6	31.9	32.4	33.1	33.9	34.7	35.1	35.5	35.8
40	2971	34.0	1.2	32.0	32.3	32.7	33.4	34.1	34.9	35.2	35.7	36.0
41	1605	34.2	1.2	32.1	32.5	32.9	33.5	34.2	35.0	35.3	35.9	36.2
42	766	34.3	1.2	32.1	32.5	32.9	33.5	34.2	35.0	35.5	36.1	36.5
43	215	34.1	1.2	31.9	32.3	32.7	33.4	34.1	34.9	35.7	36.3	36.8
44	96	34.0	1.2	31.5	31.9	32.2	33.1	33.8	34.7	35.9	36.6	37.2

表 8－3－39　　　　　　　　　　　中国北方不同胎龄新生儿胸围值　　　　　　　　　　　　cm

胎 龄 (周)	例数	平均值	标准差	修匀后百分位数								
				P_3	P_5	P_{10}	P_{25}	P_{50}	P_{75}	P_{90}	P_{95}	P_{97}
28	23	24.9	1.7	21.3	21.3	21.8	23.4	25.1	26.3	26.8	27.7	28.5
29	18	25.5	2.1	21.4	21.6	22.2	23.8	25.5	26.9	27.8	29.0	30.0
30	31	26.0	2.9	21.8	22.1	22.8	24.4	26.0	27.6	28.7	30.1	31.3
31	28	27.0	2.3	22.4	22.8	23.6	25.1	26.7	28.3	29.5	31.0	32.2
32	49	28.1	2.7	23.1	23.7	24.4	25.9	27.4	29.0	30.3	31.8	33.0
33	66	28.1	2.0	24.0	24.6	25.4	26.8	28.2	29.7	31.0	32.4	33.5
34	79	29.0	2.1	24.9	25.5	26.3	27.7	29.0	30.5	31.7	33.0	33.9
35	113	29.8	1.7	25.9	26.5	27.3	28.6	29.8	31.2	32.3	33.4	34.1
36	262	30.4	1.7	26.9	27.5	28.3	29.5	30.6	31.8	32.8	33.7	34.3
37	498	31.2	1.6	27.9	28.4	29.2	30.3	31.3	32.4	33.3	34.0	34.4
38	1434	32.1	1.5	28.8	29.2	30.0	31.0	32.0	32.9	33.7	34.3	34.4
39	2640	32.5	1.4	29.5	30.0	30.6	31.6	32.5	33.4	34.1	34.5	34.5
40	3519	32.8	1.5	30.2	30.5	31.1	32.1	33.0	33.7	34.4	34.7	34.7
41	2010	33.0	1.4	30.6	30.9	31.5	32.3	33.2	34.0	34.6	34.9	34.9
42	996	33.2	1.4	30.7	31.1	31.5	32.4	33.3	34.1	34.8	35.1	35.2
43	292	33.1	1.4	30.6	31.0	31.4	32.2	33.2	34.1	34.9	35.4	35.7
44	112	33.0	1.3	30.2	30.6	30.9	31.8	32.8	33.9	35.0	35.7	36.4

表 8－3－40　　　　　　　中国南方不同胎龄新生儿胸围值　　　　　　cm

胎 龄（周）	例数	平均值	标准差	修匀后百分位数								
				P_3	P_5	P_{10}	P_{25}	P_{50}	P_{75}	P_{90}	P_{95}	P_{97}
28	18	23.0	2.0	20.8	20.8	21.1	21.8	23.4	24.7	25.8	26.2	26.3
29	17	24.6	2.3	21.3	21.5	21.9	22.9	24.5	25.9	27.3	28.1	28.4
30	14	26.4	2.0	22.0	22.3	22.8	23.9	25.5	27.0	28.7	29.8	30.1
31	23	27.3	3.0	22.8	23.1	23.7	25.0	26.5	28.1	29.8	31.0	31.4
32	36	27.2	2.1	23.6	24.0	24.7	26.0	27.5	29.0	30.8	32.0	32.5
33	65	28.2	2.4	24.5	24.9	25.7	27.0	28.4	29.9	31.6	32.8	33.2
34	99	29.2	2.2	25.4	25.9	26.6	27.9	29.2	30.7	32.2	33.4	33.8
35	196	29.8	2.0	26.4	26.8	27.6	28.8	30.0	31.4	32.7	33.8	34.2
36	365	30.7	1.7	27.2	27.7	28.4	29.6	30.7	32.0	33.2	34.0	34.4
37	775	31.5	1.6	28.0	28.5	29.2	30.3	31.4	32.5	33.5	34.2	34.6
38	1696	31.9	1.5	28.7	29.2	29.9	30.9	31.9	32.9	33.8	34.4	34.7
39	3023	32.4	1.5	29.3	29.7	30.4	31.3	32.4	33.3	34.1	34.5	34.8
40	2971	32.6	1.6	29.7	30.1	30.8	31.7	32.7	33.5	34.3	34.7	35.0
41	1605	32.9	1.6	30.0	30.4	31.0	31.9	32.9	33.8	34.5	34.9	35.3
42	766	32.9	1.6	30.0	30.4	31.0	31.9	32.9	33.9	34.8	35.3	35.7
43	215	32.8	1.8	29.8	30.2	30.7	31.8	32.8	33.9	35.0	35.8	36.3
44	96	32.7	1.7	29.4	29.7	30.3	31.5	32.6	33.9	35.4	36.6	37.2

表 8－3－41　　　　　　　中国北方不同胎龄新生儿上臂围值　　　　　　cm

胎 龄（周）	例数	平均值	标准差	修匀后百分位数								
				P_3	P_5	P_{10}	P_{25}	P_{50}	P_{75}	P_{90}	P_{95}	P_{97}
28	23	7.3	0.9	6.4	6.5	6.5	6.7	7.2	7.9	8.5	8.6	8.9
29	18	7.6	0.8	6.1	6.2	6.5	6.8	7.4	8.1	8.8	9.0	9.3
30	31	7.5	1.1	6.0	6.1	6.5	7.0	7.6	8.4	9.1	9.4	9.6
31	28	8.3	0.8	6.0	6.2	6.7	7.2	7.9	8.7	9.4	9.7	10.0
32	49	8.3	1.1	6.2	6.4	7.0	7.6	8.2	9.0	9.7	10.1	10.3
33	66	8.5	1.0	6.5	6.8	7.3	7.9	8.6	9.3	10.0	10.4	10.6
34	79	8.8	1.1	6.9	7.2	7.7	8.3	8.9	9.6	10.3	10.7	10.9
35	113	9.3	1.0	7.3	7.6	8.1	8.7	9.3	10.0	10.6	11.0	11.2
36	262	9.6	1.0	7.8	8.1	8.5	9.0	9.6	10.3	10.9	11.3	11.5
37	498	10.0	0.9	8.3	8.5	8.9	9.4	10.0	10.6	11.2	11.5	11.7
38	1434	10.4	0.9	8.7	8.9	9.2	9.7	10.3	10.9	11.4	11.8	12.0
39	2640	10.6	0.9	9.1	9.3	9.5	10.0	10.5	11.1	11.6	12.0	12.2
40	3519	10.7	0.9	9.3	9.5	9.8	10.2	10.7	11.3	11.8	12.1	12.4
41	2010	10.8	0.9	9.5	9.7	9.9	10.3	10.8	11.4	11.9	12.3	12.5
42	996	10.8	0.9	9.5	9.6	9.9	10.3	10.9	11.5	12.0	12.4	12.7
43	292	10.8	0.9	9.3	9.5	9.7	10.2	10.9	11.5	12.0	12.5	12.8
44	112	10.9	1.0	8.9	9.1	9.4	10.0	10.7	11.4	12.0	12.6	12.8

表 8－3－42 中国南方不同胎龄新生儿上臂围值 cm

胎龄（周）	例数	平均值	标准差	修匀后百分位数								
				P_3	P_5	P_{10}	P_{25}	P_{50}	P_{75}	P_{90}	P_{95}	P_{97}
28	18	6.7	0.7	6.0	6.1	6.1	6.3	6.7	7.1	7.9	8.1	8.3
29	17	7.0	0.7	6.1	6.2	6.2	6.6	7.1	7.6	8.4	8.8	9.0
30	14	7.7	1.0	6.3	6.4	6.4	6.9	7.4	8.1	8.9	9.3	9.5
31	23	8.4	1.3	6.5	6.6	6.7	7.3	7.8	8.6	9.4	9.8	10.0
32	36	8.1	0.9	6.8	6.9	7.0	7.6	8.2	9.0	9.8	10.1	10.4
33	65	8.7	1.0	7.1	7.2	7.3	8.0	8.6	9.3	10.1	10.5	10.7
34	99	9.0	0.9	7.4	7.6	7.7	8.4	8.9	9.7	10.5	10.7	11.0
35	196	9.3	0.9	7.7	7.9	8.1	8.7	9.3	10.0	10.7	11.0	11.2
36	365	9.6	0.8	8.1	8.2	8.5	9.1	9.6	10.2	10.9	11.1	11.4
37	775	10.0	0.8	8.3	8.5	8.8	9.3	9.9	10.4	11.1	11.3	11.5
38	1696	10.2	0.8	8.6	8.8	9.1	9.6	10.1	10.6	11.3	11.4	11.7
39	3023	10.3	0.8	8.8	9.0	9.4	9.8	10.3	10.8	11.4	11.6	11.8
40	2971	10.4	0.8	9.0	9.2	9.5	10.0	10.4	10.9	11.5	11.7	11.9
41	1605	10.6	0.8	9.1	9.2	9.6	10.0	10.5	11.0	11.6	11.8	12.0
42	766	10.6	0.8	9.1	9.2	9.6	10.0	10.5	11.0	11.6	12.0	12.2
43	215	10.5	0.9	9.0	9.1	9.5	10.0	10.5	11.0	11.6	12.1	12.4
44	96	10.5	0.9	8.8	8.9	9.2	10.0	10.3	11.0	11.6	12.3	12.6

表 8－3－43 中国北方不同胎龄新生儿男性出生体重值 g

胎龄（周）	例数	平均值	标准差	修匀后百分位数								
				P_3	P_5	P_{10}	P_{25}	P_{50}	P_{75}	P_{90}	P_{95}	P_{97}
28	15	1515	212	1227	1233	1204	1298	1473	1683	1595	1768	1800
29	9	1405	344	1133	1150	1194	1294	1519	1763	1859	2013	2040
30	16	1706	369	1111	1141	1239	1352	1613	1882	2108	2247	2274
31	14	2000	362	1152	1195	1331	1461	1746	2032	2343	2470	2501
32	23	1882	485	1245	1301	1461	1611	1911	2207	2564	2681	2720
33	39	2119	424	1379	1448	1621	1794	2099	2398	2770	2881	2930
34	48	2351	483	1545	1627	1803	1999	2301	2600	2962	3070	3131
35	73	2504	384	1732	1825	1998	2215	2511	2805	3140	3247	3321
36	154	2650	434	1930	2033	2198	2434	2719	3006	3304	3413	3500
37	284	2922	377	2128	2240	2395	2645	2918	3196	3454	3567	3665
38	771	3138	380	2317	2434	2579	2839	3099	3369	3590	3710	3813
39	1439	3266	368	2485	2605	2743	3005	3255	3516	3711	3842	3956
40	1791	3358	391	2624	2742	2879	3134	3377	3631	3819	3962	4078
41	977	3437	406	2721	2835	2978	3226	3456	3708	3913	4070	4184
42	479	3454	434	2768	2873	3031	3240	3486	3739	3994	4167	4272
43	153	3440	428	2753	2844	3030	3198	3458	3716	4061	4252	4343
44	56	3466	392	2667	2739	2968	3079	3363	3634	4114	4325	4393

表 8-3-44　　　　　中国北方不同胎龄新生儿男性身长值　　　　cm

胎龄（周）	例数	平均值	标准差	修匀后百分位数								
				P_3	P_5	P_{10}	P_{25}	P_{50}	P_{75}	P_{90}	P_{95}	P_{97}
28	15	40.3	1.4	37.4	37.5	37.7	38.8	40.2	41.3	42.6	43.3	43.5
29	9	40.9	3.3									
30	16	42.0	3.1	37.1	37.5	38.2	39.7	41.5	43.1	45.1	45.9	46.3
31	14	43.5	2.9	37.6	38.0	38.9	40.5	42.4	44.1	46.2	47.1	47.5
32	23	42.5	3.0	38.3	38.8	39.8	41.5	43.4	45.1	47.2	48.1	48.5
33	39	44.6	2.8	39.3	39.8	40.9	42.6	44.4	46.1	48.2	49.0	49.5
34	48	45.5	2.5	40.5	41.0	42.2	43.8	45.5	47.1	49.0	49.8	50.3
35	73	46.4	2.0	41.8	42.3	43.4	45.0	46.5	48.1	49.8	50.5	51.0
36	154	47.3	2.4	43.1	43.7	44.7	46.2	47.6	49.1	50.4	51.2	51.6
37	284	48.7	1.9	44.4	45.0	46.0	47.3	48.6	49.9	51.1	51.8	52.2
38	771	49.7	1.9	45.6	46.2	47.1	48.3	49.4	50.7	51.6	52.3	52.7
39	1439	50.2	1.7	46.7	47.2	48.0	49.2	50.2	51.3	52.1	52.7	53.1
40	1791	50.7	1.8	47.5	48.0	48.7	49.8	50.7	51.8	52.5	53.2	53.5
41	977	51.0	1.8	48.0	48.5	49.2	50.2	51.1	52.2	52.9	53.5	53.9
42	479	51.1	1.8	48.2	48.7	49.3	50.3	51.2	52.4	53.2	53.9	54.2
43	153	51.0	1.7	47.9	48.4	49.0	50.0	51.1	52.3	53.5	54.2	54.5
44	56	51.2	1.7	47.2	47.6	48.3	49.3	50.6	52.1	53.7	54.5	54.8

表 8-3-45　　　　　中国北方不同胎龄新生儿男性顶臀长值　　　　cm

胎龄（周）	例数	平均值	标准差	修匀后百分位数								
				P_3	P_5	P_{10}	P_{25}	P_{50}	P_{75}	P_{90}	P_{95}	P_{97}
28	15	28.0	1.3	25.4	25.4	25.5	25.9	26.9	28.2	29.2	30.0	30.2
29	9	26.2	2.7									
30	16	27.9	1.5	23.9	24.2	24.9	26.0	27.3	28.9	30.0	30.7	31.0
31	14	28.3	2.6	23.9	24.4	25.1	26.4	27.8	29.4	30.6	31.2	31.6
32	23	28.0	2.4	24.3	24.8	25.6	27.1	28.5	30.1	31.3	31.8	32.2
33	39	29.8	2.0	25.0	25.6	26.4	27.9	29.3	30.8	32.0	32.6	33.0
34	48	30.4	2.1	25.9	26.5	27.3	28.8	30.2	31.5	32.8	33.3	33.7
35	73	31.3	1.7	27.0	27.6	28.4	29.7	31.0	32.3	33.5	34.0	34.5
36	154	31.7	1.9	28.2	28.8	29.4	30.7	31.9	33.1	34.2	34.8	35.2
37	284	32.9	1.6	29.3	29.9	30.5	31.6	32.7	33.8	34.9	35.4	35.9
38	771	33.6	1.6	30.3	30.9	31.4	32.4	33.4	34.4	35.5	36.0	36.5
39	1439	33.8	1.5	31.2	31.8	32.2	33.0	34.0	34.9	36.0	36.5	36.9
40	1791	34.1	1.5	31.9	32.4	32.8	33.5	34.4	35.3	36.3	36.9	37.3
41	977	34.4	1.6	32.2	32.7	33.1	33.7	34.6	35.5	36.5	37.0	37.4
42	479	34.3	1.5	32.1	32.6	33.0	33.6	34.6	35.5	36.4	37.0	37.4
43	153	34.1	1.4	31.5	32.0	32.5	33.2	34.2	35.3	36.2	36.8	37.1
44	56	34.1	1.4	30.3	30.9	31.5	32.4	33.5	34.7	35.7	36.3	36.5

表 8-3-46　　　　　　　　中国北方不同胎龄新生儿男性头围值　　　　　　cm

胎龄（周）	例数	平均值	标准差	修匀后百分位数								
				P_3	P_5	P_{10}	P_{25}	P_{50}	P_{75}	P_{90}	P_{95}	P_{97}
28	15	27.5	1.2	26.1	26.1	26.3	26.6	27.1	28.4	29.2	29.3	29.4
29	9	27.9	1.5									
30	16	28.4	2.0	26.2	26.4	26.7	27.3	28.3	29.4	30.5	31.1	31.2
31	14	29.7	1.2	26.6	26.8	27.1	27.8	28.9	30.0	31.2	31.8	32.0
32	23	29.3	1.7	27.1	27.3	27.7	28.5	29.7	30.6	31.8	32.5	32.8
33	39	30.5	1.5	27.6	27.9	28.4	29.2	30.4	31.3	32.5	33.2	33.4
34	48	31.0	1.7	28.3	28.7	29.1	30.0	31.1	32.0	33.1	33.7	34.1
35	73	31.8	1.5	29.0	29.4	29.9	30.7	31.8	32.6	33.7	34.3	34.6
36	154	32.3	1.4	29.7	30.2	30.6	31.5	32.5	33.3	34.2	34.7	35.1
37	284	33.1	1.3	30.4	30.9	31.2	32.2	33.1	33.9	34.7	35.2	35.5
38	771	33.7	1.2	31.0	31.5	32.0	32.8	33.6	34.4	35.1	35.5	35.8
39	1439	34.0	1.2	31.5	32.0	32.5	33.3	34.1	34.8	35.5	35.8	36.1
40	1791	34.3	1.2	31.9	32.4	32.9	33.7	34.4	35.1	35.7	36.1	36.4
41	977	34.4	1.2	32.2	32.6	33.1	33.9	34.6	35.3	35.9	36.2	36.5
42	479	34.5	1.2	32.2	32.5	33.1	33.9	34.6	35.3	36.0	36.4	36.6
43	153	34.3	1.2	32.0	32.3	32.9	33.7	34.4	35.2	36.1	36.5	36.7
44	56	34.4	1.2	31.6	31.7	32.4	33.2	34.0	34.9	36.0	36.5	36.6

表 8-3-47　　　　　　　　中国北方不同胎龄新生儿男性胸围值　　　　　　cm

胎龄（周）	例数	平均值	标准差	修匀后百分位数								
				P_3	P_5	P_{10}	P_{25}	P_{50}	P_{75}	P_{90}	P_{95}	P_{97}
28	15	25.0	1.6	24.5	22.3	22.6	23.0	24.8	26.2	27.3	28.2	28.4
29	9	25.3	2.7									
30	16	26.2	3.5	23.5	22.6	23.1	24.1	25.9	27.5	29.2	30.5	31.0
31	14	27.1	2.0	23.6	23.1	23.7	24.9	26.6	28.2	30.0	31.4	31.9
32	23	28.2	3.0	23.9	23.8	24.4	25.7	27.4	29.0	30.7	32.1	32.7
33	39	28.2	2.1	24.4	24.6	25.3	26.6	28.2	29.7	31.4	32.7	33.3
34	48	29.0	2.3	25.1	25.5	26.2	27.6	29.1	30.5	32.0	33.1	33.8
35	73	29.8	1.8	25.9	26.4	27.2	28.5	29.9	31.2	32.5	33.5	34.1
36	154	30.4	1.8	26.8	27.3	28.2	29.5	30.7	31.9	33.0	33.8	34.3
37	284	31.3	1.7	27.7	28.3	29.1	30.3	31.5	32.5	33.4	34.1	34.5
38	771	32.2	1.5	28.6	29.1	29.9	31.1	32.2	33.1	33.8	34.3	34.7
39	1439	32.6	1.4	29.5	29.9	30.7	31.7	32.7	33.6	34.1	34.5	34.8
40	1791	33.0	1.5	30.1	30.5	31.2	32.2	33.2	33.9	34.4	34.7	35.0
41	977	33.2	1.5	30.7	30.9	31.6	32.5	33.4	34.2	34.6	35.0	35.2
42	479	33.3	1.5	30.9	31.2	31.7	32.6	33.5	34.3	34.9	35.2	35.5
43	153	33.2	1.4	31.0	31.2	31.6	32.4	33.4	34.3	35.1	35.6	35.8
44	56	33.4	1.2	30.6	30.9	31.1	31.9	33.0	34.1	35.2	36.0	36.3

表 8 - 3 - 48　　　　　　　中国北方不同胎龄新生儿男性上臂围值　　　　　　　cm

胎龄 (周)	例数	平均值	标准差	修匀后百分位数								
				P_3	P_5	P_{10}	P_{25}	P_{50}	P_{75}	P_{90}	P_{95}	P_{97}
28	15	7.4	0.7	6.8	6.8	6.8	6.8	7.2	7.9	8.4	8.4	8.5
29	9	7.5	1.0									
30	16	7.7	1.1	6.3	6.5	6.6	7.0	7.6	8.3	9.0	9.3	9.4
31	14	8.3	0.7	6.3	6.5	6.8	7.3	7.8	8.5	9.4	9.7	9.9
32	23	8.1	1.2	6.5	6.7	7.0	7.5	8.1	8.8	9.7	10.1	10.3
33	39	8.7	0.9	6.7	7.0	7.3	7.9	8.5	9.2	10.0	10.4	10.6
34	48	8.9	1.2	7.1	7.3	7.7	8.3	8.8	9.5	10.3	10.7	11.0
35	73	9.3	1.0	7.4	7.7	8.1	8.6	9.2	9.9	10.6	11.0	11.3
36	154	9.5	1.0	7.8	8.1	8.5	9.0	9.6	10.2	10.9	11.3	11.5
37	284	10.1	0.8	8.2	8.5	8.9	9.4	9.9	10.6	11.1	11.5	11.8
38	771	10.4	0.9	8.6	8.9	9.2	9.7	10.3	10.9	11.4	11.7	12.0
39	1439	10.6	0.9	8.9	9.2	9.5	10.0	10.5	11.2	11.6	11.9	12.2
40	1791	10.8	0.9	9.2	9.4	9.8	10.2	10.8	11.4	11.8	12.1	12.4
41	977	10.9	0.9	9.3	9.5	9.9	10.4	10.9	11.5	11.9	12.3	12.6
42	479	10.9	0.9	9.3	9.5	9.9	10.4	11.0	11.6	12.1	12.5	12.7
43	153	10.9	1.0	9.2	9.4	9.7	10.4	11.0	11.6	12.2	12.7	12.9
44	56	11.0	1.0	8.9	9.1	9.4	10.2	10.9	11.4	12.3	12.8	13.0

表 8 - 3 - 49　　　　　　　中国北方不同胎龄新生儿女性出生体重值　　　　　　　g

胎龄 (周)	例数	平均值	标准差	修匀后百分位数								
				P_3	P_5	P_{10}	P_{25}	P_{50}	P_{75}	P_{90}	P_{95}	P_{97}
28	8	1419	377									
29	9	1694	268									
30	15	1651	463	1129	1161	1236	1407	1657	1945	2184	2380	2453
31	14	1907	530	1182	1227	1321	1510	1771	2098	2354	2575	2668
32	26	2048	430	1280	1338	1448	1652	1916	2264	2528	2762	2867
33	27	2057	500	1413	1484	1606	1823	2086	2439	2705	2938	3051
34	31	2220	452	1572	1654	1787	2013	2271	2617	2881	3104	3220
35	40	2578	368	1749	1840	1981	2213	2464	2794	3052	3259	3375
36	108	2679	411	1933	2031	2178	2414	2657	2964	3215	3402	3517
37	214	2827	365	2116	2218	2368	2607	2840	3123	3367	3533	3644
38	663	3039	385	2287	2392	2543	2781	3007	3264	3503	3651	3758
39	1201	3141	362	2438	2543	2692	2929	3148	3384	3621	3755	3858
40	1728	3237	375	2560	2660	2805	3039	3256	3477	3718	3846	3946
41	1033	3299	376	2643	2735	2873	3104	3322	3538	3789	3922	4021
42	517	3357	392	2678	2758	2887	3113	3338	3562	3832	3982	4083
43	139	3343	431	2655	2718	2837	3057	3297	3544	3842	4027	4134
44	56	3240	373	2565	2607	2713	2927	3189	3479	3817	4055	4172

表 8 - 3 - 50　　　　　　　　　　中国北方不同胎龄新生儿女性身长值　　　　　　　　　　cm

胎 龄 （周）	例数	平均值	标准差	修匀后百分位数								
				P_3	P_5	P_{10}	P_{25}	P_{50}	P_{75}	P_{90}	P_{95}	P_{97}
28	8	40.7	2.0									
29	9	41.4	1.5									
30	15	41.2	3.3	37.8	38.1	38.5	39.9	41.8	43.4	45.0	45.6	46.1
31	14	43.6	3.2	37.9	38.3	38.9	40.6	42.5	44.2	46.1	46.8	47.4
32	26	44.3	2.4	38.4	38.9	39.6	41.5	43.3	45.1	47.1	47.8	48.5
33	27	43.9	2.7	39.2	39.8	40.6	42.6	44.3	45.9	48.0	48.7	49.5
34	31	44.9	2.6	40.3	40.9	41.7	43.6	45.3	46.8	48.8	49.5	50.2
35	40	46.4	2.2	41.5	42.1	43.0	44.8	46.3	47.7	49.5	50.2	50.9
36	108	47.5	2.1	42.7	43.3	44.2	45.9	47.0	48.6	50.1	50.8	51.4
37	214	48.1	1.9	44.0	44.6	45.5	46.9	48.2	49.4	50.6	51.4	51.9
38	663	49.0	1.8	45.2	45.7	46.6	47.8	49.0	50.1	51.1	51.8	52.3
39	1201	49.5	1.7	46.2	46.7	47.5	48.5	49.7	50.7	51.5	52.2	52.6
40	1728	49.9	1.7	47.0	47.5	48.3	49.2	50.2	51.2	51.8	52.6	52.9
41	1033	50.3	1.6	47.5	48.0	48.7	49.5	50.5	51.5	52.2	52.8	53.2
42	517	50.5	1.8	47.6	48.1	48.7	49.5	50.6	51.6	52.4	53.1	53.6
43	139	50.4	1.8	47.3	47.8	48.3	49.2	50.3	51.5	52.7	53.3	54.0
44	56	50.1	1.7	46.5	47.0	47.4	48.6	49.8	51.2	52.9	53.5	54.4

表 8 - 3 - 51　　　　　　　　　　中国北方不同胎龄新生儿女性顶臀长值　　　　　　　　　　cm

胎 龄 （周）	例数	平均值	标准差	修匀后百分位数								
				P_3	P_5	P_{10}	P_{25}	P_{50}	P_{75}	P_{90}	P_{95}	P_{97}
28	8	27.2	2.3									
29	9	27.2	1.1									
30	15	27.2	2.1	23.7	23.9	24.6	26.2	27.5	28.8	29.6	30.4	30.5
31	14	28.5	2.3	23.6	23.8	25.0	26.8	28.2	29.3	30.2	31.1	31.3
32	26	29.2	1.6	23.9	24.2	25.5	27.5	28.8	29.9	31.0	31.9	32.1
33	27	29.1	2.3	24.5	24.8	26.3	28.2	29.6	30.6	31.7	32.6	32.9
34	31	29.7	2.6	25.3	25.7	27.2	29.0	30.3	31.4	32.5	33.4	33.7
35	40	31.2	2.0	26.3	26.8	28.2	29.9	31.1	32.1	33.2	34.1	34.4
36	108	31.9	1.8	27.4	27.9	29.2	30.6	31.8	32.9	33.9	34.7	35.1
37	214	32.5	1.7	28.6	29.1	30.2	31.4	32.4	33.6	34.6	35.3	35.7
38	663	33.2	1.6	29.6	30.1	31.1	32.0	33.0	34.2	35.2	35.8	36.2
39	1201	33.4	1.4	30.5	31.1	31.8	32.6	33.5	34.6	35.6	36.2	36.6
40	1728	33.6	1.5	31.3	31.8	32.3	33.0	33.9	34.9	35.9	36.4	36.9
41	1033	34.0	1.4	31.7	32.2	32.6	33.2	34.1	35.1	36.0	36.5	37.0
42	517	34.1	1.4	31.8	32.2	32.5	33.2	34.1	35.0	35.9	36.4	36.9
43	139	34.0	1.5	31.4	31.8	32.1	32.9	33.9	34.6	35.5	36.1	36.6
44	56	33.4	1.2	30.5	30.8	31.2	32.4	33.5	34.0	35.0	35.7	36.0

表 8 - 3 - 52　　　　　　　　　中国北方不同胎龄新生儿女性头围值　　　　　　　　cm

胎龄 (周)	例数	平均值	标准差	修匀后百分位数								
				P_3	P_5	P_{10}	P_{25}	P_{50}	P_{75}	P_{90}	P_{95}	P_{97}
28	8	27.8	2.0									
29	9	29.3	1.5									
30	15	28.3	2.2	25.4	25.5	26.2	27.4	28.9	29.9	31.0	31.8	32.1
31	14	29.4	2.1	25.6	25.7	26.6	27.9	29.4	30.5	31.5	32.3	32.6
32	26	30.1	1.8	26.0	26.1	27.1	28.6	29.9	31.0	32.0	32.7	33.1
33	27	30.2	1.7	26.6	26.8	27.8	29.2	30.5	31.5	32.4	33.2	33.6
34	31	30.9	1.9	27.3	27.6	28.5	29.9	31.0	32.1	32.9	33.6	34.0
35	40	31.6	1.5	28.2	28.4	29.4	30.7	31.7	32.6	33.4	34.1	34.4
36	108	32.3	1.4	29.1	29.4	30.2	31.3	32.2	33.1	33.8	34.5	34.8
37	214	32.6	1.3	29.9	30.2	30.9	32.0	32.7	33.5	34.2	34.8	35.2
38	663	33.2	1.2	30.7	31.0	31.6	32.5	33.2	33.9	34.6	35.1	35.5
39	1201	33.5	1.2	31.3	31.7	32.2	32.9	33.6	34.2	34.9	35.4	35.7
40	1728	33.7	1.1	31.8	32.1	32.5	33.2	33.8	34.5	35.1	35.6	35.9
41	1033	33.9	1.1	31.9	32.3	32.7	33.4	34.0	34.6	35.3	35.8	36.1
42	517	34.1	1.1	31.8	32.1	32.6	33.3	34.1	34.7	35.4	35.9	36.2
43	139	34.0	1.3	31.3	31.6	32.1	33.0	34.0	34.6	35.4	35.9	36.2
44	56	33.5	1.4	30.3	30.6	31.3	32.5	33.7	34.5	35.2	35.8	36.2

表 8 - 3 - 53　　　　　　　　　中国北方不同胎龄新生儿女性胸围值　　　　　　　　cm

胎龄 (周)	例数	平均值	标准差	修匀后百分位数								
				P_3	P_5	P_{10}	P_{25}	P_{50}	P_{75}	P_{90}	P_{95}	P_{97}
28	8	24.5	2.0									
29	9	25.7	1.5									
30	15	25.8	2.3	22.6	22.8	23.1	24.2	25.6	27.3	28.4	29.0	29.7
31	14	26.8	2.7	23.1	23.4	23.8	25.0	26.3	28.0	29.3	29.9	30.8
32	26	27.9	2.6	23.8	24.1	24.6	25.9	27.1	28.7	30.1	30.8	31.7
33	27	27.9	2.0	24.6	24.9	25.5	26.8	28.0	29.5	30.8	31.5	32.5
34	31	29.1	1.9	25.5	25.8	26.4	27.8	28.8	30.2	31.5	32.2	33.1
35	40	29.6	1.6	26.3	26.7	27.3	28.7	29.7	30.9	32.2	32.8	33.6
36	108	30.5	1.6	27.2	27.6	28.3	29.5	30.5	31.6	32.7	33.3	33.9
37	214	31.1	1.6	28.0	28.5	29.1	30.3	31.2	32.3	33.2	33.8	34.2
38	663	32.0	1.6	28.8	29.2	29.9	31.0	31.9	32.8	33.7	34.2	34.5
39	1201	32.3	1.4	29.4	29.9	30.6	31.5	32.3	33.3	34.0	34.5	34.7
40	1728	32.7	1.4	30.0	30.4	31.1	31.9	32.8	33.6	34.3	34.8	34.9
41	1033	32.9	1.4	30.3	30.7	31.4	32.2	33.1	33.9	34.5	34.9	35.1
42	517	33.1	1.4	30.4	30.8	31.4	32.2	33.1	33.9	34.6	35.1	35.3
43	139	33.0	1.3	30.3	30.7	31.2	32.0	32.9	33.8	34.6	35.1	35.7
44	56	32.6	1.3	29.9	30.2	30.8	31.5	32.5	33.5	34.5	35.1	36.1

表 8 - 3 - 54　　　　　　中国北方不同胎龄新生儿女性上臂围值　　　　　　cm

胎龄（周）	例数	平均值	标准差	修匀后百分位数								
				P_3	P_5	P_{10}	P_{25}	P_{50}	P_{75}	P_{90}	P_{95}	P_{97}
28	8	7.1	1.1									
29	9	7.7	0.7									
30	15	7.4	1.1	6.3	6.3	6.5	7.0	7.7	8.4	9.1	9.3	9.4
31	14	8.3	1.0	6.3	6.4	6.6	7.2	7.9	8.6	9.3	9.5	9.7
32	26	8.4	1.0	6.4	6.5	6.8	7.4	8.2	8.8	9.5	9.8	9.9
33	27	8.3	1.0	6.7	6.8	7.1	7.8	8.5	9.1	9.8	10.1	10.3
34	31	8.8	1.0	7.0	7.2	7.5	8.1	8.8	9.5	10.1	10.4	10.6
35	40	9.3	0.9	7.4	7.6	7.9	8.5	9.2	9.8	10.4	10.8	11.0
36	108	9.7	1.0	7.8	8.0	8.3	8.9	9.6	10.2	10.8	11.1	11.3
37	214	10.0	0.9	8.2	8.5	8.7	9.3	9.9	10.5	11.1	11.4	11.7
38	663	10.3	0.9	8.6	8.9	9.1	9.6	10.3	10.9	11.4	11.7	12.0
39	1201	10.5	0.9	8.9	9.2	9.5	9.9	10.6	11.1	11.6	12.0	12.2
40	1728	10.7	0.9	9.2	9.5	9.7	10.1	10.8	11.3	11.8	12.2	12.4
41	1033	10.7	0.9	9.3	9.6	9.9	10.3	10.9	11.5	11.9	12.3	12.5
42	517	10.8	0.9	9.4	9.6	9.9	10.3	10.9	11.5	12.0	12.3	12.6
43	139	10.8	0.9	9.3	9.4	9.7	10.2	10.8	11.3	11.9	12.3	12.5
44	56	10.7	0.9	8.9	9.1	9.4	9.9	10.5	11.1	11.8	12.1	12.3

表 8 - 3 - 55　　　　　　中国南方不同胎龄新生儿男性出生体重值　　　　　　g

胎龄（周）	例数	平均值	标准差	修匀后百分位数								
				P_3	P_5	P_{10}	P_{25}	P_{50}	P_{75}	P_{90}	P_{95}	P_{97}
28	9	1376	299									
29	6	1613	261									
30	9	1788	412									
31	10	1818	642	1339	1382	1482	1714	1955	2144	2422	2622	2767
32	25	1945	418	1435	1488	1603	1851	2114	2327	2619	2822	2982
33	40	2149	381	1565	1628	1754	2009	2281	2511	2807	3006	3171
34	49	2395	462	1721	1792	1925	2178	2452	2693	2987	3177	3337
35	127	2619	431	1893	1970	2106	2353	2622	2870	3156	3334	3485
36	205	2775	394	2069	2125	2289	2527	2786	3038	3315	3478	3616
37	446	2982	365	2242	2327	2464	2691	2940	3194	3461	3612	3733
38	952	3127	367	2399	2486	2621	2838	3078	3334	3596	3734	3841
39	1584	3248	376	2531	2619	2751	2962	3197	3456	3717	3848	3942
40	1474	3308	389	2629	2714	2845	3055	3290	3556	3823	3952	4039
41	779	3370	404	2682	2763	2893	3109	3355	3631	3915	4049	4136
42	416	3396	427	2681	2754	2886	3118	3385	3677	3991	4140	4235
43	110	3384	511	2614	2679	2815	3074	3376	3691	4050	4225	4339
44	39	3381	484	2473	2526	2669	2970	3323	3670	4092	4304	4452

表 8-3-56　　　　　　　　　　中国南方不同胎龄新生儿男性身长值　　　　　　　　　　cm

胎龄 （周）	例数	平均值	标准差	修匀后百分位数								
				P_3	P_5	P_{10}	P_{25}	P_{50}	P_{75}	P_{90}	P_{95}	P_{97}
28	9	40.3	2.5									
29	6	42.2	2.2									
30	9	42.1	2.7									
31	10	42.6	3.6	38.8	39.2	40.0	41.5	42.9	44.5	46.6	47.5	48.1
32	25	43.4	2.5	39.5	39.9	40.9	42.4	43.7	45.5	47.5	48.5	49.1
33	40	44.7	2.3	40.4	40.9	41.9	43.4	44.7	46.5	48.4	49.3	50.0
34	49	46.0	2.5	41.4	42.0	42.9	44.4	45.7	47.4	49.2	50.1	50.7
35	127	47.0	2.3	42.5	43.1	44.0	45.5	46.7	48.3	49.9	50.7	51.4
36	205	47.9	2.3	43.7	44.3	45.1	46.5	47.7	49.2	50.6	51.3	51.9
37	446	48.9	1.8	44.8	45.4	46.2	47.4	48.6	50.0	51.1	51.8	52.4
38	952	49.4	1.7	45.8	46.4	47.1	48.2	49.4	50.7	51.7	52.2	52.8
39	1584	50.0	1.6	46.6	47.2	47.9	48.9	50.1	51.2	52.1	52.7	53.1
40	1474	50.4	1.7	47.3	47.8	48.4	49.4	50.6	51.7	52.5	53.1	53.5
41	779	50.7	1.7	47.7	48.2	48.8	49.7	50.9	51.9	52.8	53.5	53.8
42	416	50.8	1.8	47.8	48.2	48.8	49.8	50.9	52.1	53.0	53.9	54.2
43	110	50.5	2.0	47.5	47.9	48.6	49.6	50.7	52.0	53.2	54.2	54.6
44	39	50.9	1.8	46.7	47.1	47.9	49.1	50.3	51.7	53.4	54.6	55.0

表 8-3-57　　　　　　　　　　中国南方不同胎龄新生儿男性顶臀长值　　　　　　　　　　cm

胎龄 （周）	例数	平均值	标准差	修匀后百分位数								
				P_3	P_5	P_{10}	P_{25}	P_{50}	P_{75}	P_{90}	P_{95}	P_{97}
28	9	26.9	2.7									
29	6	28.6	1.7									
30	9	28.0	2.4									
31	10	28.9	2.6	25.3	25.6	26.3	27.2	28.6	30.2	31.4	32.0	32.2
32	25	29.3	1.7	26.0	26.2	27.0	27.9	29.2	30.8	32.0	32.6	32.9
33	40	29.6	2.3	26.7	27.0	27.8	28.7	29.8	31.4	32.6	33.2	33.5
34	49	30.5	1.8	27.4	27.7	28.5	29.5	30.5	32.1	33.2	33.8	34.1
35	127	31.6	1.7	28.1	28.5	29.2	30.2	31.3	32.7	33.8	34.4	34.7
36	205	32.2	1.8	28.9	29.2	29.9	30.9	32.0	33.3	34.3	34.9	35.2
37	446	32.8	1.6	29.5	29.9	30.5	31.6	32.6	33.8	34.8	35.4	35.7
38	952	33.2	1.6	30.1	30.5	31.1	32.1	33.2	34.3	35.3	35.8	36.1
39	1584	33.6	1.6	30.5	31.0	31.5	32.6	33.7	34.7	35.7	36.2	36.5
40	1474	33.8	1.6	30.8	31.3	31.8	33.0	34.1	35.1	36.0	36.5	36.8
41	779	34.1	1.6	30.9	31.4	32.0	33.2	34.4	35.3	36.2	36.8	37.1
42	416	34.2	1.7	30.8	31.2	32.0	33.3	34.4	35.5	36.4	37.0	37.3
43	110	34.2	1.8	30.5	30.9	31.8	33.2	34.3	35.5	36.5	37.1	37.4
44	39	34.3	2.0	29.8	30.2	31.4	32.9	33.9	35.3	36.5	37.2	37.5

表 8-3-58 中国南方不同胎龄新生儿男性头围值 cm

胎 龄 （周）	例数	平均值	标准差	修匀后百分位数								
				P_3	P_5	P_{10}	P_{25}	P_{50}	P_{75}	P_{90}	P_{95}	P_{97}
28	9	27.6	2.1									
29	6	28.5	1.4									
30	9	29.2	1.9									
31	10	29.0	2.5	26.5	26.9	27.5	28.2	29.2	30.3	31.9	32.8	33.1
32	25	29.9	1.8	27.0	27.4	28.1	28.9	29.9	31.0	32.5	33.4	33.8
33	40	30.8	1.6	27.6	28.1	28.8	29.5	30.6	31.7	33.1	33.9	34.3
34	49	31.6	1.9	28.3	28.8	29.5	30.3	31.4	32.4	33.6	34.4	34.7
35	127	32.4	1.5	29.0	29.5	30.2	31.0	32.1	33.0	34.0	34.7	35.0
36	205	32.7	1.4	29.8	30.3	31.0	31.7	32.7	33.6	34.4	35.0	35.3
37	446	33.4	1.2	30.5	31.0	31.6	32.4	33.3	34.2	34.7	35.3	35.6
38	952	33.7	1.2	31.2	31.5	32.2	33.0	33.8	34.7	35.0	35.6	35.8
39	1584	34.0	1.2	31.7	32.1	32.7	33.4	34.3	35.0	35.3	35.8	36.0
40	1474	34.1	1.1	32.2	32.5	33.0	33.8	34.5	35.3	35.6	36.0	36.3
41	779	34.5	1.2	32.4	32.7	33.2	33.9	34.7	35.4	35.8	36.3	36.5
42	416	34.5	1.2	32.5	32.7	33.1	33.9	34.7	35.4	36.0	36.6	36.8
43	110	34.4	1.3	32.3	32.5	32.9	33.6	34.5	35.2	36.2	36.9	37.2
44	39	34.3	1.4	31.8	32.0	32.3	33.1	34.0	34.8	36.4	37.3	37.6

表 8-3-59 中国南方不同胎龄新生儿男性胸围值 cm

胎 龄 （周）	例数	平均值	标准差	修匀后百分位数								
				P_3	P_5	P_{10}	P_{25}	P_{50}	P_{75}	P_{90}	P_{95}	P_{97}
28	9	23.1	1.9									
29	6	25.5	1.4									
30	9	26.6	2.1									
31	10	26.4	3.2	22.9	23.2	23.9	25.2	26.4	27.8	29.9	30.6	31.1
32	25	27.0	2.2	23.5	23.9	24.6	26.0	27.3	28.8	30.9	31.6	32.1
33	40	28.2	2.3	24.3	24.7	25.5	26.9	28.2	29.7	31.7	32.4	32.9
34	49	28.9	2.5	25.2	25.6	26.4	27.8	29.1	30.5	32.3	33.1	33.5
35	127	29.9	2.0	26.1	26.5	27.3	28.7	29.9	31.2	32.8	33.6	34.0
36	205	30.7	1.8	27.0	27.4	28.2	29.5	30.7	31.9	33.3	33.9	34.3
37	446	31.5	1.6	27.9	28.3	29.0	30.2	31.4	32.5	33.6	34.3	34.6
38	952	32.1	1.5	28.7	29.1	29.8	30.9	32.0	33.0	33.9	34.5	34.8
39	1584	32.5	1.5	29.4	29.7	30.4	31.4	32.5	33.4	34.1	34.7	35.0
40	1474	32.7	1.5	29.8	30.2	30.9	31.8	32.8	33.8	34.4	35.0	35.3
41	779	33.0	1.6	30.1	30.5	31.1	32.0	33.1	34.1	34.7	35.3	35.6
42	416	33.0	1.7	30.1	30.6	31.1	32.1	33.2	34.2	35.0	35.6	35.9
43	110	33.0	2.0	29.8	30.4	30.9	31.9	33.1	34.3	35.4	36.0	36.4
44	39	33.1	1.9	29.1	29.9	30.4	31.6	32.8	34.4	36.0	36.5	37.1

表 8 - 3 - 60　　　　　　　　中国南方不同胎龄新生儿男性上臂围值　　　　　　cm

胎龄 (周)	例数	平均值	标准差	修匀后百分位数								
				P_3	P_5	P_{10}	P_{25}	P_{50}	P_{75}	P_{90}	P_{95}	P_{97}
28	9	7.0	0.8									
29	6	7.5	0.5									
30	9	7.7	0.9									
31	10	8.4	1.3	6.7	6.8	7.1	7.4	8.0	8.6	9.4	9.8	9.9
32	25	8.2	1.0	6.8	7.0	7.3	7.6	8.3	9.0	9.7	10.1	10.3
33	40	8.6	1.0	7.1	7.3	7.6	7.9	8.6	9.3	10.0	10.4	10.6
34	49	8.9	1.0	7.4	7.6	7.9	8.3	9.0	9.7	10.3	10.7	10.9
35	127	9.4	0.9	7.7	7.9	8.2	8.6	9.3	10.0	10.5	10.9	11.1
36	205	9.7	0.8	8.0	8.2	8.6	9.0	9.6	10.2	10.7	11.1	11.3
37	446	10.0	0.8	8.3	8.5	8.9	9.3	9.9	10.5	10.9	11.3	11.5
38	952	10.2	0.8	8.6	8.8	9.1	9.6	10.1	10.7	11.1	11.4	11.7
39	1584	10.4	0.8	8.8	9.0	9.4	9.9	10.3	10.9	11.3	11.6	11.8
40	1474	10.5	0.8	9.0	9.2	9.5	10.1	10.5	11.0	11.4	11.7	12.0
41	779	10.6	0.8	9.1	9.3	9.7	10.2	10.6	11.1	11.6	11.9	12.2
42	416	10.6	0.8	9.1	9.3	9.7	10.2	10.6	11.2	11.7	12.1	12.4
43	110	10.5	0.9	9.0	9.2	9.6	10.0	10.6	11.2	11.8	12.3	12.6
44	39	10.7	0.9	8.7	9.0	9.5	9.8	10.5	11.2	11.9	12.5	12.8

表 8 - 3 - 61　　　　　　　　中国南方不同胎龄新生儿女性出生体重值　　　　　　g

胎龄 (周)	例数	平均值	标准差	修匀后百分位数								
				P_3	P_5	P_{10}	P_{25}	P_{50}	P_{75}	P_{90}	P_{95}	P_{97}
28	9	1166	275									
29	11	1279	293	1070	1087	1132	1231	1378	1564	1787	1908	1942
30	5	1806	353						1857			2293
31	13	2014	560	1328	1358	1428	1576	1832	2120	2390	2521	2598
32	11	2026	419	1475	1513	1593	1762	2043	2355	2637	2770	2860
33	25	2208	462	1628	1674	1765	1952	2243	2564	2851	2985	3085
34	50	2433	390	1783	1837	1937	2140	2428	2747	3035	3169	3274
35	69	2499	430	1935	1998	2107	2321	2598	2906	3191	3325	3433
36	160	2698	360	2080	2151	2268	2492	2751	3042	3321	3455	3564
37	329	2901	354	2213	2292	2416	2648	2886	3158	3428	3564	3672
38	744	3022	360	2330	2415	2547	2783	3000	3254	3515	3655	3761
39	1439	3128	359	2427	2517	2656	2893	3092	3332	3583	3729	3833
40	1497	3197	395	2499	2593	2739	2974	3161	3393	3636	3791	3893
41	826	3277	382	2541	2637	2790	3020	3205	3439	3675	3842	3944
42	350	3305	382	2549	2645	2805	3027	3223	3472	3703	3888	3990
43	105	3235	402	2518	2613	2780	2991	3212	3491	3723	3930	4036
44	57	3152	377	2445	2535	2710	2907	3171	3500	3737	3971	4084

表 8 - 3 - 62　　　　　　　　　中国南方不同胎龄新生儿女性身长值　　　　　　　　cm

胎龄(周)	例数	平均值	标准差	修匀后百分位数								
				P_3	P_5	P_{10}	P_{25}	P_{50}	P_{75}	P_{90}	P_{95}	P_{97}
28	9	38.3	3.3									
29	11	39.9	2.9	37.0	37.1	37.6	38.5	40.2	42.2	44.2	45.1	45.3
30	5	43.7	3.5									
31	13	44.2	3.5	39.3	39.5	40.2	41.3	42.8	44.6	46.9	47.6	47.9
32	11	43.9	2.0	40.3	40.6	41.3	42.5	44.0	45.7	47.8	48.5	48.8
33	25	44.4	2.9	41.3	41.6	42.4	43.6	45.0	46.6	48.6	49.3	49.6
34	50	45.9	2.2	42.2	42.5	43.3	44.6	46.0	47.5	49.3	49.9	50.2
35	69	46.3	2.1	43.0	43.4	44.2	45.5	46.8	48.2	49.8	50.4	50.7
36	160	47.4	2.0	43.8	44.2	45.0	46.2	47.6	48.9	50.2	50.7	51.1
37	329	48.2	1.8	44.5	45.0	45.7	46.9	48.2	49.4	50.5	51.0	51.5
38	744	48.8	1.6	45.1	45.6	46.3	47.5	48.8	49.9	50.8	51.3	51.8
39	1439	49.3	1.6	45.6	46.2	46.9	48.0	49.2	50.3	51.0	51.6	52.0
40	1497	49.6	1.7	46.1	46.6	47.3	48.4	49.5	50.6	51.3	51.8	52.3
41	826	50.1	1.6	46.5	47.0	47.7	48.7	49.8	50.8	51.6	52.1	52.6
42	350	50.1	1.6	46.8	47.2	47.9	48.9	49.9	51.0	51.9	52.5	53.0
43	105	50.0	1.7	47.0	47.3	48.1	49.0	50.0	51.1	52.4	52.9	53.4
44	57	49.8	1.7	47.1	47.4	48.2	49.1	49.9	51.0	52.9	53.4	54.0

表 8 - 3 - 63　　　　　　　　　中国南方不同胎龄新生儿女性顶臀长值　　　　　　　　cm

胎龄(周)	例数	平均值	标准差	修匀后百分位数								
				P_3	P_5	P_{10}	P_{25}	P_{50}	P_{75}	P_{90}	P_{95}	P_{97}
28	9	25.1	2.4									
29	11	26.5	1.9	23.8	24.2	24.6	25.6	27.0	27.8	29.1	29.8	30.0
30	5	29.5	2.1									
31	13	29.3	2.5	26.0	26.0	26.8	27.8	28.8	30.0	31.3	32.2	32.4
32	11	29.8	1.5	26.8	26.7	27.6	28.7	29.6	30.9	32.2	33.0	33.3
33	25	29.7	2.2	27.5	27.4	28.4	29.4	30.3	31.6	32.8	33.6	34.0
34	50	31.3	1.5	28.0	28.0	29.0	30.0	31.0	32.3	33.3	34.1	34.5
35	69	31.0	1.7	28.4	28.5	29.5	30.5	31.5	32.8	33.7	34.5	34.8
36	160	31.7	1.9	28.7	29.0	29.9	30.9	32.0	33.2	34.0	34.7	35.1
37	329	32.4	1.5	29.0	29.4	30.2	31.3	32.5	33.5	34.3	34.9	35.3
38	744	32.8	1.5	29.3	29.8	30.6	31.6	32.8	33.8	34.5	35.1	35.4
39	1439	33.1	1.5	29.6	30.1	30.8	31.9	33.1	34.0	34.7	35.2	35.6
40	1497	33.3	1.5	29.9	30.5	31.1	32.1	33.4	34.2	34.9	35.4	35.7
41	826	33.6	1.5	30.3	30.8	31.4	32.3	33.6	34.4	35.1	35.6	35.9
42	350	33.9	1.5	30.8	31.1	31.7	32.6	33.7	34.6	35.4	35.9	36.2
43	105	33.6	1.5	31.4	31.6	32.0	32.9	33.9	34.8	35.8	36.3	36.6
44	57	33.8	1.3	32.2	32.0	32.5	33.2	33.9	35.0	36.3	36.8	37.2

表 8 - 3 - 64　　　　　　　　　中国南方不同胎龄新生儿女性头围值　　　　　　　cm

胎龄（周）	例数	平均值	标准差	修匀后百分位数								
				P_3	P_5	P_{10}	P_{25}	P_{50}	P_{75}	P_{90}	P_{95}	P_{97}
28	9	26.3	1.9									
29	11	27.7	2.0	25.5	25.5	25.7	26.3	27.3	28.7	29.8	30.2	30.3
30	5	28.5	1.4									
31	13	29.8	2.2	26.8	26.9	27.3	27.9	29.0	30.6	31.8	32.2	32.3
32	11	30.4	1.9	27.5	27.6	28.1	28.7	29.8	31.4	32.6	33.0	33.1
33	25	30.8	2.0	28.2	28.3	28.9	29.5	30.5	32.1	33.2	33.6	33.8
34	50	31.6	1.6	28.8	29.0	29.6	30.2	31.8	32.6	33.7	34.1	34.3
35	69	31.8	1.6	29.4	29.6	30.2	30.9	31.8	33.1	34.1	34.5	34.7
36	160	32.4	1.3	30.0	30.2	30.8	31.5	32.4	33.5	34.4	34.8	35.0
37	329	33.0	1.1	30.5	30.7	31.3	32.1	32.9	33.8	34.6	35.1	35.3
38	744	33.2	1.1	30.9	31.2	31.8	32.5	33.3	34.1	34.8	35.2	35.5
39	1439	33.6	1.1	31.3	31.6	32.1	32.9	33.7	34.3	34.9	35.3	35.6
40	1497	33.7	1.1	31.6	31.9	32.4	33.2	33.9	34.4	35.0	35.4	35.7
41	826	33.9	1.1	31.7	32.1	32.5	33.3	34.0	34.5	35.1	35.4	35.7
42	350	34.0	1.1	31.8	32.2	32.6	33.3	34.0	34.5	35.1	35.5	35.8
43	105	33.8	1.1	31.8	32.1	32.5	33.1	34.0	34.6	35.2	35.5	35.8
44	57	33.7	1.0	31.6	32.0	32.2	32.8	33.7	34.5	35.2	35.6	35.9

表 8 - 3 - 65　　　　　　　　　中国南方不同胎龄新生儿女性胸围值　　　　　　　cm

胎龄（周）	例数	平均值	标准差	修匀后百分位数								
				P_3	P_5	P_{10}	P_{25}	P_{50}	P_{75}	P_{90}	P_{95}	P_{97}
28	9	23.0	2.2									
29	11	24.2	2.6	21.6	21.7	22.0	22.8	24.2	25.7	27.2	27.6	27.8
30	5	26.0	2.0									
31	13	27.9	2.9	23.5	23.7	24.2	25.1	26.5	27.9	29.7	30.2	30.7
32	11	27.7	2.0	24.5	24.7	25.2	26.2	27.5	28.8	30.7	31.3	31.7
33	25	28.2	2.5	25.3	25.6	26.2	27.2	28.4	29.7	31.5	32.1	32.6
34	50	29.4	1.9	26.2	26.5	27.1	28.0	29.3	30.5	32.2	32.8	33.3
35	69	29.7	2.0	26.9	27.3	27.9	28.9	30.0	31.2	32.7	33.4	33.8
36	160	30.1	1.6	27.6	28.0	28.6	29.6	30.7	31.9	33.2	33.8	34.2
37	329	31.4	1.6	28.2	28.7	29.3	30.2	31.3	32.4	33.5	34.1	34.5
38	744	31.8	1.5	28.8	29.2	29.8	30.7	31.8	32.8	33.8	34.4	34.8
39	1439	32.2	1.5	29.2	29.6	30.3	31.1	32.2	33.2	34.0	34.6	34.9
40	1497	32.4	1.6	29.5	30.0	30.6	31.5	32.4	33.4	34.1	34.7	35.0
41	826	32.8	1.6	29.7	30.2	30.8	31.7	32.6	33.6	34.3	34.9	35.2
42	350	32.9	1.4	29.8	30.2	30.9	31.8	32.7	33.7	34.4	35.0	35.3
43	105	32.7	1.6	29.8	30.2	30.8	31.7	32.7	33.6	34.5	35.1	35.5
44	57	32.5	1.5	29.6	30.0	30.5	31.6	32.6	33.5	34.7	35.3	35.7

表 8‑3‑66　　　　　　　　　中国南方不同胎龄新生儿女性上臂围值　　　　　　　　cm

胎龄 （周）	例数	平均值	标准差	修匀后百分位数								
				P_3	P_5	P_{10}	P_{25}	P_{50}	P_{75}	P_{90}	P_{95}	P_{97}
28	9	6.5	0.6									
29	11	6.7	0.7	6.2	6.2	6.4	6.6	6.9	7.5	7.8	8.2	8.3
30	5	7.8	1.1									
31	13	8.4	1.3	6.7	6.8	7.1	7.4	7.9	8.5	8.9	9.4	9.6
32	11	7.9	0.6	7.0	7.1	7.4	7.8	8.3	9.0	9.4	9.9	10.1
33	25	8.7	1.2	7.3	7.4	7.7	8.2	8.7	9.4	9.8	10.3	10.5
34	50	9.1	0.9	7.6	7.7	8.1	8.5	9.1	9.7	10.2	10.7	10.9
35	69	9.3	0.9	7.9	8.0	8.3	8.8	9.4	10.0	10.5	10.9	11.1
36	160	9.5	0.8	8.1	8.3	8.6	9.1	9.6	10.2	10.7	11.2	11.4
37	329	9.9	0.8	8.4	8.6	8.8	9.4	9.9	10.4	11.0	11.3	11.6
38	744	10.1	0.8	8.6	8.8	9.1	9.6	10.1	10.6	11.1	11.5	11.7
39	1439	10.3	0.8	8.8	9.0	9.2	9.7	10.2	10.7	11.3	11.6	11.8
40	1497	10.4	0.8	8.9	9.1	9.3	9.9	10.3	10.8	11.4	11.7	11.9
41	826	10.5	0.8	9.0	9.1	9.4	9.9	10.4	10.9	11.4	11.8	12.0
42	350	10.6	0.8	9.0	9.1	9.4	10.0	10.4	11.0	11.5	11.9	12.1
43	105	10.4	0.8	8.9	9.1	9.4	10.0	10.4	11.0	11.5	12.0	12.2
44	57	10.3	0.8	8.8	8.9	9.3	9.9	10.3	11.0	11.5	12.1	12.3

表 8‑3‑67　　　　　南北方新生儿体格发育六项指标（均数）的显著性检验

胎龄 （周）	体　重		身　长		头　围		胸　围		上臂围		顶臀长	
	U 值	P 值	U 值	P 值	U 值	P 值	U 值	P 值	U 值	P 值	U 值	P 值
28	−2.31	<0.05	−1.52	>0.05	−1.23	>0.05	−3.10	<0.01	−2.41	<0.05	−2.49	<0.05
29	−1.38	>0.05	−0.48	>0.05	−1.02	>0.05	−1.16	>0.05	−2.19	<0.05	0.77	>0.05
30	0.92	>0.05	1.13	>0.05	1.11	>0.05	0.50	>0.05	0.73	>0.05	1.38	>0.05
31	−0.16	>0.05	−0.05	>0.05	−0.24	>0.05	0.40	>0.05	0.22	>0.05	1.08	>0.05
32	−0.01	>0.05	0.14	>0.05	0.75	>0.05	−1.58	>0.05	−0.63	>0.05	1.95	>0.05
33	1.03	>0.05	0.70	>0.05	1.27	>0.05	0.29	>0.05	0.62	>0.05	0.40	>0.05
34	1.67	>0.05	1.78	>0.05	2.55	<0.05	0.49	>0.05	1.33	>0.05	2.58	<0.01
35	0.97	>0.05	1.29	>0.05	2.52	<0.05	0.24	>0.05	0.55	>0.05	0.77	>0.05
36	2.40	<0.05	2.02	<0.05	2.46	<0.05	1.86	>0.05	−0.39	>0.05	1.35	>0.05
37	3.11	<0.05	1.14	>0.05	4.85	<0.01	2.71	<0.01	−1.40	>0.05	−1.19	>0.05
38	−0.88	>0.05	−3.28	<0.01	0.94	>0.05	−3.00	<0.01	−8.13	<0.01	−7.25	<0.01
39	−1.25	>0.05	−4.24	<0.01	2.47	<0.05	−2.36	<0.05	−10.48	<0.01	−5.89	<0.01
40	−4.73	<0.01	−7.78	<0.01	0.70	>0.05	−6.93	<0.01	−13.42	<0.01	−7.31	<0.01
41	−3.30	<0.01	−4.77	<0.01	1.89	>0.05	−2.60	<0.05	−7.78	<0.01	−6.40	<0.01
42	−2.50	<0.05	−3.77	<0.01	0.70	>0.05	−3.71	<0.01	−5.89	<0.01	−1.92	>0.05
43	−2.04	<0.05	−2.92	<0.01	−0.28	>0.05	−1.80	>0.05	−4.35	<0.01	−0.99	>0.05
44	−1.86	>0.05	−1.45	>0.05	0.28	>0.05	−1.25	>0.05	−2.83	<0.01	0.10	>0.05
合计	−8.50	<0.01	−12.20	<0.01	0.44	>0.05	−14.43	<0.01	−22.75	<0.01	−14.30	<0.01

注：（1）U 值为负值时，北方的各项数值高于南方；U 值为正值时南方的各项数值高于北方。

（2）合计是指该项指标合计的均数之比较。

表 8 - 3 - 68　　　　　　　　　　中国 15 城市不同胎龄初产儿出生体重值　　　　　　　　　　g

胎龄 (周)	例数	平均值	标准差	修匀后百分位数								
				P_3	P_5	P_{10}	P_{25}	P_{50}	P_{75}	P_{90}	P_{95}	P_{97}
28	33	1398	322	920	950	1010	1147	1409	1618	1819	1906	1977
29	29	1466	340	943	982	1057	1236	1489	1765	2043	2168	2262
30	35	1693	378	1014	1062	1151	1360	1608	1928	2257	2409	2518
31	43	1952	519	1127	1183	1284	1513	1758	2103	2462	2629	2747
32	72	1964	429	1271	1336	1447	1687	1931	2287	2655	2829	2951
33	112	2160	445	1440	1512	1631	1877	2120	2474	2837	3012	3132
34	157	2378	455	1624	1703	1829	2075	2319	2660	3008	3177	3294
35	275	2556	418	1817	1901	2032	2274	2520	2841	3165	3327	3438
36	568	2712	399	2008	2097	2233	2467	2716	3014	3309	3463	3567
37	1178	2919	365	2191	2283	2421	2648	2899	3173	3440	3586	3684
38	2930	3082	374	2356	2451	2590	2810	3063	3314	3556	3696	3789
39	5249	3192	368	2496	2592	2731	2946	3199	3433	3657	3797	3887
40	6024	3274	388	2603	2698	2835	3048	3302	3527	3743	3888	3979
41	3383	3340	392	2668	2761	2894	3111	3363	3590	3812	3971	4068
42	1639	3376	406	2683	2771	2901	3127	3376	3618	3864	4047	4157
43	469	3358	438	2639	2722	2845	3089	3332	3607	3899	4118	4246
44	176	3314	407	2529	2603	2720	2991	3226	3554	3916	4184	4340

表 8 - 3 - 69　　　　　　　　　　中国 15 城市不同胎龄初产儿身长值　　　　　　　　　　cm

胎龄 (周)	例数	平均值	标准差	修匀后百分位数								
				P_3	P_5	P_{10}	P_{25}	P_{50}	P_{75}	P_{90}	P_{95}	P_{97}
28	33	39.9	2.6	34.2	34.6	36.6	38.1	40.6	41.8	43.5	44.5	44.8
29	29	41.0	2.8	35.2	35.7	37.3	38.9	41.2	42.8	44.8	45.9	46.2
30	35	42.0	3.3	36.2	36.8	38.2	39.8	41.9	43.7	45.9	47.0	47.5
31	43	43.7	3.1	37.4	38.0	39.2	40.8	42.8	44.7	46.9	48.0	48.5
32	72	43.4	2.6	38.6	39.3	40.3	41.9	43.7	45.6	47.8	48.9	49.4
33	112	44.6	2.7	39.9	40.5	41.4	43.0	44.7	46.5	48.6	49.6	50.2
34	157	45.7	2.5	41.1	41.7	42.6	44.1	45.6	47.4	49.3	50.2	50.8
35	275	46.6	2.2	42.3	42.9	43.8	45.2	46.6	48.3	49.9	50.8	51.3
36	568	47.5	2.2	43.4	44.0	44.9	46.2	47.6	49.0	50.4	51.2	51.7
37	1178	48.5	1.9	44.5	45.0	45.9	47.2	48.4	49.8	50.9	51.6	52.1
38	2930	49.3	1.8	45.4	45.9	46.8	48.0	49.2	50.4	51.3	51.9	52.4
39	5249	49.8	1.7	46.2	46.7	47.6	48.7	49.8	50.9	51.7	52.3	52.7
40	6024	50.2	1.8	46.8	47.3	48.2	49.2	50.3	51.3	52.0	52.6	53.0
41	3383	50.5	1.7	47.2	47.7	48.5	49.6	50.6	51.6	52.3	52.9	53.4
42	1639	50.6	1.8	47.4	47.9	48.6	49.7	50.7	51.8	52.6	53.3	53.8
43	469	50.5	1.8	47.4	47.8	48.4	49.5	50.5	51.8	52.8	53.7	54.2
44	176	50.5	1.8	47.0	47.5	47.8	49.1	50.1	51.6	53.1	54.2	54.8

表 8‑3‑70　　　　　　　　　　中国 15 城市不同胎龄初产儿顶臀长值　　　　　　　　　　cm

胎龄（周）	例数	平均值	标准差	修匀后百分位数								
				P_3	P_5	P_{10}	P_{25}	P_{50}	P_{75}	P_{90}	P_{95}	P_{97}
28	33	26.8	2.5	21.6	22.0	23.3	25.1	26.8	28.3	29.5	30.1	30.5
29	29	26.8	2.1	22.2	22.7	24.0	25.6	27.3	28.7	30.0	30.8	31.2
30	35	27.7	2.1	22.9	23.4	24.8	26.3	27.8	29.2	30.5	31.4	32.0
31	43	28.7	2.4	23.7	24.3	25.6	27.0	28.4	29.8	31.1	32.0	32.7
32	72	28.9	2.0	24.6	25.2	26.5	27.8	29.1	30.4	31.7	32.7	33.3
33	112	29.7	2.2	25.6	26.1	27.3	28.6	29.8	31.1	32.3	33.2	33.9
34	157	30.5	2.1	26.5	27.0	28.2	29.4	30.5	31.8	32.9	33.8	34.4
35	275	31.2	1.8	27.5	28.0	29.0	30.1	31.3	32.4	33.5	34.3	34.9
36	568	31.9	1.8	28.4	28.8	29.8	30.9	32.0	33.1	34.1	34.8	35.3
37	1178	32.7	1.6	29.2	29.6	30.5	31.5	32.6	33.7	34.6	35.2	35.7
38	2930	33.2	1.6	29.9	30.4	31.1	32.1	33.2	34.2	35.1	35.6	36.0
39	5249	33.5	1.5	30.5	31.0	31.6	32.6	33.6	34.6	35.5	35.9	36.3
40	6024	33.7	1.6	31.0	31.4	32.0	33.0	34.0	34.9	35.8	36.2	36.5
41	3383	34.0	1.5	31.2	31.7	32.2	33.2	34.2	35.1	36.0	36.4	36.7
42	1639	34.1	1.5	31.3	31.8	32.3	33.2	34.2	35.1	36.1	36.6	36.8
43	469	34.0	1.5	31.1	31.7	32.1	33.1	34.1	35.0	36.0	36.6	36.9
44	176	33.9	1.5	30.7	31.3	31.8	32.7	33.7	34.7	35.8	36.6	37.0

表 8‑3‑71　　　　　　　　　　中国 15 城市不同胎龄初产儿头围值　　　　　　　　　　cm

胎龄（周）	例数	平均值	标准差	修匀后百分位数								
				P_3	P_5	P_{10}	P_{25}	P_{50}	P_{75}	P_{90}	P_{95}	P_{97}
28	33	27.4	1.8	24.4	24.6	24.7	25.9	27.4	28.9	29.7	31.0	31.3
29	29	28.3	1.8	24.6	25.0	25.4	26.6	28.0	29.4	30.5	31.7	31.9
30	35	28.5	2.0	25.0	25.5	26.2	27.3	28.6	30.0	31.3	32.3	32.6
31	43	29.6	2.0	25.6	26.1	27.0	28.0	29.2	30.6	32.0	32.8	33.1
32	72	29.8	1.8	26.3	26.9	27.8	28.8	29.9	31.2	32.6	33.3	33.6
33	112	30.6	1.7	27.1	27.7	28.6	29.5	30.6	31.8	33.1	33.8	34.1
34	157	31.3	1.8	27.9	28.5	29.3	30.3	31.2	32.4	33.6	34.2	34.5
35	275	32.0	1.5	28.7	29.3	30.1	31.0	31.9	32.9	34.0	34.5	34.9
36	568	32.5	1.4	29.6	30.1	30.8	31.6	32.5	33.4	34.4	34.8	35.2
37	1178	33.1	1.3	30.4	30.8	31.4	32.2	33.0	33.9	34.7	35.1	35.5
38	2930	33.5	1.2	31.0	31.4	31.9	32.7	33.5	34.3	35.0	35.4	35.7
39	5249	33.8	1.2	31.6	31.9	32.3	33.1	33.9	34.6	35.2	35.6	35.9
40	6024	34.0	1.2	32.0	32.2	32.6	33.4	34.1	34.8	35.4	35.8	36.1
41	3383	34.2	1.2	32.1	32.4	32.7	33.6	34.3	35.0	35.5	35.9	36.2
42	1639	34.3	1.2	32.1	32.3	32.7	33.6	34.3	35.0	35.6	36.0	36.3
43	469	34.1	1.2	31.7	32.0	32.6	33.4	34.1	34.9	35.6	36.2	36.4
44	176	33.9	1.3	31.1	31.4	32.2	33.1	33.8	34.6	35.6	36.3	36.5

表 8 - 3 - 72　　　　　　　　　　中国 15 城市不同胎龄初产儿胸围值　　　　　　　　　　cm

胎 龄 (周)	例数	平均值	标准差	修匀后百分位数								
				P_3	P_5	P_{10}	P_{25}	P_{50}	P_{75}	P_{90}	P_{95}	P_{97}
28	33	24.2	2.1	20.0	20.2	21.3	22.8	24.4	26.3	26.9	27.3	27.8
29	29	25.0	2.4	20.7	21.0	22.0	23.5	25.0	26.9	28.0	28.9	29.6
30	35	26.2	2.8	21.6	22.0	22.8	24.3	25.7	27.7	29.0	30.2	31.1
31	43	27.2	2.7	22.5	22.9	23.7	25.1	26.5	28.4	29.9	31.2	32.3
32	72	27.8	2.6	23.4	23.9	24.7	26.0	27.4	29.1	30.7	32.1	33.2
33	112	28.2	2.3	24.4	24.9	25.6	26.9	28.2	29.9	31.4	32.8	33.8
34	157	29.2	2.2	25.4	25.9	26.6	27.8	29.0	30.6	32.1	33.3	34.2
35	275	29.8	1.9	26.3	26.8	27.5	28.7	29.9	31.2	32.6	33.7	34.4
36	568	30.6	1.7	27.2	27.7	28.4	29.5	30.6	31.9	33.1	34.0	34.6
37	1178	31.4	1.6	28.0	28.5	29.2	30.3	31.3	32.5	33.5	34.2	34.6
38	2930	32.0	1.5	28.8	29.2	29.9	30.9	32.0	33.0	33.8	34.4	34.6
39	5249	32.4	1.5	29.4	29.8	30.5	31.5	32.5	33.4	34.1	34.5	34.7
40	6024	32.7	1.5	29.9	30.3	31.0	31.9	32.9	33.7	34.4	34.7	34.8
41	3383	32.9	1.5	30.2	30.6	31.2	32.1	33.1	33.9	35.6	34.8	35.0
42	1639	33.1	1.5	30.3	30.7	31.3	32.2	33.2	34.0	34.7	35.0	35.3
43	469	33.0	1.5	30.3	30.6	31.2	32.0	33.0	34.0	34.9	35.3	35.9
44	176	32.8	1.4	30.0	30.5	30.8	31.6	32.7	33.8	35.0	35.7	36.6

表 8 - 3 - 73　　　　　　　　　　中国 15 城市不同胎龄初产儿上臂围值　　　　　　　　　　cm

胎 龄 (周)	例数	平均值	标准差	修匀后百分位数								
				P_3	P_5	P_{10}	P_{25}	P_{50}	P_{75}	P_{90}	P_{95}	P_{97}
28	33	7.2	0.9	6.1	6.1	6.1	6.5	7.0	7.5	8.5	8.9	9.1
29	29	7.3	0.9	6.0	6.1	6.2	6.7	7.3	7.9	8.8	9.2	9.4
30	35	7.6	1.0	6.1	6.2	6.4	6.9	7.6	8.2	9.1	9.5	9.7
31	43	8.4	1.0	6.2	6.4	6.7	7.2	7.9	8.6	9.4	9.8	10.0
32	72	8.2	1.0	6.5	6.7	7.0	7.6	8.3	8.9	9.7	10.1	10.4
33	112	8.6	1.0	6.8	7.0	7.4	7.9	8.6	9.3	10.0	10.4	10.7
34	157	9.0	1.0	7.2	7.4	7.7	8.3	9.0	9.6	10.3	10.7	11.1
35	275	9.3	0.9	7.6	7.8	8.1	8.7	9.3	9.9	10.6	10.9	11.4
36	568	9.6	0.9	8.0	8.2	8.5	9.0	9.6	10.2	10.8	11.2	11.6
37	1178	10.0	0.8	8.4	8.5	8.9	9.4	9.9	10.5	11.0	11.4	11.7
38	2930	10.2	0.8	8.7	8.9	9.2	9.7	10.1	10.7	11.3	11.6	11.8
39	5249	10.4	0.8	9.0	9.1	9.4	9.9	10.3	10.9	11.4	11.8	11.7
40	6024	10.6	0.8	9.2	9.3	9.6	10.1	10.5	11.1	11.6	11.9	11.4
41	3383	10.7	0.9	9.3	9.4	9.7	10.2	10.6	11.2	11.7	12.1	11.0
42	1639	10.7	0.8	9.3	9.4	9.7	10.2	10.7	11.3	11.8	12.2	10.4
43	469	10.7	0.9	9.1	9.3	9.6	10.1	10.7	11.3	11.9	12.3	9.6
44	176	10.7	0.9	8.8	9.0	9.3	9.9	10.7	11.2	11.9	12.3	8.6

表 8－3－74　　　　　　　　　中国 15 城市不同胎龄经产儿出生体重值　　　　　　　g

胎龄（周）	例数	平均值	标准差	修匀后百分位数								
				P_3	P_5	P_{10}	P_{25}	P_{50}	P_{75}	P_{90}	P_{95}	P_{97}
28	8	1354	208									
29	6	1519	308									
30	10	1794	485	1098	1097	1205	1352	1591	1808	2101	2191	2225
31	8	1892	502									
32	13	2003	504	1272	1264	1438	1642	1886	2173	2477	2583	2630
33	19	1972	324	1416	1417	1607	1834	2080	2380	2674	2789	2846
34	21	2254	398	1585	1600	1798	2042	2292	2595	2871	2997	3067
35	34	2588	388	1768	1802	2000	2258	2512	2810	3066	3204	3286
36	59	2667	420	1955	2009	2202	2472	2728	3018	3254	3404	3501
37	95	2954	414	2137	2212	2396	2672	2932	3211	3433	3596	3706
38	200	3146	398	2302	2396	2570	2850	3111	3383	3599	3776	3897
39	414	3255	408	2442	2551	2714	2995	3257	3526	3747	3939	4070
40	466	3320	439	2545	2665	2819	3097	3359	3633	3875	4082	4220
41	232	3438	447	2602	2725	2873	3146	3405	3698	3980	4201	4342
42	123	3465	501	2602	2720	2867	3133	3387	3713	4056	4293	4433
43	38	3375	561	2536	2637	2790	3046	3294	3670	4102	4355	4488
44	32	3246	479	2392	2466	2632	2877	3115	3563	4114	4381	4502

表 8－3－75　　　　　　　　　中国 15 城市不同胎龄经产儿身长值　　　　　　　cm

胎龄（周）	例数	平均值	标准差	修匀后百分位数								
				P_3	P_5	P_{10}	P_{25}	P_{50}	P_{75}	P_{90}	P_{95}	P_{97}
28	8	40.2	1.1									
29	6	40.8	1.9									
30	10	41.8	2.5	38.0	38.2	38.8	39.5	41.2	42.7	44.4	45.0	45.2
31	8	42.4	4.0									
32	13	44.1	2.7	38.8	39.1	40.1	41.0	43.0	45.0	46.8	47.4	47.6
33	19	43.6	2.2	39.6	40.0	41.1	42.1	44.1	46.1	47.8	48.4	48.7
34	21	45.4	2.1	40.6	41.1	42.3	43.4	45.2	47.1	48.7	49.3	49.6
35	34	47.0	2.0	41.7	42.4	43.5	44.7	46.4	48.1	49.5	50.1	50.4
36	59	47.7	2.3	43.0	43.7	44.7	45.9	47.5	49.0	50.2	50.8	51.2
37	95	48.7	1.9	44.2	44.9	45.9	47.1	48.6	49.9	50.9	51.4	51.9
38	200	49.3	1.9	45.3	46.1	47.0	48.2	49.5	50.6	51.5	52.0	52.5
39	414	49.8	1.8	46.3	47.0	47.8	49.0	50.3	51.2	52.0	52.5	53.0
40	466	50.3	1.7	47.0	47.8	48.4	49.6	50.8	51.6	52.5	53.0	53.5
41	232	50.7	1.7	47.5	48.2	48.8	49.9	51.0	51.9	52.9	53.5	54.0
42	123	50.9	1.9	47.6	48.2	48.7	49.7	51.0	52.0	53.4	54.0	54.5
43	38	50.6	2.1	47.4	47.7	48.2	49.1	50.5	51.9	53.8	54.4	54.9
44	32	50.3	2.1	46.6	46.6	47.2	48.0	49.6	51.6	54.1	54.9	55.3

表 8-3-76　　　　　　　　　中国 15 城市不同胎龄经产儿顶臀长值　　　　　　　　cm

胎龄(周)	例数	平均值	标准差	修匀后百分位数								
				P₃	P₅	P₁₀	P₂₅	P₅₀	P₇₅	P₉₀	P₉₅	P₉₇
28	8	27.8	1.2									
29	6	27.6	1.4									
30	10	28.6	1.6	25.5	25.6	26.0	26.8	28.1	29.4	30.2	30.7	30.9
31	8	29.0	3.1									
32	13	29.4	1.6	25.7	25.9	26.5	27.7	29.1	30.6	31.5	32.1	32.2
33	19	29.0	2.1	26.1	26.4	27.1	28.3	29.8	31.3	32.1	32.8	32.9
34	21	30.7	1.9	26.7	27.1	27.8	29.1	30.5	32.0	32.8	33.4	33.6
35	34	31.6	1.6	27.4	27.8	28.6	29.9	31.2	32.6	33.5	34.0	34.2
36	59	32.0	1.9	28.1	28.6	29.5	30.7	32.0	33.3	34.1	34.6	34.8
37	95	32.8	1.7	28.9	29.4	30.3	31.5	32.7	33.8	34.7	35.2	35.4
38	200	33.1	1.6	29.6	30.2	31.0	32.2	33.3	34.3	35.2	35.7	35.9
39	414	33.6	1.6	30.2	30.8	31.7	32.8	33.8	34.7	35.7	36.1	36.4
40	466	33.9	1.6	30.7	31.3	32.1	33.2	34.1	35.0	36.0	36.5	36.8
41	232	34.1	1.6	31.1	31.6	32.4	33.4	34.3	35.2	36.2	36.8	37.1
42	123	34.3	1.7	31.2	31.6	32.4	33.4	34.2	35.2	36.3	37.0	37.4
43	38	33.8	1.8	31.0	31.3	32.1	33.0	34.0	35.1	36.2	37.1	37.6
44	32	34.0	1.6	30.5	30.6	31.4	32.3	33.4	34.8	35.9	37.2	37.8

表 8-3-77　　　　　　　　　中国 15 城市不同胎龄经产儿头围值　　　　　　　　cm

胎龄(周)	例数	平均值	标准差	修匀后百分位数								
				P₃	P₅	P₁₀	P₂₅	P₅₀	P₇₅	P₉₀	P₉₅	P₉₇
28	8	27.3	1.7									
29	6	28.4	1.3									
30	10	28.9	1.8	26.0	26.1	26.5	27.5	28.7	29.5	30.6	30.9	31.1
31	8	29.0	1.9									
32	13	30.1	1.8	26.9	27.0	27.6	28.9	30.1	30.9	32.0	32.3	32.4
33	19	30.5	1.6	27.5	27.6	28.3	29.6	30.8	31.6	32.6	32.9	33.1
34	21	31.2	1.7	28.2	28.3	29.1	30.3	31.4	32.2	33.2	33.5	33.7
35	34	32.1	1.6	28.8	29.1	29.8	31.0	32.0	32.9	33.7	34.1	34.3
36	59	32.4	1.5	29.6	29.8	30.6	31.6	32.6	33.5	34.2	34.6	34.9
37	95	33.2	1.3	30.2	30.5	31.3	32.1	33.1	34.0	34.7	35.1	35.4
38	200	33.6	1.2	30.8	31.2	31.9	32.6	33.6	34.4	35.1	35.5	35.8
39	414	33.9	1.2	31.4	31.7	32.4	33.0	33.9	34.8	35.4	35.9	36.2
40	466	34.0	1.3	31.8	32.2	32.7	33.3	34.2	35.1	35.7	36.3	36.6
41	232	34.3	1.2	32.0	32.4	32.9	33.5	34.3	35.2	36.0	36.5	36.8
42	123	34.4	1.4	32.1	32.4	32.9	33.5	34.3	35.2	36.2	36.8	37.0
43	38	34.1	1.5	32.0	32.2	32.6	33.4	34.2	35.1	36.3	36.9	37.1
44	32	34.3	1.3	31.6	31.7	32.1	33.1	33.9	34.9	36.4	37.0	37.1

表 8-3-78　　　　　　　　中国 15 城市不同胎龄经产儿胸围值　　　　　　　　cm

胎龄（周）	例数	平均值	标准差	修匀后百分位数								
				P_3	P_5	P_{10}	P_{25}	P_{50}	P_{75}	P_{90}	P_{95}	P_{97}
28	8	23.7	1.9									
29	6	25.6	1.2									
30	10	26.0	2.2	22.5	22.6	23.1	24.3	25.6	26.7	27.6	28.2	28.2
31	8	26.4	2.5									
32	13	27.2	2.2	23.5	23.6	24.5	26.0	27.2	28.5	29.5	30.3	30.5
33	19	27.8	1.7	24.2	24.4	25.3	26.8	28.0	29.3	30.4	31.2	31.5
34	21	28.5	2.4	25.0	25.3	26.2	27.7	28.9	30.2	31.3	32.1	32.5
35	34	29.8	2.0	25.9	26.2	27.2	28.6	29.8	31.0	32.1	32.9	33.4
36	59	30.5	1.9	26.8	27.2	28.1	29.4	30.6	31.8	32.9	33.6	34.3
37	95	31.5	1.9	27.7	28.1	28.9	30.2	31.3	32.5	33.5	34.2	35.1
38	200	32.1	1.6	28.5	28.9	29.7	30.8	32.0	33.1	34.2	34.7	35.7
39	414	32.5	1.6	29.1	29.6	30.4	31.4	32.6	33.6	34.7	35.2	36.2
40	466	32.8	1.7	29.6	30.1	30.9	31.8	33.0	34.0	35.1	35.6	36.6
41	232	33.2	1.7	29.9	30.3	31.2	32.1	33.2	34.3	35.3	35.9	36.9
42	123	33.3	1.7	29.8	30.3	31.2	32.2	33.3	34.4	35.5	36.2	37.0
43	38	32.9	2.0	29.5	29.9	31.0	32.0	33.1	34.4	35.5	36.3	36.9
44	32	33.1	2.0	28.8	29.2	30.5	31.7	32.8	34.2	35.3	36.4	36.6

表 8-3-79　　　　　　　　中国 15 城市不同胎龄经产儿上臂围值　　　　　　　　cm

胎龄（周）	例数	平均值	标准差	修匀后百分位数								
				P_3	P_5	P_{10}	P_{25}	P_{50}	P_{75}	P_{90}	P_{95}	P_{97}
28	8	6.7	0.4									
29	6	7.3	0.8									
30	10	7.6	1.1	6.3	6.4	6.5	6.9	7.5	8.0	8.5	8.6	8.7
31	8	8.0	1.2									
32	13	8.1	1.0	6.6	6.7	7.0	7.5	8.2	8.8	9.4	9.6	9.7
33	19	8.4	0.9	6.9	7.0	7.3	7.9	8.6	9.1	9.8	10.0	10.1
34	21	8.8	0.9	7.2	7.3	7.7	8.3	9.0	9.5	10.2	10.4	10.6
35	34	9.5	0.9	7.5	7.7	8.1	8.7	9.4	9.9	10.6	10.8	11.0
36	59	9.6	1.0	7.9	8.0	8.5	9.1	9.7	10.3	10.9	11.2	11.4
37	95	10.1	0.9	8.3	8.4	8.9	9.5	10.1	10.6	11.2	11.5	11.7
38	200	10.4	0.9	8.6	8.7	9.2	9.8	10.4	10.9	11.4	11.8	12.1
39	414	10.6	0.9	8.9	9.0	9.5	10.1	10.6	11.2	11.6	12.1	12.3
40	466	10.7	1.0	9.1	9.2	9.7	10.3	10.8	11.3	11.8	12.3	12.6
41	232	10.9	0.9	9.2	9.4	9.8	10.3	10.9	11.4	12.0	12.5	12.7
42	123	10.9	1.0	9.2	9.4	9.8	10.3	10.8	11.5	12.1	12.6	12.8
43	38	10.7	1.1	9.0	9.2	9.6	10.1	10.7	11.4	12.2	12.7	12.8
44	32	10.6	1.1	8.7	8.9	9.2	9.7	10.4	11.3	12.3	12.7	12.8

表 8 - 3 - 80　　　　　中国 15 城市不同胎龄新生儿初产男性出生体重值　　　　g

胎龄 (周)	例数	平均值	标准差	修匀后百分位数								
				P_3	P_5	P_{10}	P_{25}	P_{50}	P_{75}	P_{90}	P_{95}	P_{97}
28	19	1483	275	1159	1157	1169	1279	1442	1647	1701	1825	1867
29	12	1456	319	1085	1108	1159	1309	1507	1728	1912	2097	2158
30	20	1699	302	1085	1128	1209	1389	1614	1850	2123	2349	2423
31	20	1931	496	1148	1206	1311	1512	1757	2004	2332	2580	2665
32	39	1890	412	1261	1332	1453	1669	1926	2183	2538	2793	2885
33	68	2143	416	1415	1493	1626	1851	2116	2380	2738	2989	3085
34	87	2380	461	1597	1680	1821	2050	2317	2586	2931	3168	3266
35	177	2562	422	1796	1883	2027	2257	2524	2796	3115	3332	3430
36	325	2734	413	2002	2089	2235	2463	2727	3001	3287	3481	3578
37	669	2952	369	2202	2290	2434	2660	2919	3194	3447	3618	3712
38	1606	3128	374	2386	2473	2616	2839	3094	3368	3591	3742	3833
39	2814	3249	369	2542	2628	2769	2991	3242	3515	3719	3856	3943
40	3023	3329	387	2659	2745	2885	3109	3357	3627	3829	3959	4044
41	1626	3406	403	2726	2812	2954	3182	3431	3698	3918	4055	4137
42	831	3413	426	2731	2820	2965	3204	3456	3720	3984	4142	4223
43	247	3410	451	2663	2757	2909	3164	3425	3686	4027	4223	4305
44	81	3445	426	2511	2612	2776	3055	3330	3588	4043	4299	4383

表 8 - 3 - 81　　　　　中国 15 城市不同胎龄新生儿初产男性身长值　　　　cm

胎龄 (周)	例数	平均值	标准差	修匀后百分位数								
				P_3	P_5	P_{10}	P_{25}	P_{50}	P_{75}	P_{90}	P_{95}	P_{97}
28	19	40.3	2.0	36.6	36.7	36.9	38.6	40.4	42.0	43.3	44.1	44.3
29	12	41.5	3.1	36.7	36.9	37.5	39.2	41.0	42.7	44.3	45.4	45.7
30	20	42.0	2.8	37.1	37.5	38.3	39.9	41.8	43.5	45.2	46.5	47.0
31	20	43.3	3.0	37.8	38.2	39.2	40.8	42.7	44.4	46.1	47.5	48.1
32	39	42.6	2.7	38.7	39.2	40.3	41.9	43.6	45.3	47.1	48.5	49.0
33	68	44.7	2.7	39.7	40.3	41.5	43.0	44.7	46.3	47.9	49.3	49.9
34	87	45.8	2.5	40.9	41.5	42.7	44.1	45.7	47.3	48.8	50.0	50.6
35	177	46.7	2.3	42.2	42.8	43.9	45.2	46.7	48.2	49.6	50.7	51.3
36	325	47.6	2.3	43.4	44.1	45.0	46.3	47.7	49.1	50.3	51.3	51.8
37	669	48.8	1.9	44.6	45.3	46.1	47.3	48.7	49.9	51.0	51.8	52.3
38	1606	49.6	1.8	45.7	46.3	47.1	48.2	49.5	50.7	51.7	52.3	52.8
39	2814	50.1	1.6	46.6	47.2	47.9	49.0	50.2	51.3	52.2	52.7	53.1
40	3023	50.5	1.8	47.3	47.9	48.5	49.6	50.7	51.8	52.6	53.1	53.5
41	1626	50.9	1.8	47.8	48.3	48.9	50.0	51.0	52.1	53.0	53.4	53.8
42	831	50.9	1.8	47.9	48.4	49.0	50.1	51.1	52.2	53.2	53.8	54.1
43	247	50.8	1.8	47.7	48.1	48.8	50.0	51.0	52.2	53.3	54.1	54.5
44	81	51.1	1.7	47.0	47.4	48.2	49.6	50.3	51.9	53.3	54.4	54.8

表 8‑3‑82　　　　　　中国15城市不同胎龄新生儿初产男性顶臀长值　　　　　　cm

胎龄（周）	例数	平均值	标准差	修匀后百分位数								
				P_3	P_5	P_{10}	P_{25}	P_{50}	P_{75}	P_{90}	P_{95}	P_{97}
28	19	27.4	2.1	22.6	22.6	23.5	25.7	27.2	28.6	29.5	30.3	30.5
29	12	26.9	2.8	22.5	22.7	23.8	25.9	27.3	28.8	29.8	30.7	30.9
30	20	27.8	1.7	22.8	23.2	24.3	26.3	27.7	29.1	30.3	31.1	31.4
31	20	28.4	2.5	23.4	23.8	25.0	26.8	28.2	29.6	30.8	31.6	32.0
32	39	28.5	2.2	24.2	24.7	25.8	27.5	28.9	30.2	31.5	32.2	32.6
33	68	29.8	2.1	25.1	25.7	26.8	28.3	29.6	30.9	32.1	32.8	33.3
34	87	30.5	1.9	26.2	26.7	27.7	29.1	30.4	31.6	32.8	33.5	33.9
35	177	31.4	1.7	27.3	27.8	28.7	30.0	31.2	32.3	33.5	34.1	34.6
36	325	32.0	1.8	28.4	28.9	29.6	30.8	31.9	33.1	34.2	34.8	35.2
37	669	32.8	1.6	29.4	29.8	30.5	31.6	32.7	33.7	34.8	35.4	35.8
38	1606	33.3	1.6	30.3	30.7	31.3	32.3	33.3	34.3	35.4	45.9	36.3
39	2814	33.7	1.5	31.0	31.4	31.9	32.9	33.9	34.8	35.9	36.4	36.7
40	3023	34.0	1.6	31.5	31.9	32.4	33.3	34.3	35.2	36.2	36.7	37.0
41	1626	34.2	1.6	31.7	32.1	32.6	33.5	34.5	35.4	36.4	36.9	37.2
42	831	34.3	1.6	31.5	31.9	32.6	33.5	34.5	35.5	36.5	37.0	37.3
43	247	34.2	1.5	31.0	31.4	32.2	33.3	34.3	35.3	36.3	36.8	37.1
44	81	34.2	1.6	30.0	30.5	31.5	32.8	33.8	34.9	36.0	36.5	36.8

表 8‑3‑83　　　　　　中国15城市不同胎龄新生儿初产男性头围值　　　　　　cm

胎龄（周）	例数	平均值	标准差	修匀后百分位数								
				P_3	P_5	P_{10}	P_{25}	P_{50}	P_{75}	P_{90}	P_{95}	P_{97}
28	19	27.7	1.6	25.6	25.7	25.6	26.3	27.2	28.4	29.5	30.1	30.3
29	12	27.9	1.5	25.7	25.8	26.0	26.8	27.7	28.9	30.2	30.9	31.2
30	20	28.6	1.9	26.0	26.2	26.4	27.3	28.3	29.5	30.9	31.6	32.0
31	20	29.5	1.8	26.4	26.6	27.0	28.0	29.0	30.1	31.6	32.2	32.7
32	39	29.5	1.7	27.0	27.3	27.7	28.7	29.7	30.8	32.2	32.9	33.3
33	68	30.6	1.5	27.6	28.0	28.5	29.4	30.4	31.4	32.8	33.5	33.9
34	87	31.3	1.8	28.3	28.7	29.2	30.2	31.2	32.1	33.4	34.0	34.4
35	177	32.1	1.5	29.1	29.5	30.0	30.9	31.9	32.8	33.9	34.5	34.8
36	325	32.6	1.4	29.8	30.2	30.8	31.6	32.6	33.4	34.4	34.9	35.2
37	669	33.2	1.3	30.5	31.0	31.5	32.3	33.2	34.0	34.8	35.3	35.5
38	1606	33.7	1.2	31.2	31.6	32.1	32.8	33.7	34.5	35.1	35.6	35.8
39	2814	34.0	1.2	31.7	32.1	32.6	33.3	34.2	34.9	35.4	35.9	36.1
40	3023	34.3	1.1	32.1	32.5	33.0	33.6	34.5	35.2	35.7	36.1	36.3
41	1626	34.5	1.2	32.3	32.7	33.1	33.8	34.6	35.3	35.8	36.3	36.5
42	831	34.5	1.2	32.3	32.6	33.1	33.9	34.6	35.3	35.9	36.4	36.7
43	247	34.3	1.2	32.0	32.4	32.9	33.7	34.4	35.2	36.0	36.4	36.9
44	81	34.3	1.2	31.5	31.8	32.4	33.3	33.9	34.8	35.9	36.4	37.0

表 8‐3‐84　　　　　　中国 15 城市不同胎龄新生儿初产男性胸围值　　　　　　cm

胎龄 (周)	例数	平均值	标准差	修匀后百分位数								
				P_3	P_5	P_{10}	P_{25}	P_{50}	P_{75}	P_{90}	P_{95}	P_{97}
28	19	24.4	2.0	20.4	20.5	21.6	23.2	24.2	26.1	29.7	28.0	28.3
29	12	25.3	2.4	21.0	21.2	22.1	23.7	24.9	26.7	27.8	29.4	30.0
30	20	26.4	3.1	21.7	22.1	22.8	24.4	25.6	27.4	28.9	30.6	31.4
31	20	27.0	2.6	22.5	23.0	23.6	25.1	26.5	28.1	29.8	31.5	32.5
32	39	27.7	2.7	23.4	23.9	24.5	25.9	27.3	28.9	30.6	32.3	33.3
33	68	28.1	2.3	24.3	24.8	25.4	26.8	28.2	29.7	31.3	32.9	33.8
34	87	29.0	2.3	25.2	25.8	26.4	27.7	29.1	30.4	32.0	33.4	34.2
35	177	29.8	1.9	26.1	26.7	27.3	28.6	29.9	31.2	32.6	33.7	34.4
36	325	30.6	1.8	27.0	27.6	28.3	29.4	30.7	31.8	33.1	34.0	34.6
37	669	31.4	1.6	27.8	28.4	29.1	30.2	31.4	32.5	33.5	34.2	34.6
38	1606	32.1	1.5	28.6	29.1	29.9	30.9	32.1	33.0	33.9	34.4	34.7
39	2814	32.6	1.5	29.3	29.7	30.6	31.5	32.6	33.5	34.2	34.5	34.7
40	3023	32.8	1.5	29.8	30.2	31.1	32.0	33.0	33.9	34.5	34.7	34.9
41	1626	33.1	1.5	30.3	30.6	31.4	32.3	33.9	34.1	34.8	35.0	35.1
42	831	33.1	1.6	30.5	30.8	31.5	32.4	33.3	34.3	35.0	35.3	35.5
43	427	33.1	1.6	30.6	30.8	31.3	32.3	33.3	34.2	35.2	35.3	36.1
44	81	33.3	1.4	30.4	30.7	30.9	31.5	32.9	34.1	35.4	36.3	36.9

表 8‐3‐85　　　　　　中国 15 城市不同胎龄新生儿初产男性上臂围值　　　　　　cm

胎龄 (周)	例数	平均值	标准差	修匀后百分位数								
				P_3	P_5	P_{10}	P_{25}	P_{50}	P_{75}	P_{90}	P_{95}	P_{97}
28	19	7.4	0.8	6.3	6.3	6.6	6.8	7.2	7.9	8.3	8.5	8.7
29	12	7.4	0.8	6.3	6.3	6.6	7.0	7.4	8.1	8.7	9.0	9.2
30	20	7.7	1.0	6.4	6.5	6.7	7.2	7.7	8.4	9.0	9.4	9.7
31	20	8.5	1.0	6.5	6.7	7.0	7.5	8.0	8.6	9.4	9.8	10.1
32	39	8.2	1.1	6.8	6.9	7.2	7.8	8.3	9.0	9.7	10.2	10.4
33	68	8.7	1.0	7.0	7.2	7.5	8.1	8.7	9.3	10.0	10.5	10.7
34	87	8.9	1.1	7.4	7.6	7.9	8.4	9.0	9.6	10.3	10.8	11.0
35	177	9.3	0.9	7.7	7.9	8.2	8.7	9.3	9.9	10.6	11.0	11.2
36	325	9.6	0.9	8.0	8.2	8.6	9.1	9.6	10.2	10.8	11.2	11.4
37	669	10.0	0.8	8.3	8.6	8.9	9.4	9.9	10.5	11.1	11.4	11.6
38	1606	10.3	0.8	8.6	8.9	9.2	9.7	10.1	10.8	11.3	11.6	11.8
39	2814	10.5	0.8	8.9	9.1	9.4	9.9	10.4	11.0	11.5	11.8	12.0
40	3023	10.6	0.8	9.1	9.3	9.6	10.1	10.6	11.2	11.7	12.0	12.1
41	1626	10.7	0.9	9.2	9.4	9.7	10.2	10.7	11.3	11.8	12.1	12.3
42	831	10.7	0.9	9.2	9.5	9.8	10.2	10.8	11.4	11.9	12.3	12.5
43	247	10.7	1.0	9.2	9.4	9.7	10.2	10.8	11.4	12.0	12.5	12.7
44	81	10.9	0.9	9.0	9.2	9.5	10.0	10.8	11.3	12.1	12.7	12.9

表 8-3-86　　　　　　中国 15 城市不同胎龄新生儿初产女性出生体重值　　　　　　g

胎龄（周）	例数	平均值	标准差	修匀后百分位数								
				P_3	P_5	P_{10}	P_{25}	P_{50}	P_{75}	P_{90}	P_{95}	P_{97}
28	14	1282	354	1017	1033	1064	1081	1263	1488	1767	1885	1924
29	17	1474	364	1010	1036	1099	1231	1413	1721	2027	2178	2238
30	15	1684	472	1056	1092	1181	1395	1580	1944	2266	2439	2515
31	23	1970	549	1146	1193	1302	1571	1760	2157	2485	2671	2757
32	33	2052	438	1273	1330	1455	1752	1948	2358	2685	2876	2967
33	44	2186	490	1427	1493	1630	1937	2140	2546	2867	3056	3148
34	70	2275	451	1601	1676	1819	2119	2332	2721	3030	3212	3305
35	98	2546	413	1785	1867	2014	2296	2519	2881	3175	3349	3439
36	243	2684	379	1970	2060	2207	2464	2695	3024	3304	3466	3554
37	509	2875	354	2150	2244	2390	2617	2858	3151	3416	3568	3653
38	1324	3027	367	2314	2411	2554	2753	3002	3260	3512	3655	3739
39	2435	3127	355	2456	2553	2691	2866	3122	3349	3594	3731	3816
40	3001	3219	382	2565	2661	2792	2954	3214	3419	3660	3796	3886
41	1757	3280	372	2633	2725	2850	3012	3274	3467	3713	3855	3952
42	808	3339	381	2653	2737	2856	3035	3297	3493	3752	3907	4019
43	222	3299	417	2615	2689	2802	3020	3278	3494	3779	3957	4088
44	95	3201	355	2511	2571	2680	2964	3213	3473	3794	4006	4162

表 8-3-87　　　　　　中国 15 城市不同胎龄新生儿初产女性身长值　　　　　　cm

胎龄（周）	例数	平均值	标准差	修匀后百分位数								
				P_3	P_5	P_{10}	P_{25}	P_{50}	P_{75}	P_{90}	P_{95}	P_{97}
28	14	39.3	3.2	35.1	35.2	35.4	36.9	39.4	41.9	42.9	43.5	43.8
29	17	40.6	2.5	35.9	36.1	36.6	38.1	40.5	42.9	44.4	45.3	45.6
30	15	42.0	4.0	36.7	37.1	37.8	39.4	41.6	43.9	45.8	46.8	47.1
31	23	44.1	3.2	37.7	38.2	39.0	40.6	42.7	44.9	46.9	48.0	48.3
32	33	44.3	2.3	38.8	39.4	40.2	41.8	43.7	45.8	47.8	49.0	49.3
33	44	44.5	2.8	39.9	40.5	41.4	43.0	44.7	46.7	48.6	49.7	50.1
34	70	45.5	2.6	41.1	41.7	42.6	44.1	45.7	47.5	49.3	50.4	50.8
35	98	46.3	2.2	42.2	42.8	43.7	45.2	48.6	48.2	49.9	50.8	51.3
36	243	47.4	2.1	43.3	43.9	44.7	46.1	47.5	48.9	50.3	51.2	51.6
37	509	48.2	1.8	44.3	44.9	45.7	47.0	48.2	49.5	50.7	51.4	51.9
38	1324	48.9	1.7	45.3	45.8	46.5	47.8	48.9	50.0	51.0	51.7	52.1
39	2435	49.4	1.6	46.0	46.5	47.2	48.4	49.4	50.4	51.3	51.9	52.4
40	3001	49.8	1.7	46.7	47.1	47.7	48.8	49.8	50.8	51.6	52.1	52.6
41	1757	50.2	1.6	47.1	47.4	48.1	49.1	50.1	51.0	51.8	52.3	52.8
42	808	50.4	1.7	47.3	47.6	48.2	49.2	50.2	51.2	52.1	52.6	53.2
43	222	50.2	1.8	47.2	47.5	48.1	49.1	50.2	51.3	52.4	53.1	53.6
44	95	50.0	1.6	46.8	47.1	47.8	48.8	50.0	51.3	52.7	53.6	54.1

表 8‐3‐88　　　　　　　中国 15 城市不同胎龄新生儿初产女性顶臀长值　　　　　　cm

胎 龄 (周)	例数	平均值	标准差	修匀后百分位数								
				P_3	P_5	P_{10}	P_{25}	P_{50}	P_{75}	P_{90}	P_{95}	P_{97}
28	14	25.9	2.8	22.8	22.8	22.8	23.8	25.7	27.5	38.8	29.3	29.6
29	17	26.8	1.6	23.2	23.4	23.9	24.9	26.5	28.2	29.5	30.4	30.6
30	15	27.5	2.6	23.7	24.1	24.9	25.9	27.4	28.9	30.2	31.3	31.5
31	23	28.9	2.3	24.4	24.9	25.9	26.9	28.3	29.7	30.9	32.1	32.4
32	33	29.4	1.6	25.1	25.7	26.8	27.8	29.1	30.4	31.6	32.8	33.1
33	44	29.6	2.2	25.8	26.5	27.6	28.7	29.9	31.1	32.3	33.4	33.7
34	70	30.7	2.2	26.6	27.3	28.4	29.5	30.6	31.8	32.9	34.0	34.3
35	98	31.1	1.9	27.4	28.1	29.1	30.2	31.3	32.5	33.5	34.4	34.7
36	243	31.8	1.9	28.1	28.8	29.8	30.9	31.9	33.1	34.1	34.8	35.1
37	509	32.5	1.6	28.9	29.6	30.3	31.4	32.5	33.6	34.5	35.1	35.5
38	1324	33.0	1.5	29.5	30.2	30.8	31.9	33.0	34.0	34.9	35.4	35.8
39	2435	33.3	1.5	30.1	30.7	31.2	32.3	33.3	34.4	35.3	35.6	36.0
40	3001	33.5	1.5	30.6	31.2	31.6	32.6	33.6	34.7	35.5	35.8	36.2
41	1757	33.8	1.5	31.0	31.5	31.8	32.8	33.8	34.8	35.6	36.0	36.4
42	808	34.0	1.5	31.3	31.6	32.0	32.9	33.9	34.8	35.6	36.2	36.6
43	222	33.8	1.6	31.4	31.6	32.0	32.9	33.8	34.7	35.5	36.3	36.7
44	95	33.6	1.3	31.3	31.5	32.0	32.7	33.7	34.4	35.3	36.4	36.9

表 8‐3‐89　　　　　　　中国 15 城市不同胎龄新生儿初产女性头围值　　　　　　cm

胎 龄 (周)	例数	平均值	标准差	修匀后百分位数								
				P_3	P_5	P_{10}	P_{25}	P_{50}	P_{75}	P_{90}	P_{95}	P_{97}
28	14	26.9	2.0	24.8	24.9	25.2	25.5	27.3	28.3	29.3	30.3	30.7
29	17	28.5	2.0	24.8	25.0	25.6	26.2	28.0	29.2	30.4	31.3	31.6
30	15	28.3	2.2	25.0	25.3	26.1	27.0	28.8	30.0	31.3	32.0	32.4
31	23	29.7	2.2	25.5	25.9	26.7	27.8	29.5	30.8	32.1	32.7	33.0
32	33	30.2	1.9	26.1	26.5	27.4	28.6	30.1	31.4	32.7	33.3	33.6
33	44	30.5	1.9	26.9	27.3	28.2	29.4	30.8	32.0	33.3	33.8	34.1
34	70	31.4	1.9	27.7	28.1	29.0	30.1	31.4	32.6	33.7	34.2	34.5
35	98	31.8	1.5	28.5	29.0	29.7	30.8	31.9	33.0	34.0	34.5	34.8
36	243	32.3	1.3	29.4	29.8	30.5	31.5	32.4	33.4	34.3	34.8	35.0
37	509	32.9	1.2	30.2	30.6	31.1	32.1	32.8	33.7	34.5	35.0	35.3
38	1324	33.2	1.1	30.9	31.3	31.7	32.6	33.2	34.0	34.7	35.2	35.4
39	2435	33.5	1.2	31.4	31.8	32.2	32.9	33.5	34.2	34.8	35.3	35.6
40	3001	33.7	1.1	31.8	32.2	32.5	33.2	33.8	34.4	34.9	35.4	35.7
41	1757	33.9	1.1	32.0	32.3	32.6	33.3	33.9	34.5	35.0	35.5	35.8
42	808	34.0	1.1	31.9	32.1	32.5	33.3	34.0	34.6	35.1	35.6	35.9
43	222	33.9	1.2	31.4	31.7	32.2	33.1	33.9	34.6	35.2	35.7	36.0
44	95	33.6	1.2	30.7	30.9	31.7	32.7	33.8	34.6	35.4	35.7	36.1

表 8 - 3 - 90　　　　　　　中国 15 城市不同胎龄新生儿初产女性胸围值　　　　　　cm

胎 龄 （周）	例数	平均值	标准差	修匀后百分位数								
				P_3	P_5	P_{10}	P_{25}	P_{50}	P_{75}	P_{90}	P_{95}	P_{97}
28	14	23.8	2.1	20.5	20.4	20.6	21.7	23.9	25.3	26.6	26.8	26.9
29	17	24.8	2.4	21.2	21.4	21.7	22.8	24.7	26.4	27.9	28.4	28.8
30	15	25.8	2.3	22.0	22.3	22.7	23.9	25.6	27.4	29.0	29.8	30.4
31	23	27.4	2.8	22.9	23.3	23.8	25.0	26.5	28.3	30.0	30.9	31.7
32	33	27.9	2.5	23.8	24.3	24.8	26.1	27.4	29.2	30.9	31.8	32.7
33	44	28.2	2.3	24.7	25.2	25.8	27.0	28.2	29.9	31.6	32.4	33.4
34	70	29.4	2.0	25.7	26.1	26.8	28.0	29.1	30.7	32.2	32.9	33.9
35	98	29.8	1.8	26.6	27.9	27.7	28.8	29.9	31.3	32.6	33.3	34.3
36	243	30.6	1.6	27.4	27.8	28.5	29.6	30.6	31.9	33.0	33.6	34.5
37	509	31.3	1.6	28.2	28.6	29.3	30.3	31.3	32.4	33.4	33.8	34.6
38	1324	31.9	1.5	28.8	29.2	29.9	30.9	31.9	32.8	33.6	33.9	34.6
39	2435	32.2	1.4	29.4	29.7	30.4	31.4	32.3	33.1	33.9	34.1	34.6
40	3001	32.6	1.5	29.8	30.1	30.8	31.7	32.7	33.4	34.0	34.2	34.7
41	1757	32.8	1.5	30.0	30.4	31.1	31.9	32.9	33.6	34.2	34.4	34.8
42	808	32.0	1.4	30.0	30.5	31.1	32.0	32.9	33.7	34.4	34.6	35.0
43	222	32.9	1.5	29.9	30.5	31.0	31.9	32.8	33.7	34.5	34.9	35.4
44	95	32.5	1.3	29.4	30.2	30.7	31.6	32.5	33.7	34.7	35.4	36.0

表 8 - 3 - 91　　　　　　中国 15 城市不同胎龄新生儿初产女性上臂围值　　　　　cm

胎 龄 （周）	例数	平均值	标准差	修匀后百分位数								
				P_3	P_5	P_{10}	P_{25}	P_{50}	P_{75}	P_{90}	P_{95}	P_{97}
28	14	6.8	1.0	6.0	6.2	6.3	6.2	6.6	7.4	7.9	8.5	8.8
29	17	7.2	0.9	6.1	6.2	6.3	6.6	7.0	7.8	8.5	9.0	9.2
30	15	7.4	1.1	6.2	6.3	6.5	6.9	7.4	8.2	8.9	9.4	9.5
31	23	8.3	1.1	6.4	6.5	6.8	7.3	7.8	8.6	9.4	9.7	9.9
32	33	8.3	1.0	6.7	6.8	7.1	7.7	8.2	8.9	9.7	10.1	10.2
33	44	8.6	1.1	7.0	7.1	7.4	8.0	8.6	9.3	10.1	10.4	10.6
34	70	9.0	1.0	7.3	7.4	7.8	8.4	9.0	9.6	10.4	10.7	10.9
35	98	9.3	1.0	7.6	7.8	8.1	8.7	9.3	9.9	10.6	11.0	11.2
36	243	9.6	0.8	8.0	8.2	8.5	9.0	9.6	10.2	10.9	11.2	11.4
37	509	9.9	0.8	8.3	8.5	8.8	9.3	9.9	10.5	11.1	11.4	11.7
38	1324	10.2	0.8	8.8	8.8	9.1	9.6	10.2	10.7	11.2	11.6	11.9
39	2435	10.4	0.8	8.9	9.1	9.4	9.8	10.4	10.9	11.4	11.8	12.0
40	3001	10.5	0.9	9.0	9.2	9.6	9.9	10.5	11.0	11.5	11.9	12.2
41	1757	10.6	0.8	9.2	9.4	9.7	10.1	10.6	11.1	11.6	12.0	12.2
42	808	10.7	0.8	9.2	9.4	9.7	10.1	10.7	11.2	11.7	12.0	12.3
43	222	10.6	0.9	9.1	9.3	9.5	10.1	10.7	11.2	11.7	12.1	12.3
44	95	10.5	0.8	8.9	9.0	9.3	10.0	10.5	11.1	11.8	12.0	12.2

表 8-3-92　　　　　　　中国 15 城市不同胎龄新生儿经产男性出生体重值　　　　　　　g

胎龄 (周)	例数	平均值	标准差	修匀后百分位数								
				P_3	P_5	P_{10}	P_{25}	P_{50}	P_{75}	P_{90}	P_{95}	P_{97}
28	5	1384	110									
29	3	1618	361									
30	5	1882	627									
31	4	1893	558									
32	9	2023	594									
33	11	2082	300	1449	1495	1579	1859	2160	2433	2730	2828	2840
34	10	2314	573	1606	1664	1765	2055	2368	2642	2939	3021	3062
35	23	2694	368	1785	1857	1974	2267	2583	2851	3121	3229	3282
36	34	2602	432	1977	2060	2193	2483	2797	3055	3304	3419	3499
37	61	3029	382	2167	2262	2409	2691	3000	3247	3475	3603	3708
38	117	3191	353	2345	2449	2607	2880	3182	3420	3634	3778	3908
39	209	3292	409	2499	2607	2774	3039	3333	3570	3777	3944	4095
40	242	3419	430	2616	2726	2897	3155	3443	3689	3903	4100	4267
41	130	3426	447	2684	2791	2961	3218	3502	3772	4009	4245	4421
42	64	3615	468	2692	2791	2954	3215	3501	3812	4093	4378	4555
43	16	3514	648	2628	2711	2861	3135	3429	3803	4153	4499	4665
44	14	3349	474	2478	2540	2669	2967	3277	3739	4187	4606	4749

表 8-3-93　　　　　　　中国 15 城市不同胎龄新生儿经产男性身长值　　　　　　　cm

胎龄 (周)	例数	平均值	标准差	修匀后百分位数								
				P_3	P_5	P_{10}	P_{25}	P_{50}	P_{75}	P_{90}	P_{95}	P_{97}
28	5	40.3	0.6									
29	3	41.1	2.1									
30	5	42.5	3.6									
31	4	42.2	4.3									
32	9	44.2	2.9									
33	11	44.3	1.8	39.9	40.1	40.7	42.8	44.2	46.3	47.9	48.6	48.8
34	10	45.5	2.9	40.9	41.2	41.8	43.9	45.3	47.3	48.8	49.5	49.8
35	23	47.4	2.0	42.0	42.4	43.1	45.0	46.5	48.3	49.6	50.3	50.6
36	34	47.6	2.8	43.3	43.7	44.5	46.2	47.7	49.3	50.4	51.0	51.4
37	61	49.3	1.5	44.6	45.0	45.8	47.4	48.8	50.2	51.1	51.7	52.1
38	117	49.6	1.8	45.8	46.2	47.1	48.4	49.8	50.9	51.7	52.3	52.8
39	209	50.2	1.8	46.8	47.3	48.1	49.2	50.6	51.6	52.3	52.8	53.3
40	242	50.8	1.8	47.5	48.0	48.9	49.8	51.2	52.1	52.8	53.3	53.8
41	130	50.6	1.8	47.8	48.3	49.3	50.1	51.5	52.5	53.3	53.8	54.3
42	64	51.6	1.6	47.7	48.2	49.2	50.1	51.4	52.7	53.8	54.3	54.8
43	16	51.0	2.7	47.1	47.5	48.5	49.6	50.9	52.7	54.2	54.8	55.2
44	14	50.7	2.2	45.8	46.2	47.2	48.6	49.9	52.4	54.6	55.3	55.6

表 8‑3‑94　　　　　中国 15 城市不同胎龄新生儿经产男性顶臀长值　　　　　cm

胎龄(周)	例数	平均值	标准差	修匀后百分位数								
				P_3	P_5	P_{10}	P_{25}	P_{50}	P_{75}	P_{90}	P_{95}	P_{97}
28	5	28.4	1.0									
29	3	27.9	1.4									
30	5	28.6	2.3									
31	4	29.1	3.1									
32	9	29.4	1.6									
33	11	29.5	2.2	26.4	26.5	27.2	28.4	29.8	31.0	32.2	32.8	32.9
34	10	30.3	2.4	27.0	27.2	27.9	29.1	30.5	31.7	32.8	33.4	33.6
35	23	31.7	1.8	27.7	27.9	28.7	29.9	31.3	32.4	33.5	34.1	34.3
36	34	31.8	2.1	28.4	28.8	29.6	30.7	32.0	33.2	34.2	34.7	34.9
37	61	33.2	1.4	29.2	29.7	30.4	31.5	32.8	33.9	34.8	35.3	35.5
38	117	33.2	1.6	29.9	30.4	31.2	32.2	33.4	34.5	35.4	35.8	36.1
39	209	33.8	1.6	30.5	31.1	31.8	32.8	33.9	35.1	35.9	36.3	36.6
40	242	34.2	1.6	30.9	31.5	32.3	33.2	34.3	35.5	36.4	36.7	37.1
41	130	34.1	1.6	31.1	31.7	32.5	33.4	34.5	35.7	36.7	37.1	37.5
42	64	34.6	1.7	31.0	31.5	32.2	33.4	34.4	35.8	36.9	37.4	37.8
43	16	33.8	2.6	30.5	30.9	31.5	33.0	34.1	35.7	37.0	37.6	38.1
44	14	34.1	1.9	29.5	29.8	30.4	32.2	33.4	35.3	36.9	37.8	38.2

表 8‑3‑95　　　　　中国 15 城市不同胎龄新生儿经产男性头围值　　　　　cm

胎龄(周)	例数	平均值	标准差	修匀后百分位数								
				P_3	P_5	P_{10}	P_{25}	P_{50}	P_{75}	P_{90}	P_{95}	P_{97}
28	5	27.2	1.3									
29	3	28.8	1.3									
30	5	29.3	2.2									
31	4	29.0	2.3									
32	9	30.1	2.0									
33	11	30.8	1.6	27.5	27.6	27.8	29.1	30.7	31.8	32.7	33.0	33.2
34	10	31.2	2.4	28.1	28.3	28.6	29.8	31.5	32.5	33.3	33.7	33.8
35	23	32.6	1.6	28.8	29.0	29.4	30.6	32.1	33.1	33.9	34.2	34.4
36	34	32.3	1.5	29.6	29.9	30.3	31.4	32.7	33.7	34.4	34.8	35.0
37	61	33.6	1.2	30.4	30.6	31.1	32.2	33.3	34.2	34.9	35.2	35.5
38	117	33.7	1.1	31.1	31.4	31.9	32.8	33.8	34.6	35.3	35.7	35.9
39	209	34.0	1.3	31.7	32.0	32.5	33.4	34.2	35.0	35.7	36.1	36.4
40	242	34.4	1.3	32.1	32.4	33.0	33.8	34.4	35.3	36.0	36.4	36.7
41	130	34.5	1.3	32.4	32.7	33.3	34.0	34.6	35.4	36.3	36.7	37.0
42	64	34.7	1.2	32.4	32.7	33.2	34.0	34.6	35.5	36.6	37.0	37.3
43	16	34.6	1.8	32.1	32.4	32.9	33.7	34.5	35.6	36.8	37.2	37.5
44	14	34.7	1.4	31.6	31.8	32.2	33.1	34.3	35.5	36.9	37.4	37.7

表 8－3－96 中国 15 城市不同胎龄新生儿经产男性胸围值 cm

胎 龄（周）	例数	平均值	标准差	修匀后百分位数								
				P_3	P_5	P_{10}	P_{25}	P_{50}	P_{75}	P_{90}	P_{95}	P_{97}
28	5	23.8	1.5									
29	3	25.8	1.5									
30	5	26.2	2.6									
31	4	25.9	2.4									
32	9	27.1	2.6									
33	11	28.3	1.4	24.5	24.6	25.0	26.2	27.8	29.3	30.8	31.2	31.3
34	10	28.4	3.3	25.3	25.5	25.9	27.1	28.8	30.2	31.6	32.0	32.1
35	23	30.3	1.9	26.1	26.4	26.9	28.1	29.7	31.0	32.4	32.8	32.9
36	34	30.1	2.0	27.0	27.4	27.9	29.1	30.6	31.9	33.1	33.5	33.6
37	61	31.8	1.9	27.9	28.3	28.9	30.0	31.4	32.6	33.7	34.1	34.3
38	117	32.1	1.4	28.6	29.0	29.7	30.9	32.2	33.3	34.2	34.8	35.0
39	209	32.7	1.7	29.2	29.7	30.4	31.6	32.8	33.9	34.7	35.4	35.6
40	242	33.1	1.7	29.6	30.1	30.9	32.1	33.2	34.4	35.2	36.0	36.3
41	130	33.0	1.8	29.8	30.2	31.1	32.4	33.5	34.7	35.6	36.6	36.9
42	64	33.6	1.8	29.6	30.0	31.0	32.4	33.6	34.8	35.9	37.1	37.6
43	16	33.2	2.8	29.0	29.4	30.4	32.1	33.4	34.8	36.2	37.8	38.3
44	14	33.4	2.2	28.0	28.3	29.4	31.5	33.0	34.6	36.5	38.4	39.0

表 8－3－97 中国 15 城市不同胎龄新生儿经产男性上臂围值 cm

胎 龄（周）	例数	平均值	标准差	修匀后百分位数								
				P_3	P_5	P_{10}	P_{25}	P_{50}	P_{75}	P_{90}	P_{95}	P_{97}
28	5	6.8	0.3									
29	3	7.7	0.7									
30	5	7.4	1.3									
31	4	7.6	0.6									
32	9	8.2	1.1									
33	11	8.5	0.9	6.9	7.0	7.2	7.9	8.7	9.2	9.6	9.8	9.8
34	10	8.7	1.1	7.2	7.4	7.6	8.3	9.0	9.5	10.0	10.2	10.3
35	23	9.6	1.0	7.6	7.7	8.0	8.7	9.4	9.9	10.4	10.7	10.7
36	34	9.5	0.9	8.0	8.1	8.4	9.1	9.8	10.3	10.8	11.1	11.2
37	61	10.2	0.8	8.3	8.5	8.8	9.5	10.1	10.6	11.2	11.5	11.6
38	117	10.5	0.8	8.7	8.9	9.1	9.8	10.4	10.9	11.6	11.8	12.0
39	209	10.6	0.9	8.9	9.2	9.5	10.1	10.6	11.2	11.8	12.2	12.3
40	242	10.8	1.0	9.1	9.4	9.7	10.3	10.8	11.4	12.1	12.4	12.6
41	130	10.8	0.9	9.1	9.4	9.8	10.4	10.9	11.6	12.3	12.6	12.8
42	64	11.0	0.9	9.1	9.4	9.7	10.3	10.9	11.7	12.4	12.8	13.0
43	16	10.8	1.4	8.8	9.1	9.5	10.1	10.9	11.8	12.4	12.8	13.1
44	14	10.8	1.2	8.3	8.7	9.1	9.6	10.7	11.8	12.3	12.8	13.1

表 8 - 3 - 98　　　　　中国 15 城市不同胎龄新生儿经产女性出生体重值　　　　　g

胎龄（周）	例数	平均值	标准差	修匀后百分位数								
				P_3	P_5	P_{10}	P_{25}	P_{50}	P_{75}	P_{90}	P_{95}	P_{97}
28	3	1303	348									
29	3	1420	278									
30	5	1705	340									
31	4	1891	526									
32	4	1956	270									
33	8	1826	310									
34	11	2200	117	1828	1845	1901	2060	2229	2428	2606	2665	2701
35	11	2367	344	1964	1998	2080	2268	2449	2659	2854	2940	2988
36	25	2756	396	2091	2144	2252	2471	2667	2887	3101	3217	3278
37	34	2821	440	2206	2277	2412	2658	2869	3102	3337	3483	3560
38	83	3084	449	2306	2394	2551	2819	3047	3294	3552	3727	3821
39	205	3217	404	2389	2489	2663	2947	3189	3455	3737	3936	4049
40	224	3212	424	2450	2557	2741	3029	3285	3573	3881	4098	4232
41	102	3452	450	2488	2595	2777	3058	3324	3640	3775	4202	4357
42	59	3303	488	2500	2597	2766	3024	3295	3645	4010	4235	4411
43	22	3274	478	2481	2559	2698	2916	3188	3580	3975	4185	4383
44	18	3165	481	2430	2476	2569	2726	2992	3434	3861	4040	4260

表 8 - 3 - 99　　　　　中国 15 城市不同胎龄新生儿经产女性身长值　　　　　cm

胎龄（周）	例数	平均值	标准差	修匀后百分位数								
				P_3	P_5	P_{10}	P_{25}	P_{50}	P_{75}	P_{90}	P_{95}	P_{97}
28	3	40.1	1.8									
29	3	40.5	2.2									
30	5	41.1	0.6									
31	4	42.6	4.3									
32	4	43.7	2.3									
33	8	42.7	2.5									
34	11	45.3	0.8	42.0	42.1	42.4	43.6	44.9	46.1	47.2	47.6	47.7
35	11	46.1	1.8	42.9	43.1	43.5	44.7	46.0	47.2	48.2	48.7	48.9
36	25	47.9	1.6	43.8	44.1	44.6	45.8	47.1	48.3	49.3	49.8	50.0
37	34	47.8	2.3	44.6	45.1	45.6	46.9	48.1	49.3	50.2	50.8	51.0
38	83	48.7	1.9	45.4	46.0	46.6	47.8	48.9	50.2	51.1	51.7	51.9
39	205	49.5	1.7	46.1	46.7	47.4	48.6	49.6	50.9	51.8	52.4	52.7
40	224	49.8	1.5	46.7	47.3	48.0	49.2	50.1	51.4	52.4	53.1	53.3
41	102	50.7	1.7	47.0	47.7	48.3	49.4	50.4	51.6	52.8	53.5	54.0
42	59	50.2	1.9	47.2	47.8	48.4	49.4	50.4	51.6	53.0	53.8	54.1
43	22	50.3	1.6	47.2	47.6	48.1	49.0	50.1	51.3	53.1	53.8	54.1
44	18	49.9	2.0	46.9	47.1	47.4	48.2	49.4	50.6	52.9	53.7	53.9

表 8 - 3 - 100　　　　中国 15 城市不同胎龄新生儿经产女性顶臀长值　　　　cm

胎 龄 (周)	例数	平均值	标准差	修匀后百分位数								
				P₃	P₅	P₁₀	P₂₅	P₅₀	P₇₅	P₉₀	P₉₅	P₉₇
28	3	26.8	0.5									
29	3	27.4	1.6									
30	5	28.5	0.8									
31	4	28.9	3.5									
32	4	29.5	1.8									
33	8	28.3	1.8									
34	11	31.0	1.3	27.9	28.1	28.4	29.1	30.4	31.5	32.4	32.7	32.8
35	11	31.3	1.2	28.3	28.5	29.0	29.9	31.1	32.2	33.0	33.4	33.5
36	25	32.1	1.5	28.7	29.1	29.6	30.6	31.8	32.9	33.6	34.0	34.2
37	34	32.1	1.9	29.2	29.6	30.3	31.3	32.4	33.5	34.2	34.6	34.8
38	83	32.8	1.5	29.6	30.1	30.8	31.9	33.0	34.0	34.7	35.1	35.3
39	205	33.4	1.5	30.0	30.5	31.3	32.5	33.4	34.4	35.1	35.5	35.8
40	224	33.5	1.5	30.4	30.9	31.7	32.9	33.8	34.7	35.4	35.8	36.1
41	102	34.1	1.6	30.8	31.3	32.0	33.1	34.0	35.0	35.6	36.1	36.4
42	59	34.1	1.6	31.2	31.5	32.2	33.2	34.1	35.0	35.8	36.2	36.5
43	22	33.8	1.0	31.5	31.7	32.1	33.0	34.0	35.0	35.9	36.3	36.5
44	18	33.9	1.3	31.8	31.8	31.9	32.5	33.7	34.8	35.9	36.2	36.4

表 8 - 3 - 101　　　　中国 15 城市不同胎龄新生儿经产女性头围值　　　　cm

胎 龄 (周)	例数	平均值	标准差	修匀后百分位数								
				P₃	P₅	P₁₀	P₂₅	P₅₀	P₇₅	P₉₀	P₉₅	P₉₇
28	3	27.4	2.7									
29	3	28.0	1.5									
30	5	28.4	1.4									
31	4	29.1	1.8									
32	4	30.2	1.5									
33	8	30.2	1.7									
34	11	31.2	0.5	29.2	29.3	29.6	30.1	30.8	31.8	32.3	32.5	32.6
35	11	31.1	1.3	29.7	29.8	30.1	30.7	31.5	32.4	33.0	33.2	33.4
36	25	32.6	1.4	30.1	30.3	30.7	31.3	32.1	33.0	33.6	33.9	34.2
37	34	32.5	1.1	30.5	30.7	31.2	31.9	32.7	33.5	34.2	34.6	34.9
38	83	33.5	1.2	30.8	31.1	31.6	32.4	33.3	34.0	34.7	35.1	35.5
39	205	33.7	1.1	31.1	31.4	32.0	32.8	33.7	34.4	35.2	35.6	36.0
40	224	33.7	1.2	31.3	31.7	32.2	33.1	34.0	34.6	35.5	36.0	36.4
41	102	34.1	1.2	31.5	31.8	32.4	33.3	34.2	34.8	35.7	36.2	36.7
42	59	34.1	1.4	31.6	32.0	32.6	33.4	34.2	34.8	36.7	36.3	36.7
43	22	33.8	1.2	31.7	32.0	32.6	33.3	34.0	34.7	35.6	36.2	36.5
44	18	34.0	1.2	31.8	32.0	32.5	33.0	33.6	34.4	35.3	35.9	36.1

表 8‐3‐102　　　　　　　　中国 15 城市不同胎龄新生儿经产女性胸围值　　　　　cm

胎龄（周）	例数	平均值	标准差	修匀后百分位数								
				P_3	P_5	P_{10}	P_{25}	P_{50}	P_{75}	P_{90}	P_{95}	P_{97}
28	3	23.4	2.8									
29	3	25.3	1.1									
30	5	25.8	2.1									
31	4	26.8	2.9									
32	4	27.6	0.9									
33	8	27.2	1.8									
34	11	28.5	1.4	26.4	26.5	26.8	27.6	28.0	30.0	30.6	31.1	31.1
35	11	28.7	1.7	27.1	27.2	27.6	28.5	29.0	30.9	31.5	32.0	32.1
36	25	30.9	1.6	27.6	27.9	28.4	29.3	30.0	31.7	32.4	32.9	33.1
37	34	31.1	1.7	28.2	28.5	29.1	30.1	30.9	32.3	33.1	33.8	34.0
38	83	32.1	1.7	28.6	29.0	29.8	30.8	31.8	32.9	33.8	34.5	34.7
39	205	32.4	1.5	29.1	29.5	30.3	31.3	32.6	33.4	34.3	35.1	35.4
40	224	32.5	1.7	29.4	29.9	30.7	31.8	33.2	33.8	34.8	35.5	35.9
41	102	33.4	1.7	29.7	30.1	30.9	32.0	33.5	34.0	35.1	35.8	36.2
42	59	32.9	1.6	29.9	30.3	31.0	32.1	33.4	34.0	35.3	35.9	36.3
43	22	32.7	1.2	30.0	30.3	30.9	32.0	33.0	33.9	35.2	35.8	36.2
44	18	32.9	1.9	30.0	30.2	30.6	31.6	32.2	33.5	35.1	35.5	35.9

表 8‐3‐103　　　　　　　　中国 15 城市不同胎龄新生儿经产女性上臂围值　　　　　cm

胎龄（周）	例数	平均值	标准差	修匀后百分位数								
				P_3	P_5	P_{10}	P_{25}	P_{50}	P_{75}	P_{90}	P_{95}	P_{97}
28	3	6.6	0.5									
29	3	6.9	0.7									
30	5	7.7	1.1									
31	4	8.5	1.5									
32	4	7.9	0.8									
33	8	8.1	0.9									
34	11	8.8	0.7	7.7	7.7	7.9	8.3	8.8	9.5	9.9	10.1	10.1
35	11	9.4	0.5	8.0	8.0	8.3	8.7	9.2	9.9	10.4	10.6	10.7
36	25	9.8	1.0	8.2	8.3	8.6	9.1	9.7	10.3	10.8	11.0	11.2
37	34	10.0	1.0	8.5	8.6	8.9	9.4	10.0	10.6	11.1	11.4	11.6
38	83	10.4	1.0	8.7	8.8	9.2	9.8	10.3	10.9	11.4	11.8	12.0
39	205	10.6	0.9	8.9	9.0	9.4	10.0	10.6	11.1	11.7	12.1	12.3
40	224	10.5	0.9	9.0	9.2	9.6	10.2	10.8	11.3	11.9	12.3	12.6
41	102	11.0	0.8	9.1	9.3	9.6	10.2	10.8	11.3	12.0	12.5	12.7
42	59	10.8	1.1	9.1	9.3	9.6	10.2	10.8	11.3	12.1	12.5	12.7
43	22	10.6	0.8	9.0	9.2	9.5	10.0	10.6	11.2	12.0	12.4	12.6
44	18	10.4	1.0	8.9	9.0	9.2	9.6	10.2	11.0	11.8	12.2	12.4

表 8 - 3 - 104　　　　　　　中国九市不同胎龄新生儿出生体重值　　　　　　　　g

胎龄（周）	例数	平均值	标准差	修匀后百分位数								
				P_3	P_5	P_{10}	P_{25}	P_{50}	P_{75}	P_{90}	P_{95}	P_{97}
28	33	1432	292	942	966	1054	1283	1501	1643	1775	1962	2006
29	30	1541	314	1000	1039	1130	1363	1611	1860	2053	2248	2320
30	34	1846	458	1094	1147	1241	1476	1743	2067	2304	2501	2595
31	46	2090	500	1217	1281	1381	1614	1893	2264	2527	2724	2834
32	60	2096	436	1363	1437	1542	1771	2055	2450	2727	2919	3042
33	93	2227	418	1526	1608	1719	1943	2226	2625	2905	3091	3221
34	117	2425	440	1698	1787	1905	2122	2401	2787	3063	3240	3375
35	227	2625	408	1875	1968	2092	2304	2574	2937	3203	3372	3508
36	413	2711	421	2048	2144	2274	2482	2741	3074	3328	3489	3624
37	828	2920	378	2212	2309	2443	2650	2898	3197	3440	3593	3725
38	1808	3081	372	2360	2457	2595	2802	3040	3305	3541	3689	3815
39	3094	3196	372	2486	2581	2720	2933	3161	3399	3634	3778	3899
40	3595	3267	392	2583	2674	2814	3037	3258	3476	3719	3865	3978
41	1894	3331	405	2644	2731	2868	3108	3325	3538	3801	3951	4058
42	977	3362	407	2664	2745	2876	3140	3358	3583	3880	4040	4142
43	267	3389	423	2635	2710	2832	3126	3352	3611	3960	4136	4232
44	122	3364	414	2552	2618	2729	3062	3303	3620	4041	4241	4334

表 8 - 3 - 105　　　　　　　中国九市不同胎龄新生儿身长值　　　　　　　　cm

胎龄（周）	例数	平均值	标准差	修匀后百分位数								
				P_3	P_5	P_{10}	P_{25}	P_{50}	P_{75}	P_{90}	P_{95}	P_{97}
28	33	40.2	2.2	35.6	36.2	37.2	39.2	40.7	41.7	43.4	44.6	44.8
29	30	41.2	2.2	36.4	37.0	37.9	39.8	41.6	43.1	44.9	46.0	46.4
30	34	43.1	3.3	37.4	37.9	38.8	40.6	42.5	44.4	46.2	47.1	47.7
31	46	44.4	3.2	38.4	38.8	39.7	41.4	43.4	45.5	47.3	48.1	48.7
32	60	44.1	2.5	39.4	39.9	40.7	42.3	44.3	46.5	48.2	48.9	49.6
33	93	44.7	2.5	40.5	41.0	41.8	43.3	45.2	47.3	48.9	49.6	50.3
34	117	45.8	2.4	41.6	42.1	42.9	44.3	46.1	48.1	49.6	50.2	50.8
35	227	46.8	2.2	42.6	43.1	44.0	45.2	47.0	48.8	50.1	50.7	51.3
36	413	47.6	2.4	43.6	44.2	45.0	46.2	47.8	49.3	50.5	51.1	51.7
37	828	48.5	1.9	44.6	45.1	45.9	47.0	48.5	49.8	50.9	51.5	52.0
38	1808	49.3	1.8	45.4	46.0	46.8	47.8	49.2	50.3	51.2	51.9	52.3
39	3094	49.8	1.7	46.1	46.7	47.5	48.5	49.7	50.6	51.6	52.2	52.6
40	3595	50.1	1.8	46.7	47.3	48.0	49.1	50.1	51.0	51.9	52.5	53.0
41	1894	50.4	1.7	47.1	47.7	48.3	49.5	50.4	51.2	52.2	52.9	53.4
42	977	50.6	1.8	47.3	47.9	48.5	49.7	50.5	51.5	52.5	53.3	53.9
43	267	50.4	1.8	47.2	47.9	48.4	49.7	50.5	51.7	53.0	53.8	54.5
44	122	50.7	1.8	47.0	47.6	48.0	49.4	50.3	52.0	53.5	54.4	55.3

表 8－3－106　　　　　　　　中国九市不同胎龄新生儿顶臀长值　　　　　　　　cm

胎龄（周）	例数	平均值	标准差	修匀后百分位数								
				P_3	P_5	P_{10}	P_{25}	P_{50}	P_{75}	P_{90}	P_{95}	P_{97}
28	33	27.0	2.0	21.6	22.2	23.8	25.8	27.1	28.0	29.0	29.7	30.2
29	30	26.6	1.9	22.7	23.3	24.6	26.3	27.5	28.5	29.6	30.3	30.9
30	34	28.2	1.9	23.8	24.3	25.4	26.8	27.9	29.1	30.2	31.0	31.6
31	46	28.9	2.0	24.8	25.3	26.2	27.4	28.5	29.8	30.9	31.7	32.3
32	60	29.2	1.6	25.7	26.2	27.0	28.1	29.1	30.4	31.6	32.4	32.9
33	93	29.7	1.9	26.5	27.0	27.7	28.8	29.8	31.1	32.2	33.0	33.5
34	117	30.7	1.8	27.3	27.8	28.5	29.4	30.5	31.8	32.9	33.7	34.1
35	227	31.4	1.7	28.0	28.5	29.1	30.1	31.2	32.5	33.6	34.3	34.7
36	413	31.8	1.9	28.6	29.1	29.8	30.8	31.8	33.1	34.2	34.8	35.2
37	828	32.6	1.6	29.1	29.6	30.3	31.4	32.5	33.7	34.7	35.3	35.6
38	1808	33.0	1.7	39.6	30.1	30.8	31.9	33.0	34.2	35.2	35.7	36.0
39	3094	33.3	1.6	30.0	30.5	31.2	32.3	33.5	34.6	35.5	36.1	36.4
40	3595	33.5	1.6	30.4	30.9	31.6	32.6	33.8	34.8	35.8	36.3	36.6
41	1894	33.8	1.6	30.7	31.2	31.8	32.8	34.0	35.0	36.0	36.5	36.8
42	977	34.0	1.6	30.9	31.4	31.9	32.9	34.0	35.0	36.0	36.5	36.9
43	267	33.8	1.6	31.1	31.5	32.0	32.8	33.8	34.8	35.8	36.4	36.9
44	122	33.6	1.5	31.2	31.6	31.9	32.5	33.4	34.4	35.5	36.2	36.7

表 8－3－107　　　　　　　　中国九市不同胎龄新生儿头围值　　　　　　　　cm

胎龄（周）	例数	平均值	标准差	修匀后百分位数								
				P_3	P_5	P_{10}	P_{25}	P_{50}	P_{75}	P_{90}	P_{95}	P_{97}
28	33	27.4	1.7	24.3	24.9	25.5	26.5	28.0	29.0	29.8	30.2	31.1
29	30	28.6	1.7	25.0	25.6	26.2	27.1	28.5	29.7	30.8	31.3	31.9
30	34	29.3	1.9	25.7	26.3	26.9	27.8	29.1	30.3	31.6	32.2	32.6
31	46	30.0	1.7	26.4	27.0	27.6	28.5	29.7	30.9	32.3	33.0	33.3
32	60	30.2	1.8	27.1	27.6	28.3	29.2	30.3	31.5	32.9	33.6	33.8
33	93	30.7	1.6	27.8	28.3	29.0	29.8	30.9	32.0	33.4	34.1	34.3
34	117	31.5	1.6	28.5	29.0	29.6	30.5	31.5	32.6	33.8	34.5	34.6
35	227	32.1	1.4	29.1	29.6	30.2	31.1	32.0	33.1	34.2	34.8	35.0
36	413	32.5	1.4	29.8	30.2	30.8	31.7	32.5	33.5	34.5	35.0	35.2
37	828	33.1	1.2	30.3	30.8	31.3	32.2	33.0	33.9	34.7	35.2	35.5
38	1808	33.4	1.2	30.8	31.3	31.8	32.6	33.4	34.3	34.9	35.4	35.7
39	3094	33.7	1.2	31.3	31.7	32.2	33.0	33.8	34.6	35.1	35.5	35.9
40	3595	33.9	1.2	31.6	32.0	32.5	33.3	34.0	34.8	35.2	35.6	36.0
41	1894	34.1	1.2	31.9	32.2	32.7	33.5	34.2	35.0	35.4	35.8	36.2
42	977	34.3	1.2	32.1	32.4	32.8	33.5	34.3	35.0	35.6	36.0	36.3
43	267	34.3	1.2	32.2	32.4	32.8	33.5	34.2	35.0	35.8	36.2	36.4
44	122	34.1	1.1	32.2	32.3	32.7	33.3	34.1	35.0	36.0	36.5	36.6

表 8-3-108　　　　　　　　　中国九市不同胎龄新生儿胸围值　　　　　　cm

胎龄 (周)	例数	平均值	标准差	修匀后百分位数								
				P_3	P_5	P_{10}	P_{25}	P_{50}	P_{75}	P_{90}	P_{95}	P_{97}
28	33	24.1	1.7	20.2	20.4	22.3	23.4	24.3	25.6	26.4	26.7	26.8
29	30	25.3	1.8	20.9	21.2	22.8	24.0	25.2	26.6	27.7	28.4	28.9
30	34	26.5	2.3	21.7	22.2	23.4	24.8	26.0	27.6	28.9	29.8	30.6
31	46	27.6	2.4	22.6	23.1	24.1	25.5	26.9	28.4	29.9	30.9	31.9
32	60	27.8	2.5	23.5	24.1	25.0	26.4	27.7	29.3	30.7	31.9	32.9
33	93	28.4	2.3	24.5	25.1	25.8	27.2	28.5	30.0	31.5	32.6	33.6
34	117	29.2	2.2	25.4	26.0	26.7	28.0	29.3	30.7	32.1	33.2	34.2
35	227	30.0	1.9	26.3	26.9	27.5	28.8	30.0	31.4	32.7	33.6	34.5
36	413	30.5	1.7	27.2	27.7	28.4	29.5	30.7	31.9	33.1	34.0	34.7
37	828	31.3	1.6	28.0	28.5	29.1	30.2	31.3	32.4	33.5	34.2	34.8
38	1808	31.9	1.5	28.7	29.2	29.8	30.8	31.8	32.8	33.8	34.4	34.8
39	3094	32.3	1.5	29.3	29.7	30.4	31.3	32.3	33.2	34.1	34.6	34.8
40	3595	32.6	1.5	29.8	30.1	30.8	31.7	32.6	33.5	34.3	34.7	34.9
41	1894	32.8	1.6	30.1	30.4	31.1	32.0	32.9	33.7	34.5	34.9	35.1
42	977	33.0	1.5	30.2	30.5	31.1	32.0	33.0	33.9	34.7	35.1	35.4
43	267	32.9	1.5	30.1	30.5	31.0	31.9	33.0	34.0	34.9	35.4	35.8
44	122	32.7	1.5	29.7	30.2	30.6	31.6	32.8	34.0	35.1	35.8	36.5

表 8-3-109　　　　　　　　　中国九市不同胎龄新生儿上臂围值　　　　　　cm

胎龄 (周)	例数	平均值	标准差	修匀后百分位数								
				P_3	P_5	P_{10}	P_{25}	P_{50}	P_{75}	P_{90}	P_{95}	P_{97}
28	33	7.1	0.8	5.9	6.0	6.3	6.6	7.1	7.6	8.3	8.6	8.8
29	30	7.4	0.7	6.1	6.2	6.5	6.9	7.4	8.1	8.8	9.1	9.3
30	34	7.8	1.1	6.3	6.5	6.7	7.1	7.8	8.5	9.2	9.5	9.7
31	46	8.6	1.0	6.6	6.8	7.0	7.4	8.2	8.9	9.6	9.9	10.1
32	60	8.5	1.2	6.9	7.1	7.3	7.8	8.5	9.3	9.9	10.2	10.4
33	93	8.9	1.0	7.2	7.4	7.6	8.1	8.8	9.6	10.2	10.5	10.8
34	117	9.1	1.0	7.5	7.7	8.0	8.5	9.2	9.9	10.5	10.8	11.0
35	227	9.5	0.9	7.8	8.0	8.3	8.8	9.5	10.2	10.7	11.0	11.3
36	413	9.7	0.9	8.1	8.3	8.6	9.1	9.7	10.4	10.9	11.2	11.5
37	828	10.0	0.8	8.4	8.6	8.9	9.4	10.0	10.6	11.1	11.4	11.7
38	1808	10.3	0.8	8.7	8.9	9.2	9.7	10.2	10.8	11.3	11.6	11.9
39	3094	10.5	0.9	8.9	9.1	9.4	9.9	10.4	11.0	11.5	11.8	12.1
40	3595	10.7	0.9	9.1	9.2	9.6	10.1	10.6	11.1	11.7	12.0	12.3
41	1894	10.7	0.9	9.2	9.3	9.7	10.2	10.7	11.3	11.9	12.2	12.5
42	977	10.8	0.9	9.2	9.4	9.7	10.2	10.9	11.4	12.1	12.4	12.7
43	267	10.9	1.0	9.1	9.3	9.6	10.2	10.9	11.5	12.3	12.7	12.9
44	122	11.0	1.0	8.9	9.2	9.5	10.1	11.0	11.6	12.6	12.9	13.1

表 8－3－110　　　　　中国九市不同胎龄新生儿男性出生体重值　　　　　g

胎龄（周）	例数	平均值	标准差	修匀后百分位数								
				P_3	P_5	P_{10}	P_{25}	P_{50}	P_{75}	P_{90}	P_{95}	P_{97}
28	24	1467	248	1156	1142	1203	1326	1456	1512	1685	1819	1727
29	12	1469	236	1125	1148	1220	1371	1544	1722	1954	2119	2213
30	18	1854	413	1152	1204	1286	1459	1666	1932	2204	2391	2615
31	24	2076	501	1229	1302	1394	1583	1814	2140	2435	2636	2940
32	32	1982	417	1345	1434	1534	1736	1984	2343	2648	2855	3200
33	61	2214	413	1492	1593	1699	1910	2169	2540	2844	3051	3402
34	62	2470	465	1661	1769	1881	2098	2362	2729	3024	3227	3556
35	146	2650	416	1843	1953	2071	2293	2558	2907	3188	3383	3671
36	244	2710	441	2028	2139	2261	2487	2749	3073	3337	3522	3757
37	475	2950	383	2208	2317	2444	2672	2929	3224	3472	3647	3822
38	1005	3123	365	2372	2479	2611	2841	3093	3359	3594	3758	3875
39	1634	3252	377	2514	2617	2753	2988	3234	3475	3702	3859	3927
40	1785	3329	391	2622	2722	2863	3104	3345	3571	3799	3951	3985
41	938	3396	417	2688	2786	2932	3182	3420	3645	3884	4036	4060
42	503	3401	419	2704	2802	2952	3214	3453	3693	3959	4116	4161
43	147	3465	461	2659	2759	2916	3194	3437	3715	4023	4194	4296
44	71	3459	418	2545	2650	2814	3113	3367	3709	4079	4271	4474

表 8－3－111　　　　　中国九市不同胎龄新生儿男性身长值　　　　　cm

胎龄（周）	例数	平均值	标准差	修匀后百分位数								
				P_3	P_5	P_{10}	P_{25}	P_{50}	P_{75}	P_{90}	P_{95}	P_{97}
28	24	40.4	1.8	38.4	38.4	38.4	40.1	40.6	41.6	42.6	43.9	44.0
29	12	41.9	2.0	38.1	38.3	38.7	40.2	41.2	42.6	44.2	45.4	45.7
30	18	43.0	3.2	38.2	38.5	39.2	40.6	42.0	43.7	45.6	46.8	47.1
31	24	44.0	3.4	38.6	39.1	39.9	41.2	42.9	44.7	46.9	47.9	48.3
32	32	43.3	2.4	39.3	39.9	40.7	42.0	43.8	45.7	47.9	48.9	49.4
33	61	44.6	2.6	40.1	40.8	41.7	43.0	44.8	46.7	48.8	49.7	50.2
34	62	46.0	2.4	41.1	41.9	42.7	44.0	45.8	47.6	49.5	50.4	50.9
35	146	47.0	2.3	42.2	43.0	43.8	45.1	46.8	48.5	50.1	51.0	51.5
36	244	47.5	2.5	43.3	44.1	44.9	46.1	47.8	49.3	50.6	51.5	52.0
37	475	48.8	1.9	44.4	45.2	45.9	47.2	48.6	50.0	51.1	51.9	52.4
38	1005	49.5	1.8	45.5	46.2	46.8	48.1	49.4	50.6	51.5	52.2	52.8
39	1634	50.1	1.7	46.4	47.1	47.7	48.9	50.1	51.2	51.9	52.6	53.1
40	1785	50.5	1.8	47.1	47.7	48.3	49.6	50.6	51.6	52.2	52.9	53.4
41	938	50.8	1.8	47.5	48.1	48.8	50.0	50.9	51.9	52.6	53.3	53.8
42	503	50.8	1.8	47.7	48.2	49.0	50.1	51.1	52.1	53.0	53.7	54.2
43	147	50.8	2.0	47.5	47.9	48.9	50.0	51.0	52.1	53.4	54.1	54.7
44	71	51.2	1.9	46.9	47.2	48.6	49.5	50.6	52.0	53.9	54.6	55.2

表 8－3－112　　　　　　　　中国九市不同胎龄新生儿男性顶臀长值　　　　　　cm

胎 龄 （周）	例数	平均值	标准差	修匀后百分位数								
				P₃	P₅	P₁₀	P₂₅	P₅₀	P₇₅	P₉₀	P₉₅	P₉₇
28	24	27.4	1.8	23.7	23.8	24.0	25.4	27.4	28.1	28.9	29.3	29.2
29	12	26.6	0.9	24.3	24.4	24.7	25.8	27.5	28.6	29.6	30.0	30.1
30	18	27.9	1.8	24.9	25.0	25.4	26.4	27.8	29.1	30.2	30.7	30.9
31	24	29.0	2.1	25.5	25.7	26.2	27.0	28.3	29.7	30.9	31.5	31.8
32	32	29.0	1.6	26.2	26.4	27.0	27.7	28.9	30.3	31.6	32.2	32.6
33	61	29.5	2.0	26.8	27.1	27.7	28.5	29.6	31.0	32.3	32.9	33.3
34	62	30.4	1.8	27.5	27.8	28.4	29.3	30.3	31.8	33.0	33.6	34.0
35	146	31.6	1.7	28.1	28.4	29.2	30.0	31.1	32.5	33.7	34.3	34.7
36	244	31.8	1.9	28.7	29.1	29.8	30.8	31.8	33.1	34.3	34.9	35.2
37	475	32.7	1.6	29.3	29.7	30.4	31.5	32.5	33.7	34.9	35.4	35.8
38	1005	33.2	1.7	29.8	30.2	30.9	32.1	33.2	34.3	35.3	35.9	36.2
39	1634	33.6	1.6	30.2	30.6	31.4	32.6	33.7	34.7	35.7	36.3	36.6
40	1785	33.8	1.6	30.5	31.0	31.7	33.0	34.1	35.1	36.0	36.6	36.8
41	938	34.0	1.7	30.8	31.2	31.9	33.2	34.3	35.3	36.2	36.7	37.0
42	503	34.1	1.6	30.9	31.3	32.0	33.2	34.3	35.3	36.3	36.8	37.1
43	147	34.1	1.7	30.9	31.3	32.0	33.1	34.1	35.2	36.2	36.7	37.0
44	71	33.9	1.6	30.8	31.1	31.8	32.7	33.5	34.8	35.9	36.5	36.9

表 8－3－113　　　　　　　　中国九市不同胎龄新生儿男性头围值　　　　　　cm

胎 龄 （周）	例数	平均值	标准差	修匀后百分位数								
				P₃	P₅	P₁₀	P₂₅	P₅₀	P₇₅	P₉₀	P₉₅	P₉₇
28	24	27.6	1.5	25.5	25.5	25.7	26.5	27.6	28.7	29.3	29.6	30.4
29	12	28.1	1.3	25.7	25.8	26.2	26.9	28.1	29.4	30.3	30.8	31.4
30	18	29.3	2.1	26.0	26.2	26.7	27.5	28.7	30.0	31.1	31.8	32.3
31	24	29.9	1.8	26.4	26.8	27.3	28.1	29.3	30.7	31.9	32.6	33.1
32	32	29.9	1.7	27.0	27.4	28.0	28.8	30.0	31.3	32.6	33.3	33.8
33	61	30.7	1.6	27.6	28.1	28.7	29.5	30.7	31.9	33.2	33.9	34.3
34	62	31.4	1.7	28.3	28.8	29.5	30.3	31.3	32.5	33.7	34.4	34.8
35	146	32.4	1.4	29.0	29.5	30.2	31.0	32.0	33.1	34.1	34.8	35.2
36	244	32.6	1.5	29.7	30.2	30.8	31.7	32.6	33.6	34.5	35.1	35.5
37	475	33.2	1.3	30.4	30.9	31.5	32.3	33.2	34.1	34.9	35.4	35.7
38	1005	33.6	1.2	31.0	31.5	32.0	32.9	33.7	34.5	35.1	35.6	35.9
39	1634	33.9	1.2	31.6	32.0	32.5	33.3	34.1	34.8	35.4	35.8	36.1
40	1785	34.2	1.2	32.0	32.4	32.9	33.6	34.4	35.1	35.6	36.0	36.3
41	938	34.4	1.2	32.3	32.6	33.1	33.8	34.5	35.2	35.7	36.1	36.4
42	503	34.5	1.2	32.4	32.7	33.1	33.9	34.6	35.3	35.9	36.3	36.6
43	147	34.6	1.2	32.3	32.6	33.0	33.7	34.4	35.3	36.0	36.5	36.7
44	71	34.4	1.1	32.0	32.3	32.7	33.3	34.1	35.2	36.1	36.8	37.0

表 8－3－114 　　　　　中国九市不同胎龄新生儿男性胸围值 　　　　cm

胎龄（周）	例数	平均值	标准差	修匀后百分位数								
				P_3	P_5	P_{10}	P_{25}	P_{50}	P_{75}	P_{90}	P_{95}	P_{97}
28	24	24.3	1.7	21.5	21.5	21.2	23.0	24.0	25.4	26.3	26.3	26.3
29	12	25.3	1.3	21.7	21.9	22.1	23.6	24.7	26.3	27.6	28.2	28.4
30	18	26.6	2.7	22.1	22.4	23.0	24.3	25.5	27.2	28.7	29.8	30.2
31	24	27.2	2.7	22.7	23.1	23.9	25.1	26.4	28.1	29.7	31.1	31.6
32	32	27.3	2.4	23.4	23.9	24.9	25.9	27.2	28.9	30.6	32.1	32.7
33	61	28.3	2.3	24.2	24.8	25.8	26.8	28.1	29.7	31.4	32.9	33.6
34	62	29.1	2.4	25.1	25.7	26.7	27.7	29.0	30.5	32.0	33.5	34.1
35	146	30.1	1.9	26.0	26.6	27.6	28.6	29.8	31.2	32.6	33.9	34.5
36	244	30.4	1.8	26.9	29.4	28.4	29.4	30.6	31.8	33.1	34.2	34.8
37	475	31.4	1.7	27.8	28.3	29.1	30.2	31.3	32.4	33.5	34.4	35.0
38	1005	32.0	1.5	28.6	29.0	29.8	30.9	31.9	32.9	33.9	34.5	35.0
39	1634	32.5	1.5	29.3	29.7	30.3	31.5	32.4	33.4	34.2	34.7	35.1
40	1785	32.8	1.5	29.9	30.2	30.8	32.0	32.9	33.7	34.5	34.8	35.2
41	938	33.0	1.6	30.3	30.6	31.1	32.2	33.1	34.0	34.7	35.0	35.3
42	503	33.0	1.6	30.4	30.8	31.3	32.3	33.2	34.1	34.9	35.3	35.6
43	147	33.2	1.6	30.4	30.8	31.3	32.2	33.2	34.2	35.0	35.6	36.0
44	71	33.2	1.4	30.1	30.5	31.2	31.8	33.0	34.1	35.2	36.2	36.5

表 8－3－115 　　　　　中国九市不同胎龄新生儿男性上臂围值 　　　　cm

胎龄（周）	例数	平均值	标准差	修匀后百分位数								
				P_3	P_5	P_{10}	P_{25}	P_{50}	P_{75}	P_{90}	P_{95}	P_{97}
28	24	7.4	0.8	6.3	6.3	6.4	6.6	6.9	7.4	8.2	8.4	8.3
29	12	7.6	0.6	6.3	6.4	6.5	6.8	7.3	8.0	8.7	9.1	9.1
30	18	7.9	1.2	6.5	6.5	6.7	7.0	7.6	8.5	9.2	9.6	9.8
31	24	8.5	1.0	6.7	6.8	7.0	7.3	8.0	8.9	9.6	10.1	10.3
32	32	8.4	1.2	6.9	7.1	7.3	7.6	8.4	9.3	9.9	10.5	10.7
33	61	8.8	1.0	7.2	7.4	7.6	8.0	8.7	9.6	10.2	10.8	11.0
34	62	9.2	1.0	7.5	7.7	7.9	8.4	9.1	9.9	10.5	11.0	11.3
35	146	9.5	0.9	7.8	8.0	8.3	8.7	9.4	10.2	10.7	11.2	11.5
36	244	9.6	0.9	8.1	8.3	8.6	9.1	9.7	10.4	10.9	11.4	11.7
37	475	10.0	0.8	8.4	8.6	8.9	9.4	10.0	10.6	11.1	11.5	11.8
38	1005	10.3	0.8	8.6	8.9	9.2	9.7	10.3	10.8	11.3	11.7	11.9
39	1634	10.5	0.9	8.9	9.2	9.5	10.0	10.5	10.9	11.5	11.8	12.1
40	1785	10.7	0.9	9.0	9.3	9.6	10.2	10.7	11.1	11.7	12.0	12.2
41	938	10.8	0.9	9.2	9.4	9.7	10.3	10.8	11.3	11.9	12.2	12.4
42	503	10.8	0.9	9.2	9.5	9.8	10.4	10.9	11.4	12.2	12.5	12.7
43	147	11.1	1.1	9.2	9.4	9.7	10.4	11.0	11.6	12.5	12.8	13.0
44	71	11.2	1.1	9.1	9.3	9.5	10.3	11.0	11.8	12.8	13.2	13.5

表 8-3-116　　　　　　　中国九市不同胎龄新生儿女性出生体重值　　　　　　　g

胎 龄 (周)	例数	平均值	标准差	修匀后百分位数								
				P_3	P_5	P_{10}	P_{25}	P_{50}	P_{75}	P_{90}	P_{95}	P_{97}
28	9	1340	391									
29	18	1589	355	1028	1053	1117	1306	1532	1811	2001	2119	2208
30	16	1838	518	1141	1172	1254	1465	1730	2064	2268	2357	2484
31	22	2106	509	1275	1312	1409	1634	1923	2292	2506	2577	2729
32	28	2226	426	1423	1469	1576	1807	2109	2493	2718	2780	2944
33	32	2254	431	1582	1637	1751	1983	2287	2672	2904	2966	3133
34	55	2374	406	1746	1810	1929	2158	2455	2828	3067	3136	3298
35	81	2579	392	1909	1983	2104	2327	2611	2964	3208	3289	3442
36	169	2712	392	2068	2149	2271	2487	2754	3081	3329	3427	3566
37	353	2878	368	2216	2303	2425	2635	2882	3180	3432	3549	3673
38	803	3029	375	2348	2440	2561	2766	2995	3264	3518	3657	3765
39	1460	3132	355	2460	2553	2674	2878	3089	3333	3590	3749	3846
40	1810	3207	383	2545	2638	2758	2967	3165	3390	3648	3827	3917
41	956	3268	385	2600	2688	2809	3028	3220	3436	3696	3891	3981
42	474	3322	391	2619	2697	2821	3060	3253	3472	3733	3942	4040
43	120	3296	350	2596	2661	2790	3056	3261	3500	3763	3979	4097
44	51	3233	373	2527	2574	2709	3016	3245	3522	3787	4003	4154

表 8-3-117　　　　　　　中国九市不同胎龄新生儿女性身长值　　　　　　　cm

胎 龄 (周)	例数	平均值	标准差	修匀后百分位数								
				P_3	P_5	P_{10}	P_{25}	P_{50}	P_{75}	P_{90}	P_{95}	P_{97}
28	9	39.5	3.2									
29	18	40.8	2.2	36.6	36.8	37.2	38.4	40.7	42.3	44.3	44.8	45.0
30	16	43.3	3.5	37.7	38.0	38.6	39.9	42.2	43.9	45.7	46.4	46.7
31	22	44.8	3.0	38.7	39.1	40.0	41.3	43.4	45.2	46.9	47.7	48.0
32	28	45.1	2.4	39.8	40.3	41.2	42.5	44.6	46.3	47.9	48.7	49.1
33	32	44.7	2.4	40.8	41.3	42.3	43.7	45.6	47.3	48.7	49.5	49.9
34	55	45.6	2.4	41.8	42.4	43.4	44.7	46.4	48.1	49.4	50.2	50.5
35	81	46.5	1.9	42.7	43.3	44.3	45.6	47.2	48.7	49.9	50.6	51.0
36	169	47.6	2.1	43.6	44.2	45.1	46.5	47.8	49.2	50.3	51.0	51.3
37	353	48.2	1.9	44.4	45.0	45.8	47.1	48.4	49.6	50.6	51.3	51.5
38	803	48.9	1.7	45.2	45.7	46.5	47.7	48.8	50.0	50.9	51.5	51.8
39	1460	49.4	1.7	45.8	46.3	47.0	48.2	49.2	50.2	51.1	51.6	52.0
40	1810	49.7	1.7	46.3	46.8	47.4	48.6	49.5	50.5	51.4	51.8	52.3
41	956	50.1	1.6	46.8	47.2	47.7	48.8	49.7	50.6	51.6	52.0	52.6
42	474	50.3	1.7	47.1	47.5	47.9	49.0	49.9	50.8	51.9	52.3	53.1
43	120	50.0	1.5	47.2	47.6	48.1	49.0	50.0	51.0	52.3	52.6	53.8
44	51	49.9	1.7	47.3	47.6	48.1	49.0	50.0	51.3	52.8	53.1	54.7

表 8-3-118　　　　　　　　　　中国九市不同胎龄新生儿女性顶臀长值　　　　　　　　　　cm

胎龄（周）	例数	平均值	标准差	修匀后百分位数								
				P_3	P_5	P_{10}	P_{25}	P_{50}	P_{75}	P_{90}	P_{95}	P_{97}
28	9	25.8	2.2									
29	18	26.7	1.4	23.3	24.0	24.3	25.3	26.9	27.8	28.5	29.2	29.4
30	16	28.4	1.9	24.6	25.4	25.7	26.5	27.8	28.8	29.6	30.5	30.7
31	22	28.9	2.0	25.7	26.5	26.9	27.5	28.6	29.8	30.6	31.6	31.9
32	28	29.4	1.7	26.6	27.4	27.8	28.5	29.4	30.6	31.5	32.5	32.8
33	32	30.1	1.6	27.3	28.1	28.6	29.2	30.1	31.4	32.3	33.2	33.6
34	55	31.0	1.7	27.9	28.6	29.2	29.9	30.8	32.0	33.0	33.9	34.3
35	81	31.2	1.7	28.4	29.0	29.6	30.5	31.4	32.6	33.6	34.4	34.8
36	169	31.8	1.9	28.8	29.4	30.0	30.9	32.0	33.1	34.1	34.8	35.2
37	353	32.3	1.6	29.1	29.6	30.3	31.3	32.5	33.6	34.5	35.1	35.5
38	803	32.8	1.6	29.4	29.8	30.5	31.6	32.9	33.9	34.9	35.4	35.7
39	1460	33.1	1.5	29.7	30.1	30.7	31.9	33.2	34.2	35.1	35.5	35.9
40	1810	33.2	1.6	30.0	30.3	30.9	32.1	33.4	34.4	35.3	35.7	36.0
41	956	33.6	1.6	30.4	30.7	31.2	32.3	33.5	34.5	35.4	35.7	36.0
42	474	33.9	1.5	30.8	31.1	31.5	32.4	33.5	34.5	35.4	35.8	36.1
43	120	33.5	1.4	31.4	31.7	32.0	32.6	33.3	34.4	35.4	35.8	36.2
44	51	33.2	1.2	32.1	32.4	32.5	32.7	33.1	34.2	35.3	35.8	36.3

表 8-3-119　　　　　　　　　　中国九市不同胎龄新生儿女性头围值　　　　　　　　　　cm

胎龄（周）	例数	平均值	标准差	修匀后百分位数								
				P_3	P_5	P_{10}	P_{25}	P_{50}	P_{75}	P_{90}	P_{95}	P_{97}
28	9	26.9	2.2									
29	18	28.9	1.9	25.3	25.5	25.9	27.0	28.5	29.6	30.1	30.9	31.1
30	16	29.3	1.8	25.9	26.1	26.7	27.9	29.3	30.5	31.1	31.8	32.0
31	22	30.1	1.7	26.6	26.8	27.5	28.7	29.9	31.2	32.0	32.6	32.8
32	28	30.5	2.0	27.2	27.5	28.2	29.4	30.5	31.8	32.7	33.2	33.4
33	32	30.8	1.7	27.9	28.2	28.9	30.0	31.1	32.4	33.2	33.7	33.9
34	55	31.5	1.5	28.5	28.8	29.6	30.6	31.6	32.8	33.7	34.2	34.4
35	81	31.7	1.4	29.2	29.5	30.2	31.1	32.1	33.2	34.0	34.5	34.7
36	169	32.4	1.3	29.7	30.0	30.7	31.6	32.5	33.5	34.3	34.7	35.0
37	353	32.9	1.2	30.3	30.6	31.2	32.0	32.8	33.8	34.5	34.9	35.2
38	803	33.2	1.2	30.8	31.0	31.6	32.3	33.1	34.0	34.7	35.1	35.4
39	1460	33.5	1.2	31.2	31.5	31.9	32.6	33.4	34.1	34.8	35.2	35.5
40	1810	33.7	1.2	31.5	31.8	32.2	32.9	33.6	34.3	34.9	35.3	35.6
41	956	33.9	1.2	31.8	32.0	32.4	33.1	33.8	34.4	35.1	35.4	35.7
42	474	34.1	1.1	31.9	32.2	32.5	33.2	33.9	34.5	35.2	35.5	35.8
43	120	34.0	1.0	32.0	32.2	32.5	33.3	34.0	34.6	35.4	35.7	35.9
44	51	33.8	1.0	31.9	32.1	32.6	33.4	34.1	34.8	35.6	35.9	36.0

表 8-3-120　　　　中国九市不同胎龄新生儿女性胸围值　　　　cm

胎龄（周）	例数	平均值	标准差	修匀后百分位数								
				P_3	P_5	P_{10}	P_{25}	P_{50}	P_{75}	P_{90}	P_{95}	P_{97}
28	9	23.5	1.6									
29	18	25.2	2.1	21.5	21.6	22.0	23.0	24.6	26.4	27.4	27.8	27.9
30	16	26.4	2.0	22.4	22.6	23.1	24.3	25.8	27.9	29.2	29.7	29.9
31	22	28.0	2.2	23.4	23.6	24.1	25.4	26.9	29.2	30.7	31.3	31.5
32	28	28.5	2.4	24.3	24.5	25.2	26.5	27.9	30.2	31.8	32.4	32.7
33	32	28.4	2.2	25.2	25.5	26.1	27.5	28.8	30.9	32.6	33.2	33.6
34	55	29.3	1.9	26.0	26.3	27.0	28.3	29.6	31.5	33.1	33.8	34.2
35	81	29.8	1.8	26.8	27.2	27.9	29.1	30.3	32.0	33.4	34.1	34.5
36	169	30.6	1.6	27.6	27.9	28.6	29.8	30.9	32.3	33.6	34.3	34.7
37	353	31.2	1.6	28.2	28.6	29.3	30.3	31.4	32.5	33.7	34.3	34.8
38	803	31.8	1.5	28.8	29.2	29.8	30.8	31.8	32.7	33.7	34.3	34.8
39	1460	32.2	1.5	29.3	29.7	30.3	31.2	32.1	32.8	33.7	34.2	34.7
40	1810	32.4	1.5	29.7	30.0	30.6	31.4	32.3	32.9	33.7	34.2	34.6
41	956	32.6	1.6	29.9	30.2	30.8	31.6	32.5	33.1	33.8	34.3	34.6
42	474	33.0	1.4	30.0	30.3	30.8	31.7	32.6	33.3	34.0	34.5	34.8
43	120	32.6	1.3	29.9	30.2	30.7	31.6	32.6	33.6	34.4	34.8	35.0
44	51	32.2	1.4	29.7	29.9	30.5	31.5	32.6	34.1	35.1	35.4	35.5

表 8-3-121　　　　中国九市不同胎龄新生儿女性上臂围值　　　　cm

胎龄（周）	例数	平均值	标准差	修匀后百分位数								
				P_3	P_5	P_{10}	P_{25}	P_{50}	P_{75}	P_{90}	P_{95}	P_{97}
28	9	6.5	0.5									
29	18	7.2	0.8	6.1	6.1	6.2	6.6	7.1	7.6	7.9	8.2	8.3
30	16	7.7	1.1	6.2	6.3	6.6	7.1	7.7	8.2	8.5	8.9	9.1
31	22	8.7	0.9	6.5	6.6	6.9	7.5	8.1	8.7	9.1	9.6	9.7
32	28	8.6	1.1	6.7	6.9	7.3	8.0	8.5	9.1	9.5	10.1	10.3
33	32	8.9	1.0	7.1	7.2	7.6	8.3	8.9	9.5	10.0	10.5	10.7
34	55	9.0	0.9	7.4	7.6	8.0	8.7	9.2	9.9	10.3	10.8	11.1
35	81	9.5	0.9	7.7	7.9	8.3	8.9	9.5	10.2	10.6	11.1	11.3
36	169	9.7	0.9	8.1	8.3	8.7	9.2	9.8	10.4	10.9	11.3	11.6
37	353	10.0	0.8	8.4	8.6	9.0	9.4	10.0	10.6	11.1	11.5	11.7
38	803	10.3	0.9	8.7	8.9	9.2	9.6	10.2	10.8	11.3	11.7	11.9
39	1460	10.4	0.8	8.9	9.1	9.4	9.8	10.4	10.9	11.5	11.8	12.0
40	1810	10.6	0.9	9.1	9.3	9.6	9.9	10.5	11.1	11.6	11.9	12.1
41	956	10.6	0.9	9.2	9.3	9.7	10.0	10.6	11.2	11.7	12.0	12.2
42	474	10.9	0.9	9.1	9.3	9.8	10.1	10.7	11.2	11.8	12.2	12.4
43	120	10.8	0.8	9.0	9.2	9.7	10.2	10.8	11.3	11.9	12.3	12.6
44	51	10.7	0.9	8.7	8.9	9.6	10.2	10.9	11.4	12.0	12.6	12.9

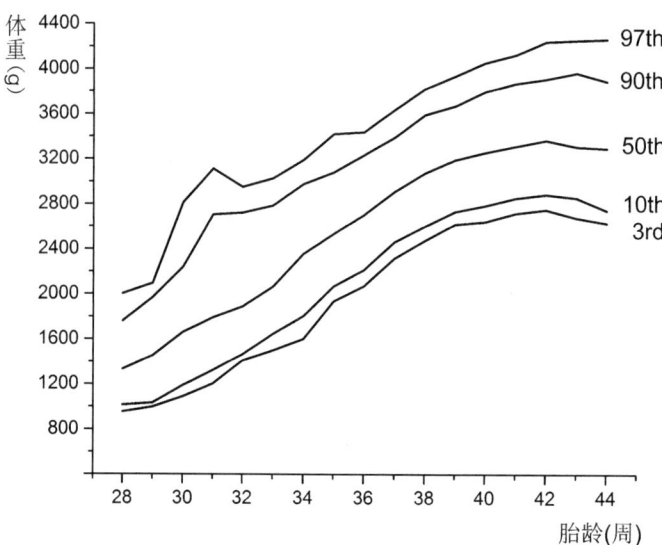

图 8-3-1　中国 15 城市不同胎龄新生儿出生体重百分位数曲线

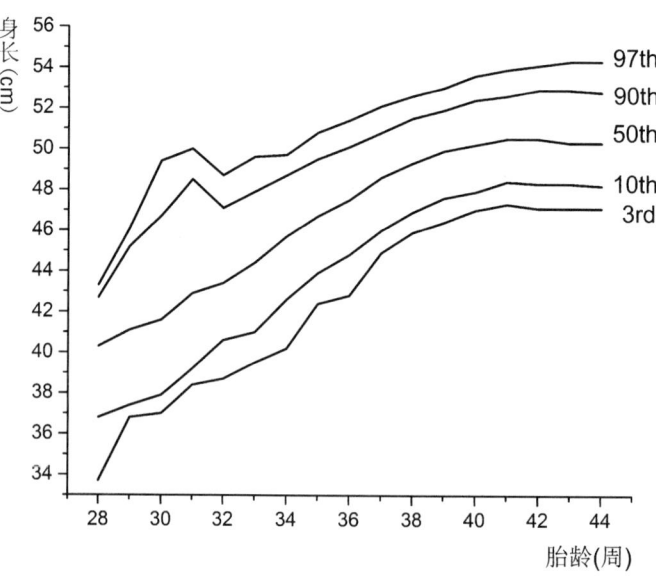

图 8-3-2　中国 15 城市不同胎龄新生儿身长百分位数曲线

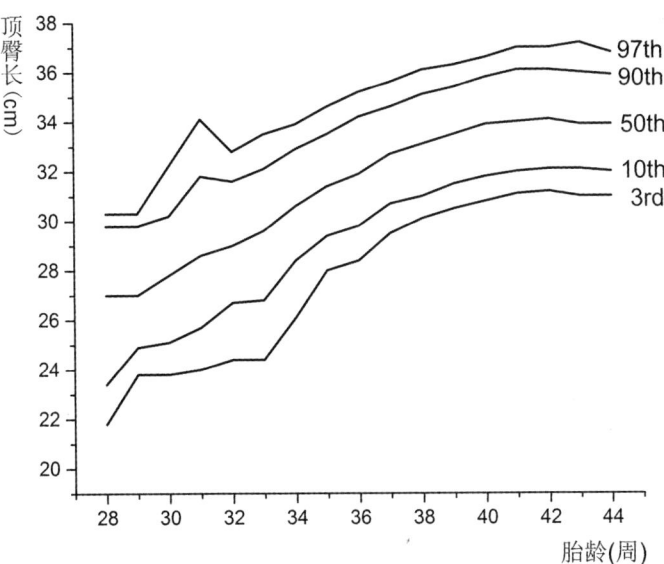

图 8 - 3 - 3 中国 15 城市不同胎龄新生儿顶臀长百分位数曲线

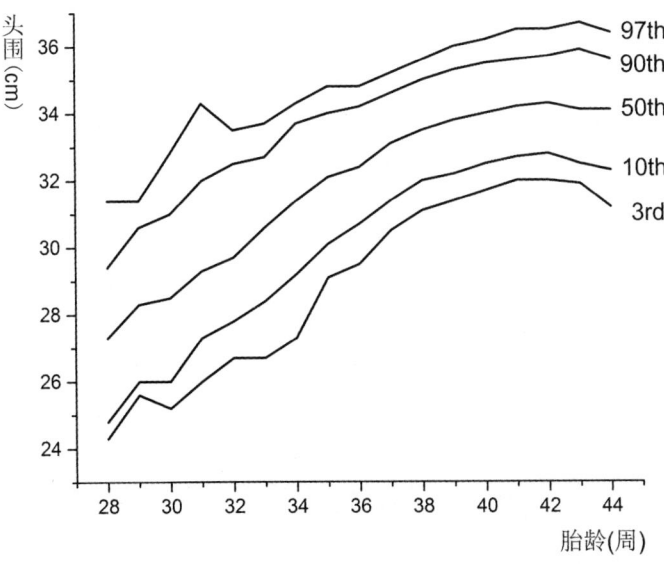

图 8 - 3 - 4 中国 15 城市不同胎龄新生儿头围百分位数曲线

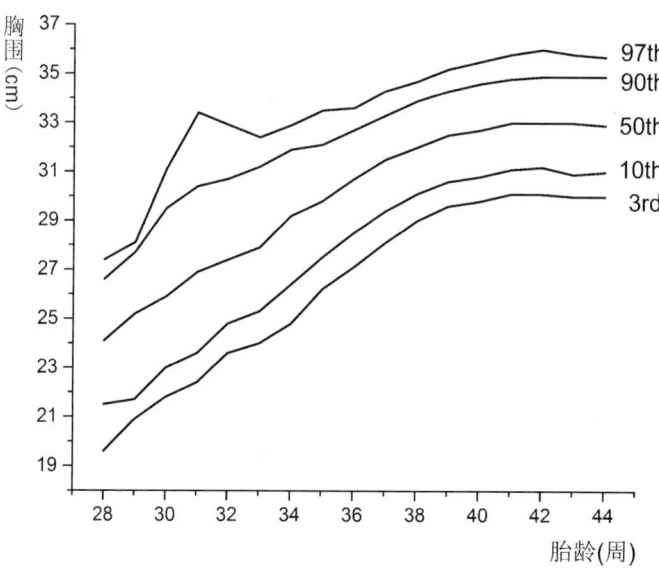

图 8‑3‑5　中国 15 城市不同胎龄新生儿胸围百分位数曲线

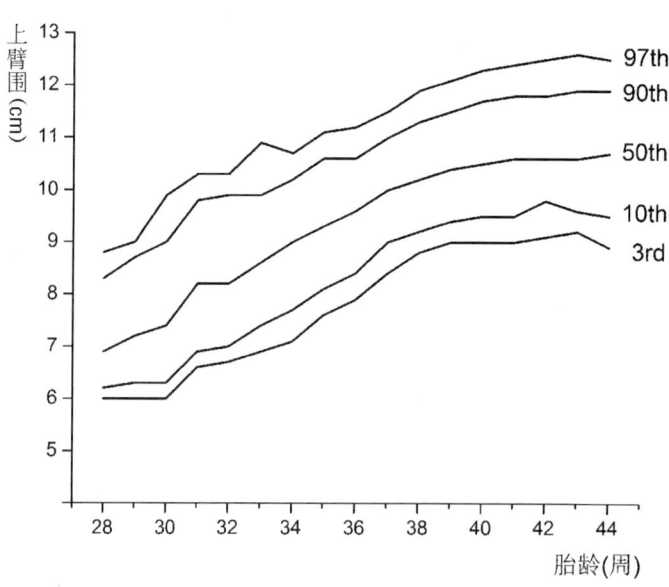

图 8‑3‑6　中国 15 城市不同胎龄新生儿上臂围百分位数曲线

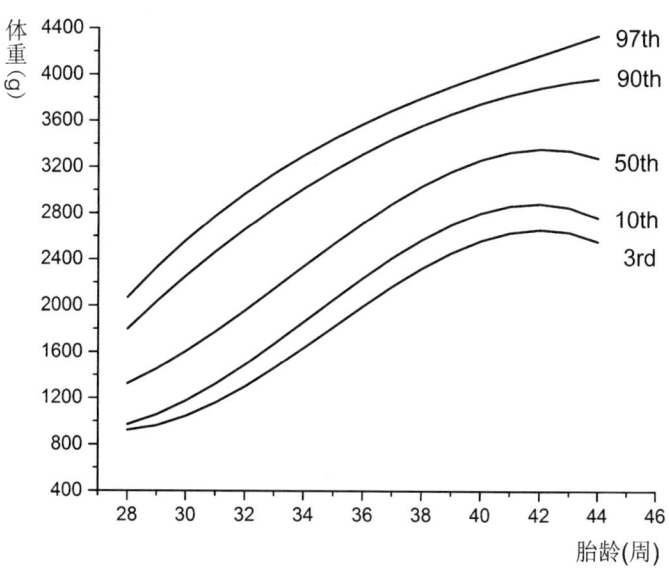

图 8‑3‑7　中国 15 城市不同胎龄新生儿出生体重百分位数（修匀后）曲线

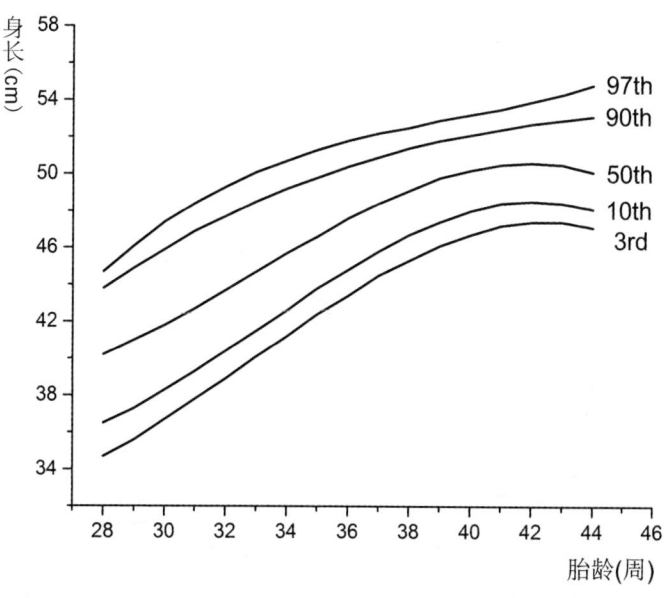

图 8‑3‑8　中国 15 城市不同胎龄新生儿身长百分位数（修匀后）曲线

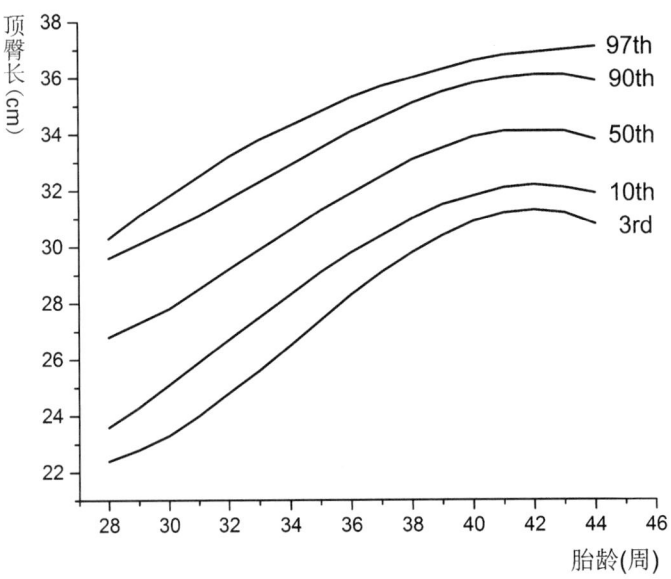

图 8 - 3 - 9　中国 15 城市不同胎龄新生儿顶臀长百分位数（修匀后）曲线

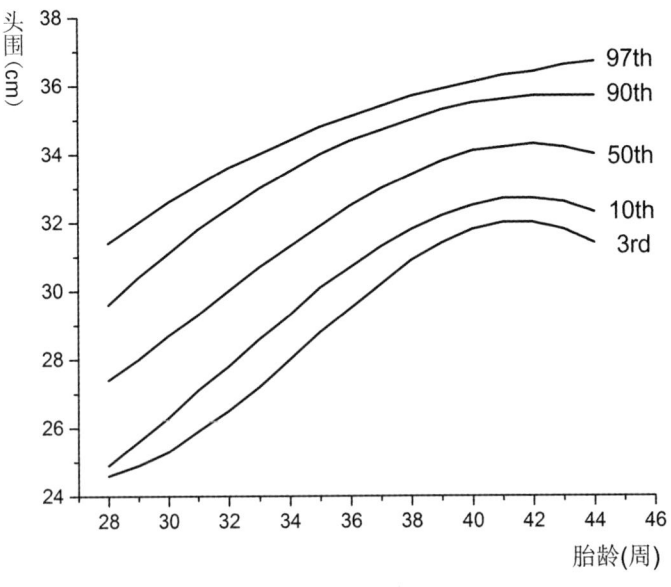

图 8 - 3 - 10　中国 15 城市不同胎龄新生儿头围百分位数（修匀后）曲线

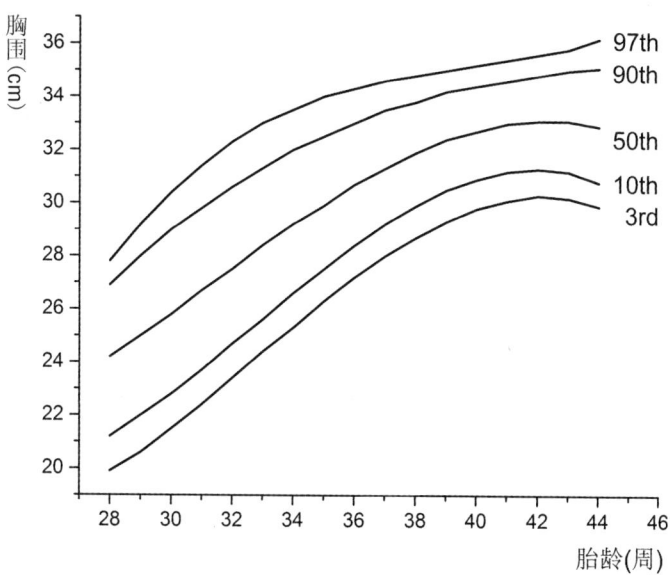

图 8‑3‑11　中国 15 城市不同胎龄新生儿胸围百分位数（修匀后）曲线

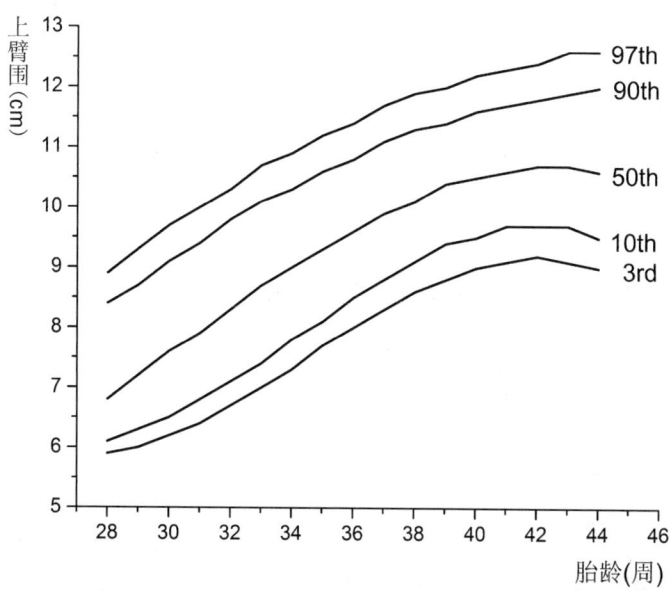

图 8‑3‑12　中国 15 城市不同胎龄新生儿上臂围百分位数（修匀后）曲线

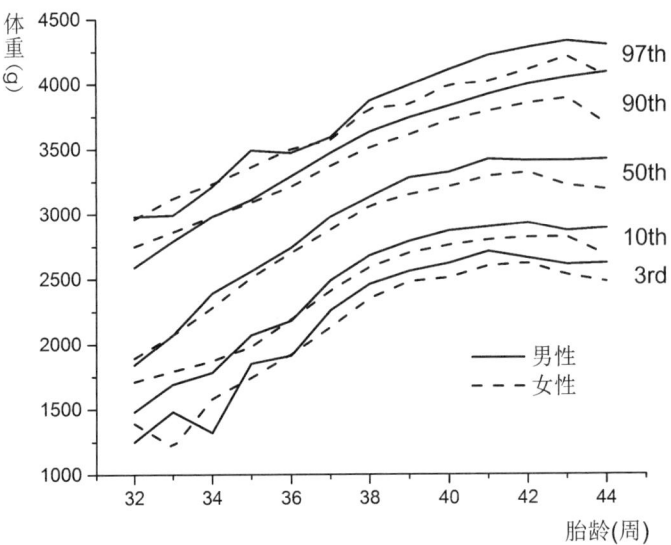

图 8 - 3 - 13　中国 15 城市不同性别新生儿出生体重百分位数曲线

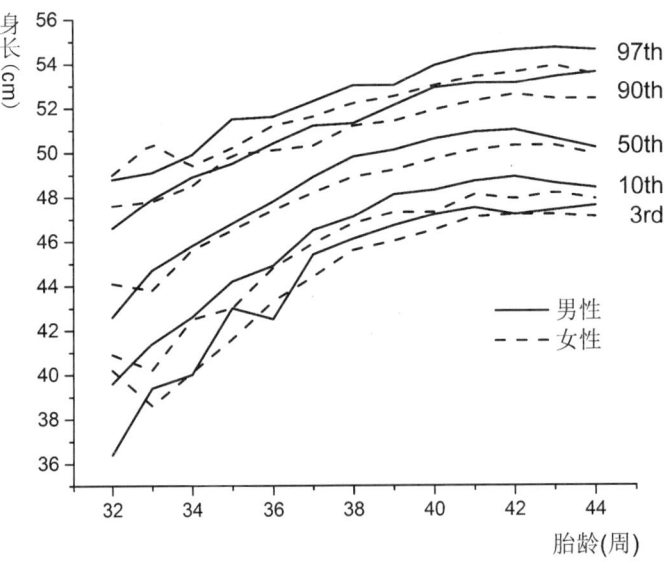

图 8 - 3 - 14　中国 15 城市不同性别新生儿身长百分位数曲线

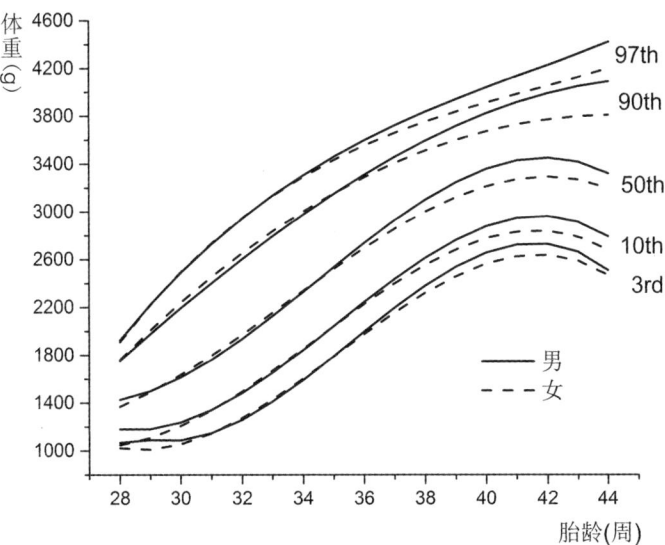

图 8－3－15　中国 15 城市不同性别新生儿出生体重百分位数（修匀后）曲线

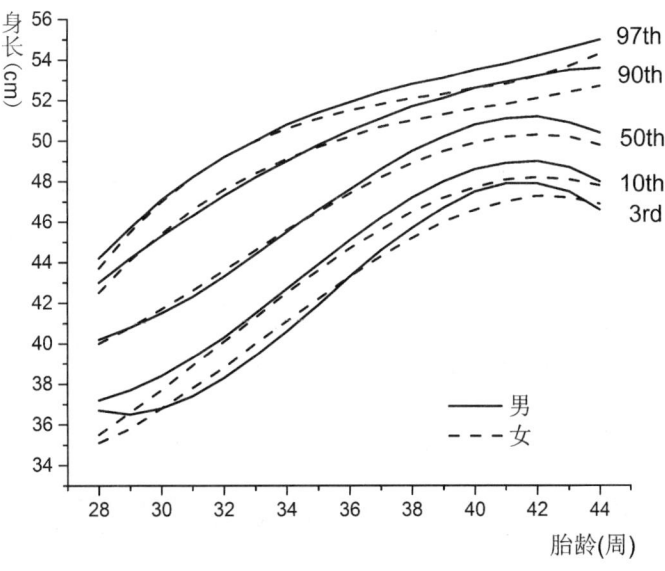

图 8－3－16　中国 15 城市不同性别新生儿身长百分位数（修匀后）曲线

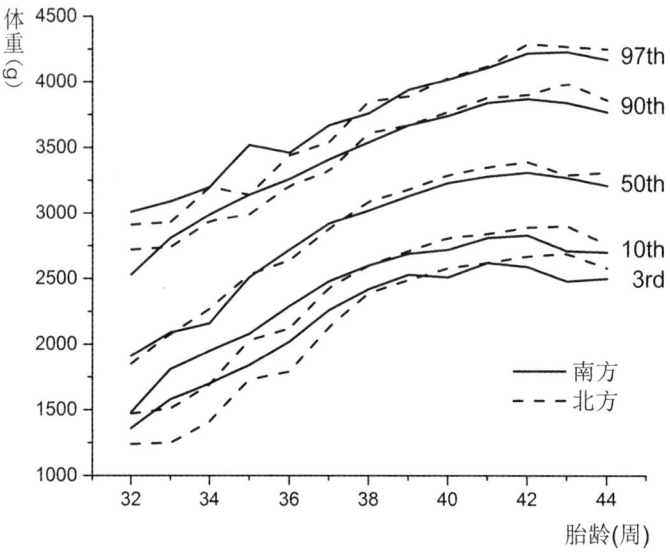

图 8 - 3 - 17　中国南、北方新生儿出生体重百分位数曲线

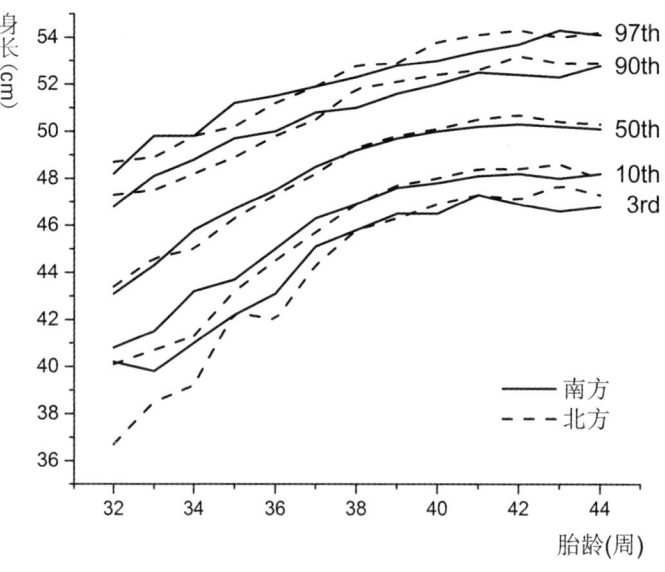

图 8 - 3 - 18　中国南、北方新生儿身长百分位数曲线

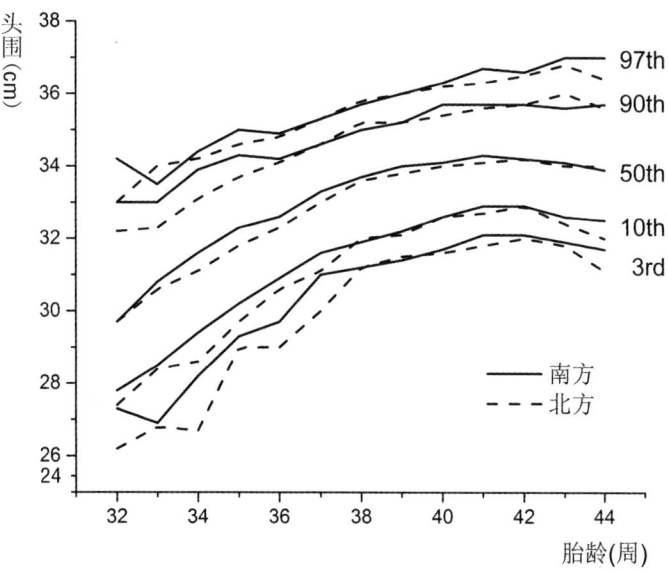

图 8‑3‑19 中国南、北方新生儿头围百分位数曲线

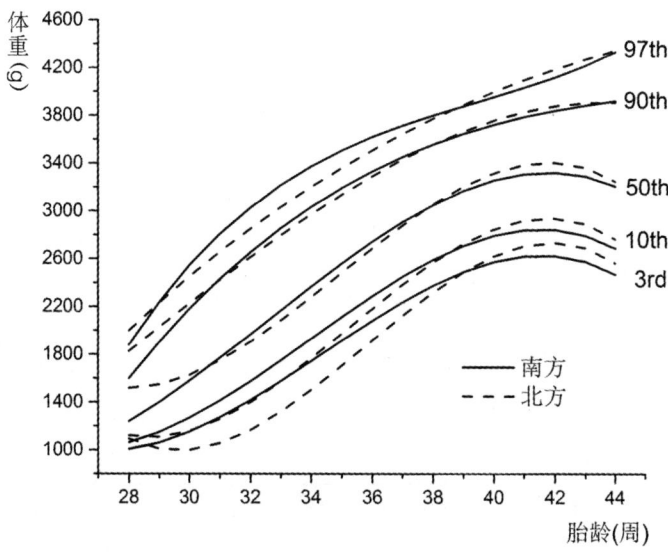

图 8‑3‑20 中国南北方新生儿出生体重百分位数（修匀后）曲线

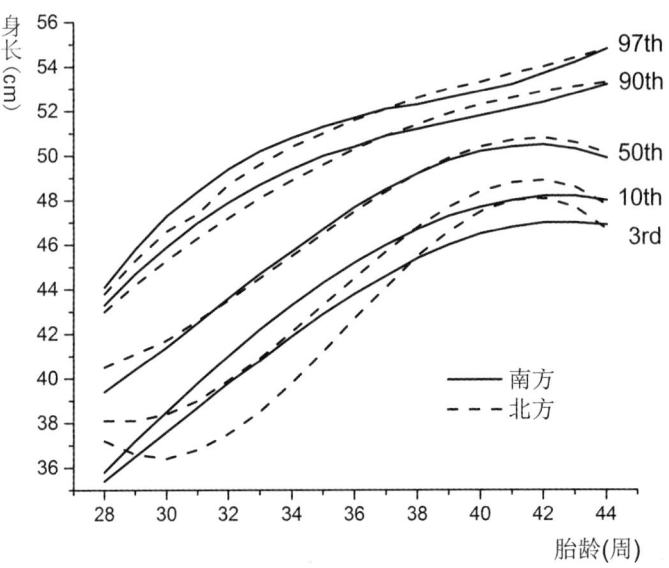

图 8‑3‑21　中国南北方新生儿身长百分位数（修匀后）曲线

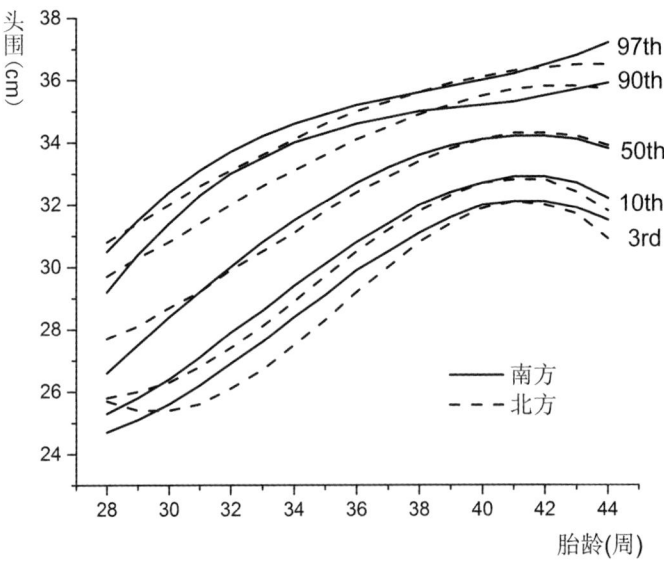

图 8‑3‑22　中国南北方新生儿头围百分位数（修匀后）曲线

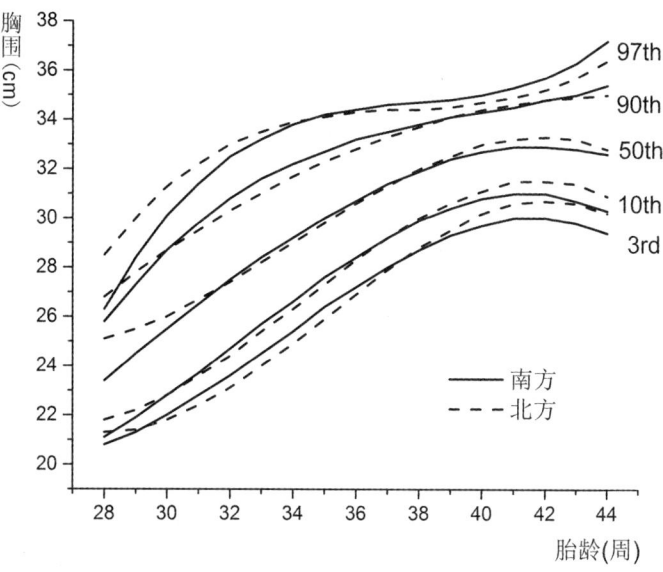

图 8‑3‑23　中国南北方新生儿胸围百分位数（修匀后）曲线

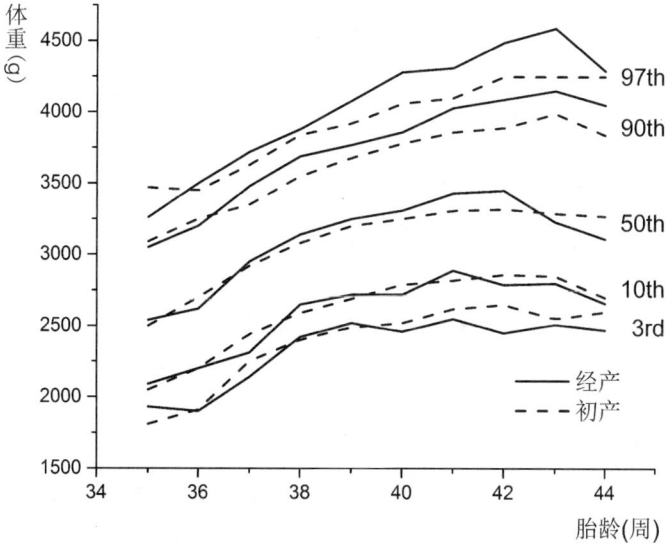

图 8‑3‑24　中国 15 城市初产、经产新生儿体重百分位数曲线

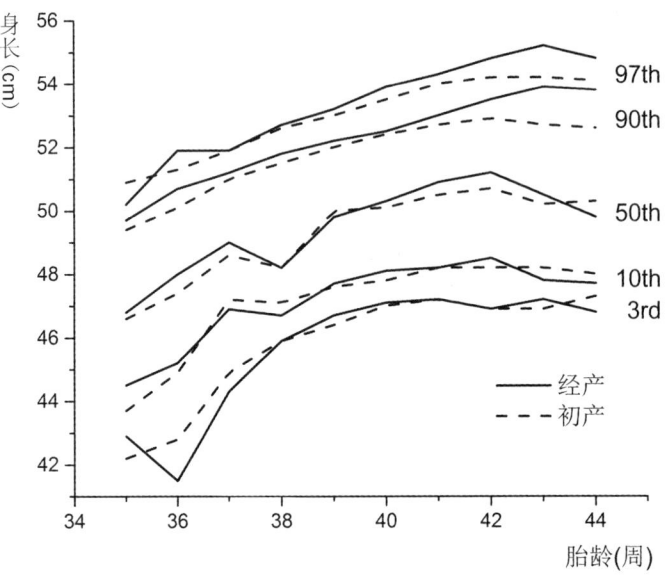

图 8-3-25 中国 15 城市初产、经产新生儿身长百分位数曲线

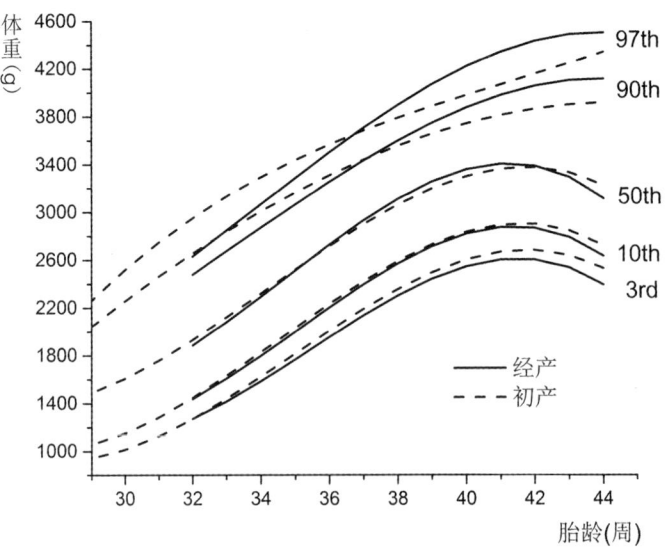

图 8-3-26 中国 15 城市初产、经产新生儿出生体重百分位数（修匀后）曲线

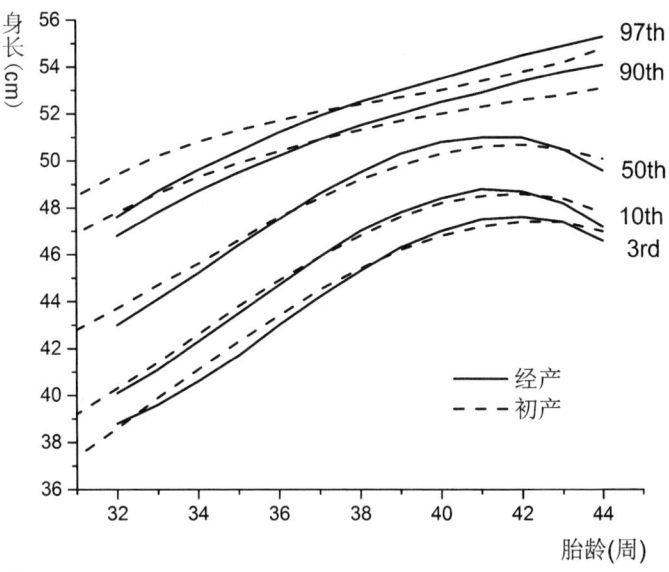

图 8－3－27　中国 15 城市初产、经产新生儿身长百分位数（修匀后）曲线

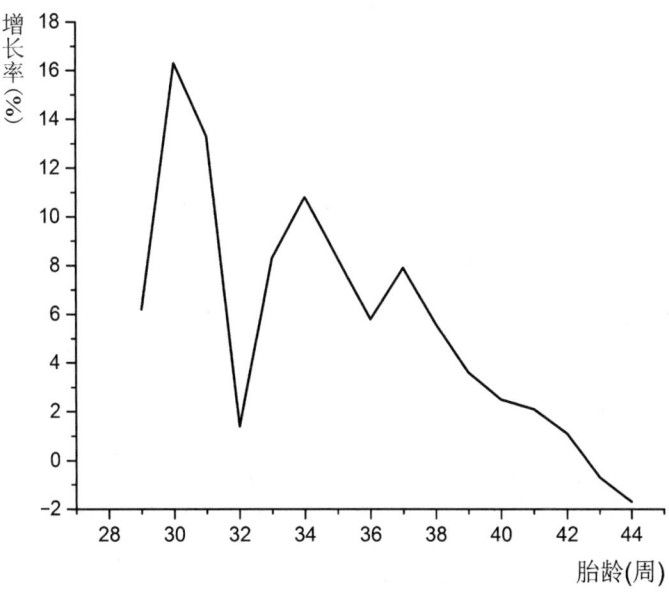

图 8－3－28　胎儿在宫内每周体重增长的速率

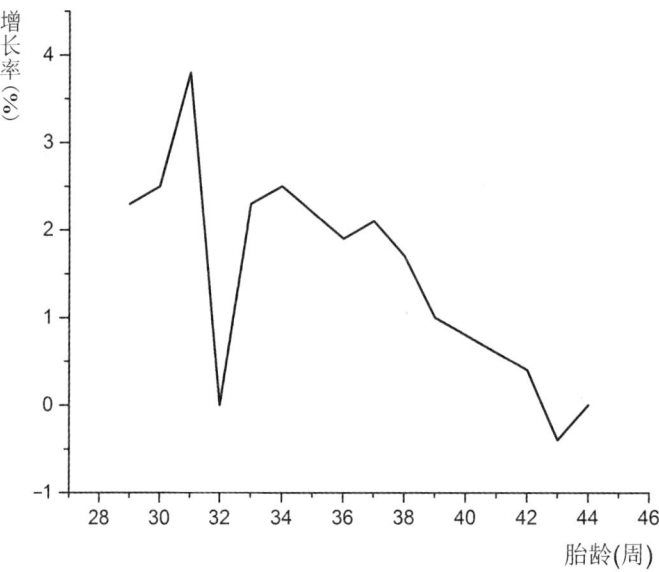

图 8‑3‑29　胎儿在宫内每周身长增长的速率

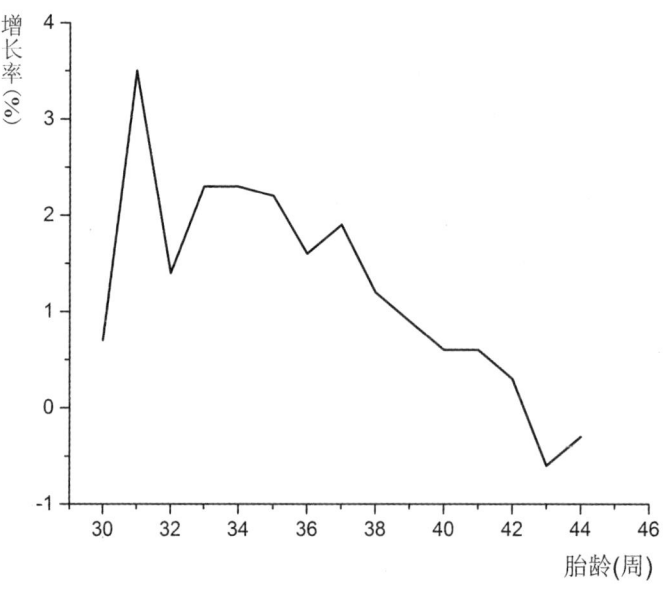

图 8‑3‑30　胎儿在宫内每周头围增长的速率

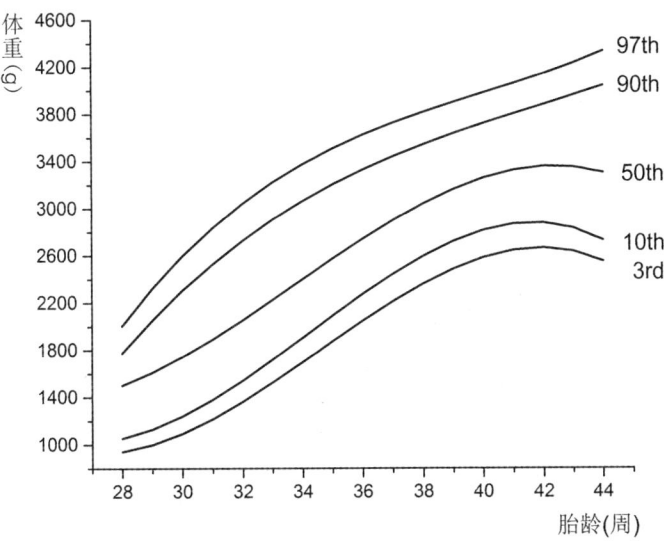

图 8‑3‑31　中国九市不同胎龄新生儿出生体重百分位数（修匀后）曲线

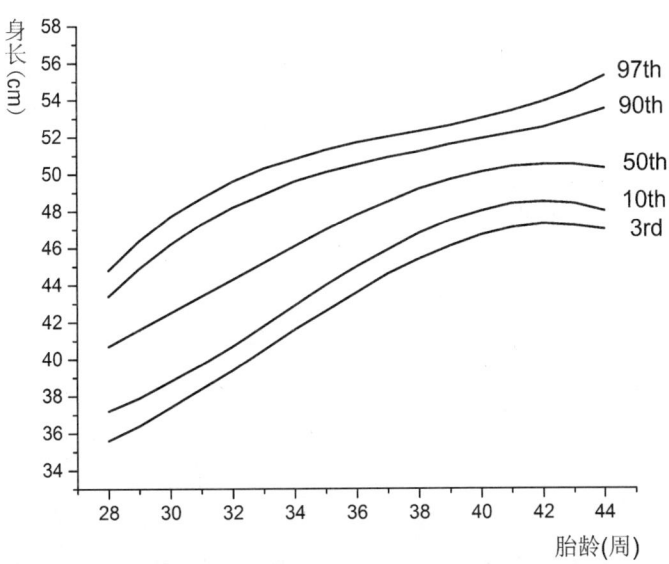

图 8‑3‑32　中国九市不同胎龄新生儿身长百分位数（修匀后）曲线

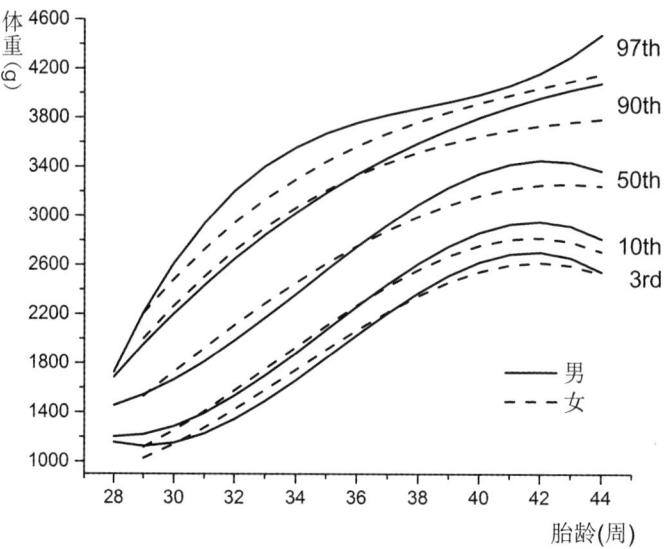

图 8‑3‑33   中国九市不同性别新生儿出生体重百分位数（修匀后）曲线

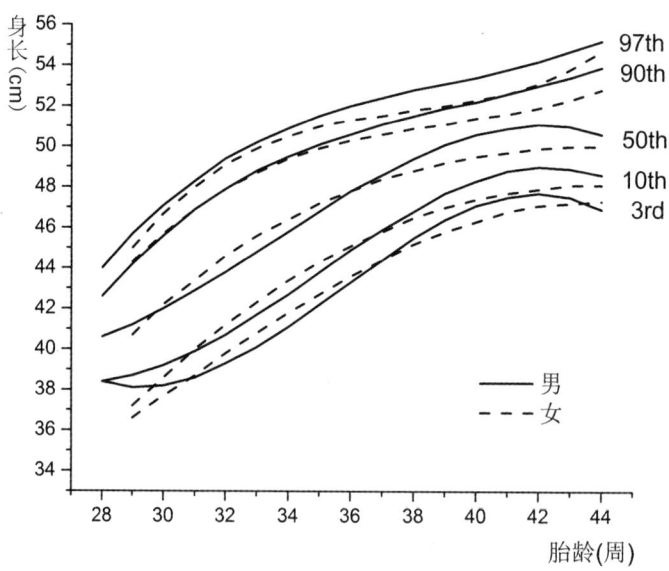

图 8‑3‑34   中国九市不同性别新生儿身长百分位数（修匀后）曲线

参考文献

[1] 钱水根，单晶如. 上海地区新生儿出生体重的分布（28～44 孕周）. 中华妇产科杂志，1980，15：198

[2] 苏延华，高琴，杨友香. 江苏省围产儿体重、身长、双顶径的调查. 中华妇产科杂志，1983，18：157

[3] 张宝林，冯泽康，刘义，等. 南方七省区不同胎龄新生儿体格发育调查研究. 中华儿科杂志，1986，24：21

[4] 黄泽，张璇. 1985 年九市城郊 7 岁以下儿童体格发育的研究. 中华医学杂志，1987，67：423

[5] 金汉珍. 早产儿的特点与护理. 见宋名通. 儿科学. 第 2 版. 北京：人民卫生出版社，1984：66

[6] Willams RL, Creasy RK, Cunningham GC, et al. Fetal growth and perinatal viability in California. Obstet Gynecol, 1982, 59: 624 - 632

[7] David RJ. Population-based intrauterine growth curves from computerized birth certificates. Southern Medical J, 1983, 76: 1401 - 1406

[8] Murphy MA. Standard curves of birth weight. J Reprod Med, 1985, 30: 101 - 105

[9] Keen DV, Pearse RG. Birthweight between 14 and 42 weeks gestation. Arch Dis Child, 1985, 60: 440 - 446

[10] Lucas A, Cole TJ, Gandy GM. Birth weight centiles in preterm infants reappraised. Early Hum Dev, 1986, 13: 313 - 322

[11] Shiono PH, Klebancff MA, Graubard MA, et al. Birth weight among women of different ethnic groups. JAMA, 1986, 255: 48 - 52

[12] Yip R. Altitude and birth weight. J Pediatr, 1987, 111: 869 - 876

[13] Yudkin PL, Aboualfa M, Eyre JA, et al. New birth weight and head circumference centiles for gestational age 24 to 42 weeks. Early Hum Dev, 1987, 15: 45 - 52

[14] Yudkin PL, Aboualfa M, Eyre JA, et al. The influence of elective preterm delivery on birth weight and head circumference standards. Arch Dis Child, 1987, 62: 24 - 29

[15] Roche AF. Head circumference growth patterns: birth to 18 years. Hum Biol, 1986, 58: 893 - 906

[16] Rooth G. Estimation of the normal growth of Swedish infants at term. Preliminary report. Acta Pediatr Scand, 1985, 319: 76 - 79

[17] Munrae M. Birth weight, length, head circumference, and bilirubin level in Indian newborns in the Siojx lookout zone, northwestern ontario. Cana Med Assoc J, 1984, 131: 453 - 456

[18] Mcbride ML. Growth parameters in normal fetuses. Teratology, 1984, 29: 185 - 191

[19] Forbes JF, Smalls MJ. A comparative analysis of birthweight for gestational age. Brit J Obstet Gynaecol, 1983, 90: 297 - 303

[20] Dangerfield PH, Tayldr CJ. Anthropometric standards for term neonote. Early Hum Dev, 1983, 8: 225 - 253

[21] Singh M. Intrauterine growth of Afghan babies. Indian J Pediatr，1983，50：139-143

[22] 周德. 生长发育长期加速. 见叶恭绍. 中国医学百科全书儿童少年卫生学. 上海：上海科学技术出版社，1984：4-5

参加本项研究的单位

负责单位　原湖南医科大学第一附属医院儿科

参加单位

哈尔滨医科大学附二院、附一院	北京妇产医院
哈尔滨市妇产医院	沈阳市妇婴医院
北京协和医院	北京医科大学附三院
北京酒仙桥医院	天津市南开区妇幼保健院
北京崇文区儿童医院和四院	天津医学院附二院、附一院
天津医学院卫生系	天津市河西产院
天津市儿童保健所	河北省儿童医院
河北医学院第二、第三医院	河北省医院
山西省妇幼保健院	河北石家庄市妇产医院
山西医学院附一院	陕西省妇幼保健院
山西省人民医院	太原市中心医院
苏州医学院附一院	南京市妇产医院
苏州医学院附属儿童医院	上海市第一妇婴保健院
苏州市妇幼保健院	上海医科大学妇产科医院
湖北医学院附二院	上海国际和平妇幼保健院
湖北省妇幼保健院	昆明市妇幼保健院
湖南省妇幼保健院	福建省妇幼保健院
广州市第二人民医院	暨南大学医学院
广州市第一人民医院	原湖南医科大学卫生系
广州市铁路医院	广东省妇幼保健院

（张宝林　冯泽康　张丽辉　刘瑞霞整理）

附1 中国 15 城市不同胎龄新生儿出生体重值应用卡

中国 15 城市新生儿体格发育科研协作组制

本课题系国家自然科学基金资助项目

课题指导老师：秦振庭教授 金汉珍教授 黄德珉教授

课题负责人：张宝林副教授 刘瑞霞副教授

附表 8-3-1 　　　　　　中国 15 城市不同胎龄新生儿出生体重值 　　　　　　g

胎龄	平均值	标准差	修匀后百分位数（smoothed percentiles）						
			P_3	P_5	P_{10}	至	P_{90}	P_{95}	P_{97}
28	1339	302	923	931	972		1799	1957	2071
29	1475	331	963	989	1057		2034	2198	2329
30	1715	400	1044	1086	1175		2255	2423	2563
31	1943	512	1158	1215	1321		2464	2632	2775
32	1970	438	1299	1369	1488		2660	2825	2968
33	2133	434	1461	1541	1670		2843	3004	3142
34	2363	449	1635	1724	1860		3013	3168	3299
35	2560	414	1815	1911	2051		3169	3319	3442
36	2708	401	1995	2095	2233		3312	3458	3572
37	2922	368	2166	2269	2413		3442	3584	3690
38	3086	376	2322	2427	2569		3558	3699	3798
39	3197	371	2457	2560	2701		3660	3803	3899
40	3277	392	2562	2663	2802		3749	3897	3993
41	3347	396	2632	2728	2865		3824	3981	4083
42	3382	413	2659	2748	2884		3885	4057	4170
43	3359	448	2636	2717	2852		3932	4124	4256
44	3303	418	2557	2627	2762		3965	4184	4342

1. 出生体重小于该胎龄正常体重第 10 百分位数者称为小于胎龄儿，即 SGA。

2. 出生体重在该胎龄正常体重第 10～90 百分位数之间者，称为适于胎龄儿即 AGA。

3. 出生体重大于该胎龄正常体重第 90 百分位数者，称为出生体重大于胎龄儿即 LGA。

附表 8-3-2　　　　胎龄（x）与因变量（y）的回归方程 $y=a+bx$

y	项目	a	b	r	y	项目	a	b	r
体重	合计	−1618.81	121.880	0.5093		南方	21.03	0.3234	0.4576
	男	−1621.02	123.267	0.5202		北方	19.63	0.3562	0.4895
	女	−1194.88	109.689	0.4805	胸围	合计	13.27	0.4839	0.5103
	南方	−1114.07	108.830	0.4702		男	13.66	0.4773	0.5088
	北方	−1607.69	121.770	0.5148		女	14.86	0.4413	0.4851
	初产	−1565.89	120.462	0.4989		南方	14.84	0.4428	0.4669
	经产	−1985.18	132.095	0.5768		北方	13.82	0.4712	0.5187
身长	合计	25.68	0.6100	0.5371	顶臀长	合计	16.72	0.4462	0.4567
	男	25.99	0.6102	0.5511		男	17.08	0.4208	0.4571
	女	27.72	0.5494	0.5186		女	17.92	0.3887	0.4397
	南方	28.61	0.5334	0.5013		南方	18.44	0.3782	0.4147
	北方	25.91	0.6062	0.5404		北方	17.20	0.4151	0.4606
	初产	26.08	0.5999	0.5250	上臂围	合计	1.97	0.2141	0.4284
	经产	24.40	0.6436	0.6227		男	2.22	0.2091	0.4323
头围	合计	19.62	0.3578	0.4821		女	2.68	0.1949	0.4001
	男	19.49	0.3673	0.5099		南方	3.11	0.1824	0.3943
	女	20.98	0.3188	0.4584		北方	2.19	0.2111	0.4244

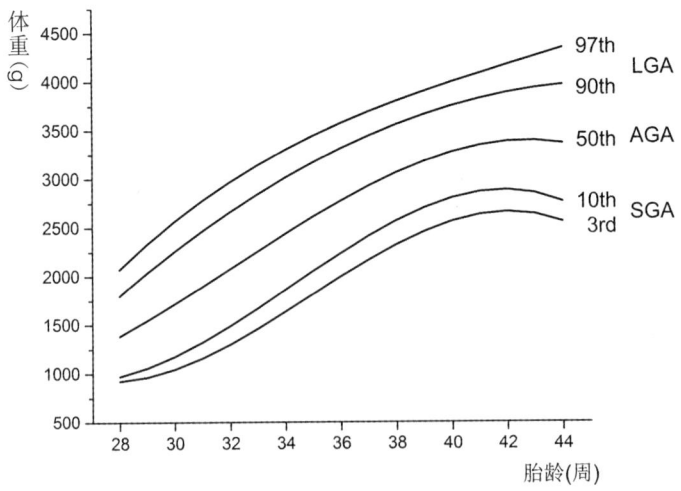

附图 8-3-1　中国 15 城市不同胎龄新生儿出生体重百分位数（修匀后）曲线图

参加本协作的主要成员　长沙：张宝林、赵三民、成霖霞、王宝琼、凌天籁；天津：刘瑞霞、马妤、王文宏；哈尔滨：薛维臣、张丽珍、王亚芹；沈阳：赵孟陶、曹润华；北京：黄醒华、王汝琪、石家庄：张艳缇、钱培德、梁今玉；太原：王阿琚、常桂珍；西安：王信民、赵凤盈；南京：潘良美；苏州：何馥贞、杨伟文、朱美琪；上海：钱水根、石树中、陈蕙英；武汉：陈自励、胡汉平；福州：罗孝平、陈珠兰；昆明：高凌凤、张增华、陈玉笙；广州：冯泽康、胡善瑶、唐宝珍。统计：张丽辉、孟庆和、韩劼、鞠怡明。

借此谨向参加本科研的各单位领导、全体参加者及支持者深表谢意。

附2　中国15城市不同胎龄新生儿体格发育调查研究实施方案

一、目的

了解我国不同胎龄新生儿的体格发育情况，建立新中国成立后第一份较完整的新生儿体格发育资料，为围生期保健、新生儿疾病防治、计划生育、优生优育提供有用的参考数据。使此项科研与卫生部、全国妇联领导的中国0～7岁正常儿童体格发育调查研究衔接配套。同时了解某几种疾病对新生儿体格发育的影响。

二、组织领导

在卫生部妇幼司领导下，秦振庭、金汉珍、黄德珉三位教授指导下，由原湖南医学院附一院张宝林与天津医学院附二院刘瑞霞作为本课题负责人，组织全国15城市共同完成此项科研任务。

三、调查范围

以哈尔滨、沈阳、北京、天津、西安、太原、石家庄代表中国北方；上海、武汉、南京、苏州、长沙、广州、福州、昆明代表中国南方。这次仅调查在上述城市内分娩的新生儿。

四、调查对象

1. 胎龄在28～44周出生的单胎、正常活产儿均列为调查对象。凡有下列情况之一者不作为调查对象：①末次月经日期不确切。②怀孕前半年内曾服过避孕药。③月经周期经常在25天以下，35天以上者。④新生儿TORCH感染或为脑积水、脊柱或下肢畸形影响测量标准者。⑤母孕期患有下列任何一项疾病者：糖尿病，甲状腺功能亢进症，中、重度妊娠期高血压疾病，心、肾功能不全，血红蛋白小于90g/L，羊水过多或过少，慢性高血压。⑥孕期连续应用肾上腺皮质激素或其他免疫抑制剂1月以上者。⑦母身高在140cm以下，或体重<40kg。

2. 为了解某几种疾病对新生儿体格发育的影响，请将母患糖尿病、乙型肝炎表面抗原阳性、中重度妊娠中毒症仍填卡片上报。

五、调查例数与时间

每个城市一年内各胎龄组至少应完成的例数如下：略。对前述要求填报的3种疾病，在一年内有多少测多少，并请将全年分娩的总例数记录在案。

六、测量项目和方法

1. 体重　选用统一型号的杠杆秤，最大载重限10kg，准确读数至5g，量具使用前应经当地衡器厂鉴定，每天用前应用标准砝码校正。测量时，将娩出的新生儿擦干，裸体置特制的秤盘中，直接读刻度，记录至5g。测量时间应于出生后1小时内完成。

2. 身长（卧位长）　用标准量床。使前应检查量床有无裂缝，头板与底板是否成直角，足板是否歪斜，台面是否平稳，量床要用精确到毫米刻度的钢尺。测量时将新生儿仰卧于量床底板中线上，助手固定小儿头部，使其接触头板，此时小儿面部向上，两耳在同一水平，两侧耳珠上缘和眼眶下缘的连线构成与底板垂直的想象平面。测量者位于小儿右侧，左手握住两膝，使两下肢互相接触并贴紧底板，足趾向上，右手移足板，使其接触两侧足底。读刻度，记录到0.1cm。

3. 顶臀长　使用的量具、卧位、助手固定儿头及测量者的位置均与测身长相同。唯测量者左手提起小儿双腿，髋关节屈曲，同时使骶骨紧贴底板，注意不要抬臀，使大腿与底板垂直，移动足板使其接触臀部，读刻度至 0.1cm。

4. 头围　取仰卧位。测量者左手拇指将软尺零点固定于头部右侧齐眉弓上缘处（软尺下缘恰触眉毛上缘），软尺从小儿头部右侧经枕骨粗隆最高处（可用左手中指固定软尺于粗隆上）回至零点，读至 0.1cm。量时软尺应紧贴头皮，左右对称，发长者应先将头发在软尺经过处向上、下分开。2m 长的软尺与 2m 长精确到毫米的钢尺，两者相差 0.5cm 以上时，此软尺则不能使用。

5. 胸围　将小儿仰卧裸胸。测量者位于台（床）右边，左手拇指将软尺零点固定于胸前乳头下缘，右手拉软尺，使其绕经后背两肩胛骨下角下缘（可用左手中指固定），经左侧面回至零点。软尺各处轻轻接触皮肤，注意前后左右对称，保持在同一水平面上，读平静时呼气及吸气时之厘米数（至 0.1cm）取其平均值，并在此值后面用括号记录呼气末的读数。软尺的精确度同前述。

6. 上臂围　将小儿仰卧裸体。取左上臂自肩峰至鹰嘴连线之中点为测量点，可用笔画一中点的记号，使左上臂伸直贴于胸侧，再以软尺（或特制臂围尺）绕该点水平的上臂 1 周轻轻接触皮肤，读数至 0.1cm。

以上六项测量中，后五项要求固定 2～3 人负责，并应出生后 24～48 小时及 48～72 小时记录两次数据（对小胎龄儿，可于生后 24 小时内测量）。

七、调查登记卡片的设计与填写要求

登记卡按全国统一印制的标准（附表 8 - 3 - 3）。

填写要求：①字迹一定要清楚、端正，特别是数据。凡数据瞭草不清者，此例即予作废。②不要用红笔或铅笔填写。③如写错了字或数据，用平行双线画掉，在错字上方另行填写。④母亲年龄按卡片中要求填年、月，不要填年龄数。要填公历，不要填农历（包括月份）。⑤新生儿出生时间，请填写至"时"，"分"不必填。⑥性别：可在男、女字上画圈如⑨。⑦胎龄可写 37、37^1 或 37^{+1}，不要写 36^{+7} 或 36^{-1}。⑧对六项测量数据，如与一般正常值相差太大或太小时，请及时复查，并用红笔注明"已复查"三字。

八、资料的初步整理与投寄

请按胎龄分类（从 28～44 周计 17 个胎龄组）每季度投寄一次，投寄前请由专人统一复查卡片。投寄地址：略。

附表 8 - 3 - 2　　**中国 15 城市不同胎龄新生儿体格发育调查研究卡**

测量单位＿＿＿＿＿＿＿＿＿＿＿本省编号＿＿＿＿＿＿

测查日期＿＿＿＿年＿＿＿＿月＿＿＿＿日　　全国编号＿＿＿＿＿＿

母亲出生于＿＿＿＿年＿＿＿＿月，新生儿出生于＿＿＿＿月＿＿＿＿日＿＿＿＿时第＿＿＿＿胎＿＿＿＿产，男女，胎龄＿＿＿＿住院号＿＿＿＿体重＿＿＿＿g，身长＿＿＿＿cm，头围＿＿＿＿cm，胸围＿＿＿＿cm，顶臀长＿＿＿＿cm，上臂围＿＿＿＿cm

母亲职业　　工人　　干部　　文卫　　军人　　其他

母亲疾病：①中、重度妊娠高血压综合征

②糖尿病

③乙型肝炎：表面抗原（＋，－），e 抗原＿＿＿e 抗体＿＿＿＿核心抗体＿＿＿＿

肝功能 TTT＿＿＿＿ SGPT＿＿＿＿ Bil 定性＿＿＿＿定量＿＿＿＿ g/L

母患病在孕早期（＜3 个月）　　中期（3～7 个月）　　晚期（＞7 个月～10 个月）

注意：测量数据与一般正常值相差太大或太小时，请复查，并用红笔注明"已复查"三字。

检查者＿＿＿＿＿＿＿＿＿复审者（城市负责人）＿＿＿＿＿＿＿＿＿

附文

本文于 1991 年 4 月在美国 Atlanta 美国国家疾病控制中心年会（CDC Annual Meeting）上交流。后于 1991 年 5 月在北京参加东西方医学探讨儿童与家庭问题国际学术会议（International Conference for the Child and Family-Eastern and Western Approaches）交流。

这次印刷，为减少打印图、表的篇幅，对文中图、表仅标记了图号与表号（图号、表号与中文版本一致），其具体图示与表中数据，均请参阅前文中文版本。

AN INVESTIGATION ON THE PHYSICAL DEVELOPMENT OF NEONATES OF VARIOUS GESTATIONAL AGE IN THE 15 CITIES OF CHINA

Zhang Baolin, Feng Zekang, Zhang Lihui, et al. First Teaching Hospital Hunan Medical University, Changsha

The means and percentiles of six anthropometric measurements (weight, length, crown-hip, head circumference, chest circumference, and arm circumference) of physical development of 24150 newborns of various gestational age in the 15 cities of south and north of China were reported. Six anthropometric measurements of males were greater than those of females. The average weight and length of males were 87.1g heavier and 0.57cm longer than those of females. Except head circumference, the six indexes of the in term and post-term newborns of the north were bigger than those of the south. For example, the average weight and length of the north were greater than south by 50.1g and 0.34cm respectively. The average weight of term newborns of multiparaes were 60g heavier than that 05 term newborns of primiparae. The peak velocities of growth of the six anthropometric measurements were occurred at 30, 31 and 34 weeks of pregnancies. The demarcation values of six measurements for the preterm and term infants in this study were higher than the general standard in the past.

The data may be used to asses the physical development of newborns of various gestational age in our country as a referential standard. According to the gestational age and birth weight, we may differentiate newborn infants into SGA, AGA and LGA.

Key Words: neonate growth and development weight body length

There have not been referential standards to assess the physical development of various gestational age in our country so far. Though regional investigations were made in Shanghai, Jiangsu, the seven provinces of south China, there are no synchronous research materials of the south and north of China yet. In order to set up the referential standards of the six anthropometric measurements (weight, body length, crown-hip, head circumference, chest circumference, and arm circumference) of newborns' physical development at various gestational ages in cities of our country, a prospective and transversal study was carried out on the six anthropometric measurements of newborns delivered in 41 medical and health care units of the 15 cities in China. Among them, Beijing, Shenyang, Harbin, Tianjin, Shijiazhuang, Taiyuan, and Xian representing the north of our country; Nanjing, Suzhou, Shanghai, Wuhan, Changsha, Fuzhou, Kunmin, and Guangzhou representing the south of our country. The results were reported as follows:

Objects and method

Objects

All monofetus, live birth newborns gestational age between 28~44 weeks were listed as research objects. The newborn, who had the following problems were not accepted: (1) the dates of mothers' last menstrual cycle were not certain. (2) contraceptive was given within half a year before pregnancy. (3) menstrual cycle was shorter than 25 days or longer than 35 days. (4) deformities of newborns that would affect the measurement results. (5) mothers suffered from diseases such as diabetes mellitus, hyperthyroidism, moderate and severe pregnant hypertension syndrome, disfunction of heart and renal, hemoglobin lower than 90g/L (9g/dL), chronic hypertension. (6) continuously used corticosteroids or immunodepressants over one month during pregnancy. (7) body length of mother lower than 140cm.

Method

All researchers were organised to study the unified standards for measurements drawn by the coordinating group before beginning to work. Weight measurements were finished within one hour after delivery. The other five measurements were finished within 24 - 48 hours after delivery and repeated within 48 - 72 hours. Unified scales (graduation minimum 5g) and electronic scales were used for weight measurements (two kinds of scales were checked to standard at the same time by the measurement unit in Shanghai). Standard measurement beds were used for body length and crown-hip measurements. Unified standard soft rulers (min graduation 1mm) were used for measuring chest circumference. Persons who took these measurements were not changed generally.

Results

In the 15 cities, 24150 cases were measured. 12170 in the 7 cities of north China (50. 4%), 11980 in 8 cities of south China (49. 6%). Among them were 12621 (52. 35%) males, 11529 (47. 7%) females ; 22372 (92. 6%) primiparous newborns, 1778 (7. 4%) multiparous newborns. All data was processed by a computer.

1. The means and percentiles of the six anthropometric measurements of physical development.

The practical values of measurement showed in Table 8 - 3 - 1—Table 8 - 3 - 6, Figure 8 - 3 - 1—Figure 8 - 3 - 6, smoothed percentiles showed in Table 8 - 3 - 8—Table 8 - 3 - 13.

2. Characteristics of increases of the 6 anthropometric measurements of physical development.

(1) Relationship with gestational age : means of the six indexes of gestational age between 32 - 41 weeks increased as gestational age prolonged. The differences of the means among each gestational age group were significant ($P<$0. 01).

(2) Differences of sex: except 31, 32, weeks, males' means of the six Measurements of the rest gestational age groups were larger than females' ($P<$0. 01). For example, the average weight and length of males were 87. 1g heavier ane 0. 57cm longer than those of females (Figure 8 - 3 - 13—Figure 8 - 3 - 14). These results were similar to that reported in the 7 provinces and in the 9 cities' investigations in 1985.

(3) Regional differences: Except head circumference, most in term and post term newborns' means of the other 5 measurements in the north were larger than those in the south (most gestational age groups $P<$0. 05) ; but most preterm newborns' means of the above 5 indexes of the north were less than that of the south (most gestational groups $P>$0. 05). The average weight and length of the north were 50. 1g greater and 0. 34cm longer than those of the south (Figure 8 - 3 - 17—Figure 8 - 3 - 18). The means of head circumference of the south were bigger than that of the north in most gestational age groups. Among these groups, less than half of them $P<$0. 05 (Figure 8 - 3 - 19).

(4) Difference of para: The average weight of multiparous term newborns were 60g heavier than that of primiparous term newborns (Figure 8 - 3 - 24). Except at 37 weeks of pregnancy, the differences among the rest of the gestational age groups were significant ($P<0.05$). The average length of multiparous term newborns was a little longer that of primiparous term newborns, the difference were of no significance ($P>0.05$).

(5) Rate of increase: Peak velocities of intrauterine growth of the 6 measurement at the 30th, 31st, and 34th week of pregnancy. The rate of increase became slower after the 34 weeks, negative values may occur between 43~44 weeks of pregnancy (Figure 8 - 3 - 28—Figure 8 - 3 - 30).

(6) The demarcation values of the 6 measurements for preterm and term newborns: the demarcation values of the 6 measurements for preterm (<37 weeks) and term newborns (>37 - 41 weeks) were shown in Table 8 - 3 - 1—Table 8 - 3 - 6. The average weight and length of preterm newborns in this investigation were lower than 2700g and 47.5cm respectively, but the standard values used in our pediatric textbooks were lower than 2500g and 47cm respectively.

Discussion and Summary

This paper reported the means and percentiles of the 6 indexes of physical development of 24150 newborns' of monofetus and live birth newborns at various gestational ages. These indexes were planned to be used as referential standards for judging physical development of newborns at various gestational age in cities of our country. It will provide practical referential materials for health care of perinatal, prevention and treatment of newborn diseases, eugenic and better education in our country. It will also provide data for classifying newborns according to gestational ages and birth weight (meaning to classify newborns as SGA, AGA, LGA)

The differences of means of the 6 indexes among each gestational age are significant, therefore, from now on, whether or not the 6 indexes of physical development of a newborn are normal should be evaluated according to various gestational ages.

The 6 indexes of the interm and posterm newborns in the north were larger than those in the south except for the head circumference, but the 6 indexes of preterm infants in the south were slightly larger than those in the north. These regional differences have formed intrauterine, so they are associated with the effect of genetic and environmental factors. The 6 indexes of various gestational ages at birth reflect in fact the state of growth and development of fetus intrauterine. This investigation provided scientific evidence for evaluation of fetus' growth, development, and diagnoses of their diseases intrauterine. The characteristics of fetal growth and development intrauterine at each week revealed in this study are basically identical with those reported by ourselves in 1986.

Since German scholar, Koch, put forward the concept of long term acceleration of growth and development, there has been a large number of materials to prove these kinds of changes. These changes are greatly significant to physiology and pathophysiology. Salzler investigated the body length of newborns at birth in east Germany, the mean of the male's body length was 50cm in 1948, female 49cm, but 10 years later, male 52.4cm (increasing 2.4cm), female 51.6cm (increasing 2.6cm). In Changsha, the mean of the male's body length of in term newborns was 49.6cm, female's 48.9cm, 20 years later, male 49.8cm, female 49.3cm. The changes of demarcation values of premature with interm newborns reported in this paper also showed the trends of long term acceleration of growth and development. But it is impossible for this trend to continue forever, there is a certain limit for it. As the effect of genetic and environmental factors, the time occurring the trend of long term acceleration and reaching the max velocity of development are different among various countries. We plan to repeat this similar investigation 10 years from now to make an inquiry into the regulations of the acceleration in our country.

第四节　中国 15 城市不同胎龄男女新生儿出生体重值修正报告[①]

我们协作组于 1988 年在《中华儿科杂志》发表了《中国 15 城市不同胎龄新生儿体格发育调查研究》一文[1]，文中公布了这次研究的部分实际测量数据，为了减少抽样误差及在实际应用中的方便，我们将实际测量值中的百分位数进行了修匀（smoothing），并将不同胎龄新生儿（未分男女）出生体重百分位数修匀值制成应用卡，发表在 1989 年《中华儿科杂志》[2]，将有关体格发育六项指标（体重、身长、顶臀长、头围、胸围、上臂围）的百分位数修匀值刊载在《临床儿科杂志》[3]。有关按性别的男女新生儿出生体重值，尚未正式发表。

为了使本项研究能与国际上同类研究进行比较，本组负责人 1991 年赴美，在美国疾病控制中心（centers for desease control，CDC）采用该中心的一项新方法[4]，即概率图（probability plot）的方法，将各胎龄组中胎龄不够确切的部分删除，对不同胎龄新生儿出生体重值进行了修正，修正后的数据进一步减少了可能的误差，并使误差减少到最小程度，由于采用了相同的新方法进行修正，其数据亦便于与美国同类研究进行对比，现将修正后不同胎龄男、女新生儿出生体重百分位数（已修匀，smooothed）结果报告于表 8-4-1 及图 8-4-1 中，以供国内外同道在临床医疗、教学、科研及预防保健工作中参考应用。

本文仅报告中国 15 城市（哈尔滨、沈阳、北京、天津、石家庄、太原、西安、南京、苏州、上海、武汉、长沙、福州、昆明、广州）不同胎龄（28～44 周）男性与女性出生体重的修正值，从表 8-4-1 得知，各胎龄男性均比女性重，平均男＞女 87g（$P<0.01$），有关中国 15 城市新生儿体格发育研究的详细方法、材料及结果，已在有关文章中报告[1~3]及讨论，本文从略。

表 8-4-1　　中国 15 城市不同胎龄男、女新生儿出生体重百分位数修正值

胎龄（周）	P_3		P_5		P_{10}		P_{50}		P_{90}		P_{95}		P_{97}	
	M	F	M	F	M	F	M	F	M	F	M	F	M	F
28	975	798	985	826	1066	893	1234	1103	1402	1314	1454	1374	1463	1413
29	988	890	999	930	1115	1008	1373	1273	1678	1538	1721	1613	1761	1662
30	1000	987	1060	1037	1168	1128	1526	1444	1921	1760	1973	1849	2034	1908
31	1087	1094	1162	1154	1270	1256	1694	1619	2142	1981	2212	2084	2287	2150
32	1216	1217	1299	1285	1413	1398	1873	1799	2347	2201	2439	2314	2522	2388
33	1377	1356	1464	1431	1585	1553	2061	1985	2542	2418	2655	2541	2742	2620
34	1562	1512	1650	1593	1779	1722	2255	2177	2730	2632	2860	2760	2948	2844
35	1762	1684	1849	1768	1983	1901	2451	2370	2912	2838	3055	2971	3142	3057

①国家自然科学基金资助项目（项目编号3860616）。本文发表在《实用儿科杂志》，1992 年 7 卷第 6 期，第 306～307 页。本次出版选用了在美国 CDC 制作的曲线图。

续表

胎龄	P₃		P₅		P₁₀		P₅₀		P₉₀		P₉₅		P₉₇	
(周)	M	F	M	F	M	F	M	F	M	F	M	F	M	F
36	1967	1865	2052	1953	2189	2088	2643	2561	3091	3035	3239	3169	3324	3257
37	2168	2050	2251	2140	2386	2274	2828	2746	3263	3218	3410	3351	3492	3438
38	2354	2231	2435	2322	2567	2454	2999	2918	3427	3381	3567	3513	3647	3598
39	2515	2396	2594	2487	2721	2615	3150	3068	3578	3520	3707	3648	3786	3732
40	2639	2532	2718	2622	2840	2747	3273	3186	3709	3627	3827	3752	3906	3833
41	2713	2626	2795	2714	2915	2836	3361	3266	3813	3696	3924	3818	4006	3910
42	2727	2659	2813	2745	2936	2866	3405	3292	3880	3718	3994	3839	4080	3918
43	2667	2612	2759	2696	2900	2819	3396	3252	3899	3685	4031	3808	4123	3888
44	2520	2464	2621	2547	2784	2676	3324	3131	3858	3586	4032	3715	4132	3799

注：M 表示男，F 表示女。

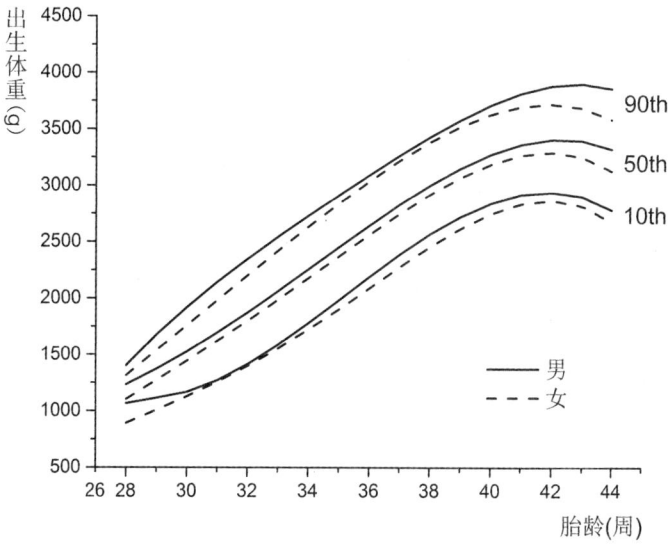

图 8-4-1　中国 15 城市不同胎龄男女新生儿出生体重百分位数曲线图

参考文献

［1］张宝林，等. 中国 15 城市不同胎龄新生儿体格发育调查研究. 中华儿科杂志，1988，26：206
［2］张宝林. 中国 15 城市不同胎龄新生儿体重值应用卡. 中华儿科杂志，1989，27：316
［3］张宝林，等. 中国不同胎龄新生儿体格发育的现状. 临床儿科杂志，1991，9：72
［4］Yip R. Race and Birth Weight：The Chinese Example. Pediatrics，1991，87：688

　　（本文经美国 CDC 流行病学专家 Yip Ray 博士审阅指正，美国 Emory 大学研究生 Yang Jie 及中国卫生部卫生统计信息中心饶克勤同志共同统计制图，特此致谢）

　　（中国 15 城市新生儿体格发育科研协作组报告　湖南医科大学第一附属医院　张宝林执笔）

第五节　2012 年我国 4 城市新生儿体格发育调查研究[①]

一、摘要

目的　了解我国 4 城市新生儿体格发育及其变化趋势。**方法**　采取整群随机抽样的方法收集北京、哈尔滨、长沙及广州 4 城市单胎活产新生儿体格发育数据，并与 1986～1987 年 15 城市新生儿体格发育科研协作组建立的全国新生儿体格发育参考标准及其有关原始资料进行对比分析。**结果**　共调查新生儿 5539 例，其中北京 1412 例、哈尔滨 1410 例、长沙 1274 例、广州 1443 例。与 1986～1987 年新生儿体格发育参考标准比较，除男婴的头围外，2012 年我国 4 城市足月新生儿体质量、身长及头围均有增加，差异有统计学意义（P 均<0.05）；早产儿及巨大儿发生率和男女性别比有所上升，低出生体质量儿及过期产发生率有所下降，差异有统计学意义（P 均<0.01）。**结论**　与 25 年前相比，4 城市新生儿出生情况总体良好，应重视对早产儿及巨大儿发生率及出生人口性别比的控制。

二、前言

1986～1987 年中国 15 城市新生儿体格发育科研协作组（以下简称 15 城市组）通过对中国 15 城市新生儿体格发育调查研究，建立了我国新生儿体格发育参考标准（以下简称 15 城市标准）[1,2]，15 城市标准从 1989 年沿用至今已有 20 多年，由于受生长发育长期趋势的影响[3,4]，此标准能否正确反映当前新生儿体格生长发育状况，以及出生人口性别比、不同胎龄儿发生率及异常出生体质量发生率等体现新生出生情况的主要指标是否发生了变化，均有待证实。本研究采用整群随机抽样方法于 2012 年 1 月 1 日～12 月 30 日，对北京、哈尔滨、长沙及广州 4 城市 4 家医疗保健单位分娩的单胎活产新生儿体格发育情况等进行了横向调查，并将有关数据与 15 城市标准及相关数据进行对比分析，以了解我国城市单胎活产新生儿出生情况及其变化趋势。

三、对象及方法

（一）研究对象

为了保持与 15 城市组调查的可比性，采取随机方式在 15 城市组所调查的城市中进行整群抽样：从哈尔滨、沈阳、北京、天津、石家庄、太原、西安、南京 8 个调查点中随机抽取 2 个调查点代表北方，从苏州、上海、武汉、长沙、福州、昆明、广州 7 个调查点中随机抽取 2 个调查点代表南方。最终确定 4 个调查点：北京、哈尔滨、长沙及广州。调查对象的选择参照 15 城市组入选标准[1]，均为抽样城市的户籍新生儿，不包括

①基金项目：湖南省教育厅青年项目（项目编号 11B098）。本文发表于《临床儿科杂志》，2013 年 31 卷第 10 期，第 917～920 页。入选本书时，对文题及部分文字略有修改。

临时居住者。有下列情况之一者，不作为调查对象：①母亲末次月经日期不确切。②怀孕前半年内曾服过避孕药。③月经周期经常＜25 天或＞35 天者。④新生儿有畸形影响测量者。⑤母孕期患糖尿病等疾病影响新生儿体格发育者。⑥孕期连续应用激素或其他免疫抑制剂 1 个月以上者。⑦母亲身高在 120cm 以下者。

（二）方法

1. 体格测量　体重测量在生后 1 小时内完成，选用婴儿电子杆秤（最小分度为 5g），测量时将刚娩出新生儿擦干，裸体置电子杆秤的秤盘中央，准确读数，并精确至 5g。身长测量于生后 24～48 小时内完成，选用标准量床（最小分度 0.1cm），测量时将新生儿仰卧于量床底板中线上，助手固定头部，头顶接触头板，两耳在同一水平，测量者一手按直小儿膝部，使两下肢伸直紧贴底板，一手移动足板紧贴小儿足底，并与底板相互垂直，记录读数，并精确至 0.1cm。头围测量于生后 24～48 小时内完成，选用标准软尺（最小分度为 0.1cm），测量时小儿取仰卧位，测量者将软尺零点固定于头部一侧眉弓上缘，将软尺紧贴头皮绕枕骨结节最高点及另一侧眉弓上缘回至零点，要求软尺紧贴头皮，左右对称，记录读数，并精确至 0.1cm。测量工具统一，由厂家统一配送。

2. 样本量的估算及收集　依据 15 城市组的有关数据，设置最大容许误差为 $d=0.10$，置信水平为 $1-\alpha=95\%$ 时，体格测量样本量为 4256 例，计划每个调查点收集 1440 份样本。从 2012 年 1 月 1 日开始，每一个调查点均按出生顺序随机收集所有符合纳入标准的单胎活产新生儿的体格资料，直到收满 1440 份。

3. 出生体重分类标准　出生体重 2500～4000g 为正常出生体重儿，＜2500g 为低出生体重儿，＞4000g 为巨大儿[5]。

4. 胎龄分类标准　胎龄 37～42 周的为足月新生儿，＜37 周为早产儿，≥42 周为过期产儿[5]。

5. 质量控制　①调查人员培训：采取各调查点自行观看录像片的形式对调查人员实施统一培训，每个调查点固定 2 人。②预调查：为确保数据来源的可靠性，在调查前 1 个月，4 个调查点进行了预调查，由课题负责人现场进行了测量工具的调试及测量人员测量方法及准确性的验证。所有测量人员的测量与课题负责人的测量误差允许范围：体重 5g，其他测量指标 0.1cm。③工作质量检查：资料收集过程中，课题负责人定期现场检查各调查点测量方法是否符合要求，现场随机抽样复测，或每项测量重复两次使误差控制在新生儿体格测量误差允许范围。④数据录入的检验：借鉴 WHO 在生长标准研究中的质控技术，所有指标以 1987 年该区 $\overline{X}+4S$ 为上限、$\overline{X}-3S$ 为下限剔除不符合逻辑的检验数据。

（三）统计学分析

采用 SPSS16.0 进行数据分析。计量资料以均数正负标准差表示，两组间均数比较采用 t 检验；计数资料以百分比或率表示，采用 x^2 检验。$P<0.05$ 为差异有统计学意义。

四、结果

（一）一般情况

实际共收回新生儿体格发育调查卡片 5581 张，剔除无效卡片后，本次共调查到新生儿 5539 例，其中足月新生儿 5140 例、早产儿 399 例，无过期产儿；男婴 3027 例，女婴 2512 例；北京 1412 例、哈尔滨 1410 例、长沙 1274 例、广州 1443 例。

（二）足月新生儿体格发育指标比较

对于足月新生儿，除男婴的头围外，2012 年 4 城市男婴、女婴的体格发育指标均超过 15 城市标准，差异有统计学意义（$P<0.05$）。各项指标平均增长值：男婴体重 0.20kg、身长 0.3cm，女婴体重 0.17kg、身长 0.3cm、头围 0.1cm。见表 8-5-1。

表 8-5-1　2012 年 4 城市足月新生儿体格发育主要指标与 1986～1987 年 15 城市标准比较（$\bar{X}\pm S$）

组别	男婴				女婴			
	例数	体重（kg）	身长（cm）	头围（cm）	例数	体重（kg）	身长（cm）	头围（cm）
1986～1987 年 15 城市	10497	3.22±0.47	50.0±2.2	33.9±1.4	9674	3.14±0.44	49.4±2.0	33.5±1.3
2012 年 4 城市	2790	3.42±0.50	50.3±1.9	33.9±1.2	2350	3.31±0.45	49.7±2.2	33.6±1.2
t 值		246.19	5.79	0.94		241.98	4.67	3.88
P		0.000	0.000	0.350		0.000	0.000	0.000

（三）不同胎龄新生儿发生率及出生体重分布比较

2012 年 4 城市早产儿发生率 7.20%（399/5539），足月儿发生率 92.80%（5140/5539），无过期产儿，与 15 城市组调查的早产儿发生率 6.22%（1502/24150）、足月儿 83.52%（20171/24150）、过期产儿 10.26%（2477/24150）比较，其构成比的差异有统计学意义（$x^2=230.59$，$P<0.01$）。2012 年 4 城市不同胎龄新生儿的出生体重分布与 15 城市组调查资料相比，总体样本、早产儿和足月儿中，低出生体重儿发生率均降低，而巨大儿的发生率均增加，差异有统计学意义（$P<0.01$）。见表 8-5-2。

表 8-5-2　2012 年 4 城市与 1986～1987 年 15 城市不同胎龄新生儿出生体重分布比较　n（%）

胎龄（周）	1986～1987 年 15 城市				2012 年 4 城市				x^2 值	P
	例数	低出生体重	正常出生体重	巨大儿	例数	低出生体重	正常出生体重	巨大儿		
28～36	1502	746（49.67）	755（50.26）	1（0.07）	399	187（46.87）	210（52.63）	2（0.50）	8.22	0.000
37～41	20171	561（2.78）	19060（94.49）	550（2.73）	5140	82（1.60）	4713（91.68）	345（6.72）	1.31	0.000
≥42	2477	29（1.17）	2428（98.02）	20（0.81）	0	0（0.00）	0（0.00）	0（0.00）	—	—
合计	24150	1336（5.53）	22243（92.10）	571（2.36）	5539	269（4.86）	4923（88.88）	347（6.26）	230.59	0.000

（四）出生人口性别比比较

2012 年 4 城市总的出生人口男女性别比高于 15 城市组调查资料，差异有统计学意义（$P<0.01$）。初产妇与经产妇的出生人口性别比较，2012 年 4 城市资料的差异有统计学意义（$P<0.05$），15 城市组调查资料的差异无统计学意义（$P>0.01$）。见表 8 - 5 - 3。

表 8 - 5 - 3　　2012 年 4 城市与 1986～1987 年 15 城市出生人口性别比比较

| 组别 | 男 | 女 | 男：女 | 初产妇组 | | | 经产妇组 | | | x^2 值 | P |
				男	女	男：女	男	女	男：女		
1986～1987 年 15 城市	12621	11529	109：100	11664	10708	109：100	957	821	117：100	1.88	0.175
2012 年 4 城市	3027	2512	121：100	2280	1952	117：100	747	560	133：100	4.33	0.037
x^2 值	10.31			4.31			3.38				
P	0.001			0.038			0.066				

五、讨论

新生儿出生情况与国民经济、生活水平、卫生状况密切相关，同时也与妇幼保健和围生医学的发展密切相关。自 1953 年德国学者 Kock 提出生长发育长期加速这一概念后，世界各地的大量资料均证实人类这种生长发育上的动态变化[3]。

与 15 城市组资料比较，2012 年 4 城市新生儿平均体重增长值为 0.19kg、身长为 0.30cm、头围为 0.05cm。其变化趋势与相关报道一致，并稍高于相关报道[6～11]。国内有研究认为，1975～2005 年共 30 年间，中国 7 岁以下儿童各年龄组体重均有增长，并且随年龄增长，增幅逐渐增大，如新生儿组（出生 3 天以内）体重略有增长，而 6～7 岁组则增长非常明显[6]。据报道，1973～2003 年丹麦新生儿平均出生体重增加 0.16kg，平均身长增长 0.24cm[7]；1988～2005 年澳大利亚昆士兰州单胎新生儿平均出生体重以每年 1.9g 的速度增加[8]。1981～1997 年加拿大新生儿平均体重呈增加趋势[9]。香港地区 1998～2000 年的新生儿体格数据与 1982～1986 年比较，36～42 周新生儿体重的增长趋势明显，身长、头围的变化则很小，但由于样本量大均有统计学意义[10]。英国、挪威、德国、芬兰等国报道新生儿平均出生体重亦呈增加趋势[11]。本研究结果提示，25 年来我国新生儿组的体格发育呈加速趋势，但这种加速趋势不可能永久持续下去，必然会有一个极限[3]。由于遗传及环境因素的影响，各国达到发育极限的时间各不相同。法国、阿根廷、尼日利亚等[7]国报道新生儿平均出生体重呈下降趋势。我国新生儿的体格发育变化趋势未来怎样，有待定期监测。

与 1986～1987 年相比，2012 年我国 4 城市的巨大儿发生率呈上升趋势，低出生体重儿发生率则呈下降趋势，与国内外其他报道一致[8,12～14]。1988～2005 年澳大利亚昆士兰州巨大儿的发生率以每年 0.8％ 的速度递增[8]。Grandi 等[14]报道阿根廷 1992～2002

年由于低出生体重比例的增加，导致 10 年间新生儿平均出生体重下降 42g。另外，
2012 年 4 城市早产儿的发生率呈上升趋势。可见，随着社会经济的发展，低出生体重
儿的发生率及过期产发生率在逐步减少。然而随着生活水平的提高，膳食结构的改变，
孕妇营养过剩已成为造成巨大儿发生率呈增加趋势则不可忽视。

　　出生人口性别比有其基本的内在特性（一般稳定在 1.03～1.07），这个值域一直被
国际社会公认为通常理论值，其他值域则被视为异常[15]。1982 年我国第三次人口普查
出生人口男女性别比为 1.085，2000 年第五次人口普查出生人口性别比为 1.199，国家
统计局发布的 2009 年出生人口性别比为 1.195，远高于国际警戒线。中国特别是农村
出生人口性别比失衡源于偏好男孩，20 世纪 80 年代后，随着 B 超等技术从城市到农
村、从东部地区到中西部地区的普及程度越来越高，出生人口性别比呈现逐步升高趋
势[15]。本研究中，15 城市组调查经产妇与初产妇的婴儿性别比无明显差异，而 2012 年
4 城市经产妇所产新生儿性别比高于初产妇，与其他报道一致[16]，提示人为因素干预的
可能。因此迫切需要国家采取综合性措施有效控制男女性别比的增长趋势。

参考文献

[1] 张宝林，冯泽康，张丽辉，等.中国 15 城市不同胎龄新生儿体格发育调查研究 [J].中华儿科杂
　　志，1988，26（4）:206

[2] 张宝林，张明宇.专家谈优生优育 [M].长沙：中南大学出版社，2005：296 - 309

[3] 叶恭绍.中国医学百科全书儿童少年卫生学 [M].上海：上海科学技术出版社，1984:4 - 5

[4] 季成叶，胡佩瑾，何忠虎.中国儿童青少年生长长期趋势及其公共卫生意义 [J].北京大学学报
　　（医学版），2007，39（2）:126 - 131

[5] 薛辛东.儿科学 [M].北京：人民卫生出版社，2007:100

[6] 九市儿童体格发育调查研究协助组.中国九市 7 岁以下儿童体格发育调查研究.北京：人民卫生出
　　版社，2005:45 - 52

[7] Schack-Nielsen L，Molgaard C，Sorensen TI，et al. Secular change in size at birth from 1973 to
　　2003：national data from Denmark [J]. Obesity（Silver Spring），2006，14（7）：1257 - 1263

[8] Lahmann PH，Wills RA，Coory M. Trends in birth size and macrosomia in Queensland，Australia，
　　from 1988 to 2005 [J]. Paedlatr Perinat Epidemiol，2009，23（6）：533 - 541

[9] Wen SW，Kramer MS，Platt R，et al. Secular trends of fetal growth in Canada，1981 to 1997 [J].
　　Paediatr Perinat Epidemiol，2003，17（4）:347 - 354

[10] Hong Kong Neonatal Measurements Gr. Updated gestational age specific birth weight，crown-heel
　　　length，and head circumference of Chinese newborns. Archives of Disease in Childhood，2003，88
　　　（3）：229 - 236

[11] Cole TJ. The secular trend in human physical growth：a biological view [J]. Econ Hum Biol，2003，
　　　1 :161 - 168

[12] 闫小红，方红霞，张小丽，等.巨大儿发生率及其相关因素分析 [J].中华全科医学，2012，10
　　　（11）:1731 - 1732

[13] Najafian M，Cheraghi M. Occurrence of fetal macrosomia rate and its maternal and neonatal compli-
　　　cations：a 5-year cohort study [J]. ISRN Obstet Gynecol，2012，2012:353 - 791

[14] Grandi C，Dipierri，JE. Secular trend of birth weight in Argentina（1992～2002）：a population

based study. Archivos Argentinos De Pediatria，2008，106（3）：219-225

[15] 王钦池. 出生人口性别比周期性波动研究——兼论中国出生人口性别比的变化趋势 [J]. 人口学
　　 科，2012，（3）：3-11

[16] 刘彦芳，颜虹，王全丽，等.1996～2005年我国46县农村婴幼儿性别比分析 [J]. 南方医科大学
　　 学报，2008，28（10）：2461-2464

（本文第一作者：湖南医药学院易礼兰；通讯作者：中南大学湘雅医院张宝林；作
者：哈尔滨医科大学附属第二医院韩琦，中山大学附属第六医院刘嘉琦，湖南省妇幼保
健院陈兰，清华大学附属第一医院刘学芹）

第六节　不同胎龄新生儿耳长的测量

一、前言

目前，我国对不同胎龄新生儿的身长、体重、头围、胸围、上臂围及顶臀长等方面
已有了自己的生长发育指标，但至今国内尚无关于耳部测量的资料。我们按不同胎龄新
生儿在测体重、身长的同时做了耳部的测量，根据其容貌耳长作推算胎龄的回归方程
式，并分析与身长、体重的关系，可以作为估价人体测量指标的另一种方法。

二、对象及方法

凡胎龄在28～42周出生的单胎活产新生儿均列为测量对象。

耳部的测量共分为三部分：即容貌耳长、形态耳长、耳宽。本文的重点只介绍容貌
耳长。

方法：由专人测量，用直脚规测量，或用市售有机玻璃直尺（精确度1mm），测量
部位见图8-6-1。

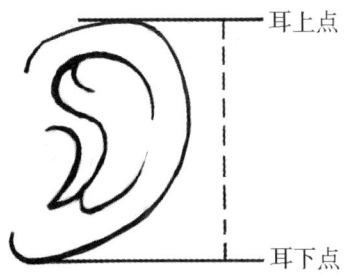

图8-6-1　容貌耳长测量图

容貌耳长：耳的最高点与最低点。即耳上点与耳下点之距离。

耳上点：头部保持耳眼平面时，耳轮上缘最高的一点。

耳下点：头部保持耳眼平面时，耳垂最向下的一点。

检查者用右手推尺，根据测量的数据记录左耳容貌耳长的长度。

三、结果及分析

本文共测量 1255 例，男婴 649 例，女婴 606 例，按不同身长、不同体重将其容貌耳长的均值、标准差制表。

（一）不同胎龄、不同性别新生儿容貌耳长均值、标准差（表 8-6-1）

从表 8-6-1 看出新生儿容貌耳长是随胎龄的增加而增长。不同性别间经统计学处理男女婴（足月儿）各组均数间差异有显著意义（$P<0.01$）。

（二）不同身长新生儿的耳长值（表 8-6-2、图 8-6-2）

表 8-6-1　　　　　　　　不同胎龄男、女新生儿的容貌耳长值　　　　　　　　cm

胎龄（周）	男		女	
	例 数	$\overline{X}\pm SD$	例 数	$\overline{X}\pm SD$
28～33	12	3.06　　0.22	9	2.77　　0.31
34～35	12	3.34　　0.25	11	3.12　　0.28
36	30	3.56　　0.25	30	3.38　　0.26
37	80	3.58　　0.22	56	3.48　　0.22
38	108	3.72　　0.26	102	3.57　　0.20
39	112	3.74　　0.26	111	3.58　　0.22
40	113	3.75　　0.20	112	3.68　　0.21
41	100	3.75　　0.22	100	3.65　　0.17
≥42	82	3.65　　0.20	75	3.55　　0.18

表 8-6-2　　　　　　　　　不同身长新生儿的容貌耳长值　　　　　　　　cm

身长	例　数	$\overline{X}\pm SD$	身长	例　数	$\overline{X}\pm SD$
41	4	3.08　　0.10	48	177	3.51　　0.20
42	3	2.93　　0.41	49	249	3.58　　0.20
43	6	3.07　　0.27	50	388	3.67　　0.20
44	7	3.06　　0.26	51	182	3.80　　0.23
45	13	3.29　　0.29	52	70	3.92　　0.18
46	41	3.30　　0.23	53	10	3.97　　0.28
47	99	3.48　　0.20	54	6	3.90　　0.13

从表 8-6-2 可知新生儿的容貌耳长与身长的比例关系约为身长的 1/13.5。此外，对不同胎龄新生儿容貌耳长与身长做了回归分析，结果表明除 28～36 周胎龄组无回归关系外（$P<0.05$），余各胎龄组及不同性别均有极明显的直线相关性（$P<0.01$）。说明从 36 周后容貌耳长是随身长的增长而增长的。

（三）不同体重新生儿的耳长值（表 8-6-3 及图 8-6-2）

表 8-6-3　　　　　　　　　　不同体重新生儿容貌的耳长值　　　　　　　　　　cm

体重（g）	例　数	$\overline{X}\pm SD$		体重（g）	例　数	$\overline{X}\pm SD$	
1000～	3	2.73	0.25	3000	576	3.68	0.22
1500～	16	2.93	0.32	3500	161	3.86	0.21
2000～	39	3.31	0.29	4000	9	3.92	0.27
2500～	449	3.52	0.19	4500	2	3.95	0.21

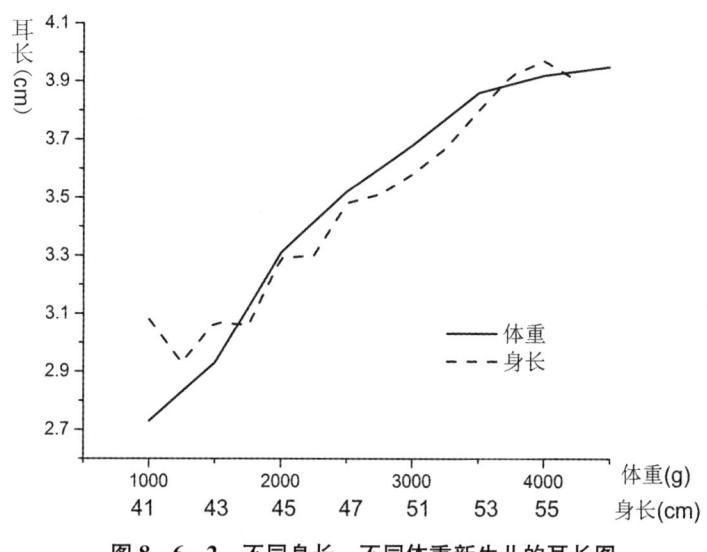

图 8-6-2　不同身长、不同体重新生儿的耳长图

从表 8-6-3、图 8-6-2 中所见，新生儿容貌耳长是随体重的增加而增长的。

（四）足月新生儿容貌耳长与胎龄的相关性

足月新生儿容貌耳长与胎龄密切相关，有极明显的直线相关性（$P<0.001$），其方程式为：

$$\dot{Y}_{男}=21.5849+4.6036x$$

$$\dot{Y}_{女}=25.7591+3.6224x$$

说明耳长从 36 周后可作为估计胎龄的实用指标。

参考文献

[1] 邵象清. 人体测量手册. 上海：上海辞书出版社，1985：208-217
[2] Avery GB. Neonatology. ed 2. Philadelphia，Lippincott，1981：885

（王宝琼　赵三民）

第九章　中国 12 城市不同胎龄新生儿体格发育纵向研究①

第一节　中国 12 城市不同胎龄 AGA 新生儿体格发育纵向研究

一、摘要

首次报道中国南北方 12 城市不同胎龄 AGA 新生儿体格发育六项指标（体重、身长、顶臀长、头围、胸围、上臂围）不同时点（<3 天、5～7 天、12～14 天、26～28 天及追加 58～60 天）的纵向监测值、增长值和增长速度。我国城市早产、足月及过期产 AGA 新生儿在新生儿期内体重分别平均增加 710g、854g 及 839g；身长分别平均增长 3.3cm、4.1cm 及 4.0cm。本研究与我们协作组已完成的我国不同胎龄新生儿体格发育横向研究共同组成一套完整的新生儿期体格发育参考标准，将为我国围生期保健、新生儿疾病防治及优生优育工作提供科学依据。

关键词：婴儿，新生儿，体格发育，纵向研究，适于胎龄儿。

二、前言

我们科研协作组继我国不同胎龄新生儿体格发育前瞻性横向性调查研究[1]之后，1989～1990 年组织了南北方 12 城市（以哈尔滨、沈阳、北京、太原、济南代表北方，南京、苏州、上海、长沙、成都、福州、广州代表南方），对不同胎龄新生儿体格发育六项指标（体重、身长、顶臀长、头围、胸围、上臂围）进行了前瞻性纵向性调查研究。旨在了解与掌握新生儿期生长速率及其规律，建立我国不同胎龄新生儿体格发育六项指标的纵向发育参考标准，以填补我国在这一方面的空白。现将胎龄为 28～44 周、出生体重适于胎龄的新生儿（简称 AGA）体格发育纵向研究结果报道如下。

三、对象及方法

（一）对象

胎龄在 28～44 周出生的属 AGA（以中国 15 城市新生儿体格发育科研协作组研究

①"七五"国家医学重点科技攻关项目：75‐65‐02‐23 分题之一，国家自然科学基金资助项目。本文部分内容在中华医学会第二次全国新生儿学术会议大会宣读；部分内容刊载于《中华儿科杂志》，1992 年 30 卷第 4 期，第 207～209 页。

的结果为标准[2]）的单胎婴儿均列为首次调查对象。凡有下列情况之一者，不列为对象：①胎龄不确切者。胎龄均以母末次月经第一天算起，凡末次月经欠详，月经周期经常在 25 天以下、35 天以上者不应列为对象。必要时，可按 Dubowitz 法评估胎龄。②母妊娠期患有下列任何一项疾病者，如中、重度妊娠高血压，糖尿病、心肾功能不全、甲状腺功能亢进或低下，血红蛋白<90g/L、慢性高血压等。③新生儿出生时有重度窒息，或先天性、遗传性疾病，或有影响测量结果之畸形，新生儿时患有较严重的疾病（如败血症，脑膜炎，中、重度硬肿病，病程在 1 周以上的肺炎、腹泻等）可影响生长速度者。④母妊娠期连续应用肾上腺皮质激素或其他免疫抑制激素或其他免疫抑制剂 1 周以上者。⑤母亲身高在 120cm 以下者。

（二）方法

六项指标的测定方法，基本同前文[1]。测体重用统一型号的新生儿体格发育测量器或新生儿访视木杆秤。监测频度：除首次体重于生后 1 小时内测量外，六项指标均于出生后 3 天内、5～7 天（代表 1 周）、12～14 天（代表 2 周）、26～28 天（代表 4 周）定时纵向监测。为了与婴儿纵向监测指标衔接，部分 AGA 儿于生后 58～60 天（代表 2 个月）加测了六项指标。

四、结果

12 城市纵向监测 AGA 儿共 1757 例。其中早产 AGA 儿 240 例（男 128 例，女 112 例），足月产 AGA 儿 1341 例（男 677 例，女 664 例），过期产 AGA 儿 176 例（男 89 例，女 87 例）；北方 5 市 649 例，南方 7 市 1108 例；初产儿 1674 例（95.3%），经产儿 83 例（4.7%）。各项数据、图表均经电子计算机处理。

（一）体格发育六项指标纵向监测值

1. 不同时点的纵向监测值　不同时点是指表中不同的监测时间，即不同的日龄组。以体重为例，早产、足月及过期产 AGA 儿的出生体重分别为 2433g、3195g 及 3328g，出生后 12 天内为生理性体重下降阶段，出生 12 天以后，其体重随日龄增加而迅速增加，至 26～28 天时，早产、足月及过期产 AGA 的平均体重分别达 3143g、4090g 及 4167g（表 9-1-1～表 9-1-3）。其他五项指标在不同时点的纵向监测值详见表 9-1-22～表 9-1-24，表 9-1-43～表 9-1-45，表 9-1-64～表 9-1-66，表 9-1-85～表 9-1-87，表 9-1-106～表 9-1-108。中国 12 城市新生儿体重纵向监测修匀百分位数曲线图见图 9-1-1，其身长、顶臀长、头围、胸围、上臂围纵向监测修匀百分位数图见图 9-1-2、图 9-1-3、图 9-1-4、图 9-1-5 及图 9-1-6。

2. 不同性别的纵向监测值　六项指标中，除胸围及上臂围中部分时点外，余各时点的纵向监测值均为男>女（足月 AGA 儿 $P<0.01$，但早产及过期产 AGA 儿多数 $P>0.05$）。如足月 AGA 儿的出生体重与生后 3 天内身长，男比女重 55g，长 0.5cm；至 26～28 天时，男比女重 142g，长 0.6cm。12 城市六项指标不同性别的纵向监测值，详见表 9-1-4～表 9-1-9，表 9-1-25～表 9-1-30，表 9-1-46～表 9-1-51，表 9-1-67～表 9-1-72，表 9-1-88～表 9-1-93，表 9-1-109～表 9-1-114。中国 12 城市不同性别足月 AGA 新生儿体重纵向监测值比较图，见图 9-1-7。

3. 不同地域的纵向监测值 六项指标中，各时点纵向检测值，大多数为北方>南方（足月 AGA 儿，除生理性体重下降时点外，$P<0.05$；早产与过期产 AGA 儿，多数 $P<0.05$）。如足月 AGA 儿的出生体重与出生后 3 天内身长，南方比北方重 59g，长 0.6cm；至 26～28 天时，北方比南方重 116g，长 0.8cm。12 城市六项指标南方与北方的纵向监测值，详见表 9-1-10～表 9-1-15，表 9-1-31～表 9-1-36，表 9-1-52～表 9-1-57，表 9-1-73～表 9-1-78，表 9-1-94～表 9-1-99，表 9-1-115～表 9-1-120。中国南方与北方城市足月 AGA 新生儿体重纵向监测值比较图，见图 9-1-8。

4. 不同产次的纵向监测值 六项指标中，足月 AGA 儿的体重，各时点纵向监测值，均为经产>初产（部分时点 $P>0.05$）。其出生体重，经产比初产重 93g，至 26～28 天时，经产比初产重 91g。其他各项指标，经、初产之间的差异，无一定规律性。12 城市六项指标初产与经产的纵向监测值，详见表 9-1-16～表 9-1-21，表 9-1-37～表 9-1-42，表 9-1-58～表 9-1-63，表 9-1-79～表 9-1-84，表 9-1-100～表 9-1-105，表 9-1-121～表 9-1-126。

（二）体格发育六项指标在不同时期的增长值及增长速度

1. 累积增长值及定基增长速度

（1）累积增长值：是指各时点实际测量值与首次测量值之差。它可以回答本次测量比第一次测量时增加了多少？17 个胎龄组（28～44 周）的体重，在不同时期的累积增长值，见表 9-1-127。中国 12 城市足月 AGA 新生儿体重纵向累积增长情况，见图 9-1-9。由于出生后 12 天内为生理性体重下降阶段，故增幅较小。体重平均比出生体重分别纯增 102g、208g 及 107g，大约每天分别增加 7.3g、14.9g、12.4g。至生后 4 周（26～28 天）时，其体重分别比出生体重增加 710g、854g 及 839g（表 9-1-128）。按此数据推算整个新生儿期（28 天），它们平均每天分别增加 25.4g、30.5g 及 30g。

足月 AGA 儿的身长、顶臀长、头围、胸围、上臂围的累积增长值，在新生儿期内，分别平均比首次测量增长 4.1cm、2.7cm、2.5cm、2.4cm、1.0cm。平均每天分别增长 1.5mm、1mm、0.9mm、0.9mm、0.4mm。早产及过期产 AGA 儿除身长外，余四项指标，其每天增长的绝对值与足月儿比较接近。详见表 9-1-156，表 9-1-184，表 9-1-212，表 9-1-240，表 9-1-268。中国 12 城市足月 AGA 新生儿身长、顶臀长、头围、胸围、上臂围纵向累积增长情况，见图 9-1-10，图 9-1-11，图 9-1-12，图 9-1-13 及图 9-1-14。

在生后 4 周时，其体重与身长的累积增长值均为男>女，南方>北方，初产>经产。其他四项指标，大体上也符合这种规律。唯上臂围的增长值是南方略大于北方。详见表 9-1-132、表 9-1-160、表 9-1-188、表 9-1-216、表 9-1-244、表 9-1-272，表 9-1-134、表 9-1-162、表 9-1-190、表 9-1-218、表 9-1-246、表 9-1-274，表 9-1-140、表 9-1-168、表 9-1-196、表 9-1-224、表 9-1-252、表 9-1-280，表 9-1-144、表 9-1-172、表 9-1-200、表 9-1-228、表 9-1-256、表 9-1-284，表 9-1-148、表 9-1-176、表 9-1-204、表 9-1-232、表 9-1-260、表 9-1-288，表 9-1-152、表 9-1-180、表 9-1-208、表 9-1-236、表 9-

1-264、表 9-1-292。中国 12 城市不同性别足月 AGA 新生儿体重纵向累积增长值比较图，见图 9-1-15。中国南方与北方城市足月 AGA 新生儿体重纵向累计增长值比较图，见图 9-1-16。

（2）定基增长速度：是指不同时期累积增长值与首次测量值之比值。新生儿体重从第 2 周起增长迅速，至生后 4 周，早产、足月及过期产 AGA 儿体重的定基增长速度分别为 29.18%、26.73% 及 25.21%（以早产儿增长的速率最快）。它们生长到 2 个月时，其增长速率分别达到 84.59%、68.29% 及 63.34%（表 9-1-128），仍以早产儿最快。这一结果提示早产儿体重的正常追赶生长，从生后 4 周已明显显示出来。

足月 AGA 儿的身长、顶臀长、头围、胸围、上臂围，在第 4 周时，其定基增长速度分别为 8.25%、8.04%、7.37%、7.36%、9.62%；早产及过期产儿上述五项指标的定基增长速度分别为 7.16% 及 7.97%、8.01% 及 7.94%、7.26% 及 6.69%、8.45% 及 7.29%、11.36% 及 10.58%。由上可知，在这五项标准中，早产、足月及过期产儿三者之间的增长速度比较接近。但至 2 个月时，上述五项指标的，则以早产儿为最快。详见表 9-1-156、表 9-1-184、表 9-1-212、表 9-1-240、表 9-1-268。

28～44 周，17 个不同胎龄组，其六项指标在不同时期、不同性别、不同地域、不同产次的累积增长值及定基增长速度，详见表 9-1-127、表 9-1-155、表 9-1-183、表 9-1-211、表 9-1-239、表 9-1-267、表 9-1-131、表 9-1-159、表 9-1-187、表 9-1-215、表 9-1-243、表 9-1-271、表 9-1-133、表 9-1-161、表 9-1-189、表 9-1-217、表 9-1-245、表 9-1-273、表 9-1-139、表 9-1-167、表 9-1-195、表 9-1-223、表 9-1-251、表 9-1-279、表 9-1-143、表 9-1-171、表 9-1-199、表 9-1-227、表 9-1-255、表 9-1-283、表 9-1-147、表 9-1-175、表 9-1-203、表 9-1-231、表 9-1-259、表 9-1-287、表 9-1-151、表 9-1-179、表 9-1-207、表 9-1-235、表 9-1-263、表 9-1-291。

2. 逐期增长值及环比增长速度

（1）逐期增长值：是指本时点测量值与前一点测量值之差。它可以回答本次测量比前一次测量时增加了多少。早产、足月及过期产 AGA 儿，其体重在第 2 周时平均比第 1 周分别增加 210g、272g 及 274g，它们分别每天平均增加 30g、38.9g 及 39.1g。至生后 4 周时，其体重分别比第 2 周时增加 608g、646g、666g，它们分别每天平均增加 43.4g、46.1g 及 47.6g。新生儿体重逐期增长，由于前两周存在生理性体重下降，故后两周比前两周增值明显。详见表 9-1-158、表 9-1-186、表 9-1-214、表 9-1-242、表 9-1-270。

（2）环比增长速度：是指各时点逐期增长值与前一时点测量值的比值。在六项指标中仍以体重的增长速度为最快。早产、足月及过期产 AGA 儿体重的环比增长速度，在新生儿期后 2 周分别为 23.9%、18.98%、19.02%，其中以早产儿为最快。其余五项指标，除上臂围外，大约在 5～7 天时比出生 3 天以内增长 0.5%～1%，在第 2 周比第 1 周约增长 2%，第 4 周比第 2 周约增长 4%，其中早产儿的增长速度略比足月及过期产儿为快。

28～44 周，17 个同胎龄组，其六项指标在不同时期、不同性别、不同地域、不同产次的逐期增长值和环比增长速度，详见表 9-1-129、表 9-1-157、表 9-1-185、

表 9-1-213、表 9-1-241、表 9-1-269，表 9-1-135、表 9-1-163、表 9-1-191、表 9-1-219、表 9-1-247、表 9-1-275，表 9-1-137、表 9-1-165、表 9-1-193、表 9-1-221、表 9-1-249、表 9-1-277，表 9-1-141、表 9-1-169、表 9-1-197、表 9-1-225、表 9-1-253、表 9-1-281，表 9-1-145、表 9-1-173、表 9-1-201、表 9-1-229、表 9-1-257、表 9-1-285，表 9-1-149、表 9-1-177、表 9-1-205、表 9-1-233、表 9-1-261、表 9-1-289，表 9-1-153、表 9-1-181、表 9-1-209、表 9-1-237、表 9-1-265、表 9-1-293。

五、讨论

生长发育调查的方法很多，但基本上可分为两大类[2]：一是横向性调查，即在某一较短时期或时点内，在一定的地区范围，选有代表性的对象，对某几个项目进行一次性的数值较大的调查，以制订出某地区、某时点生长发育的正常参考值；二是纵向性调查，是在一个比较长的时间内，选择比较少的对象，进行连续多次动态的追踪观察，以了解与掌握某一时期内生长发育的规律及其速率。它比横向性调查难度大[3]、费时多，且横向性调查所制订的生长发育标准作为临床监测时，它不如纵向的速率或增值标准敏感[4]。如在判断新生儿的生长迟缓或过速时，通常最早的表现是生长速率的变化。当早期发现增值及速率偏离正常时，可及早进行干预。有鉴于此，我们在横向性研究的基础上[1]，进行了纵向性研究。

从 20 世纪 60 年代起，美国儿科学会即推荐按胎龄和出生体重对新生儿进行命名与分类[5]。对于出生体重小于胎龄儿（简称小于胎龄儿，small for gestational age infants，SGA 儿）以及出生体重大于胎龄儿（简称大于胎龄儿，large for gestational age infants，LGA 儿），由于其发病率及死亡率均较高，故列为高危儿[6]。基于这一认识，唯有出生体重适于胎龄儿（简称适于胎龄儿，appropriate for gestational age infants AGA 儿）才视为健康正常儿。我国于 1986 年及 1988 年分别制订与建立了南方地区及南北方（全国）按胎龄和出生体重对新生儿进行命名与分类的科学数据[1,7~8]。本研究根据我国制订的参考标准，选定不同胎龄的 AGA 儿作为调查对象，使其研究的结果更具科学价值，这是本研究区别于国内外同类研究的特点。我们建议今后研究健康新生儿的正常参考值时，均应选择 AGA 儿为对象。

为了建立我国或本地区的小儿纵向生长发育正常参考值，国内外学者进行了较多的研究[9~29]，这些研究中，论述新生儿期内（28 天内）不同时期的体格发育规律（如每周增值）及速率者甚少。国内新中国成立前以及新中国成立初期，虽有部分地区小儿体格发育的横向及纵向研究资料[30]，但对新生儿期内的研究资料缺如。近年仅有一篇报道[9]研究了新生儿期体重、身长、头围每周的增值，但研究的对象仅限于足月儿出生体重≥2500g 者，此类对象排除了大部分足月 SGA 儿，但也漏掉了部分足月 AGA 儿，而且未能排除足月 LGA 儿。美国 NCHS 的资料[31]中缺少新生儿期内每周的增值，仅有从出生到 1 个月时的体重、身长及头围的增值。该资料中，除男性体重外，其余各项增值均比本文及丁氏报道[9]为低。美国 Gartside（1984 年）的报道[32]，从出生到 1 个月体重及身长的增值，亦低于我国新生儿。这可能与我国对 1 个月内的新生儿多采用母乳喂养有关。

横向性研究新生儿出生后某一时点的体格发育状况，仅可以回答在这一时点时新生儿体格发育如何。如欲了解从出生到 1 周，从 1 周到 2 周以至 4 周不同新生儿体格发育的规律，则必用本文研究的结果才能做出回答。如在进行新生儿保健工作时，衡量不同胎龄新生儿出生后 1 小时内的体重以及 2 天内的身长、头围、胸围等是否正常，可以使用 15 城市的横向研究资料[33]；当每周 1 次或不定期进行新生儿保健家访工作时，回答本次测量比出生时（第 1 次测量时）的增值，可以使用累积增长值；回答本次测量比上一次测量的增值，则可以使用逐期增长值。横向研究与纵向研究结果的相互配合，将共同构成一套完整的新生儿期体格发育参考标准。这一套参考标准，是一个国家卫生部门必须具备的基础性研究资料，它将为我国围生期保健、新生儿疾病防治及优生优育工作提供科学依据，它也是衡量一个国家经济、文化、卫生状况和妇幼卫生工作质量的一项重要指标。

六、图表提纲

（一）中国 12 城市不同胎龄 AGA 新生儿体格发育六项指标纵向监测值表

1. 体重（表 9-1-1～表 9-1-21）。

2. 身长（表 9-1-22～表 9-1-42）。

3. 顶臀长（表 9-1-43～表 9-1-63）。

4. 头围（表 9-1-64～表 9-1-84）。

5. 胸围（表 9-1-85～表 9-1-105）。

6. 上臂围（表 9-1-106～表 9-1-126）。

（二）中国 12 城市不同胎龄 AGA 新生儿体格发育六项指标在不同时期的累积增长值及增长速度表

1. 体重（表 9-1-127～表 9-1-154）。

2. 身长（表 9-1-155～表 9-1-182）。

3. 顶臀长（表 9-1-183～表 9-1-210）。

4. 头围（表 9-1-211～表 9-1-238）。

5. 胸围（表 9-1-239～表 9-1-266）。

6. 上臂围（表 9-1-267～表 9-1-294）。

（三）图目

1. 图 9-1-1 为中国 12 城市足月 AGA 新生儿体重纵向监测修匀百分位数曲线图。

2. 图 9-1-2 为中国 12 城市足月 AGA 新生儿身长纵向监测修匀百分位数曲线图。

3. 图 9-1-3 为中国 12 城市足月 AGA 新生儿顶臀长纵向监测修匀百分位数曲线图。

4. 图 9-1-4 为中国 12 城市足月 AGA 新生儿头围纵向监测修匀百分位数曲线图。

5. 图 9-1-5 为中国 12 城市足月 AGA 新生儿胸围纵向监测修匀百分位数曲线图。

6. 图 9-1-6 为中国 12 城市足月 AGA 新生儿上臂围纵向监测修匀百分位数曲线图。

7. 图 9 - 1 - 7 为中国 12 城市不同性别足月 AGA 新生儿体重纵向监测值比较。

8. 图 9 - 1 - 8 为中国南方与北方城市足月 AGA 新生儿体重纵向监测值比较。

9. 图 9 - 1 - 9 为中国 12 城市足月 AGA 新生儿体重纵向累积增长情况。

10. 图 9 - 1 - 10 为中国 12 城市足月 AGA 新生儿身长纵向累积增长情况。

11. 图 9 - 1 - 11 为中国 12 城市足月 AGA 新生儿顶臀长纵向累积增长情况。

12. 图 9 - 1 - 12 为中国 12 城市足月 AGA 新生儿头围纵向累积增长情况。

13. 图 9 - 1 - 13 为中国 12 城市足月 AGA 新生儿胸围纵向累积增长情况。

14. 图 9 - 1 - 14 为中国 12 城市足月 AGA 新生儿上臂围纵向累积增长情况。

15. 图 9 - 1 - 15 为中国 12 城市不同性别足月 AGA 新生儿体重纵向累积增长值比较。

16. 图 9 - 1 - 16 为中国南方与北方城市足月 AGA 新生儿体重纵向累积增长值比较。

表 9 - 1 - 1　　　　　　中国 12 城市早产 AGA 新生儿体重纵向监测值　　　　　　g

监测时间（天数）	例数	平均值	标准差	修匀百分位数						
				P_3	P_5	P_{10}	P_{50}	P_{90}	P_{95}	P_{97}
出生	240	2433	458.6	1317	1398	1796	2503	2954	3040	3131
<3	240	2365	445.7	1324	1416	1730	2415	2843	2945	2985
5～7	240	2325	448.0	1288	1375	1622	2422	2850	2972	3035
12～14	240	2535	511.2	1429	1514	1715	2644	3113	3274	3369
26～28	240	3143	622.3	1899	1997	2183	3236	3819	4050	4174
58～60	111	4491	729.0	3012	3147	3387	4520	5350	5709	5849

表 9 - 1 - 2　　　　　　中国 12 城市足月 AGA 新生儿体重纵向监测值　　　　　　g

监测时间（天数）	例数	平均值	标准差	修匀百分位数						
				P_3	P_5	P_{10}	P_{50}	P_{90}	P_{95}	P_{97}
出生	1341	3195	273.1	2697	2758	2847	3199	3541	3647	3682
<3	1341	3125	277.2	2592	2666	2750	3106	3489	3581	3640
5～7	1341	3131	295.1	2590	2666	2773	3142	3525	3638	3698
12～14	1341	3403	330.8	2774	2857	2993	3394	3820	3966	4033
26～28	1341	4049	407.5	3276	3374	3543	4103	4565	4757	4848
58～60	610	5377	567.5	4368	4505	4703	5308	6153	6409	6557

表 9-1-3　　　　　中国 12 城市过期产 AGA 新生儿体重纵向监测值　　　　　g

监测时间（天数）	例数	平均值	标准差	修匀百分位数						
				P_3	P_5	P_{10}	P_{50}	P_{90}	P_{95}	P_{97}
出生	176	3328	275.4	2907	2914	3000	3302	3704	3813	3832
<3	176	3259	281.2	2800	2823	2078	3231	3642	3743	3786
5~7	176	3227	294.1	2763	2816	2888	3243	3663	3749	3801
12~14	176	3501	316.6	2907	2986	3084	3484	3938	4031	4090
26~28	176	4167	412.4	3366	3459	3594	4121	4658	4799	4863
58~60	89	5436	567.9	4421	4499	4679	5503	6213	6483	6548

表 9-1-4　　　　　中国 12 城市早产 AGA 新生儿男性体重纵向监测值　　　　　g

监测时间（天数）	例数	平均值	标准差	修匀百分位数						
				P_3	P_5	P_{10}	P_{50}	P_{90}	P_{95}	P_{97}
出生	128	2454	451.8	1370	1416	1821	2501	2955	3025	3068
<3	128	2386	444.6	1355	1424	1740	2445	2846	2939	2979
5~7	128	2354	444.6	1323	1391	1637	2470	2879	2985	3056
12~14	128	2562	507.6	1451	1528	1744	2697	3149	3302	3397
26~28	128	3168	609.4	1871	1980	2239	3274	3822	4083	4184
58~60	58	4478	692.9	2854	3046	3492	4506	5239	5723	5792

表 9-1-5　　　　　中国 12 城市早产 AGA 新生儿女性体重纵向监测值　　　　　g

监测时间（天数）	例数	平均值	标准差	修匀百分位数						
				P_3	P_5	P_{10}	P_{50}	P_{90}	P_{95}	P_{97}
出生	112	2409	467.1	1237	1392	1715	2465	2949	3103	3157
<3	112	2340	447.6	1248	1416	1678	2412	2821	2954	2995
5~7	112	2291	451.6	1239	1861	1560	2388	2803	2960	3003
12~14	112	2504	515.8	1407	1490	1638	2593	3067	3257	3338
26~28	112	3113	638.1	1900	1971	2093	3206	3821	4048	4231
58~60	53	4506	773.1	3022	3144	3292	4599	5497	5761	6164

表 9-1-6　　　　中国 12 城市足月 AGA 新生儿男性体重纵向监测值　　　　g

监测时间（天数）	例数	平均值	标准差	修匀百分位数						
				P_3	P_5	P_{10}	P_{50}	P_{90}	P_{95}	P_{97}
出生	677	3222	271.2	2688	2755	2869	3198	3575	3641	3674
<3	677	3156	274.6	2627	2684	2789	3140	3485	3592	3643
5~7	677	3164	294.9	2615	2697	2797	3180	3567	3665	3733
12~14	677	3452	333.6	2800	2909	3016	3444	3902	4001	4106
26~28	677	4120	404.9	3329	3459	3597	4092	4661	4787	4962
58~60	315	5479	542.4	4511	4642	4854	5453	6191	6406	6707

表 9-1-7　　　　中国 12 城市足月 AGA 新生儿女性体重纵向监测值　　　　g

监测时间（天数）	例数	平均值	标准差	修匀百分位数						
				P_3	P_5	P_{10}	P_{50}	P_{90}	P_{95}	P_{97}
出生	664	3167	272.4	2683	2749	2820	3152	3515	3603	3661
<3	664	3095	276.6	2578	2629	2712	3080	3463	3564	3621
5~7	664	3097	291.5	2562	2625	2736	3120	3473	3573	3646
12~14	664	3353	320.5	2732	2813	2951	3366	3751	3865	3957
26~28	664	3978	397.8	3221	3322	3485	3963	4497	4659	4771
58~60	295	5268	574.3	4309	4428	4606	5209	6126	6398	6529

表 9-1-8　　　　中国 12 城市过期产 AGA 新生儿男性体重纵向监测值　　　　g

监测时间（天数）	例数	平均值	标准差	修匀百分位数						
				P_3	P_5	P_{10}	P_{50}	P_{90}	P_{95}	P_{97}
出生	89	3378	252.3	2911	2985	3069	3351	3707	3816	3869
<3	89	3313	262.7	2806	2846	2911	3271	3612	3744	3742
5~7	89	3276	270.0	2855	2890	2971	3317	3672	3793	3828
12~14	89	3547	286.9	3041	3090	3199	3560	3968	4081	4167
26~28	89	4220	389.2	3441	3534	3686	4135	4655	4777	4917
58~60	47	5342	559.6	4220	4410	4628	5321	6061	6231	6413

表 9-1-9　　　　　中国 12 城市过期产 AGA 新生儿女性体重纵向监测值　　　　　g

监测时间（天数）	例数	平均值	标准差	修匀百分位数						
				P_3	P_5	P_{10}	P_{50}	P_{90}	P_{95}	P_{97}
出生	87	3277	289.8	2903	2906	2969	3211	3700	3821	3828
<3	87	3203	290.0	2726	2765	2871	3126	3676	3730	3794
5~7	87	3176	310.3	2640	2718	2814	3155	3662	3725	3838
12~14	87	3453	339.5	2767	2868	2973	3426	3927	4010	4155
26~28	87	4113	430.4	3261	3356	3519	4111	4695	4808	4954
58~60	42	5542	565.9	4452	4480	4004	5566	6424	6570	6657

表 9-1-10　　　　　中国南方早产 AGA 新生儿体重纵向监测值　　　　　g

监测时间（天数）	例数	平均值	标准差	修匀百分位数						
				P_3	P_5	P_{10}	P_{50}	P_{90}	P_{95}	P_{97}
出生	173	2407	476.2	1197	1313	1598	2479	2923	3006	3056
<3	173	2364	463.4	1273	1395	1670	2456	2855	2922	3013
5~7	173	2342	471.2	1257	1336	1516	2467	2845	2935	3025
12~14	173	2352	524.1	1405	1469	1586	2690	3081	3201	3302
26~28	173	3101	606.0	1853	1968	2098	3285	3755	3902	4050
58~60	59	4473	651.1	2876	3185	3499	4581	5255	5421	5690

表 9-1-11　　　　　中国南方足月 AGA 新生儿体重纵向监测值　　　　　g

监测时间（天数）	例数	平均值	标准差	修匀百分位数						
				P_3	P_5	P_{10}	P_{50}	P_{90}	P_{95}	P_{97}
出生	828	3172	275.5	2605	2689	2816	3148	3537	3630	3654
<3	828	3115	281.2	2589	2673	2754	3082	3481	3572	3632
5~7	828	3122	291.7	2576	2655	2770	3131	3525	3648	3691
12~14	828	3388	334.4	2742	2826	2977	3387	3803	3961	4013
26~28	828	4005	395.1	3228	3338	3510	3995	4482	4673	4792
58~60	361	5287	513.0	4326	4504	4648	5253	5906	6119	6420

表 9 - 1 - 12　　　　　　　　　中国南方过期产 AGA 新生儿体重纵向监测值　　　　　　　　　g

监测时间（天数）	例数	平均值	标准差	修匀百分位数						
				P_3	P_5	P_{10}	P_{50}	P_{90}	P_{95}	P_{97}
出生	107	3334	273.8	2910	2919	3003	3311	3703	3804	3833
<3	107	3281	279.0	2837	2875	2909	3271	3656	3744	3802
5～7	107	3581	280.8	2816	2878	2956	3279	3718	3792	3838
12～14	107	3542	311.2	2947	3042	3159	3507	3999	4075	4123
26～27	107	4168	369.0	3342	3488	3618	4122	4656	4762	4845
58～60	42	5369	534.9	4238	4466	4537	5471	6008	6197	6390

表 9 - 1 - 13　　　　　　　　　中国北方早产 AGA 新生儿体重纵向监测值　　　　　　　　　g

监测时间（天数）	例数	平均值	标准差	修匀百分位数						
				P_3	P_5	P_{10}	P_{50}	P_{90}	P_{95}	P_{97}
出生	67	2498	405.6	1762	1832	1938	2528	3089	3200	3276
<3	67	2366	399.5	1532	1666	1809	2286	2829	2907	2985
5～7	67	2280	381.0	1556	1580	1787	2306	2915	3011	3091
12～14	67	2536	480.2	1673	1671	1921	2557	3278	3411	3515
26～28	67	3252	654.6	1916	2076	2325	3183	4085	4270	4435
58～60	52	4512	814.5	2369	3090	3239	4493	5691	5935	6231

表 9 - 1 - 14　　　　　　　　　中国北方足月 AGA 新生儿体重纵向监测值　　　　　　　　　g

监测时间（天数）	例数	平均值	标准差	修匀百分位数						
				P_3	P_5	P_{10}	P_{50}	P_{90}	P_{95}	P_{97}
出生	513	3231	265.4	2759	2813	2905	3237	3551	3656	3690
<3	513	3142	270.0	2584	2647	2752	2129	3486	3565	3637
5～7	513	3145	300.0	2603	2672	2779	3166	3536	3636	3704
12～14	513	3427	323.9	2820	2893	3014	3429	3861	3988	4063
26～28	513	4121	417.4	3354	3434	3586	4091	4661	4816	4924
58～60	249	5507	616.4	4462	4557	4777	5491	6343	6518	6716

表 9-1-15　　　　　　　中国北方过期产 AGA 新生儿体重纵向监测值　　　　　　g

监测时间（天数）	例数	平均值	标准差	修匀百分位数						
				P_3	P_5	P_{10}	P_{50}	P_{90}	P_{95}	P_{97}
出生	69	3320	279.7	2908	2910	2989	3279	3790	3833	3858
<3	69	3219	282.1	2687	2777	2839	3115	3587	3702	3759
5~7	69	3142	296.1	2688	2838	2804	3151	3592	3702	3776
12~14	69	3437	316.6	2878	2997	2986	3429	3894	4000	4085
26~28	69	4166	439.7	3364	3394	3535	4106	4694	4812	4903
58~60	47	5496	595.1	4392	4531	4776	5510	6413	6586	6673

表 9-1-16　　　　　中国12城市初产早产 AGA 新生儿体重纵向监测值　　　　　g

监测时间（天数）	例数	平均值	标准差	修匀百分位数						
				P_3	P_5	P_{10}	P_{50}	P_{90}	P_{95}	P_{97}
出生	214	2446	471.4	1249	1375	1617	2514	2962	3052	3150
<3	214	2375	456.7	1306	1416	1736	2438	2844	2950	2991
5~7	214	2333	458.7	1269	1366	1583	2457	2860	2983	3039
12~14	214	2548	523.1	1409	1498	1649	2686	3132	3290	3374
26~28	214	3160	639.3	1881	1975	2153	3282	3837	4066	4189
58~60	103	4514	722.9	2999	3127	3537	4561	5347	5711	5883

表 9-1-17　　　　　中国12城市初产足月 AGA 新生儿体重纵向监测值　　　　　g

监测时间（天数）	例数	平均值	标准差	修匀百分位数						
				P_3	P_5	P_{10}	P_{50}	P_{90}	P_{95}	P_{97}
出生	1289	3191	271.8	2693	2752	2839	3198	3537	3641	3685
<3	1289	3122	276.0	2591	2666	2750	3097	3482	3573	3631
5~7	1289	3128	293.6	2584	2664	2773	3131	3511	3629	3692
12~14	1289	3400	330.6	2765	2852	2993	3386	3803	3657	4030
26~28	1289	4046	407.3	3266	3370	3543	4012	4550	4751	4842
58~60	591	5375	564.0	4365	4504	4703	5321	6149	6410	6534

表 9-1-18　　　　中国 12 城市初产过期产 AGA 新生儿体重纵向监测值　　　　g

监测时间（天数）	例数	平均值	标准差	修匀百分位数						
				P_3	P_5	P_{10}	P_{50}	P_{90}	P_{95}	P_{97}
出生	171	3327	278.3	2907	2912	2995	3303	3703	3816	3832
<3	171	3257	284.4	2799	2821	2877	3225	3646	3746	3788
5~7	171	3225	297.5	2762	2812	2888	3238	3670	3752	3803
12~14	171	3500	320.7	2905	2980	3085	3481	3946	4035	4090
26~28	171	4169	417.8	3361	3451	3592	4121	4664	4804	4863
58~60	87	5442	573.0	4412	4493	4670	5506	6211	6489	6552

表 9-1-19　　　　中国 12 城市经产早产 AGA 新生儿体重纵向监测值　　　　g

监测时间（天数）	例数	平均值	标准差	修匀百分位数						
				P_3	P_5	P_{10}	P_{50}	P_{90}	P_{95}	P_{97}
出生	26	2321	320.6	1414	1414	1913	2467	2720	2826	2867
<3	26	2283	338.3	1363	1363	1875	2285	2777	2852	2879
5~7	26	2253	346.9	1401	1401	1844	2240	2652	2926	3033
12~14	26	2425	391.0	1616	1616	1961	2418	2824	3243	3408
26~28	26	3000	441.0	2137	2137	2344	2989	3574	3984	4145
58~60	8	4201	796.2	3231	3231	3232	4304	5468	5513	5529

表 9-1-20　　　　中国 12 城市经产足月 AGA 新生儿体重纵向监测值　　　　g

监测时间（天数）	例数	平均值	标准差	修匀百分位数						
				P_3	P_5	P_{10}	P_{50}	P_{90}	P_{95}	P_{97}
出生	52	3284	293.3	2488	2796	2957	3358	3656	3732	3776
<3	52	3215	296.2	2422	2601	2793	3261	3593	3663	3693
5~7	52	3198	325.8	2486	2668	2834	3243	3591	3683	3733
12~24	52	3475	330.9	2745	2933	3071	3435	3897	4005	4069
26~28	52	4137	408.3	3334	3492	3633	4000	4753	4855	4913
58~60	19	5444	681.9	4527	4561	4789	5272	6647	6699	6704

表 9‑1‑21　　　　　中国 12 城市经产过期 AGA 新生儿体重纵向监测值　　　　　g

监测时间（天数）	例数	平均值	标准差	修匀百分位数						
				P_3	P_5	P_{10}	P_{50}	P_{90}	P_{95}	P_{97}
出生	5	3363	156.6	3128	3128	3128	3382	3528	3528	3528
<3	5	3312	137.4	3078	3078	3078	3293	3431	3431	3431
5～7	5	3283	138.1	3112	3112	3112	3331	3482	3482	3482
12～14	5	3530	113.4	3346	3346	3346	3553	3707	3707	3707
26～28	5	4102	131.4	3928	3928	3928	4084	4213	4213	4213
58～60	2	5175	35.4	5158	5158	5158	5181	5229	5229	5229

表 9‑1‑22　　　　　中国 12 城市早产 AGA 新生儿身长纵向监测值　　　　　cm

监测时间（天数）	例数	平均值	标准差	修匀百分位数						
				P_3	P_5	P_{10}	P_{50}	P_{90}	P_{95}	P_{97}
<3	240	46.1	2.5	40.0	40.5	42.1	46.3	48.8	49.4	49.6
5～7	240	46.4	2.6	40.3	41.1	42.4	46.9	49.5	50.1	50.4
12～14	240	47.5	2.8	40.7	42.0	43.1	47.9	50.7	51.2	51.8
26～28	240	49.4	3.1	41.6	43.1	45.0	49.5	53.0	53.5	54.0
58～60	111	54.6	2.9	49.4	49.5	50.3	54.5	58.3	59.1	59.6

表 9‑1‑23　　　　　中国 12 城市足月 AGA 新生儿身长纵向监测值　　　　　cm

监测时间（天数）	例数	平均值	标准差	修匀百分位数						
				P_3	P_5	P_{10}	P_{50}	P_{90}	P_{95}	P_{97}
<3	1341	49.7	1.5	46.9	47.1	47.7	49.8	51.4	51.9	52.1
5～7	1341	50.2	1.5	47.4	47.8	48.3	50.5	52.4	52.9	53.2
12～14	1341	51.8	1.7	48.4	48.9	49.4	51.7	53.8	54.4	54.9
26～28	1341	53.8	1.9	50.3	50.8	51.5	54.0	56.0	57.0	57.3
58～60	610	58.2	2.1	54.5	55.0	55.7	58.1	61.0	61.5	62.0

表 9 - 1 - 24　　　　　　中国 12 城市过期产 AGA 新生儿身长纵向监测值　　　　　　cm

监测时间（天数）	例数	平均值	标准差	修匀百分位数						
				P_3	P_5	P_{10}	P_{50}	P_{90}	P_{95}	P_{97}
<3	176	50.2	1.4	47.3	47.6	48.4	49.9	52.0	52.3	52.8
5～7	176	50.7	1.5	47.8	48.1	49.0	50.7	52.7	53.3	53.6
12～14	176	52.1	1.5	48.9	49.2	50.0	51.9	54.0	54.8	55.0
26～28	176	54.2	1.7	51.4	51.6	52.0	54.1	56.2	57.0	57.9
58～60	89	58.7	1.9	54.3	54.7	56.4	58.8	61.2	62.1	62.9

表 9 - 1 - 25　　　　　中国 12 城市早产 AGA 新生儿男性身长纵向监测值　　　　　cm

监测时间（天数）	例数	平均值	标准差	修匀百分位数						
				P_3	P_5	P_{10}	P_{50}	P_{90}	P_{95}	P_{97}
<3	128	46.2	2.5	39.9	40.5	42.6	46.5	48.9	49.4	49.4
5～7	128	46.5	2.5	40.2	41.2	43.0	46.9	49.6	50.0	50.4
12～14	128	47.6	2.8	40.7	42.0	43.8	47.8	50.8	51.1	51.8
26～28	128	49.5	3.1	41.5	43.1	45.5	49.8	53.0	53.4	54.1
58～60	58	54.5	3.1	48.6	49.7	50.2	54.3	58.4	59.0	60.2

表 9 - 1 - 26　　　　　中国 12 城市早产 AGA 新生儿女性身长纵向监测值　　　　　cm

监测时间（天数）	例数	平均值	标准差	修匀百分位数						
				P_3	P_5	P_{10}	P_{50}	P_{90}	P_{95}	P_{97}
<3	112	46.0	2.6	39.6	40.4	41.9	46.3	48.8	49.4	49.8
5～7	112	46.3	2.6	39.9	41.1	42.2	47.0	49.5	50.3	50.5
12～14	112	47.3	2.9	40.2	41.9	42.8	48.0	50.7	51.6	51.7
26～28	112	49.2	3.2	41.1	43.1	44.0	49.5	53.0	53.5	54.0
58～60	53	54.6	2.8	48.9	49.4	49.9	54.6	58.3	59.4	59.5

表 9 - 1 - 27　　　　　中国 12 城市足月 AGA 新生儿男性身长纵向监测值　　　　　cm

监测时间（天数）	例数	平均值	标准差	修匀百分位数						
				P_3	P_5	P_{10}	P_{50}	P_{90}	P_{95}	P_{97}
<3	677	50.0	1.4	47.0	47.4	47.9	49.9	51.7	52.0	52.4
5～7	677	50.5	1.5	47.5	48.1	48.7	50.7	52.5	53.0	53.4
12～14	677	52.0	1.7	48.5	49.1	49.9	51.9	54.0	54.6	54.9
26～28	677	54.1	1.8	50.7	51.0	52.0	54.0	56.5	57.0	57.5
58～60	315	58.6	2.1	54.7	55.5	56.0	58.5	61.3	62.0	62.8

表 9 - 1 - 28　　　　中国 12 城市足月 AGA 新生儿女性身长纵向监测值　　　　cm

监测时间（天数）	例数	平均值	标准差	修匀百分位数						
				P_3	P_5	P_{10}	P_{50}	P_{90}	P_{95}	P_{97}
<3	664	49.5	1.5	46.6	47.0	47.4	49.5	51.2	51.9	51.9
5～7	664	50.0	1.5	47.0	47.6	48.2	50.2	52.1	52.6	52.9
12～14	664	51.5	1.7	48.0	48.6	49.4	51.4	53.5	53.9	54.6
25～28	664	53.5	1.9	50.0	50.5	51.0	53.5	55.9	56.5	57.0
58～60	295	57.9	2.0	54.1	54.7	55.2	58.0	60.3	61.0	61.5

表 9 - 1 - 29　　　　中国 12 城市过期产 AGA 新生儿男性身长纵向监测值　　　　cm

监测时间（天数）	例数	平均值	标准差	修匀百分位数						
				P_3	P_5	P_{10}	P_{50}	P_{90}	P_{95}	P_{97}
<3	89	50.4	1.3	47.7	48.7	48.9	50.0	52.1	52.8	53.1
5～7	89	50.8	1.4	48.2	49.0	49.6	50.8	53.0	53.6	53.9
12～14	89	52.3	1.5	49.2	49.8	50.7	52.0	54.5	54.9	55.4
26～28	89	54.5	1.7	51.5	52.0	52.5	54.3	56.7	57.4	58.1
58～60	47	58.4	1.8	54.2	54.5	56.4	58.6	60.6	62.1	62.8

表 9 - 1 - 30　　　　中国 12 城市过期产 AGA 新生儿女性身长纵向监测值　　　　cm

监测时间（天数）	例数	平均值	标准差	修匀百分位数						
				P_3	P_5	P_{10}	P_{50}	P_{90}	P_{95}	P_{97}
<3	87	50.0	1.4	47.1	47.4	48.0	49.9	51.8	52.1	52.4
5～7	87	50.5	1.5	47.8	47.9	48.4	50.6	52.6	53.2	53.4
12～14	87	51.9	1.6	48.8	48.9	49.5	51.9	53.9	54.7	54.8
26～28	87	53.9	1.7	50.0	51.0	52.0	54.0	56.0	56.9	57.4
58～60	42	59.0	2.0	54.3	55.0	56.0	59.0	61.5	62.6	63.7

表 9 - 1 - 31　　　　中国南方早产 AGA 新生儿身长纵向监测值　　　　cm

监测时间（天数）	例数	平均值	标准差	修匀百分位数						
				P_3	P_5	P_{10}	P_{50}	P_{90}	P_{95}	P_{97}
<3	173	45.9	2.7	39.4	40.1	41.7	46.2	48.9	49.3	49.3
5～7	173	46.2	2.7	39.6	40.4	42.1	46.9	49.4	49.9	50.3
12～14	173	47.2	3.0	40.0	40.8	42.7	47.9	50.4	50.9	51.8
26～28	173	49.0	3.2	40.0	41.7	43.8	49.5	52.5	53.0	53.9
58～60	59	54.3	2.9	45.5	49.5	50.1	54.3	57.5	59.0	60.2

表 9 - 1 - 32　　　　　　　　中国南方足月 AGA 新生儿身长纵向监测值　　　　　　cm

监测时间 （天数）	例数	平均值	标准差	修匀百分位数						
				P_3	P_5	P_{10}	P_{50}	P_{90}	P_{95}	P_{97}
<3	828	49.5	1.5	46.6	47.0	47.4	49.6	51.1	51.8	52.0
5~7	828	50.0	1.5	47.1	47.6	48.1	50.2	52.2	52.7	53.0
12~14	828	51.5	1.8	48.0	48.6	49.2	51.4	53.9	54.1	54.5
26~28	828	53.5	1.9	50.0	50.5	51.0	53.5	56.0	56.5	57.0
58~60	361	58.1	2.0	54.5	55.0	55.5	58.0	60.5	61.2	61.8

表 9 - 1 - 33　　　　　　　　中国南方过期产 AGA 新生儿身长纵向监测值　　　　　　cm

监测时间 （天数）	例数	平均值	标准差	修匀百分位数						
				P_3	P_5	P_{10}	P_{50}	P_{90}	P_{95}	P_{97}
<3	107	50.1	1.4	46.9	47.5	48.3	49.9	51.8	51.9	52.5
5~7	107	50.5	1.4	47.5	48.1	48.8	50.6	52.3	53.0	53.5
12~14	107	51.9	1.5	48.8	49.2	49.9	51.8	53.4	54.6	55.0
26~28	107	53.9	1.7	51.4	51.5	52.0	54.0	56.0	56.7	57.1
58~60	42	58.0	2.0	54.0	54.1	54.6	58.3	60.5	61.5	61.5

表 9 - 1 - 34　　　　　　　　中国北方早产 AGA 新生儿身长纵向监测值　　　　　　cm

监测时间 （天数）	例数	平均值	标准差	修匀百分位数						
				P_3	P_5	P_{10}	P_{50}	P_{90}	P_{95}	P_{97}
<3	67	46.6	2.1	41.6	42.4	43.9	46.9	49.1	49.6	49.9
5~7	67	47.0	2.1	41.9	42.7	44.1	47.2	49.9	50.4	50.5
12~24	67	48.0	2.4	42.4	43.3	44.6	47.9	51.2	51.6	51.9
26~28	67	50.2	2.7	44.0	44.7	46.4	49.9	53.5	53.9	55.0
58~60	52	54.8	2.9	48.0	49.6	51.0	54.5	58.5	59.4	59.5

表 9 - 1 - 35　　　　　　　　中国北方足月 AGA 新生儿身长纵向监测值　　　　　　cm

监测时间 （天数）	例数	平均值	标准差	修匀百分位数						
				P_3	P_5	P_{10}	P_{50}	P_{90}	P_{95}	P_{97}
<3	513	50.1	1.4	47.3	47.6	48.2	50.0	51.9	52.0	52.4
5~7	513	50.7	1.4	47.9	48.4	49.0	50.8	52.6	53.1	53.4
12~14	513	52.1	1.6	48.9	49.5	50.2	52.0	53.9	54.7	54.9
26~28	513	54.3	1.8	50.8	51.1	52.0	54.1	56.5	57.1	57.5
28~60	249	58.4	2.2	54.2	54.8	55.9	58.5	61.5	62.0	63.2

表 9 - 1 - 36　　　　中国北方过期产 AGA 新生儿身长纵向监测值　　　cm

监测时间（天数）	例数	平均值	标准差	修匀百分位数						
				P_3	P_5	P_{10}	P_{50}	P_{90}	P_{95}	P_{97}
<3	69	50.4	1.4	47.4	47.8	48.7	50.0	52.4	52.8	52.9
5~7	69	51.0	1.5	47.9	48.2	49.5	50.9	53.1	53.5	53.7
12~24	69	52.4	1.5	48.8	49.2	50.8	52.3	54.4	54.9	55.2
26~28	69	54.6	1.7	50.8	51.9	52.6	54.5	57.0	57.8	58.3
58~60	47	59.3	1.7	56.1	57.2	57.6	59.0	61.9	62.9	63.6

表 9 - 1 - 37　　　中国 12 城市初产早产 AGA 新生儿身长纵向监测值　　　cm

监测时间（天数）	例数	平均值	标准差	修匀百分位数						
				P_3	P_5	P_{10}	P_{50}	P_{90}	P_{95}	P_{97}
<3	214	46.2	2.6	39.9	40.5	42.0	46.5	48.8	49.4	49.7
5~7	214	46.4	2.6	40.2	41.1	42.3	47.0	49.6	50.1	50.5
12~14	214	47.5	2.9	40.6	41.8	42.9	48.0	50.8	51.3	51.8
26~28	214	49.4	3.2	41.5	42.9	44.1	49.7	53.0	53.5	54.1
58~60	103	54.7	2.9	49.5	49.5	50.6	54.7	58.3	59.0	59.6

表 9 - 1 - 38　　　中国 12 城市初产足月 AGA 新生儿身长纵向监测值　　　cm

监测时间（天数）	例数	平均值	标准差	修匀百分位数						
				P_3	P_5	P_{10}	P_{50}	P_{90}	P_{95}	P_{97}
<3	1289	49.7	1.5	46.9	47.1	47.8	49.8	51.4	51.9	52.1
5~7	1289	50.2	1.5	47.4	47.8	48.4	50.5	52.4	52.9	53.2
12~14	1289	51.8	1.7	48.4	48.9	49.4	51.7	53.8	54.4	54.9
26~28	1289	53.8	1.9	50.3	51.0	51.5	54.0	56.0	57.0	57.4
58~60	591	58.2	2.1	54.5	55.0	55.6	58.2	61.0	61.5	62.0

表 9 - 1 - 39　　　中国 12 城市初产过期 AGA 新生儿身长纵向监测值　　　cm

监测时间（天数）	例数	平均值	标准差	修匀百分位数						
				P_3	P_5	P_{10}	P_{50}	P_{90}	P_{95}	P_{97}
<3	171	50.2	1.4	47.3	47.6	48.4	49.9	52.0	52.3	52.8
5~7	171	50.7	1.5	47.8	48.1	48.9	50.7	52.7	53.3	53.6
12~14	171	52.1	1.6	48.9	49.1	49.9	51.9	54.0	54.8	55.1
26~28	171	54.2	1.7	51.4	51.6	52.0	54.2	56.3	57.0	57.9
58~60	87	58.7	2.0	54.3	54.7	56.4	58.8	61.3	62.2	62.9

表 9-1-40　　　　中国 12 城市经产早产 AGA 新生儿身长纵向监测值　　　　cm

监测时间（天数）	例数	平均值	标准差	修匀百分位数						
				P_3	P_5	P_{10}	P_{50}	P_{90}	P_{95}	P_{97}
<3	26	45.6	2.2	40.5	40.5	41.4	45.8	48.3	49.4	49.4
5~7	26	46.1	2.0	41.6	41.6	42.4	46.1	49.0	50.2	50.4
12~14	26	46.9	2.1	42.7	42.7	43.8	46.9	50.1	51.3	51.7
26~28	26	49.0	2.2	43.1	43.1	46.0	49.1	51.7	53.1	53.5
58~60	8	53.3	3.2	49.4	49.4	49.4	52.6	59.3	59.3	59.3

表 9-1-41　　　　中国 12 城市经产足月 AGA 新生儿身长纵向监测值　　　　cm

监测时间（天数）	例数	平均值	标准差	修匀百分位数						
				P_3	P_5	P_{10}	P_{50}	P_{90}	P_{95}	P_{97}
<3	52	49.8	1.6	44.3	46.9	47.9	49.8	51.8	52.1	52.9
5~7	52	50.3	1.7	45.2	47.8	48.4	50.5	52.7	53.0	53.6
12~14	52	51.7	1.7	46.2	48.9	49.2	51.5	53.9	54.4	54.6
26~28	52	53.4	1.9	47.3	50.3	50.9	53.2	56.0	56.8	57.0
58~60	19	58.3	1.8	56.0	56.0	56.0	58.2	60.3	63.2	63.2

表 9-1-42　　　　中国 12 城市经产过期产 AGA 新生儿身长纵向监测值　　　　cm

监测时间（天数）	例数	平均值	标准差	修匀百分位数						
				P_3	P_5	P_{10}	P_{50}	P_{90}	P_{95}	P_{97}
<3	5	50.4	0.9	49.1	49.1	49.1	50.1	51.2	51.2	51.2
5~7	5	50.6	0.8	49.9	49.9	49.9	50.4	51.8	51.8	51.8
12~14	5	51.8	0.9	50.9	50.9	50.9	51.2	52.8	52.8	52.8
26~28	5	53.3	1.1	52.1	52.1	52.1	53.3	55.0	55.0	55.0
58~60	2	58.2	0.2	58.0	58.0	58.0	58.1	58.3	58.3	58.3

表 9-1-43　　　　中国 12 城市早产 AGA 新生儿顶臀长纵向监测值　　　　cm

监测时间（天数）	例数	平均值	标准差	修匀百分位数						
				P_3	P_5	P_{10}	P_{50}	P_{90}	P_{95}	P_{97}
<3	240	31.2	1.8	26.9	27.9	28.5	31.2	33.1	33.7	34.0
5~7	240	31.4	1.8	27.3	28.1	28.8	31.7	33.6	34.2	34.5
12~14	240	32.2	1.9	28.0	28.5	29.5	32.5	34.4	34.9	35.4
26~28	240	33.7	2.0	29.0	29.8	30.8	34.0	36.0	36.3	37.0
58~60	111	36.9	1.8	33.1	33.6	34.2	37.0	39.0	39.7	40.1

表 9 - 1 - 44　　　　　中国 12 城市足月 AGA 新生儿顶臀长纵向监测值　　　　　cm

监测时间（天数）	例数	平均值	标准差	修匀百分位数						
				P_3	P_5	P_{10}	P_{50}	P_{90}	P_{95}	P_{97}
<3	1341	33.6	1.3	31.0	31.5	32.0	33.6	35.1	35.8	35.9
5～7	1341	33.9	1.3	31.3	31.9	32.3	34.1	35.6	36.2	36.4
12～14	1341	34.8	1.4	32.0	32.5	33.0	34.9	36.4	36.9	37.2
26～28	1341	36.3	1.5	33.5	33.8	34.5	36.2	38.1	38.7	39.0
58～60	610	39.2	1.9	36.0	36.4	36.8	39.0	41.5	42.7	43.0

表 9 - 1 - 45　　　　　中国 12 城市过期产 AGA 新生儿顶臀长纵向监测值　　　　　cm

监测时间（天数）	例数	平均值	标准差	修匀百分位数						
				P_3	P_5	P_{10}	P_{50}	P_{90}	P_{95}	P_{97}
<3	176	34.0	1.4	31.0	31.9	32.1	33.9	35.7	36.2	36.3
5～7	176	34.2	1.3	31.7	32.2	32.6	34.3	36.2	36.6	36.9
12～14	176	35.2	1.4	32.7	32.9	33.4	35.1	37.0	37.4	37.7
26～28	176	36.7	1.4	34.1	34.5	35.0	36.7	38.5	38.7	39.0
58～60	89	39.6	1.6	36.8	37.2	37.5	39.5	41.8	42.6	43.7

表 9 - 1 - 46　　　　　中国 12 城市早产 AGA 新生儿男性顶臀长纵向监测值　　　　　cm

监测时间（天数）	例数	平均值	标准差	修匀百分位数						
				P_3	P_5	P_{10}	P_{50}	P_{90}	P_{95}	P_{97}
<3	128	31.2	1.7	27.5	28.1	28.9	31.4	33.1	33.8	34.1
5～7	128	31.4	1.7	27.8	28.3	29.2	31.7	33.5	34.3	34.6
12～14	128	32.3	1.9	28.3	28.7	29.8	32.4	34.3	35.0	35.3
26～28	128	33.8	1.9	29.5	30.0	31.2	34.0	36.0	36.3	36.5
58～60	58	36.9	1.6	33.2	33.7	34.5	37.1	39.0	39.4	39.7

表 9 - 1 - 47　　　　　中国 12 城市早产 AGA 新生儿女性顶臀长纵向监测值　　　　　cm

监测时间（天数）	例数	平均值	标准差	修匀百分位数						
				P_3	P_5	P_{10}	P_{50}	P_{90}	P_{95}	P_{97}
<3	112	31.1	2.0	26.2	27.0	28.1	31.2	33.3	33.6	33.9
5～7	112	31.3	2.0	26.6	27.4	28.4	31.7	33.6	34.1	34.5
12～14	112	32.2	2.0	27.3	28.1	29.1	32.6	34.2	35.0	35.4
26～28	112	33.6	2.1	28.4	29.1	30.8	34.0	36.0	36.7	37.4
58～60	53	36.9	2.0	32.8	33.3	33.8	37.0	39.4	40.6	41.6

表 9-1-48 中国 12 城市足月 AGA 新生儿男性顶臀长纵向监测值 cm

监测时间（天数）	例数	平均值	标准差	修匀百分位数						
				P_3	P_5	P_{10}	P_{50}	P_{90}	P_{95}	P_{97}
<3	677	33.7	1.3	30.9	31.5	32.0	33.7	35.3	35.9	36.1
5~7	677	34.0	1.3	31.5	32.0	32.4	34.1	35.7	36.2	36.5
12~14	677	34.9	1.4	32.3	32.7	33.1	34.9	36.6	37.0	37.5
26~28	677	36.4	1.5	33.7	34.0	34.5	36.5	38.5	39.0	39.5
58~60	315	39.5	1.8	36.5	36.5	37.2	39.2	41.9	42.8	43.1

表 9-1-49 中国 12 城市足月 AGA 新生儿女性顶臀长纵向监测值 cm

监测时间（天数）	例数	平均值	标准差	修匀百分位数						
				P_3	P_5	P_{10}	P_{50}	P_{90}	P_{95}	P_{97}
<3	664	33.5	1.3	31.0	31.3	32.0	33.5	35.0	35.5	35.9
5~7	664	33.8	1.2	31.3	31.7	32.2	34.0	35.5	35.9	36.2
12~14	664	34.7	1.4	32.0	32.3	32.8	34.8	36.4	36.7	36.9
26~28	664	36.1	1.4	33.1	33.5	34.1	36.0	38.0	38.3	38.7
58~60	295	38.8	1.9	35.7	36.0	36.5	38.9	41.2	42.4	42.7

表 9-1-50 中国 12 城市过期产 AGA 新生儿男性顶臀长纵向监测值 cm

监测时间（天数）	例数	平均值	标准差	修匀百分位数						
				P_3	P_5	P_{10}	P_{50}	P_{90}	P_{95}	P_{97}
<3	89	34.2	1.4	31.2	31.8	32.0	34.1	36.0	36.2	36.5
5~7	89	34.3	1.4	31.5	32.2	32.6	34.5	36.4	36.6	37.0
12~14	89	35.3	1.4	32.3	33.0	33.5	35.3	37.2	37.3	37.9
26~28	89	36.8	1.4	34.1	34.4	34.9	37.0	38.5	38.9	39.2
58~60	47	39.4	1.4	37.2	37.3	37.7	39.2	41.8	42.1	43.0

表 9-1-51 中国 12 城市过期产 AGA 新生儿女性顶臀长纵向监测值 cm

监测时间（天数）	例数	平均值	标准差	修匀百分位数						
				P_3	P_5	P_{10}	P_{50}	P_{90}	P_{95}	P_{97}
<3	87	33.8	1.3	30.7	31.5	32.1	33.8	35.4	35.8	36.2
5~7	87	34.1	1.3	31.5	32.0	32.6	34.2	36.0	36.5	36.8
12~14	87	35.1	1.3	32.7	32.9	33.3	34.9	36.9	37.3	37.6
26~28	87	36.5	1.3	34.3	34.5	35.0	36.4	38.2	38.6	39.1
58~60	42	39.7	1.7	36.2	36.6	37.3	39.5	41.8	43.8	44.0

表 9 - 1 - 52　　　　　中国南方早产 AGA 新生儿顶臀长纵向监测值　　　　cm

监测时间（天数）	例数	平均值	标准差	修匀百分位数						
				P3	P5	P10	P50	P90	P95	P97
<3	173	31.4	1.9	26.6	27.7	28.5	31.9	33.3	33.9	34.0
5～7	173	31.5	1.9	26.9	27.9	28.9	32.2	33.7	34.3	34.6
12～14	173	32.4	2.0	27.4	28.3	29.5	32.8	34.4	35.0	35.5
26～28	173	33.8	2.1	28.6	29.3	30.8	34.4	36.0	36.4	36.8
58～60	59	36.7	1.6	33.0	33.8	34.4	37.0	39.0	39.0	39.4

表 9 - 1 - 53　　　　　中国南方足月 AGA 新生儿顶臀长纵向监测值　　　　cm

监测时间（天数）	例数	平均值	标准差	修匀百分位数						
				P3	P5	P10	P50	P90	P95	P97
<3	828	33.6	1.3	31.0	31.5	31.9	33.5	35.1	35.6	35.9
5～7	828	33.8	1.3	31.3	31.8	32.2	34.0	35.6	36.1	36.3
12～14	828	34.7	1.4	31.9	32.3	32.7	34.7	36.4	36.9	37.0
26～28	828	36.0	1.5	33.3	33.5	34.0	36.0	38.0	38.5	38.9
58～60	361	38.8	1.7	36.0	36.0	36.5	39.0	41.0	41.5	42.0

表 9 - 1 - 54　　　　　中国南方过期产 AGA 新生儿顶臀长纵向监测值　　　　cm

监测时间（天数）	例数	平均值	标准差	修匀百分位数						
				P3	P5	P10	P50	P90	P95	P97
<3	107	34.1	1.5	30.3	31.0	32.0	34.0	35.9	36.2	36.2
5～7	107	34.3	1.4	31.2	31.7	32.3	34.4	36.4	36.6	36.8
12～14	107	35.2	1.4	32.4	32.7	33.1	35.1	37.1	37.3	37.6
26～28	107	36.7	1.4	34.1	34.5	35.0	36.5	38.5	38.8	39.0
58～60	42	39.2	1.5	36.2	36.6	37.2	39.2	41.3	41.9	42.1

表 9 - 1 - 55　　　　　中国北方早产 AGA 新生儿顶臀长纵向监测值　　　　cm

监测时间（天数）	例数	平均值	标准差	修匀百分位数						
				P3	P5	P10	P50	P90	P95	P97
<3	67	30.5	1.5	27.5	28.0	28.2	30.5	32.2	33.2	33
5～7	67	30.9	1.5	27.9	28.2	28.6	31.0	32.8	33.8	34.2
12～14	67	31.7	1.6	28.5	28.7	29.4	31.8	33.9	34.8	35.1
26～28	67	33.4	1.8	29.8	30.0	31.2	33.1	36.0	36.8	37.5
58～60	52	37.1	2.0	32.5	33.5	34.2	37.3	39.8	40.7	41.7

表 9-1-56　　　　　中国北方足月 AGA 新生儿顶臀长纵向监测值　　　　　cm

监测时间 （天数）	例数	平均值	标准差	修匀百分位数						
				P_3	P_5	P_{10}	P_{50}	P_{90}	P_{95}	P_{97}
<3	513	33.7	1.3	31.0	31.5	32.0	33.7	35.3	35.9	35.9
5~7	513	34.1	1.2	31.5	32.0	32.5	34.1	35.7	36.2	36.4
12~14	513	35.0	1.3	32.3	32.8	33.2	34.9	36.5	37.0	37.4
26~28	513	36.6	1.5	33.8	34.3	34.8	36.6	38.5	39.0	39.5
58~60	249	39.8	2.0	36.1	36.5	37.5	39.7	42.7	43.2	43.7

表 9-1-57　　　　　中国北方过期产 AGA 新生儿顶臀长纵向监测值　　　　　cm

监测时间 （天数）	例数	平均值	标准差	修匀百分位数						
				P_3	P_5	P_{10}	P_{50}	P_{90}	P_{95}	P_{97}
<3	69	33.8	1.1	31.9	31.9	32.1	33.7	35.3	35.7	36.3
5~7	69	34.2	1.3	32.3	32.4	32.7	34.2	36.0	36.5	37.0
12~14	69	35.2	1.3	32.9	33.2	33.6	35.0	37.0	37.5	37.9
26~28	69	36.5	1.4	34.0	34.4	34.8	36.7	38.5	38.7	39.1
58~60	47	39.9	1.5	37.5	37.9	38.2	39.6	42.2	43.9	44.0

表 9-1-58　　　　中国 12 城市初产早产 AGA 新生儿顶臀长纵向监测值　　　　cm

监测时间 （天数）	例数	平均值	标准差	修匀百分位数						
				P_3	P_5	P_{10}	P_{50}	P_{90}	P_{95}	P_{97}
<3	214	31.1	1.9	26.7	27.8	28.3	31.1	33.1	33.7	34.1
5~7	214	31.3	1.9	27.2	28.0	28.7	31.6	33.6	34.2	34.6
12~14	214	32.2	2.0	27.8	28.4	29.4	32.4	34.4	34.9	35.4
26~28	214	33.7	2.0	28.8	29.5	30.8	34.0	36.0	36.4	36.9
58~60	103	36.9	1.7	33.0	33.5	34.5	37.1	39.0	39.7	39.8

表 9-1-59　　　　中国 12 城市初产足月 AGA 新生儿顶臀长纵向监测值　　　　cm

监测时间 （天数）	例数	平均值	标准差	修匀百分位数						
				P_3	P_5	P_{10}	P_{50}	P_{90}	P_{95}	P_{97}
<3	1289	33.6	1.3	31.0	31.5	32.0	33.6	35.1	35.6	35.9
5~7	1289	33.9	1.3	31.3	31.9	32.3	34.1	35.6	36.1	36.3
12~14	1289	34.8	1.4	32.0	32.5	33.0	34.9	36.4	36.9	37.1
26~28	1289	36.3	1.5	33.5	33.8	34.5	36.2	38.0	38.7	39.0
58~60	591	39.2	1.9	36.0	36.4	36.8	39.0	41.5	42.6	42.9

表 9-1-60 中国 12 城市初产过期 AGA 新生儿顶臀长纵向监测值 cm

监测时间（天数）	例数	平均值	标准差	修匀百分位数						
				P_3	P_5	P_{10}	P_{50}	P_{90}	P_{95}	P_{97}
<3	171	34.0	1.4	31.0	31.9	32.1	33.9	35.7	36.2	36.3
5~7	171	34.3	1.4	31.7	32.2	32.6	34.3	36.2	36.6	36.9
12~14	171	35.2	1.4	32.7	32.9	33.4	35.1	37.1	37.4	37.8
26~28	171	36.7	1.4	34.0	34.5	34.9	36.7	38.5	38.7	39.0
58~60	87	39.6	1.6	36.8	37.2	37.5	39.5	41.8	42.7	43.7

表 9-1-61 中国 12 城市经产早产 AGA 新生儿顶臀长纵向监测值 cm

监测时间（天数）	例数	平均值	标准差	修匀百分位数						
				P_3	P_5	P_{10}	P_{50}	P_{90}	P_{95}	P_{97}
<3	26	31.5	1.6	26.1	26.1	26.1	28.8	30.6	30.9	30.9
5~7	26	31.8	1.5	33.8	33.8	34.3	37.3	39.8	40.4	40.5
12~14	26	32.4	1.6	29.2	29.2	29.4	32.5	34.4	35.0	35.1
26~28	26	33.9	1.6	31.4	31.4	31.6	34.7	36.6	37.9	38.4
58~60	8	36.3	2.8	33.8	33.8	33.8	35.5	42.3	42.3	42.3

表 9-1-62 中国 12 城市经产足月 AGA 新生儿顶臀长纵向监测值 cm

监测时间（天数）	例数	平均值	标准差	修匀百分位数						
				P_3	P_5	P_{10}	P_{50}	P_{90}	P_{95}	P_{97}
<3	52	34.2	1.4	30.8	31.3	32.6	34.0	36.3	36.8	37.0
5~7	52	34.5	1.5	30.3	31.7	32.9	34.4	36.6	37.1	37.3
12~14	52	35.2	1.5	30.2	32.5	33.3	35.1	37.2	37.8	37.9
26~28	52	36.5	1.6	31.7	34.1	34.5	36.5	38.7	39.4	39.7
54~60	19	39.4	2.0	35.9	35.9	38.0	38.9	43.6	43.9	43.9

表 9-1-63 中国 12 城市经产过期 AGA 新生儿顶臀长纵向监测值 cm

监测时间（天数）	例数	平均值	标准差	修匀百分位数						
				P_3	P_5	P_{10}	P_{50}	P_{90}	P_{95}	P_{97}
<3	5	34.2	1.1	33.5	33.5	33.5	33.8	36.0	36.0	36.0
5~7	5	34.2	1.0	33.6	33.6	33.6	33.9	36.3	36.3	36.3
12~14	5	34.9	1.3	34.0	34.0	34.0	34.5	36.9	36.9	36.9
26~28	5	36.4	1.2	35.2	35.2	35.2	36.5	38.2	38.2	38.2
58~60	2	38.8	0.5	38.5	38.5	38.5	38.8	39.2	39.2	39.2

表 9 - 1 - 64　　　　　中国 12 城市早产 AGA 新生儿头围纵向监测值　　　　　cm

监测时间（天数）	例数	平均值	标准差	修匀百分位数						
				P_3	P_5	P_{10}	P_{50}	P_{90}	P_{95}	P_{97}
<3	240	31.7	1.6	27.6	28.5	29.6	32.0	33.1	33.8	33.8
5~7	240	31.8	1.6	27.9	28.6	29.7	32.3	33.6	34.0	34.1
12~14	240	32.6	1.7	28.4	29.1	30.0	32.9	34.4	34.7	34.8
26~28	240	34.0	1.7	29.6	30.6	31.5	34.3	35.7	36.3	36.6
58~60	111	36.5	1.4	33.1	34.0	35.0	36.5	38.3	38.7	38.9

表 9 - 1 - 65　　　　　中国 12 城市足月 AGA 新生儿头围纵向监测值　　　　　cm

监测时间（天数）	例数	平均值	标准差	修匀百分位数						
				P_3	P_5	P_{10}	P_{50}	P_{90}	P_{95}	P_{97}
<3	1341	33.9	1.1	31.7	31.9	32.4	34.0	35.3	35.7	36.0
5~7	1341	34.2	1.2	32.2	32.4	32.8	34.3	35.7	36.1	36.3
12~14	1341	35.1	1.1	32.9	33.1	33.5	34.9	36.4	36.8	37.0
26~28	1341	36.4	1.1	34.2	34.5	35.0	36.4	37.8	38.2	38.5
58~60	610	38.4	1.1	36.4	36.7	37.0	38.5	39.7	40.0	40.3

表 9 - 1 - 66　　　　　中国 12 城市过期产 AGA 新生儿头围纵向监测值　　　　　cm

监测时间（天数）	例数	平均值	标准差	修匀百分位数						
				P_3	P_5	P_{10}	P_{50}	P_{90}	P_{95}	P_{97}
<3	176	34.4	0.9	32.6	32.9	33.2	34.3	35.5	35.7	36.3
5~7	176	34.6	0.9	32.9	33.2	33.4	34.6	35.9	36.4	36.9
12~14	176	35.4	1.0	33.5	33.7	34.0	35.3	36.7	37.4	37.7
26~28	176	36.7	1.0	34.8	35.0	35.5	36.7	38.0	38.6	39.0
58~60	89	38.7	1.0	36.4	36.9	37.5	38.7	39.8	40.1	40.4

表 9 - 1 - 67　　　　　中国 12 城市早产 AGA 新生儿男性头围纵向监测值　　　　　cm

监测时间（天数）	例数	平均值	标准差	修匀百分位数						
				P_3	P_5	P_{10}	P_{50}	P_{90}	P_{95}	P_{97}
<3	128	32.0	1.4	28.6	29.0	30.0	32.3	33.6	33.8	34.2
5~7	128	32.1	1.5	28.6	29.1	30.1	32.5	33.9	34.0	34.3
12~14	128	32.9	1.6	29.0	29.5	30.5	33.1	34.6	34.7	34.9
26~28	128	34.3	1.6	30.7	31.0	31.9	34.5	36.0	36.6	36.8
58~60	58	36.8	1.3	33.6	34.4	35.0	36.8	38.5	38.8	39.0

表 9 - 1 - 68　　　　　中国 12 城市早产 AGA 新生儿女性头围纵向监测值　　　　　cm

监测时间 （天数）	例数	平均值	标准差	修匀百分位数						
				P_3	P_5	P_{10}	P_{50}	P_{90}	P_{95}	P_{97}
<3	112	31.4	1.7	27.0	27.8	28.9	31.7	33.1	33.3	33.6
5~7	112	31.5	1.7	37.2	27.9	29.0	32.1	33.5	33.7	34.0
12~14	112	32.3	1.8	27.5	28.3	29.4	32.8	34.1	34.4	34.7
26~28	112	33.7	1.8	28.3	29.7	30.7	34.2	35.3	35.9	36.3
58~60	53	36.3	1.5	32.4	32.8	34.6	36.4	38.2	38.6	38.8

表 9 - 1 - 69　　　　　中国 12 城市足月 AGA 新生儿男性头围纵向监测值　　　　　cm

监测时间 （天数）	例数	平均值	标准差	修匀百分位数						
				P_3	P_5	P_{10}	P_{50}	P_{90}	P_{95}	P_{97}
<3	677	34.1	1.1	31.9	32.3	32.7	34.0	35.5	35.8	36.0
5~7	677	34.4	1.1	32.3	32.7	33.2	34.5	35.9	36.2	36.4
12~14	677	35.3	1.1	33.0	33.4	33.9	35.3	36.6	36.9	37.1
26~28	677	36.6	1.1	34.6	35.0	35.2	36.7	38.0	38.5	38.6
58~60	315	38.7	1.1	36.8	37.0	37.4	38.9	40.0	40.4	40.5

表 9 - 1 - 70　　　　　中国 12 城市足月 AGA 新生儿女性头围纵向监测值　　　　　cm

监测时间 （天数）	例数	平均值	标准差	修匀百分位数						
				P_3	P_5	P_{10}	P_{50}	P_{90}	P_{95}	P_{97}
<3	664	33.7	1.1	31.5	31.9	32.2	33.7	35.1	35.4	35.6
5~7	664	34.0	1.2	32.1	32.2	32.7	34.1	35.5	35.9	36.1
12~14	664	34.9	1.1	32.9	32.9	33.4	34.8	36.2	36.6	36.9
26~28	664	36.1	1.1	34.0	34.4	34.6	36.0	37.5	37.8	38.2
58~60	295	38.1	1.0	36.2	36.4	36.8	38.0	39.5	39.8	39.8

表 9 - 1 - 71　　　　　中国 12 城市过期产 AGA 新生儿男性头围纵向监测值　　　　　cm

监测时间 （天数）	例数	平均值	标准差	修匀百分位数						
				P_3	P_5	P_{10}	P_{50}	P_{90}	P_{95}	P_{97}
<3	89	34.5	0.9	32.7	33.0	33.2	34.4	35.5	35.7	36.4
5~7	89	34.7	0.8	33.2	33.3	33.5	34.7	35.9	36.4	36.9
12~14	89	35.5	1.0	33.9	34.0	34.2	35.4	36.7	37.5	37.8
26~28	89	37.0	1.0	35.1	35.3	35.8	37.0	38.2	39.0	39.0
58~60	47	38.9	0.8	37.4	37.5	37.7	38.8	39.8	40.3	41.1

表 9-1-72 　　　　中国 12 城市过期产 AGA 新生儿女性头围纵向监测值 　　　　cm

监测时间 （天数）	例数	平均值	标准差	修匀百分位数						
				P_3	P_5	P_{10}	P_{50}	P_{90}	P_{95}	P_{97}
<3	87	34.3	1.0	32.3	32.6	32.9	34.3	35.5	36.1	36.3
5~7	87	34.5	1.0	32.5	32.9	33.3	34.5	36.0	36.4	36.9
12~14	87	35.2	1.1	33.1	33.5	33.9	35.1	36.7	37.1	37.8
26~28	87	36.5	1.1	34.6	34.8	35.0	36.4	37.9	38.5	38.8
58~60	42	38.4	1.0	36.2	36.2	36.9	38.5	39.8	40.2	40.3

表 9-1-73 　　　　中国南方早产 AGA 新生儿头围纵向监测值 　　　　cm

监测时间 （天数）	例数	平均值	标准差	修匀百分位数						
				P_3	P_5	P_{10}	P_{50}	P_{90}	P_{95}	P_{97}
<3	173	31.6	1.7	27.1	27.9	29.0	31.9	33.1	33.6	33.8
5~7	173	31.6	1.7	27.3	28.1	29.1	32.2	33.6	33.7	34.0
12~14	173	32.5	1.8	27.7	28.5	29.5	32.9	34.3	34.5	34.6
26~28	173	33.9	1.8	28.6	29.9	31.1	34.3	35.7	36.4	36.6
58~60	59	36.6	1.4	31.8	34.6	35.4	36.5	38.3	38.6	38.8

表 9-1-74 　　　　中国南方足月 AGA 新生儿头围纵向监测值 　　　　cm

监测时间 （天数）	例数	平均值	标准差	修匀百分位数						
				P_3	P_5	P_{10}	P_{50}	P_{90}	P_{95}	P_{97}
<3	828	33.8	1.1	31.6	31.9	32.3	33.7	35.0	35.5	35.7
5~7	828	34.0	1.1	32.1	32.3	32.7	34.2	35.4	35.8	36.0
12~14	828	35.0	1.0	32.9	33.0	33.4	34.9	36.2	36.5	36.7
26~28	828	36.2	1.0	34.2	34.5	34.9	36.2	37.5	37.9	38.0
58~60	361	38.4	1.1	36.5	36.9	37.1	38.5	39.6	40.0	40.5

表 9-1-75 　　　　中国南方过期 AGA 新生儿头围纵向监测值 　　　　cm

监测时间 （天数）	例数	平均值	标准差	修匀百分位数						
				P_3	P_5	P_{10}	P_{50}	P_{90}	P_{95}	P_{97}
<3	107	34.3	0.9	32.5	32.8	33.0	34.3	35.3	35.6	36.2
5~7	107	34.4	0.9	32.7	33.0	33.3	34.6	35.5	36.0	36.7
12~14	107	35.2	1.0	33.2	33.5	33.9	35.2	36.2	36.9	37.6
26~28	107	36.7	1.0	34.7	35.0	35.4	36.6	38.0	38.5	39.0
58~60	42	38.7	1.1	36.3	36.5	37.5	38.5	40.1	40.5	41.2

表 9-1-76　　　　　中国北方早产 AGA 新生儿头围纵向监测值　　　　　cm

监测时间（天数）	例数	平均值	标准差	修匀百分位数						
				P_3	P_5	P_{10}	P_{50}	P_{90}	P_{95}	P_{97}
<3	67	32.1	1.2	28.9	29.8	30.1	32.2	33.8	34.2	34.6
5~7	67	32.3	1.4	29.0	29.8	30.3	32.5	34.1	34.4	34.6
12~14	67	33.0	1.4	29.5	30.1	30.8	33.2	34.7	34.9	35.0
26~28	67	34.3	1.5	31.0	31.2	32.1	34.0	35.9	36.3	36.9
58~60	52	36.5	1.4	33.5	34.0	34.4	36.6	38.5	38.9	39.0

表 9-1-77　　　　　中国北方足月 AGA 新生儿头围纵向监测值　　　　　cm

监测时间（天数）	例数	平均值	标准差	修匀百分位数						
				P_3	P_5	P_{10}	P_{50}	P_{90}	P_{95}	P_{97}
<3	513	34.1	1.1	32.1	32.3	32.6	34.1	35.6	35.9	36.2
5~7	513	34.5	1.2	32.5	32.7	33.1	34.5	36.0	36.3	36.7
12~14	513	35.3	1.2	33.1	33.4	33.9	35.3	36.8	37.1	37.5
26~28	513	36.6	1.2	34.2	34.5	35.0	36.5	38.1	38.5	38.9
58~60	249	38.4	1.1	36.1	36.5	37.0	38.5	39.8	40.0	40.1

表 9-1-78　　　　　中国北方过期产 AGA 新生儿头围纵向监测值　　　　　cm

监测时间（天数）	例数	平均值	标准差	修匀百分位数						
				P_3	P_5	P_{10}	P_{50}	P_{90}	P_{95}	P_{97}
<3	69	34.6	1.0	32.9	33.0	33.5	34.6	35.6	36.0	36.7
5~7	69	34.9	0.9	33.3	33.5	33.8	34.9	36.1	36.7	37.3
12~14	69	35.6	1.1	33.9	34.1	34.4	35.5	36.9	37.7	38.1
26~28	69	36.8	1.1	34.8	34.9	35.5	36.9	38.2	39.0	39.2
58~60	47	38.6	0.8	36.4	37.1	37.5	38.7	39.7	39.8	39.9

表 9-1-79　　　　　中国 12 城市初产早产 AGA 新生儿头围纵向监测值　　　　　cm

监测时间（天数）	例数	平均值	标准差	修匀百分位数						
				P_3	P_5	P_{10}	P_{50}	P_{90}	P_{95}	P_{97}
<3	214	31.8	1.6	27.4	28.3	29.4	32.0	33.3	33.8	34.0
5~7	214	31.9	1.7	27.6	28.5	29.6	32.3	33.7	34.0	34.2
12~14	214	32.7	1.7	28.1	29.0	30.0	32.9	34.4	34.7	34.8
26~28	214	34.1	1.8	29.4	30.4	31.5	34.4	35.8	36.4	36.7
58~60	103	36.6	1.3	33.7	34.3	35.0	36.6	28.4	38.7	39.0

表 9 - 1 - 80　　　　中国 12 城市初产足月 AGA 新生儿头围纵向监测值　　　cm

监测时间（天数）	例数	平均值	标准差	修匀百分位数						
				P_3	P_5	P_{10}	P_{50}	P_{90}	P_{95}	P_{97}
<3	1289	33.9	1.1	31.7	31.9	32.4	34.0	35.4	35.7	36.0
5～7	1289	34.2	1.2	32.2	32.4	32.8	34.3	35.8	36.1	36.3
12～14	1289	35.1	1.1	32.9	33.1	33.6	35.0	36.5	36.8	37.0
26～28	1289	36.4	1.1	34.3	34.5	35.0	36.5	37.8	38.2	38.5
58～60	591	38.4	1.1	36.4	36.7	37.0	38.5	39.8	40.0	40.3

表 9 - 1 - 81　　　　中国 12 城市初产过期 AGA 新生儿头围纵向监测值　　　cm

监测时间（天数）	例数	平均值	标准差	修匀百分位数						
				P_3	P_5	P_{10}	P_{50}	P_{90}	P_{95}	P_{97}
<3	171	34.4	0.9	32.5	32.9	33.2	34.3	35.5	35.7	36.3
5～7	171	34.6	0.9	32.9	33.1	33.5	34.6	35.9	36.4	36.9
12～14	171	35.4	1.0	33.5	33.7	34.0	35.2	36.7	37.4	37.7
26～28	171	36.7	1.0	34.8	35.0	35.5	36.7	38.1	38.7	39.0
58～60	87	38.7	1.0	36.4	36.9	37.5	38.7	39.8	40.1	40.4

表 9 - 1 - 82　　　　中国 12 城市经产早产 AGA 新生儿头围纵向监测值　　　cm

监测时间（天数）	例数	平均值	标准差	修匀百分位数						
				P_3	P_5	P_{10}	P_{50}	P_{90}	P_{95}	P_{97}
<3	26	31.3	1.2	29.0	29.0	29.4	31.0	32.9	33.2	33.2
5～7	26	31.4	1.3	29.1	29.1	29.6	31.2	33.2	33.8	33.9
12～14	26	32.1	1.4	29.5	29.5	30.0	32.0	33.9	34.7	34.8
26～28	26	33.5	1.4	30.7	30.7	31.0	33.9	35.3	35.8	36.0
58～60	8	35.6	2.0	32.8	32.8	32.8	35.5	38.0	38.0	38.0

表 9 - 1 - 83　　　　中国 12 城市经产足月 AGA 新生儿纵向头围监测值　　　cm

监测时间（天数）	例数	平均值	标准差	修匀百分位数						
				P_3	P_5	P_{10}	P_{50}	P_{90}	P_{95}	P_{97}
<3	52	33.9	1.0	30.4	31.8	32.5	33.8	35.1	35.7	35.7
5～7	52	34.1	1.1	31.2	32.3	32.8	34.2	35.4	35.8	36.0
12～14	52	35.0	1.0	32.4	33.0	33.5	34.9	36.1	36.3	36.8
26～28	52	36.2	1.1	34.2	34.1	34.8	36.2	37.8	38.2	38.8
58～60	19	38.1	0.7	37.0	37.0	37.1	38.1	39.2	39.7	39.7

表 9-1-84　　　中国 12 城市经产过期 AGA 新生儿头围纵向监测值　　　cm

监测时间（天数）	例数	平均值	标准差	修匀百分位数						
				P_3	P_5	P_{10}	P_{50}	P_{90}	P_{95}	P_{97}
<3	5	34.4	0.9	33.0	33.0	33.0	34.2	35.7	35.7	35.7
5~7	5	34.5	1.0	33.3	33.3	33.3	34.7	36.0	36.0	36.0
12~14	5	35.3	0.9	33.9	33.9	33.9	35.3	36.6	36.6	36.6
26~28	5	36.3	1.1	35.1	35.1	35.1	36.0	37.8	37.8	37.8
58~60	2	38.5	0.8	38.0	38.0	38.0	38.5	39.1	39.1	39.1

表 9-1-85　　　中国 12 城市早产 AGA 新生儿胸围纵向监测值　　　cm

监测时间（天数）	例数	平均值	标准差	修匀百分位数						
				P_3	P_5	P_{10}	P_{50}	P_{90}	P_{95}	P_{97}
<3	240	29.6	2.0	25.2	25.8	26.8	29.9	31.6	32.1	32.5
5~7	240	29.6	2.0	25.0	25.8	26.9	30.2	31.9	32.3	32.9
12~14	240	30.3	2.2	25.3	26.1	27.2	30.3	32.6	33.0	33.8
26~28	240	32.1	2.2	27.3	27.5	28.4	32.6	34.5	34.8	35.5
58~60	111	35.7	1.8	32.4	32.5	33.5	35.7	38.4	38.5	38.7

表 9-1-86　　　中国 12 城市足月 AGA 新生儿胸围纵向监测值　　　cm

监测时间（天数）	例数	平均值	标准差	修匀百分位数						
				P_3	P_5	P_{10}	P_{50}	P_{90}	P_{95}	P_{97}
<3	1341	32.6	1.3	30.2	30.4	31.0	32.5	34.3	34.8	35.0
5~7	1341	32.8	1.3	30.5	30.7	31.2	32.8	34.5	35.1	35.3
12~14	1341	33.5	1.3	31.0	31.4	31.8	33.5	35.2	35.8	36.1
26~28	1341	35.0	1.4	32.5	33.0	33.2	35.0	36.8	37.5	38.0
58~60	610	38.0	1.7	35.1	35.5	36.0	38.0	40.0	41.0	41.5

表 9-1-87　　　中国 12 城市过期产 AGA 新生儿胸围纵向监测值　　　cm

监测时间（天数）	例数	平均值	标准差	修匀百分位数						
				P_3	P_5	P_{10}	P_{50}	P_{90}	P_{95}	P_{97}
<3	176	32.9	1.1	30.9	31.0	31.5	32.9	34.5	34.8	35.3
5~7	176	33.1	1.1	31.1	31.3	31.8	33.1	34.5	35.1	35.6
12~14	176	33.8	1.2	31.6	31.9	32.3	33.7	35.1	35.9	36.2
26~28	176	35.3	1.3	33.1	33.3	33.7	35.2	37.2	37.8	38.2
58~60	89	38.0	1.3	35.2	36.0	36.3	38.1	39.5	40.3	41.5

表 9 - 1 - 88　　　中国 12 城市早产 AGA 新生儿男性胸围纵向监测值　　　cm

监测时间（天数）	例数	平均值	标准差	修匀百分位数						
				P_3	P_5	P_{10}	P_{50}	P_{90}	P_{95}	P_{97}
<3	128	29.6	2.0	25.4	26.2	26.8	30.1	31.7	32.3	32.5
5~7	128	29.8	2.0	25.8	26.2	26.9	30.3	31.9	32.4	33.0
12~14	128	30.5	2.1	26.3	26.5	27.3	31.0	32.6	32.9	33.8
26~28	128	32.3	2.1	27.4	27.8	28.5	32.8	34.5	34.9	35.6
58~60	58	35.9	1.8	32.5	32.5	33.5	35.8	38.4	38.5	38.9

表 9 - 1 - 89　　　中国 12 城市早产 AGA 新生儿女性胸围纵向监测值　　　cm

监测时间（天数）	例数	平均值	标准差	修匀百分位数						
				P_3	P_5	P_{10}	P_{50}	P_{90}	P_{95}	P_{97}
<3	112	29.5	2.0	24.1	25.5	26.5	29.9	31.6	32.0	32.5
5~7	112	29.5	2.1	24.4	25.2	26.6	30.0	31.9	32.4	32.9
12~14	112	30.1	2.2	24.9	25.3	27.0	30.5	32.6	33.1	33.8
26~28	112	31.8	2.3	26.3	27.3	28.3	32.3	34.5	34.9	35.8
58~60	53	35.6	1.8	31.7	32.4	33.7	35.4	38.4	38.6	38.8

表 9 - 1 - 90　　　中国 12 城市足月 AGA 新生儿男性胸围纵向监测值　　　cm

监测时间（天数）	例数	平均值	标准差	修匀百分位数						
				P_3	P_5	P_{10}	P_{50}	P_{90}	P_{95}	P_{97}
<3	677	32.6	1.3	30.3	30.4	31.0	32.6	34.3	34.7	35.0
5~7	677	32.9	1.3	30.6	30.7	31.2	32.9	34.5	35.1	35.4
12~14	677	33.6	1.3	31.2	31.4	31.8	33.5	35.1	35.9	36.1
26~28	677	35.2	1.4	32.5	33.0	33.4	35.2	37.2	37.7	38.2
58~60	315	38.4	1.8	35.3	35.5	36.1	38.3	40.6	41.5	42.1

表 9 - 1 - 91　　　中国 12 城市足月 AGA 新生儿女性胸围纵向监测值　　　cm

监测时间（天数）	例数	平均值	标准差	修匀百分位数						
				P_3	P_5	P_{10}	P_{50}	P_{90}	P_{95}	P_{97}
<3	664	32.6	1.3	30.1	30.4	31.0	32.5	34.4	34.8	35.1
5~7	664	32.8	1.3	30.4	30.7	31.2	32.8	34.6	35.1	35.4
12~14	664	33.4	1.4	31.1	31.3	31.7	33.4	35.2	35.7	36.0
26~28	664	34.8	1.4	32.5	32.8	33.1	34.8	36.5	37.2	37.6
58~60	295	37.7	1.5	35.0	35.4	35.9	37.7	39.7	40.2	41.0

表 9 - 1 - 92　　　　中国 12 城市过期产 AGA 新生儿男性胸围纵向监测值　　　　cm

监测时间（天数）	例数	平均值	标准差	修匀百分位数						
				P_3	P_5	P_{10}	P_{50}	P_{90}	P_{95}	P_{97}
<3	89	32.9	1.1	30.8	30.8	31.7	32.9	34.5	34.9	35.5
5～7	89	33.1	1.0	31.2	31.5	31.9	33.2	34.5	35.2	35.6
12～14	89	33.9	1.1	32.0	32.3	32.5	33.9	35.0	35.9	36.2
26～28	89	35.5	1.3	33.2	33.4	33.8	35.5	37.6	38.0	38.3
58～60	47	38.0	1.3	35.2	35.6	36.4	38.0	39.5	40.9	41.5

表 9 - 1 - 93　　　　中国 12 城市过期产 AGA 新生儿女性胸围纵向监测值　　　　cm

监测时间（天数）	例数	平均值	标准差	修匀百分位数						
				P_3	P_5	P_{10}	P_{50}	P_{90}	P_{95}	P_{97}
<3	87	32.8	1.2	30.8	31.1	31.2	32.8	34.5	34.9	35.1
5～7	87	33.0	1.2	30.9	31.2	31.5	33.0	34.6	35.1	35.6
12～14	87	33.6	1.3	31.3	31.6	32.1	33.5	35.1	33.7	36.4
26～28	87	35.0	1.3	32.6	33.1	33.6	35.0	37.0	37.6	38.1
58～60	42	38.0	1.3	34.9	35.9	36.3	38.1	39.4	40.5	41.6

表 9 - 1 - 94　　　　中国南方早产 AGA 新生儿胸围纵向监测值　　　　cm

监测时间（天数）	例数	平均值	标准差	修匀百分位数						
				P_3	P_5	P_{10}	P_{50}	P_{90}	P_{95}	P_{97}
<3	173	29.4	2.1	24.4	25.5	26.6	29.9	31.4	31.9	32.3
5～7	173	29.5	2.1	24.7	25.4	26.7	30.1	31.7	32.1	32.3
12～14	173	30.2	2.2	25.1	25.7	27.0	30.8	32.4	32.7	33.0
26～28	173	32.0	2.3	26.4	27.5	28.2	32.8	34.5	34.9	35.9
58～60	59	36.1	1.7	32.3	32.5	34.2	36.4	38.5	38.6	38.7

表 9 - 1 - 95　　　　中国南方足月 AGA 新生儿胸围纵向监测值　　　　cm

监测时间（天数）	例数	平均值	标准差	修匀百分位数						
				P_3	P_5	P_{10}	P_{50}	P_{90}	P_{95}	P_{97}
<3	828	32.4	1.2	30.0	30.3	30.8	32.3	33.9	34.4	34.8
5～7	828	32.6	1.2	30.4	30.6	31.1	32.6	34.1	34.6	35.1
12～14	828	33.3	1.2	31.0	31.2	31.7	33.2	34.7	35.2	35.8
26～28	828	34.8	1.3	32.5	32.8	33.1	34.8	36.5	37.0	37.5
58～60	361	38.2	1.7	35.1	35.4	36.0	38.0	40.2	41.0	41.6

表 9 - 1 - 96　　　　中国南方过期产 AGA 新生儿胸围纵向监测值　　　　cm

监测时间（天数）	例数	平均值	标准差	修匀百分位数						
				P_3	P_5	P_{10}	P_{50}	P_{90}	P_{95}	P_{97}
<3	107	32.8	1.1	30.8	30.9	31.3	32.8	34.3	34.7	35.2
5～7	107	32.9	1.1	30.9	31.2	31.6	33.1	34.4	34.8	35.1
12～14	107	33.7	1.1	31.5	32.0	32.2	33.7	35.0	35.4	35.5
26～28	107	35.3	1.3	33.1	33.4	33.8	35.2	37.1	37.6	38.0
58～60	42	38.3	1.5	34.7	35.2	36.4	38.5	39.7	41.5	41.9

表 9 - 1 - 97　　　　中国北方早产 AGA 新生儿胸围纵向监测值　　　　cm

监测时间（天数）	例数	平均值	标准差	修匀百分位数						
				P_3	P_5	P_{10}	P_{50}	P_{90}	P_{95}	P_{97}
<3	67	29.9	1.7	25.9	26.2	27.2	30.2	31.9	32.6	32.9
5～7	67	30.0	1.8	26.0	26.2	27.1	30.4	32.2	33.1	33.3
12～14	67	30.5	2.1	26.4	26.6	27.4	31.0	32.8	33.8	34.0
26～28	67	32.1	2.0	27.4	27.9	29.1	32.6	34.4	34.9	35.4
58～60	52	35.3	1.8	30.5	32.6	33.5	34.8	37.8	38.6	39.0

表 9 - 1 - 98　　　　中国北方足月 AGA 新生儿胸围纵向监测值　　　　cm

监测时间（天数）	例数	平均值	标准差	修匀百分位数						
				P_3	P_5	P_{10}	P_{50}	P_{90}	P_{95}	P_{97}
<3	513	32.9	1.3	30.4	30.6	31.2	33.0	34.7	35.1	35.4
5～7	513	33.2	1.4	30.6	30.9	31.4	33.2	35.0	35.4	35.7
12～14	513	33.9	1.4	31.2	31.5	31.9	33.9	35.7	36.2	36.8
26～28	513	35.4	1.5	32.7	33.0	33.5	35.4	37.3	38.2	38.5
58～60	249	37.8	1.6	35.1	35.5	36.0	37.8	40.0	40.9	41.5

表 9 - 1 - 99　　　　中国北方过期产 AGA 新生儿胸围纵向监测值　　　　cm

监测时间（天数）	例数	平均值	标准差	修匀百分位数						
				P_3	P_5	P_{10}	P_{50}	P_{90}	P_{95}	P_{97}
<3	69	33.0	1.2	31.0	31.3	31.6	32.9	34.4	35.1	35.6
5～7	69	33.2	1.1	31.0	31.3	31.9	33.3	34.9	35.7	36.3
12～14	69	33.9	1.4	31.3	31.6	32.4	33.9	35.9	36.6	37.1
24～28	69	35.3	1.4	32.7	33.2	33.6	35.3	37.7	38.3	38.6
58～60	47	37.8	1.1	36.0	36.2	36.3	37.8	39.3	39.8	40.3

表 9 - 1 - 100　　　　中国 12 城市初产早产 AGA 新生儿胸围纵向监测值　　　cm

监测时间（天数）	例数	平均值	标准差	修匀百分位数						
				P_3	P_5	P_{10}	P_{50}	P_{90}	P_{95}	P_{97}
<3	214	29.6	2.0	25.0	25.7	26.6	30.1	31.7	32.2	32.5
5～7	214	29.7	2.1	24.9	25.6	26.7	30.3	32.0	32.4	32.9
12～14	214	30.4	2.2	25.2	25.8	27.1	30.9	32.6	33.0	33.8
26～28	214	32.1	2.3	27.1	27.5	28.3	32.7	34.5	34.9	35.8
58～60	103	35.8	1.8	32.4	32.5	33.5	35.8	38.5	33.6	38.8

表 9 - 1 - 101　　　　中国 12 城市初产足月 AGA 新生儿胸围纵向监测值　　　cm

监测时间（天数）	例数	平均值	标准差	修匀百分位数						
				P_3	P_5	P_{10}	P_{50}	P_{90}	P_{95}	P_{97}
<3	1289	32.6	1.3	30.2	30.4	31.0	32.5	34.3	34.8	35.0
5～7	1289	32.8	1.3	30.5	30.7	31.2	32.8	34.5	35.1	35.1
12～14	1289	33.5	1.3	31.0	31.4	31.8	33.5	35.2	35.8	36.1
26～28	1289	35.0	1.4	32.5	32.9	33.2	35.0	36.9	37.5	38.0
58～60	591	38.1	1.7	35.1	35.5	36.0	38.0	40.2	41.0	41.5

表 9 - 1 - 102　　　　中国 12 城市初产过期 AGA 新生儿胸围纵向监测值　　　cm

监测时间（天数）	例数	平均值	标准差	修匀百分位数						
				P_3	P_5	P_{10}	P_{50}	P_{90}	P_{95}	P_{97}
<3	171	32.9	1.2	30.9	31.0	31.5	32.9	34.5	34.8	35.3
5～7	171	33.1	1.1	31.1	31.3	31.7	33.1	34.6	35.1	35.6
12～14	171	33.8	1.2	31.6	31.9	32.2	33.7	35.1	35.9	36.3
26～28	171	35.3	1.3	33.1	33.3	33.7	35.3	37.3	37.8	38.2
58～60	87	38.0	1.3	35.2	36.0	36.2	38.1	39.5	40.4	41.5

表 9 - 1 - 103　　　　中国 12 城市经产早产 AGA 新生儿胸围纵向监测值　　　cm

监测时间（天数）	例数	平均值	标准差	修匀百分位数						
				P_3	P_5	P_{10}	P_{50}	P_{90}	P_{95}	P_{97}
<3	26	29.1	1.4	26.8	26.8	26.8	29.0	31.2	31.2	31.3
5～7	26	29.1	1.5	26.7	26.7	26.9	29.1	31.4	31.7	31.8
12～14	26	29.7	1.6	27.0	27.0	27.3	29.7	31.9	32.4	32.6
26～28	26	31.5	1.4	29.0	29.0	29.3	31.7	33.3	33.5	33.5
58～60	8	35.5	1.2	34.1	34.1	34.1	35.2	37.3	37.3	37.3

表 9-1-104　　　　　中国 12 城市经产足月 AGA 新生儿胸围纵向监测值　　　　　　cm

监测时间 （天数）	例数	平均值	标准差	修匀百分位数						
				P_3	P_5	P_{10}	P_{50}	P_{90}	P_{95}	P_{97}
<3	52	32.6	1.1	30.0	30.5	31.3	32.6	34.2	34.6	34.8
5～7	52	32.9	1.2	30.4	30.8	31.4	32.8	34.5	34.9	35.0
12～14	52	33.5	1.2	31.2	31.5	31.9	33.4	35.2	35.6	35.8
26～28	52	35.0	1.3	33.1	33.2	33.5	35.0	36.7	37.8	38.5
58～60	19	38.0	0.9	36.3	36.3	37.0	38.0	39.8	40.0	40.0

表 9-1-105　　　　　中国 12 城市经产过期 AGA 新生儿胸围纵向监测值　　　　　　cm

监测时间 （天数）	例数	平均值	标准差	修匀百分位数						
				P_3	P_5	P_{10}	P_{50}	P_{90}	P_{95}	P_{97}
<3	5	32.7	0.4	32.2	32.2	32.2	32.3	33.0	33.0	33.0
5～7	5	32.8	0.5	32.5	32.5	32.5	32.9	33.6	33.6	33.6
12～14	5	33.8	0.6	32.9	32.9	32.9	33.8	34.4	34.4	34.4
26～28	5	34.8	0.7	33.8	33.8	33.8	35.2	35.5	35.5	35.5
58～60	2	37.7	0.1	37.6	37.6	37.6	37.7	37.8	37.8	37.8

表 9-1-106　　　　　中国 12 城市早产 AGA 新生儿上臂围纵向监测值　　　　　　cm

监测时间 （天数）	例数	平均值	标准差	修匀百分位数						
				P_3	P_5	P_{10}	P_{50}	P_{90}	P_{95}	P_{97}
<3	240	8.8	0.9	6.9	7.2	7.7	8.9	9.9	10.2	10.3
5～7	240	8.8	0.9	6.9	7.2	7.7	8.9	9.9	10.3	10.4
12～14	240	9.0	0.9	7.0	7.3	7.7	9.1	10.0	10.5	10.7
26～28	240	9.8	1.1	7.5	7.8	8.3	9.9	11.1	11.3	11.5
58～60	111	11.7	1.1	9.3	9.5	10.3	11.8	13.0	13.6	13.8

表 9-1-107　　　　　中国 12 城市足月 AGA 新生儿上臂围纵向监测值　　　　　　cm

监测时间 （天数）	例数	平均值	标准差	修匀百分位数						
				P_3	P_5	P_{10}	P_{50}	P_{90}	P_{95}	P_{97}
<3	1341	10.4	0.9	9.0	9.0	9.4	10.3	11.5	12.0	12.3
5～7	1341	10.4	0.9	9.0	9.1	9.3	10.3	11.5	12.0	12.5
12～14	1341	10.6	0.9	9.2	9.3	9.7	10.5	11.8	12.3	12.7
26～28	1341	11.4	0.9	9.8	10.0	10.3	11.2	12.5	13.0	13.3
58～60	610	12.9	1.2	11.2	11.4	11.7	12.8	14.5	15.2	15.7

表 9-1-108   中国 12 城市过期产 AGA 新生儿上臂围纵向监测值   cm

监测时间（天数）	例数	平均值	标准差	修匀百分位数						
				P_3	P_5	P_{10}	P_{50}	P_{90}	P_{95}	P_{97}
<3	176	10.4	0.9	9.0	9.1	9.3	10.3	11.9	12.3	12.6
5～7	176	10.4	0.9	9.1	9.2	9.4	10.3	11.9	12.5	12.7
12～14	176	10.7	0.9	9.3	9.4	9.6	10.6	12.0	12.7	12.9
26～28	176	11.5	0.9	10.0	10.2	10.3	11.4	12.6	13.2	13.8
58～60	89	13.2	1.2	11.3	11.4	11.8	13.0	14.7	15.9	16.6

表 9-1-109   中国 12 城市早产 AGA 新生儿男性上臂围纵向监测值   cm

监测时间（天数）	例数	平均值	标准差	修匀百分位数						
				P_3	P_5	P_{10}	P_{50}	P_{90}	P_{95}	P_{97}
<3	128	8.9	0.9	7.0	7.3	7.8	8.9	10.0	10.2	10.5
5～7	128	8.9	0.9	7.0	7.3	7.8	8.9	10.0	10.3	10.5
12～14	128	9.1	0.9	7.1	7.3	7.9	9.2	10.2	10.6	10.8
26～28	128	9.9	1.0	7.7	7.8	8.4	10.0	11.1	11.5	11.7
58～60	58	11.7	1.1	9.3	9.5	10.2	11.8	13.1	13.8	13.8

表 9-1-110   中国 12 城市早产 AGA 新生儿女性上臂围纵向监测值   cm

监测时间（天数）	例数	平均值	标准差	修匀百分位数						
				P_3	P_5	P_{10}	P_{50}	P_{90}	P_{95}	P_{97}
<3	112	8.7	1.0	6.1	7.1	7.4	8.8	9.9	10.2	10.3
5～7	112	8.6	1.0	6.3	7.0	7.4	8.8	9.8	10.2	10.4
12～14	112	8.9	1.0	6.6	7.0	7.6	9.0	9.9	10.5	10.6
26～28	112	9.7	1.1	7.3	7.6	8.0	9.8	11.2	11.2	11.4
58～60	53	11.6	1.0	9.2	9.4	10.3	11.7	12.8	13.4	13.7

表 9-1-111   中国 12 城市足月 AGA 新生儿男性上臂围纵向监测值   cm

监测时间（天数）	例数	平均值	标准差	修匀百分位数						
				P_3	P_5	P_{10}	P_{50}	P_{90}	P_{95}	P_{97}
<3	677	10.4	0.9	9.0	9.0	9.4	10.4	11.5	12.0	12.2
5～7	677	10.4	0.9	9.0	9.0	9.3	10.3	11.5	12.0	12.3
12～14	677	10.6	0.9	9.1	9.3	9.4	10.5	11.8	12.3	12.6
26～28	677	11.4	0.9	9.8	10.0	10.3	11.3	12.6	13.0	13.3
58～60	315	13.1	1.2	11.3	11.5	11.8	13.0	14.8	15.5	15.8

表 9 - 1 - 112　　　　中国 12 城市足月 AGA 新生儿女性上臂围纵向监测值　　　　cm

监测时间（天数）	例数	平均值	标准差	修匀百分位数						
				P_3	P_5	P_10	P_50	P_90	P_95	P_97
<3	664	10.4	0.9	9.0	9.0	9.4	10.3	11.5	12.1	12.5
5~7	664	10.4	0.9	9.1	9.1	9.4	10.3	11.6	12.1	12.5
12~14	664	10.6	0.9	9.3	9.3	9.6	10.5	11.8	12.3	12.8
26~28	664	11.3	0.9	9.8	10.0	10.2	11.2	12.5	13.0	13.5
58~60	295	12.7	1.1	11.0	11.2	11.5	12.5	14.2	15.1	15.6

表 9 - 1 - 113　　　　中国 12 城市过期产 AGA 新生儿男性上臂围纵向监测值　　　　cm

监测时间（天数）	例数	平均值	标准差	修匀百分位数						
				P_3	P_5	P_10	P_50	P_90	P_95	P_97
<3	89	10.4	0.9	9.0	9.1	9.3	10.3	12.0	12.3	12.5
5~7	89	10.4	0.9	9.0	9.2	9.3	10.4	11.9	12.5	12.6
12~14	89	10.8	0.9	9.2	9.4	9.6	10.7	12.0	12.8	12.9
26~28	89	11.5	0.9	10.0	10.1	10.3	11.5	12.8	13.3	13.7
58~60	47	13.2	1.3	11.3	11.4	11.5	13.0	15.2	16.3	16.6

表 9 - 1 - 114　　　　中国 12 城市过期产 AGA 新生儿女性上臂围纵向监测值　　　　cm

监测时间（天数）	例数	平均值	标准差	修匀百分位数						
				P_3	P_5	P_10	P_50	P_90	P_95	P_97
<3	87	10.5	0.9	8.9	9.0	9.2	10.4	11.8	12.3	12.6
5~7	87	10.4	1.0	9.1	9.1	9.4	10.3	11.9	12.5	12.9
12~14	87	10.7	0.9	9.4	9.4	9.7	10.5	12.0	12.9	13.3
26~28	87	11.4	0.9	10.0	10.1	10.3	11.3	12.5	13.4	14.0
58~60	42	13.1	1.1	10.7	11.4	12.0	13.0	14.1	15.2	16.4

表 9 - 1 - 115　　　　中国南方早产 AGA 新生儿上臂围纵向监测值　　　　cm

监测时间（天数）	例数	平均值	标准差	修匀百分位数						
				P_3	P_5	P_10	P_50	P_90	P_95	P_97
<3	173	8.6	0.9	6.3	7.1	7.4	8.8	9.6	9.9	10.1
5~7	173	8.6	0.9	6.5	7.1	7.5	8.8	9.6	9.8	10.1
12~14	173	8.9	0.9	6.8	7.2	7.6	9.0	9.8	10.0	10.2
26~28	173	9.7	1.1	7.5	7.7	8.0	9.7	11.0	11.2	11.2
58~60	59	11.6	1.1	9.3	10.0	10.3	12.0	12.8	13.1	13.9

表 9-1-116　　　　　中国南方足月 AGA 新生儿上臂围纵向监测值　　　　　cm

监测时间（天数）	例数	平均值	标准差	修匀百分位数						
				P_3	P_5	P_{10}	P_{50}	P_{90}	P_{95}	P_{97}
<3	828	10.1	0.7	8.8	9.0	9.0	10.0	11.0	11.3	11.5
5~7	828	10.1	0.7	8.9	9.0	9.2	10.1	11.0	11.3	11.5
12~14	828	10.4	0.7	9.0	9.2	9.4	10.3	11.3	11.5	11.7
26~28	828	11.1	0.7	9.6	9.8	10.0	11.0	12.0	12.4	12.5
58~60	361	12.6	0.9	11.0	11.3	11.5	12.5	13.8	14.1	14.5

表 9-1-117　　　　　中国南方过期产 AGA 新生儿上臂围纵向监测值　　　　　cm

监测时间（天数）	例数	平均值	标准差	修匀百分位数						
				P_3	P_5	P_{10}	P_{50}	P_{90}	P_{95}	P_{97}
<3	107	10.1	0.8	8.9	8.9	9.2	10.0	11.3	11.4	11.9
5~7	107	10.1	0.7	9.0	9.1	9.2	10.1	11.1	11.3	11.8
12~14	107	10.5	0.7	9.3	9.4	9.5	10.4	11.2	11.5	12.0
26~28	107	11.3	0.7	10.0	10.2	10.3	11.3	12.0	12.5	12.7
58~60	42	12.5	0.6	10.8	11.5	11.6	12.5	13.1	13.6	13.9

表 9-1-118　　　　　中国北方早产 AGA 新生儿上臂围纵向监测值　　　　　cm

监测时间（天数）	例数	平均值	标准差	修匀百分位数						
				P_3	P_5	P_{10}	P_{50}	P_{90}	P_{95}	P_{97}
<3	67	9.3	0.8	7.7	8.0	8.2	9.3	10.3	10.8	11.0
5~7	67	9.2	0.9	7.2	7.6	7.9	9.3	10.8	10.7	10.8
12~14	67	9.4	1.0	6.9	7.4	7.9	9.5	10.6	10.8	10.8
26~28	67	10.1	1.0	7.8	8.1	8.9	10.1	11.4	11.8	12.0
58~60	52	11.7	1.1	9.0	9.3	10.3	11.7	13.5	13.7	13.8

表 9-1-119　　　　　中国北方足月 AGA 新生儿上臂围纵向监测值　　　　　cm

监测时间（天数）	例数	平均值	标准差	修匀百分位数						
				P_3	P_5	P_{10}	P_{50}	P_{90}	P_{95}	P_{97}
<3	513	10.9	0.9	9.5	9.5	9.8	10.7	12.1	12.6	13.0
5~7	513	10.8	1.0	9.4	9.5	9.8	10.7	12.2	12.7	13.1
12~14	513	11.1	1.0	9.5	9.7	9.9	10.9	12.4	13.0	13.3
26~28	513	11.8	1.0	10.1	10.3	10.6	11.7	13.1	13.7	14.0
58~60	249	13.4	1.3	11.2	11.5	11.9	13.3	15.3	15.8	16.1

表 9 - 1 - 120 　　　　中国北方过期产 AGA 新生儿上臂围纵向监测值 　　　　cm

监测时间（天数）	例数	平均值	标准差	修匀百分位数						
				P_3	P_5	P_{10}	P_{50}	P_{90}	P_{95}	P_{97}
<3	69	10.9	0.9	9.3	9.6	9.7	10.8	12.3	12.7	13.0
5~7	69	10.9	1.0	9.3	9.4	9.7	10.8	12.5	12.8	13.1
12~14	69	11.2	1.1	9.4	9.4	9.8	11.0	12.9	13.1	13.5
26~28	69	11.9	1.1	9.9	10.0	10.3	11.8	13.7	13.9	14.5
58~60	47	13.7	1.3	11.3	11.3	12.0	13.6	15.8	16.6	16.8

表 9 - 1 - 121 　　　　中国 12 城市初产早产 AGA 新生儿上臂围纵向监测值 　　　　cm

监测时间（天数）	例数	平均值	标准差	修匀百分位数						
				P_3	P_5	P_{10}	P_{50}	P_{90}	P_{95}	P_{97}
<3	214	8.9	0.9	6.7	7.1	7.7	8.9	10.0	10.3	10.4
5~7	214	8.8	0.9	6.7	7.1	7.7	8.9	10.0	10.3	10.5
12~14	214	9.0	1.0	6.9	7.2	7.7	9.2	10.2	10.5	10.7
26~27	214	9.8	1.1	7.5	7.7	8.2	9.9	11.2	11.4	11.6
58~60	103	11.7	1.1	9.3	9.5	10.3	11.8	12.8	13.6	13.8

表 9 - 1 - 122 　　　　中国 12 城市初产足月 AGA 新生儿上臂围纵向监测值 　　　　cm

监测时间（天数）	例数	平均值	标准差	修匀百分位数						
				P_3	P_5	P_{10}	P_{50}	P_{90}	P_{95}	P_{97}
<3	1289	10.4	0.9	9.0	9.0	9.5	10.3	11.5	12.0	12.3
5~7	1289	10.4	0.9	9.0	9.1	9.4	10.3	11.5	12.0	12.5
12~14	1289	10.6	0.9	9.2	9.3	9.6	10.5	11.8	12.3	12.7
26~28	1289	11.4	0.9	9.8	10.0	10.3	11.2	12.5	13.0	13.3
58~60	591	12.9	1.2	11.2	11.4	11.8	12.8	14.5	15.1	15.7

表 9 - 1 - 123 　　　　中国 12 城市初产过期 AGA 新生儿上臂围纵向监测值 　　　　cm

监测时间（天数）	例数	平均值	标准差	修匀百分位数						
				P_3	P_5	P_{10}	P_{50}	P_{90}	P_{95}	P_{97}
<3	171	10.4	0.9	9.0	9.1	9.3	10.3	12.0	12.3	12.6
5~7	171	10.4	1.0	9.1	9.1	9.4	10.3	11.9	12.5	12.7
12~14	171	10.7	0.9	9.3	9.4	9.6	10.6	12.0	12.8	13.0
26~28	171	11.5	0.9	10.0	10.2	10.3	11.4	12.7	13.3	13.8
58~60	87	13.2	1.2	11.3	11.4	11.8	13.0	14.7	15.9	16.6

表 9‐1‐124　　　　中国 12 城市经产早产 AGA 新生儿上臂围纵向监测值　　　cm

监测时间（天数）	例数	平均值	标准差	修匀百分位数						
				P_3	P_5	P_{10}	P_{50}	P_{90}	P_{95}	P_{97}
<3	26	8.6	0.7	7.2	7.2	7.2	8.8	9.5	9.7	9.8
5～7	26	8.5	0.6	7.3	7.3	7.3	8.8	9.4	9.6	9.7
12～14	26	8.8	0.7	7.6	7.6	7.6	8.9	9.6	9.8	9.8
26～28	26	9.5	0.7	8.0	8.0	8.2	9.6	10.5	10.7	10.7
58～60	8	11.7	1.4	10.3	10.3	10.3	11.2	13.9	13.9	13.9

表 9‐1‐125　　　　中国 12 城市经产足月 AGA 新生儿上臂围纵向监测值　　　cm

监测时间（天数）	例数	平均值	标准差	修匀百分位数						
				P_3	P_5	P_{10}	P_{50}	P_{90}	P_{95}	P_{97}
<3	52	10.4	0.9	8.8	8.8	8.9	10.3	11.6	11.8	12.2
5～7	52	10.3	0.9	8.9	9.0	9.1	10.4	11.6	11.9	12.2
12～14	52	10.7	0.9	9.2	9.3	9.4	10.6	11.8	12.2	12.4
26～28	52	11.4	0.9	9.9	10.0	10.2	11.3	12.6	13.0	13.1
58～60	19	13.0	1.3	11.5	11.5	11.7	12.8	15.7	15.7	15.7

表 9‐1‐126　　　　中国 12 城市经产过期 AGA 新生儿上臂围纵向监测值　　　cm

监测时间（天数）	例数	平均值	标准差	修匀百分位数						
				P_3	P_5	P_{10}	P_{50}	P_{90}	P_{95}	P_{97}
<3	5	10.4	0.8	9.1	9.1	9.1	10.4	11.3	11.3	11.3
5～7	5	10.3	0.7	9.3	9.3	9.3	10.6	11.3	11.3	11.3
12～14	5	10.7	0.6	9.6	9.6	9.6	10.8	11.4	11.4	11.4
26～28	5	11.2	0.7	10.2	10.2	10.2	11.3	11.8	11.8	11.8
58～60	2	12.8	0.5	12.4	12.4	12.4	12.7	13.1	13.1	13.1

表 9-1-127　中国 12 城市不同胎龄 AGA 新生儿体重在不同时期积累增长值及定基增长速度

胎龄(周)	例数		出生体重均值(SD)	累积增长均值(SD)(g)					定基增长速度(%)				
	总例数	监测至2个月数		3天内	1周	2周	4周	2个月	3天内	1周	2周	4周	2个月
28	5	0	1328 (222)	-2 (4)	-42 (20)	72 (128)	524 (228)	0 (0)	-0.15	-3.16	5.42	39.46	0.00
29	4	0	1320 (91)	-5 (10)	-7 (22)	154 (109)	475 (150)	0 (0)	-0.38	-0.53	11.67	35.98	0.00
30	5	1	1412 (150)	-12 (22)	-54 (80)	128 (8)	554 (117)	938 (0)	-0.85	-3.82	9.07	39.24	66.43
31	8	3	1667 (250)	-30 (41)	-76 (103)	7 (113)	539 (154)	1666 (263)	-1.80	-4.56	4.32	32.33	99.94
32	17	9	1954 (252)	-99 (73)	-127 (153)	19 (200)	572 (293)	1682 (392)	-5.07	-6.50	0.97	29.27	86.08
33	23	12	2112 (197)	-71 (75)	-114 (117)	62 (163)	555 (302)	1732 (423)	-3.36	-5.40	2.94	26.28	82.01
34	22	10	2394 (249)	-51 (94)	-83 (153)	104 (179)	717 (308)	1680 (329)	-2.13	-3.47	4.34	29.95	82.71
35	57	26	2624 (252)	-82 (85)	-126 (135)	84 (180)	731 (235)	2071 (416)	-3.13	-4.80	3.20	27.86	78.93
36	99	50	2702 (253)	-69 (77)	-111 (136)	136 (186)	797 (290)	2129 (384)	-2.55	-4.11	5.03	29.50	78.79
37	155	81	2988 (263)	-72 (82)	-94 (154)	153 (196)	819 (336)	2227 (540)	-2.41	-3.15	5.12	27.41	74.53
38	246	113	3080 (252)	-76 (77)	-87 (141)	177 (207)	850 (308)	2170 (452)	-2.47	-2.82	5.75	27.60	70.45
39	354	157	3195 (248)	-62 (86)	-46 (149)	217 (201)	840 (290)	2209 (488)	-1.94	-1.44	6.79	26.29	69.11
40	338	149	3272 (242)	-73 (95)	-49 (144)	226 (198)	864 (310)	2143 (474)	-2.23	-1.50	6.91	26.41	65.50
41	248	110	3332 (251)	-66 (84)	-69 (150)	236 (208)	891 (320)	2205 (551)	-1.98	-2.07	7.08	26.74	66.18
42	126	63	3341 (274)	-68 (66)	-101 (156)	180 (192)	851 (326)	2091 (511)	-2.04	-3.02	5.39	25.47	62.59
43	30	17	3303 (269)	-79 (67)	-110 (107)	151 (180)	814 (269)	2213 (482)	-2.39	-3.33	4.57	24.64	67.00
44	20	9	3286 (300)	-63 (87)	-96 (116)	153 (171)	801 (294)	2029 (588)	-1.92	-2.92	4.66	24.38	61.75

表 9-1-128　中国 12 城市按胎龄分类 AGA 新生儿体重在不同时期积累增长值及定基增长速度

胎龄(周)	例数		出生体重均值(SD)	累积增长均值(SD)(g)					定基增长速度(%)				
	总例数	监测至2个月数		3天内	1周	2周	4周	2个月	3天内	1周	2周	4周	2个月
早产	240	111	2433 (459)	-68 (79)	-108 (133)	102 (179)	710 (286)	2058 (446)	-2.79	-4.44	4.19	29.18	84.59
足月产	1341	610	3195 (273)	-70 (86)	-64 (148)	208 (204)	854 (310)	2182 (498)	-2.19	-2.00	6.51	26.73	68.29
过期产	176	89	3329 (275)	-69 (69)	-101 (144)	173 (188)	839 (312)	2108 (510)	-2.07	-3.03	5.20	25.21	63.34

表 9 - 1 - 129　　中国 12 城市不同胎龄 AGA 新生儿体重在不同时期逐期增长值及环比增长速度

胎龄	例数		出生体重	逐期增长均值(SD)(g)					环比增长速度(%)				
(周)	总例数	监测至2个月数	均值(SD)	3天内	1周	2周	4周	2个月	3天内	1周	2周	4周	2个月
28	5	0	1328 (222)	-2 (4)	-40 (22)	114 (116)	452 (125)	0 (0)	-0.15	-3.02	8.86	32.29	0.00
29	4	0	1320 (91)	-5 (10)	-2 (26)	161 (100)	321 (216)	0 (0)	-0.38	-0.15	12.26	21.78	0.00
30	5	1	1412 (150)	-12 (22)	-42 (59)	182 (45)	426 (68)	384 (0)	-0.85	-3.00	13.40	27.66	19.53
31	8	3	1667 (250)	-30 (41)	-46 (65)	148 (92)	467 (69)	1127 (192)	-1.80	-2.81	9.30	26.85	51.09
32	17	9	1954 (252)	-99 (73)	-28 (114)	146 (125)	553 (236)	1110 (265)	-5.07	-1.51	7.99	28.03	43.94
33	23	12	2112 (197)	-71 (75)	-43 (86)	176 (157)	493 (217)	1177 (238)	-3.36	-2.11	8.81	22.68	44.13
34	22	10	2394 (249)	-51 (94)	-32 (77)	187 (173)	613 (244)	1263 (301)	-2.13	-1.37	8.09	24.54	40.60
35	57	26	2624 (252)	-82 (85)	-44 (103)	210 (155)	647 (221)	1340 (288)	-3.13	-1.73	8.41	23.89	39.94
36	99	50	2702 (253)	-69 (77)	-42 (123)	247 (165)	661 (321)	1332 (253)	-2.55	-1.60	9.53	23.29	38.07
37	155	81	2988 (263)	-72 (82)	-22 (119)	247 (182)	666 (263)	1408 (403)	-2.41	-0.75	8.53	21.20	36.98
38	246	113	3080 (252)	-76 (77)	-11 (118)	264 (161)	673 (256)	1320 (374)	-2.47	-0.37	8.82	20.66	33.59
39	354	157	3195 (248)	-62 (86)	16 (131)	263 (173)	623 (234)	1369 (330)	-1.94	0.51	8.35	18.26	33.93
40	338	149	3272 (242)	-73 (95)	24 (121)	275 (172)	638 (253)	1279 (362)	-2.23	0.75	8.53	18.24	30.92
41	248	110	3332 (251)	-66 (84)	-3 (117)	305 (175)	655 (279)	1314 (411)	-1.98	-0.09	9.35	18.36	31.12
42	126	63	3341 (274)	-68 (66)	-33 (122)	281 (169)	671 (292)	1240 (373)	-2.04	-1.01	8.67	19.06	29.58
43	30	17	3303 (269)	-79 (67)	-31 (106)	261 (180)	663 (263)	1399 (298)	-2.39	-0.96	8.17	19.20	33.98
44	20	9	3286 (300)	-63 (87)	-33 (109)	249 (130)	648 (264)	1228 (366)	-1.92	-1.02	7.81	18.84	30.05

表 9 - 1 - 130　　中国 12 城市按胎龄分类 AGA 新生儿体重在不同时期逐期增长值及环比增长速度

胎龄	例数		出生体重	逐期增长均值(SD)(g)					环比增长速度(%)				
分类	总例数	监测至2个月数	均值(SD)	3天内	1周	2周	4周	2个月	3天内	1周	2周	4周	2个月
早产	240	111	2433 (459)	-68 (79)	-40 (105)	210 (158)	608 (232)	1348 (381)	-2.79	-1.69	9.03	23.98	42.89
足月产	1341	610	3195 (275)	-70 (86)	6 (123)	272 (173)	646 (255)	1328 (371)	-2.19	0.19	8.69	18.98	32.05
过期产	176	89	3328 (275)	-69 (69)	-32 (118)	274 (167)	666 (282)	1269 (360)	-2.07	-0.98	8.49	19.02	30.48

表 9－1－131　　中国 12 城市不同胎龄 AGA 新生儿男性体重在不同时期累积增长值及定基增长速度

胎龄（周）	例数		出生体重均值（SD）	累积增长均值（SD）（g）					定基增长速度（%）				
	总例数	监测至2个月数		3天内	1周	2周	4周	2个月	3天内	1周	2周	4周	2个月
28	2	0	1240 (57)	-5 (7)	-35 (7)	115 (120)	650 (184)	0 (0)	-0.40	-2.82	9.27	52.42	0.00
29	2	0	1340 (57)	-10 (14)	-20 (28)	65 (21)	500 (141)	0 (0)	-0.75	-1.49	4.85	37.31	0.00
30	3	1	1487 (119)	-20 (26)	-85 (96)	75 (52)	505 (133)	863 (0)	-1.34	-5.72	5.04	33.96	58.04
31	5	2	1763 (245)	-25 (41)	-73 (109)	43 (116)	480 (158)	1672 (350)	-1.42	-4.14	2.44	27.23	94.84
32	9	4	1935 (203)	-98 (73)	-91 (183)	81 (220)	629 (301)	1831 (360)	-5.06	-4.70	4.19	32.51	94.63
33	12	7	2116 (198)	-70 (89)	-119 (134)	60 (166)	556 (353)	1863 (535)	-3.31	-5.62	2.84	26.28	88.04
34	11	6	2411 (239)	-71 (85)	-103 (155)	79 (181)	736 (321)	1853 (383)	-2.94	-4.27	3.28	30.53	76.86
35	32	15	2619 (238)	-70 (79)	-125 (142)	93 (173)	717 (250)	2117 (477)	-2.67	-4.77	3.55	27.38	80.83
36	52	25	2740 (241)	-70 (75)	-90 (112)	150 (185)	806 (272)	2076 (320)	-2.55	-3.28	5.47	29.42	75.77
37	88	46	3033 (248)	-73 (86)	-85 (159)	176 (204)	864 (331)	2273 (540)	-2.41	-2.80	5.80	28.49	74.94
38	133	63	3110 (257)	-71 (74)	-77 (148)	195 (210)	884 (331)	2246 (439)	-2.28	-2.48	6.27	28.42	72.22
39	181	81	3237 (243)	-56 (85)	-46 (137)	218 (203)	862 (288)	2294 (436)	-1.73	-1.42	6.73	26.63	70.87
40	166	78	3306 (244)	-70 (91)	-37 (138)	268 (203)	939 (300)	2256 (411)	-2.12	-1.12	8.11	28.40	68.24
41	109	50	3359 (257)	-69 (79)	-66 (141)	277 (204)	938 (301)	2218 (587)	-2.05	-1.96	8.25	27.92	66.03
42	63	33	3388 (264)	-67 (62)	-102 (126)	171 (199)	848 (346)	1909 (451)	-1.98	-3.01	5.05	25.03	56.35
43	17	11	3394 (253)	-79 (60)	-116 (86)	140 (164)	840 (263)	2106 (510)	-2.33	-3.42	4.12	24.75	62.05
44	9	3	3286 (150)	-33 (42)	-84 (67)	205 (112)	797 (174)	1976 (590)	-1.00	-2.56	6.24	24.25	60.13

表 9－1－132　　中国 12 城市按胎龄分类 AGA 新生儿男性体重在不同时期累积增长值及定基增长速度

胎龄分类	例数		出生体重均值（SD）	累积增长均值（SD）（g）					定基增长速度（%）				
	总例数	监测至2个月数		3天内	1周	2周	4周	2个月	3天内	1周	2周	4周	2个月
早产	128	58	2454 (452)	-68 (76)	-100 (128)	108 (176)	714 (285)	2024 (437)	-2.77	-4.07	4.40	29.10	82.48
足月产	677	315	3222 (271)	-66 (84)	-58 (144)	230 (207)	898 (309)	2257 (471)	-2.05	-1.80	7.14	27.87	70.05
过期产	89	47	3378 (252)	-65 (61)	-102 (114)	169 (185)	842 (316)	1964 (475)	-1.92	-3.02	5.00	24.93	58.14

表 9－1－133　中国 12 城市不同胎龄 AGA 新生儿女性体重在不同时期累积增长值及定基增长速度

胎龄(周)	例数		出生体重	累积增长均值 (SD) (g)					定基增长速度 (%)				
	总例数	监测至2个月数	均值 (SD)	3天内	1周	2周	4周	2个月	3天内	1周	2周	4周	2个月
28	3	0	1387 (290)	0 (0)	-48 (26)	43 (150)	439 (246)	0 (0)	0.00	-3.46	3.10	31.65	0.00
29	2	0	1300 (141)	0 (0)	5 (7)	243 (60)	450 (212)	0 (0)	0.00	0.38	18.69	34.62	0.00
30	2	0	1300 (141)	0 (0)	-7 (18)	208 (39)	628 (32)	0 (0)	0.00	-0.54	16.00	48.31	0.00
31	3	1	1508 (196)	-38 (50)	-81 (116)	119 (113)	637 (103)	1622 (0)	-2.52	-5.37	7.89	42.24	107.56
32	8	5	1974 (312)	-98 (78)	-166 (109)	-49 (161)	510 (290)	1557 (387)	-4.96	-8.41	-2.48	25.84	78.88
33	11	5	2107 (205)	-72 (59)	-108 (103)	65 (168)	554 (253)	1547 (129)	-3.42	-5.13	3.08	26.29	73.42
34	11	4	2377 (269)	-31 (102)	-63 (155)	129 (183)	698 (310)	2161 (272)	-1.30	-2.65	5.43	29.36	90.91
35	25	13	2629 (274)	-97 (92)	-126 (128)	75 (192)	750 (219)	2025 (364)	-3.69	-4.79	2.85	28.53	77.03
36	47	25	2660 (261)	-63 (76)	-135 (157)	121 (188)	786 (311)	2185 (443)	-2.56	-5.08	4.55	29.55	82.14
37	67	35	2930 (273)	-72 (78)	-106 (148)	122 (182)	758 (336)	2165 (557)	-2.46	-3.62	4.16	25.87	73.89
38	113	53	3044 (243)	-82 (81)	-97 (133)	157 (202)	811 (274)	2087 (458)	-2.69	-3.19	5.16	26.64	68.56
39	173	76	3152 (247)	-70 (86)	-47 (161)	215 (200)	816 (291)	2117 (525)	-2.22	-1.49	6.82	25.89	67.16
40	172	71	3239 (236)	-75 (100)	-60 (150)	186 (184)	792 (303)	2015 (503)	-2.2	-1.85	5.74	24.45	62.21
41	139	60	3311 (246)	-64 (88)	-71 (158)	203 (206)	853 (331)	2193 (523)	-1.93	-2.14	6.13	25.76	66.23
42	63	30	3295 (278)	-71 (71)	-101 (183)	189 (186)	853 (307)	2286 (516)	-2.15	-3.07	5.74	25.89	69.38
43	13	6	3185 (251)	-82 (77)	-102 (133)	165 (205)	778 (284)	2360 (460)	-2.57	-3.20	5.18	24.43	74.10
44	11	6	3286 (392)	-89 (107)	-106 (147)	109 (202)	804 (375)	2056 (634)	-2.71	-3.23	3.32	24.47	62.57

表 9－1－134　中国 12 城市按胎龄分类 AGA 新生儿女性体重在不同时期累积增长值及定基增长速度

胎龄分类	例数		出生体重	累积增长均值 (SD) (g)					定基增长速度 (%)				
	总例数	监测至2个月数	均值 (SD)	3天内	1周	2周	4周	2个月	3天内	1周	2周	4周	2个月
早产	112	53	2409 (467)	-69 (83)	-118 (138)	95 (182)	704 (289)	2097 (459)	-2.86	-4.90	3.94	29.22	87.05
足月产	664	295	3167 (272)	-72 (89)	-70 (153)	186 (197)	811 (305)	2101 (513)	-2.27	-2.21	5.87	25.61	66.34
过期产	87	42	3277 (290)	-74 (77)	-101 (170)	176 (191)	836 (311)	2265 (516)	-2.26	-3.08	5.37	25.51	69.12

表 9 - 1 - 135　中国 12 城市不同胎龄 AGA 新生儿男性体重在不同时期逐期增长值及环比增长速度

胎龄 (周)	例数		出生体重 均值 (SD)	逐期增长均值 (SD) (g)					环比增长速度 (%)				
	总例数	监测至2个月数		3天内	1周	2周	4周	2个月	3天内	1周	2周	4周	2个月
28	2	0	1240 (57)	−5 (7)	−30 (14)	150 (127)	535 (64)	0 (0)	−0.40	−2.43	12.45	39.48	0.00
29	2	0	1340 (57)	−10 (14)	−10 (42)	83 (49)	435 (120)	0 (0)	−0.75	−0.75	6.44	30.96	0.00
30	3	1	1487 (119)	−20 (26)	−65 (69)	160 (46)	430 (82)	358 (0)	−1.34	−4.43	11.41	27.53	17.97
31	5	2	1763 (245)	−25 (41)	−48 (70)	116 (103)	437 (70)	1192 (85)	−1.42	−2.76	6.86	24.20	53.14
32	9	4	1935 (203)	−98 (73)	7 (141)	172 (126)	548 (246)	1202 (99)	−5.06	0.38	9.33	27.18	46.88
33	12	7	2116 (198)	−70 (89)	−49 (109)	179 (192)	496 (247)	1307 (251)	−3.31	−2.39	8.96	22.79	48.91
34	11	6	2411 (239)	−71 (85)	−32 (84)	182 (172)	657 (214)	1117 (285)	−2.94	−1.37	7.89	26.39	35.49
35	32	13	2619 (238)	−70 (79)	−55 (86)	218 (157)	624 (242)	1400 (350)	−2.67	−2.16	8.74	23.01	41.97
36	52	25	2740 (241)	−70 (75)	−20 (82)	240 (159)	656 (208)	1270 (201)	−2.55	−0.75	9.06	22.70	35.82
37	88	46	3033 (248)	−73 (86)	−12 (120)	261 (193)	688 (241)	1409 (423)	−2.41	−0.41	8.85	21.44	36.16
38	133	60	3110 (257)	−71 (74)	−6 (127)	272 (160)	689 (255)	1362 (391)	−2.28	−0.20	8.97	20.85	34.10
39	181	81	3237 (243)	−56 (85)	10 (123)	264 (181)	644 (233)	1432 (327)	−1.73	0.31	8.27	18.64	34.94
40	166	78	3306 (244)	−70 (91)	33 (121)	305 (172)	671 (241)	1317 (359)	−2.12	1.02	9.33	18.77	31.02
41	109	50	3359 (257)	−69 (79)	3 (108)	343 (165)	661 (245)	1280 (484)	−2.05	0.09	10.42	18.18	29.79
42	63	33	3388 (264)	−67 (62)	−35 (103)	273 (179)	677 (285)	1061 (403)	−1.98	−1.05	8.31	19.02	25.05
43	17	11	3394 (253)	−79 (60)	−37 (72)	256 (157)	700 (268)	1266 (314)	−2.33	−1.12	7.81	19.81	29.90
44	9	3	3286 (150)	−33 (42)	−51 (76)	289 (122)	592 (176)	1179 (364)	−1.00	−1.57	9.03	16.96	28.88

表 9 - 1 - 136　中国 12 城市不同胎龄 AGA 新生儿女性体重在不同时期逐期增长值及环比增长速度

胎龄 分类	例数		出生体重 均值 (SD)	逐期增长均值 (SD) (g)					环比增长速度 (%)				
	总例数	监测至2个月数		3天内	1周	2周	4周	2个月	3天内	1周	2周	4周	2个月
早产	128	58	2454 (452)	−68 (76)	−32 (89)	208 (157)	606 (223)	1310 (360)	−2.77	−1.34	8.84	23.65	41.35
足月产	677	315	3222 (271)	−66 (84)	8 (121)	288 (176)	668 (242)	1359 (390)	−2.05	0.25	9.10	19.35	32.99
过期产	89	47	3378 (252)	−65 (61)	−37 (95)	271 (169)	673 (272)	1122 (391)	−1.92	−1.12	8.27	18.97	26.59

表 9－1－137　中国 12 城市不同胎龄 AGA 新生儿女性体重在不同时期逐期增长值及环比增长速度

胎龄(周)	例数		出生体重均值 (SD)	逐期增长均值 (SD) (g)					环比增长速度 (%)				
	总例数	监测至2个月数		3天内	1周	2周	4周	2个月	3天内	1周	2周	4周	2个月
28	3	0	1387 (290)	0 (0)	48 (26)	91 (130)	396 (133)	0 (0)	0.00	-3.46	6.80	27.69	0.00
29	2	0	1300 (141)	0 (0)	5 (7)	238 (67)	207 (272)	0 (0)	0.00	0.38	18.24	13.42	0.00
30	2	0	1300 (141)	0 (0)	-7 (18)	215 (21)	420 (71)	0 (0)	0.00	-0.54	16.63	27.85	0.00
31	3	1	1508 (196)	-38 (50)	-43 (71)	200 (44)	518 (28)	985 (0)	-2.52	-2.93	14.02	31.84	45.92
32	8	5	1974 (312)	-98 (78)	-68 (61)	117 (126)	559 (241)	1047 (351)	-4.96	-3.62	6.47	29.04	42.15
33	11	5	2107 (205)	-72 (59)	-36 (57)	173 (119)	489 (191)	993 (142)	-3.42	-1.77	8.65	22.51	37.32
34	11	4	2377 (269)	-31 (102)	-32 (74)	192 (182)	569 (273)	1463 (358)	-1.30	-1.36	8.30	22.71	47.58
35	25	13	2629 (274)	-97 (92)	-29 (121)	201 (155)	675 (192)	1275 (219)	-3.69	-1.15	8.03	24.96	37.73
36	47	25	2660 (261)	-68 (79)	-67 (153)	256 (173)	665 (256)	1399 (301)	-2.56	-2.58	10.14	23.91	40.60
37	67	35	2930 (273)	-72 (78)	-34 (119)	228 (164)	636 (288)	1407 (372)	-2.46	-1.19	8.07	20.84	38.15
38	113	53	3044 (243)	-82 (81)	-15 (108)	254 (161)	654 (257)	1276 (349)	-2.69	-0.51	8.62	20.43	33.10
39	173	76	3152 (247)	-70 (86)	23 (138)	262 (165)	601 (235)	1301 (317)	-2.22	0.75	8.44	17.85	32.79
40	172	71	3239 (236)	-75 (100)	15 (121)	246 (168)	606 (261)	1223 (354)	-2.32	0.47	7.74	17.69	30.34
41	139	60	3311 (246)	-64 (88)	-7 (123)	274 (177)	650 (303)	1340 (341)	-1.93	-0.22	8.46	18.50	32.18
42	63	30	3295 (278)	-71 (71)	-30 (140)	290 (160)	664 (300)	1433 (288)	-2.15	-0.93	9.08	19.06	34.55
43	13	6	3185 (251)	-82 (77)	-20 (142)	267 (214)	613 (258)	1582 (294)	-2.57	-0.64	8.66	18.30	39.92
44	11	6	3286 (392)	-89 (107)	-17 (132)	215 (140)	695 (319)	1252 (400)	-2.71	-0.53	6.76	20.47	30.61

表 9－1－138　中国 12 城市按胎龄分类 AGA 新生儿女性体重在不同时期逐期增长值及环比增长速度

胎龄分类	例数		出生体重均值 (SD)	逐期增长均值 (SD) (g)					环比增长速度 (%)				
	总例数	监测至2个月数		3天内	1周	2周	4周	2个月	3天内	1周	2周	4周	2个月
早产	112	53	2409 (467)	-69 (83)	-49 (120)	213 (159)	609 (243)	1393 (405)	-2.86	-2.09	9.30	24.32	44.75
足月产	664	295	3167 (272)	-72 (89)	2 (125)	256 (168)	625 (266)	1290 (345)	-2.27	0.06	8.27	18.64	32.43
过期产	87	42	3277 (290)	-74 (77)	-27 (138)	277 (166)	660 (294)	1429 (303)	-2.26	-0.84	8.72	19.11	34.74

表 9 - 1 - 139　中国南方不同胎龄 AGA 新生儿体重在不同时期累积增长值及定基增长速度

胎龄（周）	例数		出生体重	累积增长均值（SD）（g）					定基增长速度（%）				
	总例数	监测至2个月	均值（SD）	3天内	1周	2周	4周	2个月	3天内	1周	2周	4周	2个月
28	5	0	1328 (222)	−2 (4)	−42 (20)	72 (128)	524 (228)	0 (0)	−0.15	−3.16	5.42	39.46	0.00
29	4	0	1320 (91)	−5 (10)	−7 (22)	154 (109)	475 (150)	0 (0)	−0.38	−0.53	11.67	35.98	0.00
30	4	0	1360 (110)	−2 (5)	−19 (18)	156 (63)	604 (41)	0 (0)	−0.15	−1.40	11.47	44.41	0.00
31	6	1	1621 (275)	−10 (22)	−32 (76)	85 (130)	532 (182)	1579 (0)	−0.62	−1.97	5.24	32.82	97.41
32	7	2	1767 (122)	−41 (41)	−85 (91)	1 (184)	482 (302)	1256 (103)	−2.32	−4.81	0.06	27.28	71.08
33	15	6	2049 (168)	−42 (54)	−59 (96)	105 (164)	537 (298)	1607 (529)	−2.05	−2.88	5.12	26.21	78.43
34	17	6	2409 (275)	−21 (73)	−39 (134)	117 (191)	668 (278)	1978 (380)	−0.87	−1.62	4.86	27.73	82.11
35	41	11	2583 (228)	−50 (63)	−74 (93)	107 (191)	686 (208)	2015 (517)	−1.94	−2.86	4.14	26.56	78.01
36	74	33	2694 (228)	−54 (72)	−75 (122)	162 (183)	797 (263)	2028 (313)	−2.00	−2.78	6.01	29.58	75.28
37	107	49	2949 (263)	−50 (71)	−47 (118)	166 (202)	773 (305)	2112 (550)	−1.70	−1.59	5.63	26.99	71.62
38	158	62	3071 (251)	−62 (72)	−70 (124)	185 (208)	829 (313)	2110 (423)	−2.02	−2.28	6.02	26.21	68.71
39	218	95	3195 (252)	−52 (75)	−40 (131)	214 (207)	803 (284)	2144 (450)	−1.63	−1.25	6.70	25.13	67.10
40	202	92	3251 (242)	−66 (94)	−52 (130)	244 (205)	864 (306)	2075 (435)	−2.03	−1.60	7.51	26.58	63.83
41	143	63	3304 (250)	−50 (71)	−44 (119)	250 (198)	886 (314)	2128 (502)	−1.51	−1.33	7.57	26.82	64.41
42	74	27	3332 (260)	−47 (62)	−47 (121)	219 (193)	827 (335)	1927 (527)	−1.41	−1.41	6.57	24.82	57.83
43	19	10	3359 (288)	−50 (43)	−75 (101)	189 (204)	843 (271)	2349 (351)	−1.49	−2.23	5.63	25.10	69.93
44	14	5	3306 (341)	−62 (90)	−45 (88)	176 (169)	859 (298)	1984 (644)	−1.88	−1.36	5.32	25.98	60.01

表 9 - 1 - 140　中国南方按胎龄分类 AGA 新生儿体重在不同时期累积增长值及定基增长速度

胎龄分类	例数		出生体重	累积增长均值（SD）（g）					定基增长速度（%）				
	总例数	监测至2个月	均值（SD）	3天内	1周	2周	4周	2个月	3天内	1周	2周	4周	2个月
早产	173	59	2407 (476)	−43 (65)	−65 (107)	120 (179)	694 (266)	2066 (432)	−1.79	−2.70	5.32	28.83	85.83
足月产	828	361	3172 (275)	−57 (78)	−50 (126)	216 (207)	833 (305)	2115 (464)	−1.80	−1.58	6.81	26.26	66.68
过期产	107	42	3334 (274)	−50 (63)	−53 (114)	208 (191)	834 (317)	2035 (519)	−1.50	−1.59	6.24	25.01	61.04

表 9-1-141　中国南方不同胎龄 AGA 新生儿体重在不同时期逐期增长值及环比增长速度

胎龄(周)	例数		出生体重均值(SD)	逐期增长均值(SD)(g)					环比增长速度(%)				
	总例数	监测至2个月数		3天内	1周	2周	4周	2个月	3天内	1周	2周	4周	2个月
28	5	0	1328 (222)	-2 (4)	-40 (22)	114 (116)	452 (125)	0 (0)	-0.15	-3.02	8.86	32.29	0.00
29	4	0	1320 (91)	-5 (10)	-2 (26)	161 (100)	321 (216)	0 (0)	-0.38	-0.15	12.26	21.78	0.00
30	4	0	1360 (110)	-2 (5)	-17 (15)	175 (49)	448 (56)	0 (0)	-0.15	-1.25	13.05	29.55	0.00
31	6	1	1621 (275)	-10 (22)	-22 (57)	117 (85)	447 (68)	1047 (0)	-0.62	-1.37	7.36	26.20	48.63
32	7	2	1767 (122)	-41 (41)	-44 (55)	86 (118)	481 (198)	774 (106)	-2.32	-2.55	5.11	27.21	34.42
33	15	6	2049 (168)	-42 (54)	-17 (92)	164 (145)	432 (192)	1070 (331)	-2.05	-0.85	8.24	20.06	41.38
34	17	6	2409 (275)	-21 (73)	-18 (79)	156 (119)	551 (208)	1310 (351)	-0.87	-0.75	6.58	21.81	42.57
35	41	11	2583 (228)	-50 (63)	-24 (65)	181 (131)	579 (189)	1329 (326)	-1.94	-0.95	7.21	21.52	40.65
36	74	33	2694 (228)	-54 (72)	-21 (120)	237 (162)	635 (212)	1231 (245)	-2.00	-0.80	9.05	22.23	35.26
37	107	49	2949 (268)	-50 (71)	3 (102)	213 (180)	607 (222)	1339 (460)	-1.70	0.10	7.34	19.49	35.98
38	158	62	3071 (251)	-62 (72)	-8 (113)	255 (167)	644 (231)	1281 (334)	-2.02	-0.27	8.50	19.78	32.85
39	218	95	3195 (252)	-52 (75)	12 (122)	254 (182)	589 (207)	1341 (242)	-1.63	0.38	8.05	17.28	33.54
40	202	92	3251 (242)	-66 (94)	14 (109)	296 (180)	620 (237)	1211 (353)	-2.03	0.44	9.25	17.74	29.43
41	143	63	3304 (250)	-50 (71)	6 (100)	294 (173)	636 (269)	1242 (421)	-1.51	0.18	9.02	17.90	29.64
42	74	27	3332 (260)	-47 (62)	0 (93)	266 (190)	608 (258)	1100 (452)	-1.41	0.18	8.10	17.12	26.45
43	19	10	3359 (288)	-50 (43)	-25 (92)	264 (199)	654 (267)	1506 (255)	-1.49	-0.76	8.04	18.43	35.84
44	14	5	3306 (341)	-62 (90)	17 (90)	221 (100)	683 (268)	1125 (270)	-1.88	0.52	6.78	19.62	27.01

表 9-1-142　中国南方按胎龄分类 AGA 新生儿体重在不同时期逐期增长值及环比增长速度

胎龄分类	例数		出生体重均值(SD)	逐期增长均值(SD)(g)					环比增长速度(%)				
	总例数	监测至2个月数		3天内	1周	2周	4周	2个月	3天内	1周	2周	4周	2个月
早产	173	59	2407 (476)	-43 (65)	-22 (93)	193 (146)	566 (209)	1372 (373)	-1.79	-0.93	8.24	22.33	44.24
足月产	828	361	3172 (275)	-57 (78)	7 (111)	266 (179)	617 (233)	1282 (377)	-1.80	0.22	8.52	18.21	32.01
过期产	107	42	3334 (274)	-50 (63)	-3 (92)	261 (182)	626 (260)	1201 (405)	-1.50	-0.09	7.95	17.67	28.81

表 9-1-143　中国北方不同胎龄新生儿体重在不同时期累积增长值及定基增长速度

胎龄（周）	例数		出生体重 均值（SD）	累积增长均值（SD）(g)					定基增长速度（%）				
	总例数	监测至2个月数		3天内	1周	2周	4周	2个月	3天内	1周	2周	4周	2个月
28	0	0	0 (0)	0 (0)	0 (0)	0 (0)	0 (0)	0 (0)	-0.00	-0.00	0.00	0.00	0.00
29	0	0	0 (0)	0 (0)	0 (0)	0 (0)	0 (0)	0 (0)	-0.00	-0.00	0.00	0.00	0.00
30	1	1	1620 (0)	-50 (0)	-195 (0)	15 (0)	355 (18)	730 (0)	-3.09	-12.04	0.93	21.91	45.06
31	2	2	1805 (99)	-90 (7)	-207 (11)	33 (39)	563 (283)	1595 (283)	-4.99	-11.47	1.83	31.19	88.37
32	10	7	2084 (239)	-138 (62)	-156 (184)	32 (219)	636 (285)	1727 (372)	-6.62	-7.49	1.58	30.52	82.87
33	8	6	2229 (202)	-125 (81)	-215 (82)	-16 (137)	589 (328)	1803 (315)	-5.61	-9.65	-0.72	26.42	80.89
34	5	4	2342 (134)	-151 (92)	-232 (121)	62 (17)	884 (380)	2012 (288)	-6.45	-9.91	2.65	37.75	85.91
35	16	15	2727 (288)	-163 (81)	-259 (137)	29 (136)	849 (276)	2039 (344)	-5.98	-9.50	1.06	31.13	74.77
36	25	17	2726 (320)	-115 (75)	-219 (121)	58 (175)	796 (364)	2315 (488)	-4.22	-8.03	2.13	29.20	84.92
37	48	32	3075 (233)	-120 (86)	-198 (174)	125 (179)	921 (381)	2376 (481)	-3.90	-6.44	4.07	29.95	77.27
38	88	51	3095 (255)	-101 (81)	-116 (164)	163 (205)	889 (295)	2240 (481)	-3.26	-3.75	5.27	28.72	72.37
39	136	62	3197 (244)	-81 (98)	-58 (175)	220 (192)	897 (290)	2306 (523)	-2.53	-1.81	6.88	28.06	72.13
40	136	57	3302 (240)	-81 (97)	-43 (164)	200 (183)	865 (317)	2257 (525)	-2.45	-1.30	6.06	26.20	68.35
41	105	47	3369 (250)	-87 (96)	-102 (180)	218 (220)	898 (330)	2308 (605)	-2.58	-3.03	6.47	26.65	68.51
42	52	36	3354 (295)	-99 (60)	-177 (170)	125 (179)	884 (312)	2208 (486)	-2.95	-5.28	3.73	26.36	65.83
43	11	7	3206 (212)	-131 (72)	-168 (94)	86 (107)	764 (272)	2035 (617)	-4.09	-5.24	2.68	23.83	63.47
44	6	4	3240 (191)	-67 (87)	-217 (79)	97 (177)	664 (259)	2106 (603)	-2.07	-6.70	2.99	20.49	65.00

表 9-1-144　中国北方按胎龄分类 AGA 新生儿体重在不同时期累积增长值及定基增长速度

胎龄 分类	例数		出生体重 均值（SD）	累积增长均值（SD）(g)					定基增长速度（%）				
	总例数	监测至2个月数		3天内	1周	2周	4周	2个月	3天内	1周	2周	4周	2个月
早产	67	52	2498 (406)	-132 (76)	-218 (130)	38 (162)	754 (332)	2015 (464)	-5.28	-8.73	1.52	30.18	80.62
足月产	513	249	3231 (265)	-89 (94)	-86 (177)	196 (198)	890 (315)	2276 (529)	-2.75	-2.66	6.07	27.55	70.44
过期产	69	47	3320 (280)	-101 (66)	-178 (153)	117 (168)	846 (307)	2176 (506)	-3.04	-5.36	3.52	25.48	65.54

表 9 - 1 - 145　　中国北方不同胎龄 AGA 新生儿体重在不同时同期逐期增长值及环比增长速度

胎龄(周)	总例数	监测至2个月数	出生体重 均值(SD)	逐期增长均值(SD)(g) 3天内	1周	2周	4周	2个月	环比增长速度(%) 3天内	1周	2周	4周	2个月
28	0	0	0 (0)	0 (0)	0 (0)	0 (0)	0 (0)	0 (0)	0.00	0.00	0.00	0.00	0.00
29	0	0	0 (0)	0 (0)	0 (0)	0 (0)	0 (0)	0 (0)	0.00	0.00	0.00	0.00	0.00
30	1	1	1620 (0)	-50 (0)	-145 (0)	210 (0)	340 (0)	375 (0)	-3.09	-9.24	14.74	20.80	18.99
31	2	2	1805 (99)	-90 (7)	-117 (4)	240 (28)	530 (21)	1032 (265)	-4.99	-6.82	15.02	28.84	43.58
32	10	7	2084 (239)	-138 (62)	-81 (144)	189 (117)	603 (257)	1091 (299)	-6.62	-0.92	9.80	28.48	40.11
33	8	6	2229 (202)	-125 (81)	-90 (50)	199 (181)	605 (228)	1214 (122)	-5.61	-4.28	9.88	27.34	43.08
34	5	4	2342 (134)	-151 (92)	-81 (47)	294 (286)	822 (260)	1128 (138)	-6.45	-3.70	13.93	34.19	34.97
35	16	15	2727 (288)	-163 (81)	-96 (156)	288 (188)	820 (208)	1190 (219)	-5.98	-3.74	11.67	29.75	33.28
36	25	17	2726 (320)	-115 (75)	-104 (110)	277 (174)	738 (269)	1519 (277)	-4.22	-3.98	11.05	26.51	43.13
37	48	32	3075 (233)	-120 (86)	-78 (137)	323 (162)	796 (299)	1455 (302)	-3.90	-2.64	11.23	24.88	36.41
38	88	51	3095 (255)	-101 (81)	-15 (128)	279 (149)	726 (290)	1351 (421)	-3.26	-0.50	9.37	22.28	33.91
39	136	62	3197 (244)	-81 (98)	23 (144)	278 (156)	677 (265)	1409 (308)	-2.53	-0.74	8.86	19.81	34.42
40	136	57	3302 (240)	-81 (97)	38 (137)	243 (155)	665 (274)	1392 (359)	-2.45	1.18	7.46	18.99	33.41
41	105	47	3369 (250)	-87 (96)	-15 (136)	320 (176)	680 (290)	1410 (400)	-2.58	-0.46	9.79	18.96	33.04
42	52	36	3354 (295)	-99 (60)	-78 (144)	300 (134)	759 (315)	1324 (304)	-2.95	-2.40	9.51	21.82	31.24
43	11	7	3206 (212)	-131 (72)	-37 (132)	254 (151)	678 (267)	1271 (332)	-4.09	-1.20	8.36	20.60	32.02
44	6	4	3240 (191)	-67 (87)	-150 (31)	314 (188)	567 (257)	1442 (501)	-2.07	-4.73	10.39	16.99	36.94

表 9 - 1 - 146　　中国北方按胎龄分类 AGA 新生儿体重在不同时同期逐期增长值及环比增长速度

胎龄(周)	总例数	监测至2个月数	出生体重 均值(SD)	逐期增长均值(SD)(g) 3天内	1周	2周	4周	2个月	环比增长速度(%) 3天内	1周	2周	4周	2个月
早产	67	52	2498 (406)	-132 (76)	-86 (119)	256 (177)	716 (255)	1260 (392)	-5.28	-3.63	11.23	28.23	38.75
足月产	513	249	3231 (265)	-89 (94)	3 (141)	282 (162)	694 (282)	1386 (360)	-2.75	0.10	8.97	20.25	33.63
过期产	69	47	3320 (280)	-101 (66)	-77 (138)	295 (140)	729 (305)	1330 (318)	-3.04	-2.39	9.39	21.21	31.93

表 9-1-147　中国 12 城市不同胎龄初产 AGA 新生儿体重在不同时期累积增长值及定基增长速度

胎龄(周)	例数		出生体重	累积增长均值 (SD) (g)					定基增长速度 (%)				
	总例数	监测至2个月数	均值 (SD)	3天内	1周	2周	4周	2个月	3天内	1周	2周	4周	2个月
28	5	0	1328 (222)	-2 (4)	-42 (20)	72 (128)	524 (228)	0 (0)	-0.15	-3.16	5.42	39.46	0.00
29	4	0	1320 (91)	-5 (10)	-7 (22)	154 (109)	475 (150)	0 (0)	-0.38	-0.53	11.67	35.98	0.00
30	5	1	1412 (150)	-12 (22)	-54 (80)	128 (84)	554 (117)	938 (0)	-0.85	-3.82	9.07	39.24	66.43
31	7	3	1707 (242)	-32 (45)	-87 (106)	49 (101)	509 (139)	1626 (263)	-1.87	-5.10	2.87	29.82	95.25
32	15	8	1944 (261)	-95 (73)	-132 (139)	13 (196)	556 (309)	1742 (370)	-4.89	-6.79	0.67	28.60	89.61
33	19	9	2126 (212)	-75 (77)	-123 (126)	49 (155)	531 (294)	1743 (419)	-3.53	-5.79	2.30	24.98	81.98
34	19	9	2391 (247)	-60 (94)	-101 (137)	105 (170)	705 (319)	1937 (250)	-2.51	-4.22	4.39	29.49	81.01
35	48	24	2660 (247)	-90 (88)	-138 (139)	79 (174)	742 (252)	2060 (431)	-3.38	-5.19	2.97	27.89	77.44
36	92	49	2716 (252)	-72 (78)	-110 (134)	141 (184)	810 (274)	2101 (381)	-2.65	-4.05	5.19	29.82	77.36
37	147	78	2986 (264)	-70 (82)	-95 (155)	154 (198)	824 (342)	2242 (551)	-2.34	-3.18	5.16	27.60	75.08
38	237	111	3074 (253)	-78 (77)	-87 (141)	176 (205)	852 (308)	2180 (454)	-2.54	-2.83	5.73	27.72	70.92
39	343	152	3194 (246)	-63 (85)	-44 (148)	216 (202)	834 (284)	2194 (477)	-1.97	-1.38	6.76	26.11	68.69
40	326	142	3267 (241)	-71 (95)	-48 (141)	227 (196)	863 (309)	2146 (468)	-2.17	-1.47	6.95	26.42	65.69
41	236	108	3327 (250)	-67 (85)	-66 (149)	240 (210)	896 (324)	2209 (550)	-2.01	-1.98	7.21	26.93	66.40
42	124	62	3340 (276)	-68 (66)	-100 (156)	181 (193)	853 (328)	2096 (513)	-2.04	-2.99	5.42	25.54	62.75
43	29	16	3296 (271)	-81 (68)	-111 (109)	155 (182)	827 (264)	2242 (473)	-2.46	-3.37	4.70	25.09	68.02
44	18	9	3290 (314)	-68 (91)	-103 (120)	143 (178)	787 (308)	2025 (588)	-2.07	-3.13	4.35	23.92	61.55

表 9-1-148　中国 12 城市按胎龄分类初产 AGA 新生儿体重在不同时期累积增长值及定基增长速度

胎龄分类	例数		出生体重	累积增长均值 (SD) (g)					定基增长速度 (%)				
	总例数	监测至2个月数	均值 (SD)	3天内	1周	2周	4周	2个月	3天内	1周	2周	4周	2个月
早产	214	103	2446 (471)	-71 (80)	-113 (131)	102 (176)	714 (289)	2068 (434)	-2.90	-4.62	4.17	29.19	84.55
足月产	1289	531	3191 (272)	-69 (86)	-63 (147)	209 (204)	855 (310)	2184 (494)	-2.16	-1.97	6.55	26.79	68.44
过期产	171	87	3327 (278)	-70 (69)	-102 (145)	173 (189)	842 (315)	2115 (512)	-2.10	-3.07	5.20	25.31	63.57

表 9 - 1 - 149　　中国 12 城市不同胎龄初产 AGA 新生儿体重在不同时期逐期增长值及环比增长速度

胎龄（周）	例数		出生体重均值（SD）（g）	逐期增长均值（SD）（g）					环比增长速度（%）				
	总例数	监测至 2 个月数		3 天内	1 周	2 周	4 周	2 个月	3 天内	1 周	2 周	4 周	2 个月
28	5	0	1328 (222)	-2 (4)	-40 (22)	114 (116)	452 (125)	0 (0)	-0.15	-3.02	8.86	32.29	0.00
29	4	0	1320 (91)	-5 (10)	-2 (26)	161 (100)	321 (216)	0 (0)	-0.38	-0.15	12.26	21.78	0.00
30	5	1	1412 (150)	-12 (22)	-42 (59)	182 (45)	426 (68)	384 (0)	-0.85	-3.00	13.40	27.66	19.53
31	7	3	1707 (242)	-32 (45)	-55 (64)	136 (93)	460 (71)	1117 (192)	-1.87	-3.28	8.40	26.20	50.41
32	15	8	1944 (261)	-95 (73)	-37 (102)	145 (134)	543 (235)	1186 (88)	-4.89	-2.00	8.00	27.75	47.44
33	19	9	2126 (212)	-75 (77)	-48 (92)	172 (159)	482 (218)	1212 (273)	-3.53	-2.34	8.59	22.16	45.62
34	19	9	2391 (247)	-60 (94)	-41 (63)	206 (177)	600 (256)	1232 (279)	-2.51	-1.76	9.00	24.04	39.79
35	48	24	2660 (247)	-90 (88)	-48 (110)	217 (155)	663 (221)	1318 (296)	-3.38	-1.87	8.60	24.21	38.74
36	92	49	2716 (252)	-72 (78)	-38 (121)	251 (168)	669 (229)	1291 (256)	-2.65	-1.44	9.63	23.42	36.61
37	147	78	2986 (264)	-70 (82)	-25 (120)	249 (185)	670 (268)	1418 (407)	-2.34	-0.86	8.61	21.34	37.22
38	237	111	3074 (253)	-78 (77)	-9 (117)	263 (161)	676 (258)	1328 (378)	-2.54	-0.30	8.80	20.80	33.83
39	343	152	3194 (246)	-63 (85)	19 (131)	260 (174)	618 (229)	1360 (328)	-1.97	0.61	8.25	18.12	33.76
40	326	142	3267 (241)	-71 (95)	23 (120)	275 (174)	636 (252)	1283 (365)	-2.17	0.72	8.54	18.20	31.07
41	236	108	3327 (250)	-67 (85)	1 (116)	306 (176)	656 (281)	1313 (410)	-2.01	0.03	9.38	18.39	31.09
42	124	62	3340 (276)	-68 (66)	-32 (123)	281 (170)	672 (293)	1243 (375)	-2.04	-0.98	8.67	19.09	29.64
43	29	16	3296 (271)	-81 (68)	-30 (108)	266 (181)	672 (262)	1415 (304)	-2.46	-0.93	8.35	19.47	34.32
44	18	9	3290 (314)	-68 (91)	-35 (115)	246 (142)	644 (278)	1238 (366)	-2.07	-1.09	7.72	18.76	30.37

表 9 - 1 - 150　　中国 12 城市按胎龄分类初产 AGA 新生儿体重在不同时期逐期增长值及环比增长速度

胎龄分类	例数		出生体重均值（SD）（g）	逐期增长均值（SD）（g）					环比增长速度（%）				
	总例数	监测至 2 个月数		3 天内	1 周	2 周	4 周	2 个月	3 天内	1 周	2 周	4 周	2 个月
早产	214	103	2446 (47)	-71 (80)	-42 (104)	215 (160)	612 (235)	1354 (373)	-2.90	-1.77	9.22	24.02	42.85
足月产	1289	591	3191 (272)	-69 (86)	6 (123)	272 (174)	646 (255)	1329 (372)	-2.16	0.19	8.70	19.00	32.85
过期产	171	87	3327 (278)	-70 (69)	-32 (119)	275 (169)	669 (285)	1273 (363)	-2.10	-0.68	8.53	19.11	30.53

表 9-1-151　中国 12 城市不同胎龄经产 AGA 新生儿体重在不同时期累积增长值及定基增长速度

胎龄(周)	例数		出生体重	累积增长均值(SD)(g)					定基增长速度(%)				
	总例数	监测至2个月数	均值(SD)	3天内	1周	2周	4周	2个月	3天内	1周	2周	4周	2个月
28	0	0	0 (0)	0 (0)	0 (0)	0 (0)	0 (0)	0 (0)	0.00	0.00	0.00	0.00	0.00
29	0	0	0 (0)	0 (0)	0 (0)	0 (0)	0 (0)	0 (0)	0.00	0.00	0.00	0.00	0.00
30	0	0	0 (0)	0 (0)	0 (0)	0 (0)	0 (0)	0 (0)	0.00	0.00	0.00	0.00	0.00
31	1	0	1390 (0)	-20 (0)	0 (0)	230 (0)	750 (0)	0 (0)	-1.44	0.00	16.55	53.96	0.00
32	2	1	2023 (230)	-123 (88)	-85 (318)	70 (311)	702 (18)	1207 (0)	-6.08	-4.20	3.46	34.70	59.66
33	4	3	2046 (92)	-52 (67)	-72 (48)	124 (212)	664 (363)	1721 (529)	-2.54	-3.52	6.06	32.45	84.12
34	3	1	2413 (315)	9 (83)	32 (228)	102 (279)	795 (264)	2367 (0)	0.37	1.33	4.23	32.95	98.09
35	9	2	2430 (194)	-40 (49)	-61 (89)	115 (216)	677 (95)	1970 (100)	-1.65	-2.51	4.73	27.86	81.07
36	7	1	2517 (201)	-26 (42)	-124 (175)	71 (213)	625 (437)	2983 (0)	-1.03	-4.93	2.82	24.83	118.51
37	8	3	3027 (255)	-105 (95)	-82 (148)	138 (157)	712 (186)	1856 (228)	-3.47	-2.71	4.56	23.52	61.31
38	9	2	3222 (199)	-28 (84)	-49 (140)	216 (267)	805 (319)	1828 (148)	-0.87	-1.52	6.70	24.98	56.73
39	11	5	3239 (329)	-57 (113)	-104 (195)	230 (186)	1016 (412)	2633 (614)	-1.76	-3.21	7.10	31.37	81.29
40	12	7	3393 (257)	-94 (94)	-67 (221)	210 (243)	910 (350)	2062 (613)	-2.77	-1.97	6.19	26.82	60.77
41	12	2	3433 (275)	-61 (68)	-116 (169)	156 (143)	776 (201)	2142 (806)	-1.78	-3.38	4.54	22.60	62.39
42	2	1	3395 (120)	-85 (120)	-130 (184)	170 (170)	705 (120)	1805 (0)	-2.50	-3.83	5.01	20.77	53.17
43	1	1	3520 (0)	-40 (0)	-70 (0)	30 (0)	430 (0)	1630 (0)	-1.14	-1.99	0.85	12.22	46.31
44	2	0	3253 (180)	-23 (4)	-35 (7)	232 (25)	927 (4)	0 (0)	-0.71	-1.08	7.13	28.50	0.00

表 9-1-152　中国 12 城市按胎龄分类经产 AGA 新生儿体重在不同时期累积增长值及定基增长速度

胎龄分类	例数		出生体重	累积增长均值(SD)(g)					定基增长速度(%)				
	总例数	监测至2个月数	均值(SD)	3天内	1周	2周	4周	2个月	3天内	1周	2周	4周	2个月
早产	26	8	2321 (321)	-38 (59)	-68 (144)	104 (206)	679 (270)	1880 (610)	-1.64	-2.93	4.48	29.25	81.00
足月产	52	19	3284 (294)	-69 (92)	-86 (176)	191 (199)	853 (317)	2160 (606)	-2.10	-2.62	5.82	25.97	65.77
过期产	5	2	3363 (157)	-51 (68)	-80 (104)	167 (119)	739 (214)	1812 (64)	-1.52	-2.38	4.97	21.97	53.88

表 9-1-153　中国 12 城市不同胎龄经产 AGA 新生儿体重在不同时期逐期增长值及环比增长速度

胎龄(周)	例数 总例数	例数 监测至2个月数	出生体重 均值(SD)	逐期增长均值(SD)(g) 3天内	1周	2周	4周	2个月	环比增长速度(%) 3天内	1周	2周	4周	2个月
28	0	0	0 (0)	0 (0)	0 (0)	0 (0)	0 (0)	0 (0)	0.00	0.00	0.00	0.00	0.00
29	0	0	0 (0)	0 (0)	0 (0)	0 (0)	0 (0)	0 (0)	0.00	0.00	0.00	0.00	0.00
30	0	0	0 (0)	0 (0)	0 (0)	0 (0)	0 (0)	0 (0)	0.00	0.00	0.00	0.00	0.00
31	1	0	1390 (0)	-20 (0)	20 (0)	230 (0)	520 (0)	0 (0)	-1.44	1.46	16.55	32.10	0.00
32	2	1	2023 (230)	-123 (88)	38 (230)	155 (7)	632 (329)	505 (0)	-6.08	2.00	8.00	30.20	18.53
33	4	3	2046 (92)	-52 (67)	-20 (54)	196 (171)	540 (240)	1057 (98)	-2.54	-1.00	9.93	24.88	39.00
34	3	1	2413 (315)	9 (83)	23 (145)	70 (91)	693 (143)	1572 (0)	0.37	0.95	2.86	27.55	49.00
35	9	2	2430 (194)	-40 (49)	-21 (50)	176 (160)	562 (217)	1293 (0)	-1.65	-0.88	7.47	22.08	41.62
36	7	1	2517 (201)	-26 (42)	-98 (147)	195 (124)	554 (241)	2358 (0)	-1.03	-3.93	8.15	21.41	75.05
37	8	3	3027 (255)	-105 (95)	23 (91)	220 (118)	574 (102)	1144 (126)	-3.47	0.79	7.47	18.14	30.60
38	9	2	3222 (199)	-28 (84)	-21 (162)	265 (144)	589 (185)	1023 (0)	-0.87	-0.66	8.35	17.13	25.40
39	11	5	3239 (329)	-57 (113)	-47 (115)	334 (111)	786 (348)	1617 (146)	-1.76	-1.48	10.65	22.66	38.00
40	12	7	3393 (257)	-94 (94)	27 (148)	277 (126)	700 (282)	1152 (304)	-2.77	0.82	8.33	19.43	26.77
41	12	2	3433 (275)	-61 (68)	-55 (114)	272 (158)	620 (229)	1366 (612)	-1.78	-1.63	8.20	17.28	32.45
42	2	1	3395 (120)	-85 (120)	-45 (64)	300 (14)	535 (49)	1100 (0)	-2.50	-1.36	9.19	15.01	26.83
43	1	1	3520 (0)	-40 (0)	-30 (0)	100 (0)	400 (0)	1200 (0)	-1.14	-0.86	2.90	11.27	30.38
44	2	0	3253 (180)	-23 (4)	-12 (4)	267 (18)	695 (21)	0 (0)	-0.71	-0.37	8.30	19.94	0.00

表 9-1-154　中国 12 城市按胎龄分类经产 AGA 新生儿体重在不同时期逐期增长值及环比增长速度

胎龄分类	例数 总例数	例数 监测至2个月数	出生体重 均值(SD)	逐期增长均值(SD)(g) 3天内	1周	2周	4周	2个月	环比增长速度(%) 3天内	1周	2周	4周	2个月
早产	26	8	2321 (321)	-38 (59)	-30 (111)	172 (133)	575 (211)	1201 (492)	-1.64	-1.31	7.63	23.71	40.03
足月产	52	19	3284 (294)	-69 (92)	-17 (129)	277 (133)	662 (256)	1307 (342)	-2.10	-0.53	8.66	19.05	31.59
过期产	5	2	3363 (157)	-51 (68)	-29 (36)	247 (85)	572 (128)	1073 (71)	-1.52	-0.88	7.52	16.20	26.16

326
中国不同胎龄新生儿的体格发育

表 9-1-155　　　中国 12 城市不同胎龄 AGA 新生儿身长在不同时期累积增长值及定基增长速度

胎龄(周)	例数		3天内身长均值(SD)	累积增长均值(SD)(cm)				定基增长速度(%)			
	总例数	监测至2个月数		1周	2周	4周	2个月	1周	2周	4周	2个月
28	5	0	39.9(1.1)	-0.1(0.1)	0.6(0.1)	2.4(2.0)	0.0(0.0)	-0.25	1.50	6.02	0.00
29	4	0	39.9(1.4)	0.0(0.1)	0.7(0.2)	1.5(0.2)	0.0(0.0)	0.00	1.75	3.76	0.00
30	5	1	41.1(1.8)	0.0(0.2)	0.7(0.4)	1.5(0.4)	8.6(0.0)	0.00	1.70	3.65	20.92
31	8	3	43.1(1.7)	0.2(0.2)	1.0(0.6)	2.2(1.0)	8.7(0.7)	0.46	2.32	5.10	20.19
32	17	9	43.8(1.8)	0.2(0.4)	1.1(0.4)	2.6(1.2)	7.8(1.4)	0.46	2.51	5.94	17.81
33	23	12	44.2(1.9)	0.5(0.8)	1.2(1.1)	2.9(1.5)	7.6(1.4)	1.13	2.71	6.56	17.19
34	22	10	46.0(1.6)	0.2(0.4)	1.2(0.8)	3.2(1.3)	8.6(1.6)	0.43	2.61	6.96	18.70
35	57	26	46.9(1.4)	0.3(0.5)	1.5(0.9)	3.6(1.3)	8.1(1.8)	0.64	3.20	7.68	18.12
36	99	50	47.5(1.5)	0.4(0.5)	1.6(1.2)	3.6(1.3)	8.6(2.2)	0.84	3.37	7.58	17.05
37	155	81	48.7(1.7)	0.4(0.8)	1.8(1.1)	3.9(1.3)	8.6(1.4)	0.82	3.70	8.01	17.66
38	246	113	49.2(1.4)	0.5(0.7)	2.0(1.0)	3.9(1.3)	8.7(2.0)	1.02	4.07	7.93	17.68
39	354	157	49.7(1.3)	0.6(0.7)	2.0(1.2)	4.1(1.3)	8.5(1.5)	1.21	4.02	8.25	17.10
40	338	149	50.1(1.3)	0.6(0.8)	2.1(1.2)	4.2(1.4)	8.3(1.7)	1.20	4.19	8.38	16.57
41	248	110	50.4(1.4)	0.5(1.0)	2.1(1.3)	4.2(1.5)	8.5(1.6)	0.99	4.17	8.33	16.87
42	126	63	50.4(1.4)	0.4(0.6)	1.9(0.9)	4.0(1.3)	8.4(1.8)	0.79	3.77	7.94	16.67
43	30	17	49.7(1.3)	0.5(0.8)	2.0(1.1)	3.9(1.5)	8.8(1.4)	1.01	4.02	7.85	17.71
44	20	9	49.9(1.2)	0.3(0.5)	1.8(1.1)	4.1(1.4)	8.6(1.4)	0.60	3.61	8.22	17.23

表 9-1-156　　　中国 12 城市按胎龄分类 AGA 新生儿身长在不同时期累积增长值及定基增长速度

胎龄分类	例数		3天内身长均值(SD)	累积增长均值(SD)(cm)				定基增长速度(%)			
	总例数	监测至2个月数		1周	2周	4周	2个月	1周	2周	4周	2个月
早产	240	111	46.1(2.5)	0.3(0.5)	1.4(1.0)	3.3(1.4)	8.5(1.9)	0.65	3.04	7.16	18.44
足月产	1341	610	49.7(1.5)	0.5(0.8)	2.1(1.2)	4.1(1.4)	8.5(1.6)	1.01	4.23	8.25	17.10
过期产	176	89	50.2(1.4)	0.5(0.6)	1.9(1.0)	4.0(1.4)	8.5(1.7)	1.00	3.78	7.97	16.93

表 9 - 1 - 157　　中国 12 城市不同胎龄 AGA 新生儿身长在不同时期逐期增长值及环比增长速度

胎龄(周)	例数		3天内身长均值(SD)	逐期增长均值(SD)(cm)				环比增长速度(%)			
	总例数	监测至2个月数		1周	2周	4周	2个月	1周	2周	4周	2个月
28	5	0	39.9(1.1)	-0.1(0.1)	0.7(0.2)	1.8(2.1)	0.0(0.0)	-0.25	1.76	4.44	0.00
29	4	0	39.9(1.4)	0.0(0.1)	0.7(0.2)	0.8(0.3)	0.0(0.0)	0.00	1.75	1.97	0.00
30	5	1	41.1(1.8)	0.0(0.2)	0.7(0.2)	0.8(0.1)	7.1(0.0)	0.00	1.70	1.91	16.67
31	9	3	43.1(1.7)	0.2(0.2)	0.8(0.5)	1.2(0.6)	6.5(0.8)	0.46	1.85	2.72	14.35
32	17	9	43.8(1.8)	0.2(0.4)	0.9(0.4)	1.5(1.0)	5.2(1.0)	0.46	2.05	3.34	11.21
33	23	12	44.2(1.9)	0.5(0.8)	0.7(0.7)	1.7(1.1)	4.7(1.6)	1.13	1.57	3.74	9.98
34	22	10	46.0(1.6)	0.2(0.4)	1.0(0.8)	2.0(0.9)	5.4(0.9)	0.43	2.16	4.24	10.98
35	57	26	46.9(1.4)	0.3(0.5)	1.2(0.7)	2.1(1.1)	4.9(1.2)	0.64	2.54	4.34	9.70
36	99	50	47.5(1.5)	0.4(0.5)	1.2(1.1)	2.0(1.0)	4.5(1.9)	0.84	2.51	4.07	8.81
37	155	81	48.7(1.7)	0.4(0.8)	1.4(0.9)	2.1(1.3)	4.7(1.3)	0.82	2.85	4.16	8.94
38	246	113	49.2(1.4)	0.5(0.7)	1.5(0.9)	1.9(1.0)	4.8(1.7)	1.02	3.02	3.71	9.04
39	354	157	49.7(1.3)	0.6(0.7)	1.4(1.0)	2.1(0.9)	4.4(1.4)	1.21	2.78	4.06	8.18
40	338	149	50.1(1.3)	0.6(0.8)	1.5(1.0)	2.1(1.1)	4.1(1.5)	1.20	2.96	4.02	7.55
41	248	110	50.4(1.4)	0.5(1.0)	1.6(0.9)	2.1(1.0)	4.3(1.4)	0.99	3.14	4.00	7.88
42	126	63	50.4(1.4)	0.4(0.6)	1.5(0.8)	2.1(1.1)	4.4(1.3)	0.79	2.95	4.02	8.09
43	30	17	49.7(1.3)	0.5(0.8)	1.5(0.9)	1.9(0.9)	4.9(1.1)	1.01	2.99	3.68	9.14
44	20	9	49.9(1.2)	0.3(0.5)	1.5(1.0)	2.3(1.2)	4.5(1.0)	0.60	2.99	4.45	8.33

表 9 - 1 - 158　　中国 12 城市按胎龄分类 AGA 新生儿身长在不同时期逐期增长值及环比增长速度

胎龄分类	例数		3天内身长均值(SD)	逐期增长均值(SD)(cm)				环比增长速度(%)			
	总例数	监测至2个月数		1周	2周	4周	2个月	1周	2周	4周	2个月
早产	240	111	46.1(2.5)	0.3(0.5)	1.1(0.9)	1.9(1.1)	5.2(1.7)	0.65	2.37	4.00	10.53
足月产	1341	610	49.7(1.5)	0.5(0.8)	1.6(1.0)	2.0(1.0)	4.4(1.5)	1.01	3.19	3.86	8.18
过期产	176	89	50.2(1.4)	0.5(0.6)	1.4(1.1)	2.1(1.1)	4.5(1.2)	1.00	2.76	4.03	8.30

表 9-1-159　　中国 12 城市不同胎龄 AGA 新生儿男性身长在不同时期累积增长值及定基增长速度

胎龄(周)	例数		3天内身长均值(SD)	累积增长均值(SD)(cm)				定基增长速度(%)			
	总例数	监测至2个月数		1周	2周	4周	2个月	1周	2周	4周	2个月
28	2	0	39.0(0.1)	-0.1(0.1)	0.5(0.1)	1.5(0.1)	0.0(0.0)	-0.26	1.28	3.85	0.00
29	2	0	40.1(0.1)	0.0(0.1)	0.6(0.3)	1.4(0.1)	0.0(0.0)	0.00	1.50	3.49	0.00
30	3	1	42.1(1.5)	0.0(0.2)	0.8(0.5)	1.7(0.5)	7.6(0.0)	0.00	1.90	4.04	18.05
31	5	2	43.2(1.9)	0.2(0.2)	1.0(0.7)	2.4(1.2)	8.2(1.0)	0.46	2.31	5.56	18.98
32	9	4	44.0(2.2)	0.2(0.3)	1.2(0.4)	3.1(1.3)	8.5(1.3)	0.45	2.73	7.05	19.32
33	12	7	44.4(1.7)	0.4(0.5)	1.1(0.9)	2.9(1.6)	7.6(1.6)	0.90	2.48	6.53	17.12
34	11	6	46.0(1.6)	0.2(0.3)	1.3(0.8)	3.5(1.3)	8.1(1.9)	0.43	2.83	7.61	17.61
35	32	13	47.0(1.5)	0.3(0.5)	1.6(0.8)	3.6(1.2)	9.3(1.6)	0.64	3.40	7.66	19.79
36	52	25	47.6(1.4)	0.3(0.5)	1.5(1.1)	3.5(1.1)	7.5(2.5)	0.63	3.15	7.35	15.76
37	88	46	49.0(1.7)	0.4(1.0)	1.9(1.3)	4.0(1.4)	8.7(1.3)	0.82	3.88	8.16	17.76
38	133	60	49.5(1.3)	0.5(0.7)	2.1(1.1)	4.1(1.3)	9.1(1.7)	1.01	4.24	8.28	18.38
39	181	81	50.0(1.3)	0.5(0.7)	2.0(1.2)	4.1(1.3)	8.5(1.6)	1.00	4.00	8.20	17.00
40	166	78	50.3(1.3)	0.6(0.9)	2.2(1.2)	4.3(1.3)	8.5(1.8)	1.19	4.37	8.55	16.90
41	109	50	50.6(1.3)	0.5(0.8)	2.2(1.2)	4.4(1.5)	8.4(1.8)	0.99	4.35	8.70	16.60
42	63	33	50.6(1.4)	0.4(0.5)	1.8(0.8)	4.0(1.3)	7.8(1.6)	0.79	3.56	7.91	15.42
43	17	11	50.3(1.2)	0.4(0.4)	2.1(1.0)	4.1(1.5)	8.1(1.5)	0.80	4.17	8.15	16.10
44	9	3	49.8(0.4)	0.5(0.6)	2.0(1.1)	4.0(1.5)	9.1(1.5)	1.00	4.02	8.03	18.27

表 9-1-160　　中国 12 城市不同胎龄 AGA 新生儿男性身长在不同时期累积增长值及定基增长速度

胎龄分类	例数		3天内身长均值(SD)	累积增长均值(SD)(cm)				定基增长速度(%)			
	总例数	监测至2个月数		1周	2周	4周	2个月	1周	2周	4周	2个月
早产	128	58	46.2(2.5)	0.3(0.4)	1.4(0.9)	3.3(1.3)	8.3(2.1)	0.65	3.03	7.14	17.97
足月产	677	315	50.0(1.4)	0.5(0.8)	2.0(1.2)	4.1(1.3)	8.6(1.6)	1.00	4.00	8.20	17.20
过期产	89	47	50.4(1.3)	0.4(0.5)	1.9(0.9)	4.1(1.4)	8.0(1.6)	0.79	3.77	8.13	15.87

表 9 - 1 - 161　　中国 12 城市不同胎龄 AGA 新生儿女性身长在不同时期累积增长值及定基增长速度

胎龄(周)	例数		3天内身长均值(SD)	累积增长值(SD)(cm)				定基增长速度(%)			
	总例数	监测至2个月数		1周	2周	4周	2个月	1周	2周	4周	2个月
28	3	0	40.6(1.0)	-0.1(0.1)	0.6(0.1)	3.0(2.6)	0.0(0.0)	-0.25	1.48	7.39	0.00
29	2	0	39.7(2.3)	0.0(0.1)	0.8(0.1)	1.6(0.1)	0.0(0.0)	0.00	2.02	4.03	0.00
30	2	0	39.6(0.9)	-0.1(0.2)	0.6(0.3)	1.3(0.2)	0.0(0.0)	-0.25	1.52	3.28	0.00
31	3	1	43.0(1.8)	0.0(0.1)	0.9(0.4)	1.8(0.7)	9.5(0.0)	0.00	2.09	4.19	22.09
32	8	5	43.6(1.4)	0.2(0.5)	0.9(0.4)	2.0(0.9)	7.3(1.2)	0.46	2.06	4.59	16.74
33	11	5	44.1(2.2)	0.5(1.0)	1.3(1.3)	2.9(1.5)	7.3(1.0)	1.13	2.95	6.58	16.55
34	11	4	46.0(1.7)	0.2(0.4)	1.1(0.9)	3.9(1.3)	9.4(1.3)	0.43	2.39	6.30	20.43
35	25	13	46.8(1.5)	0.4(0.5)	1.3(0.9)	3.5(1.4)	7.7(1.9)	0.85	2.78	7.48	16.45
36	47	25	47.5(1.6)	0.4(0.5)	1.6(1.2)	3.6(1.4)	8.6(1.7)	0.84	3.37	7.58	18.11
37	67	35	48.4(1.6)	0.3(0.5)	1.7(0.9)	3.6(1.0)	8.5(1.5)	0.62	3.51	7.44	17.56
38	113	53	48.9(1.4)	0.4(0.7)	1.8(1.0)	3.7(1.4)	8.3(2.2)	0.82	3.68	7.57	16.97
39	173	76	49.4(1.3)	0.6(0.8)	2.1(1.2)	4.0(1.3)	8.6(1.5)	1.21	4.25	8.10	17.41
40	172	71	49.8(1.2)	0.6(0.7)	2.1(1.2)	4.2(1.4)	8.2(1.5)	1.20	4.22	8.43	16.47
41	139	60	50.3(1.4)	0.5(1.2)	2.0(1.3)	4.1(1.5)	8.4(1.4)	0.99	3.98	8.15	16.70
42	63	30	50.2(1.4)	0.5(0.7)	2.0(1.0)	4.0(1.4)	9.0(1.9)	1.00	3.98	7.97	17.93
43	13	6	49.1(1.2)	0.5(1.1)	1.7(1.2)	3.4(1.4)	9.5(0.9)	1.02	3.46	6.92	19.35
44	11	6	49.9(1.6)	0.3(0.3)	1.7(1.2)	4.2(1.3)	8.4(1.3)	0.60	3.41	8.42	16.83

表 9 - 1 - 162　　中国 12 城市按胎龄 AGA 新生儿女性身长在不同时期累积增长值及定基增长速度

胎龄分类	例数		3天内身长均值(SD)	累积增长值(SD)(cm)				定基增长速度(%)			
	总例数	监测至2个月数		1周	2周	4周	2个月	1周	2周	4周	2个月
早产	112	53	46.0(2.6)	0.3(0.5)	1.3(1.1)	3.2(1.5)	8.6(1.7)	0.65	2.83	6.96	18.70
足月产	664	295	49.5(1.5)	0.5(0.8)	2.0(1.2)	4.0(1.4)	8.4(1.6)	1.01	4.04	8.08	16.97
过期产	87	42	50.0(1.4)	0.5(0.7)	1.9(1.0)	3.9(1.4)	9.0(1.8)	1.00	3.80	7.80	18.00

表 9-1-163　　中国 12 城市不同胎龄 AGA 新生儿男性身长在不同时期逐期增长值及环比增长速度

胎龄（周）	例数		3 天内身长均值（SD）	逐期增长均值（SD）（cm）				环比增长速度（%）			
	总例数	监测至2个月例数		1 周	2 周	4 周	2 个月	1 周	2 周	4 周	2 个月
28	2	0	39.0(0.1)	-0.1(0.1)	0.6(0.2)	1.0(0.3)	0.0(0.0)	-0.26	1.54	2.53	0.00
29	2	0	40.1(0.1)	0.0(0.1)	0.6(0.1)	0.8(0.1)	0.0(0.0)	0.00	1.50	1.97	0.00
30	3	1	42.1(1.5)	0.0(0.2)	0.8(0.3)	0.9(0.1)	5.9(0.0)	0.00	1.90	2.10	13.47
31	5	2	43.2(1.9)	0.2(0.2)	0.8(0.5)	1.4(0.6)	5.8(0.6)	0.46	1.84	3.17	12.72
32	9	4	44.0(2.2)	0.2(0.3)	1.0(0.4)	1.9(1.2)	5.4(1.2)	0.45	2.26	4.20	11.46
33	12	7	44.4(1.7)	0.4(0.5)	0.7(0.4)	1.8(1.5)	4.7(2.1)	0.90	1.56	3.96	9.94
34	11	6	46.0(1.6)	0.2(0.3)	1.1(0.5)	2.2(0.8)	4.6(0.8)	0.43	2.38	4.65	9.29
35	32	13	47.0(1.5)	0.3(0.5)	1.3(0.7)	2.0(0.8)	5.7(1.2)	0.64	2.75	4.12	11.26
36	52	25	47.6(1.4)	0.3(0.5)	1.2(1.0)	2.0(1.0)	4.0(2.4)	0.63	2.51	4.07	7.83
37	88	46	49.0(1.7)	0.4(1.0)	1.5(1.0)	2.1(1.2)	4.7(1.2)	0.82	3.04	4.13	8.87
38	133	60	49.5(1.3)	0.5(0.7)	1.3(1.0)	2.0(1.0)	5.0(1.3)	1.01	3.20	3.88	9.33
39	181	81	50.0(1.3)	0.5(0.7)	1.5(1.0)	2.1(1.0)	4.4(1.5)	1.00	2.97	4.04	8.13
40	166	78	50.3(1.3)	0.6(0.9)	1.6(1.0)	2.1(1.1)	4.2(1.6)	1.19	3.14	4.00	7.69
41	109	50	50.6(1.3)	0.5(0.8)	1.7(1.0)	2.2(1.0)	4.0(1.5)	0.99	3.33	4.17	7.27
42	63	33	50.6(1.4)	0.4(0.5)	1.4(0.7)	2.2(1.2)	3.8(1.2)	0.79	2.75	4.20	6.96
43	17	11	50.3(1.2)	0.4(0.4)	1.7(1.0)	2.0(1.0)	4.0(1.2)	0.80	3.35	3.82	7.35
44	9	3	49.8(0.4)	0.5(0.6)	1.5(0.9)	2.0(0.7)	5.1(0.6)	1.00	2.98	3.86	9.48

表 9-1-164　　中国 12 城市按胎龄分类 AGA 新生儿男性身长在不同时期逐期增长值及环比增长速度

胎龄分类	例数		3 天内身长均值（SD）	逐期增长均值（SD）（cm）				环比增长速度（%）			
	总例数	监测至2个月例数		1 周	2 周	4 周	2 个月	1 周	2 周	4 周	2 个月
早产	128	58	46.2(2.5)	0.3(0.4)	1.1(0.8)	1.9(1.0)	5.0(2.0)	0.65	2.37	3.99	10.10
足月产	677	315	50.0(1.4)	0.5(0.8)	1.5(1.0)	2.1(1.0)	4.5(1.4)	1.00	2.97	4.04	8.32
过期产	89	47	50.4(1.3)	0.4(0.5)	1.5(0.8)	2.2(1.1)	3.9(1.1)	0.79	2.95	4.21	7.16

表 9-1-165　中国 12 城市不同胎龄 AGA 新生儿女性身长在不同时期逐期增长值及环比增长速度

胎龄(周)	例数		3天内身长均值(SD)	逐期增长值(SD)(cm)				环比增长速度(%)			
	总例数	监测至2个月数		1周	2周	4周	2个月	1周	2周	4周	2个月
28	3	0	40.6(1.0)	-0.1(0.1)	0.7(0.2)	2.4(2.7)	0.0(0.0)	-0.25	1.73	5.83	0.00
29	2	0	39.7(2.3)	0.0(0.1)	0.8(0.2)	0.8(0.4)	0.0(0.0)	0.00	2.02	1.98	0.00
30	2	0	39.6(0.9)	-0.1(0.2)	0.7(0.1)	0.7(0.1)	0.0(0.0)	-0.25	1.77	1.74	0.00
31	3	1	43.0(1.8)	0.0(0.1)	0.9(0.4)	0.9(0.3)	7.7(0.0)	0.00	2.09	2.05	17.19
32	8	5	43.6(1.4)	0.2(0.5)	0.7(0.5)	1.1(0.6)	5.3(0.8)	0.46	1.60	2.47	11.62
33	11	5	44.1(2.2)	0.5(1.0)	0.8(0.9)	1.6(0.7)	4.4(0.4)	1.13	1.79	3.52	9.36
34	11	4	46.0(1.7)	0.2(0.4)	0.9(1.0)	1.8(1.0)	6.5(1.2)	0.43	1.95	3.82	13.29
35	25	13	46.8(1.5)	0.4(0.5)	0.9(0.8)	2.2(1.4)	4.2(1.2)	0.85	1.91	4.57	8.35
36	47	25	47.5(1.6)	0.4(0.5)	1.2(1.2)	2.0(1.0)	5.0(1.2)	0.84	2.51	4.07	9.78
37	61	35	48.4(1.6)	0.3(0.5)	1.4(0.8)	1.9(0.9)	4.9(1.5)	0.62	2.87	3.79	9.42
38	113	53	48.9(1.4)	0.4(0.7)	1.4(0.8)	1.9(1.0)	4.6(1.9)	0.82	2.84	3.75	8.75
39	173	76	49.4(1.3)	0.6(0.8)	1.5(0.9)	1.9(0.9)	4.6(1.4)	1.21	3.00	3.69	8.61
40	172	71	49.8(1.2)	0.6(0.7)	1.5(1.0)	2.1(1.1)	4.0(1.3)	1.20	2.98	4.05	7.41
41	139	60	50.3(1.4)	0.5(1.2)	1.5(0.9)	2.1(1.1)	4.3(1.4)	0.99	2.95	4.02	7.90
42	63	30	50.2(1.4)	0.5(0.7)	1.5(0.9)	2.0(1.1)	5.0(1.4)	1.00	2.96	3.83	9.23
43	13	6	49.1(1.2)	0.5(1.1)	1.2(0.9)	1.7(0.7)	6.1(0.6)	1.02	2.42	3.35	11.62
44	11	6	49.9(1.6)	0.3(0.3)	1.4(1.0)	2.5(1.4)	4.2(1.0)	0.60	2.79	4.84	7.76

表 9-1-166　中国 12 城市按胎龄分类 AGA 新生儿女性身长在不同时期逐期增长值及环比增长速度

胎龄分类	例数		3天内身长均值(SD)	逐期增长值(SD)(cm)				环比增长速度(%)			
	总例数	监测至2个月数		1周	2周	4周	2个月	1周	2周	4周	2个月
早产	112	53	46.0(2.6)	0.3(0.5)	1.0(0.9)	1.9(1.1)	5.4(1.2)	0.65	2.16	4.02	10.98
足月产	664	295	49.5(1.5)	0.5(0.8)	1.5(0.9)	2.0(1.0)	4.4(1.5)	1.01	3.00	3.88	8.22
过期产	87	42	50.0(1.4)	0.5(0.7)	1.4(0.9)	2.0(1.1)	5.1(1.3)	1.00	2.77	3.85	9.46

表 9 - 1 - 167　　中国南方不同胎龄 AGA 新生儿身长在不同时期累积增长值及定基增长速度

胎龄(周)	例数		3天内身长均值(SD)	累积增长均值(SD)(cm)				定基增长速度(%)			
	总例数	监测至2个月数		1周	2周	4周	2个月	1周	2周	4周	2个月
28	5	0	39.9(1.1)	-0.1(0.1)	0.6(0.1)	2.4(2.0)	0.0(0.0)	-0.25	1.50	6.02	0.00
29	4	0	39.9(1.4)	0.0(0.1)	0.7(0.2)	1.5(0.2)	0.0(0.0)	0.00	1.75	3.76	0.00
30	4	0	40.5(1.4)	-0.1(0.1)	0.5(0.2)	1.4(0.2)	0.0(0.0)	-0.25	1.23	3.46	0.00
31	6	1	42.5(1.5)	0.1(0.1)	0.7(0.4)	1.8(0.8)	7.0(0.0)	0.24	1.65	4.24	16.47
32	7	2	43.4(1.2)	0.1(0.5)	0.8(0.3)	1.8(0.7)	6.6(1.6)	0.23	1.84	4.15	15.21
33	15	6	43.9(2.2)	0.6(0.9)	1.2(1.3)	3.0(1.8)	7.0(1.9)	1.37	2.73	6.83	15.95
34	17	6	45.9(1.7)	0.3(0.4)	1.2(0.8)	3.0(1.1)	8.6(1.1)	0.65	2.61	6.54	18.74
35	41	11	46.7(1.5)	0.2(0.5)	1.4(0.9)	3.5(1.4)	8.5(1.6)	0.43	3.00	7.49	18.20
36	74	33	47.4(1.5)	0.3(0.5)	1.6(1.2)	3.4(1.3)	7.6(2.4)	0.63	3.38	7.17	16.03
37	107	49	48.6(1.8)	0.3(0.9)	1.8(1.2)	3.7(1.3)	8.3(1.2)	0.62	3.70	7.61	17.08
38	158	62	49.0(1.3)	0.4(0.7)	2.0(1.1)	3.9(1.3)	8.7(1.9)	0.82	4.08	7.96	17.76
39	218	95	49.5(1.3)	0.6(0.7)	2.1(1.3)	4.2(1.4)	8.9(1.5)	1.21	4.24	8.48	17.98
40	202	92	49.8(1.3)	0.6(0.8)	2.2(1.2)	4.2(1.3)	8.6(1.6)	1.20	4.42	8.43	17.27
41	143	63	50.3(1.4)	0.4(1.1)	2.0(1.3)	4.0(1.6)	8.5(1.5)	0.80	3.98	7.95	16.50
42	74	27	50.3(1.4)	0.3(0.6)	1.8(1.0)	3.8(1.4)	7.5(2.0)	0.60	3.58	7.55	14.91
43	19	10	49.7(1.2)	0.3(0.3)	2.0(1.2)	4.0(1.7)	8.8(1.4)	0.60	4.02	8.05	17.71
44	14	5	50.5(1.1)	0.1(0.2)	1.5(0.8)	3.8(1.3)	7.8(0.3)	0.20	3.00	7.60	15.60

表 9 - 1 - 168　　中国南方按胎龄分类 AGA 新生儿身长在不同时期累积增长值及定基增长速度

胎龄分类	例数		3天内身长均值(SD)	累积增长均值(SD)(cm)				定基增长速度(%)			
	总例数	监测至2个月数		1周	2周	4周	2个月	1周	2周	4周	2个月
早产	173	59	45.9(2.7)	0.3(0.5)	1.3(1.1)	3.1(1.4)	8.4(2.1)	0.65	2.83	6.75	18.30
足月产	828	361	49.5(1.5)	0.5(0.9)	2.0(1.2)	4.0(1.4)	8.6(1.6)	1.01	4.04	8.08	17.37
过期产	107	42	50.1(1.4)	0.4(0.5)	1.8(1.0)	3.8(1.4)	7.9(1.8)	0.80	3.59	7.58	15.77

表 9-1-169　中国南方不同胎龄 AGA 新生儿身长在不同时期逐期增长值及环比增长速度

胎龄(周)	例数		3天内身长均值(SD)	逐期增长值均值(SD)(cm)				环比增长速度(%)			
	总例数	监测至2个月数		1周	2周	4周	2个月	1周	2周	4周	2个月
28	5	0	39.9(1.1)	-0.1(0.1)	0.7(0.2)	1.8(2.1)	0.0(0.0)	-0.25	1.76	4.44	0.00
29	4	0	39.9(1.4)	0.0(0.1)	0.7(0.2)	0.8(0.3)	0.0(0.0)	0.00	1.75	1.97	0.00
30	4	0	40.5(1.4)	-0.1(0.1)	0.6(0.1)	0.9(0.1)	0.0(0.0)	-0.25	1.49	2.20	0.00
31	6	1	42.5(1.5)	0.1(0.1)	0.6(0.3)	1.1(0.5)	5.2(0.0)	0.24	1.41	2.55	11.74
32	7	2	43.4(1.2)	0.1(0.5)	0.7(0.4)	1.0(0.6)	4.8(0.0)	0.23	1.61	2.26	10.62
33	15	6	43.9(2.2)	0.6(0.9)	0.6(0.8)	1.8(1.4)	4.0(2.2)	1.37	1.35	3.99	8.53
34	17	6	45.9(1.7)	0.3(0.4)	0.9(0.9)	1.8(0.8)	5.6(0.7)	0.65	1.95	3.82	11.45
35	41	11	46.7(1.5)	0.2(0.5)	1.2(0.8)	2.1(1.2)	5.0(1.2)	0.43	2.56	4.37	9.96
36	74	33	47.4(1.5)	0.3(0.5)	1.3(1.1)	1.8(1.0)	4.2(2.2)	0.63	2.73	3.67	8.27
37	107	49	48.6(1.8)	0.3(0.9)	1.5(0.9)	1.9(1.0)	4.6(1.3)	0.62	3.07	3.77	8.80
38	158	62	49.0(1.3)	0.4(0.7)	1.6(1.0)	1.9(0.9)	4.8(1.8)	0.82	3.24	3.73	9.07
39	218	95	49.5(1.3)	0.6(0.7)	1.5(1.1)	2.1(0.9)	4.7(1.5)	1.21	2.99	4.07	8.75
40	202	92	49.8(1.3)	0.6(0.8)	1.6(1.1)	2.0(1.0)	4.4(1.4)	1.20	3.17	3.85	8.15
41	143	63	50.3(1.4)	0.4(1.1)	1.6(1.0)	2.0(1.0)	4.3(1.5)	0.80	3.16	3.82	7.92
42	74	27	50.3(1.4)	0.3(0.6)	1.5(0.9)	2.0(1.0)	3.7(1.1)	0.60	2.96	3.84	6.84
43	19	10	49.7(1.2)	0.3(0.3)	1.7(1.1)	2.0(1.1)	4.8(1.2)	0.60	3.40	3.87	8.94
44	14	5	50.0(1.1)	0.1(0.2)	1.4(0.8)	2.3(1.3)	4.0(0.9)	0.20	2.79	4.47	7.43

表 9-1-170　中国南方按胎龄分类 AGA 新生儿身长在不同时期逐期增长值及环比增长速度

胎龄分类	例数		3天内身长均值(SD)	逐期增长值均值(SD)(cm)				环比增长速度(%)			
	总例数	监测至2个月数		1周	2周	4周	2个月	1周	2周	4周	2个月
早产	173	59	45.9(2.7)	0.3(0.5)	1.0(0.9)	1.8(1.1)	5.3(2.0)	0.65	2.16	3.81	10.82
足月产	828	361	49.5(1.5)	0.5(0.9)	1.5(1.0)	2.0(1.0)	4.6(1.5)	1.01	3.00	3.88	8.60
过期产	107	42	50.1(1.4)	0.4(0.5)	1.4(0.9)	2.0(1.1)	4.1(1.1)	0.80	2.77	3.85	7.61

表 9－1－171　　中国北方不同胎龄 AGA 新生儿身长在不同时期累积增长值及定基增长速度

胎龄（周）	例数		3天内身长均值(SD)	累积增长均值(SD)(cm)				定基增长速度（%）			
	总例数	监测至2个月数		1周	2周	4周	2个月	1周	2周	4周	2个月
28	0	0	0.0(0.0)	0.0(0.0)	0.0(0.0)	0.0(0.0)	0.0(0.0)	0.00	0.00	0.00	0.00
29	0	0	0.0(0.0)	0.0(0.0)	0.0(0.0)	0.0(0.0)	0.0(0.0)	0.00	0.00	0.00	0.00
30	1	1	43.5(0.0)	0.2(0.0)	1.3(0.0)	2.1(0.0)	6.2(0.0)	0.46	2.99	4.83	14.25
31	2	2	45.0(0.0)	0.3(0.4)	1.7(0.5)	3.3(1.1)	7.9(0.6)	0.67	3.78	7.33	17.56
32	10	7	44.1(2.1)	0.3(0.3)	1.2(0.5)	3.2(1.3)	8.0(1.5)	0.68	2.72	7.26	18.14
33	8	6	44.9(1.1)	0.3(0.4)	1.1(0.4)	2.7(0.9)	7.7(0.8)	0.67	2.45	6.01	17.15
34	5	4	46.2(1.6)	0.30(0.4)	1.4(0.9)	4.2(1.5)	8.6(2.4)	0.65	3.03	9.09	18.61
35	16	15	47.5(1.1)	0.4(0.4)	1.6(0.8)	3.8(1.2)	8.0(2.0)	0.84	3.37	8.00	16.84
36	25	17	47.9(1.5)	0.6(0.4)	1.5(1.0)	3.9(1.0)	8.8(1.5)	1.25	3.13	8.14	18.37
37	48	32	49.1(1.2)	0.4(0.6)	1.9(1.0)	4.2(1.1)	8.9(1.5)	0.81	3.87	8.55	18.13
38	88	51	49.6(1.4)	0.5(0.6)	1.9(0.9)	4.0(1.4)	8.7(2.0)	1.01	3.83	8.06	17.54
39	136	62	49.9(1.3)	0.7(0.7)	2.0(1.0)	4.1(1.2)	8.1(1.6)	1.40	4.01	8.22	16.23
40	136	57	50.4(1.3)	0.7(0.8)	2.1(1.1)	4.3(1.4)	8.1(1.7)	1.39	4.17	8.53	16.07
41	105	47	50.7(1.3)	0.6(0.8)	2.2(1.1)	4.3(1.4)	8.5(1.7)	1.18	4.34	8.48	16.77
42	52	36	50.6(1.3)	0.5(0.7)	2.0(0.8)	4.3(1.3)	8.9(1.5)	0.99	3.95	8.50	17.59
43	11	7	49.8(1.7)	0.8(1.1)	1.8(1.0)	3.7(1.0)	8.8(1.4)	1.61	3.61	7.43	17.67
44	6	4	49.6(1.5)	0.9(0.5)	2.6(1.4)	5.0(1.0)	9.8(1.5)	1.81	5.24	10.08	19.76

表 9－1－172　　中国北方按胎龄分类 AGA 新生儿身长在不同时期累积增长值及定基增长速度

胎龄分类	例数		3天内身长均值(SD)	累积增长均值(SD)(cm)				定基增长速度（%）			
	总例数	监测至2个月数		1周	2周	4周	2个月	1周	2周	4周	2个月
早产	67	52	46.6(2.1)	0.4(0.4)	1.4(0.8)	3.6(1.2)	8.2(1.6)	0.86	3.00	7.73	17.60
足月产	513	249	50.1(1.4)	0.6(0.7)	2.0(1.0)	4.2(1.3)	8.3(1.7)	1.20	3.99	8.38	16.57
过期产	69	47	50.4(1.4)	0.6(0.7)	2.0(0.9)	4.2(1.3)	8.9(1.5)	1.19	3.97	8.33	17.66

表 9-1-173　中国北方不同胎龄 AGA 新生儿身长在不同时期逐期增长值及环比增长速度

胎龄(周)	例数		3天内身长均值(SD)	逐期增长均值(SD)(cm)				环比增长速度(%)			
	总例数	监测至2个月例数		1周	2周	4周	2个月	1周	2周	4周	2个月
28	0	0	0.0(0.0)	0.0(0.0)	0.0(0.0)	0.0(0.0)	0.0(0.0)	0.00	0.00	0.00	0.00
29	0	0	0.0(0.0)	0.0(0.0)	0.0(0.0)	0.0(0.0)	0.0(0.0)	0.00	0.00	0.00	0.00
30	1	1	43.5(0.0)	0.2(0.0)	1.1(0.0)	0.8(0.0)	4.1(0.0)	0.46	2.52	1.79	8.99
31	2	2	45.0(0.0)	0.3(0.4)	1.4(0.1)	1.6(0.6)	4.6(0.5)	0.67	3.09	3.4	9.52
32	10	7	44.1(2.1)	0.3(0.3)	0.9(0.4)	2.0(1.1)	4.8(1.0)	0.68	2.03	4.42	10.15
33	8	6	44.9(1.1)	0.3(0.4)	0.8(0.4)	1.6(0.6)	5.0(0.7)	0.67	1.77	3.48	10.50
34	5	4	46.2(1.6)	0.3(0.4)	1.1(0.4)	2.8(0.9)	4.4(1.1)	0.65	2.37	5.88	8.73
35	16	15	47.5(1.1)	0.4(0.4)	1.2(0.6)	2.2(0.8)	4.2(1.3)	0.84	2.51	4.48	8.19
36	25	17	47.9(1.5)	0.6(0.4)	0.9(1.0)	2.4(0.9)	4.9(1.0)	1.25	1.86	4.86	9.46
37	48	32	49.1(1.2)	0.4(0.6)	1.5(0.9)	2.3(1.0)	4.7(1.3)	0.81	3.03	4.51	8.82
38	88	51	49.6(1.4)	0.5(0.6)	1.4(0.8)	2.1(1.1)	4.7(1.4)	1.01	2.79	4.08	8.77
39	136	62	49.9(1.3)	0.7(0.7)	1.3(0.8)	2.1(0.9)	4.0(1.4)	1.40	2.57	4.05	7.41
40	136	57	50.4(1.3)	0.7(0.8)	1.4(0.8)	2.2(1.2)	3.8(1.5)	1.39	2.74	4.19	6.95
41	105	47	50.7(1.3)	0.6(0.8)	1.6(0.9)	2.1(1.1)	4.2(1.3)	1.18	3.12	3.97	7.64
42	52	36	50.6(1.3)	0.5(0.7)	1.5(0.6)	2.3(1.2)	4.6(1.3)	0.99	2.94	4.37	8.38
43	11	7	49.8(1.7)	0.8(1.1)	1.0(0.5)	1.9(0.6)	5.1(1.1)	1.16	1.98	3.68	9.53
44	6	4	49.6(1.5)	0.9(0.5)	1.7(1.4)	2.4(1.0)	4.8(0.4)	1.81	3.37	4.60	8.79

表 9-1-174　中国北方按胎龄分类 AGA 新生儿身长在不同时期逐期增长值及环比增长速度

胎龄分类	例数		3天内身长均值(SD)	逐期增长均值(SD)(cm)				环比增长速度(%)			
	总例数	监测至2个月例数		1周	2周	3周	4周	1周	2周	3周	4周
早产	67	52	46.6(2.1)	0.4(0.4)	1.0(0.7)	2.2(0.9)	4.6(1.2)	0.86	2.13	4.58	9.16
足月产	513	249	50.1(1.4)	0.6(0.7)	1.4(0.8)	2.2(1.1)	4.1(1.4)	1.20	2.76	4.22	7.55
过期产	69	47	50.4(1.4)	0.6(0.7)	1.4(0.7)	2.2(1.1)	4.7(1.2)	1.19	2.75	4.20	8.61

表 9 - 1 - 175　　中国 12 城市不同胎龄初产 AGA 新生儿身长在不同时期累积增长值及定基增长速度

胎龄(周)	例数		3天内身长均值(SD)	累积增长均值(SD)(cm)				定基增长速度(%)			
	总例数	监测至2个月例数		1周	2周	4周	2个月	1周	2周	4周	2个月
28	5	0	39.9(1.1)	-0.1(0.1)	0.6(0.1)	2.4(2.0)	0.0(0.0)	-0.25	1.50	6.02	0.00
29	4	0	39.9(1.4)	0.0(0.1)	0.7(0.2)	1.5(0.2)	0.0(0.0)	0.00	1.75	3.76	0.00
30	5	1	41.1(1.8)	0.0(0.2)	0.7(0.4)	1.5(0.4)	8.6(0.0)	0.00	1.70	3.65	20.92
31	7	3	43.3(1.8)	0.2(0.2)	1.0(0.6)	2.3(1.0)	8.5(0.7)	0.46	2.31	5.31	19.63
32	15	8	43.9(1.8)	0.2(0.4)	1.0(0.5)	2.4(1.2)	7.6(1.5)	0.46	2.28	5.47	17.31
33	19	9	44.6(1.6)	0.3(0.5)	1.0(0.8)	2.4(1.2)	7.6(1.4)	0.67	2.24	5.38	17.04
34	19	9	46.0(1.7)	0.2(0.4)	1.1(0.9)	3.2(1.4)	8.6(1.7)	0.43	2.39	6.96	18.70
35	48	24	47.0(1.5)	0.3(0.5)	1.5(0.9)	3.7(1.3)	8.5(1.9)	0.64	3.19	7.87	18.09
36	92	49	47.6(1.5)	0.3(0.5)	1.6(1.2)	3.5(1.3)	7.9(2.2)	0.63	3.36	7.35	16.60
37	147	78	48.8(1.7)	0.3(0.8)	1.7(1.2)	3.8(1.3)	8.5(1.4)	0.61	3.48	7.79	17.42
38	237	111	49.2(1.4)	0.5(0.7)	2.0(1.1)	3.9(1.3)	8.8(2.0)	1.02	4.07	7.93	17.89
39	343	152	49.7(1.3)	0.6(0.7)	2.0(1.2)	4.1(1.3)	8.6(1.5)	1.21	4.02	8.25	17.30
40	326	145	50.1(1.3)	0.5(0.8)	2.1(1.2)	4.2(1.3)	8.3(1.7)	1.00	4.19	8.38	16.57
41	236	108	50.4(1.3)	0.5(1.0)	2.2(1.3)	4.3(1.5)	8.4(1.6)	0.99	4.37	8.53	16.67
42	124	62	50.4(1.4)	0.4(0.6)	1.9(0.9)	4.0(1.3)	8.4(1.8)	0.79	3.77	7.94	16.67
43	29	16	49.8(1.4)	0.4(0.8)	1.9(1.1)	3.8(1.5)	8.7(1.4)	0.80	3.82	7.63	17.47
44	18	9	49.8(1.3)	0.4(0.5)	1.9(1.1)	4.4(1.3)	8.7(1.3)	0.80	3.82	8.84	17.47

表 9 - 1 - 176　　中国 12 城市按胎龄分类初产 AGA 新生儿身长在不同时期累积增长值及定基增长速度

胎龄分类	例数		3天内身长均值(SD)	累积增长均值(SD)(cm)				定基增长速度(%)			
	总例数	监测至2个月例数		1周	2周	4周	2个月	1周	2周	4周	2个月
早产	214	103	46.2(2.6)	0.2(0.5)	1.3(1.0)	3.2(1.4)	8.5(1.9)	0.43	2.81	6.93	18.40
足月产	1289	591	49.7(1.5)	0.5(0.8)	2.1(1.2)	4.1(1.4)	8.5(1.6)	1.01	4.23	8.25	17.10
过期产	171	87	50.2(1.4)	0.5(0.6)	1.9(1.0)	4.0(1.4)	8.5(1.7)	1.00	3.78	7.97	16.93

表 9 - 1 - 177　中国 12 城市不同胎龄初产 AGA 新生儿身长在不同时期逐期增长值及环比增长速度

胎龄(周)	例数		3天内身长均值(SD)	逐期增长均值(SD)(cm)				环比增长速度(%)			
	总例数	监测至2个月数		1周	2周	4周	2个月	1周	2周	4周	2个月
28	5	0	39.9(1.1)	-0.1(0.1)	0.7(0.2)	1.8(2.1)	0.0(0.0)	-0.25	1.76	4.44	0.00
29	4	0	39.9(1.4)	0.0(0.1)	0.7(0.2)	0.8(0.3)	0.0(0.0)	0.00	1.75	1.97	0.00
30	5	1	41.1(1.8)	0.0(0.2)	0.7(0.2)	0.8(0.1)	7.1(0.0)	0.00	1.70	1.91	16.67
31	7	3	43.3(1.8)	0.2(0.2)	0.8(0.5)	1.3(0.5)	6.2(0.8)	0.46	1.84	2.93	13.60
32	15	8	43.9(1.8)	0.2(0.4)	0.8(0.4)	1.4(0.9)	5.2(1.0)	0.46	1.81	3.12	11.23
33	19	9	44.6(1.6)	0.3(0.5)	0.7(0.7)	1.4(0.7)	5.2(1.6)	0.67	1.56	3.07	11.06
34	19	9	46.0(1.7)	0.2(0.4)	0.9(0.8)	2.1(0.9)	5.4(0.9)	0.43	1.95	4.46	10.98
35	48	24	47.0(1.5)	0.3(0.5)	1.2(0.8)	2.2(1.0)	4.8(1.2)	0.64	2.54	4.54	9.47
36	92	49	47.6(1.5)	0.3(0.5)	1.3(1.1)	1.9(1.0)	4.4(1.9)	0.63	2.71	3.86	8.61
37	147	78	48.8(1.7)	0.3(0.8)	1.4(0.9)	2.1(1.0)	4.7(1.3)	0.61	2.85	4.16	8.94
38	237	111	49.2(1.4)	0.5(0.7)	1.5(0.9)	1.9(1.0)	4.9(1.7)	1.02	3.02	3.71	9.23
39	343	152	49.7(1.3)	0.6(0.7)	1.4(1.0)	2.1(0.9)	4.5(1.4)	1.21	2.78	4.06	8.36
40	326	142	50.1(1.3)	0.5(0.8)	1.6(1.0)	2.1(1.1)	4.1(1.5)	1.00	3.16	4.02	7.55
41	236	108	50.4(1.3)	0.5(1.0)	1.7(0.9)	2.1(1.1)	4.1(1.4)	0.99	3.34	3.99	7.50
42	124	62	50.4(1.4)	0.4(0.6)	1.5(0.8)	2.1(1.1)	4.4(1.3)	0.79	2.95	4.02	8.09
43	29	16	49.8(1.4)	0.4(0.8)	1.5(1.0)	1.9(0.9)	4.9(1.1)	0.80	2.99	3.68	9.14
44	18	9	49.8(1.3)	0.4(0.5)	1.5(1.2)	2.5(1.2)	4.3(1.0)	0.80	2.99	4.81	7.93

表 9 - 1 - 178　中国 12 城市按胎龄分类初产 AGA 新生儿身长在不同时期逐期增长值及环比增长速度

胎龄分类	例数		3天内身长均值(SD)	逐期增长均值(SD)(cm)				环比增长速度(%)			
	总例数	监测至2个月数		1周	2周	4周	2个月	1周	2周	4周	2个月
早产	214	103	46.2(2.6)	0.2(0.5)	1.1(0.9)	1.9(1.0)	5.3(1.7)	0.43	2.37	4.00	10.73
足月产	1289	591	49.7(1.5)	0.5(0.8)	1.6(1.0)	2.0(1.0)	4.4(1.5)	1.01	3.19	3.86	8.18
过期产	171	87	50.2(1.4)	0.5(0.6)	1.4(0.9)	2.1(1.1)	4.5(1.2)	1.00	2.76	4.03	8.30

表 9-1-179　中国 12 城市不同胎龄经产 AGA 新生儿身长在不同时期累积增长值及定基增长速度

胎龄(周)	例数		3天内身长均值(SD)	累积增长均值(SD)(cm)				定基增长速度(%)			
	总例数	监测至2个月例数		1周	2周	4周	2个月	1周	2周	4周	2个月
28	0	0	0.0(0.0)	0.0(0.0)	0.0(0.0)	0.0(0.0)	0.0(0.0)	0.00	0.00	0.00	0.00
29	0	0	0.0(0.0)	0.0(0.0)	0.0(0.0)	0.0(0.0)	0.0(0.0)	0.00	0.00	0.00	0.00
30	0	0	0.0(0.0)	0.0(0.0)	0.0(0.0)	0.0(0.0)	0.0(0.0)	0.00	0.00	0.00	0.00
31	1	0	41.9(0.0)	0.0(0.0)	0.6(0.0)	1.2(0.0)	0.0(0.0)	0.00	1.43	2.86	0.00
32	2	1	43.5(2.1)	0.4(0.2)	1.3(0.4)	3.9(0.0)	9.1(0.0)	0.92	2.99	8.97	20.92
33	4	3	42.8(2.7)	1.2(1.4)	2.0(1.9)	4.8(1.8)	7.6(0.9)	2.80	4.67	11.21	17.76
34	3	1	46.2(0.6)	0.1(0.1)	1.4(0.6)	3.0(0.8)	8.8(0.0)	0.22	3.03	6.49	19.05
35	9	2	46.4(1.3)	0.4(0.6)	1.2(0.6)	3.1(1.5)	7.7(0.1)	0.86	2.59	6.68	16.59
36	7	1	47.0(1.2)	0.5(0.5)	1.2(0.6)	3.4(1.4)	12.3(0.0)	1.06	2.55	7.23	26.17
37	8	3	48.5(2.2)	0.8(0.8)	2.0(1.0)	3.7(1.2)	8.8(0.6)	1.65	4.12	7.63	18.14
38	9	2	49.4(1.2)	0.3(0.3)	2.1(1.0)	3.5(1.2)	7.4(0.6)	0.61	4.25	7.09	14.98
39	11	5	50.2(0.8)	0.5(0.7)	2.0(0.8)	3.9(0.9)	7.8(1.5)	1.00	3.98	7.77	15.54
40	12	7	50.2(1.4)	0.6(0.7)	1.8(0.9)	3.7(1.3)	8.3(1.1)	1.20	3.59	7.37	16.53
41	12	2	50.3(1.9)	0.4(0.7)	1.6(1.1)	3.1(1.2)	11.1(2.6)	0.80	3.18	6.16	22.07
42	2	1	51.3(0.0)	0.2(0.1)	1.5(0.4)	3.1(0.9)	6.7(0.0)	0.39	2.92	6.04	13.06
43	1	1	49.2(0.0)	0.6(0.0)	2.1(0.0)	3.3(0.0)	9.1(0.0)	1.22	4.27	6.71	18.50
44	2	0	50.1(0.1)	0.1(0.0)	0.9(0.1)	2.6(1.0)	0.0(0.0)	0.20	1.80	5.19	0.00

表 9-1-180　中国 12 城市按胎龄分类经产 AGA 新生儿身长在不同时期累积增长值及定基增长速度

胎龄分类	例数		3天内身长均值(SD)	累积增长均值(SD)(cm)				定基增长速度(%)			
	总例数	监测至2个月例数		1周	2周	4周	2个月	1周	2周	4周	2个月
早产	26	0	45.6(2.2)	0.5(0.7)	1.3(0.9)	3.4(1.5)	7.7(0.8)	1.10	2.85	7.46	16.89
足月产	52	19	49.8(1.6)	0.5(0.7)	1.9(1.0)	3.6(1.2)	8.5(1.2)	1.00	3.82	7.23	17.07
过期产	5	2	50.4(0.9)	0.2(0.2)	1.4(0.5)	2.9(0.7)	7.8(1.7)	0.40	2.78	5.75	15.48

表 9 - 1 - 181 中国 12 城市不同胎龄经产 AGA 新生儿身长在不同时期逐期增长值及环比增长速度

胎龄（周）	例数 总例数	例数 监测至2个月数	3天内身长均值（SD）	逐期增长均值（SD）（cm） 1周	逐期增长均值（SD）（cm） 2周	逐期增长均值（SD）（cm） 4周	逐期增长均值（SD）（cm） 2个月	环比增长速度（%） 1周	环比增长速度（%） 2周	环比增长速度（%） 4周	环比增长速度（%） 2个月
28	0	0	0.0(0.0)	0.0(0.0)	0.0(0.0)	0.0(0.0)	0.0(0.0)	0.00	0.00	0.00	0.00
29	0	0	0.0(0.0)	0.0(0.0)	0.0(0.0)	0.0(0.0)	0.0(0.0)	0.00	0.00	0.00	0.00
30	0	0	0.0(0.0)	0.0(0.0)	0.0(0.0)	0.0(0.0)	0.0(0.0)	0.00	0.00	0.00	0.00
31	1	0	41.9(0.0)	0.0(0.0)	0.6(0.0)	0.6(0.0)	0.0(0.0)	0.00	1.43	1.41	0.00
32	2	1	43.5(2.1)	0.4(0.2)	0.9(0.6)	2.6(1.2)	5.2(0.0)	0.92	2.05	5.80	10.97
33	4	3	42.8(2.7)	1.2(1.4)	0.8(0.6)	2.8(2.2)	2.8(1.1)	2.80	1.82	6.25	5.88
34	3	1	46.2(0.6)	0.1(0.1)	1.3(0.6)	1.6(0.8)	5.8(0.0)	0.22	2.81	3.36	11.79
35	9	2	46.4(1.3)	0.4(0.6)	0.8(0.5)	1.9(1.5)	4.6(0.1)	0.86	1.71	3.99	9.29
36	7	1	47.0(1.2)	0.5(0.5)	0.7(0.5)	2.2(1.3)	8.9(0.0)	1.06	1.47	4.56	17.66
37	8	3	48.5(2.2)	0.8(0.8)	1.2(0.9)	1.7(0.6)	5.1(1.5)	1.65	2.43	3.37	9.77
38	9	2	49.4(1.2)	0.3(0.5)	1.8(0.8)	1.4(1.0)	3.9(0.8)	0.61	3.62	2.72	7.37
39	11	5	50.2(0.8)	0.5(0.7)	1.5(0.8)	1.9(0.6)	3.9(1.8)	1.00	2.96	3.64	7.21
40	12	7	50.2(1.4)	0.6(0.7)	1.2(0.7)	1.9(0.7)	4.6(0.5)	1.20	2.36	3.65	8.53
41	12	2	50.3(1.9)	0.4(0.7)	1.2(1.0)	1.5(0.6)	8.0(1.8)	0.80	2.37	2.89	14.98
42	2	1	51.3(0.0)	0.2(0.1)	1.3(0.3)	1.6(0.6)	3.6(0.0)	0.39	2.52	3.03	6.62
43	1	1	49.2(0.0)	0.6(0.0)	1.5(0.0)	1.2(0.0)	5.8(0.0)	1.22	3.01	2.34	11.05
44	2	0	50.1(0.1)	0.1(0.0)	0.8(0.1)	1.7(0.8)	0.0(0.0)	0.20	1.59	3.33	0.00

表 9 - 1 - 182 中国 12 城市按胎龄分类经产 AGA 新生儿身长在不同时期逐期增长值及环比增长速度

胎龄分类	例数 总例数	例数 监测至2个月数	3天内身长均值（SD）	逐期增长均值（SD）（cm） 1周	逐期增长均值（SD）（cm） 2周	逐期增长均值（SD）（cm） 4周	逐期增长均值（SD）（cm） 2个月	环比增长速度（%） 1周	环比增长速度（%） 2周	环比增长速度（%） 2个月
早产	26	8	45.6(2.2)	0.5(0.7)	0.8(0.5)	2.1(1.4)	4.3(1.1)	1.10	1.74	4.48	8.78
足月产	52	19	49.8(1.6)	0.5(0.7)	1.4(0.8)	1.7(0.7)	4.9(1.2)	1.00	2.78	3.29	9.18
过期产	5	2	50.4(0.9)	0.2(0.2)	1.2(0.4)	1.5(0.6)	4.9(2.0)	0.40	2.37	2.90	9.19

表 9 - 1 - 183　　中国 12 城市不同胎龄 AGA 新生儿顶臀长在不同时期累积增长值及定基增长速度

胎龄(周)	例数		3天内顶臀长均值(SD)	累积增长均值(SD)(cm)				定基增长速度(%)			
	总例数	监测至2个月数		1周	2周	4周	2个月	1周	2周	4周	2个月
28	5	0	27.1(1.6)	-0.1(0.0)	1.0(1.1)	1.9(1.2)	0.0(0.0)	-0.37	3.69	7.01	0.00
29	4	0	28.5(1.7)	0.0(0.1)	0.7(0.3)	1.5(0.4)	0.0(0.0)	0.00	2.46	5.26	0.00
30	5	1	28.7(2.1)	0.1(0.3)	0.6(0.7)	1.7(0.8)	5.0(0.0)	0.35	2.09	5.92	17.42
31	8	3	30.1(1.5)	0.3(0.3)	1.0(0.6)	2.3(0.9)	5.5(1.1)	1.00	3.32	7.64	18.27
32	17	9	29.6(1.7)	0.1(0.3)	0.8(0.5)	2.2(1.0)	5.3(0.6)	0.34	2.70	7.43	17.91
33	23	12	29.8(1.8)	0.4(0.8)	1.2(0.9)	2.5(1.2)	5.1(1.2)	1.34	4.03	8.39	17.11
34	22	10	31.3(1.7)	0.0(0.4)	0.8(0.8)	2.1(1.0)	5.6(1.8)	0.00	2.56	6.71	17.89
35	57	26	31.6(1.2)	0.3(0.5)	1.1(0.6)	2.6(1.0)	5.5(1.6)	0.95	3.48	8.23	17.41
36	99	50	32.0(1.4)	0.2(0.5)	1.2(1.0)	2.9(0.1)	5.8(1.6)	0.63	3.75	9.06	18.12
37	155	81	32.8(1.4)	0.2(0.05)	1.2(1.0)	2.7(1.2)	5.9(2.1)	0.61	3.66	8.23	17.99
38	246	113	33.3(1.2)	0.2(0.5)	1.1(1.0)	2.6(1.3)	5.9(1.9)	0.60	3.30	7.81	17.72
39	354	157	33.6(1.3)	0.3(0.6)	1.2(1.0)	2.7(1.1)	5.6(1.5)	0.89	3.57	8.04	16.67
40	338	149	33.9(1.2)	0.3(0.7)	1.1(1.0)	2.6(1.2)	5.4(1.9)	0.88	3.24	7.67	15.93
41	248	110	34.1(1.3)	0.3(0.6)	1.3(0.9)	2.7(1.2)	5.2(1.6)	0.88	3.81	7.92	15.25
42	126	63	34.0(1.4)	0.2(0.6)	1.3(1.0)	2.7(1.3)	5.6(1.7)	0.59	3.82	7.94	16.47
43	30	17	33.9(1.1)	0.3(0.5)	1.2(0.7)	2.6(1.0)	5.7(1.2)	0.88	3.54	7.67	16.81
44	20	9	34.2(1.2)	0.1(0.1)	1.0(0.7)	2.4(0.8)	5.3(1.1)	0.29	2.92	7.02	15.50

表 9 - 1 - 184　　中国 12 城市按胎龄分类 AGA 新生儿顶臀长在不同时期逐期增长值及环比增长速度

胎龄分类	例数		3天内顶臀长均值(SD)	逐期增长均值(SD)(cm)				定基增长速度(%)			
	总例数	监测至2个月数		1周	2周	4周	2个月	1周	2周	4周	2个月
早产	240	111	31.2(1.8)	0.2(0.5)	1.0(0.8)	2.5(1.1)	5.7(1.5)	0.64	3.21	8.01	18.27
足月产	1314	610	33.6(1.3)	0.3(0.6)	1.2(1.0)	2.7(1.2)	5.6(1.8)	0.89	3.57	8.04	16.67
过期产	176	89	34.0(1.4)	0.2(0.5)	1.2(0.9)	2.7(1.2)	5.6(1.6)	0.59	3.53	7.94	16.47

表 9 - 1 - 185　　中国 12 城市不同胎龄 AGA 新生儿顶臀长在不同时期增长值及环比增长速度

胎龄(周)	例数		3天内顶臀长均值(SD)	逐期增长值(SD)(cm)				环比增长速度(%)			
	总例数	监测至2个月例数		1周	2周	4周	2个月	1周	2周	4周	2个月
28	5	0	27.1(1.6)	-0.1(0.0)	1.1(1.1)	0.9(0.1)	0.0(0.0)	-0.37	4.07	3.20	0.00
29	4	0	28.5(1.7)	0.0(0.1)	0.7(0.2)	0.8(0.1)	0.0(0.0)	0.00	2.46	2.74	0.00
30	5	1	28.7(2.1)	0.1(0.3)	0.5(0.5)	1.1(0.2)	3.3(0.0)	0.35	1.74	3.75	10.86
31	8	3	30.1(1.5)	0.3(0.3)	0.7(0.5)	1.3(0.5)	3.2(0.8)	1.00	2.30	4.18	9.88
32	17	9	29.6(1.7)	0.1(0.3)	0.7(0.4)	1.4(0.8)	3.1(0.9)	0.34	2.36	4.61	9.75
33	23	12	29.8(1.8)	0.4(0.8)	0.8(0.5)	1.3(0.9)	2.6(1.2)	1.34	2.65	4.19	8.05
34	22	10	31.3(1.7)	0.0(0.4)	0.8(0.7)	1.3(0.7)	3.5(1.6)	0.00	2.56	4.05	10.48
35	57	26	31.6(1.2)	0.3(0.5)	0.8(0.6)	1.5(0.8)	2.9(1.2)	0.95	2.51	4.59	8.48
36	99	50	32.0(1.4)	0.2(0.5)	1.0(1.0)	1.7(0.9)	2.9(1.2)	0.63	3.11	5.12	8.31
37	155	81	32.8(1.4)	0.2(0.5)	1.0(0.8)	1.5(0.8)	3.2(1.6)	0.61	3.03	4.41	9.01
38	246	113	33.3(1.2)	0.2(0.5)	0.9(0.9)	1.5(1.0)	3.3(1.6)	0.60	2.69	4.36	9.19
39	354	157	33.6(1.3)	0.3(0.6)	0.9(0.8)	1.5(0.8)	2.9(1.2)	0.89	2.65	4.31	7.99
40	338	149	33.9(1.2)	0.3(0.7)	0.8(0.8)	1.5(1.0)	2.8(1.7)	0.88	2.34	4.29	7.67
41	248	110	34.1(1.3)	0.3(0.6)	1.0(0.8)	1.4(0.9)	2.5(1.3)	0.88	2.91	3.95	6.79
42	126	63	34.0(1.4)	0.2(0.5)	1.1(1.0)	1.4(0.8)	2.9(1.4)	0.59	3.22	3.97	7.90
43	30	17	33.9(1.1)	0.3(0.5)	0.9(0.6)	1.4(1.0)	3.1(1.2)	0.88	2.63	3.99	8.49
44	20	9	34.2(1.2)	0.1(0.1)	0.9(0.6)	1.4(0.6)	2.9(0.9)	0.29	2.62	3.98	7.92

表 9 - 1 - 186　　中国 12 城市按胎龄分类 AGA 新生儿顶臀长在不同时期逐期增长值及环比增长速度

胎龄分类	例数		3天内顶臀长均值(SD)	逐期增长值(SD)(cm)				环比增长速度(%)			
	总例数	监测至2个月例数		1周	2周	4周	2个月	1周	2周	4周	2个月
早产	240	111	31.2(1.8)	0.2(0.5)	0.8(0.8)	1.5(0.8)	3.2(1.3)	0.64	2.55	4.66	9.50
足月产	1341	610	33.6(1.3)	0.3(0.6)	0.9(0.8)	1.5(0.9)	2.9(1.5)	0.89	2.65	4.31	7.99
过期产	176	89	34.0(1.4)	0.2(0.5)	1.0(0.9)	1.5(0.8)	2.9(1.3)	0.59	2.92	4.26	7.90

表 9 - 1 - 187　中国 12 城市不同胎龄 AGA 新生儿男性顶臀长在不同时期累积增长值及定基增长速度

胎龄（周）	例数		3天内顶臀长均值（SD）	累积增长均值（SD）（cm）				定基增长速度（%）			
	总例数	监测至2个月数		1周	2周	4周	2个月	1周	2周	4周	2个月
28	2	0	26.9(1.6)	-0.1(0.9)	0.5(0.3)	1.5(0.1)	0.0(0.0)	-0.37	1.86	5.58	0.00
29	2	0	29.3(1.1)	-0.1(0.1)	0.5(0.4)	1.3(0.4)	0.0(0.0)	-0.34	1.71	4.44	0.00
30	3	1	29.3(2.7)	0.2(0.3)	0.7(1.0)	1.8(1.0)	4.4(0.0)	0.68	2.39	6.14	15.02
31	5	2	30.4(1.1)	0.3(0.3)	0.9(0.7)	2.0(0.9)	5.7(1.6)	0.99	2.96	6.58	18.75
32	9	4	30.0(1.7)	0.0(0.3)	0.7(0.5)	2.0(1.0)	5.4(0.7)	0.00	2.33	6.67	18.00
33	12	7	29.7(1.7)	0.5(1.0)	1.3(1.1)	2.6(1.5)	5.1(1.4)	1.68	4.38	8.75	17.17
34	11	6	31.2(1.8)	0.1(0.3)	0.8(0.5)	2.3(0.7)	5.8(1.2)	0.32	2.56	7.37	18.59
35	32	13	31.7(1.1)	0.2(0.4)	1.0(0.6)	2.4(0.9)	5.7(1.6)	0.63	3.15	7.57	17.98
36	52	25	31.9(1.3)	0.2(0.4)	1.3(1.2)	3.0(1.1)	5.7(1.6)	0.63	4.08	9.40	17.87
37	88	46	32.9(1.4)	0.3(0.5)	1.3(0.8)	2.7(1.1)	5.9(2.1)	0.91	3.95	8.21	17.93
38	133	60	33.4(1.3)	0.3(0.6)	1.2(1.1)	2.7(1.3)	6.4(1.9)	0.90	3.59	8.08	19.16
39	181	81	33.7(1.3)	0.3(0.6)	1.2(1.0)	2.8(1.1)	5.9(1.5)	0.89	3.56	8.31	17.51
40	166	78	34.0(1.2)	0.3(0.7)	1.2(1.0)	2.7(1.3)	5.6(1.9)	0.88	3.53	7.94	16.47
41	109	50	34.2(1.3)	0.4(0.6)	1.4(0.9)	2.8(1.2)	5.2(1.4)	1.17	4.09	8.19	15.20
42	63	33	34.2(1.5)	0.1(0.5)	1.2(1.0)	2.6(1.3)	5.1(1.8)	0.29	3.51	7.60	14.91
43	17	11	34.3(1.1)	0.1(0.3)	1.0(0.6)	2.5(0.7)	5.4(1.4)	0.29	2.92	7.29	15.74
44	9	3	34.1(0.7)	0.1(0.1)	1.0(0.6)	2.5(0.6)	6.1(1.1)	0.29	2.93	7.33	17.89

表 9 - 1 - 188　中国 12 城按胎龄分类 AGA 新生儿男性顶臀长在不同时期累积增长值及定基增长速度

胎龄分类	例数		3天内顶臀长均值（SD）	累积增长均值（SD）（cm）				定基增长速度（%）			
	总例数	监测至2个月数		1周	2周	4周	2个月	1周	2周	4周	2个月
早产	128	58	31.2(1.7)	0.2(0.5)	1.1(1.0)	2.6(1.1)	5.7(1.5)	0.64	3.53	8.33	18.27
足月产	677	315	33.7(1.3)	0.3(0.6)	1.2(1.0)	2.7(1.2)	5.8(1.8)	0.89	3.56	8.01	17.21
过期产	89	47	34.2(1.4)	0.1(0.4)	1.1(0.9)	2.6(1.2)	5.2(1.6)	0.29	3.22	7.60	15.20

表 9-1-189　中国 12 城市不同胎龄 AGA 新生儿女性顶臀长在不同时期累积增长值及定基增长速度

胎龄(周)	例数		3天内顶臀长均值(SD)	累积增长均值(SD)(cm)				定基增长速度(%)			
	总例数	监测至2个月数		1周	2周	4周	2个月	1周	2周	4周	2个月
28	3	0	27.2(2.0)	-0.1(0.1)	1.3(1.4)	2.2(1.6)	0.0(0.0)	-0.37	4.78	8.09	0.00
29	2	0	27.6(2.3)	0.1(0.0)	0.9(0.1)	1.7(0.1)	0.9(0.0)	0.36	3.25	6.14	0.00
30	2	0	27.8(0.7)	-0.1(0.1)	0.6(0.1)	1.5(0.4)	0.0(0.0)	-0.36	2.16	5.40	0.00
31	3	1	29.7(2.3)	0.1(0.1)	1.2(0.4)	2.6(1.1)	4.9(0.0)	0.34	4.04	8.75	16.50
32	8	5	29.3(1.7)	0.0(0.2)	0.8(0.5)	2.2(1.1)	5.3(0.5)	0.00	2.73	7.51	18.09
33	11	5	30.0(2.0)	0.3(0.4)	1.1(0.5)	2.3(0.8)	5.2(0.7)	1.00	3.67	7.67	17.33
34	11	4	31.4(1.6)	-0.1(0.3)	0.8(1.0)	1.9(1.2)	5.3(2.3)	-0.32	2.55	6.05	16.88
35	25	13	31.5(1.3)	0.3(0.5)	1.1(0.6)	2.7(1.2)	5.2(1.6)	0.95	3.49	8.57	16.51
36	47	25	32.0(1.5)	0.3(0.6)	1.2(0.7)	2.8(1.1)	5.9(1.7)	0.94	3.75	8.75	18.44
37	67	35	32.6(1.4)	0.2(0.6)	1.2(1.2)	2.7(1.3)	5.9(2.2)	0.61	3.68	8.28	18.10
38	113	53	33.2(1.1)	0.1(0.4)	0.9(0.8)	2.5(1.3)	5.3(1.8)	0.30	2.71	7.53	15.96
39	173	76	33.5(1.2)	0.3(0.6)	1.2(1.0)	2.5(1.1)	5.2(1.4)	0.90	3.58	7.46	15.52
40	172	71	33.8(1.2)	0.2(0.8)	1.0(1.1)	2.5(1.2)	5.2(2.0)	0.59	2.96	7.40	15.38
41	139	60	34.0(1.3)	0.3(0.7)	1.2(0.9)	2.7(1.2)	5.3(1.7)	0.88	3.53	7.94	15.59
42	63	30	33.8(1.3)	0.4(0.7)	1.3(1.1)	2.8(1.3)	6.1(1.5)	1.18	3.85	8.28	18.05
43	13	6	33.5(0.9)	0.4(0.6)	1.4(0.7)	2.6(1.4)	6.0(0.6)	1.19	4.18	7.76	17.91
44	11	6	34.3(1.5)	0.0(0.1)	1.0(0.7)	2.4(0.9)	4.9(1.0)	0.00	2.92	7.00	14.29

表 9-1-190　中国 12 城市按胎龄分类 AGA 新生儿女性顶臀长在不同时期累积增长值及定基增长速度

胎龄分类	例数		3天内顶臀长均值(SD)	累积增长均值(SD)(cm)				定基增长速度(%)			
	总例数	监测至2个月数		1周	2周	4周	2个月	1周	2周	4周	2个月
早产	112	53	31.1(2.0)	0.2(0.5)	1.1(0.7)	2.5(1.1)	5.8(1.5)	0.64	3.54	8.04	18.65
足月产	664	295	33.5(1.3)	0.3(0.6)	1.2(1.0)	2.6(1.2)	5.3(1.8)	0.90	3.58	7.76	15.82
过期产	87	42	33.8(1.3)	0.3(0.6)	1.3(1.0)	2.7(1.3)	5.9(1.4)	0.89	3.85	7.99	17.46

表 9 - 1 - 191　中国 12 城市不同胎龄 AGA 新生儿男性顶臀长在不同时期逐期增长值及环比增长速度

胎龄（周）	例数		3天内顶臀长均值(SD)	逐期增长均值(SD)(cm)				环比增长速度(%)			
	总例数	监测至2个月数		1周	2周	4周	2个月	1周	2周	4周	2个月
28	2	0	26.9(1.6)	-0.1(0.0)	0.6(0.3)	1.0(0.1)	0.0(0.0)	-0.37	2.24	3.65	0.00
29	2	0	29.3(1.1)	-0.1(0.1)	0.6(0.3)	0.8(0.1)	0.0(0.0)	-0.34	2.05	2.68	0.00
30	3	1	29.3(2.7)	0.2(0.3)	0.5(0.7)	1.1(0.1)	2.6(0.0)	0.68	1.69	3.67	8.36
31	5	2	30.4(1.1)	0.3(0.3)	0.6(0.4)	1.1(0.4)	3.7(0.5)	0.99	1.95	3.51	11.42
32	9	4	30.0(1.7)	0.0(0.3)	0.7(0.3)	1.3(0.8)	3.4(1.1)	0.00	2.33	4.28	10.63
33	12	7	29.7(1.7)	0.5(1.0)	0.8(0.5)	1.3(1.2)	2.5(1.5)	1.68	2.65	4.19	7.74
34	11	6	31.2(1.8)	0.1(0.3)	0.7(0.3)	1.5(0.5)	3.5(1.0)	0.32	2.24	4.69	10.45
35	32	13	31.7(1.1)	0.2(0.4)	0.8(0.6)	1.4(0.7)	3.3(1.2)	0.63	2.51	4.28	9.68
36	52	25	31.9(1.3)	0.2(0.4)	1.1(1.2)	1.7(1.0)	2.7(1.3)	0.63	3.43	5.12	7.74
37	88	46	32.9(1.4)	0.3(0.5)	1.0(0.6)	1.4(0.7)	3.2(1.6)	0.91	3.01	4.09	8.99
38	133	60	33.4(1.3)	0.3(0.6)	0.9(0.9)	1.5(1.0)	3.7(1.8)	0.90	2.67	4.34	10.25
39	181	81	33.7(1.3)	0.3(0.6)	0.9(0.9)	1.6(0.9)	3.1(1.2)	0.89	2.65	4.58	8.49
40	166	78	34.0(1.2)	0.3(0.7)	0.9(0.8)	1.5(1.0)	2.9(1.6)	0.88	2.62	4.26	7.90
41	109	50	34.2(1.3)	0.4(0.6)	1.0(0.8)	1.4(0.9)	2.4(1.3)	1.17	2.89	3.93	6.49
42	63	33	34.2(1.5)	0.1(0.5)	1.1(1.0)	1.4(0.8)	2.5(1.4)	0.29	3.21	3.95	6.79
43	17	11	34.3(1.1)	0.1(0.3)	0.9(0.5)	1.5(0.8)	2.9(1.2)	0.29	2.62	4.25	7.88
44	9	3	34.1(0.7)	0.1(0.1)	0.9(0.6)	1.5(0.6)	3.6(1.0)	0.29	2.63	4.27	9.84

表 9 - 1 - 192　中国 12 城市按胎龄分类 AGA 新生儿男性顶臀长在不同时期逐期增长值及环比增长速度

胎龄分类	例数		3天内顶臀长均值(SD)	逐期增长均值(SD)(cm)				环比增长速度(%)			
	总例数	监测至2个月数		1周	2周	4周	2个月	1周	2周	4周	2个月
早产	128	58	31.2(1.7)	0.2(0.5)	0.9(0.9)	1.5(0.9)	3.1(1.4)	0.64	2.87	4.64	9.17
足月产	677	315	33.7(1.3)	0.3(0.6)	0.9(0.8)	1.5(0.9)	3.1(1.5)	0.89	2.65	4.30	8.52
过期产	89	47	34.2(1.4)	0.1(0.4)	1.0(0.9)	1.5(0.8)	2.6(1.4)	0.29	2.92	4.25	7.07

表 9 - 1 - 193　　中国 12 城市不同胎龄 AGA 新生儿女性顶臀长在不同时期逐期增长值及环比增长速度

胎龄(周)	例数		3天内顶臀长均值(SD)	逐期增长均值(SD)(cm)				环比增长速度(%)			
	总例数	监测至2个月数		1周	2周	4周	2个月	1周	2周	4周	2个月
28	3	0	27.2(2.0)	-0.1(0.1)	1.4(1.4)	0.9(0.1)	0.0(0.0)	-0.37	5.17	3.16	0.00
29	2	0	27.6(2.3)	0.1(0.0)	0.8(0.1)	0.8(0.1)	0.0(0.0)	0.36	2.88	2.80	0.00
30	2	0	27.8(0.7)	-0.1(0.1)	0.7(0.0)	0.9(0.2)	0.0(0.0)	-0.36	2.53	3.17	0.00
31	3	1	29.7(2.3)	0.1(0.1)	1.1(0.5)	1.4(0.8)	2.3(0.0)	0.34	3.69	4.53	7.12
32	8	5	29.3(1.7)	0.0(0.2)	0.8(0.5)	1.4(0.8)	3.1(0.8)	0.00	2.73	4.65	9.84
33	11	5	30.0(2.0)	0.3(0.4)	0.8(0.5)	1.2(0.5)	2.9(0.4)	1.00	2.64	3.86	8.98
34	11	4	31.4(1.6)	-0.1(0.3)	0.9(1.0)	1.1(0.9)	3.4(1.8)	-0.32	2.88	3.42	10.21
35	25	13	31.5(1.3)	0.3(0.5)	0.8(0.6)	1.6(0.9)	2.5(1.2)	0.95	2.52	4.91	7.31
36	47	25	32.0(1.5)	0.3(0.6)	0.9(0.5)	1.6(0.9)	3.1(1.1)	0.94	2.79	4.82	8.91
37	67	35	32.6(1.4)	0.2(0.6)	1.0(0.9)	1.5(0.9)	3.2(1.6)	0.61	3.05	4.44	9.07
38	113	53	33.2(1.1)	0.1(0.4)	0.8(0.7)	1.6(1.1)	2.8(1.3)	0.30	2.40	4.69	7.80
39	173	76	33.5(1.2)	0.3(0.6)	0.9(0.8)	1.3(0.8)	2.7(1.1)	0.90	2.66	3.75	7.50
40	172	71	33.8(1.2)	0.2(0.8)	0.8(0.8)	1.5(1.0)	2.7(1.8)	0.59	2.35	4.31	7.44
41	139	60	34.0(1.3)	0.3(0.7)	0.9(0.7)	1.5(0.9)	2.6(1.3)	0.88	2.62	4.26	7.08
42	63	30	33.8(1.3)	0.4(0.7)	0.9(1.0)	1.5(0.8)	3.3(1.3)	1.18	2.63	4.27	9.02
43	43	6	33.5(0.9)	0.4(0.6)	1.0(0.6)	1.2(1.2)	3.4(1.0)	1.19	2.95	3.44	9.42
44	11	6	34.3(1.5)	0.0(0.1)	1.0(0.7)	1.4(0.6)	2.5(0.7)	0.00	2.92	3.97	6.81

表 9 - 1 - 194　　中国 12 城市按胎龄分类 AGA 新生儿女性顶臀长在不同时期逐期增长值及环比增长速度

胎龄分类	例数		3天内顶臀长均值(SD)	逐期增长均值(SD)(cm)				环比增长速度(%)			
	总例数	监测至2个月数		1周	2周	4周	2个月	1周	2周	4周	2个月
早产	112	53	31.1(2.0)	0.2(0.5)	0.9(0.6)	1.4(0.8)	3.3(1.1)	0.64	2.88	4.35	9.82
足月产	664	295	33.5(1.3)	0.3(0.6)	0.9(0.8)	1.4(0.9)	2.7(1.4)	0.90	2.66	4.03	7.48
过期产	87	42	33.8(1.3)	0.3(0.6)	1.0(0.9)	1.4(0.9)	3.2(1.2)	0.89	2.93	3.99	8.77

表 9-1-195　中国南方不同胎龄 AGA 新生儿顶臀长在不同时期累积增长值及定基增长速度

胎龄(周)	例数		3天内顶臀长均值(SD)	累积增长值(SD)(cm)				定基增长速度(%)			
	总例数	监测至2个月数		1周	2周	4周	2个月	1周	2周	4周	2个月
28	5	0	27.1(1.6)	-0.1(0.0)	1.0(1.1)	1.9(1.2)	0.0(0.0)	-0.37	3.69	7.01	0.00
29	4	0	28.5(1.7)	0.0(0.1)	0.7(0.3)	1.5(0.4)	0.0(0.0)	0.00	2.46	5.26	0.00
30	4	0	29.2(2.2)	-0.1(0.1)	0.3(0.5)	1.3(0.4)	0.0(0.0)	-0.34	1.03	4.45	0.00
31	6	1	30.6(1.4)	0.2(0.2)	0.8(0.5)	1.8(0.5)	4.9(0.0)	0.65	2.61	5.88	16.01
32	7	2	30.2(2.3)	0.0(0.2)	0.7(0.2)	2.0(1.0)	4.1(1.1)	0.00	2.32	6.62	13.58
33	15	6	30.2(2.1)	0.2(0.5)	0.8(0.4)	2.1(1.1)	4.3(1.1)	0.66	2.65	6.95	14.24
34	17	6	31.6(1.7)	-0.1(0.3)	0.6(0.8)	2.0(1.1)	5.0(1.9)	-0.32	1.90	6.33	15.82
35	41	11	31.9(1.1)	0.2(0.5)	1.0(0.5)	2.4(1.0)	5.2(1.1)	0.63	3.13	7.52	16.30
36	74	33	32.1(1.5)	0.2(0.4)	1.2(1.0)	2.8(1.1)	5.1(1.5)	0.62	3.74	8.72	15.89
37	107	49	32.8(1.5)	0.2(0.5)	1.2(1.0)	2.4(1.1)	5.2(1.5)	0.61	3.66	7.32	15.85
38	158	62	33.2(1.2)	0.3(0.6)	1.1(1.1)	2.5(1.3)	5.4(1.2)	0.90	3.31	7.53	16.27
39	218	95	33.6(1.3)	0.2(0.5)	1.1(1.0)	2.5(1.1)	5.3(1.4)	0.60	3.27	7.44	15.77
40	202	92	33.8(1.2)	0.3(0.8)	1.1(1.0)	2.4(1.2)	5.2(1.8)	0.89	3.25	7.10	15.38
41	143	63	34.1(1.3)	0.4(0.6)	1.2(0.9)	2.6(1.2)	4.8(1.4)	1.17	3.52	7.62	14.08
42	74	27	34.1(1.6)	0.2(0.6)	1.2(1.2)	2.7(1.4)	4.8(1.9)	0.59	3.52	7.92	14.08
43	19	10	34.1(1.1)	0.1(0.3)	0.9(0.5)	2.4(0.8)	5.6(1.3)	0.29	2.64	7.04	16.42
44	14	5	34.5(1.3)	0.0(0.1)	0.9(0.6)	2.4(0.8)	5.0(0.6)	0.00	2.61	6.96	14.49

表 9-1-196　中国南方按胎龄分类 AGA 新生儿顶臀长在不同时期累积增长值及定基增长速度

胎龄分类	例数		3天内顶臀长均值(SD)	累积增长值(SD)(cm)				定基增长速度(%)			
	总例数	监测至2个月数		1周	2周	4周	2个月	1周	2周	4周	2个月
早产	173	59	31.4(1.9)	0.1(0.4)	1.0(0.8)	2.4(1.1)	5.3(1.4)	0.32	3.18	7.64	16.88
足月产	828	361	33.6(1.3)	0.2(0.6)	1.1(1.0)	2.4(1.2)	5.2(1.5)	0.60	3.23	7.14	15.48
过期产	107	42	34.1(1.5)	0.2(0.5)	1.1(1.0)	2.6(1.3)	5.1(1.7)	0.59	3.23	7.62	14.96

表 9-1-197　　中国南方不同胎龄 AGA 新生儿顶臀长在不同时期逐期增长值及环比增长速度

胎龄（周）	例数		3天内顶臀长均值(SD)	逐期增长均值(SD)(cm)				环比增长速度（%）			
	总例数	监测至2个月例数		1周	2周	4周	2个月	1周	2周	4周	2个月
28	5	0	27.1(1.6)	-0.1(0.0)	1.1(1.1)	0.9(0.1)	0.0(0.0)	-0.37	4.07	3.20	0.00
29	4	0	28.5(1.7)	0.0(0.1)	0.7(0.2)	0.8(0.1)	0.0(0.0)	0.00	2.46	2.74	0.00
30	4	0	29.2(2.2)	-0.1(0.1)	0.4(0.5)	1.0(0.2)	0.0(0.0)	-0.34	1.37	3.39	0.00
31	6	1	30.6(1.4)	0.2(0.2)	0.6(0.5)	1.0(0.1)	3.1(0.0)	0.65	1.95	3.18	9.57
32	7	2	30.2(2.3)	0.0(0.2)	0.7(0.4)	1.3(0.9)	2.1(1.1)	0.00	2.32	4.21	6.52
33	15	6	30.2(2.1)	0.2(0.5)	0.6(0.5)	1.3(0.9)	2.2(1.3)	0.66	1.97	4.19	6.81
34	17	6	31.6(1.7)	-0.1(0.3)	0.7(0.8)	1.4(0.8)	3.0(1.5)	-0.32	2.22	4.35	8.93
35	41	11	31.9(1.1)	0.2(0.5)	0.8(0.6)	1.4(0.8)	2.8(1.0)	0.63	2.49	4.26	8.16
36	74	33	32.1(1.5)	0.2(0.4)	1.0(1.0)	1.6(0.9)	2.3(1.1)	0.62	3.10	4.80	6.59
37	107	49	32.8(1.4)	0.2(0.5)	1.0(0.8)	1.2(0.7)	2.8(1.4)	0.61	3.03	3.53	7.95
38	158	62	33.2(1.2)	0.3(0.6)	0.8(1.0)	1.4(1.0)	2.9(1.1)	0.90	2.39	4.08	8.12
39	218	95	33.6(1.3)	0.2(0.5)	0.9(0.9)	1.4(0.8)	2.8(1.2)	0.60	2.66	4.03	7.76
40	202	92	33.8(1.2)	0.3(0.8)	0.8(0.8)	1.3(1.0)	2.8(1.6)	0.89	2.35	3.72	7.73
41	143	63	34.1(1.3)	0.4(0.6)	0.8(0.7)	1.4(0.8)	2.2(1.2)	1.17	2.32	3.97	5.99
42	74	27	34.1(1.6)	0.2(0.6)	1.0(1.1)	1.5(0.8)	2.1(1.3)	0.59	2.92	4.25	5.71
43	19	10	34.1(1.1)	0.1(0.3)	0.8(0.5)	1.5(0.7)	3.2(1.3)	0.29	2.34	4.29	8.77
44	14	5	34.5(1.3)	0.0(0.1)	0.9(0.6)	1.5(0.6)	2.6(0.6)	0.00	2.61	4.24	7.05

表 9-1-198　　中国南方按胎龄分类 AGA 新生儿顶臀长在不同时期逐期增长值及环比增长速度

胎龄分类	例数		3天内顶臀长均值(SD)	逐期增长均值(SD)(cm)				环比增长速度（%）			
	总例数	监测至2个月例数		1周	2周	4周	2个月	1周	2周	4周	2个月
早产	173	59	31.4(1.9)	0.1(0.4)	0.9(0.8)	1.4(0.8)	2.9(1.1)	0.32	2.86	4.32	8.58
足月产	828	361	33.6(1.3)	0.2(0.6)	0.9(0.9)	1.3(0.9)	2.8(1.3)	0.60	2.66	3.75	7.78
过期产	107	42	34.1(1.5)	0.2(0.5)	0.9(0.1)	1.5(0.8)	2.5(1.3)	0.59	2.62	4.26	6.81

表 9-1-199　中国北方不同胎龄 AGA 新生儿顶臀长在不同时期累积增长值及定基增长速度

胎龄(周)	例数		3天内顶臀长均值(SD)	累积增长均值(SD)(cm)				定基增长速度(%)			
	总例数	监测至2个月例数		1周	2周	4周	2个月	1周	2周	4周	2个月
28	0	0	0.0(0.0)	0.0(0.0)	0.0(0.0)	0.0(0.0)	0.0(0.0)	0.00	0.00	0.00	0.00
29	0	0	0.0(0.0)	0.0(0.0)	0.0(0.0)	0.0(0.0)	0.0(0.0)	0.00	0.00	0.00	0.00
30	1	1	27.0(0.0)	0.5(0.0)	1.6(0.0)	2.8(0.0)	6.7(0.0)	1.85	5.93	10.37	24.81
31	2	2	28.6(0.5)	0.4(0.4)	1.6(0.3)	3.6(0.1)	7.0(1.0)	1.39	5.57	12.54	24.39
32	10	7	29.3(1.1)	0.0(0.3)	0.8(0.6)	2.1(1.0)	5.8(0.6)	0.00	2.73	7.17	19.80
33	8	6	29.2(0.9)	0.8(1.1)	1.8(1.2)	3.2(1.1)	6.2(1.0)	2.74	6.16	10.96	21.23
34	5	4	30.3(0.9)	0.3(0.4)	1.3(0.6)	2.6(0.6)	7.1(1.5)	0.99	4.29	8.58	23.43
35	16	15	30.8(0.9)	0.4(0.4)	1.3(0.7)	2.9(0.9)	6.3(1.7)	1.30	4.22	9.42	20.45
36	25	17	31.5(1.3)	0.5(0.6)	1.2(1.0)	3.3(1.1)	7.2(1.3)	1.59	3.81	10.48	22.86
37	48	32	32.7(1.3)	0.3(0.5)	1.4(0.9)	3.2(1.3)	7.0(2.2)	0.92	4.28	9.79	21.41
38	88	51	33.4(1.3)	0.3(0.4)	1.1(0.8)	2.9(1.2)	6.5(2.4)	0.90	3.29	8.68	19.46
39	136	62	33.7(1.2)	0.4(0.6)	1.4(0.9)	2.9(1.1)	5.9(1.5)	1.19	4.15	8.61	17.51
40	136	57	34.0(1.1)	0.3(0.7)	1.2(1.0)	2.8(1.2)	5.9(2.0)	0.88	3.53	8.24	17.35
41	105	47	34.1(1.3)	0.3(0.7)	1.3(0.8)	2.9(1.3)	5.8(1.6)	0.88	3.81	8.50	17.01
42	52	36	33.9(1.2)	0.3(0.5)	1.3(0.8)	2.7(1.1)	6.1(1.4)	0.88	3.83	7.96	17.99
43	11	7	33.6(1.0)	0.5(0.6)	1.7(0.7)	2.8(1.4)	5.9(1.1)	1.49	5.06	8.33	17.56
44	6	4	33.7(0.8)	0.1(0.1)	1.2(0.7)	2.3(0.9)	5.9(0.9)	0.30	3.56	6.82	17.51

表 9-1-200　中国北方按胎龄分类 AGA 新生儿顶臀长在不同时期累积增长值及定基增长速度

胎龄分类	例数		3天内顶臀长均值(SD)	累积增长均值(SD)(cm)				定基增长速度(%)			
	总例数	监测至2个月例数		1周	2周	4周	2个月	1周	2周	4周	2个月
早产	67	52	30.5(1.5)	0.4(0.6)	1.2(0.9)	2.9(1.0)	6.6(1.3)	1.31	3.93	9.51	21.64
足月产	513	249	33.7(1.3)	0.4(0.6)	1.3(0.9)	2.9(1.2)	6.1(2.0)	1.19	3.86	8.61	18.10
过期产	69	47	33.8(1.1)	0.4(0.5)	1.4(0.7)	2.7(1.1)	6.1(1.3)	1.18	4.14	7.99	18.05

表 9-1-201　中国北方不同胎龄 AGA 新生儿顶臀长在不同时期增长值及环比增长速度

胎龄(周)	例数		3天内顶臀长均值(SD)	逐期增长均值(SD)(cm)				环比增长速度(%)			
	总例数	监测至2个月例数		1周	2周	4周	2个月	1周	2周	4周	2个月
28	0	0	0.0(0.0)	0.0(0.0)	0.0(0.0)	0.0(0.0)	0.0(0.0)	0.00	0.00	0.00	0.00
29	0	0	0.0(0.0)	0.0(0.0)	0.0(0.0)	0.0(0.0)	0.0(0.0)	0.00	0.00	0.00	0.00
30	1	1	27.0(0.0)	0.5(0.0)	1.1(0.0)	1.2(0.0)	3.9(0.0)	1.85	4.00	4.20	13.09
31	2	2	28.6(0.5)	0.4(0.4)	1.2(0.1)	2.0(0.4)	3.4(1.1)	1.39	4.12	6.60	10.53
32	10	7	29.3(1.1)	0.0(0.3)	0.8(0.4)	1.3(0.7)	3.7(0.9)	0.00	2.73	4.32	11.78
33	8	6	29.2(0.9)	0.8(1.1)	1.0(0.4)	1.4(0.8)	3.0(1.2)	2.74	3.33	4.52	9.26
34	5	4	30.3(0.9)	0.3(0.4)	1.0(0.5)	1.3(0.2)	4.5(1.2)	0.99	3.27	4.11	13.68
35	16	15	30.8(0.9)	0.4(0.4)	0.9(0.6)	1.6(0.7)	3.4(1.3)	1.30	2.88	4.98	10.09
36	25	17	31.5(1.3)	0.5(0.6)	0.7(0.7)	2.1(0.9)	3.9(1.0)	1.59	2.19	6.42	11.21
37	48	32	32.7(1.3)	0.3(0.5)	1.1(0.7)	1.8(0.9)	3.8(1.5)	0.92	3.33	5.28	10.58
38	88	51	33.4(1.3)	0.3(0.4)	0.8(0.6)	1.8(0.9)	3.6(1.9)	0.90	2.37	5.22	9.92
39	136	62	33.7(1.2)	0.4(0.6)	1.0(0.7)	1.5(0.9)	3.0(1.0)	1.19	2.93	4.27	8.20
40	136	57	34.0(1.1)	0.3(0.7)	0.9(0.8)	1.6(1.0)	3.1(1.7)	0.88	2.62	4.55	8.42
41	105	47	34.1(1.3)	0.3(0.7)	1.0(0.8)	1.6(0.9)	2.9(1.2)	0.88	2.91	4.52	7.84
42	52	36	33.9(1.2)	0.3(0.5)	1.0(0.7)	1.4(0.8)	3.4(1.2)	0.88	2.92	3.98	9.29
43	11	7	33.6(1.0)	0.5(0.6)	1.2(0.7)	1.1(1.3)	3.1(1.0)	1.49	3.52	3.12	8.52
44	6	4	33.7(0.8)	0.1(0.1)	1.1(0.6)	1.1(0.4)	3.6(0.7)	0.30	3.25	3.15	10.00

表 9-1-202　中国北方按胎龄分类 AGA 新生儿顶臀长在不同时期逐期增长值及环比增长速度

胎龄分类	例数		3天内顶臀长均值(SD)	逐期增长均值(SD)(cm)				环比增长速度(%)			
	总例数	监测至2个月例数		1周	2周	4周	2个月	1周	2周	4周	2个月
早产	67	52	30.5(1.5)	0.4(0.6)	0.8(0.6)	1.7(0.8)	3.7(1.3)	1.31	2.59	5.36	11.08
足月产	531	249	33.7(1.3)	0.4(0.6)	0.9(0.7)	1.6(0.9)	3.2(1.5)	1.19	2.64	4.57	8.74
过期产	69	47	33.8(1.1)	0.4(0.5)	1.0(0.7)	1.3(0.8)	3.4(1.1)	1.18	2.92	3.69	9.32

表 9 - 1 - 203　中国 12 城市不同胎龄初产 AGA 新生儿顶臀长在不同时期累积增长值及定基增长速度

胎龄（周）	例数		3天内顶臀长均值(SD)	累积增长均值(SD)(cm)				定基增长速度（%）			
	总例数	监测至2个月数		1周	2周	4周	2个月	1周	2周	4周	2个月
28	5	0	27.1(1.6)	-0.1(0.0)	1.0(1.1)	1.9(1.2)	0.0(0.0)	-0.37	3.69	7.01	0.00
29	4	0	28.5(1.7)	0.0(0.1)	0.7(0.3)	1.5(0.4)	0.0(0.0)	0.00	2.46	5.26	0.00
30	5	1	28.7(2.1)	0.1(0.3)	0.6(0.7)	1.7(0.8)	5.0(0.0)	0.35	2.09	5.92	17.42
31	7	3	29.8(1.3)	0.3(0.3)	1.1(0.6)	2.4(1.0)	5.8(1.1)	1.01	3.69	8.05	19.46
32	15	8	29.7(1.8)	0.0(0.3)	0.8(0.4)	2.0(1.0)	5.2(0.7)	0.00	2.69	6.73	17.51
33	19	9	29.8(1.8)	0.4(0.9)	1.3(0.9)	2.4(1.2)	5.3(1.4)	1.34	4.36	8.05	17.79
34	19	9	31.1(1.6)	0.0(0.3)	0.9(0.7)	2.2(0.9)	5.7(1.9)	0.00	2.89	7.07	18.33
35	48	24	31.5(1.2)	0.3(0.5)	1.2(0.6)	2.7(1.1)	5.6(1.6)	0.95	3.81	8.57	17.78
36	92	49	32.0(1.4)	0.2(0.4)	1.2(1.0)	2.9(1.1)	5.7(1.6)	0.63	3.75	9.06	17.81
37	147	78	32.8(1.4)	0.2(0.5)	1.2(1.0)	2.7(1.2)	5.9(2.1)	0.61	3.66	8.23	17.99
38	237	111	33.3(1.2)	0.2(0.5)	1.1(1.0)	2.6(1.3)	5.9(1.9)	0.60	3.30	7.81	17.72
39	343	152	33.6(1.2)	0.3(0.6)	1.2(1.0)	2.7(1.1)	5.6(1.5)	0.89	3.57	8.04	16.67
40	326	142	33.9(1.2)	0.3(0.7)	1.1(1.0)	2.5(1.3)	5.4(2.0)	0.88	3.24	7.37	15.93
41	236	108	34.1(1.3)	0.3(0.6)	1.3(0.9)	2.7(1.2)	5.2(1.5)	0.88	3.81	7.92	15.25
42	124	62	34.0(1.4)	0.2(0.6)	1.2(1.0)	2.7(1.3)	5.6(1.7)	0.59	3.53	7.94	16.47
43	29	16	33.9(1.1)	0.3(0.5)	1.3(0.7)	2.6(1.0)	5.8(1.2)	0.88	3.83	7.67	17.11
44	18	9	34.3(1.2)	0.1(0.1)	1.0(0.7)	2.4(0.8)	5.2(1.1)	0.29	2.92	7.00	15.16

表 9 - 1 - 204　中国 12 城市按胎龄分类初产 AGA 新生儿顶臀长不同时期累积增长值及定基增长速度

胎龄分类	例数		3天内顶臀长均值(SD)	累积增长均值(SD)(cm)				定基增长速度（%）			
	总例数	监测至2个月数		1周	2周	4周	2个月	1周	2周	4周	2个月
早产	214	103	31.1(1.9)	0.2(0.5)	1.1(0.9)	2.6(1.1)	5.8(1.5)	0.64	3.54	8.36	18.65
足月产	1289	591	33.6(1.3)	0.3(0.6)	1.2(1.0)	2.7(1.2)	5.6(1.8)	0.89	3.57	8.04	16.67
过期产	171	87	34.0(1.4)	0.2(0.5)	1.2(0.9)	2.7(1.2)	5.6(1.6)	0.59	3.53	7.94	16.67

表 9 - 1 - 205　中国 12 城市不同胎龄初产 AGA 新生儿顶臀长在不同时期逐期增长值及环比增长速度

胎龄(周)	例数		3 天内顶臀长均值(SD)	逐期增长值均值(SD)(cm)				环比增长速度(%)			
	总例数	监测至2个月数		1周	2周	4周	2个月	1周	2周	4周	2个月
28	5	0	27.1(1.6)	-0.1(0.0)	1.1(1.1)	0.9(0.1)	0.0(0.0)	-0.37	4.07	3.20	0.00
29	4	0	28.5(1.7)	0.0(0.1)	0.7(0.2)	0.8(0.1)	0.0(0.0)	0.00	2.46	2.74	0.00
30	5	1	28.7(2.1)	0.1(0.3)	0.5(0.5)	1.1(0.2)	3.3(0.0)	0.35	1.74	3.75	10.86
31	7	3	29.8(1.3)	0.3(0.3)	0.8(0.5)	1.3(0.5)	3.4(0.8)	1.01	2.66	4.21	10.56
32	15	8	29.7(1.8)	0.0(0.3)	0.8(0.3)	1.2(0.8)	3.2(0.8)	0.00	2.69	3.93	10.09
33	19	9	29.8(1.8)	0.4(0.9)	0.9(0.5)	1.1(0.8)	2.9(1.1)	1.34	2.98	3.54	9.01
34	19	9	31.1(1.6)	0.0(0.3)	0.9(0.7)	1.3(0.7)	3.5(1.7)	0.00	2.89	4.06	10.51
35	48	24	31.5(1.2)	0.3(0.5)	0.9(0.6)	1.5(0.9)	2.9(1.2)	0.95	2.83	4.59	8.48
36	92	49	32.0(1.4)	0.2(0.4)	1.0(1.0)	1.7(0.9)	2.8(1.2)	0.63	3.11	5.12	8.02
37	147	78	32.8(1.4)	0.2(0.5)	1.0(0.8)	1.5(0.8)	3.2(1.6)	0.61	3.03	4.41	9.01
38	237	111	33.3(1.2)	0.2(0.5)	0.9(0.9)	1.5(1.0)	3.3(1.6)	0.60	2.69	4.30	9.19
39	343	152	33.6(1.2)	0.3(0.6)	0.9(0.8)	1.5(0.8)	2.9(1.2)	0.89	2.65	4.31	7.99
40	326	142	33.9(1.2)	0.3(0.7)	0.8(0.8)	1.4(1.0)	2.9(1.7)	0.88	2.34	4.00	7.97
41	236	108	34.1(1.3)	0.3(0.6)	1.0(0.8)	1.4(0.9)	2.5(1.3)	0.88	2.91	3.95	6.79
42	124	62	34.0(1.4)	0.2(0.6)	1.0(1.0)	1.5(0.8)	2.9(1.4)	0.59	2.92	4.26	7.90
43	29	16	33.9(1.1)	0.3(0.5)	1.0(0.6)	1.3(1.0)	3.2(1.2)	0.88	2.92	3.69	8.77
44	18	9	34.3(1.2)	0.1(0.1)	0.9(0.6)	1.4(0.6)	2.8(0.9)	0.29	2.62	3.97	7.63

表 9 - 1 - 206　中国 12 城市按胎龄分类初产 AGA 新生儿顶臀长在不同时期逐期增长值及环比增长速度

胎龄分类	例数		3 天内顶臀长均值(SD)	逐期增长值均值(SD)(cm)				环比增长速度(%)			
	总例数	监测至2个月数		1周	2周	4周	2个月	1周	2周	4周	2个月
早产	214	103	31.1(1.9)	0.2(0.5)	0.9(0.8)	1.5(0.9)	3.2(1.3)	0.64	2.88	4.66	9.50
足月产	1289	591	33.6(1.3)	0.3(0.6)	0.9(0.8)	1.5(0.9)	2.9(1.5)	0.89	2.65	4.31	7.99
过期产	171	87	34.0(1.4)	0.2(0.5)	1.0(0.9)	1.5(0.8)	2.9(1.3)	0.59	2.92	4.26	7.90

表 9-1-207　　中国 12 城市不同胎龄经产 AGA 新生儿顶臀长在不同时期累积增长值及定基增长速度

胎龄(周)	例数		3天内顶臀长均值(SD)	累积增长均值(SD)(cm)				定基增长速度(%)			
	总例数	监测至2个月例数		1周	2周	4周	2个月	1周	2周	4周	2个月
28	0	0	0.0(0.0)	0.0(0.0)	0.0(0.0)	0.0(0.0)	0.0(0.0)	0.00	0.00	0.00	0.00
29	0	0	0.0(0.0)	0.0(0.0)	0.0(0.0)	0.0(0.0)	0.0(0.0)	0.00	0.00	0.00	0.00
30	0	0	0.0(0.0)	0.0(0.0)	0.0(0.0)	0.0(0.0)	0.0(0.0)	0.00	0.00	0.00	0.00
31	1	0	32.3(0.0)	0.1(0.0)	0.7(0.0)	1.6(0.0)	0.0(0.0)	0.31	2.17	4.95	0.00
32	2	1	29.0(0.1)	0.2(0.1)	1.3(0.9)	2.8(1.0)	6.0(0.0)	0.69	4.48	9.66	20.60
33	4	3	30.0(2.2)	0.3(0.3)	0.9(0.4)	2.8(1.5)	4.5(0.3)	1.00	3.00	9.33	15.00
34	3	1	32.7(1.5)	-0.3(0.6)	0.1(1.0)	1.7(1.6)	4.8(0.0)	-0.92	0.31	5.20	14.68
35	9	2	32.0(0.8)	0.2(0.4)	0.8(0.4)	2.1(0.3)	4.3(0.5)	0.63	2.50	6.56	13.44
36	7	1	31.9(1.6)	0.6(1.0)	1.3(0.7)	2.8(1.0)	10.4(0.0)	1.88	4.08	8.78	32.60
37	8	3	33.2(1.3)	0.5(1.1)	1.2(1.1)	2.1(1.1)	5.5(0.9)	1.51	3.61	6.33	16.57
38	9	2	33.9(0.7)	0.2(0.5)	1.3(1.1)	2.5(1.9)	5.7(0.1)	0.59	3.83	7.37	16.81
39	11	5	34.3(1.6)	0.2(0.3)	0.9(1.1)	2.4(1.1)	4.1(0.7)	0.58	2.62	7.00	11.95
40	12	7	34.1(1.3)	0.4(0.4)	1.0(0.8)	2.5(1.0)	5.7(0.6)	1.17	2.93	7.33	16.72
41	12	2	34.9(1.6)	0.3(0.5)	1.1(0.7)	2.1(1.3)	6.5(5.0)	0.86	3.15	6.02	18.62
42	2	1	35.0(1.5)	0.0(0.1)	0.8(0.3)	2.4(0.4)	4.1(0.0)	0.00	2.28	6.84	11.68
43	1	1	33.6(0.0)	-0.1(0.0)	0.4(0.0)	1.6(0.0)	4.9(0.0)	-0.30	1.19	4.76	14.58
44	2	0	33.7(0.2)	0.0(0.1)	0.7(0.4)	2.3(1.0)	0.0(0.0)	0.00	2.08	6.82	0.00

表 9-1-208　　中国 12 城市按胎龄分类经产 AGA 新生儿顶臀长值及定基增长速度

胎龄分类	例数		3天内顶臀长均值(SD)	累积增长均值(SD)(cm)				定基增长速度(%)			
	总例数	监测至2个月例数		1周	2周	4周	2个月	1周	2周	4周	2个月
早产	26	8	31.5(1.6)	0.3(0.6)	0.9(0.6)	2.4(1.0)	4.8(1.1)	0.95	2.86	7.62	15.24
足月产	52	19	34.2(1.4)	0.3(0.6)	1.0(0.9)	2.3(1.2)	5.2(1.5)	0.88	2.92	6.73	15.20
过期产	5	2	34.2(1.1)	0.0(0.1)	0.7(0.3)	2.2(0.6)	1.7(0.2)	0.00	2.05	6.43	13.74

表 9－1－209　中国 12 城市不同胎龄经产 AGA 新生儿顶臀长在不同时期逐期增长值及环比增长速度

胎龄（周）	例数		3 天内顶臀长均值（SD）	逐期增长均值（SD）（cm）				环比增长速度（%）			
	总例数	监测至 2 个月数		1 周	2 周	4 周	2 个月	1 周	2 周	4 周	2 个月
28	0	0	0.0(0.0)	0.0(0.0)	0.0(0.0)	0.0(0.0)	0.0(0.0)	0.00	0.00	0.00	0.00
29	0	0	0.0(0.0)	0.0(0.0)	0.0(0.0)	0.0(0.0)	0.0(0.0)	0.00	0.00	0.00	0.00
30	0	0	0.0(0.0)	0.0(0.0)	0.0(0.0)	0.0(0.0)	0.0(0.0)	0.00	0.00	0.00	0.00
31	1	0	32.3(0.0)	0.1(0.0)	0.6(0.0)	0.9(0.0)	0.0(0.0)	0.31	1.85	2.73	0.00
32	2	1	29.0(0.1)	0.2(0.1)	1.1(0.8)	1.5(0.1)	3.2(0.0)	0.69	3.77	4.95	10.06
33	4	3	30.0(2.2)	0.3(0.3)	0.6(0.6)	1.9(1.1)	1.7(1.3)	1.00	1.98	6.15	5.18
34	3	1	32.7(1.5)	0.3(0.6)	0.4(0.5)	1.6(0.8)	3.1(0.0)	-0.92	1.23	4.88	9.01
35	9	2	32.0(0.8)	0.2(0.4)	0.6(0.5)	1.3(0.4)	2.2(0.4)	0.63	1.86	5.96	6.45
36	7	1	31.9(1.6)	0.6(1.0)	0.7(0.5)	1.5(0.9)	7.6(0.0)	1.88	2.15	4.52	21.90
37	8	3	33.2(1.3)	0.5(1.1)	0.7(0.6)	0.9(0.7)	3.4(0.8)	1.51	2.08	2.62	9.63
38	9	2	33.9(0.7)	0.2(0.5)	1.1(1.0)	1.2(1.1)	3.2(1.8)	0.59	3.23	3.41	8.79
39	11	5	34.3(1.6)	0.2(0.3)	0.7(0.9)	1.5(0.8)	1.7(1.8)	0.58	2.03	4.26	4.63
40	12	7	34.1(1.3)	0.1(0.4)	0.6(0.5)	1.5(0.9)	3.2(1.1)	1.17	1.74	4.27	8.74
41	12	2	34.9(1.6)	0.3(0.5)	0.8(0.6)	1.0(0.7)	4.4(2.2)	0.86	2.27	2.78	11.89
42	2	1	35.0(1.5)	0.0(0.1)	0.8(0.4)	1.6(0.7)	1.7(0.0)	0.00	2.28	4.46	4.53
43	1	1	33.6(0.0)	-0.1(0.0)	0.5(0.0)	1.2(0.0)	3.3(0.0)	-0.30	1.49	3.53	9.37
44	2	0	33.7(0.2)	0.0(0.1)	0.7(0.4)	1.6(0.2)	0.0(0.0)	2.08	2.08	4.65	0.00

表 9－1－210　中国 12 城市按胎龄分类经产 AGA 新生儿顶臀长在不同时期逐期增长值及环比增长速度

胎龄分类	例数		3 天内顶臀长均值（SD）	逐期增长均值（SD）（cm）				环比增长速度（%）			
	总例数	监测至 2 个月数		1 周	2 周	4 周	2 个月	1 周	2 周	4 周	2 个月
早产	26	8	31.5(1.6)	0.3(0.6)	0.6(0.5)	1.5(0.7)	2.4(1.2)	0.95	1.39	4.63	7.08
足月产	52	19	34.2(1.4)	0.3(0.6)	0.7(0.7)	1.3(0.8)	2.9(1.4)	0.88	2.03	3.69	7.95
过期产	5	2	34.2(1.1)	0.0(0.1)	0.7(0.3)	1.5(0.5)	2.5(0.6)	0.00	2.05	4.30	6.87

表 9-1-211　　中国 12 城市不同胎龄 AGA 新生儿头围在不同时期累积增长值及定基增长速度

胎龄（周）	例数		3天内头围均值（SD）	累积增长均值（SD）（cm）				定基增长速度（%）			
	总例数	监测至2个月例数		1周	2周	4周	2个月	1周	2周	4周	2个月
28	5	0	27.5(1.4)	0.0(0.1)	0.6(0.4)	1.3(0.8)	0.0(0.0)	0.00	2.18	4.73	0.00
29	4	0	28.9(1.4)	0.0(0.1)	0.6(0.2)	1.4(0.2)	0.0(0.0)	0.00	2.08	4.84	0.00
30	5	1	29.6(1.8)	0.0(0.0)	0.6(0.1)	1.6(0.4)	4.8(0.0)	0.00	2.03	5.41	16.22
31	8	3	29.9(0.8)	0.0(0.2)	0.7(0.5)	2.0(0.6)	5.0(1.1)	0.00	2.34	6.69	16.72
32	17	9	30.8(1.5)	-0.1(0.6)	0.7(0.6)	2.0(0.7)	4.3(0.7)	-0.32	2.27	6.49	13.96
33	23	12	30.7(1.6)	0.2(0.4)	0.9(0.7)	2.3(1.3)	4.4(0.8)	0.65	2.93	7.49	14.33
34	22	10	32.0(1.2)	0.0(0.4)	0.8(0.5)	2.2(0.9)	4.4(1.1)	0.00	2.50	6.88	13.75
35	57	26	32.2(1.0)	0.1(0.4)	0.9(0.5)	2.2(0.6)	4.5(0.9)	0.31	2.80	6.83	13.98
36	99	50	32.4(1.1)	0.1(0.4)	1.0(0.8)	2.5(1.0)	4.9(1.2)	0.31	3.09	7.72	15.12
37	155	81	33.4(1.2)	0.2(0.4)	1.1(0.7)	2.4(0.8)	4.7(0.9)	0.60	3.29	7.19	14.07
38	246	113	33.7(1.1)	0.2(0.5)	1.1(0.8)	2.3(0.9)	4.5(1.1)	0.59	3.26	6.82	13.35
39	354	157	34.0(1.1)	0.2(0.5)	1.2(0.7)	2.5(0.9)	4.5(1.0)	0.59	3.53	7.35	13.24
40	338	149	34.1(1.1)	0.3(0.5)	1.2(0.8)	2.4(0.9)	4.4(1.1)	0.88	3.52	7.04	12.90
41	248	110	34.2(1.0)	0.3(0.5)	1.3(0.7)	2.5(0.8)	4.4(1.2)	0.88	3.80	7.31	12.87
42	126	63	34.5(0.9)	0.2(0.5)	1.0(0.7)	2.4(0.9)	4.2(1.1)	0.58	2.90	6.96	12.17
43	30	17	34.1(0.9)	0.3(0.3)	0.9(0.4)	2.3(0.8)	4.5(0.6)	0.88	2.64	6.74	13.20
44	20	9	34.2(0.9)	0.2(0.3)	0.9(0.4)	2.2(0.7)	4.5(0.8)	0.58	2.63	6.43	13.16

表 9-1-212　　中国 12 城市按胎龄分类 AGA 新生儿头围在不同时期累积增长值及定基增长速度

胎龄分类	例数		3天内头围均值（SD）	累积增长均值（SD）（cm）				定基增长速度（%）			
	总例数	监测至2个月		1周	2周	4周	2个月	1周	2周	4周	2个月
早产	240	111	31.7(1.6)	0.1(0.4)	0.9(0.7)	2.3(0.9)	4.8(1.0)	0.32	2.84	7.26	15.14
足月产	1341	610	33.9(1.1)	0.3(0.5)	1.2(0.8)	2.5(0.9)	4.5(1.1)	0.88	3.54	7.37	13.27
过期产	176	89	34.4(0.9)	0.2(0.4)	1.0(0.6)	2.3(0.8)	4.3(1.0)	0.58	2.91	6.69	12.50

表 9－1－213　中国 12 城市不同胎龄 AGA 新生儿头围在不同时期逐期增长值及环比增长速度

胎龄(周)	例数		3 天内头围均值(SD)	逐期增长值(SD)(cm)				环比增长速度(%)			
	总例数	监测至 2 个月数		1 周	2 周	4 周	2 个月	1 周	2 周	4 周	2 个月
28	5	0	27.5(1.4)	0.0(0.1)	0.6(0.4)	0.7(0.4)	0.0(0.0)	0.00	2.18	2.49	0.00
29	4	0	28.9(1.4)	0.0(0.1)	0.6(0.1)	0.8(0.1)	0.0(0.0)	0.00	2.08	2.71	0.00
30	5	1	29.6(1.8)	0.0(0.0)	0.6(0.1)	1.0(0.3)	3.2(0.0)	0.00	2.03	3.31	10.26
31	8	3	29.9(0.8)	0.0(0.2)	0.7(0.5)	1.3(0.6)	3.0(1.1)	0.00	2.34	4.25	9.40
32	17	9	30.8(1.5)	−0.1(0.6)	0.8(0.6)	1.3(0.8)	2.3(0.4)	−0.32	2.61	4.13	7.01
33	23	12	30.7(1.6)	0.2(0.4)	0.7(0.5)	1.4(0.9)	2.1(0.6)	0.65	2.27	4.43	6.36
34	22	10	32.0(1.2)	0.0(0.4)	0.8(0.6)	1.4(0.7)	2.2(1.2)	0.00	2.50	4.27	6.43
35	57	26	32.2(1.0)	0.1(0.4)	0.8(0.5)	1.3(0.7)	2.3(0.6)	0.31	2.48	3.93	6.69
36	99	50	32.4(1.1)	0.1(0.4)	0.9(0.7)	1.5(0.6)	2.4(0.8)	0.31	2.77	4.49	6.88
37	155	81	33.4(1.2)	0.2(0.4)	0.9(0.6)	1.3(0.6)	2.3(0.6)	0.60	2.68	3.77	6.42
38	246	113	33.7(1.1)	0.2(0.5)	0.9(0.7)	1.2(0.6)	2.2(0.7)	0.59	2.65	3.45	6.11
39	354	157	34.0(1.1)	0.2(0.5)	1.0(0.7)	1.3(0.6)	2.0(0.6)	0.59	2.92	3.69	5.48
40	338	149	34.1(1.1)	0.3(0.5)	0.9(0.7)	1.2(0.7)	2.0(0.8)	0.88	2.62	3.40	5.48
41	248	110	34.2(1.0)	0.3(0.5)	1.0(0.7)	1.2(0.6)	1.9(0.9)	0.88	2.90	3.38	5.18
42	126	63	34.5(0.9)	0.2(0.5)	0.8(0.5)	1.4(0.8)	1.8(0.6)	0.58	2.31	3.94	4.88
43	30	17	34.1(0.9)	0.3(0.3)	0.6(0.5)	1.4(0.6)	2.2(0.6)	0.88	1.74	4.00	6.04
44	20	9	34.2(0.9)	0.2(0.3)	0.7(0.3)	1.3(0.6)	2.3(0.5)	0.58	2.03	3.70	6.32

表 9－1－214　中国 12 城市按胎龄分类 AGA 新生儿头围在不同时期逐期增长值及环比增长速度

胎龄分类	例数		3 天内头围均值(SD)	逐期增长值(SD)(cm)				环比增长速度(%)			
	总例数	监测至 2 个月数		1 周	2 周	4 周	2 个月	1 周	2 周	4 周	2 个月
早产	240	111	31.7(1.6)	0.1(0.4)	0.8(0.6)	1.4(0.7)	2.5(0.9)	0.32	2.52	4.29	7.35
足月产	1341	610	33.9(1.1)	0.3(0.5)	0.9(0.7)	1.3(0.6)	2.0(0.7)	0.88	2.63	3.70	5.49
过期产	176	89	34.4(0.9)	0.2(0.4)	0.8(0.5)	1.3(0.7)	2.0(0.6)	0.58	2.31	3.67	5.45

表 9-1-215　　　中国 12 城市不同胎龄 AGA 新生儿男性头围在不同时期累积增长值及定基增长速度

胎龄（周）	例数		3天内头围均值（SD）	累积增长值（SD）（cm）				定基增长速度（%）			
	总例数	监测至2个月数		1周	2周	4周	2个月	1周	2周	4周	2个月
28	2	0	27.2(1.3)	0.0(0.0)	0.6(0.3)	1.5(0.5)	0.0(0.0)	0.00	2.21	5.51	0.00
29	2	0	29.9(0.2)	0.0(0.1)	0.6(0.3)	1.3(0.2)	0.0(0.0)	0.00	2.01	4.85	0.00
30	3	1	30.7(1.0)	0.0(0.1)	0.6(0.1)	1.8(0.4)	3.7(.0.0)	0.00	1.95	5.86	12.05
31	5	0	29.7(0.9)	-0.1(0.3)	0.7(0.7)	2.2(0.7)	5.5(0.6)	-0.34	2.36	7.41	18.52
32	9	4	31.1(1.2)	-0.1(0.8)	0.8(0.5)	1.7(0.5)	4.2(0.3)	-0.32	2.57	5.47	13.50
33	12	7	31.0(1.7)	0.1(0.5)	0.8(0.9)	2.2(1.4)	4.4(0.5)	0.32	2.58	7.10	14.19
34	11	6	32.3(1.1)	0.2(0.2)	0.8(0.5)	2.3(0.9)	4.3(1.3)	0.62	2.48	7.12	13.31
35	32	13	32.3(1.0)	0.3(0.4)	1.1(0.5)	2.5(0.7)	5.0(1.0)	0.93	3.41	7.74	15.48
36	52	25	32.7(0.8)	0.1(0.4)	0.9(0.5)	2.4(0.7)	4.7(1.0)	0.31	2.75	7.34	14.37
37	88	46	33.7(1.2)	0.2(0.4)	1.1(0.7)	2.5(0.8)	4.8(0.9)	0.59	3.26	7.42	14.24
38	133	60	33.8(1.1)	0.3(0.6)	1.2(0.8)	2.6(1.0)	4.7(1.2)	0.89	3.55	7.69	13.91
39	181	81	34.2(1.0)	0.2(0.5)	1.2(0.7)	2.5(0.9)	4.6(1.0)	0.58	3.51	7.31	13.45
40	166	78	34.3(1.1)	0.3(0.6)	1.2(0.7)	2.5(0.8)	4.4(1.1)	0.87	3.50	7.29	12.83
41	109	50	34.4(1.0)	0.4(0.5)	1.4(0.8)	2.7(0.9)	4.7(1.3)	1.16	4.07	7.85	13.66
42	63	33	34.5(0.9)	0.2(0.5)	1.1(0.7)	2.6(0.9)	4.3(1.1)	0.58	3.19	7.54	12.46
43	17	11	34.5(0.7)	0.3(0.4)	0.9(0.3)	2.3(0.9)	4.5(0.6)	0.87	2.61	6.67	13.04
44	9	3	34.4(0.7)	0.3(0.3)	1.1(0.5)	2.3(0.5)	4.8(0.5)	0.87	3.20	6.69	13.95

表 9-1-216　　　中国 12 城市按胎龄分类 AGA 新生儿男性头围在不同时期累积增长值及定期增长速度

胎龄分类	例数		3天内头围均值（SD）	累积增长值（SD）（cm）				定基增长速度（%）			
	总例数	监测至2个月数		1周	2周	4周	2个月	1周	2周	4周	2个月
早产	128	58	32.0(1.4)	0.1(0.4)	0.9(0.6)	2.3(0.8)	4.8(0.9)	0.31	2.81	7.19	15.00
足月产	677	318	34.1(1.1)	0.3(0.5)	1.2(0.7)	2.5(0.9)	4.6(1.1)	0.88	3.52	7.33	13.49
过期产	89	47	34.5(0.9)	0.2(0.5)	1.0(0.6)	2.5(0.9)	4.4(1.0)	0.58	2.90	7.25	12.75

表 9 - 1 - 217　中国 12 城市不同胎龄 AGA 新生儿女性头围在不同时期累积增长值及定基增长速度

胎龄(周)	例数		3天内头围均值(SD)	累积增长均值(SD)(cm)				定基增长速度(%)			
	总例数	监测至2个月例数		1周	2周	4周	2个月	1周	2周	4周	2个月
28	3	0	27.7(1.6)	0.1(0.1)	0.6(0.5)	1.2(1.0)	0.0(0.0)	0.36	2.17	4.33	0.00
29	2	0	27.9(1.3)	0.0(0.0)	0.6(0.1)	1.4(0.3)	0.0(0.0)	0.00	2.15	5.02	0.00
30	2	0	27.9(1.1)	0.0(0.0)	0.6(0.0)	1.4(0.1)	0.0(0.0)	0.00	2.15	5.02	0.00
31	3	1	30.2(0.7)	0.2(0.1)	0.8(0.1)	1.6(0.1)	4.0(0.0)	0.66	2.65	5.30	13.25
32	8	5	30.4(1.8)	0.1(0.3)	0.6(0.6)	2.3(0.8)	4.5(0.9)	0.33	1.97	7.57	14.80
33	11	5	30.5(1.6)	0.1(0.2)	0.8(0.3)	2.4(1.2)	4.2(1.1)	0.33	2.62	7.87	13.77
34	11	4	31.7(1.4)	-0.1(0.6)	0.7(0.6)	2.0(1.0)	4.3(0.6)	-0.32	2.21	6.31	13.56
35	25	13	31.9(0.9)	0.1(0.3)	0.8(0.3)	2.1(0.6)	4.2(0.6)	0.31	2.51	6.58	13.17
36	47	25	32.0(1.3)	0.2(0.4)	1.2(1.2)	2.7(1.2)	5.2(1.3)	0.63	3.75	8.44	16.25
37	67	35	33.0(1.0)	0.2(0.4)	1.0(0.6)	2.4(0.7)	4.7(0.8)	0.61	3.03	7.27	14.24
38	113	53	33.5(1.2)	0.1(0.4)	1.0(0.8)	2.2(0.8)	4.3(0.9)	0.30	2.99	6.57	12.84
39	173	76	33.8(1.1)	0.2(0.5)	1.2(0.8)	2.4(0.9)	4.4(1.0)	0.59	3.55	7.10	13.02
40	172	71	33.8(1.0)	0.3(0.4)	1.2(0.8)	2.5(0.9)	4.4(1.2)	0.89	3.55	7.40	13.02
41	139	60	34.0(1.0)	0.3(0.6)	1.2(0.7)	2.3(0.8)	4.2(0.9)	0.88	3.53	6.76	12.35
42	63	30	34.5(0.9)	0.3(0.4)	0.9(0.6)	2.1(0.8)	4.0(1.0)	0.87	2.61	6.09	11.59
43	13	6	33.6(0.7)	0.2(0.2)	0.9(0.5)	2.3(0.8)	4.2(0.5)	0.60	2.68	6.85	12.50
44	11	6	34.0(1.1)	0.1(0.2)	0.8(0.4)	2.2(0.8)	4.4(1.0)	0.29	2.35	6.47	12.94

表 9 - 1 - 218　中国 12 城市按胎龄分类 AGA 新生儿女性头围在不同时期累积增长值及定基增长速度

胎龄分类	例数		3天内头围均值(SD)	累积增长均值(SD)(cm)				定基增长速度(%)			
	总例数	监测至2个月例数		1周	2周	4周	2个月	1周	2周	4周	2个月
早产	112	53	31.4(1.7)	0.1(0.4)	0.9(0.8)	2.3(1.0)	4.9(1.1)	0.32	2.87	7.32	15.61
足月产	664	295	33.7(1.1)	0.3(0.5)	1.2(0.8)	2.4(0.9)	4.4(1.0)	0.89	3.56	7.12	13.06
过期产	87	42	34.3(1.0)	0.2(0.4)	0.9(0.6)	2.2(0.8)	4.1(1.0)	0.58	2.62	6.41	11.95

表 9-1-219　　中国 12 城市不同胎龄 AGA 新生儿男性头围在不同时期逐期增长值及环比增长速度

胎龄(周)	例数		3 天内头围均值(*SD*)	逐期增长均值(*SD*)(cm)				环比增长速度(%)			
	总例数	监测至2个月数		1 周	2 周	4 周	2 个月	1 周	2 周	4 周	2 个月
28	2	0	27.2(1.3)	0.0(0.0)	0.6(0.3)	0.9(0.2)	0.0(0.0)	0.00	2.21	3.24	0.00
29	2	0	29.9(0.2)	0.0(0.1)	0.6(0.2)	0.7(0.1)	0.0(0.0)	0.00	2.01	2.30	0.00
30	3	1	30.7(1.0)	0.0(0.1)	0.6(0.1)	1.2(0.3)	1.9(0.0)	0.00	1.95	3.83	5.85
31	5	2	29.7(0.9)	−0.1(0.3)	0.8(0.6)	1.5(0.7)	3.3(1.4)	−0.34	2.70	4.93	10.34
32	9	4	31.1(1.2)	−0.1(0.8)	0.9(0.6)	0.9(0.5)	2.5(0.4)	−0.32	2.90	2.82	7.62
33	12	7	31.0(1.7)	0.1(0.5)	0.7(0.6)	1.4(0.8)	2.2(0.7)	0.32	2.25	4.40	6.63
34	11	6	32.3(1.1)	0.2(0.2)	0.6(0.5)	1.5(0.6)	2.0(1.1)	0.62	1.85	4.53	5.78
35	32	13	32.3(1.0)	0.3(0.4)	0.8(0.5)	1.4(0.7)	2.5(0.6)	0.93	2.45	4.19	7.18
36	52	25	32.7(0.8)	0.1(0.4)	0.8(0.4)	1.5(0.6)	2.3(0.9)	0.31	2.44	4.46	6.55
37	88	46	33.7(1.2)	0.2(0.4)	0.9(0.6)	1.4(0.6)	2.3(0.5)	0.59	2.65	4.02	6.35
38	133	60	33.8(1.1)	0.3(0.6)	0.9(0.7)	1.4(0.6)	2.1(0.7)	0.89	2.64	4.00	5.77
39	181	81	34.2(1.0)	0.2(0.5)	1.0(0.7)	1.3(0.6)	2.1(0.6)	0.58	2.91	3.67	5.72
40	166	78	34.3(1.1)	0.3(0.6)	0.9(0.6)	1.3(0.7)	1.9(0.9)	0.87	2.60	3.66	5.16
41	109	50	34.4(1.0)	0.4(0.5)	1.0(0.7)	1.3(0.6)	2.0(1.2)	1.16	2.87	3.63	5.39
42	63	33	34.5(0.9)	0.2(0.5)	0.9(0.5)	1.5(0.9)	1.7(0.5)	0.58	2.59	4.21	4.58
43	17	11	34.5(0.7)	0.3(0.4)	0.6(0.4)	1.4(0.7)	2.2(0.6)	0.87	1.72	3.95	5.98
44	9	3	34.4(0.7)	0.3(0.3)	0.8(0.2)	1.2(0.5)	2.5(0.2)	0.87	2.31	3.38	6.81

表 9-1-220　　中国 12 城市按胎龄分类 AGA 新生儿男性头围在不同时期逐期增长值及环比增长速度

胎龄分类	例数		3 天内头围均值(*SD*)	逐期增长均值(*SD*)(cm)				环比增长速度(%)			
	总例数	监测至2个月数		1 周	2 周	4 周	2 个月	1 周	2 周	4 周	2 个月
早产	128	58	32.0(1.4)	0.1(0.4)	0.8(0.5)	1.4(0.6)	2.5(0.9)	0.31	2.49	4.26	7.29
足月产	677	315	34.1(1.1)	0.3(0.5)	0.9(0.7)	1.3(0.6)	2.1(0.8)	0.88	2.62	3.68	5.74
过期产	89	47	34.5(0.9)	0.2(0.5)	0.8(0.5)	1.5(0.9)	1.9(0.5)	0.58	2.31	4.23	5.14

表 9 - 1 - 221　中国 12 城市不同胎龄 AGA 新生儿女性头围在不同时期逐期增长值及环比增长速度

胎龄(周)	例数		3 天内头围均值(SD)	逐期增长均值(SD)(cm)				环比增长速度(%)			
	总例数	监测至2个月例数		1周	2周	4周	2个月	1周	2周	4周	2个月
28	3	0	27.7(1.6)	0.1(0.1)	0.5(0.5)	0.6(0.5)	0.0(0.0)	0.36	1.80	2.12	0.00
29	2	0	27.9(1.3)	0.0(0.0)	0.6(0.1)	0.8(0.1)	0.0(0.0)	0.00	2.15	2.81	0.00
30	2	0	27.9(1.1)	0.0(0.0)	0.6(0.0)	0.8(0.1)	0.0(0.0)	0.00	2.15	2.81	0.00
31	3	1	30.2(0.7)	0.2(0.1)	0.6(0.1)	0.8(0.1)	2.4(0.0)	0.66	1.97	2.58	0.55
32	8	5	30.4(1.8)	0.1(0.3)	0.5(0.5)	1.7(0.9)	2.2(0.3)	0.33	1.64	5.48	7.73
33	11	5	30.5(1.6)	0.1(0.2)	0.7(0.3)	1.6(1.0)	1.8(0.6)	0.33	2.29	5.11	6.47
34	11	4	31.7(1.4)	-0.1(0.6)	0.8(0.7)	1.3(0.8)	2.3(1.4)	-0.32	2.53	4.01	5.82
35	25	13	31.9(0.9)	0.1(0.3)	0.7(0.4)	1.3(0.6)	2.1(0.7)	0.31	2.19	3.98	6.18
36	47	25	32.0(1.3)	0.2(0.4)	1.0(1.0)	1.5(0.6)	2.5(0.8)	0.63	3.11	4.52	6.20
37	67	35	33.0(1.0)	0.2(0.4)	0.8(0.5)	1.4(0.5)	2.3(0.7)	0.61	2.41	4.12	6.50
38	113	53	33.5(1.2)	0.1(0.4)	0.9(0.7)	1.2(0.6)	2.1(0.7)	0.30	2.68	3.48	5.88
39	173	76	33.8(1.1)	0.2(0.5)	1.0(0.7)	1.2(0.6)	2.0(0.6)	0.59	2.94	3.43	5.52
40	172	71	33.8(1.0)	0.3(0.4)	0.9(0.7)	1.3(0.7)	1.9(0.7)	0.89	2.64	3.71	5.23
41	139	60	34.0(1.0)	0.3(0.6)	0.9(0.6)	1.1(0.5)	1.9(0.6)	0.88	2.62	3.12	5.23
42	63	30	34.5(0.9)	0.3(0.4)	0.6(0.4)	1.2(0.5)	1.9(0.8)	0.87	1.72	3.39	5.19
43	13	6	33.6(0.7)	0.2(0.2)	0.7(0.5)	1.4(0.5)	1.9(0.6)	0.60	2.07	4.06	5.29
44	11	6	34.0(1.1)	0.1(0.2)	0.7(0.3)	1.4(0.7)	2.2(0.6)	0.29	2.05	4.02	6.08

表 9 - 1 - 222　中国 12 城市按胎龄分类 AGA 新生儿女性头围在不同时期逐期增长值及环比增长速度

胎龄分类	例数		3 天内头围均值(SD)	逐期增长均值(SD)(cm)				环比增长速度(%)			
	总例数	监测至2个月例数		1周	2周	4周	2个月	1周	2周	4周	2个月
早产	112	53	31.4(1.7)	0.1(0.4)	0.8(0.5)	1.4(0.7)	2.6(0.9)	0.32	2.54	4.33	7.72
足月产	664	295	33.7(1.1)	0.3(0.5)	0.9(0.7)	1.2(0.6)	2.0(0.6)	0.89	2.65	3.44	5.54
过期产	87	42	34.3(1.0)	0.2(0.4)	0.7(0.4)	1.3(0.5)	1.9(0.7)	0.58	2.03	3.69	5.21

表 9-1-223　中国南方不同胎龄 AGA 新生儿头围在不同时期累积增长值及定基增长速度

胎龄（周）	例数		3天内头围均值（SD）	累积增长均值（SD）（cm）				定基增长速度（%）			
	总例数	监测至2个月例数		1周	2周	4周	2个月	1周	2周	4周	2个月
28	5	0	27.5(1.4)	0.0(0.1)	0.6(0.4)	1.3(0.8)	0.0(0.0)	0.00	2.18	4.73	0.00
29	4	0	28.9(1.4)	0.0(0.1)	0.6(0.2)	1.4(0.2)	0.0(0.0)	0.00	2.08	4.84	0.00
30	4	0	29.4(2.0)	0.0(0.0)	0.6(0.1)	1.5(0.3)	0.0(0.0)	0.00	2.04	5.10	0.00
31	6	1	29.5(0.4)	0.0(0.2)	0.5(0.4)	1.8(0.3)	5.2(0.0)	0.00	1.69	6.10	17.63
32	7	2	30.3(1.9)	0.0(0.2)	0.4(0.4)	2.1(0.9)	3.5(1.5)	0.33	1.32	6.93	11.55
33	15	6	30.5(1.8)	0.1(0.2)	0.8(0.5)	2.4(1.4)	4.2(1.1)	0.00	2.62	7.87	13.77
34	17	6	31.9(1.4)	0.0(0.5)	0.7(0.5)	2.1(1.0)	4.6(1.3)	0.31	2.19	6.58	14.42
35	41	11	32.1(1.0)	0.1(0.4)	0.9(0.5)	2.3(0.6)	4.8(0.8)	0.31	2.80	7.17	14.95
36	74	33	32.2(1.0)	0.1(0.4)	1.2(0.8)	2.7(1.0)	4.9(1.2)	0.60	3.73	8.39	15.22
37	107	49	32.2(1.0)	0.2(0.4)	1.1(0.7)	2.5(0.8)	4.9(0.9)	0.31	3.31	7.53	14.76
38	158	62	33.5(1.0)	0.3(0.5)	1.2(0.9)	2.5(1.0)	4.7(1.0)	0.90	3.58	7.46	14.03
39	218	95	33.8(1.1)	0.3(0.5)	1.2(0.8)	2.5(0.9)	4.7(1.1)	0.89	3.55	7.40	13.91
40	202	92	33.9(1.0)	0.2(0.5)	1.2(0.7)	2.4(0.9)	4.5(1.2)	0.59	3.54	7.08	13.27
41	143	63	34.1(1.1)	0.3(0.6)	1.3(0.8)	2.5(0.9)	4.6(1.4)	0.88	3.81	7.33	13.49
42	74	27	34.4(0.9)	0.1(0.4)	0.9(0.6)	2.4(0.9)	4.4(1.4)	0.29	2.62	6.98	12.79
43	19	10	34.0(0.8)	0.2(0.3)	1.1(0.4)	2.5(0.8)	4.7(0.5)	0.59	3.24	7.35	13.82
44	14	5	34.1(1.0)	0.1(0.2)	0.8(0.3)	2.3(0.7)	4.4(1.1)	0.29	2.35	6.74	12.90

表 9-1-224　中国南方按胎龄分类 AGA 新生儿头围在不同时期累积增长值及定基增长速度

胎龄分类	例数		3天内头围均值（SD）	累积增长均值（SD）（cm）				定基增长速度（%）			
	总例数	监测至2个月例数		1周	2周	4周	2个月	1周	2周	4周	2个月
早产	173	59	31.6(1.7)	0.0(0.4)	0.9(0.7)	2.3(1.0)	5.0(1.1)	0.00	2.85	7.28	15.82
足月产	828	361	33.8(1.1)	0.2(0.5)	1.2(0.8)	2.4(0.9)	4.6(1.1)	0.59	3.55	7.10	13.61
过期产	107	42	34.3(0.9)	0.1(0.4)	0.9(0.6)	2.4(0.9)	4.4(1.2)	0.29	2.62	7.00	12.83

表 9 - 1 - 225　　中国南方不同胎龄 AGA 新生儿头围在不同时期逐期增长值及环比增长速度

胎龄（周）	例数		3天内头围均值（SD）	逐期增长均值（SD）（cm）				环比增长速度（%）			
	总例数	监测至2个月数		1周	2周	4周	2个月	1周	2周	4周	2个月
28	5	0	27.5(1.4)	0.0(0.1)	0.6(0.4)	0.7(0.4)	0.0(0.0)	0.00	2.18	2.49	0.00
29	4	0	28.9(1.4)	0.0(0.1)	0.6(0.1)	0.8(0.1)	0.0(0.0)	0.00	2.08	2.71	0.00
30	4	0	29.4(2.0)	0.0(0.0)	0.6(0.1)	0.9(0.2)	0.0(0.0)	0.00	2.04	3.00	0.00
31	6	1	29.5(0.4)	0.0(0.2)	0.5(0.3)	1.3(0.7)	3.4(0.0)	0.00	1.69	4.33	10.86
32	7	2	30.3(1.9)	0.0(0.2)	0.4(0.4)	1.7(1.1)	1.4(0.1)	0.00	1.32	5.54	4.32
33	15	6	30.5(1.8)	0.1(0.2)	0.7(0.4)	1.6(1.1)	1.8(0.8)	0.33	2.29	5.11	5.47
34	17	6	31.9(1.4)	0.0(0.5)	0.7(0.7)	1.4(0.8)	2.5(1.4)	0.00	2.19	4.29	7.35
35	41	11	32.1(1.0)	0.1(0.4)	0.8(0.5)	1.4(0.7)	2.5(0.6)	0.31	2.48	4.24	7.27
36	74	33	32.2(1.0)	0.1(0.4)	1.1(0.8)	1.5(0.6)	2.2(0.9)	0.31	3.41	4.49	6.30
37	107	49	33.2(1.0)	0.2(0.4)	0.9(0.6)	1.4(0.6)	2.4(0.6)	0.60	2.69	4.08	6.72
38	158	62	33.5(1.0)	0.3(0.5)	0.9(0.8)	1.3(0.6)	2.2(0.7)	0.90	2.66	3.75	6.11
39	218	95	33.8(1.1)	0.3(0.5)	0.9(0.8)	1.3(0.6)	2.2(0.6)	0.89	2.64	3.71	6.06
40	202	92	33.9(1.0)	0.2(0.5)	1.0(0.7)	1.2(0.7)	2.1(0.8)	0.59	2.93	3.42	5.79
41	143	63	34.1(1.1)	0.3(0.6)	1.0(0.8)	1.2(0.6)	2.1(1.1)	0.88	2.91	3.39	5.74
42	74	27	34.4(0.9)	0.1(0.4)	0.8(0.5)	1.5(0.9)	2.0(0.8)	0.29	2.32	4.25	5.43
43	19	10	34.0(0.8)	0.2(0.3)	0.9(0.4)	1.4(0.7)	2.2(0.7)	0.59	2.63	3.99	6.03
44	14	5	34.1(1.0)	0.1(0.2)	0.7(0.2)	1.5(0.7)	2.1(0.7)	0.29	2.05	4.30	5.77

表 9 - 1 - 226　　中国南方按胎龄分类 AGA 新生儿头围在不同时期逐期增长值及环比增长速度

胎龄分类	例数		3天内头围（SD）	逐期增长均值（SD）（cm）				环比增长速度（%）			
	总例数	监测至2个月数		1周	2周	4周	2个月	1周	2周	4周	2个月
早产	173	59	31.6(1.7)	0.0(0.4)	0.9(0.7)	1.4(0.7)	2.7(1.0)	0.00	2.85	4.31	7.96
足月产	828	361	33.8(1.1)	0.2(0.5)	1.0(0.7)	1.2(0.6)	2.2(0.8)	0.59	2.94	3.43	6.08
过期产	107	42	34.3(0.9)	0.1(0.4)	0.8(0.5)	1.5(0.8)	2.0(0.8)	0.29	2.33	4.26	5.45

表9-1-227　中国北方不同胎龄AGA新生儿头围在不同时期累积增长值及定基增长速度

胎龄(周)	例数		3天内头围均值(SD)	累积增长均值(SD)(cm)				定基增长速度(%)			
	总例数	监测至2个月数		1周	2周	4周	2个月	1周	2周	4周	2个月
28	0	0	0.0(0.0)	0.0(0.0)	0.0(0.0)	0.0(0.0)	0.0(0.0)	0.00	0.00	0.00	0.00
29	0	0	0.0(0.0)	0.0(0.0)	0.0(0.0)	0.0(0.0)	0.0(0.0)	0.00	0.00	0.00	0.00
30	1	1	30.2(0.0)	0.1(0.0)	0.7(0.0)	2.1(0.0)	4.2(0.0)	0.33	2.32	6.95	13.91
31	2	2	31.1(0.1)	0.2(0.1)	1.3(0.7)	2.5(1.1)	3.9(0.9)	0.64	4.18	8.04	12.54
32	10	7	31.2(1.1)	−0.1(0.8)	0.9(0.6)	1.9(0.5)	4.2(0.4)	−0.32	2.88	6.09	13.46
33	8	6	31.1(1.3)	0.3(0.6)	0.9(0.9)	2.2(1.0)	4.5(0.2)	0.96	2.89	7.07	14.47
34	5	4	32.3(0.7)	0.3(0.1)	1.0(0.5)	2.3(0.6)	3.9(0.3)	0.93	3.10	7.12	12.07
35	16	15	32.4(0.9)	0.2(0.4)	1.0(0.4)	2.1(0.7)	4.1(0.8)	0.62	3.09	6.48	12.65
36	25	17	32.7(1.1)	0.2(0.5)	0.9(0.6)	2.2(0.8)	4.8(0.9)	0.61	2.75	6.73	14.68
37	48	32	33.8(1.4)	0.2(0.3)	1.0(0.6)	2.4(0.7)	4.4(0.8)	0.59	2.96	7.10	13.02
38	88	51	33.9(1.3)	0.3(0.5)	1.1(0.7)	2.3(0.8)	4.2(1.0)	0.88	3.24	6.78	12.39
39	136	62	34.2(1.1)	0.4(0.5)	1.2(0.7)	2.5(0.8)	4.3(0.8)	1.17	3.51	7.31	12.57
40	136	57	34.3(1.1)	0.5(0.5)	1.2(0.8)	2.5(0.8)	4.3(0.9)	1.46	3.50	7.29	12.54
41	105	47	34.3(0.9)	0.4(0.5)	1.2(0.6)	2.4(0.8)	4.2(0.8)	1.17	3.50	7.00	12.24
42	52	36	34.6(1.0)	0.4(0.5)	1.2(0.7)	2.4(0.8)	4.0(0.7)	1.16	3.47	6.94	11.56
43	11	7	34.2(1.0)	0.4(0.4)	0.8(0.3)	2.1(0.7)	4.2(0.3)	1.17	2.34	6.14	12.28
44	6	4	34.5(0.8)	0.3(0.4)	1.0(0.7)	2.0(0.6)	4.4(0.4)	0.87	2.90	5.80	12.75

表9-1-228　中国北方按胎龄分类AGA新生儿头围在不同时期累积增长值及定基增长速度

胎龄分类	例数		3天内头围均值(SD)	累积增长均值(SD)(cm)				定基增长速度(%)			
	总例数	监测至2个月数		1周	2周	4周	2个月	1周	2周	4周	2个月
早产	67	52	32.1(1.2)	0.2(0.5)	0.9(0.6)	2.2(0.7)	4.4(0.7)	0.62	2.80	6.85	13.71
足月产	513	249	34.1(1.1)	0.4(0.5)	1.2(0.7)	2.5(0.8)	4.3(0.9)	1.17	3.52	7.33	12.61
过期产	69	47	34.6(1.0)	0.3(0.5)	1.0(0.7)	2.2(0.8)	4.0(0.6)	0.87	2.89	6.36	11.56

表 9-1-229　中国北方不同胎龄 AGA 新生儿头围在不同时期逐期增长值及环比增长速度

胎龄(周)	例数		3天内头围均值(SD)	逐期增长均值(SD)(cm)				环比增长速度(%)			
	总例数	监测至2个月数		1周	2周	4周	2个月	1周	2周	4周	2个月
28	0	0	0.0(0.0)	0.0(0.0)	0.0(0.0)	0.0(0.0)	0.0(0.0)	0.00	0.00	0.00	0.00
29	0	0	0.0(0.0)	0.0(0.0)	0.0(0.0)	0.0(0.0)	0.0(0.0)	0.00	0.00	0.00	0.00
30	1	1	30.2(0.0)	0.1(0.0)	0.6(0.0)	1.4(0.0)	2.1(0.0)	0.33	1.98	4.53	6.50
31	2	2	31.1(0.1)	0.2(0.1)	1.1(0.8)	1.2(0.4)	1.4(0.2)	0.64	3.51	3.70	4.17
32	4	4	32.0(0.3)	0.4(0.1)	0.8(0.4)	1.1(0.1)	1.6(0.3)	1.25	2.46	3.30	4.65
33	4	4	32.1(0.4)	0.3(0.1)	1.0(0.2)	1.2(0.3)	1.7(0.4)	0.93	3.09	3.59	4.91
34	3	3	32.6(0.2)	0.3(0.1)	1.0(0.4)	1.4(0.3)	1.2(0.2)	0.92	3.04	4.13	3.40
35	11	11	32.7(0.6)	0.2(0.1)	0.9(0.3)	1.2(0.4)	1.8(0.5)	0.61	2.74	3.55	5.14
36	12	11	33.4(1.0)	0.3(0.2)	0.8(0.2)	1.2(0.3)	2.2(0.3)	0.90	2.37	3.48	6.16
37	34	25	33.9(1.5)	0.3(0.2)	0.9(0.3)	1.3(0.5)	2.0(0.5)	0.88	2.63	3.70	5.49
38	54	29	34.2(1.4)	0.3(0.5)	0.8(0.5)	1.1(0.5)	2.1(0.5)	0.88	2.32	3.12	5.77
39	90	42	34.4(1.1)	0.4(0.5)	0.8(0.5)	1.3(0.6)	1.7(0.5)	1.16	2.30	3.65	4.61
40	88	34	34.4(1.1)	0.5(0.5)	0.7(0.6)	1.3(0.5)	1.7(0.6)	1.45	2.01	3.65	4.61
41	61	29	34.5(1.0)	0.4(0.5)	0.7(0.5)	1.3(0.5)	1.5(0.5)	1.16	2.01	3.65	4.07
42	39	29	34.8(0.9)	0.4(0.4)	0.7(0.4)	1.2(0.4)	1.6(0.3)	1.15	1.99	3.34	4.31
43	6	6	34.5(1.0)	0.3(0.1)	0.5(0.3)	1.2(0.2)	1.8(0.4)	0.87	1.44	3.40	4.93
44	2	2	35.1(0.9)	0.0(0.0)	0.6(0.0)	1.2(0.1)	1.8(0.1)	0.00	1.71	3.36	4.88

表 9-1-230　中国北方按胎龄分类 AGA 新生儿头围在不同时期逐期增长值及环比增长速度

胎龄分类	例数		3天内头围均值(SD)	逐期增长均值(SD)(cm)				环比增长速度(%)			
	总例数	监测至2个月数		1周	2周	4周	2个月	1周	2周	4周	2个月
早产	67	52	32.1(1.2)	0.2(0.5)	0.7(0.4)	1.3(0.5)	2.2(0.7)	0.62	2.17	3.94	6.41
足月产	513	249	34.1(1.1)	0.4(0.5)	0.8(0.6)	1.3(0.6)	1.8(0.6)	1.17	2.32	3.68	4.92
过期产	69	47	34.6(1.0)	0.3(0.5)	0.7(0.4)	1.2(0.4)	1.8(0.4)	0.87	2.01	3.37	4.89

表 9 - 1 - 231　　中国 12 城市不同胎龄初产 AGA 新生儿头围在不同时期累积增长值及定基增长速度

胎龄（周）	例数		3天内头围均值(SD)	累积增长均值(SD)(cm)				定基增长速度（%）			
	总例数	监测至2个月数		1周	2周	4周	2个月	1周	2周	4周	2个月
28	5	0	27.5(1.4)	0.0(0.1)	0.6(0.4)	1.3(0.8)	0.0(0.0)	0.00	2.18	4.73	0.00
29	4	0	28.9(1.4)	0.0(0.1)	0.6(0.2)	1.4(0.2)	0.0(0.0)	0.00	2.08	4.84	0.00
30	5	1	29.6(1.8)	0.0(0.0)	0.6(0.1)	1.6(0.4)	4.8(0.0)	0.00	2.03	5.41	16.22
31	7	3	29.9(0.9)	0.0(0.3)	0.7(0.6)	2.1(0.6)	5.0(1.1)	0.00	2.34	7.02	16.72
32	15	8	30.8(1.6)	-0.1(0.7)	0.6(0.5)	1.9(0.7)	4.1(0.7)	-0.32	1.95	6.17	13.31
33	19	9	30.8(1.6)	0.2(0.4)	0.9(0.7)	2.3(1.3)	4.8(0.9)	0.65	2.92	7.47	15.58
34	19	9	32.1(1.3)	0.0(0.5)	0.8(0.6)	2.1(1.0)	4.1(1.8)	0.00	2.49	6.54	12.77
35	48	24	32.3(0.9)	0.2(0.4)	1.0(0.6)	2.3(0.6)	4.5(0.8)	0.62	3.10	7.12	13.93
36	92	49	32.4(1.1)	0.1(0.4)	1.0(0.8)	2.5(1.0)	1.8(1.2)	0.31	3.09	7.72	14.81
37	147	78	33.4(1.2)	0.2(0.4)	1.1(0.6)	2.4(0.8)	4.7(0.9)	0.60	3.29	7.19	14.07
38	237	111	33.6(1.1)	0.3(0.5)	1.2(0.8)	2.4(0.9)	4.6(1.1)	0.89	3.57	7.14	13.69
39	343	152	34.0(1.1)	0.3(0.5)	1.2(0.7)	2.5(0.9)	4.5(1.0)	0.88	3.53	7.35	13.24
40	326	142	34.1(1.1)	0.3(0.5)	1.2(0.8)	2.4(0.9)	4.4(1.1)	0.88	3.52	7.04	12.90
41	236	108	34.2(1.0)	0.3(0.6)	1.3(0.8)	2.5(0.8)	4.4(1.2)	0.88	3.80	7.31	12.87
42	124	62	34.5(0.9)	0.2(0.5)	1.0(0.7)	2.4(0.9)	4.2(1.1)	0.58	2.90	6.96	12.17
43	29	16	34.1(0.9)	0.3(0.3)	0.9(0.4)	2.3(0.8)	4.5(0.5)	0.88	2.64	6.74	13.20
44	18	9	34.2(1.0)	0.2(0.3)	0.9(0.5)	2.4(0.7)	4.5(0.8)	0.88	2.63	6.43	13.16

表 9 - 1 - 232　　中国 12 城市按胎龄分类初产 AGA 新生儿头围在不同时期累积增长值及定基增长速度

胎龄分类	例数		3天内头围均值(SD)	累积增长均值(SD)(cm)				定基增长速度（%）			
	总例数	监测至2个月数		1周	2周	4周	2个月	1周	2周	4周	2个月
早产	214	103	31.8(1.6)	0.1(0.4)	0.9(0.7)	2.3(0.9)	4.8(1.0)	0.31	2.83	7.23	15.09
足月产	1289	591	33.9(1.1)	0.3(0.5)	1.2(0.8)	2.5(0.9)	4.5(1.1)	0.88	3.54	7.37	13.27
过期产	171	87	34.4(0.9)	0.2(0.4)	1.0(0.6)	2.3(0.8)	4.3(1.0)	0.58	2.91	6.69	12.50

表 9 - 1 - 233　　中国 12 城市不同胎龄初产 AGA 新生儿头围在不同时期逐期增长值及环比增长速度

胎龄（周）	例数		3天内头围均值（SD）	逐期增长均值（SD）(cm)				环比增长速度（%）			
	总例数	监测至2个月数		1周	2周	4周	2个月	1周	2周	4周	2个月
28	5	0	27.5(1.4)	0.0(0.1)	0.6(0.4)	0.7(0.4)	0.0(0.0)	0.00	2.18	2.49	0.00
29	4	0	28.9(1.4)	0.0(0.1)	0.6(0.1)	0.0(0.1)	0.0(0.0)	0.00	2.08	2.71	0.00
30	5	1	29.6(1.8)	0.0(0.0)	0.6(0.1)	1.0(0.3)	3.2(0.0)	0.00	2.03	3.31	10.26
31	7	3	29.9(0.9)	0.0(0.3)	0.7(0.5)	1.4(0.6)	2.9(1.1)	0.00	2.34	4.58	9.06
32	15	8	30.8(1.6)	-0.1(0.7)	0.7(0.6)	1.3(0.9)	2.2(0.4)	-0.32	2.28	4.14	6.73
33	19	9	30.8(1.6)	0.2(0.4)	0.7(0.5)	1.4(0.9)	2.5(0.7)	0.65	2.26	4.42	7.55
34	19	9	32.1(1.3)	0.0(0.5)	0.8(0.6)	1.3(0.7)	2.0(0.9)	0.00	2.49	3.95	5.85
35	48	24	32.3(0.9)	0.2(0.4)	0.8(0.5)	1.3(0.6)	2.2(0.6)	0.62	2.46	3.90	6.36
36	92	49	32.4(1.1)	0.1(0.4)	0.9(0.8)	1.5(0.6)	2.3(0.9)	0.31	2.77	4.49	6.59
37	147	78	33.4(1.2)	0.2(0.4)	0.9(0.6)	1.3(0.5)	2.3(0.6)	0.60	2.68	3.77	6.42
38	237	111	33.6(1.1)	0.3(0.5)	0.9(0.7)	1.2(0.6)	2.2(0.7)	0.89	2.65	3.45	6.11
39	343	152	34.0(1.1)	0.3(0.5)	0.9(0.7)	1.3(0.6)	2.0(0.6)	0.88	2.62	3.69	5.48
40	326	142	34.1(1.1)	0.3(0.5)	0.9(0.7)	1.2(0.7)	2.0(0.8)	0.88	2.62	3.40	5.48
41	236	108	34.2(1.0)	0.3(0.6)	1.0(0.7)	1.2(0.6)	1.9(0.9)	0.88	2.90	3.38	5.18
42	124	62	34.5(0.9)	0.2(0.5)	0.8(0.8)	1.4(0.8)	1.8(0.6)	0.58	2.31	3.94	4.88
43	29	16	34.1(0.9)	0.6(0.3)	0.6(0.5)	1.4(0.6)	2.2(0.6)	0.88	1.74	4.00	6.04
44	18	9	34.2(1.0)	0.2(0.3)	0.7(0.3)	1.3(0.6)	2.3(0.5)	0.58	2.03	3.70	6.32

表 9 - 1 - 234　　中国 12 城市按胎龄分类初产 AGA 新生儿头围在不同时期逐期增长值及环比增长速度

胎龄分类	例数		3天内头围均值（SD）	逐期增长均值（SD）(cm)				环比增长速度（%）			
	总例数	监测至2个月数		1周	2周	4周	2个月	1周	2周	4周	2个月
早产	214	103	31.8(1.6)	0.1(0.4)	0.8(0.6)	1.4(0.7)	2.5(0.9)	0.31	2.51	4.28	7.33
足月产	1289	591	33.9(1.1)	0.3(0.5)	0.9(0.7)	1.3(0.6)	2.0(0.7)	0.88	2.63	3.70	5.49
过期产	171	87	34.4(0.9)	0.2(0.4)	0.8(0.5)	1.3(0.7)	2.0(0.6)	0.58	2.31	3.67	5.45

表 9-1-235　中国 12 城市不同胎龄经产 AGA 新生儿头围在不同时期累积增长值及定基增长速度

胎龄(周)	例数		3天内头围均值(SD)	累积增长均值(SD)(cm)				定基增长速度(%)			
	总例数	监测至2个月数		1周	2周	4周	2个月	1周	2周	4周	2个月
28	0	0	0.0(0.0)	0.0(0.0)	0.0(0.0)	0.0(0.0)	0.0(0.0)	0.00	0.00	0.00	0.00
29	0	0	0.0(0.0)	0.0(0.0)	0.0(0.0)	0.0(0.0)	0.0(0.0)	0.00	0.00	0.00	0.00
30	0	0	0.0(0.0)	0.0(0.0)	0.0(0.0)	0.0(0.0)	0.0(0.0)	0.00	0.00	0.00	0.00
31	1	0	29.7(0.0)	0.1(0.0)	0.7(0.0)	1.5(0.0)	0.0(0.0)	0.34	2.36	5.05	0.00
32	2	1	30.9(1.2)	0.3(0.1)	1.0(0.9)	2.3(0.6)	5.3(0.0)	0.97	3.24	7.44	17.15
33	4	3	30.3(1.7)	0.0(0.1)	0.6(0.1)	2.3(1.0)	3.4(0.6)	0.00	1.98	7.59	11.22
34	3	1	31.5(1.1)	0.1(0.1)	0.6(0.5)	2.2(0.5)	6.1(0.0)	0.32	1.90	6.98	19.37
35	9	2	31.3(0.8)	0.1(0.1)	0.8(0.3)	2.3(0.7)	4.7(1.1)	0.32	2.56	7.35	15.02
36	7	1	31.9(1.3)	0.4(0.4)	1.1(0.6)	2.3(0.8)	6.1(0.0)	1.25	2.45	7.21	19.12
37	8	3	33.4(0.9)	0.0(0.6)	0.7(0.7)	2.2(0.8)	4.4(0.9)	0.00	2.10	6.59	13.17
38	9	2	33.9(0.8)	0.1(0.5)	1.2(0.4)	2.3(1.2)	4.7(1.1)	0.29	3.54	6.78	13.86
39	11	5	33.8(1.2)	0.2(0.6)	1.3(0.8)	2.8(1.2)	4.7(1.5)	0.59	3.85	8.28	13.91
40	12	7	34.2(1.0)	0.3(0.8)	1.0(1.0)	2.1(1.1)	3.8(0.8)	0.88	2.92	6.14	11.11
41	12	2	34.1(1.2)	0.3(0.3)	1.1(0.5)	2.0(0.6)	3.7(1.8)	0.88	3.23	5.87	10.85
42	2	1	34.4(1.8)	0.2(0.2)	0.9(0.0)	2.0(0.1)	4.7(0.0)	0.58	2.62	5.81	13.66
43	1	1	34.5(0.0)	0.0(0.0)	0.9(0.0)	1.5(0.0)	3.5(0.0)	0.00	2.61	4.35	10.14
44	2	0	34.3(0.1)	0.2(0.2)	0.9(0.2)	2.0(0.1)	0.0(0.0)	0.58	2.62	5.83	0.00

表 9-1-236　中国 12 城市按胎龄分类经产 AGA 新生儿头围在不同时期累积增长值及定基增长速度

胎龄分类	例数		3天内头围(SD)	累积增长均值(SD)(cm)				定基增长速度(%)			
	总例数	监测至2个月数		1周	2周	4周	2个月	1周	2周	4周	2个月
早产	26	8	31.3(1.2)	0.1(0.2)	0.8(0.5)	2.2(0.7)	4.3(1.1)	0.32	2.56	7.08	13.74
足月产	52	19	33.9(1.0)	0.2(0.6)	1.1(0.7)	2.3(1.0)	4.2(1.1)	0.59	3.24	6.78	12.39
过期产	5	2	34.4(0.9)	0.1(0.2)	0.9(0.1)	1.9(0.5)	4.2(0.1)	0.29	2.62	5.52	12.21

表 9 - 1 - 237　中国 12 城市不同胎龄经产 AGA 新生儿头围在不同时期逐期增长值及环比增长速度

胎龄(周)	例数		3天内头围均值(SD)	逐期增长均值(SD)(cm)				环比增长速度(%)			
	总例数	监测至2个月数		1周	2周	4周	2个月	1周	2周	4周	2个月
28	0	0	0.0(0.0)	0.0(0.0)	0.0(0.0)	0.0(0.0)	0.0(0.0)	0.00	0.00	0.00	0.00
29	0	0	0.0(0.0)	0.0(0.0)	0.0(0.0)	0.0(0.0)	0.0(0.0)	0.00	0.00	0.00	0.00
30	0	0	0.0(0.0)	0.0(0.0)	0.0(0.0)	0.0(0.0)	0.0(0.0)	0.00	0.00	0.00	0.00
31	1	0	29.7(0.0)	0.1(0.0)	0.6(0.0)	0.8(0.0)	0.0(0.0)	0.34	2.01	2.63	0.00
32	2	0	30.9(1.2)	0.3(0.1)	0.7(0.8)	1.3(0.3)	3.0(0.0)	0.97	2.24	4.08	9.04
33	4	1	30.3(1.7)	0.0(0.1)	0.6(0.2)	1.7(0.9)	1.1(0.6)	0.00	1.98	5.50	3.37
34	3	3	31.5(1.1)	0.1(0.1)	0.5(0.5)	1.6(0.7)	3.9(0.0)	0.32	1.58	4.98	11.57
35	9	1	31.3(0.8)	0.1(0.1)	0.7(0.4)	1.5(1.0)	2.4(0.6)	0.32	2.23	4.67	7.14
36	7	2	31.9(1.3)	0.4(0.4)	0.7(0.4)	1.2(0.6)	3.8(0.0)	1.25	2.17	3.64	11.11
37	8	1	33.4(0.9)	0.0(0.6)	0.7(0.5)	1.5(0.7)	2.2(0.2)	0.00	2.10	4.40	6.18
38	9	3	33.9(0.8)	0.1(0.5)	1.1(0.4)	1.1(0.9)	2.4(0.2)	0.29	3.24	3.13	6.63
39	11	2	33.8(1.2)	0.2(0.6)	1.1(1.2)	1.5(0.8)	1.9(0.3)	0.59	3.24	4.27	5.19
40	12	5	34.2(1.0)	0.3(0.8)	0.7(0.6)	1.1(0.7)	1.7(0.8)	0.88	2.03	3.12	4.68
41	12	7	34.1(1.2)	0.3(0.3)	0.8(0.3)	0.9(0.4)	1.7(0.6)	0.88	2.33	2.56	4.71
42	2	2	34.4(1.8)	0.2(0.2)	0.7(0.2)	1.1(0.1)	2.7(0.0)	0.58	2.02	3.12	7.42
43	1	1	34.5(0.0)	0.0(0.0)	0.9(0.0)	0.6(0.0)	2.0(0.0)	0.00	2.61	1.69	5.56
44	2	1	34.3(0.1)	0.2(0.2)	0.7(0.0)	1.1(0.8)	0.0(0.0)	0.58	2.03	3.12	0.00

表 9 - 1 - 238　中国 12 城市按胎龄分类经产 AGA 新生儿头围在不同时期逐期增长值及环比增长速度

胎龄分类	例数		3天内头围均值(SD)	逐期增长均值(SD)(cm)				环比增长速度(%)			
	总例数	监测至2个月数		1周	2周	4周	2个月	1周	2周	4周	2个月
早产	26	8	31.3(1.2)	0.1(0.2)	0.7(0.4)	1.4(0.8)	2.1(1.3)	0.32	2.23	4.36	6.27
足月产	52	19	33.9(1.0)	0.2(0.6)	0.9(0.7)	1.2(0.7)	1.9(0.6)	0.59	2.64	3.43	5.25
过期产	5	2	34.4(0.9)	0.1(0.2)	0.8(0.1)	1.0(0.5)	2.3(0.5)	0.29	2.32	2.83	6.34

表 9-1-239　中国 12 城市不同胎龄 AGA 新生儿胸围在不同时期累积增长值及定基增长速度

胎龄(周)	例数		3天内胸围均值(SD)	累积增长均值(SD)(cm)				定基增长速度(%)			
	总例数	监测至2个月例数		1周	2周	4周	2个月	1周	2周	4周	2个月
28	5	0	24.3(2.7)	0.1(0.1)	0.7(1.3)	2.4(1.8)	0.0(0.0)	0.41	2.88	9.88	0.00
29	4	0	25.0(1.4)	0.0(0.0)	1.4(0.5)	2.6(0.6)	0.0(0.0)	0.40	5.60	10.40	0.00
30	5	1	27.1(1.8)	0.0(0.1)	0.9(0.6)	2.1(0.7)	6.3(0.0)	0.00	3.32	7.75	23.25
31	8	3	27.2(1.6)	0.1(0.1)	0.5(0.5)	2.0(1.0)	6.3(0.6)	0.37	1.84	7.35	23.16
32	17	9	28.4(1.9)	0.0(0.5)	0.4(0.7)	2.0(0.7)	5.3(1.2)	0.00	1.41	7.04	18.66
33	23	12	28.3(2.1)	0.3(0.4)	0.7(0.7)	2.2(1.3)	5.8(1.5)	1.06	2.47	7.77	20.49
34	22	10	30.0(1.4)	0.0(0.5)	0.4(0.5)	1.9(1.0)	5.5(1.1)	0.00	1.33	6.33	18.33
35	57	26	30.0(1.3)	0.0(0.4)	0.8(0.6)	2.6(1.1)	5.7(1.8)	0.00	2.67	8.67	19.00
36	99	50	30.5(1.2)	0.1(0.6)	0.8(1.0)	2.7(1.3)	6.2(1.4)	0.33	2.62	8.85	20.33
37	155	81	31.7(1.3)	0.2(0.6)	0.9(0.9)	2.5(1.1)	5.8(1.2)	0.63	2.84	7.89	18.30
38	246	113	32.2(1.2)	0.2(0.6)	0.9(0.8)	2.5(1.1)	5.8(1.7)	0.62	2.80	7.76	18.01
39	354	157	32.6(1.3)	0.3(0.6)	0.9(0.9)	2.5(1.1)	5.6(1.8)	0.92	2.76	7.67	17.18
40	338	149	32.9(1.2)	0.3(0.6)	1.0(0.9)	2.4(1.2)	5.3(1.7)	0.91	3.04	7.29	16.11
41	248	110	33.0(1.2)	0.2(0.7)	0.9(0.8)	2.4(1.2)	5.2(1.9)	0.61	2.73	7.27	15.76
42	126	63	33.0(1.2)	0.2(0.6)	0.9(0.9)	2.4(1.1)	4.9(1.1)	0.61	2.73	7.27	14.85
43	30	17	32.5(1.2)	0.2(0.4)	0.8(0.7)	2.7(1.0)	6.1(1.3)	0.62	2.46	8.31	18.77
44	20	9	32.7(0.7)	0.1(0.3)	0.6(0.6)	2.2(1.1)	5.2(1.5)	0.31	1.83	6.73	15.90

表 9-1-240　中国 12 城市按胎龄分类 AGA 新生儿胸围在不同时期累积增长值及定基增长速度

胎龄分类	例数		3天内胸围(SD)	累积增长均值(SD)(cm)				定基增长速度(%)			
	总例数	监测至2个月例数		1周	2周	4周	2个月	1周	2周	4周	2个月
早产	240	111	29.6(2.0)	0.0(0.5)	0.7(0.8)	2.5(1.2)	6.1(1.5)	0.00	2.36	8.45	20.61
足月产	1341	610	32.6(1.3)	0.2(0.6)	0.9(0.9)	2.4(1.2)	5.5(1.7)	0.61	2.76	7.36	16.87
过期产	176	89	32.9(1.1)	0.2(0.5)	0.9(0.9)	2.4(1.1)	5.1(1.3)	0.61	2.74	7.29	15.50

表 9 - 1 - 241　中国 12 城市不同胎龄 AGA 新生儿胸围在不同时期逐期增长值及环比增长速度

胎龄(周)	例数		3天内胸围均值(SD)	逐期增长值均值(SD)(cm)				环比增长速度(%)			
	总例数	监测至2个月数		1周	2周	4周	2个月	1周	2周	4周	2个月
28	5	0	24.3(2.7)	0.1(0.1)	0.6(1.3)	1.7(0.7)	0.0(0.0)	0.41	2.46	6.80	0.00
29	4	0	25.0(1.4)	0.1(0.1)	1.3(0.5)	1.2(0.3)	0.0(0.0)	0.40	5.18	4.55	0.00
30	5	1	27.1(1.8)	0.0(0.1)	0.9(0.7)	1.2(0.6)	4.2(0.0)	0.00	3.32	4.29	14.38
31	8	3	27.2(1.6)	0.1(0.1)	0.4(0.4)	1.5(0.8)	4.3(1.3)	0.37	1.47	5.42	14.73
32	17	9	28.4(1.9)	0.0(0.5)	0.4(0.6)	1.6(0.7)	3.3(1.6)	0.00	1.41	5.56	10.86
33	23	12	28.3(2.1)	0.3(0.4)	0.4(0.7)	1.5(0.9)	3.6(1.2)	1.06	1.40	5.17	11.80
34	22	10	30.0(1.4)	0.0(0.5)	0.4(0.7)	1.5(0.9)	3.6(0.8)	0.00	1.33	4.93	11.29
35	57	26	30.0(1.3)	0.0(0.4)	0.8(0.6)	1.8(1.0)	3.1(1.3)	0.00	2.67	5.84	9.51
36	99	50	30.5(1.2)	0.1(0.6)	0.7(0.8)	1.9(1.1)	3.5(1.2)	0.33	2.29	6.07	10.54
37	155	81	31.7(1.3)	0.2(0.6)	0.7(0.7)	1.6(0.9)	3.3(1.2)	0.63	2.19	4.91	9.65
38	246	113	32.2(1.2)	0.2(0.6)	0.7(0.7)	1.6(0.9)	3.3(1.4)	0.62	2.16	4.83	9.51
39	354	157	32.6(1.3)	0.3(0.6)	0.6(0.8)	1.6(0.8)	3.1(1.5)	0.92	1.82	4.78	8.83
40	338	149	32.9(1.2)	0.3(0.6)	0.7(0.7)	1.4(1.0)	2.9(1.5)	0.91	2.11	4.13	8.22
41	248	110	33.0(1.2)	0.2(0.7)	0.7(0.7)	1.5(1.0)	2.8(1.5)	0.61	2.11	4.42	7.91
42	126	63	33.0(1.2)	0.2(0.6)	0.7(0.6)	1.5(0.9)	2.5(1.0)	0.61	2.11	4.42	7.06
43	30	17	32.5(1.2)	0.2(0.4)	0.6(0.6)	1.9(1.1)	3.4(1.0)	0.62	1.83	5.71	9.66
44	20	9	32.7(0.7)	0.1(0.3)	0.5(0.4)	1.6(0.9)	3.0(0.8)	0.31	1.52	4.80	8.60

表 9 - 1 - 242　中国 12 城市按胎龄分类 AGA 新生儿胸围在不同时期逐期增长值及环比增长速度

胎龄分类	例数		3天内胸围(SD)均值	逐期增长值均值(SD)(cm)				环比增长速度(%)			
	总例数	监测至2个月数		1周	2周	4周	2个月	1周	2周	4周	2个月
早产	240	111	29.6(2.0)	0.0(0.5)	0.7(0.7)	1.8(1.0)	3.6(1.6)	0.00	2.36	5.94	11.21
足月产	1341	610	32.6(1.3)	0.2(0.6)	0.7(0.7)	1.5(0.9)	3.1(1.4)	0.61	2.13	4.48	8.86
过期产	176	89	32.9(1.1)	0.2(0.5)	0.7(0.6)	1.5(0.9)	2.7(1.0)	0.61	2.11	4.44	7.65

表 9 - 1 - 243　　中国 12 城市不同胎龄 AGA 新生儿男性胸围在不同时期积累增长值及定基增长速度

胎龄（周）	例数		3天内胸围均值（SD）	累积增长值（SD）（cm）				定基增长速度（%）			
	总例数	监测至2个月数		1周	2周	4周	2个月	1周	2周	4周	2个月
28	2	0	22.8(3.5)	0.0(0.1)	1.4(1.0)	3.5(2.1)	0.0(0.0)	0.00	6.14	15.35	0.00
29	2	0	25.5(1.1)	0.1(0.1)	1.6(0.6)	2.8(0.9)	0.0(0.0)	0.39	6.25	10.94	0.00
30	3	1	28.1(1.4)	0.1(0.2)	0.8(0.1)	2.3(0.4)	5.3(0.0)	0.36	2.85	8.19	18.86
31	5	2	27.4(1.1)	0.2(0.2)	0.4(0.5)	1.6(0.6)	6.0(0.8)	0.73	1.46	5.84	21.90
32	9	4	28.6(2.1)	0.3(0.4)	0.7(0.3)	2.4(0.4)	5.7(1.4)	1.05	2.45	8.39	19.93
33	12	7	28.3(2.2)	0.2(0.4)	0.5(0.9)	1.9(1.5)	5.6(1.4)	0.71	1.77	6.71	19.79
34	11	6	29.8(1.5)	-0.1(0.3)	0.6(0.5)	2.4(0.8)	5.7(1.0)	-0.34	2.01	8.05	19.13
35	32	13	30.0(1.3)	0.1(0.4)	1.0(0.6)	2.8(0.8)	6.4(1.7)	0.33	3.33	9.33	21.33
36	52	25	30.6(1.2)	0.1(0.5)	1.0(0.8)	2.9(1.1)	6.2(1.3)	0.33	3.27	9.48	20.26
37	88	46	31.9(1.4)	0.2(0.6)	1.0(0.9)	2.6(1.2)	6.1(1.3)	0.63	3.13	8.15	19.12
38	133	60	32.3(1.2)	0.2(0.6)	0.9(0.9)	2.6(1.2)	6.0(1.8)	0.62	2.79	8.05	18.58
39	181	81	32.7(1.2)	0.2(0.6)	0.9(0.9)	2.5(1.2)	5.8(1.8)	0.61	2.75	7.65	17.74
40	166	78	33.0(1.2)	0.3(0.6)	1.0(0.8)	2.5(1.2)	5.5(1.8)	0.91	3.03	7.58	16.67
41	109	50	33.0(1.2)	0.2(0.7)	0.9(0.9)	2.6(1.3)	5.6(2.2)	0.61	2.73	7.88	16.97
42	63	33	33.1(1.2)	0.1(0.4)	1.0(0.8)	2.5(1.1)	4.7(1.3)	0.30	3.02	7.55	14.20
43	17	11	32.7(1.2)	0.2(0.4)	0.8(0.5)	2.9(1.0)	5.9(1.1)	0.61	2.45	8.87	18.04
44	6	3	32.6(0.8)	0.2(0.3)	0.7(0.3)	2.4(0.6)	6.0(1.2)	0.61	2.15	7.36	18.40

表 9 - 1 - 244　　中国 12 城市按胎龄分类 AGA 新生儿男性胸围在不同时期积累增长值及定基增长速度

胎龄分类	例数		3天内胸围均值（SD）	累积增长值（SD）（cm）				定基增长速度（%）			
	总例数	监测至2个月数		1周	2周	4周	2个月	1周	2周	4周	2个月
早产	128	58	29.6(2.0)	0.2(0.4)	0.9(0.7)	2.7(1.1)	6.3(1.3)	0.68	3.04	9.12	21.28
足月产	677	315	32.6(1.3)	0.3(0.6)	1.0(0.9)	2.6(1.2)	5.8(1.8)	0.92	3.07	7.98	17.79
过期产	89	47	32.9(1.1)	0.2(0.4)	1.0(0.7)	2.6(1.1)	5.1(1.3)	0.61	3.04	7.90	15.50

表 9-1-245　中国 12 城市不同胎龄 AGA 新生儿女性胸围在不同时期累积增长值及定基增长速度

胎龄（周）	例数		3天内胸围均值（SD）	累积增长均值（SD）(cm)				定基增长速度（%）			
	总例数	监测至2个月数		1周	2周	4周	2个月	1周	2周	4周	2个月
28	3	0	25.4(2.1)	0.1(0.1)	0.1(1.3)	1.6(1.4)	0.0(0.0)	0.39	0.39	6.30	0.00
29	2	0	24.5(1.8)	0.1(0.0)	1.1(0.5)	2.3(0.2)	0.0(0.0)	0.41	4.49	9.39	0.00
30	2	0	25.5(0.4)	-0.1(0.1)	1.2(1.1)	1.8(1.1)	0.0(0.0)	-0.39	4.69	7.03	0.00
31	3	1	26.7(2.4)	0.1(0.1)	0.9(0.3)	2.7(1.3)	7.1(0.0)	0.37	3.37	10.11	26.59
32	8	5	28.1(1.9)	-0.2(0.5)	0.0(0.9)	1.6(0.8)	5.2(1.2)	-0.71	0.00	5.69	18.51
33	11	5	28.4(2.1)	0.2(0.4)	0.9(0.5)	2.5(0.9)	6.0(1.7)	0.70	3.17	8.80	21.13
34	11	4	30.2(1.3)	0.1(0.6)	0.3(0.4)	1.5(1.0)	5.2(1.4)	0.33	0.99	4.97	17.22
35	25	13	29.9(1.2)	0.0(0.4)	0.8(0.6)	2.5(1.4)	5.0(1.9)	0.00	2.68	8.36	16.72
36	47	25	30.4(1.2)	0.0(0.6)	0.6(1.1)	2.6(1.4)	6.3(1.6)	0.00	1.97	8.55	20.72
37	67	35	31.5(1.1)	0.1(0.5)	0.8(0.9)	2.3(1.0)	5.4(1.1)	0.32	2.54	7.30	17.14
38	113	53	32.1(1.2)	0.2(0.6)	1.0(0.7)	2.3(1.0)	5.5(1.5)	0.62	3.12	7.17	17.13
39	173	76	32.6(1.3)	0.2(0.6)	0.8(0.9)	2.3(1.1)	5.3(1.8)	0.61	2.45	7.06	16.26
40	172	71	32.9(1.2)	0.2(0.6)	0.9(1.0)	2.3(1.1)	4.9(1.6)	0.61	2.74	6.99	14.89
41	139	60	33.0(1.1)	0.2(0.6)	0.9(0.8)	2.3(1.2)	4.9(1.5)	0.61	2.73	6.97	14.85
42	63	30	33.0(1.2)	0.2(0.7)	0.8(1.0)	2.2(1.1)	5.0(0.9)	0.61	2.42	6.67	15.15
43	13	6	32.2(1.2)	0.1(0.4)	0.7(0.8)	2.4(1.0)	6.2(1.7)	0.31	2.17	7.45	19.25
44	11	6	32.7(0.7)	0.0(0.3)	0.6(0.8)	2.1(1.4)	4.9(1.4)	0.00	1.83	6.42	14.98

表 9-1-246　中国 12 城市按胎龄分类 AGA 新生儿女性胸围在不同时期累积增长值及定基增长速度

胎龄分类	例数		3天内胸围(SD)	累积增长均值（SD）(cm)				定基增长速度（%）			
	总例数	监测至2个月数		1周	2周	4周	2个月	1周	2周	4周	2个月
早产	112	53	29.5(2.0)	0.0(0.5)	0.6(0.9)	2.3(1.3)	6.1(1.6)	0.00	2.03	7.80	20.68
足月产	664	295	32.6(1.3)	0.2(0.6)	0.8(0.9)	2.2(1.1)	5.1(1.6)	0.61	2.45	6.75	15.64
过期产	87	42	32.8(1.2)	0.2(0.6)	0.8(1.0)	2.2(1.1)	5.2(1.2)	0.61	2.44	6.71	15.85

表 9 - 1 - 247　　中国 12 城市不同胎龄 AGA 新生儿男性胸围在不同时期逐期增长值及环比增长速度

胎龄(周)	例数		3天内胸围均值(SD)	逐期增长值(SD)(cm)				环比增长速度(%)			
	总例数	监测至2个月数		1周	2周	4周	2个月	1周	2周	4周	2个月
28	2	0	22.8(3.5)	0.0(0.1)	1.4(0.9)	2.1(1.1)	0.0(0.0)	0.00	6.14	8.68	0.00
29	2	0	25.5(1.1)	0.1(0.1)	1.5(0.4)	1.2(0.4)	0.0(0.0)	0.39	5.84	4.41	0.00
30	3	1	28.1(1.4)	0.1(0.2)	0.7(0.1)	1.5(0.3)	3.0(0.0)	0.36	2.48	5.19	9.87
31	5	2	27.4(1.1)	0.2(0.2)	0.2(0.4)	1.2(0.4)	4.4(1.8)	0.73	0.72	4.32	15.17
32	9	4	28.6(2.1)	0.3(0.4)	0.4(0.4)	1.7(0.6)	3.3(1.2)	1.05	1.38	5.80	10.65
33	12	7	28.3(2.2)	0.2(0.4)	0.3(0.9)	1.4(1.1)	3.7(1.4)	0.71	1.05	4.86	12.25
34	11	6	29.8(1.5)	-0.1(0.3)	0.7(0.5)	1.8(0.7)	3.3(0.9)	-0.34	2.36	5.92	10.25
35	32	13	30.0(1.3)	0.1(0.4)	0.9(0.5)	1.8(0.8)	3.6(1.3)	0.33	2.99	5.81	10.98
36	52	25	30.6(1.2)	0.1(0.5)	0.9(0.6)	1.9(1.0)	3.3(1.3)	0.33	2.93	6.01	9.85
37	88	46	31.9(1.4)	0.2(0.6)	0.8(0.6)	1.6(0.9)	3.5(1.4)	0.63	2.49	4.86	10.14
38	133	60	32.3(1.2)	0.2(0.6)	0.7(0.7)	1.7(1.0)	3.4(1.4)	0.62	2.15	5.12	9.74
39	181	81	32.7(1.2)	0.2(0.6)	0.7(0.8)	1.6(0.9)	3.3(1.6)	0.61	2.13	4.76	9.37
40	166	78	33.0(1.2)	0.3(0.6)	0.7(0.7)	1.5(1.0)	3.0(1.7)	0.91	2.10	4.41	8.45
41	109	50	33.0(1.2)	0.2(0.7)	0.7(0.7)	1.7(1.1)	3.0(2.0)	0.61	2.11	5.01	8.43
42	63	33	33.1(1.2)	0.1(0.4)	0.9(0.6)	1.5(0.8)	2.2(1.1)	0.30	2.71	4.40	6.18
43	17	11	32.7(1.2)	0.2(0.4)	0.6(0.6)	2.1(1.1)	3.0(0.9)	0.61	1.82	6.27	8.43
44	9	3	32.6(0.8)	0.2(0.3)	0.5(0.2)	1.7(0.6)	3.6(0.9)	0.61	1.52	5.11	10.29

表 9 - 1 - 248　　中国 12 城市按胎龄分类 AGA 新生儿男性胸围在不同时期逐期增长值及环比增长速度

胎龄分类	例数		3天内胸围均值(SD)	逐期增长值(SD)(cm)				环比增长速度(%)			
	总例数	监测至2个月数		1周	2周	4周	2个月	1周	2周	4周	2个月
早产	128	58	29.6(2.0)	0.2(0.4)	0.7(0.6)	1.8(0.9)	3.6(1.4)	0.68	2.35	5.90	11.15
足月产	677	315	32.6(1.3)	0.3(0.6)	0.7(0.7)	1.6(1.0)	3.2(1.6)	0.92	2.13	4.76	9.09
过期产	89	47	32.9(1.1)	0.2(0.4)	0.8(0.6)	1.6(0.9)	2.5(1.1)	0.61	2.42	4.72	7.04

表 9 - 1 - 249　中国 12 城市不同胎龄 AGA 新生儿女性胸围在不同时期逐期增长值及环比增长速度

胎龄(周)	例数		3天内胸围均值(SD)	逐期增长均值(SD)(cm)				环比增长速度(%)			
	总例数	监测至2个月数		1周	2周	4周	2个月	1周	2周	4周	2个月
28	3	0	25.4(2.1)	0.1(0.1)	0.0(1.4)	1.5(0.5)	0.0(0.0)	0.39	0.00	5.88	0.00
29	2	0	24.5(1.8)	0.1(0.0)	1.0(0.5)	1.2(0.3)	0.0(0.0)	0.41	4.07	4.69	0.00
30	2	0	25.5(0.4)	-0.1(0.1)	1.3(1.1)	0.6(0.1)	0.0(0.0)	-0.39	5.10	2.24	0.00
31	3	1	26.7(2.4)	0.1(0.1)	0.8(0.3)	1.8(1.2)	4.4(0.0)	0.37	2.99	6.52	14.97
32	8	5	28.1(1.9)	-0.2(0.5)	0.2(0.7)	1.6(0.8)	3.6(2.0)	-0.71	0.72	5.69	12.12
33	11	5	28.4(2.1)	0.2(0.4)	0.7(0.4)	1.6(0.6)	3.5(1.1)	0.70	2.45	5.46	11.33
34	11	4	30.2(1.3)	0.1(0.6)	0.2(0.8)	1.2(1.0)	3.7(0.9)	0.33	0.66	3.93	11.67
35	25	13	29.9(1.2)	0.0(0.4)	0.8(0.8)	1.7(1.2)	2.5(1.4)	0.00	2.68	5.54	7.72
36	47	25	30.4(1.2)	0.0(0.6)	0.6(0.9)	2.0(1.2)	3.7(1.2)	0.00	1.97	6.45	11.21
37	67	35	31.5(1.1)	0.1(0.5)	9.7(0.9)	1.5(0.8)	3.1(0.9)	0.32	2.22	4.64	9.17
38	113	53	32.1(1.2)	0.2(0.6)	0.8(0.6)	1.3(0.9)	3.2(1.3)	0.62	2.48	3.93	9.30
39	173	76	32.6(1.3)	0.2(0.6)	0.6(0.8)	1.5(0.8)	3.0(1.4)	0.61	1.83	4.49	8.60
40	172	71	32.9(1.2)	0.2(0.6)	0.7(0.8)	1.4(0.9)	2.6(1.2)	0.61	2.11	4.14	7.39
41	439	60	33.0(1.1)	0.2(0.6)	0.7(0.6)	1.4(1.0)	2.6(1.1)	0.61	2.11	4.13	7.37
42	63	30	33.0(1.2)	0.2(0.7)	0.6(0.6)	1.4(0.9)	2.8(0.8)	0.61	1.81	4.14	7.95
43	13	6	32.2(1.2)	0.1(0.4)	0.6(0.6)	1.7(1.0)	3.8(1.2)	0.31	1.86	5.17	10.98
44	11	6	32.7(0.7)	0.0(0.3)	0.6(0.6)	1.5(1.1)	2.8(0.6)	0.00	1.83	4.50	8.05

表 9 - 1 - 250　中国 12 城市按胎龄分类 AGA 新生儿女性胸围在不同时期逐期增长值及环比增长速度

胎龄分类	例数		3天内胸围均值(SD)	逐期增长均值(SD)(cm)				环比增长速度(%)			
	总例数	监测至2个月数		1周	2周	4周	2个月	1周	2周	4周	2个月
早产	112	53	29.5(2.0)	0.0(0.5)	0.6(0.8)	1.7(1.1)	3.8(1.7)	0.00	2.03	5.65	11.95
足月产	664	295	32.6(1.3)	0.2(0.6)	0.6(0.7)	1.4(0.9)	2.9(1.2)	0.61	1.83	4.19	8.33
过期产	87	42	32.8(1.2)	0.2(0.6)	0.6(0.6)	1.4(1.0)	3.0(0.9)	0.61	1.82	4.17	8.57

表9-1-251　　中国南方不同胎龄AGA新生儿胸围在不同时期累积增长值及定基增长速度

胎龄(周)	例数		3天内胸围均值(SD)	累积增长均值(SD)(cm)				定基增长速度(%)			
	总例数	监测至2个月例数		1周	2周	4周	2个月	1周	2周	4周	2个月
28	5	0	24.3(2.7)	0.1(0.1)	0.7(1.3)	2.4(1.8)	0.0(0.0)	0.41	2.88	9.88	0.00
29	4	0	25.0(1.4)	0.1(0.1)	1.4(0.5)	2.6(0.6)	0.0(0.0)	0.40	5.60	10.40	0.00
30	4	0	27.0(2.0)	-0.1(0.1)	0.9(0.7)	1.9(0.7)	0.0(0.0)	-0.37	3.32	7.01	0.00
31	6	1	26.6(1.4)	0.1(0.1)	0.4(0.5)	2.0(1.2)	5.9(0.0)	0.38	1.50	7.52	22.18
32	7	2	28.0(2.1)	-0.3(0.4)	0.0(0.0)	1.4(0.6)	4.4(0.9)	-1.07	0.00	5.00	15.71
33	15	6	28.2(2.1)	0.2(0.4)	0.8(0.6)	2.3(1.5)	5.8(1.3)	0.71	2.84	8.16	20.57
34	17	6	30.0(1.5)	0.0(0.6)	0.4(0.5)	1.8(1.0)	5.8(0.9)	0.00	1.33	6.00	19.33
35	41	11	29.8(1.2)	0.0(0.4)	0.9(0.7)	2.8(1.2)	6.6(1.7)	0.00	3.02	9.40	22.15
36	74	33	30.4(1.1)	0.1(0.6)	1.0(1.0)	2.9(1.2)	6.4(1.2)	0.33	3.29	9.54	21.05
37	107	49	31.5(1.2)	0.1(0.6)	0.9(1.0)	2.5(1.2)	6.1(1.2)	0.32	2.86	7.94	19.37
38	158	62	32.0(1.1)	0.2(0.5)	0.9(0.8)	2.5(1.2)	6.2(1.7)	0.63	2.81	7.81	19.38
39	218	95	32.6(1.2)	0.2(0.6)	0.8(0.9)	2.3(1.2)	5.9(1.9)	0.61	2.45	7.06	18.10
40	202	92	32.7(1.2)	0.2(0.6)	0.9(0.9)	2.4(1.2)	5.4(1.7)	0.61	2.75	7.34	16.51
41	143	63	32.7(1.1)	0.2(0.7)	0.9(0.9)	2.5(1.2)	5.7(2.2)	0.61	2.75	7.65	17.43
42	74	27	33.9(1.1)	0.2(0.6)	0.9(1.0)	2.4(1.2)	5.1(1.3)	0.61	2.74	7.29	15.50
43	19	10	32.5(1.2)	0.2(0.3)	1.0(0.6)	2.9(1.2)	6.8(1.3)	0.62	3.08	8.92	20.92
44	14	5	32.5(0.7)	0.2(0.2)	0.8(0.5)	2.3(1.1)	5.3(2.0)	0.62	2.46	7.08	16.31

表9-1-252　　中国南方按胎龄分类AGA新生儿胸围在不同时期累积增长值及定基增长速度

胎龄分类	例数		3天内胸围均值(SD)	累积增长均值(SD)(cm)				定基增长速度(%)			
	总例数	监测至2个月例数		1周	2周	4周	2个月	1周	2周	4周	2个月
早产	173	59	29.4(2.1)	0.1(0.5)	0.8(0.8)	2.6(1.3)	6.7(1.3)	0.34	2.72	8.84	22.79
足月产	828	361	32.4(1.2)	0.2(0.6)	0.9(0.9)	2.4(1.2)	5.8(1.8)	0.62	2.78	7.41	17.90
过期产	107	42	32.8(1.1)	0.1(0.5)	0.9(0.9)	2.5(1.2)	5.5(1.5)	0.30	2.74	7.62	16.77

表 9 - 1 - 253　中国南方不同胎龄 AGA 新生儿胸围在不同时期逐期增长值及环比增长速度

胎龄(周)	例数		3 天内胸围均值(SD)	逐期增长均值(SD)(cm)				环比增长速度(%)			
	总例数	监测至2个月数		1 周	2 周	4 周	2 个月	1 周	2 周	4 周	2 个月
28	5	0	24.3(2.7)	0.1(0.1)	0.6(1.3)	1.7(0.7)	0.0(0.0)	0.41	2.46	6.80	0.00
29	4	0	25.0(1.4)	0.1(0.1)	1.3(0.5)	1.2(0.3)	0.0(0.0)	0.40	5.18	4.55	0.00
30	4	0	27.0(2.0)	-0.1(0.1)	1.0(0.5)	1.0(0.5)	0.0(0.0)	-0.37	3.70	3.57	0.00
31	6	1	26.6(1.4)	0.1(0.1)	0.3(0.4)	1.6(0.9)	3.9(0.0)	0.38	1.12	5.93	13.64
32	7	2	28.0(2.1)	-0.3(0.4)	0.3(0.7)	1.4(0.9)	3.0(1.1)	-1.07	1.08	5.00	10.20
33	15	6	28.2(2.1)	0.2(0.4)	0.6(0.7)	1.5(1.0)	3.5(1.1)	0.71	2.11	5.17	11.48
34	17	6	30.0(1.5)	0.0(0.6)	0.4(0.8)	1.4(0.9)	4.0(0.8)	0.00	1.33	4.61	12.58
35	41	11	29.8(1.2)	0.0(0.4)	0.9(0.7)	1.9(1.1)	3.8(1.0)	0.00	3.02	6.19	11.66
36	74	33	30.4(1.1)	0.1(0.6)	0.9(0.7)	1.9(1.2)	3.5(1.3)	0.33	2.95	6.05	10.51
37	107	49	31.5(1.2)	0.1(0.6)	0.8(0.8)	1.6(0.9)	3.6(1.3)	0.32	2.53	4.94	10.59
38	158	62	32.0(1.1)	0.2(0.5)	0.7(0.7)	1.6(1.0)	3.7(1.5)	0.63	2.17	4.86	10.72
39	218	95	32.6(1.2)	0.2(0.6)	0.6(0.8)	1.5(0.8)	3.6(1.6)	0.61	1.83	4.49	10.32
40	202	92	32.7(1.2)	0.2(0.6)	0.7(0.8)	1.5(0.9)	3.0(1.4)	0.61	2.13	4.46	8.55
41	143	63	32.7(1.1)	0.2(0.6)	0.7(0.7)	1.6(1.1)	3.2(1.8)	0.61	2.13	4.76	9.09
42	74	27	32.9(1.1)	0.2(0.6)	0.7(0.7)	1.5(1.1)	2.7(1.2)	0.61	2.11	4.44	7.65
43	19	10	32.5(1.2)	0.2(0.3)	0.8(0.5)	1.9(1.2)	3.9(1.0)	0.62	2.45	5.67	11.02
44	14	5	32.5(0.7)	0.2(0.2)	0.6(0.6)	1.5(1.0)	3.0(0.9)	0.62	1.83	4.50	8.62

表 9 - 1 - 254　中国南方按胎龄分类 AGA 新生儿胸围在不同时期逐期增长值及环比增长速度

胎龄分类	例数		3 天内胸围均值(SD)	逐期增长均值(SD)(cm)				环比增长速度(%)			
	总例数	监测至2个月数		1 周	2 周	4 周	2 个月	1 周	2 周	4 周	2 个月
早产	173	59	29.4(2.1)	0.1(0.5)	0.7(0.8)	1.8(1.1)	4.1(1.4)	0.34	2.37	5.96	12.81
足月产	828	361	32.4(1.2)	0.2(0.6)	0.7(0.7)	1.5(1.0)	3.4(1.6)	0.62	2.15	4.50	9.77
过期产	107	42	32.8(1.1)	0.1(0.5)	0.8(0.6)	1.6(1.1)	3.0(1.3)	0.30	2.43	4.75	8.50

表 9-1-255　　中国北方不同胎龄 AGA 新生儿胸围在不同时期累积增长值及定基增长速度

胎龄(周)	例数		3天内胸围均值(SD)	累积增长均值(SD)(cm)				定基增长速度(%)			
	总例数	监测至2个月数		1周	2周	4周	2个月	1周	2周	4周	2个月
28	0	0	0.0(0.0)	0.0(0.0)	0.0(0.0)	0.0(0.0)	0.0(0.0)	0.00	0.00	0.00	0.00
29	0	0	0.0(0.0)	0.0(0.0)	0.0(0.0)	0.0(0.0)	0.0(0.0)	0.00	0.00	0.00	0.00
30	1	1	27.3(0.0)	0.2(0.0)	0.8(0.0)	2.7(0.0)	6.1(0.0)	0.73	2.93	9.89	22.34
31	2	2	28.8(0.7)	0.3(0.1)	1.0(0.1)	2.2(0.3)	5.2(0.4)	1.04	3.47	7.64	18.06
32	10	7	28.6(1.9)	0.4(0.4)	0.7(0.3)	2.4(0.3)	5.5(1.2)	1.40	2.45	8.39	19.23
33	8	6	28.6(2.2)	0.3(0.3)	0.4(0.9)	1.9(0.8)	5.6(0.9)	1.05	1.40	6.64	19.58
34	5	4	29.9(1.0)	0.1(0.3)	0.8(0.5)	2.4(0.8)	5.1(0.8)	0.33	2.68	8.03	17.06
35	16	15	30.3(1.3)	0.3(0.1)	0.9(0.3)	2.3(0.5)	4.8(1.1)	0.99	2.97	7.59	15.84
36	25	17	30.7(1.4)	0.0(0.6)	0.5(0.9)	2.2(1.2)	5.8(1.5)	0.00	1.63	7.17	18.89
37	48	32	32.2(1.4)	0.2(0.4)	0.9(0.7)	2.5(0.9)	5.2(1.1)	0.62	2.80	7.76	16.15
38	88	51	32.6(1.3)	0.2(0.7)	0.9(0.8)	2.4(1.1)	5.1(1.5)	0.61	2.76	7.36	15.24
39	136	62	32.8(1.3)	0.3(0.6)	0.9(1.0)	2.5(1.1)	5.0(1.6)	0.91	2.74	7.62	15.24
40	136	57	33.2(1.3)	0.4(0.6)	1.1(0.9)	2.5(1.1)	5.1(1.7)	1.20	3.31	7.53	15.36
41	105	47	33.4(1.2)	0.2(0.6)	0.9(0.8)	2.3(1.3)	4.5(1.3)	0.60	2.69	6.89	13.47
42	52	36	33.2(1.2)	0.2(0.5)	1.0(0.9)	2.3(1.1)	4.6(0.9)	0.60	3.01	6.93	13.36
43	11	7	32.4(1.1)	0.2(0.6)	0.5(0.7)	2.3(0.6)	5.1(0.6)	0.62	1.54	7.10	15.74
44	6	4	33.0(0.7)	0.0(0.4)	0.4(0.8)	2.1(1.2)	5.1(0.5)	0.00	1.21	6.36	15.45

表 9-1-256　　中国北方按胎龄分类 AGA 新生儿胸围在不同时期累积增长值及定基增长速度

胎龄分类	例数		3天内胸围均值(SD)	累积增长均值(SD)(cm)				定基增长速度(%)			
	总例数	监测至2个月数		1周	2周	4周	2个月	1周	2周	4周	4个月
早产	67	52	29.9(1.7)	0.1(0.4)	0.6(0.7)	2.2(0.8)	5.4(1.2)	0.33	2.01	7.36	18.06
足月产	513	249	32.9(1.3)	0.3(0.6)	1.0(0.9)	2.5(1.1)	4.9(1.5)	0.91	3.04	7.60	14.89
过期产	63	47	33.0(1.2)	0.2(0.5)	0.9(0.8)	2.3(1.0)	4.8(0.9)	0.61	2.73	6.97	14.55

表 9-1-257　中国北方不同胎龄 AGA 新生儿胸围在不同时期逐期增长值及环比增长速度

胎龄(周)	例数		3天内胸围均值(SD)	逐期增长均值(SD)(cm)				环比增长速度(%)			
	总例数	监测至2个月数		1周	2周	4周	2个月	1周	2周	4周	2个月
28	0	0	0.0(0.0)	0.0(0.0)	0.0(0.0)	0.0(0.0)	0.0(0.0)	0.00	0.00	0.00	0.00
29	0	0	0.0(0.0)	0.0(0.0)	0.0(0.0)	0.0(0.0)	0.0(0.0)	0.00	0.00	0.00	0.00
30	1	1	27.3(0.0)	0.2(0.0)	0.6(0.0)	1.9(0.0)	3.4(0.0)	0.73	2.18	6.76	11.33
31	2	2	28.8(0.7)	0.3(0.1)	0.7(0.3)	1.2(0.4)	3.0(0.7)	1.04	2.41	4.03	9.68
32	10	7	28.6(1.9)	0.4(0.4)	0.3(0.4)	1.7(0.5)	3.1(1.0)	1.40	1.03	5.80	10.00
33	8	6	28.6(2.2)	0.3(0.3)	0.1(0.8)	1.5(0.4)	3.7(1.1)	1.05	0.35	5.17	12.13
34	5	4	29.9(1.0)	0.1(0.3)	0.7(0.2)	1.6(0.9)	2.7(0.3)	0.33	2.33	5.21	8.36
35	16	15	30.3(1.3)	0.3(0.1)	0.6(0.4)	1.4(0.4)	2.5(1.1)	0.99	1.96	4.49	7.67
36	25	17	30.7(1.4)	0.0(0.6)	0.5(0.8)	1.7(0.9)	3.6(1.0)	0.00	1.63	5.45	10.94
37	48	32	32.2(1.4)	0.2(0.4)	0.7(0.6)	1.6(0.7)	2.7(0.8)	0.62	2.16	4.83	7.78
38	88	51	32.6(1.3)	0.2(0.7)	0.7(0.6)	1.5(0.9)	2.7(1.1)	0.61	2.13	4.48	7.71
39	136	62	32.8(1.3)	0.3(0.6)	0.6(0.8)	1.6(0.8)	2.5(1.3)	0.91	1.81	4.75	7.08
40	136	57	33.2(1.3)	0.4(0.6)	0.7(0.7)	1.4(1.0)	2.6(1.6)	1.20	2.08	4.08	7.28
41	105	47	33.4(1.2)	0.2(0.6)	0.7(0.6)	1.4(0.9)	2.2(1.1)	0.60	2.08	4.08	6.16
42	52	36	33.2(1.2)	0.2(0.5)	0.8(0.6)	1.3(0.6)	2.3(0.8)	0.60	2.40	3.80	6.48
43	11	7	32.4(1.1)	0.2(0.6)	0.3(0.6)	1.8(0.9)	2.8(0.8)	0.62	0.92	5.47	8.07
44	6	4	33.0(0.7)	0.0(0.4)	0.4(0.5)	1.7(0.6)	3.0(0.8)	0.00	1.21	5.09	8.55

表 9-1-258　中国北方按胎龄分类 AGA 新生儿胸围在不同时期逐期增长值及环比增长速度

胎龄分类	例数		3天内胸围均值(SD)	逐期增长均值(SD)(cm)				环比增长速度(%)			
	总例数	监测至2个月数		1周	2周	4周	2个月	1周	2周	4周	2个月
早产	67	52	29.9(1.7)	0.1(0.4)	0.5(0.6)	1.6(0.7)	3.2(1.2)	0.33	1.67	5.25	9.97
足月产	513	249	32.9(1.3)	0.3(0.6)	0.7(0.7)	1.5(0.9)	2.4(1.2)	0.91	2.11	4.42	6.78
过期产	69	47	33.0(1.2)	0.2(0.5)	0.7(0.6)	1.4(0.7)	2.5(0.8)	0.61	2.11	4.13	7.08

表 9 - 1 - 259　　　中国 12 城市不同胎龄初产 AGA 新生儿胸围在不同时期累积增长值及定基增长速度

胎龄分类	例数		3 天内胸围均值(SD)	累积增长均值(SD)(cm)				定基增长速度(%)			
	总例数	监测至2个月数		1 周	2 周	4 周	2 个月	1 周	2 周	4 周	2 个月
28	5	0	24.3(2.7)	0.1(0.1)	0.7(1.3)	2.4(1.8)	0.0(0.0)	0.41	2.88	9.88	0.00
29	4	0	25.0(1.4)	0.1(0.1)	1.4(0.5)	2.6(0.6)	0.0(0.0)	0.40	5.60	10.40	0.00
30	3	1	27.1(1.8)	0.0(0.1)	0.9(0.6)	2.1(0.7)	6.3(0.0)	0.00	3.32	7.75	23.25
31	7	3	27.1(1.7)	0.1(0.1)	0.5(0.5)	2.0(1.1)	6.4(0.6)	0.37	1.85	7.38	23.62
32	17	8	28.3(2.0)	0.1(0.5)	0.4(0.8)	2.0(0.7)	5.4(1.2)	0.35	1.41	7.07	19.08
33	19	9	28.4(2.2)	0.2(0.4)	0.6(0.7)	1.9(1.0)	5.6(1.4)	0.70	2.11	6.69	19.72
34	19	9	30.0(1.4)	0.1(0.5)	0.5(0.5)	2.0(0.9)	5.3(0.9)	0.33	1.67	6.67	17.67
35	48	24	30.1(1.2)	0.1(0.4)	0.9(0.6)	2.6(1.1)	5.5(1.7)	0.33	2.99	8.64	18.27
36	92	49	30.5(1.2)	0.1(0.6)	0.9(0.9)	2.9(1.3)	6.2(1.5)	0.33	2.95	9.51	20.33
37	147	78	31.7(1.3)	0.2(0.6)	0.9(0.9)	2.5(1.1)	5.8(1.2)	0.63	2.84	7.89	18.30
38	237	111	32.2(1.2)	0.2(0.6)	0.9(0.8)	2.5(1.1)	5.8(1.7)	0.62	2.80	7.76	18.01
39	343	152	32.6(1.3)	0.3(0.6)	0.9(0.9)	2.5(1.1)	5.6(1.8)	0.92	2.76	7.67	17.18
40	326	142	32.9(1.2)	0.3(0.6)	1.0(0.9)	2.4(1.2)	5.3(1.7)	0.91	3.04	7.29	16.11
41	236	108	33.0(1.2)	0.2(0.7)	0.9(0.9)	2.5(1.2)	5.2(1.9)	0.61	2.73	7.58	15.76
42	124	62	33.0(1.2)	0.2(0.6)	1.0(0.9)	2.4(1.1)	4.9(1.1)	0.61	3.03	7.27	14.85
43	29	16	32.5(1.2)	0.2(0.4)	0.7(0.6)	2.7(1.1)	6.1(1.3)	0.62	2.15	8.31	18.77
44	18	9	32.7(0.8)	0.0(0.3)	0.6(0.6)	2.2(1.2)	5.2(1.5)	0.00	1.83	6.73	15.90

表 9 - 1 - 260　　　中国 12 城市按胎龄分类初产 AGA 新生儿胸围在不同时期累积增长值及定基增长速度

胎龄分类	例数		3 天内胸围均值(SD)	累积增长均值(SD)(cm)				定基增长速度(%)			
	总例数	监测至2个月数		1 周	2 周	4 周	2 个月	1 周	2 周	4 周	2 个月
早产	214	103	29.6(2.0)	0.1(0.5)	0.8(0.8)	2.5(1.2)	6.2(1.4)	0.34	2.70	8.45	20.95
足月产	1289	591	32.6(1.3)	0.2(0.6)	0.9(0.9)	2.4(1.2)	5.5(1.7)	0.61	2.76	7.36	16.87
过期产	171	87	32.9(1.2)	0.2(0.5)	0.9(0.9)	2.4(1.1)	5.1(1.3)	0.61	2.74	7.36	15.50

表 9-1-261　中国 12 城市不同胎龄初产 AGA 新生儿胸围在不同时期逐期增长值及环比增长速度

胎龄（周）	例数		3 天内胸围均值（SD）	逐期增长均值（SD）（cm）				环比增长速度（%）			
	总例数	监测至 2 个月数		1 周	2 周	4 周	2 个月	1 周	2 周	4 周	2 个月
28	5	0	24.3(2.7)	0.1(0.1)	0.6(1.3)	1.7(0.7)	0.0(0.0)	0.41	2.46	6.80	0.00
29	4	0	25.0(1.4)	0.0(0.1)	1.3(0.5)	1.2(0.0)	0.0(0.0)	0.40	5.18	4.55	0.00
30	5	1	27.1(1.8)	0.0(0.1)	0.9(0.7)	1.2(0.6)	4.2(0.0)	0.00	3.32	4.29	14.38
31	7	3	27.1(1.7)	0.1(0.1)	0.4(0.4)	1.5(0.9)	4.4(1.3)	0.37	1.47	5.43	15.12
32	15	8	28.3(2.0)	0.1(0.5)	0.3(0.6)	1.6(0.7)	3.4(1.7)	0.35	1.06	5.57	11.22
33	19	9	28.4(2.2)	0.2(0.4)	0.4(0.7)	1.3(0.7)	3.7(1.3)	0.70	1.40	4.43	12.21
34	19	9	30.0(1.4)	0.1(0.5)	0.4(0.7)	1.5(0.8)	3.3(0.7)	0.33	1.33	4.92	10.31
35	48	24	30.1(1.2)	0.1(0.4)	0.8(0.6)	1.7(0.9)	2.9(1.4)	0.33	2.65	5.48	8.87
36	92	49	30.5(1.2)	0.1(0.6)	0.8(0.7)	2.0(1.1)	3.3(1.2)	0.33	2.61	6.37	9.88
37	147	78	31.7(1.3)	0.2(0.6)	0.7(0.7)	1.6(0.9)	3.3(1.2)	0.63	2.19	4.91	9.65
38	237	111	32.2(1.2)	0.2(0.6)	0.7(0.7)	1.6(0.9)	3.3(1.4)	0.62	2.16	4.83	9.51
39	343	152	32.6(1.3)	0.3(0.6)	0.6(0.8)	1.6(0.8)	3.1(1.5)	0.92	1.82	4.78	3.83
40	326	142	32.9(1.2)	0.3(0.6)	0.7(0.7)	1.4(1.0)	2.9(1.5)	0.91	2.11	4.13	8.22
41	236	108	33.0(1.2)	0.2(0.7)	0.7(0.7)	1.6(1.0)	2.7(1.6)	0.61	2.11	4.72	7.61
42	124	62	33.0(1.2)	0.2(0.6)	0.8(0.6)	1.4(0.9)	2.5(1.0)	0.61	2.41	4.12	7.06
43	29	16	32.5(1.2)	0.2(0.4)	0.5(0.5)	2.0(1.1)	3.4(1.0)	0.62	1.53	6.02	9.66
44	18	9	32.7(0.8)	0.0(0.3)	0.6(0.4)	1.6(0.9)	3.0(0.8)	0.00	1.83	4.80	8.60

表 9-1-262　中国 12 城市按胎龄分类初产 AGA 新生儿胸围在不同时期逐期增长值及环比增长速度

胎龄分类	例数		3 天内胸围均值（SD）	逐期增长均值（SD）（cm）				环比增长速度（%）			
	总例数	监测至 2 个月数		1 周	2 周	4 周	2 个月	1 周	2 周	4 周	2 个月
早产	214	103	29.6(2.0)	0.1(0.5)	0.7(0.7)	1.7(1.0)	3.7(1.5)	0.34	2.36	5.59	11.53
足月产	1289	591	32.6(1.3)	0.2(0.6)	0.7(0.7)	1.5(0.9)	3.1(1.5)	0.61	2.13	4.48	8.86
过期产	171	87	32.9(1.2)	0.2(0.5)	0.7(0.6)	1.5(0.9)	2.7(1.1)	0.61	2.11	4.44	7.65

表 9 - 1 - 263　中国 12 城市不同胎龄经产 AGA 新生儿胸围在不同时期累积增长值及定基增长速度

胎龄(周)	例数		3天内胸围均值(SD)	累积增长均值(SD)(cm)				定基增长速度(%)			
	总例数	监测至2个月数		1周	2周	4周	2个月	1周	2周	4周	2个月
28	0	0	0.0(0.0)	0.0(0.0)	0.0(0.0)	0.0(0.0)	0.0(0.0)	0.00	0.00	0.00	0.00
29	0	0	0.0(0.0)	0.0(0.0)	0.0(0.0)	0.0(0.0)	0.0(0.0)	0.00	0.00	0.00	0.00
30	0	0	0.0(0.0)	0.0(0.0)	0.0(0.0)	0.0(0.0)	0.0(0.0)	0.00	0.00	0.00	0.00
31	1	0	27.8(0.0)	0.1(0.0)	0.5(0.0)	2.0(0.0)	0.0(0.0)	0.36	1.80	7.19	0.00
32	2	1	28.5(2.4)	0.1(0.1)	0.4(0.3)	2.3(0.6)	5.6(0.0)	0.35	1.40	8.07	19.65
33	4	3	28.3(2.0)	0.1(0.1)	1.0(0.7)	3.1(2.1)	6.3(0.9)	0.35	3.53	10.95	22.26
34	3	1	29.8(1.3)	0.0(0.3)	0.4(0.3)	1.5(1.6)	6.9(0.0)	0.00	1.34	5.03	23.15
35	9	2	29.0(1.1)	0.1(0.2)	0.8(0.8)	3.0(1.2)	7.0(0.3)	0.34	2.76	10.34	24.14
36	7	1	29.8(1.1)	-0.4(0.7)	0.2(1.2)	1.8(1.0)	7.5(0.0)	-1.34	0.67	6.04	25.17
37	8	3	32.0(1.3)	0.2(0.4)	0.6(0.7)	2.5(0.9)	5.8(1.4)	0.63	1.87	7.81	18.12
38	9	2	32.6(1.0)	0.2(0.7)	0.8(0.9)	2.2(1.3)	5.8(0.1)	0.61	2.45	6.75	17.79
39	11	5	32.6(1.5)	0.4(0.4)	1.2(0.5)	2.8(1.1)	5.6(2.0)	1.23	3.68	8.59	17.18
40	12	7	33.0(1.0)	0.3(0.5)	0.7(0.8)	2.4(1.4)	5.0(1.7)	0.91	2.12	7.27	15.15
41	12	2	32.9(0.6)	0.2(0.5)	0.7(0.5)	1.7(0.9)	4.2(0.2)	0.61	2.13	5.17	12.77
42	2	1	32.7(0.6)	0.1(0.1)	0.8(0.1)	2.0(0.6)	4.9(0.0)	0.31	2.45	6.12	14.98
43	1	1	32.5(0.0)	0.0(0.0)	2.0(0.0)	2.7(0.0)	5.3(0.0)	0.00	6.15	8.31	16.31
44	2	0	32.8(0.4)	0.3(0.2)	1.0(0.2)	2.0(0.2)	0.0(0.0)	0.91	3.05	6.10	0.00

表 9 - 1 - 264　中国 12 城市按胎龄分类经产 AGA 新生儿胸围在不同时期累积增长值及定基增长速度

胎龄分类	例数		3天内胸围均值(SD)	累积增长均值(SD)(cm)				定基增长速度(%)			
	总例数	监测至2个月数		1周	2周	4周	2个月	1周	2周	3周	2个月
早产	26	8	29.1(1.4)	0.0(0.4)	0.6(0.8)	2.4(1.4)	6.4(1.6)	0.00	2.06	8.25	21.99
足月产	52	19	32.6(1.1)	0.3(0.5)	0.9(0.7)	2.4(1.2)	5.4(1.5)	0.92	2.76	7.36	16.56
过期产	5	2	32.7(0.4)	0.1(0.2)	1.1(0.5)	2.1(0.5)	5.0(0.6)	0.31	3.36	6.42	15.29

表 9-1-265　中国 12 城市不同胎龄经产 AGA 新生儿胸围在不同时期逐期增长值及环比增长速度

胎龄(周)	例数		3天内胸围均值(SD)	逐期增长均值(SD)(cm)				环比增长速度(%)			
	总例数	监测至2个月数		1周	2周	4周	2个月	1周	2周	4周	2个月
28	0	0	0.0(0.0)	0.0(0.0)	0.0(0.0)	0.0(0.0)	0.0(0.0)	0.00	0.00	0.00	0.00
29	0	0	0.0(0.0)	0.0(0.0)	0.0(0.0)	0.0(0.0)	0.0(0.0)	0.00	0.00	0.00	0.00
30	0	0	0.0(0.0)	0.0(0.0)	0.0(0.0)	0.0(0.0)	0.0(0.0)	0.00	0.00	0.00	0.00
31	1	0	27.8(0.0)	0.1(0.0)	0.4(0.0)	1.5(0.0)	0.0(0.0)	0.36	1.43	5.30	0.00
32	2	1	28.5(2.4)	0.1(0.1)	0.3(0.1)	1.9(0.9)	3.3(0.0)	0.35	1.05	6.57	10.71
33	4	3	28.3(2.0)	0.1(0.1)	0.9(0.7)	2.1(1.4)	3.2(1.3)	0.35	3.17	7.17	10.19
34	3	1	29.8(1.3)	0.0(0.3)	0.4(0.3)	1.1(1.5)	5.4(0.0)	0.00	1.34	3.64	17.25
35	9	2	29.0(1.1)	0.1(0.2)	0.7(1.0)	2.2(1.3)	4.0(0.1)	0.34	2.41	7.38	12.50
36	7	1	29.8(1.1)	-0.4(0.7)	0.6(1.3)	1.6(1.0)	5.7(0.0)	-1.34	2.04	5.33	18.04
37	8	3	32.0(1.3)	0.2(0.4)	0.4(0.6)	1.9(1.2)	3.3(0.9)	0.63	1.24	5.83	9.57
38	9	2	32.6(1.0)	0.2(0.7)	0.6(0.6)	1.4(1.0)	3.6(0.8)	0.61	1.83	4.19	10.34
39	11	5	32.6(1.5)	0.4(0.4)	0.8(0.4)	1.6(0.9)	2.8(0.8)	1.23	2.42	4.73	7.91
40	12	7	33.0(1.0)	0.3(0.5)	0.4(0.5)	1.7(1.1)	2.6(1.2)	0.91	1.20	5.04	7.34
41	12	2	32.9(0.6)	0.2(0.5)	0.5(0.4)	1.0(1.0)	2.5(0.7)	0.61	1.51	2.98	7.23
42	2	1	32.7(0.6)	0.1(0.1)	0.7(0.0)	1.2(0.5)	2.9(0.0)	0.31	5.13	3.58	8.36
43	1	1	32.5(0.0)	0.0(0.0)	2.0(0.0)	0.7(0.0)	2.6(0.0)	0.00	6.15	2.03	7.39
44	2	0	32.8(0.4)	0.3(0.2)	0.7(0.3)	1.0(0.3)	0.0(0.0)	0.91	2.11	2.96	0.00

表 9-1-266　中国 12 城市按胎龄分类经产 AGA 新生儿胸围在不同时期逐期增长值及环比增长速度

胎龄分类	例数		3天内胸围均值(SD)	逐期增长均值(SD)(cm)				环比增长速度(%)			
	总例数	监测至2个月数		1周	2周	4周	2个月	1周	2周	4周	2个月
早产	26	8	29.1(1.4)	0.0(0.4)	0.6(0.9)	1.8(1.2)	4.0(1.7)	0.00	2.06	6.06	12.70
足月产	52	19	32.6(1.1)	0.3(0.5)	0.6(0.5)	1.5(1.0)	3.0(1.0)	0.92	1.82	4.48	8.57
过期产	5	2	32.7(0.4)	0.1(0.2)	1.0(0.6)	1.0(0.3)	2.9(0.4)	0.32	3.05	2.96	8.33

表 9 - 1 - 267　　中国12城市不同胎龄 AGA 新生儿上臂围在不同时期累积增长值及环比增长速度

胎龄(周)	例数		3天内上臂围均值(SD)	累积增长均值(SD)(cm)				定基增长速度(%)			
	总例数	监测至2个月数		1周	2周	4周	2个月	1周	2周	4周	2个月
28	5	0	6.7(0.6)	0.0(0.1)	0.3(0.3)	0.9(0.2)	0.0(0.0)	0.00	4.48	13.43	0.00
29	4	0	6.7(1.1)	0.0(0.0)	0.4(0.2)	1.0(0.3)	0.0(0.0)	0.00	5.97	14.93	0.00
30	5	1	7.2(1.1)	0.1(0.1)	0.4(0.2)	0.9(0.3)	3.0(0.0)	1.39	5.56	12.50	41.67
31	8	3	7.8(0.5)	-0.1(0.2)	0.2(0.4)	0.7(0.4)	1.8(0.4)	-1.28	2.56	8.97	23.08
32	17	9	8.4(0.7)	0.0(0.3)	0.1(0.5)	0.8(0.5)	2.6(0.9)	0.00	1.19	9.52	30.95
33	23	12	8.2(0.6)	-0.1(0.3)	0.1(0.5)	0.7(0.7)	2.5(0.7)	-1.22	1.22	8.54	30.49
34	22	10	8.9(0.5)	-0.1(0.2)	0.2(0.3)	0.8(0.5)	2.9(1.1)	-1.12	2.25	8.99	32.58
35	57	26	9.0(0.6)	-0.1(0.3)	0.2(0.4)	1.0(0.4)	2.8(0.8)	-1.11	2.22	11.11	31.11
36	99	50	9.3(0.7)	-0.1(0.3)	0.2(0.5)	1.1(0.6)	2.8(0.7)	-1.08	2.15	11.83	30.11
37	155	81	10.0(0.9)	-0.1(0.4)	0.2(0.5)	0.9(0.8)	2.9(0.8)	-1.00	2.00	9.00	29.00
38	246	113	10.3(0.8)	-0.1(0.4)	0.2(0.5)	1.0(0.7)	2.5(0.9)	-0.97	1.94	9.71	24.27
39	354	157	10.5(0.9)	-0.1(0.4)	0.1(0.5)	0.9(0.7)	2.4(1.0)	-0.95	0.95	8.57	22.86
40	338	149	10.6(0.9)	0.0(0.3)	0.2(0.5)	0.9(0.7)	2.3(1.0)	0.00	1.89	8.49	21.70
41	248	110	10.5(0.9)	0.0(0.4)	0.3(0.5)	1.0(0.7)	2.8(1.3)	0.00	2.86	9.52	26.67
42	126	63	10.5(1.0)	0.0(0.5)	0.3(0.5)	1.0(0.7)	2.7(0.9)	0.00	2.86	9.52	25.71
43	30	17	10.3(0.7)	-0.1(0.3)	0.2(0.4)	1.0(0.5)	2.6(0.8)	-0.97	1.94	9.71	25.24
44	20	9	10.3(0.8)	0.0(0.2)	0.3(0.4)	1.1(0.6)	3.0(0.6)	0.00	2.91	10.68	29.13

表 9 - 1 - 268　　中国12城市按胎龄分类 AGA 新生儿上臂围在不同时期累积增长值及定基增长速度

胎龄分类	例数		3天内上臂围均值(SD)	累积增长均值(SD)(cm)				定基增长速度(%)			
	总例数	监测至2个月数		1周	2周	4周	2个月	1周	2周	4周	2个月
早产	240	111	8.8(0.9)	0.0(0.3)	0.2(0.4)	1.0(0.6)	2.9(0.8)	0.00	2.27	11.36	32.95
足月产	1341	610	10.4(0.9)	0.0(0.4)	0.2(0.5)	1.0(0.7)	2.5(1.0)	0.00	1.92	9.62	24.04
过期产	176	89	10.4(0.9)	0.0(0.3)	0.3(0.5)	1.1(0.7)	2.8(0.9)	0.00	2.88	10.58	26.62

表 9-1-269 中国 12 城市不同胎龄 AGA 新生儿上臂围在不同时期逐期增长值及环比增长速度

胎龄(周)	例数		3天内上臂围均值(SD)	逐期增长均值(SD)(cm)				环比增长速度(%)			
	总例数	监测至2个月例数		1周	2周	4周	2个月	1周	2周	4周	2个月
28	5	0	6.7(0.6)	0.0(0.1)	0.3(0.2)	0.6(0.3)	0.0(0.0)	0.00	4.48	8.57	0.00
29	4	0	6.7(1.1)	0.0(0.0)	0.4(0.2)	0.6(0.1)	0.0(0.0)	0.00	5.97	8.45	0.00
30	5	1	7.2(1.1)	0.1(0.1)	0.3(0.2)	0.5(0.1)	2.1(0.0)	1.39	4.11	6.58	25.93
31	8	3	7.8(0.5)	-0.1(0.2)	0.3(0.2)	0.5(0.1)	1.1(0.5)	-1.28	3.90	6.25	12.94
32	17	9	8.4(0.7)	0.0(0.3)	0.1(0.4)	0.7(0.5)	1.8(0.9)	0.00	1.19	8.24	19.57
33	23	12	8.2(0.6)	-0.1(0.3)	0.2(0.3)	0.6(0.5)	1.8(0.7)	-1.22	2.47	7.23	20.22
34	22	10	8.9(0.5)	-0.1(0.2)	0.3(0.2)	0.6(0.4)	2.1(1.1)	-1.12	3.41	6.59	21.65
35	57	26	9.0(0.6)	-0.1(0.2)	0.3(0.3)	0.8(0.5)	1.8(0.7)	-1.11	3.37	8.70	18.00
36	99	50	9.3(0.7)	-0.1(0.3)	0.3(0.4)	0.9(0.5)	1.7(0.7)	-1.08	3.26	9.47	16.35
37	155	81	10.0(0.9)	-0.1(0.3)	0.3(0.4)	0.7(0.5)	2.0(0.7)	-1.00	3.03	6.86	18.35
38	246	113	10.3(0.8)	-0.1(0.4)	0.3(0.4)	0.8(0.5)	1.5(0.7)	-0.97	2.94	7.62	13.27
39	354	157	10.5(0.9)	-0.1(0.4)	0.2(0.5)	0.8(0.5)	1.5(0.8)	-0.95	1.92	7.55	13.16
40	338	149	10.6(0.9)	0.0(0.3)	0.2(0.4)	0.7(0.5)	1.4(0.7)	0.00	1.89	6.48	12.17
41	248	110	10.5(0.9)	0.0(0.4)	0.3(0.4)	0.7(0.5)	1.8(1.0)	0.00	2.86	6.48	15.65
42	126	63	10.5(1.0)	0.0(0.3)	0.3(0.4)	0.7(0.5)	1.7(0.8)	0.00	2.86	6.48	14.78
43	30	17	10.3(0.7)	-0.1(0.3)	0.3(0.3)	0.8(0.4)	1.6(0.7)	-0.97	2.94	7.62	14.16
44	20	9	10.3(0.8)	0.0(0.2)	0.3(0.3)	0.8(0.6)	1.9(0.4)	0.00	2.91	7.55	16.67

表 9-1-270 中国 12 城市按胎龄分类 AGA 新生儿上臂围在不同时期逐期增长值及环比增长速度

胎龄分类	例数		3天内上臂围均值(SD)	逐期增长均值(SD)(cm)				环比增长速度(%)			
	总例数	监测至2个月例数		1周	2周	4周	2个月	1周	2周	4周	2个月
早产	240	111	8.8(0.9)	0.0(0.3)	0.2(0.3)	0.8(0.5)	1.9(0.8)	0.00	2.27	8.89	19.39
足月产	1341	610	10.4(0.9)	0.0(0.4)	0.2(0.4)	0.8(0.5)	1.5(0.8)	0.00	1.92	7.55	13.16
过期产	176	89	10.4(0.9)	0.0(0.3)	0.3(0.4)	0.8(0.5)	1.7(0.7)	0.00	2.88	7.48	14.78

表 9-1-271　中国 12 城市不同胎龄 AGA 新生儿男性上臂围不同时期累积增长值及定基增长速度

胎龄（周）	例数 总例数	例数 监测至2个月例数	3天内上臂围均值(SD)	累积增长均值(SD)(cm) 1周	2周	4周	2个月	定基增长速度(%) 1周	2周	4周	2个月
28	2	0	6.4(0.5)	0.0(0.1)	0.4(0.1)	1.0(0.2)	0.0(0.0)	0.00	6.15	15.38	0.00
29	2	0	7.1(0.1)	0.0(0.1)	0.5(0.4)	1.0(0.5)	0.0(0.0)	0.00	7.04	14.08	0.00
30	3	1	7.9(0.7)	0.1(0.1)	0.3(0.1)	0.7(0.1)	2.3(0.0)	1.27	3.80	8.86	29.11
31	5	2	8.0(0.3)	-0.1(0.3)	0.1(0.5)	0.6(0.4)	1.8(0.3)	-1.25	1.25	7.50	22.50
32	9	4	8.4(0.8)	0.1(0.1)	0.3(0.4)	1.1(0.4)	2.7(0.9)	1.19	3.57	13.10	32.14
33	12	7	8.4(0.5)	-0.1(0.3)	0.0(0.5)	0.4(1.0)	2.3(0.8)	-1.19	0.00	4.76	27.38
34	11	6	9.0(0.5)	-0.1(0.1)	0.2(0.2)	0.7(0.3)	3.0(1.3)	-1.11	2.22	7.78	33.33
35	32	13	8.9(0.5)	0.0(0.2)	0.3(0.3)	1.1(0.4)	3.1(0.8)	0.00	3.37	12.36	34.83
36	52	25	9.4(0.8)	-0.1(0.4)	0.2(0.5)	1.1(0.6)	2.8(0.8)	-1.06	2.13	11.70	29.70
37	88	46	10.0(0.9)	0.0(0.3)	0.3(0.6)	1.0(0.8)	2.9(0.9)	0.00	3.00	10.00	29.00
38	133	60	10.2(0.8)	0.0(0.4)	0.3(0.5)	1.1(0.7)	2.7(0.9)	0.00	2.94	10.78	26.47
39	181	81	10.5(0.9)	-0.1(0.3)	0.2(0.5)	0.9(0.6)	2.6(0.9)	-0.95	1.90	8.57	24.76
40	166	78	10.6(0.8)	0.0(0.4)	0.2(0.6)	1.0(0.8)	2.5(1.1)	0.00	1.89	9.43	23.58
41	109	50	10.6(0.8)	-0.1(0.3)	0.2(0.5)	1.0(0.7)	3.1(1.5)	-0.94	1.89	9.43	29.25
42	63	33	10.4(1.0)	0.0(0.3)	0.4(0.5)	1.2(0.7)	2.9(0.9)	0.00	3.85	11.54	27.88
43	17	11	10.2(0.6)	0.1(0.2)	0.4(0.3)	1.2(0.6)	2.7(0.6)	0.98	3.92	11.76	26.47
44	9	3	10.6(0.8)	-0.1(0.2)	0.3(0.2)	1.0(0.3)	3.2(0.5)	-0.94	2.83	9.43	30.19

表 9-1-272　中国 12 城市按胎龄分类 AGA 新生儿男性上臂围不同时期累积增长值及定基增长速度

胎龄分类	例数 总例数	例数 监测至2个月例数	3天内上臂围均值(SD)	累积增长均值(SD)(cm) 1周	2周	4周	2个月	定基增长速度(%) 1周	2周	4周	2个月
早产	128	58	8.9(0.9)	0.0(0.3)	0.2(0.4)	1.0(0.6)	2.8(0.9)	0.00	2.25	11.24	31.46
足月产	677	315	10.4(0.9)	0.0(0.4)	0.2(0.6)	1.0(0.7)	2.7(1.1)	0.00	1.92	9.62	25.66
过期产	89	47	10.4(0.9)	0.0(0.2)	0.4(0.4)	1.1(0.6)	2.8(0.8)	0.00	3.85	10.56	26.92

表 9 - 1 - 273　中国 12 城市不同胎龄 AGA 新生儿女性上臂围在不同时期累积增长值及定基增长速度

胎龄(周)	例数		3天内上臂围均值(SD)	累积增长值均值(SD)(cm)				定基增长速度(%)			
	总例数	监测至2个月数		1周	2周	4周	2个月	1周	2周	4周	2个月
28	3	0	6.8(0.7)	0.0(0.1)	0.3(0.3)	0.9(0.1)	0.0(0.0)	0.00	4.41	13.24	0.00
29	2	0	6.3(1.8)	0.0(0.0)	0.4(0.1)	0.9(0.1)	0.0(0.0)	0.00	6.35	14.29	0.00
30	2	0	6.2(0.2)	0.0(0.1)	0.6(0.1)	1.1(0.1)	0.0(0.0)	0.00	9.68	17.74	0.00
31	3	1	7.5(0.6)	0.0(0.2)	0.3(0.3)	0.8(0.3)	1.8(0.0)	0.00	4.00	10.67	24.00
32	8	5	8.4(0.6)	-0.2(0.3)	0.0(0.6)	0.6(0.6)	2.5(0.9)	-2.38	0.00	7.14	29.76
33	11	5	8.0(0.5)	0.0(0.3)	0.3(0.3)	0.9(0.3)	2.7(0.3)	0.00	3.75	11.25	33.75
34	11	4	8.9(0.6)	-0.1(0.2)	0.1(0.4)	0.8(0.7)	2.7(0.5)	-1.12	1.12	8.99	30.34
35	25	13	9.0(0.6)	-0.1(0.1)	0.2(0.4)	1.0(0.5)	2.6(0.8)	-1.11	2.22	11.11	28.89
36	47	25	9.2(0.7)	-0.1(0.3)	0.1(0.5)	1.0(0.7)	2.8(0.7)	-1.09	1.09	10.87	30.43
37	67	35	9.9(1.0)	-0.1(0.3)	0.2(0.4)	0.9(0.6)	3.0(0.8)	-1.01	2.02	9.09	30.30
38	113	53	10.3(0.8)	0.0(0.4)	0.3(0.5)	0.9(0.6)	2.4(0.9)	0.00	2.91	8.74	23.30
39	173	76	10.4(0.9)	0.0(0.3)	0.2(0.6)	0.9(0.7)	2.2(0.9)	0.00	1.92	8.65	21.5
40	172	71	10.6(0.9)	0.0(0.3)	0.2(0.5)	0.8(0.7)	2.1(0.9)	0.00	1.89	7.55	19.81
41	139	60	10.5(0.9)	0.0(0.4)	0.3(0.5)	1.0(0.7)	2.5(0.9)	0.00	2.86	9.52	23.81
42	63	30	10.6(1.0)	-0.1(0.4)	0.2(0.6)	0.9(0.8)	2.5(0.9)	-0.94	1.89	8.49	23.58
43	13	6	10.3(0.8)	-0.1(0.3)	0.2(0.5)	0.8(0.5)	2.6(1.2)	-0.97	1.94	7.77	25.24
44	11	6	10.0(0.6)	0.1(0.2)	0.4(0.5)	1.3(0.8)	3.1(0.7)	1.00	4.00	13.00	31.00

表 9 - 1 - 274　中国 12 城市按胎龄分类 AGA 新生儿女性上臂围在不同时期累积增长值及定基增长速度

胎龄分类	例数		3天内上臂围均值(SD)	累积增长值均值(SD)(cm)				定基增长速度(%)			
	总例数	监测至2个月数		1周	2周	4周	2个月	1周	2周	4周	2个月
早产	112	53	8.7(1.0)	-0.1(0.2)	0.2(0.4)	1.0(0.6)	2.9(0.7)	-1.15	2.30	11.49	33.33
足月产	664	295	10.4(0.4)	0.0(0.4)	0.2(0.5)	0.9(0.7)	2.3(0.9)	0.00	1.92	8.65	22.12
过期产	87	42	10.5(0.9)	-0.1(0.4)	0.2(0.5)	0.9(0.8)	2.6(0.9)	-0.95	1.90	8.57	24.76

表 9-1-275　中国 12 城市不同胎龄 AGA 新生儿男性上臂围在不同时期逐期增长值及环比增长速度

胎龄(周)	例数		3天内上臂围均值(SD)	逐期增长均值(SD)(cm)				环比增长速度(%)			
	总例数	监测至2个月数		1周	2周	4周	2个月	1周	2周	4周	2个月
28	2	0	6.4(0.5)	0.0(0.1)	0.4(0.1)	0.6(0.1)	0.0(0.0)	0.00	6.15	8.70	0.00
29	2	0	7.1(0.1)	0.0(0.1)	0.5(0.3)	0.5(0.1)	0.0(0.0)	0.00	7.04	6.58	0.00
30	3	1	7.9(0.7)	0.1(0.1)	0.2(0.2)	0.4(0.1)	1.6(0.0)	1.27	2.50	4.88	18.60
31	5	2	8.0(0.3)	-0.1(0.3)	0.2(0.3)	0.5(0.1)	1.2(0.2)	-1.25	2.53	6.17	13.95
32	9	4	8.4(0.8)	0.1(0.1)	0.2(0.4)	0.8(0.7)	1.6(0.4)	1.19	2.35	9.20	16.84
33	12	7	8.4(0.5)	-0.1(0.3)	0.1(0.3)	0.4(0.6)	1.9(0.9)	-1.19	1.20	4.76	21.59
34	11	6	9.0(0.5)	-0.1(0.1)	0.3(0.2)	0.5(0.2)	2.3(1.3)	-1.11	3.37	5.43	23.71
35	32	13	8.9(0.5)	0.0(0.2)	0.3(0.3)	0.8(0.4)	2.0(0.7)	0.00	3.37	8.70	20.00
36	52	25	9.4(0.8)	-0.1(0.4)	0.3(0.3)	0.9(0.5)	1.7(0.7)	-1.06	3.23	9.37	16.19
37	88	46	10.0(0.9)	0.0(0.3)	0.3(0.5)	0.7(0.6)	1.9(0.7)	0.00	3.00	6.80	17.27
38	133	60	10.2(0.8)	0.0(0.4)	0.3(0.5)	0.8(0.5)	1.6(0.8)	0.00	2.94	7.62	14.16
39	181	81	10.5(0.9)	-0.1(0.3)	0.3(0.5)	0.7(0.5)	1.7(0.8)	-0.95	2.88	6.54	14.91
40	166	78	10.6(0.8)	0.0(0.4)	0.2(0.4)	0.8(0.6)	1.5(0.8)	0.00	1.89	7.41	12.93
41	109	50	10.6(0.8)	-0.1(0.3)	0.3(0.4)	0.8(0.5)	2.1(1.2)	-0.94	2.86	7.41	18.1
42	63	33	10.4(1.0)	0.0(0.3)	0.4(0.4)	0.8(0.5)	1.7(0.7)	0.00	3.85	7.41	14.66
43	17	11	10.2(0.6)	0.1(0.2)	0.3(0.2)	0.8(0.5)	1.5(0.6)	0.98	2.91	7.55	13.16
44	9	3	10.6(0.8)	-0.1(0.2)	0.4(0.1)	0.7(0.3)	2.2(0.3)	-0.94	3.81	6.42	18.97

表 9-1-276　中国 12 城市按胎龄分类男性 AGA 新生儿上臂围在不同时期逐期增长值及环比增长速度

胎龄分类	例数		3天内上臂围均值(SD)	逐期增长均值(SD)(cm)				环比增长速度(%)			
	总例数	监测至2个月数		1周	2周	4周	2个月	1周	2周	4周	2个月
早产	128	58	8.9(0.9)	0.0(0.3)	0.2(0.3)	0.8(0.5)	1.8(0.8)	0.00	2.25	8.79	18.18
足月产	677	15	10.4(0.9)	0.0(0.4)	0.2(0.5)	0.8(0.5)	1.7(0.9)	0.00	1.92	7.55	14.91
过期产	89	47	10.4(0.9)	0.0(0.2)	0.4(0.3)	0.7(0.5)	1.7(0.7)	0.00	3.85	6.48	14.78

表 9-1-277 中国 12 城市不同胎龄 AGA 新生儿女性上臂围在不同时期逐期增长值及环比增长速度

胎龄(周)	例数		3 天内上臂围均值(SD)	逐期增长均值(SD)(cm)				环比增长速度(%)			
	总例数	监测至2个月数		1周	2周	4周	2个月	1周	2周	4周	2个月
28	3	0	6.8(0.7)	0.0(0.1)	0.3(0.2)	0.6(0.3)	0.0(0.0)	0.00	4.41	8.45	0.00
29	2	0	6.3(1.8)	0.0(0.0)	0.4(0.1)	0.5(0.1)	0.0(0.0)	0.00	6.35	7.46	0.00
30	2	0	6.2(0.2)	0.0(0.1)	0.6(0.1)	0.5(0.0)	0.0(0.0)	0.00	9.68	7.35	0.00
31	3	1	7.5(0.6)	0.0(0.2)	0.3(0.2)	0.5(0.1)	1.0(0.0)	0.00	4.00	6.41	12.05
32	8	5	8.4(0.6)	-0.2(0.3)	0.2(0.3)	0.6(0.3)	1.9(1.0)	-2.33	2.44	7.14	21.11
33	11	5	8.0(0.5)	0.0(0.3)	0.3(0.1)	0.6(0.3)	1.8(0.5)	0.00	3.75	7.23	20.22
34	11	4	8.9(0.6)	-0.1(0.2)	0.2(0.3)	0.7(0.5)	1.9(0.8)	-1.12	2.27	7.78	19.59
35	25	13	9.0(0.6)	-0.1(0.1)	0.3(0.3)	0.8(0.6)	1.6(0.7)	-1.11	3.37	8.70	16.00
36	47	25	9.2(0.7)	-0.1(0.3)	0.2(0.4)	0.9(0.6)	1.8(0.7)	-1.09	3.20	9.68	17.65
37	67	35	9.9(1.0)	-0.1(0.3)	0.3(0.4)	0.7(0.4)	2.1(0.7)	-1.01	3.06	6.93	19.44
38	113	53	10.3(0.8)	0.0(0.3)	0.3(0.4)	0.6(0.5)	1.5(0.6)	0.00	2.91	5.66	13.39
39	173	76	10.4(0.9)	0.0(0.4)	0.2(0.5)	0.7(0.5)	1.3(0.7)	0.00	1.92	6.60	11.50
40	172	71	10.6(0.9)	0.0(0.3)	0.2(0.4)	0.6(0.5)	1.3(0.7)	0.00	1.89	5.56	11.40
41	139	60	10.5(0.9)	0.0(0.4)	0.3(0.4)	0.7(0.6)	1.5(0.7)	0.00	2.86	6.48	13.04
42	63	30	10.6(1.0)	-0.1(0.4)	0.3(0.5)	0.7(0.4)	1.6(0.9)	-0.94	2.86	6.48	13.91
43	13	6	10.3(0.8)	-0.1(0.3)	0.3(0.3)	0.6(0.4)	1.8(0.8)	-0.97	2.94	5.71	16.22
44	11	6	10.0(0.6)	0.1(0.2)	0.3(0.4)	0.9(0.7)	1.8(0.5)	1.00	2.97	8.65	15.93

表 9-1-278 中国 12 城市按胎龄分类 AGA 新生儿女性上臂围在不同时期逐期增长值及环比增长速度

胎龄分类	例数		3 天内上臂围均值(SD)	逐期增长均值(SD)(cm)				环比增长速度(%)			
	总例数	监测至2个月数		1周	2周	4周	2个月	1周	2周	4周	2个月
早产	112	53	8.7(1.0)	-0.1(0.2)	0.3(0.3)	0.8(0.5)	1.9(0.7)	-1.15	3.49	8.99	19.59
足月产	664	295	10.4(0.9)	0.0(0.4)	0.2(0.4)	0.7(0.5)	1.4(0.7)	-0.00	1.92	6.60	12.39
过期产	87	42	10.5(0.9)	-0.1(0.4)	0.3(0.4)	0.7(0.5)	1.7(0.8)	-0.95	2.88	6.54	14.91

表 9 - 1 - 279　中国南方不同胎龄 AGA 新生儿上臂围在不同时期累积增长值及定基增长速度

胎龄(周)	例数		3 天内上臂围均值(SD)	累积增长均值(SD)(cm)				定基增长速度(%)			
	总例数	监测至2个月例数		1 周	2 周	4 周	2 个月	1 周	2 周	4 周	2 个月
28	5	0	6.7(0.6)	0.0(0.1)	0.3(0.3)	0.9(0.2)	0.0(0.0)	0.00	4.48	13.43	0.00
29	4	0	6.7(1.1)	0.0(0.0)	0.4(0.2)	1.0(0.3)	0.0(0.0)	0.00	5.97	14.93	0.00
30	4	0	6.9(0.8)	0.0(0.0)	0.4(0.2)	0.9(0.3)	0.0(0.0)	0.00	5.80	13.04	0.00
31	6	1	7.7(0.5)	-0.1(0.3)	0.2(0.5)	0.7(0.4)	1.6(0.0)	-1.30	2.60	9.09	20.78
32	7	2	8.1(0.4)	-0.2(0.3)	0.0(0.6)	0.5(0.6)	2.4(1.4)	-2.47	0.00	6.17	29.63
33	15	6	8.1(0.6)	0.0(0.3)	0.3(0.4)	0.7(0.8)	2.5(0.8)	0.00	3.70	8.64	30.86
34	17	6	8.8(0.5)	-0.1(0.2)	0.1(0.4)	0.8(0.6)	3.2(1.1)	-1.14	1.14	9.09	36.36
35	41	11	8.8(0.5)	0.0(0.1)	0.3(0.3)	1.1(0.5)	2.8(0.9)	0.00	3.41	12.50	31.82
36	74	33	9.1(0.6)	-0.1(0.3)	0.2(0.5)	1.1(0.6)	2.8(0.6)	-1.10	2.20	12.09	30.77
37	107	49	9.6(0.7)	-0.1(0.3)	0.2(0.5)	1.0(0.8)	2.8(0.8)	-1.04	2.08	10.42	29.17
38	158	62	10.0(0.6)	0.0(0.4)	0.3(0.5)	1.0(0.7)	2.5(0.9)	0.00	3.00	10.00	25.00
39	218	95	10.2(0.7)	0.0(0.4)	0.2(0.6)	0.9(0.7)	2.4(1.0)	0.00	1.96	8.82	23.53
40	202	92	10.3(0.7)	0.0(0.4)	0.2(0.6)	0.9(0.7)	2.3(1.0)	0.00	1.94	8.74	22.33
41	143	63	10.2(0.7)	0.0(0.3)	0.4(0.6)	1.1(0.8)	2.7(1.5)	0.00	3.92	10.78	26.47
42	74	27	10.2(0.8)	-0.1(0.3)	0.3(0.6)	1.1(0.8)	2.3(1.0)	-0.98	2.94	10.78	22.55
43	19	10	10.2(0.8)	-0.1(0.2)	0.2(0.3)	1.0(0.6)	2.4(0.9)	-0.98	1.96	9.80	23.53
44	14	5	10.0(0.6)	0.0(0.2)	0.3(0.4)	1.2(0.6)	2.7(0.7)	0.00	3.00	12.00	27.00

表 9 - 1 - 280　中国南方按胎龄分类 AGA 新生儿上臂围在不同时期累积增长值及定基增长速度

胎龄分类	例数		3 天内上臂围均值(SD)	累积增长均值(SD)(cm)				定基增长速度(%)			
	总例数	监测至2个月例数		1 周	2 周	4 周	2 个月	1 周	2 周	4 周	2 个月
早产	173	59	8.6(0.9)	0.0(0.2)	0.3(0.4)	1.1(0.6)	3.0(0.8)	0.00	3.49	12.79	34.88
足月产	828	361	10.1(0.7)	0.0(0.3)	0.3(0.6)	1.0(0.7)	2.5(1.1)	0.00	2.97	9.90	24.75
过期产	107	42	10.1(0.8)	0.0(0.3)	0.4(0.5)	1.2(0.8)	2.4(0.9)	0.00	3.96	11.88	23.76

表 9－1－281　中国南方不同胎龄 AGA 新生儿上臂围在不同时期逐期增长值及环比增长速度

胎龄（周）	例数		3天内上臂围均值(SD)	逐期增长均值(SD)(cm)				环比增长速度（%）			
	总例数	监测至2个月数		1周	2周	4周	2个月	1周	2周	4周	2个月
28	5	0	6.7(0.6)	0.0(0.1)	0.3(0.2)	0.6(0.3)	0.0(0.0)	0.00	4.48	8.57	0.00
29	4	0	6.7(1.1)	0.0(0.0)	0.4(0.2)	0.6(0.1)	0.0(0.0)	0.00	5.97	8.45	0.00
30	4	0	6.9(0.8)	0.0(0.0)	0.4(0.2)	0.5(0.1)	0.0(0.0)	0.00	5.80	6.85	0.00
31	6	1	7.7(0.5)	−0.1(0.3)	0.3(0.3)	0.5(0.1)	0.9(0.0)	−1.30	3.95	6.33	10.71
32	7	2	8.1(0.4)	−0.2(0.3)	0.2(0.3)	0.5(0.3)	1.9(1.2)	−2.47	2.53	6.17	22.09
33	15	6	8.1(0.6)	0.0(0.3)	0.3(0.2)	0.4(0.6)	1.8(0.9)	0.00	3.70	4.76	20.45
34	17	6	8.8(0.5)	−0.1(0.2)	0.2(0.3)	0.7(0.4)	2.4(1.3)	−1.14	2.30	7.87	25.00
35	41	11	8.8(0.5)	0.0(0.1)	0.3(0.3)	0.8(0.5)	1.7(0.9)	0.00	3.41	8.79	17.17
36	74	33	9.1(0.6)	−0.1(0.3)	0.3(0.3)	0.9(0.5)	1.7(0.7)	−1.10	3.33	9.68	16.67
37	107	49	9.6(0.7)	−0.1(0.3)	0.3(0.5)	0.8(0.5)	1.8(0.7)	−1.04	3.16	8.16	16.98
38	158	62	10.0(0.6)	0.0(0.4)	0.3(0.4)	0.7(0.5)	1.5(0.8)	0.00	3.00	6.80	13.64
39	218	95	10.2(0.7)	0.0(0.4)	0.2(0.5)	0.7(0.5)	1.5(0.8)	0.00	1.96	6.73	13.51
40	202	92	10.3(0.7)	0.0(0.4)	0.2(0.5)	0.7(0.5)	1.4(0.7)	0.00	1.94	6.67	12.50
41	143	63	10.2(0.7)	0.0(0.3)	0.4(0.4)	0.7(0.5)	1.6(1.1)	0.00	3.92	6.60	14.16
42	74	27	10.2(0.8)	−0.1(0.3)	0.4(0.5)	0.8(0.6)	1.2(0.9)	−0.98	3.96	7.62	10.62
43	19	10	10.2(0.8)	−0.1(0.2)	0.3(0.2)	0.8(0.5)	1.4(0.6)	−0.98	2.97	7.69	12.50
44	14	5	10.0(0.6)	0.0(0.2)	0.3(0.4)	0.9(0.6)	1.5(0.3)	0.00	3.00	8.74	13.39

表 9－1－282　中国南方按胎龄分类 AGA 新生儿上臂围在不同时期逐期增长值及环比增长速度

胎龄分类	例数		3天内上臂围均值(SD)	逐期增长均值(SD)(cm)				环比增长速度（%）			
	总例数	监测至2个月数		1周	2周	4周	2个月	1周	2周	4周	2个月
早产	173	59	9.6(0.9)	0.0(0.2)	0.3(0.3)	0.8(0.5)	1.9(0.7)	0.00	3.49	8.99	19.59
足月产	828	351	10.1(0.7)	0.0(0.3)	0.3(0.5)	0.7(0.5)	1.5(0.8)	0.00	2.97	6.73	13.51
过期产	107	42	10.1(0.8)	0.0(0.3)	0.4(0.4)	0.8(0.6)	1.2(0.7)	0.00	3.9	7.62	10.62

表 9-1-283　　中国北方不同胎龄 AGA 新生儿上臂围在不同时期累积增长值及定基增长速度

胎龄(周)	例数		3天内上臂围均值(SD)	累积增长均值(SD)(cm)				定基增长速度(%)			
	总例数	监测至2个月数		1周	2周	4周	2个月	1周	2周	4周	2个月
28	0	0	0.0(0.0)	0.0(0.0)	0.0(0.0)	0.0(0.0)	0.0(0.0)	0.00	0.00	0.00	0.00
29	0	0	0.0(0.0)	0.0(0.0)	0.2(0.0)	0.0(0.0)	0.0(0.0)	0.00	0.00	0.00	0.00
30	1	1	8.7(0.0)	0.1(0.0)	0.2(0.0)	0.7(0.0)	1.5(0.0)	1.15	2.30	8.05	17.24
31	2	2	8.3(0.1)	-0.2(0.0)	0.1(0.1)	0.5(0.1)	1.5(0.6)	-2.41	1.20	6.02	18.07
32	10	7	8.6(0.8)	0.1(0.2)	0.2(0.3)	1.1(0.4)	2.6(0.8)	1.16	2.33	12.79	30.23
33	8	6	8.4(0.5)	-0.1(0.3)	-0.1(0.5)	0.6(0.7)	2.4(0.7)	-1.19	-1.19	7.14	28.57
34	5	4	9.4(0.3)	0.0(0.2)	0.2(0.2)	0.8(0.4)	2.2(0.3)	0.00	2.13	8.51	23.40
35	16	15	9.3(0.5)	0.0(0.2)	0.2(0.4)	1.0(0.4)	2.5(0.8)	0.00	2.15	10.75	26.88
36	25	17	10.0(0.6)	-0.3(0.4)	-0.1(0.6)	0.7(0.6)	2.5(0.9)	-3.00	-1.00	7.00	25.00
37	48	32	10.7(0.8)	0.0(0.3)	0.4(0.5)	1.0(0.8)	3.0(0.9)	0.00	3.74	9.35	28.04
38	88	51	10.8(0.8)	-0.1(0.4)	0.2(0.5)	0.9(0.6)	2.4(0.9)	-0.93	1.85	8.33	22.22
39	136	62	10.8(1.0)	0.0(0.4)	0.3(0.5)	1.0(0.6)	2.4(0.8)	0.00	2.78	9.26	22.22
40	136	57	11.0(0.9)	0.0(0.3)	0.2(0.5)	0.9(0.7)	2.4(1.0)	0.00	1.82	8.18	21.82
41	105	47	10.9(0.9)	-0.1(0.4)	0.3(0.4)	1.0(0.7)	2.9(0.8)	-0.92	2.75	9.17	26.61
42	52	36	11.0(1.0)	0.0(0.4)	0.2(0.4)	0.9(0.6)	2.7(0.8)	0.00	1.82	8.18	24.55
43	11	7	10.4(0.4)	0.1(0.2)	0.3(0.5)	1.0(0.6)	2.9(0.6)	0.96	2.88	9.62	27.88
44	6	4	11.0(0.7)	0.0(0.2)	0.3(0.4)	0.9(0.7)	3.1(0.4)	0.00	2.73	8.18	28.18

表 9-1-284　　中国北方按胎龄分类 AGA 新生儿上臂围在不同时期累积增长值及定基增长速度

胎龄分类	例数		3天内上臂围(SD)	累积增长均值(SD)(cm)				定基增长速度(%)			
	总例数	监测至2个月数		1周	2周	4周	2个月	1周	2周	4周	2个月
早产	67	52	9.3(0.8)	-0.1(0.3)	0.1(0.5)	0.8(0.5)	2.4(0.8)	-1.08	1.08	8.60	25.81
足月产	513	249	10.9(0.9)	-0.1(0.4)	0.2(0.5)	0.9(0.6)	2.5(0.9)	-0.92	1.83	8.26	22.94
过期产	69	47	10.9(0.9)	0.0(0.3)	0.3(0.5)	1.0(0.6)	2.8(0.8)	0.00	2.75	9.17	25.69

表 9 - 1 - 285　　中国北方不同胎龄 AGA 新生儿上臂围在不同时期逐期增长值及环比增长速度

胎龄（周）	例数		3天内上臂围均值（SD）	逐期增长值（SD）（cm）				环比增长速度（%）			
	总例数	监测至2个月数		1周	2周	4周	2个月	1周	2周	4周	2个月
28	0	0	0.0(0.0)	0.0(0.0)	0.0(0.0)	0.0(0.0)	0.0(0.0)	0.00	0.00	0.00	0.00
29	0	0	0.0(0.0)	0.0(0.0)	0.0(0.0)	0.0(0.0)	0.0(0.0)	0.00	0.00	0.00	0.00
30	1	1	8.7(0.0)	0.1(0.0)	0.1(0.0)	0.5(0.0)	0.8(0.0)	1.15	1.14	5.62	8.51
31	2	2	8.3(0.1)	-0.2(0.0)	0.3(0.1)	0.4(0.0)	1.0(0.4)	-2.41	3.70	4.76	11.36
32	10	7	8.6(0.8)	0.1(0.2)	0.1(0.4)	0.9(0.6)	1.5(0.4)	1.16	1.15	10.23	15.46
33	8	6	8.4(0.5)	-0.1(0.3)	0.0(0.3)	0.7(0.3)	1.8(0.5)	-1.19	0.00	8.43	20.00
34	5	4	9.4(0.3)	0.0(0.2)	0.2(0.1)	0.6(0.2)	1.4(0.5)	0.00	2.13	6.25	13.73
35	16	15	9.3(0.5)	0.0(0.2)	0.2(0.2)	0.8(0.3)	1.5(0.6)	0.00	2.15	8.42	14.56
36	25	17	10.0(0.6)	-0.3(0.4)	0.2(0.4)	0.8(0.4)	1.8(0.7)	-3.00	2.06	8.08	16.82
37	48	32	10.7(0.8)	0.0(0.3)	0.4(0.4)	0.6(0.5)	2.0(0.7)	0.00	3.74	5.41	17.09
38	88	51	10.8(0.8)	-0.1(0.4)	0.3(0.4)	0.7(0.5)	1.5(0.6)	-0.93	2.80	6.36	12.82
39	136	62	10.8(1.0)	0.0(0.4)	0.3(0.4)	0.7(0.5)	1.4(0.8)	0.00	2.78	6.31	11.86
40	136	57	11.0(0.9)	0.0(0.3)	0.2(0.4)	0.7(0.6)	1.5(0.8)	0.00	1.82	6.25	12.61
41	105	47	10.9(0.9)	-0.1(0.4)	0.4(0.4)	0.7(0.5)	1.9(0.7)	-0.92	3.70	6.25	15.97
42	52	36	11.0(1.0)	0.0(0.4)	0.2(0.3)	0.7(0.4)	1.8(0.7)	0.00	1.82	6.25	15.13
43	11	7	10.4(0.4)	0.1(0.2)	0.2(0.4)	0.7(0.3)	1.9(0.7)	0.96	1.90	6.54	16.67
44	6	4	11.0(0.7)	0.0(0.2)	0.3(0.3)	0.6(0.4)	2.2(0.4)	0.00	2.73	5.31	18.49

表 9 - 1 - 286　　中国北方按胎龄分类 AGA 新生儿上臂围在不同时期逐期增长值及环比增长速度

胎龄分类	例数		3天内上臂围均值（SD）	逐期增长值（SD）（cm）				环比增长速度（%）			
	总例数	监测至2个月数		1周	2周	4周	2个月	1周	2周	4周	2个月
早产	67	52	9.3(0.8)	-0.1(0.3)	0.2(0.3)	0.7(0.4)	1.6(0.8)	-1.08	2.17	7.45	15.84
足月产	513	249	10.9(0.9)	-0.1(0.4)	0.3(0.4)	0.7(0.5)	1.6(0.7)	-0.92	2.78	6.31	13.56
过期产	69	47	10.9(0.9)	0.0(0.3)	0.3(0.3)	0.7(0.4)	1.8(0.6)	0.00	2.75	6.25	15.13

表 9 - 1 - 287　中国 12 城市不同胎龄初产 AGA 新生儿上臂围在不同时期累积增长值及定基增长速度

胎龄(周)	总例数	监测至2个月数	3天内上臂围均值(SD)	累积增长均值(SD)(cm) 1周	2周	4周	2个月	定基增长速度(%) 1周	2周	4周	2个月
28	5	0	6.7(0.6)	0.0(0.1)	0.3(0.3)	0.9(0.2)	0.0(0.0)	0.00	4.48	13.43	0.00
29	4	0	6.7(1.1)	0.0(0.0)	0.4(0.2)	1.0(0.3)	0.0(0.0)	0.00	5.97	14.93	0.00
30	5	1	7.2(1.1)	0.1(0.1)	0.4(0.2)	0.9(0.3)	3.0(0.0)	1.39	5.56	12.50	41.67
31	7	3	7.9(0.5)	-0.1(0.2)	0.1(0.5)	0.6(0.4)	1.7(0.4)	-1.27	1.27	7.59	21.52
32	15	8	8.4(0.7)	0.0(0.3)	0.1(0.5)	0.8(0.6)	2.6(0.9)	0.00	1.19	9.52	30.95
33	19	9	8.3(0.5)	-0.1(0.3)	0.1(0.5)	0.5(0.7)	2.4(0.7)	-1.20	1.20	6.02	28.92
34	19	9	8.9(0.6)	-0.1(0.2)	0.2(0.3)	0.8(0.6)	2.7(0.8)	-1.12	2.25	8.99	30.34
35	48	24	9.0(0.6)	0.0(0.2)	0.3(0.3)	1.1(0.5)	2.8(0.8)	0.00	3.33	12.22	31.11
36	92	49	9.3(0.8)	-0.1(0.3)	0.2(0.5)	1.1(0.6)	2.8(0.7)	-1.08	2.15	11.83	30.11
37	147	78	10.0(0.9)	-0.1(0.3)	0.2(0.5)	0.9(0.8)	2.9(0.8)	-1.00	2.00	9.00	29.00
38	237	111	10.3(0.8)	-0.1(0.4)	0.2(0.5)	0.9(0.7)	2.5(0.9)	-0.97	1.94	8.74	24.27
39	343	152	10.5(0.9)	-0.1(0.4)	0.1(0.5)	0.8(0.7)	2.3(0.9)	-0.95	0.95	7.62	21.90
40	326	142	10.6(0.9)	0.0(0.3)	0.2(0.6)	0.9(0.7)	2.3(1.0)	0.00	1.89	8.49	21.70
41	236	108	10.5(0.9)	0.0(0.4)	0.3(0.5)	1.0(0.7)	2.8(1.3)	0.00	2.86	9.52	26.67
42	124	62	10.5(1.0)	0.0(0.3)	0.3(0.5)	1.1(0.8)	2.7(0.9)	0.00	2.86	10.48	25.71
43	29	16	10.2(0.7)	0.0(0.3)	0.3(0.4)	1.1(0.5)	2.7(0.8)	0.00	2.94	10.78	26.47
44	18	9	10.2(0.8)	0.1(0.2)	0.4(0.4)	1.2(0.7)	3.1(0.9)	0.98	3.92	11.76	30.39

表 9 - 1 - 288　中国 12 城市按胎龄分类初产 AGA 新生儿上臂围在不同时期累积增长值及定基增长速度

胎龄分类	总例数	监测至2个月数	3天内上臂围均值(SD)	累积增长均值(SD)(cm) 1周	2周	4周	2个月	定基增长速度(%) 1周	2周	4周	2个月
早产	214	103	0.9(0.9)	-0.1(0.3)	0.1(0.4)	0.9(0.6)	2.8(0.8)	-1.12	1.12	10.11	31.46
足月产	1289	591	10.4(0.9)	0.0(0.4)	0.2(0.5)	1.0(0.7)	2.5(1.0)	0.00	1.92	9.62	24.04
过期产	171	87	10.4(0.9)	0.0(0.3)	0.3(0.5)	1.1(0.7)	2.8(0.9)	0.00	2.88	10.58	26.92

第九章　中国12城市不同胎龄新生儿体格发育纵向研究

表9-1-289　中国12城市不同胎龄初产AGA新生儿上臂围在不同时期逐期增长值及环比增长速度

胎龄(周)	例数		3天内上臂围均值(SD)	逐期增长均值(SD)(cm)				环比增长速度(%)			
	总例数	监测至2个月数		1周	2周	4周	2个月	1周	2周	4周	2个月
28	5	0	6.7(0.6)	0.0(0.1)	0.3(0.2)	0.6(0.3)	0.0(0.0)	0.00	4.48	8.57	0.00
29	4	0	6.7(1.1)	0.0(0.0)	0.4(0.2)	0.6(0.1)	0.0(0.0)	0.00	5.97	8.45	0.00
30	5	1	7.2(1.1)	0.1(0.1)	0.3(0.2)	0.5(0.1)	2.1(0.0)	1.39	4.11	6.58	25.93
31	7	3	7.9(0.5)	-0.1(0.2)	0.2(0.2)	0.5(0.1)	1.1(0.5)	-1.27	2.56	6.25	12.94
32	15	8	8.4(0.7)	0.0(0.3)	0.1(0.4)	0.7(0.6)	1.8(0.9)	0.00	1.19	8.24	19.57
33	19	9	8.3(0.5)	-0.1(0.3)	0.2(0.3)	0.4(0.5)	1.9(0.8)	-1.20	2.44	4.76	21.59
34	19	9	8.9(0.6)	-0.1(0.2)	0.3(0.2)	0.6(0.4)	1.9(0.8)	-1.12	3.41	6.59	19.59
35	48	24	9.0(0.6)	0.0(0.2)	0.3(0.3)	0.8(0.4)	1.7(0.7)	0.00	3.33	8.60	16.83
36	92	49	9.3(0.8)	-0.1(0.3)	0.3(0.3)	0.9(0.5)	1.7(0.6)	-1.08	3.26	9.47	16.35
37	147	78	10.0(0.9)	-0.1(0.3)	0.3(0.4)	0.7(0.5)	2.0(0.7)	-1.00	3.03	6.86	18.35
38	237	111	10.3(0.8)	-0.1(0.4)	0.3(0.4)	0.7(0.5)	1.6(0.7)	-0.97	2.94	6.67	14.29
39	343	152	10.5(0.9)	-0.1(0.4)	0.2(0.5)	0.7(0.5)	1.5(0.8)	-0.95	1.92	6.60	13.27
40	326	142	10.6(0.9)	0.0(0.3)	0.2(0.4)	0.7(0.5)	1.4(0.7)	0.00	1.89	6.48	12.17
41	236	108	10.5(0.9)	0.0(0.4)	0.3(0.4)	0.7(0.5)	1.8(1.0)	0.00	2.86	6.48	15.65
42	124	62	10.5(1.0)	0.0(0.3)	0.3(0.4)	0.8(0.5)	1.6(0.8)	0.00	2.86	7.41	13.79
43	29	16	10.2(0.7)	0.0(0.3)	0.3(0.3)	0.8(0.4)	1.6(0.7)	0.00	2.94	7.62	14.16
44	18	9	10.2(0.8)	0.1(0.2)	0.3(0.4)	0.8(0.6)	1.9(0.4)	0.98	2.91	7.55	16.67

表9-1-290　中国12城市按胎龄分类初产AGA新生儿上臂围在不同时期逐期增长值及环比增长速度

胎龄分类	例数		3天内上臂围均值(SD)	逐期增长均值(SD)(cm)				环比增长速度(%)			
	总例数	监测至2个月数		1周	2周	4周	2个月	1周	2周	4周	2个月
早产	214	103	8.9(0.9)	-0.1(0.3)	0.2(0.3)	0.8(0.5)	1.9(0.8)	-1.12	2.27	8.89	19.39
足月产	1289	591	10.4(0.9)	0.0(0.4)	0.2(0.4)	0.8(0.5)	1.5(0.8)	0.00	1.92	7.55	13.16
过期产	171	87	10.4(0.9)	0.0(0.3)	0.3(0.4)	0.8(0.5)	1.7(0.8)	0.00	2.88	7.48	14.78

表 9 - 1 - 291　　中国 12 城市不同胎龄经产 AGA 新生儿上臂围在不同时期累积增长值及定基增长速度

胎龄(周)	例数		3天内上臂围均值(SD)	累积增长均值(SD)(cm)				定基增长速度(%)			
	总例数	监测至2个月数		1周	2周	4周	2个月	1周	2周	4周	2个月
28	0	0	0.0(0.0)	0.0(0.0)	0.0(0.0)	0.0(0.0)	0.0(0.0)	0.00	0.00	0.00	0.00
29	0	0	0.0(0.0)	0.0(0.0)	0.0(0.0)	0.0(0.0)	0.0(0.0)	0.00	0.00	0.00	0.00
30	0	0	0.0(0.0)	0.0(0.0)	0.0(0.0)	0.0(0.0)	0.0(0.0)	0.00	0.00	0.00	0.00
31	1	0	7.3(0.0)	0.0(0.0)	0.5(0.0)	1.0(0.0)	0.0(0.0)	0.00	6.85	13.70	0.00
32	2	1	8.6(0.8)	0.0(0.0)	0.1(0.2)	0.9(0.1)	2.6(0.0)	0.00	1.16	10.47	30.23
33	4	3	7.8(0.8)	0.0(0.1)	0.5(0.2)	1.2(0.5)	3.1(0.1)	0.00	6.41	15.38	39.74
34	3	1	8.8(0.1)	0.0(0.2)	0.0(0.5)	0.7(0.2)	5.1(0.0)	0.00	0.00	7.95	57.95
35	9	2	8.6(0.4)	0.0(0.1)	0.3(0.4)	1.1(0.3)	2.5(0.8)	0.00	3.49	12.79	29.07
36	7	1	9.2(0.5)	-0.3(0.4)	0.0(0.6)	0.7(0.5)	4.3(0.0)	-3.26	0.00	7.61	46.74
37	8	3	9.6(0.8)	-0.1(0.4)	0.3(0.5)	0.9(0.5)	2.8(0.9)	-1.04	3.12	9.37	29.17
38	9	2	10.7(0.7)	-0.2(0.4)	0.1(0.6)	1.0(0.7)	2.2(0.0)	-1.87	0.93	9.35	20.56
39	11	5	10.4(1.2)	0.0(0.2)	0.3(0.4)	1.3(0.6)	2.9(1.4)	0.00	2.88	12.50	27.88
40	12	7	10.7(0.6)	-0.1(0.4)	0.1(0.5)	0.8(0.6)	2.3(1.0)	-0.93	0.93	7.48	21.50
41	12	2	10.5(0.9)	-0.1(0.2)	0.4(0.4)	0.9(0.5)	2.9(1.5)	-0.95	3.81	8.57	27.62
42	2	1	10.3(1.5)	-0.1(0.1)	0.2(0.3)	0.7(0.4)	2.8(0.0)	-0.97	1.94	6.80	27.18
43	1	1	10.5(0.0)	-0.3(0.0)	0.0(0.0)	0.5(0.0)	1.9(0.0)	-2.86	0.00	4.76	18.10
44	2	0	10.6(0.4)	-0.1(0.3)	0.4(0.3)	1.0(0.0)	0.0(0.0)	-0.94	3.77	9.43	0.00

表 9 - 1 - 292　　中国 12 城市按胎龄分类经产 AGA 新生儿上臂围在不同时期累积增长值及定基增长速度

胎龄分类	例数		3天内上臂围均值(SD)	累积增长均值(SD)(cm)				定基增长速度(%)			
	总例数	监测至2个月数		1周	2周	4周	2个月	1周	2周	4周	2个月
早产	28	8	0.6(0.7)	-0.1(0.3)	0.2(0.5)	1.0(0.4)	3.1(0.9)	-1.16	2.33	11.63	36.05
足月产	52	19	10.4(0.9)	-0.1(0.3)	0.3(0.5)	1.0(0.6)	2.6(1.0)	-0.96	2.88	9.62	25.00
过期产	5	2	10.4(0.8)	-0.1(0.2)	0.3(0.3)	0.8(0.3)	2.4(0.1)	-0.96	2.88	7.69	23.80

表 9 - 1 - 293　　中国 12 城市不同胎龄经产 AGA 新生儿上臂围在不同时期逐期增长值及环比增长速度

胎龄（周）	例数		3天内上臂围均值(SD)	逐期增长值均值(SD)(cm)				环比增长速度（%）			
	总例数	监测至2个月数		1周	2周	4周	2个月	1周	2周	4周	2个月
28	0	0	0.0(0.0)	0.0(0.0)	0.0(0.0)	0.0(0.0)	0.0(0.0)	0.00	0.00	0.00	0.00
29	0	0	0.0(0.0)	0.0(0.0)	0.0(0.0)	0.0(0.0)	0.0(0.0)	0.00	0.00	0.00	0.00
30	0	0	0.0(0.0)	0.0(0.0)	0.0(0.0)	0.0(0.0)	0.0(0.0)	0.00	0.00	0.00	0.00
31	1	0	7.3(0.0)	0.0(0.0)	0.5(0.0)	0.5(0.0)	0.0(0.0)	0.00	6.85	6.41	0.00
32	2	1	8.6(0.8)	0.0(0.0)	0.1(0.2)	0.8(0.4)	1.7(0.0)	0.00	1.16	9.20	17.89
33	4	3	7.8(0.8)	0.0(0.1)	0.5(0.2)	0.7(0.6)	1.9(0.6)	0.00	6.41	8.43	21.11
34	3	1	8.8(0.1)	0.0(0.2)	0.0(0.3)	0.7(0.3)	4.4(0.0)	0.00	0.00	7.95	46.32
35	9	2	8.6(0.4)	0.0(0.1)	0.3(0.3)	0.8(0.6)	1.4(1.0)	0.00	3.49	8.99	14.43
36	7	1	9.2(0.5)	−0.3(0.4)	0.3(0.5)	0.7(0.2)	3.6(0.0)	−3.26	3.37	7.61	36.36
37	8	3	9.6(0.8)	−0.1(0.4)	0.4(0.5)	0.6(0.3)	1.9(1.2)	−1.04	4.21	6.06	18.10
38	9	2	10.7(0.7)	−0.2(0.4)	0.3(0.5)	0.9(0.7)	1.2(0.3)	−1.87	2.86	8.33	10.26
39	11	5	10.4(1.2)	0.0(0.2)	0.3(0.3)	1.0(0.6)	1.6(0.9)	0.00	2.88	9.35	13.68
40	12	7	10.7(0.6)	−0.1(0.4)	0.2(0.2)	0.7(0.3)	1.5(0.9)	−0.93	1.89	6.48	13.04
41	12	2	10.5(0.9)	−0.1(0.2)	0.5(0.3)	0.5(0.3)	2.0(0.5)	−0.95	4.81	4.59	17.54
42	2	1	10.3(1.5)	−0.1(0.1)	0.3(0.2)	0.5(0.1)	2.1(0.0)	−0.97	2.94	4.76	19.09
43	1	1	10.5(0.0)	−0.3(0.0)	0.3(0.0)	0.5(0.0)	1.4(0.0)	−2.86	2.94	4.76	12.73
44	2	0	10.6(0.4)	−0.1(0.3)	0.5(0.3)	0.6(0.3)	0.0(0.0)	−0.94	4.76	5.45	0.00

表 9 - 1 - 294　　中国 12 城市按胎龄分类经产 AGA 新生儿上臂围在不同时期均值及环比增长速度

胎龄分类	例数		3天内上臂围均值(SD)	逐期增长值均值(SD)(cm)				环比增长速度（%）			
	总例数	监测至2个月数		1周	2周	4周	2个月	1周	2周	4周	2个月
早产	26	8	8.6(0.7)	−0.1(0.3)	0.3(0.4)	0.8(0.4)	2.1(0.9)	−1.16	3.53	9.09	21.87
足月产	52	19	10.4(0.9)	−0.1(0.3)	0.4(0.4)	0.7(0.5)	1.6(0.8)	−0.96	3.88	6.54	14.04
过期产	5	2	10.4(0.8)	−0.1(0.2)	0.4(0.1)	0.5(0.2)	1.6(0.1)	−0.96	3.88	4.67	14.29

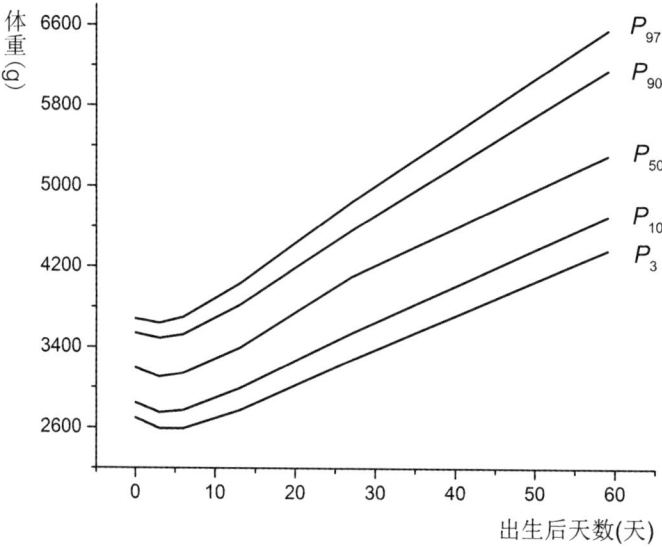

图 9 - 1 - 1　中国 12 城市足月 AGA 新生儿体重纵向监测修匀百分
位数曲线

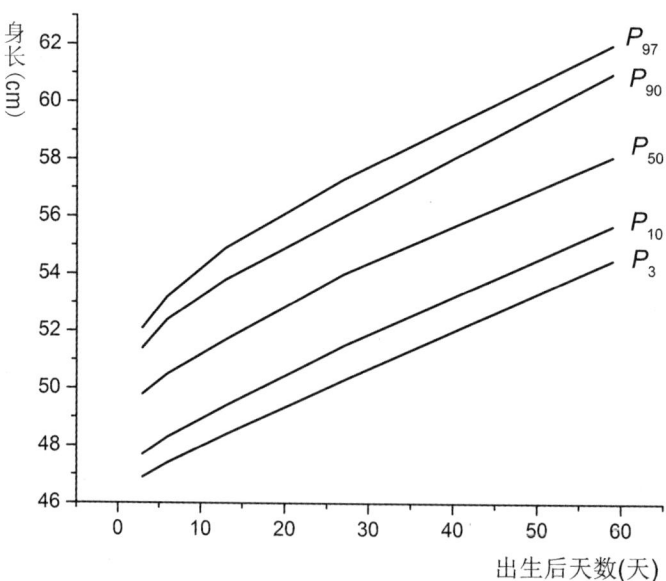

图 9 - 1 - 2　中国 12 城市足月 AGA 新生儿身长纵向监测修匀
百分位数曲线

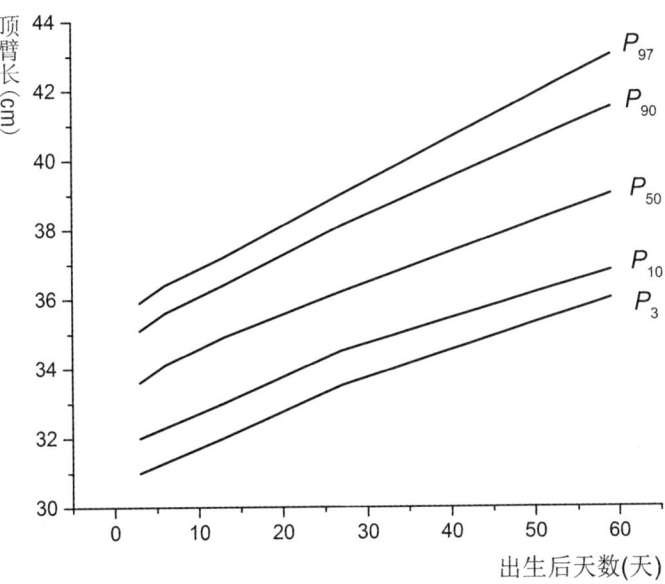

图 9-1-3 中国 12 城市足月 AGA 新生儿顶臀长纵向监测修
匀百分位数曲线

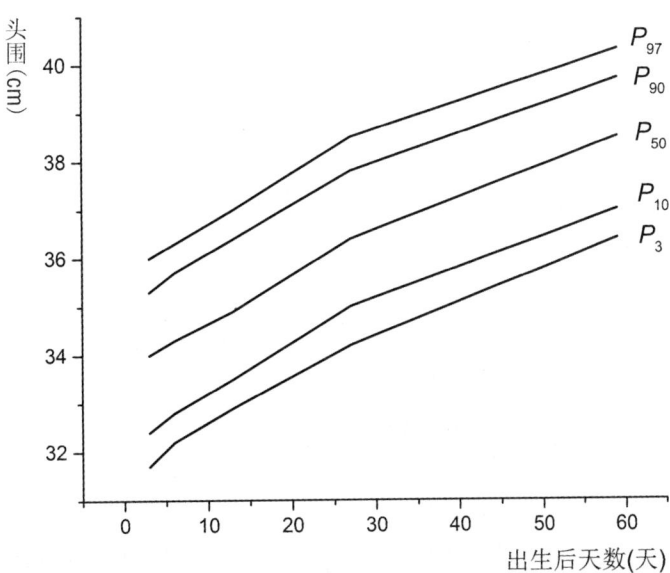

图 9-1-4 中国 12 城市足月 AGA 新生儿头围纵向监测修匀
百分位数曲线

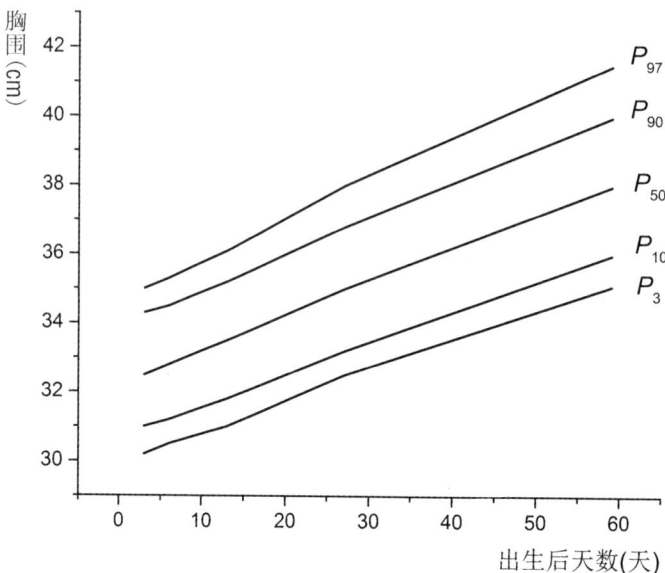

图 9 - 1 - 5 中国 12 城市足月 AGA 新生儿胸围纵向监测修匀
百分位数曲线

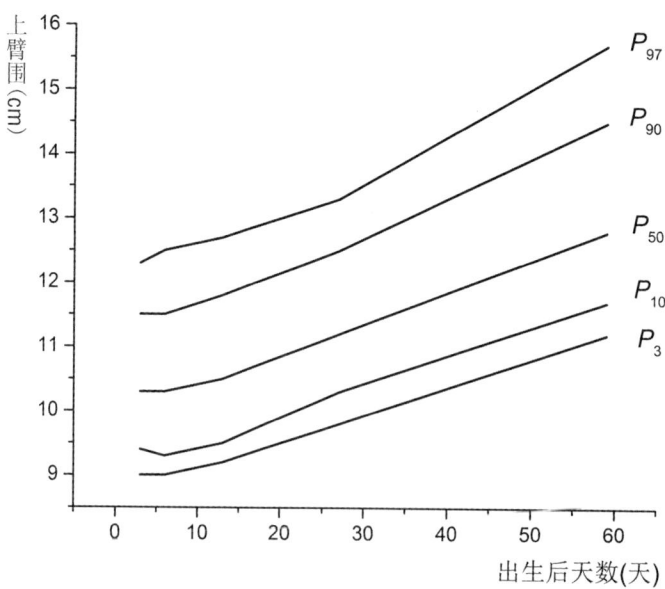

图 9 - 1 - 6 中国 12 城市足月 AGA 新生儿上臂围纵向监测修
匀百分位数曲线

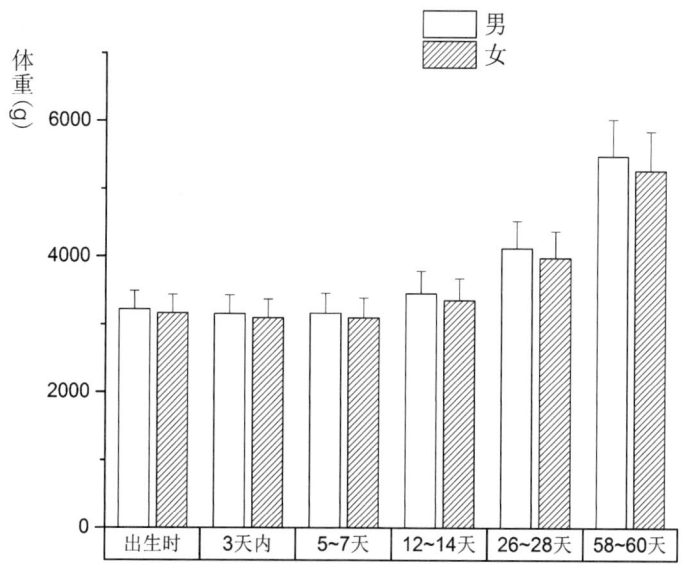

图 9-1-7　中国 12 城市不同性别足月 AGA 新生儿体重纵向监测
值比较

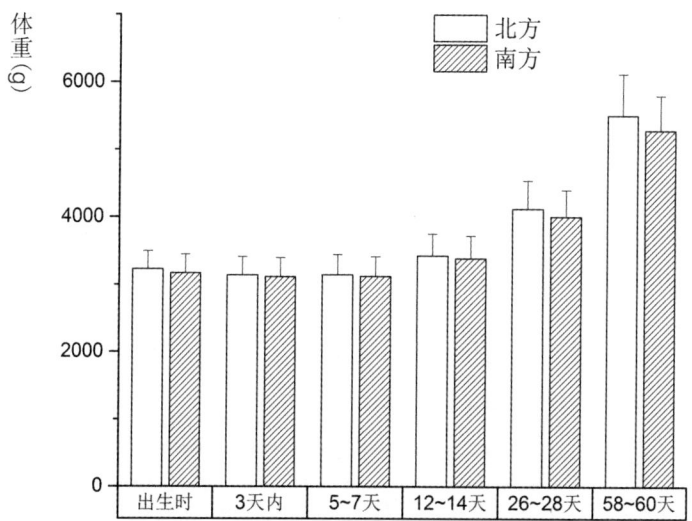

图 9-1-8　中国南方与北方城市足月 AGA 新生儿体重纵向监测
修值比较

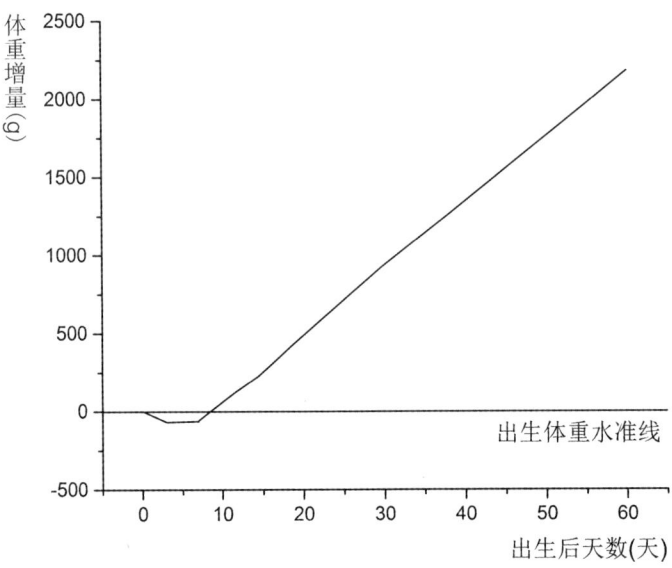

图 9 - 1 - 9 中国 12 城市足月 AGA 新生儿体重纵向累积增长情况

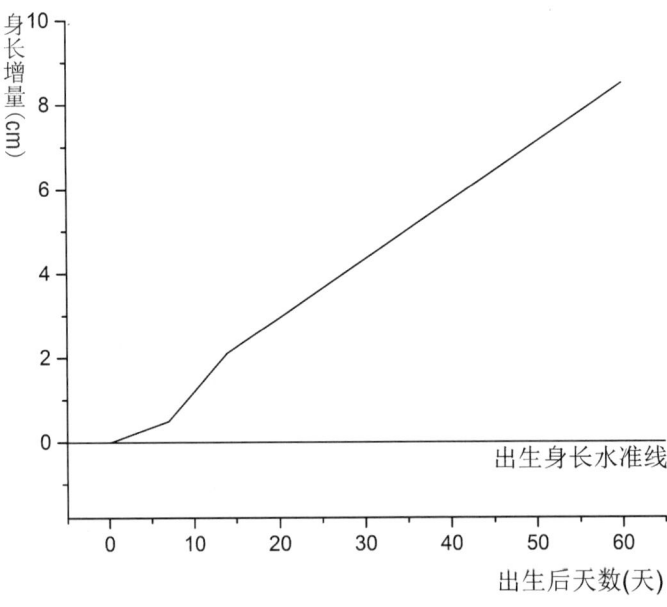

图 9 - 1 - 10 中国 12 城市足月 AGA 新生儿身长纵向累积增长情况

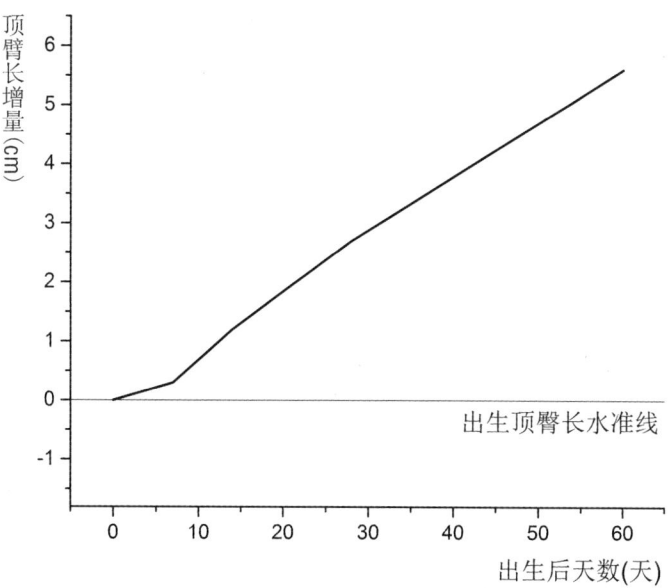

图 9-1-11　中国 12 城市足月 AGA 新生儿顶臀长纵向累积增
　　　　　 长情况

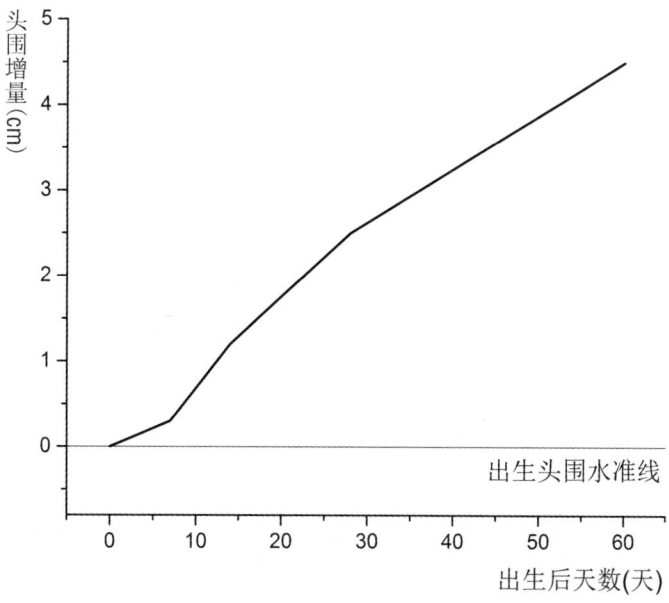

图 9-1-12　中国 12 城市足月 AGA 新生儿头围纵向累积增长
　　　　　 情况

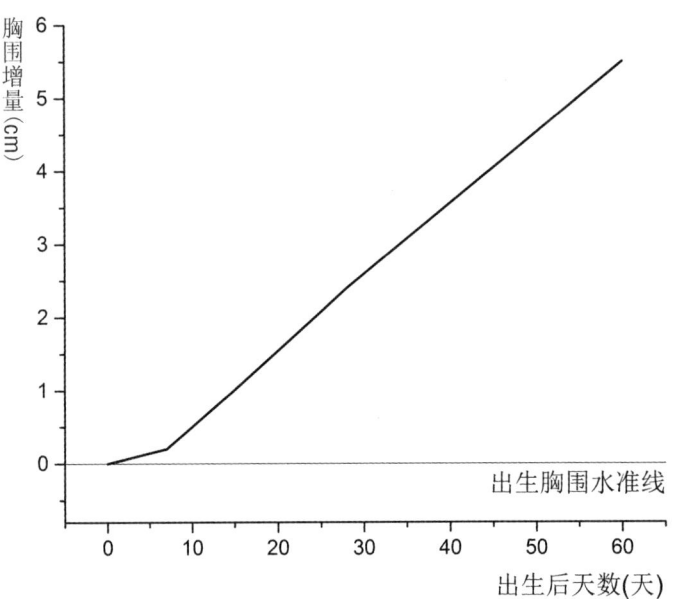

图 9 - 1 - 13   中国 12 城市足月 AGA 新生儿胸围纵向累积增长
情况

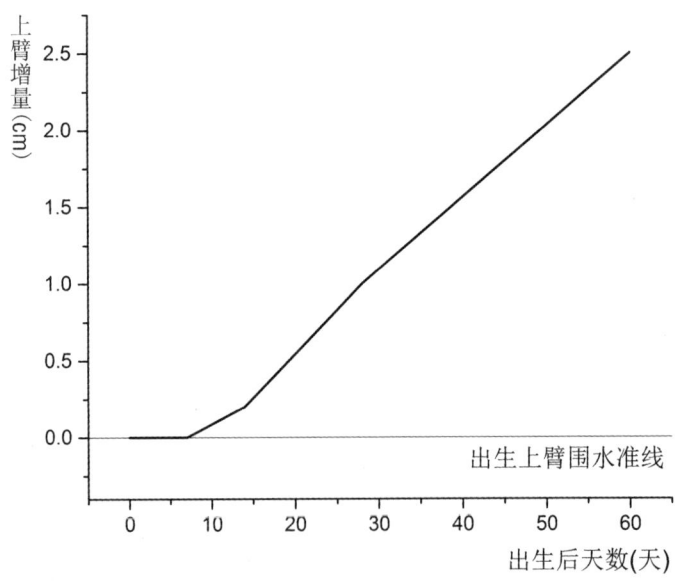

图 9 - 1 - 14   中国 12 城市足月 AGA 新生儿上臂围纵向累积增
长情况

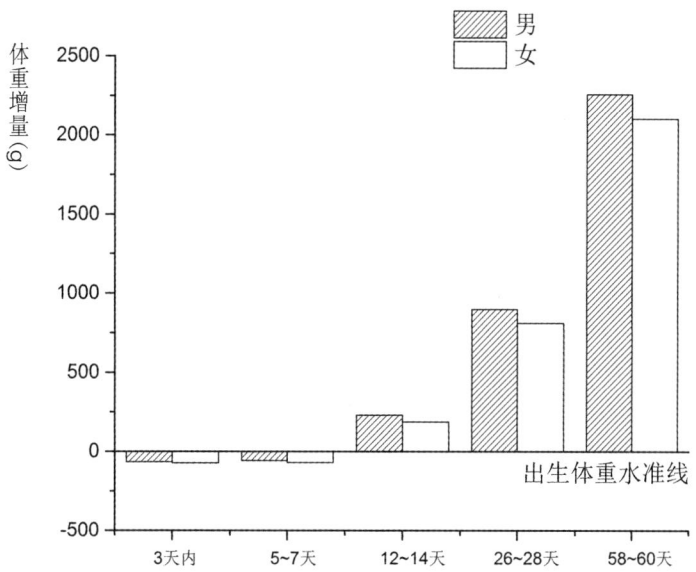

图 9 - 1 - 15　中国 12 城市不同性别足月 AGA 新生儿体重纵向累积增长值比较

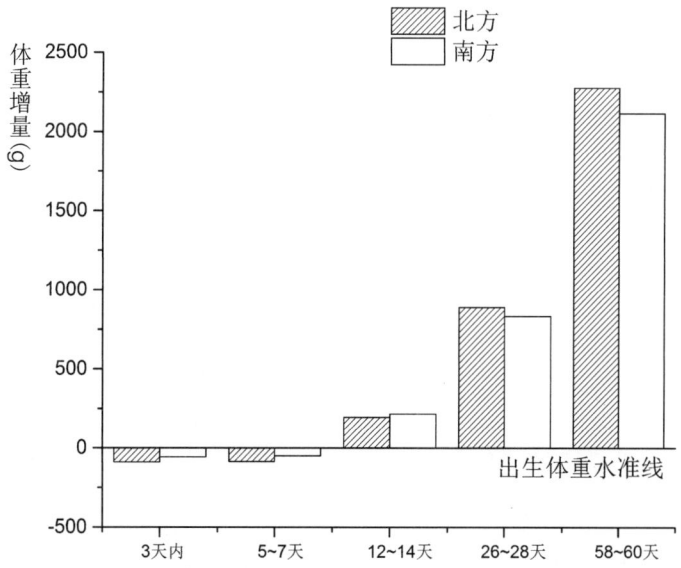

图 9 - 1 - 16　中国南方与北方城市足月 AGA 新生儿体重纵向累积增长值比较

参考文献

［1］张宝林，等. 中国 15 城市不同胎龄新生儿体格发育调查研究. 中华儿科杂志，1988，26：206

［2］叶恭绍. 中国医学百科全书. 儿童少年卫生学. 上海：上海科学技术出版社，1984：23

［3］Drillien CM. A longitudinal Study of the growth and development of prematurely and maturely born children. Pt. Ⅰ：Introduction, Arch Dis Childh, 1958，33：417

［4］Tanner JM. Use and abuse of growth standards. In：Falkner F and Tanner JM：Human Growth Vol3. ed2. New York，1986：95－112

［5］American Academy of Pediatrics, Committee of the Fetus and Newborn. Nomenclature for duration of gestation, birth weight and intra-uterine growth. Pediatrics 1967，39：935

［6］Behrman RE et al. Nelson Textbook of Pediatrics. 12th ed. W. B. Saunders，1983：339

［7］张宝林，等. 南方七省区不同胎龄新生儿体格发育调查研究. 中华儿科学杂志，1986，24：21

［8］张宝林. 中国 15 城市不同胎龄新生儿出生体重值应用卡. 中华儿科杂志，1989，27：361

［9］丁宗一，等. 出生至 12 个月婴儿体重、身长和头围每月增值参照值. 中华儿科杂志，1991，29：267

［10］杨珉，等. 0 至一岁农村婴儿体重生长趋势及其影响因素初步探讨（混合纵向研究）. 中华儿科杂志，1989，27：278

［11］Leung SSF, et al. Growth standards for weight, length and head circumference Hong Kong infant birth-2years. Hong Kong J. of Pediatrics，1988，5：109

［12］Guo SM, et al. Monthly growth status from a longitudinal study of Canadian infants. Can J Public Health，1990，81：25

［13］Altigani M, et al. Catch up growth in preterm infants. Acta Paediatr Scand Suppl，1989，357：3

［14］Bewer GI, et al. The physical development of infants and young children. 5.，Body height-a longitudinal study. Arztl J，1989，80：160

［15］Milani S, et al. Individual growth curves and longitudinal growth charts between 0 and 3 years，Acta Pediatr Scand，1989，350（Suppl）：95

［16］Bhalla AK, et al. A longitudinal study of growth in length and weight of Punjabi infants in Chandigarn, India. Ann Hum Biol，1986，13：427

［17］Boryslawski K. Growth of Wroclaw children aged 0－2 years born in 1964－1965 and in 1973－1975. longitudinal data. Ann Hum Biol，1995，12：77

［18］Persson LA. Infant feeding and growth-a longitudinal study in three Swedish communities. Ann Hum Biol，1985，12：41

［19］Cole TJ, et al. Unemployment birthweight, and growth in the first year. Arch Dis Childh，1983，58：717

［20］Berkey CS, et al. Longitudinal growth standards for Preschool children. Ann Hum Biol，1983，10：57

［21］Billewicz WZ, McGregor IA. A birth-to-maturity longitudinal study of height and weight in two west African（Gambian）villages，1951－1975. Ann Hum Biol，1982，9：309

［22］Brown KH. et al. Patterns of physical growth in a longitudinal study of young children in rural Bangladesh. Am J Clin Nutr，1982，36：294

［23］Meredith HV et al. Farly Seriatim research on human somatic growth. Growth Autumu，1981，45：151

[24] Kitchen WH, et al. A longitudinal study of very low-birthweight infants. Ⅲ: Distance growth at eight years of age. Dev Med Child Neurol , 1980, 22:163

[25] Ghrzaster-Spruch HM. Some genetic problems in physical growth and development, A longitudinal study on children aged 0－7 years. Acta Genet Med Gemellol (Roma), 1977, 26:205

[26] Ounsted M, et al. Head circumference chart updated. Arch Dis Childh, 1985, 60:936

[27] Tanner JM, Whitehouse RH. Clinical longitudinal standards for height, weight, height velocity weight velocity and stages of puberty. Arch Dis Childh, 1977, 51:170

[28] Cruise MO. A longitudinal study of the growth of the growth of low birth weight infants Ⅰ velocity and distance growth, birth to 3 years. Pediatrics, 1973, 51:620

[29] Tanner JM, et al. Standards from birth maturity for height, weight height velocity, and weight velocity: British Children, 1965 Part Ⅰ. Arch Dis Cildh, 1966, 41:454

[30] 诸福棠. 实用儿科学. 北京：人民卫生出版社, 1957:24－29

[31] National centers for Health Statistics: Growth curves for children birth-18 years. United States. DHEW Publication, 1977:33－35

[32] Gartside PS, et al. Relative velocity of accretion of weight and height using the Benn Index in the first nine years of life. Pediatr Res, 1984, 18:627

[33] 张宝林. 我国不同胎龄新生儿体格发育的现状. 临床儿科杂志, 1991, 9:72

（张宝林　冯泽康　孙振球　王宝琼整理）

参加本项研究的单位及研究成员

课题负责单位

湖南医科大学第一附属医院儿科

课题指导老师

秦振庭　金汉珍　黄德珉

课题负责人

张宝林　冯泽康　孙振球

参加单位及研究成员

哈尔滨市

哈尔滨医科大学附二院　　　薛维臣　曲书强　芦成志　张艳荣　杨丽平
　　　　　　　　　　　　　刘国芳　黄贞玉　王丽敏　孙海霞　刘　旭

沈阳市

中国医科大学附二院　　　韩玉昆　郝良纯

沈阳医学院　　　李晏真　施　萍

北京市

北京妇产医院　　　王汝琪　黄醒华　马雅玲　鲁小红　高　峰
　　　　　　　　　张　巍　何　芳　杜　姗

北京医科大学附三院	罗凤珍	王德温	王太梅	梁献云	

太原市

山西医学院附一院	常桂珍	王阿琚	张　辉	原平飞	
山西省人民医院	王引璋	程素静	方爱林		

济南市

山东医科大学附院	孙旭琴	朱长君	孙若鹏

长沙市

湖南医科大学附一院	张宝林	文飞球	刘菊英	王宝琼	凌天籁
	周永刚				
湖南医科大学预防医学系	孙振球	虞仁和	王　雷		
湖南省妇幼保健院	赵三民	张建华	秦志新		

南京市

南京儿童医院	陈大庆	周晓玉		
南京市儿童保健所	胡德芳	张挺秀	杜　娟	陈宁川
南京市鼓楼医院	邱雪珂			

上海市

上海第二医科大学瑞金医院	俞善昌		
上海国际和平妇幼保健院	姚佩华	谢小丽	吕志伟

苏州市

苏州市妇幼保健院	王华庄	梅秀兰	施璇华	祁静安	高梅媛
	红　梅	顾　坚	吴彩琴	陈淑明	何宗琦
	徐勤华	吴　梅			
苏州市第四人民医院	江敬铭	王　薇	宋美英	袁玮瑛	
苏州市第三人民医院	顾德建	陈蕴玉	杨珍秀	季亚芬	陆定君
	严国杰				
苏州市妇幼保健所	严隽英				

成都市

华西医科大学附二院	唐泽媛	姚裕家	熊福康	胡守铭	汪尧阳
	王朝辉				
四川省人民医院	刘元珍	陈昌辉	郑智祯		

福州市

福建省妇幼保健院	陈珠兰	杨长仪

广州市

暨南大学医学院附院	冯泽康	曹彦青	李着算	马燕斌
广州市红十字会医院	袁锦霞			
广州市第一人民医院	唐宝珍			
广州市妇婴医院	熊曼丽			

附　录

本节中国 12 城市不同胎龄 AGA 新生儿体格发育纵向研究的内容,特别是数据表较多(达 294 个),这对于积累国家卫生统计工作是不可缺少的。但对于具体作临床及保健工作的同志而言,则希望了解主要的数据。为此,我们特写了两篇短文,仅介绍足月 AGA 儿的几项主要研究及早产、足月产、过期产 AGA 儿,从出生至 2 个月时的体格发育六项指标的纵向监测值,以及到第 2 个月时的累积增长情况及逐期增长情况。这两篇短文分别发表在《中华儿科杂志》1992 年 30 卷第 4 期第 207～209 页及《新生儿科杂志》1995 年 10 卷第 2 期,第 67～69 页。现刊于本书,供参阅。

附 1　中国 12 城市足月适于胎龄新生儿体格发育纵向研究[①]

全国新生儿生长发育科研协作组[②]

摘要　首次报道我国南北方 12 城市足月适于胎龄(AGA)新生儿体格发育六项指标的纵向监测值及在不同时点的增长值和增长速度,可作为我国城市足月 AGA 新生儿纵向体格发育六项指标的参考标准。我国城市足月 AGA 儿在新生儿期内体重平均增加 854g,身长平均增长 4.1cm,高于我国过去水平,反映了我国经济、文化、医疗卫生水平和妇幼卫生工作质量的提高。

关键词　婴儿,新生,体格发育,纵向研究,适于胎龄儿。

继我国不同胎龄新生儿体格发育横向性调查研究[1]后,于 1989～1990 年又组织 12 城市(以哈尔滨、沈阳、北京、太原、济南代表北方,南京、苏州、上海、长沙、成都、福州、广州代表南方),对不同胎龄新生儿体格发育六项指标(体重、身长、顶臀长、头围、胸围、上臂围)进行了前瞻性纵向性调查研究。旨在了解与掌握新生儿期生长速率及其规律,建立我国不同胎龄新生儿体格发育六项指标的纵向发育参考标准,以填补我国的空白。

一、对象及方法

(一)对象

胎龄 37 周至不满 42 周适于胎龄[2]的单胎活产新生儿列为首次调查对象。不作为调查对象除同前文[1]外,尚有重度窒息、先天性遗传性疾病,影响测量结果的畸形,新生儿期患有较严重的疾病(如败血症,脑膜炎,中、重度硬肿症,病程在 1 周以上的肺炎,腹泻等)能影响生长速率者。

(二)方法

六项指标的测定方法同前文[1]。测体重用统一型号的新生儿体格发育测量器或新生儿访视木杆秤。监测频度:体重于生后 1 小时测量外,六项指标均于<3 天、5～7 天、12～14 天、26～28 天定时纵向监测。为了与婴儿纵向监测指标衔接,部分 AGA 儿于生后 58～60 天加测了六项指标。

二、结果

纵向监测 AGA 儿共 1341 例,北方 513 例,南方 828 例。男 677 例(50.5%),女 664 例(49.5%);初产儿 1289 例(96.1%),经产儿 52 例(3.9%)。各项数据、图表均经电子计算机处理。

(一)体格发育六项指标纵向监测值

1. 不同时点的纵向监测值　不同时点指附表 9 - 1 - 1 中不同的监测时间,即不同日龄组。足月 AGA 儿出生时体重均值在 3100g 以上,出生后 12 天内为生理性体重下降阶段;12～14 天 89.4% 体重

---

①"七五"国家重点医学科技攻关项目:75 - 65 - 02 - 23 分题之一,国家自然科学基金资助项目。
②第一负责单位:原湖南医科大学第一附属医院儿科。

回升到或超过出生体重。12～14 天后，体重随日龄增加而迅速增加，至 26～28 天时，平均体重可达 4049g（附表 9‑1‑1）。身长、顶臀长、头围、胸围、上臂围在不同时点的纵向监测值从略。

附表 9‑1‑1　　　　　中国 12 城市足月 AGA 新生儿体重纵向监测值　　　　　g

时间（天数）	n	$\overline{x}$	s	修匀百分位数						
				P_3	P_5	P_{10}	P_{50}	P_{90}	P_{95}	P_{97}
出生	1341	3195	273.1	2697	2758	2847	3199	3541	3647	3682
＜3	1341	3125	277.2	2595	2666	2750	3106	3489	3681	3640
5～7	1341	3131	295.1	2590	2666	2773	3142	3525	3638	3698
12～14	1341	3403	330.8	2774	2857	2993	3394	3820	3966	4033
26～28	1341	4049	407.5	3276	3374	3543	4013	4565	4757	4848
58～60	610	5377	567.5	4368	4505	4703	5308	6153	6409	6557

2. 不同性别的纵向监测值　除胸围（＜3 天，5～7 天）、上臂围（＜3～14 天）部分时点外，余各时点纵向监测值，男＞女。如出生体重与生后 3 天内身长，男比女重 55g，长 0.5cm；26～28 天时，男比女重 142g、长 0.6cm。

3. 不同地区的纵向监测值　各时点纵向监测值，北方＞南方，除体重在生理性下降阶段及顶臀长一个时点（26～28 天）外，各时点差异均有显著意义。如出生体重与生后 3 天内身长，北方比南方重 59g、长 0.6cm；至 26～28 天时，北方比南方重 116g、长 0.8cm。

（二）体格发育六项指标在不同时点的增长值及增长速度

1. 累积增长值（A_1）及定基增长速度（V_1）（附表 9‑1‑2）

附表 9‑1‑2　　　　中国 12 城市足月 AGA 新生儿体格发育六项指标纵向累积增长情况

指标	总例数	首次测量值		＜3 天			5～7 天			12～14 天			26～28 天		
		$\overline{x}$	s	A_1	s	V_1(%)	A_1	s	V_1(%)	A_1	s	V_1(%)	A_1	s	V_1(%)
体重（g）	1341	3195	273	−70	86	−2.19	−64	148	−2.00	208	204	6.51	854	310	26.73
身长（cm）	1341	49.7	1.5	同	左		0.5	0.8	1.01	2.1	1.2	4.23	4.1	1.4	8.25
顶臀长（cm）	1341	33.6	1.3	同	左		0.3	0.6	0.89	1.2	1.0	3.57	2.7	1.2	8.04
头围（cm）	1341	33.9	1.1	同	左		0.3	0.5	0.88	1.2	0.8	3.54	2.5	0.9	7.37
胸围（cm）	1341	32.6	1.3	同	左		0.2	0.6	0.61	0.9	0.9	2.76	2.4	1.2	7.36
上臂围（cm）	1341	10.4	0.9	同	左		0.0	0.4	0.00	0.2	0.5	1.92	1.0	0.7	9.62

（1）A_1 是各时点实际测量值与首次测量值之差。由于生后 12 天内为生理性体重下降阶段，故体重为负值。至生后 12～14 天比出生体重纯增 208g，以后每天平均增加 46g，生后 26～28 天比出生体重增加 854g。整个新生儿期（28 天）平均每天增加 30.5%。身长、顶臀长、头围、胸围、上臂围的 A_1，分别比首次测量值增长 4.1cm、2.7cm、2.5cm、2.4cm 及 1.0cm。

（2）V_1 是各时点 A_1 与首次测量值的比值。在生后 26～28 天时，体重的 V_1 达 26.73%；身长、顶臀长、头围、胸围、上臂围的 V_1 分别为 8.25%、8.04%、7.37%、7.36%、9.62%，以体重增长速度最快。

2. 逐期增长值（A_2）及环比增长速度（V_2）（附表 9‑1‑3）

附表 9-1-3　　中国 12 城市足月 AGA 新生儿体格发育六项指标纵向逐期增长情况

监测指标	总例数	首次测量值		<3 天			5～7 天			12～14 天			26～28 天		
		$\overline{x}$	s	A_2	s	$V_2(\%)$	A_2	s	$V_2(\%)$	A_2	s	$V_2(\%)$	A_2	s	$V_2(\%)$
体重(g)	1341	3195	273	-70	86	-2.19	6.0	123	0.19	273	173	8.69	646	255	18.98
身长(cm)	1341	49.7	1.5	同 左			0.5	0.8	1.01	1.6	1.0	3.19	2.0	1.0	3.86
顶臀长(cm)	1341	33.6	1.3	同 左			0.3	0.6	0.89	0.9	0.8	2.65	1.5	0.9	4.31
头围(cm)	1341	33.9	1.1	同 左			0.3	0.6	0.88	0.9	0.7	2.63	1.3	0.6	3.70
胸围(cm)	1341	32.6	1.3	同 左			0.2	0.6	0.61	0.7	0.7	2.13	1.5	0.9	4.48
上臂围(cm)	1341	10.4	0.9	同 左			0.0	0.4	0.00	0.2	0.4	1.92	0.8	0.5	7.55

（1）A_2 是本时点测量值与前一时点测量值之差。在生后 5～7 天到 12～14 天中，体重净增 272g，平均每天增加 39g。从生后 12～14 天到 26～28 天中，体重净增 646g，平均每天增加 46g。身长、顶臀长、头围、胸围、上臂围在生后 12～14 天到 26～28 天分别平均净增 2.0cm、1.5cm、1.3cm、1.5cm、0.8cm。

（2）V_2 是各时点 A_2 与其前一时点测量值的比值。在生后 12～14 天到 26～28 天的 2 周中，六项指标中仍以体重的增长速度为最快。

三、讨论及小结

1. 本文首次报道我国南北方 12 城市足月 AGA 新生儿体格发育六项指标的纵向监测值（均值及百分位数）及在不同时点的 A_1、V_1、A_2 及 V_2。

2. 本文结果拟作为我国城市中目前足月 AGA 新生儿纵向体格发育六项指标的参考标准。它将为我国新生儿保健工作及新生儿疾病防治工作提供科学依据。

3. 我国城市足月 AGA 儿从出生到 26～28 天的新生儿期内，体重比出生时平均增加 854g，身长比首次测量值平均增长 4.1cm。此结果高于我国过去报道的水平[3]。它反映了我国经济、文化、医疗卫生水平和妇幼卫生工作质量的提高，同时也反映了德国学者 Kock 提出的生长发育长期加速这一概念[4]。

（**参加本项研究的主要成员**　长沙：张宝林，孙振球，虞仁和，赵三民，张建华，秦志新，文飞球，刘菊英，凌天籁，王雷，哈尔滨，薛维臣；沈阳：韩玉昆，李晏真；北京：王汝琪，黄醒华，罗凤珍，王德温；太原：常桂珍，王阿琚，王引璋；济南：孙旭琴，朱长君，孙若鹏；南京：陈大庆，胡德芳，张挺秀；上海：俞善昌，姚佩华；苏州：王华庄，江敬铭，梅秀兰；成都：唐泽媛，姚裕家，熊福康；福州：陈珠兰，杨长仪；广州：冯泽康，曹彦青，袁锦霞，李着算）

参考文献

[1] 张宝林，等. 我国 15 城市不同胎龄新生儿体格发育调查研究. 中华儿科杂志，1988，26：206
[2] 张宝林. 中国 15 城市不同胎龄新生儿出生体重值应用卡. 中华儿科杂志，1989，27：316
[3] 黄达枢. 围产新生儿学. 昆明：云南人民出版社，1983：23
[4] 叶恭绍. 中国医学百科全书儿童少年卫生学. 上海：上海科学技术出版社，1984：4～5

（张宝林　冯泽康　孙振球　整理　秦振庭　金汉珍　黄德珉　指导）

（收稿：1991-10-04　修回：1992-02-29）

附 2　中国 12 城市出生体重适于胎龄儿

从出生至 2 个月体格发育纵向研究[①]

全国新生儿生长发育科研协作组[②]

提要　本文报道了我国南北方 12 城市早产、足月产、过期产三组适于胎龄儿（AGA 儿）从出生至 2 个月时体格发育六项指标（体重、身长、顶臀长、头围、胸围、上臂围）的纵向监测值以及新生儿期、第 2 个月累积增长情况和逐月增长情况，其中以体重、上臂围增长幅度最明显。多数指标及多数时点实测值显示为过期产 AGA 儿＞足月产 AGA 儿＞早产 AGA 儿，且多数组间比较有统计学意义。而增长速率却显示早产 AGA 儿＞足月及过期产 AGA 儿。

全国新生儿生长发育科研协作组于 1989～1990 年组织全国南、北方 12 城市对不同胎龄新生儿体格发育六项指标进行前瞻性纵向调查研究，部分新生儿继续追踪观察到 58～60 天（即第 2 个月）。为了掌握我国出生体重适于胎龄儿（AGA 儿）从新生儿期到小婴儿期的生长速率和发育规律，建立和完善我国从新生儿到小婴儿体格发育六项指标的纵向发育参考标准。现将早产、足月产与过期产三组AGA 儿体格发育六项指标于出生（＜3 天）、第 1 个月（26～28 天）、第 2 个月（58～60 天）的纵向研究结果报告如下。

一、对象及方法

（一）对象

胎龄从 28 周至不足 37 周者为早产组，胎龄满 37 周至不满 42 周者为足月产组；胎龄≥42 周者为过期产组。三组出生体重适于胎龄儿的诊断标准按中国 15 城市新生儿体格发育科研协作组的报告。研究对象的其他条件同前文。

（二）方法

六项指标的测定方法与要求同前文。

二、结果

12 城市纵向监测 AGA 儿共 1757 例，其中早产 AGA 儿 240 例（男 128 例，女 112 例），足月产AGA 儿 1341 例（男 677 例，女 664 例），过期产 AGA 儿 176 例（男 89 例，女 87 例）。继续追踪到 2个月时早产 AGA 儿为 111 例，足月 AGA 儿 610 例，过期产 AGA 儿 89 例。各项数据，图表均经电子计算机处理。

（一）三组 AGA 儿体格发育六项指标纵向监测值（表 9-1-4）

三组 AGA 儿在不同的监测时间其六项指标中除胸围在 2 个月时，上臂围在出生时，足月产 AGA儿与过期产 AGA 儿监测值一致外，其余均显示过期产 AGA 儿＞足月产 AGA 儿＞早产 AGA 儿。三组的组间比较多数差异有显著性（$P<0.05$）；仅少数差异无显著性意义（$P>0.05$），如体重 2 个月时足月与过期产、上臂围 1 个月时足月产与过期产的监测值。

---

①"七五"国家重点医学科技攻关项目：75-65-02-23 分题之一，国家自然科学基金资助项目。
②第一负责单位：原湖南医科大学第一附属医院儿科。

附表 9 - 1 - 4　　12 城市三组 AGA 儿于出生、1 个月、2 个月时体格发育六项指标监测值

监测指标	出生时						1 个月						2 个月					
	早产		足月产		过期产		早产		足月产		过期产		早产		足月产		过期产	
	$\bar{X}$	SD	$\bar{X}$	SD	$\bar{X}$	SD	$\bar{X}$	SD	$\bar{X}$	SD	$\bar{X}$	SD	$\bar{X}$	SD	$\bar{X}$	SD	$\bar{X}$	SD
体重(g)	2433	459	3195	273	3329	275	3143	622.3	4049	407.5	4167	412.4	4491	729.0	5377	567.5	5436	567.9
身长(cm)	46.1	2.5	49.7	1.5	50.2	1.4	49.4	3.1	53.8	1.9	54.2	1.7	54.6	2.9	58.2	2.1	58.7	1.9
顶臀长(cm)	31.2	1.8	33.6	1.3	34.0	1.4	33.7	2.0	36.3	1.5	36.7	1.4	36.9	1.8	39.2	1.9	39.6	1.6
头围(cm)	31.7	1.6	33.9	1.1	34.4	0.9	34.0	1.7	36.4	1.1	36.7	1.0	36.5	1.4	38.4	1.1	38.7	1.0
胸围(cm)	29.6	2.0	32.6	1.3	32.9	1.1	32.1	2.2	35.0	1.4	35.3	1.3	35.7	1.8	38.0	1.7	38.0	1.3
上臂围(cm)	8.8	0.9	10.4	0.9	10.4	1.0	9.8	1.1	11.4	0.9	11.5	0.9	11.7	1.4	12.9	1.2	13.2	1.2

（二）三组 AGA 儿体格发育六项指标在 1 个月、2 个月时的累积增长值（A_1）及定基增长速度（V_1）（附表 9 - 1 - 5）

A_1 是指在 1 个月、2 个月时的实测值与首次测量值之差；V_1 是 A_1 与首次监测值的比值。到 2 个月时，三组 AGA 儿体重较出生时增加 2058～2182g，平均每天增加 34～36g；三组身长均增长 8.5cm，平均每天增长 1.4mm。其余各指标增长情况详见附表 9 - 1 - 5。六项指标 V_1 值以体重、上臂围增长速率最快，其体重的增长在 2 个月时为出生时的 0.6～0.8 倍，三组 AGA 儿中以早产 AGA 儿速率最快。

附表 9 - 1 - 5　　12 城市三组 AGA 儿六项指标于 1 个月、2 个月时积累增长情况

指标	1 个月						2 个月					
	早产		足月产		过期产		早产		足月产		过期产	
	A_1	$V_1(\%)$	A_1	$V_1(\%)$	A_1	$V_1(\%)$	A_1	$V_1(\%)$	A_1	$V_1(\%)$	A_1	$V_1(\%)$
体重(g)	710	29.18	854	26.73	839	25.21	2058	84.59	2182	68.29	2108	63.34
身长(cm)	3.3	7.16	4.1	8.25	4.0	7.97	8.5	18.44	8.5	17.10	8.5	16.93
顶臀长(cm)	2.5	8.01	2.7	8.04	2.7	7.94	5.7	18.27	5.6	16.67	5.6	16.47
头围(cm)	2.3	7.26	2.5	7.37	2.3	6.69	4.8	15.14	4.5	13.27	4.3	12.50
胸围(cm)	2.5	8.45	2.4	7.36	2.4	7.29	6.1	20.61	5.5	16.87	5.1	15.50
上臂围(cm)	1.0	11.36	1.0	9.62	1.1	10.58	2.9	32.95	2.5	24.04	2.8	26.62

（三）三组 AGA 儿体格发育六项指标在 1 个月、2 个月时的逐期增长值（A_2）及环比增长速度（V_2）（附表 9 - 1 - 6）

A_2 指 1 个月、2 个月时的实测值分别与它前一时点（即＜3 天、26～28 天）的测量值之差；V_2 是 1 个月、2 个月时的 A_2 与前一时点实测值之比。三组 AGA 儿于 2 个月时各指标增长值均显示早产组大于足月产组、过期产组；环比增长速率的改变与 V_2 改变一致，即六项指标中以体重、上臂围二项指标环比增长速率快；三组 AGA 儿中又以早产组大于足月产和过期产组。

附表 9 - 1 - 6　　　12 城市三组 AGA 儿六项指标于 1 个月、2 个月时逐期增长情况

指标	1 个月						2 个月					
	早产		足月产		过期产		早产		足月产		过期产	
	A_1	$V_1(\%)$	A_1	$V_1(\%)$	A_1	$V_1(\%)$	A_1	$V_1(\%)$	A_1	$V_1(\%)$	A_1	$V_1(\%)$
体重(g)	710	29.18	854	26.37	839	25.21	1348	42.89	1328	32.05	1269	30.48
身长(cm)	3.3	7.16	4.1	8.25	4.0	7.96	5.2	10.53	4.4	8.18	4.5	8.30
顶臀长(cm)	2.5	8.01	2.7	8.04	2.7	7.94	3.2	9.50	2.9	7.99	2.9	7.90
头围(cm)	2.3	7.26	2.5	7.37	2.3	6.69	2.5	7.35	2.0	5.49	2.0	5.45
胸围(cm)	2.5	8.45	2.4	7.36	2.4	7.29	3.6	11.21	3.1	8.86	2.7	7.65
上臂围(cm)	1.0	11.36	1.0	9.62	1.1	10.58	1.9	19.39	1.5	13.16	1.7	14.78

三、讨论与小结

1. 本文首次报道我国南、北方 12 城市早产、足月产、过期产 AGA 儿体格发育六项指标于出生至 2 个月纵向监测值，以及从新生儿期到小婴儿期的累积增长值、定基增长速度、逐期增长值、环比增长速度。拟作为我国城市从新生儿到小婴儿期体格发育六项指标的参考标准，尤其对不同胎龄（早产、足月产、过期产）AGA 儿进行预防保健和疾病防治时提供科学依据。

2. 六项体格发育指标以体重、上臂围增长幅度最明显，这符合体重指标是衡量营养状况近期较灵敏适用指标的观点；上臂围与体重之间存在相关一致性，因此在不能称体重的地区，选用上臂围指标可以替代体重指标进行小儿营养调查及监测中作为简易筛选营养不良的敏感指标。三组 AGA 儿中各指标均以早产 AGA 儿增长速度最快，尤以体重显著。体现了早产 AGA 儿的"追赶生长"现象。提示对早产 AGA 儿在合理喂养、正确护理、优良的环境中能够加速生长，以利于自身遗传潜力的最大限度发挥。

参加本项研究的主要成员　长沙：张宝林，朱绍琼，孙振球，虞仁和，赵三民，张建华，秦志新，文飞球，刘菊英，凌天籁，王雷；哈尔滨：薛维臣；沈阳：韩玉昆，李晏真；北京：王汝琪，黄醒华，罗凤珍，王德温；太原：常桂珍，王阿琚，王引章；济南：孙旭琴，朱长君，孙若鹏；南京：陈大庆，胡德芳，张挺秀；上海：俞善昌，姚佩华；苏州：王华庄，江敬铭，梅秀兰；成都：唐泽媛，姚裕家，熊福康；福州：陈珠兰，杨长仪；广州：冯泽康，曹彦青，袁锦霞，李着算。

（朱绍琼　张宝林　孙振球　虞仁和整理）

附 3

本文是我国 12 城市足月 AGA 新生儿体格发育纵向研究的英文版本。1992 年参加在北京举办的国际优生优育学术研讨会并在大会交流。原刊印在北京国际学术出版社出版的国际优生优育学术研讨会文集。现附本章第一节。供参阅。

A LONGITUDINAL STUDY ON PHYSICAL DEVELOPMENT OF TERM AGA NEONATES IN THE 12 CITIES OF CHINA[①]

Baolin Zhang et al.

(Coordinating Group for Research in Growth and Development of
Newborn in China; Dept. of Pediatrics, First Teaching Hospital,
Hunan Medical University, Changsha, Hunan, 410008, P. R. China)

ABSTRACT

This paper first reported longitudinally monitored values of six indexes of term AGA neonate's physical development and the increments and increase velocities of these indexes at various time points in the 12 cities of south and north China. These values can be used as referential standards for the indexes of longitudinal physical development of term newborns in the cities of China at present. The average body weight and length of term AGA newborns at age of 28 days in the cities of China were 854g heavier and 4. 1cm longer than those at birth respectively. These results are higher than those reported before in China. They reflect the improvements of the economy, educational level, health condition and mothers and children care in China.

INTRODUCTION

Having finished the prospective and transversal study on physical development of neonates at various gestational ages[1], our coordinating research group organized a prospective and longitudinal study on the 6 indexes of physical development of the neonates (weight, length, crown-hip, head circumference, chest circumference, arm circumference) by various gestational ages in the 12 cities of the south and north China (among these cities, Harbin, Shenyang, Beijing, Taiyuan, Jinan, representing the north of China, Nanjing, Shanghai, Suzhou, Chengdu, Changsha, Fuzhou, Guangzhou representing the south of China), from 1989 to 1990. The investigation is aimed at understanding the growth rate of neonates and the regulations of the rate during neonate and setting up referential standards of the 6 indexes of longitudinal physical development of neonate by variorus gestational ages so as to fill the medical gap of China in this respect. The gestational ages of neonates in this study were from the beginning of 37 weeks to the end of 41 weeks (259 - 293 days); birth weights of newborns were appropriate for gestational age (abbreviation AGA) . The results were reported as follows.

①The Project Supported by National Natural Science Foundation of China.

OBJECTS

Monofetus, live-birth AGA newborn infants whose gestational ages were from the beginning of 37 weeks to the end of 41 weeks (259 - 293 days) were listed as the object for first investigation (AGA neonates were determined according to the standard set up by the coordinating group for research in physical development of neonates in the 15 cities of China[2]). Those neonates who had the following problems were not accepted as objects: (a) gestational age was not certain. (b) mothers suffered from diseases such as diabetes mellitus, hyperthyroidism, hypothyroidism, moderate and severe pregnant hypertension syndrome, disfunction of heart or renal, Hb lower than 90g/L (9g/dL) and chronic hypertension. (c) newborns who had severe asphyxia at birth or inborn or genetic diseases, or deformities that would affect the measurement result, or suffered from severe diseases such as septicemia, meningitis, moderate or severe scleredema, pneumonia or diarrhea of time over one week which would affect the growth rate. (d) mothers continuously used corticosteroid or other immunodepressants over one week during pregnancy. (e) body length of mother was shorter than 120cm.

METHODS

The measure methods of the six indexes were drawn by the coordinating group in a unified way. Unified lever scales (mingraduation 5g) or electronic scales were used for weight measurements. Persons who took these measurements were not changed generaly. Monitoring frequencies: besides the first weight was measured one hour after birth, the six indexes were longitudinally monitored at fixed times suck as 3days, 5 - 7days, 12 - 14days, 26 - 28days after birth.

RESULTS

In the 12 cities, 1341 cases of AGA neonates were longitudinally monitored, 513 in the 5 cities of the north China and 828 in the 7 cities of the south China. Among them, 677 (50.5%) were male, 664 (49.5%) female; 1289 (96.1%) were primiparous newborns; 52 (3.9%) multiparous newborns. All data and figures of longitudinal study of the six indexes of physical development were processed by a computer.

1. Longitudinally monitored values at various time points. Various time points in the tables are different times for monitoring, which are various day age groups. It was shown in table 1 that the mean of the weight of term AGA newborns was over 3100g at the birth. The period of physiological reduction of weight was within 12 days after birth, the weights of 89.4 percent of AGA neonates had picked up or exceeded the birth weight at 12 - 14days after birth. The weight increased rapidly as the day age increased after the age of 12 - 14days ($P < 0.01$). The mean of the newborn's weights reached 4049g at age of 26 - 28 days. Each index in the table 2 - 6 (leave out) increased as the day ages increased. The differences of each index among various time points were significant ($P < 0.01$).

2. The longitudinally monitored values of different sex. Except the values of chest circumference ($<$ 3day, 5 - 7days) and arm circumference ($<$3 - 14days) at part of the time points, the values of the six indexes of male at the rest time points were larger than those of female ($P < 0.01$). For example, the average weight and length of the males at birth were 55g heavier and 0.5cm longer than those of the females respectively; at gae of 26 - 28days were 142g heavier and 0.6cm longer than those of the females respectively.

Table 1 The longitudinally monitored values of term AGA neonate's weight in the 12 cities of China

Monitoring times	Patients (No.)	Mean (g)	SD	Smoothed Percentiles						
				3rd	5th	10th	50th	90th	95th	97th
At birth	1341	3195	273. 1	2697	2758	2847	3199	3541	3647	3682
Within 3days after birth	1341	3125	277. 2	2595	2666	2750	3106	3489	3581	3640
5 – 7 days after birth	1341	3131	295. 1	2590	2666	2773	3142	3525	3638	3698
12 – 14days after birth	1341	3403	330. 8	2774	2857	2993	3394	3820	3966	4033
26 – 28days after birth	1341	4049	407. 5	3276	3374	3543	4013	4565	4757	4848
58 – 60days aftre birth	610	5377	567. 5	4368	4505	4703	5308	6153	6409	6557

3. The increments and increase velocities of the six indexes of physical development at various time points.

(1) Accumulated increments and increased velocities of fixed base (Table 2).

A. Accumulated increments (A_1): The accumulated increments at each time point are the difference between the actual measure value at that point and first measure value. As physiological reduction of weight 12 days after birth, the increment of the weight during this period was negative. The average weight at the age of 12 – 14 days increased by 208g than that at birth. After this time, the average weight increased at a speed of 46g for each day. The average weight at age of 26 – 28 days was 854g heavier than that at birth. So the average increment of the body weight for each day was 30. 5g during neonatorum (1 – 28 days). The accumulated increments of body length, crown-hip, head circumference, chest circumference, arm circumference were 4. 1cm, 2. 7cm, 2. 5cm, 2. 4cm, 1. 0cm longer respectively at the age of 26 – 28 days than at birth. The accumulated increments of the weight and length of males at 26 – 28 days after birth were larger than those of females; the accumulated increments of weight and length in the north at 26 – 28days after birth were also larger than those in the south ($P < 0. 01$).

Table 2 The Longitudinal Accumulated Incremnets of the Six Indexes of Term AGA Neonate's Physical Development in 12 Cities of China

Monitored indexes	Patients (No.)	First measure		Within 3 days after birth			5 – 7days after birth			12 – 14days after birth			26 – 28days after birth		
		Mean	SD	A_1	SD	$V_1(\%)$	A_1	SD	$V_1(\%)$	A_1	SD	$V_1(\%)$	A_1	SD	$V_1(\%)$
Weight (g)	1341	3195	273	−70	86	−2. 19	−64	148	−2. 00	208	204	6. 51	854	310	26. 73
Length (cm)	1341	49. 7	1. 5	Same as the Left			0. 5	0. 8	1. 01	2. 1	1. 2	4. 23	4. 1	1. 4	8. 25
Crown-hip (cm)	1341	33. 6	1. 3	jbid			0. 3	0. 6	0. 89	1. 2	1. 0	3. 57	2. 7	1. 2	8. 04
Head Cir. (cm)	1341	33. 9	1. 1	jbid			0. 3	0. 5	0. 88	1. 2	0. 8	3. 54	2. 5	0. 9	7. 37
Chest Cir. (cm)	1341	32. 6	1. 3	jbid			0. 2	0. 6	0. 61	0. 9	0. 9	2. 76	2. 4	1. 2	7. 36
Arm Cit. (cm)	1341	10. 4	0. 9	jbid			0. 0	0. 4	0. 00	0. 2	0. 5	1. 92	1. 0	0. 7	9. 62

B. Increased velocities of fixed base (V_1)：That are the ratio between the accumulated increments at one time point and the first measure value.

The increased velocity of fixed base of the weight at 26 – 28 days after birth reached 26. 73%, and the increased velocities of fixed base of the length, crown-hip, head circumference, chest circumference, and arm circumference were 8. 25%, 8. 04%, 7. 37%, 7. 36%, 9. 62% respectively, so it was known that the weight increased at the fastest speed, of the six indexes of physical development of neonates.

(2) Period by period increments and increased velocities of period by period (Table 3).

Table 3　The Longitudinal Period by Period Incremnets of the Six Indexes of Term AGA Neonate's Physical Development in the 12 Cities of China

Monitored indexes	Patients (No.)	First measure		Within 3 days after birth			5 – 7 days after birth			12 – 14 days after birth			26 – 28 days after birth		
		Mean	SD	A_2	SD	V_2(%)	A_2	SD	V_2(%)	A_2	SD	V_2(%)	A_2	SD	V_2(%)
Weight (g)	1341	3195	273	−70	86	−2. 19	6. 0	123	0. 19	273	173	8. 69	646	255	18. 98
Length (cm)	1341	49. 7	1. 5	Same as the Left			0. 5	0. 8	1. 01	1. 6	1. 0	3. 19	2. 0	1. 0	3. 86
Crown-hip (cm)	1341	33. 6	1. 3	ibid			0. 3	0. 6	0. 89	0. 9	0. 8	2. 65	1. 5	0. 9	4. 31
Head Cir. (cm)	1341	33. 9	1. 1	ibid			0. 3	0. 5	0. 88	0. 9	0. 7	2. 63	1. 3	0. 6	3. 70
Chest Cir. (cm)	1341	32. 6	1. 3	ibid			0. 2	0. 6	0. 61	0. 7	0. 7	2. 13	1. 5	0. 9	4. 48
Arm Cir. (cm)	1341	10. 4	0. 9	ibid			0. 0	0. 4	0. 00	0. 2	0. 4	1. 92	0. 8	0. 5	7. 55

A. Period by period increments (A_2)：The period by period increments at each time point are the difference of two measure values between the time point and the one just prior to it. The average weight increased by 272g from age of 5 – 7 days to age of 12 – 14days, the average increment for each day was 39g. The average weight increased by 646g from age of 12 – 14 days to age of 26 – 28 days, the average increment for each day was 46g. The average pure increment of the length, crown-hip, head circumference, chest circumference, and arm circumference during the latter two weeks of neonates (that was from 12 – 14days after birth to 26 – 28days) were 2. 0cm, 1. 5cm, 1. 3cm, 1. 5cm, 0. 8cm. The increase of arm circumference during neonates mainly occurred at this period.

B. Increased velocities of period by period (V_2)：Which is the ratio between the period by period increment at each time point and the measure value at the point just one prior to it. of the six indexes, the increased velocity of the weight was still the fastest.

DISCUSSION AND SUMMARY

1. This paper first reported the longitudinally monitored values (means and percentiles) of the six indexes of physical development of the term AGA neonates in the 12 cities of the north and south China and the accumulated increments, increased velocities of fixed base, period by period increment, and increased velocities of period by period at various time points.

2. The results in this paper are planned to be used as the referential standards of the six indexes of longitudinal physical development for term AGA neonates in cities of China at present. It will provide sci-

entific evidence for the health care of newborns and the prevention and treatment of their diseases.

3. The average increments of the weight and length of the term AGA neonates in cities of China were 854g and 4.1cm respectively from birth to the age of 26 - 28days. These results were higher than those reported before in China[3]. They reflect the improvements of the economy, educational level, medical and health condition, mother and child care in China.

The chief members who took part in this research are as follows: Changsha: Zhang Baolin, Sun Zhengqou, Yu Renhe, Zhao Sanmin, Zhang Jianhua, Qin Zhixin, Wen Feiqou, Liu Juyin, Ling Tianlai; Ha'erbin: Xue Weichen; Shenyang: Han Yukun, Li Yianzhen; Beijing: Wang Ruqi, Huang Xinhua, Luo Fengzhen, Wang Dewen; Taiyuan: Chang guezhen, Wang Aju, Wang Yinzhang; Jinan: Sun Xuqin, Zhu Changjun, Sun Ruipeng; Nanjing: Chen Daqin, Hu Defang, Zhang Tinxiu; Shanghai: Yu Shanchang; Yao Peihua; Suzhou: Wang Huazhuang, Jiang Jingmin, Mei Xiulan; Chendu: Tang Zeyuan, Yao Yujia, Xiong Fukang; Fuzhou: Chen Zhulan, Yang Changyi; Guangzhou: Feng zekang, Cao Yianqin, Yuan Jingxia, Li Zhaosuan.

REFERENCES

[1] Zhang Baolin et al. An investigation on the physical development of newborns of various gestational age in the 15 cities of China. Chinese Journal of Pediatrics, 1988: 26 (4): 206 (in Chinese)

[2] Zhang Baolin et al. An applied card for birth weight of newborns of various gestational age in the 15 cities of China. Chinese Journal of Pediatrics, 1989: 27 (5): 316 (in Chinese)

[3] Huang Dashu. Perinatal neonatology. First edition, Kunmin: Yunnan People's Publishing House, 1983: 23 (in Chinese)

第二节　中国 12 城市不同胎龄 LGA 新生儿体格发育纵向研究

一、摘要

首次报道中国南、北方 12 城市不同胎龄 LGA 新生儿体格发育六项指标（体重、身长、顶臀长、头围、胸围、上臂围）不同时点（<3 天、1 周、2 周、4 周及 2 个月）的纵向监测值、增长值和增长速度。我国城市早产、足月产及过期产 LGA 新生儿在新生儿期内体重分别平均增加 516g、799g 及 807g；身长分别平均增长 3.6cm、4.3cm 及 4.4cm。本研究与我们协作组已完成的我国不同胎龄新生儿体格发育横向研究共同组成一套完整的新生儿期体格发育参考标准，将为我国围生期保健、新生儿疾病防治及优生优育工作提供科学依据。

关键词　新生儿，大于胎龄儿，体格发育，纵向研究。

二、前言

我们科研协作组于 1989～1990 年组织了南、北方 12 城市（以哈尔滨、沈阳、北京、太原、济南代表中国北方；南京、苏州、上海、长沙、成都、福州、广州代表中国南方），对胎龄为 28～44 周，出生体重大于胎龄的新生儿（简称 LGA）体格发育六项指标（体重、身长、顶臀长、头围、胸围、上臂围）进行了前瞻性纵向性调查研究，旨在了解与掌握我国不同胎龄 LGA 新生儿期生长速率及其规律，建立我国不同胎龄 LGA 新生儿体格发育六项指标的纵向发育参考标准，以填补我国在这方面的空白，现将研究结果报告如下。

三、对象与方法

（一）对象

胎龄在 28～44 周出生的属于 LGA（以中国 15 城市新生儿体格发育科研协作组研究的结果为标准）的单胎活产新生儿为首次调查对象。不列为研究的对象与本章第一节所述相同。

（二）方法

六项指标的测定方法与监测频率，与本章第一节相同。

四、结果

12 城市纵向监测 LGA 儿共 167 例。其中早产 LGA 儿 8 例，足月产 LGA 儿 148 例（男 104 例，女 44 例，北方 5 市 64 例，南方 7 市 84 例），过期产 LGA 儿 11 例，初产儿 142 例（85.0%），经产儿 25 例（15%）。各项数据、图表均经电子计算机处理。

（一）体格发育六项指标纵向监测值

1. 不同时点的纵向监测值　不同时点是指表中不同的监测时间，即不同的日龄组。以体重为例，早产、足月产及过期产 LGA 儿的出生体重分别为 3255g、3917g 及 4233g，出生后 12 天内为生理性体重下降阶段，出生 12 天以后，其体重随日龄增加而迅速增加，至 26～28 天时，足月产 LGA 儿的平均体重达 4716g（表 9-2-1）。其他五项指标在不同时点的纵向监测值详见表 9-2-7，表 9-2-13，表 9-2-19，表 9-2-25，表 9-2-31。

2. 不同性别的纵向监测值　六项指标中，足月产 LGA 儿各时点的纵向监测值，体重在出生 2 周后，均为男＞女（$P<0.05$，或 $P<0.01$），身长、头围仅在生后 4 周男＞女（$P<0.01$），而胸围、顶臀长、上臂围各时点纵向监测值男女均相似（$P>0.05$）。12 城市六项指标不同性别的纵向监测值，详见表 9-2-2～表 9-2-3，表 9-2-8～表 9-2-9，表 9-2-14～表 9-2-15，表 9-2-20～表 9-2-21，表 9-2-26～表 9-2-27，表 9-2-32～表 9-2-33。

3. 不同地域的纵向监测值　六项指标中，足月产 LGA 儿各时点纵向监测值，体重、身长与顶臀长南、北方 12 城市相似（$P>0.05$）。出生后 4 周头围北方与南方相似（$P>0.05$），其余各时点均为北方＞南方（$P<0.05$）。12 城市六项指标南方与北方的纵向监测值，详见表 9-2-4～表 9-2-5，表 9-2-10～表 9-2-11，表 9-2-16～表 9-2-17，表 9-2-22～表 9-2-23，表 9-2-28～表 9-2-29，表 9-2-34～表 9-2-35。

4. 不同产次的纵向监测值　由于经产儿例数较少，本文仅统计了有关初产儿的六项指标数据，详见表 9 - 2 - 6，表 9 - 2 - 12，表 9 - 2 - 18，表 9 - 2 - 24，表 9 - 2 - 30，表 9 - 2 - 36。

（二）体格发育六项指标在不同时期的增长值及增长速度

1. 累积增长值及定基增长速度

（1）累积增长值：是指各时点实际测量值与首次测量值之差。它可以回答本次测量比第一次测量时增长了多少。早产、足月产、过期产 LGA 新生儿的体重，在不同时期的累积增长值，见表 9 - 2 - 37。由于出生后 12 天内为生理性体重下降阶段，故增幅较小。体重平均至生后 4 周（26～28 天）时，其体重分别比出生体重增加 516g、799g 及 807g。按此数据推算整个新生儿期（28 天），它们平均每天分别增加 18.4g、28.5g 及 28.8g。

足月产 LGA 儿的身长、顶臀长、头围、胸围、上臂围的累积增长值，在新生儿期内，分别平均比首次测量增长 4.3cm、2.5cm、2.3cm、2.4cm、0.8cm，平均每天分别增长 1.5mm、0.9mm、0.8mm、0.9mm、0.3mm。早产 LAG 儿的身长、顶臀长、头围、胸围、上臂围的累积增长值，在新生期内分别平均比首次测量增长 3.6cm、2.0cm、1.9cm、1.8cm、0.8cm，每天平均分别增长 1.3mm、0.7mm、0.7mm、0.6mm、0.3mm。过期产 LGA 儿的各指标累积增长值与足月儿接近。详见表 9 - 2 - 39，表 9 - 2 - 41，表 9 - 2 - 43，表 9 - 2 - 45，表 9 - 2 - 47。

（2）定基增长速度：是指不同时期累积增长值与首次测量值之比值。新生儿体重从第 2 周起增长迅速，至生后 4 周，早产，足月产及过期产 LGA 儿体重的定基增长速度分别为 15.85%、20.40% 及 19.06%，到两个月后，其增长速度分别达到 54.90%、53.38% 及 49.07%（表 9 - 2 - 37），以早产儿最快。这一结果提示早产儿体重的正常追赶生长，从生后 4 周时已明显显示出来。

足月产 LGA 儿的身长、顶臀长、头围、胸围、上臂围，在第 4 周时，其定基增长速度分别达到 8.30%、7.08%、6.53%、6.94%、6.96%；早产及过期产儿上述五项指标的定基增长速度分别为 7.27%、5.87%、5.65%、5.57%、4.85% 及 8.33%、10.08%、7.26%、8.26% 及 6.72%。由上可知，在这五项标准中，早产、足月产及过期产儿三者之间的增长速度比较接近。但至 2 个月时，上述五项指标，则以过期产儿为最快，详见表 9 - 2 - 39，表 9 - 2 - 41，表 9 - 2 - 43，表 9 - 2 - 45，表 9 - 2 - 47。

2. 逐期增长期及环比增长速度

（1）逐期增长值：是指本时点测量值与前一点测量值之差。它可以回答本次测量比前一次测量时增加了多少。早产、足月产及过期产 LGA 儿，其体重在第 2 周时平均比第 1 周分别增加 131g、246g 及 276g。它们分别每天平均增加 18.7g、35.1g 及 39.4g 至生后 4 周时，其体重分别比第 2 周时增加 541g、656g、645g，它们分别每天平均增加 38.6g、46.9g、46.1g。新生儿体重逐期增长，由于前两周存在生理性体重下降，故后两周比前两周增值明显。详见表 9 - 2 - 38。

（2）环比增长速度：是指各时点逐期增长值与前一时点测量值的比值。在六项指标中仍以体重的增长速度为最快。早产、足月及过期产 LGA 儿体重的环比增长速度，在新生儿出生后第 4 周分别为 16.75％、16.16％及 14.68％。至生后 2 个月，早产 LGA 的环比增长速度为 33.7％，足月产 LGA 儿及过期产儿 LGA 分别为 27.4％及 25.20％。说明早产 LGA 从生后 4 周到 2 个月，其环比增长速度最快。显示本节观察的早产 LGA 儿与前文本章第一节追踪的早产 AGA 儿均具有追赶生长的特点。其余五项指标的环比增长速度，详见表 9 - 2 - 40、表 9 - 2 - 42、表 9 - 2 - 44、表 9 - 2 - 46、表 9 - 2 - 48。

五、小结

本项研究对我国 1989～1990 年南、北方 12 城市，胎龄为 28～44 周，出生体重大于胎龄的新生儿（简称 LGA）体格发育六项指标（体重、身长、顶臀长、头围、胸围、上臂围）进行了前瞻性纵向性调查研究。探索了我国不同胎龄 LGA 新生儿期生长速率及其规律，建立了我国不同胎龄 LGA 新生儿体格发育六项指标的纵向发育参考标准，填补了我国在这方面的空白。

六、表格提纲

（一）中国 12 城市不同胎龄 LGA 新生儿体格发育六项指标纵向监测值表

1. 体重（表 9 - 2 - 1～表 9 - 2 - 6）。

2. 身长（表 9 - 2 - 7～表 9 - 2 - 12）。

3. 顶臀长（表 9 - 2 - 13～表 9 - 2 - 18）。

4. 头围（表 9 - 2 - 19～表 9 - 2 - 24）。

5. 胸围（表 9 - 2 - 25～表 9 - 2 - 30）。

6. 上臂围（表 9 - 2 - 31～表 9 - 2 - 36）。

（二）中国 12 城市不同胎龄 LGA 新生儿体格发育六项指标在不同时期的增长值及增长速度

1. 体重（表 9 - 2 - 37～表 9 - 2 - 38）。

2. 身长（表 9 - 2 - 39～表 9 - 2 - 40）。

3. 顶臀长（表 9 - 2 - 41～表 9 - 2 - 42）。

4. 头围（表 9 - 2 - 43～表 9 - 2 - 44）。

5. 胸围（表 9 - 2 - 45～表 9 - 2 - 46）。

6. 上臂围（表 9 - 2 - 47～表 9 - 2 - 48）。

（张宝林　冯泽康　孙振球　王宝琼　李双杰整理）

表 9 - 2 - 1　中国 12 城市足月 LGA 新生儿体重纵向监测值

（g）

监测时间	例数	平均值	标准差	最小值	最大值	修匀百分位数												
						P_3	P_5	P_{10}	P_{16}	P_{20}	P_{25}	P_{50}	P_{75}	P_{80}	P_{84}	P_{90}	P_{95}	P_{97}
出生时	148	3917	237.6	3450	4800	3501	3540	3695	3700	3718	3753	3905	4052	4102	4149	4201	4297	4391
出生后 3 天内	148	3817	274.3	3000	4780	3295	3386	3498	3598	3623	3673	3771	3934	3988	4060	4161	4294	4464
出生后 5～7 天	148	3814	292.5	2800	4680	3269	3358	3502	3600	3614	3682	3808	4003	4037	4091	4176	4293	4400
出生后 12～14 天	148	4060	327.1	3200	5300	3457	3539	3701	3801	3814	3895	4065	4290	4318	4364	4458	4568	4668
出生后 26～28 天	148	4716	373.3	3790	5950	3992	4074	4216	4337	4377	4461	4685	4929	4985	5049	5211	5347	5567
出生后 58～60 天	72	6008	576.1	4900	8100	5168	5272	5301	5501	5622	5685	5969	6207	6359	6504	6854	7089	7704

表 9 - 2 - 2　中国 12 城市足月 LGA 男性新生儿体重纵向监测值

（g）

监测时间	例数	平均值	标准差	最小值	最大值	修匀百分位数												
						P_3	P_5	P_{10}	P_{16}	P_{20}	P_{25}	P_{50}	P_{75}	P_{80}	P_{84}	P_{90}	P_{95}	P_{97}
出生时	104	3933	241.0	3450	4800	3506	3564	3702	3704	3753	3765	3935	4050	4119	4152	4225	4293	4546
出生后 3 天内	104	3843	264.4	3255	4780	3309	3418	3536	3602	3632	3684	3802	3950	4006	4075	4170	4338	4624
出生后 5～7 天	104	3847	273.9	3050	4680	3336	3386	3562	3614	3651	3706	3844	4001	4047	4111	4192	4307	4474
出生后 12～14 天	104	4101	325.5	3225	5300	3551	3561	3772	3834	3880	3933	4106	4297	4339	4402	4490	4539	4685
出生后 26～28 天	104	4780	353.3	4000	5950	4058	4087	4276	4407	4463	4510	4732	5002	5053	5132	5271	5456	5601
出生后 58～60 天	52	6113	626.4	4900	8100	5088	5272	5307	5637	5699	5738	6020	6464	6548	6681	6962	7459	7914

表 9-2-3　中国 12 城市足月 LGA 女性新生儿体重纵向监测值　　g

监测时间	例数	平均值	标准差	最小值	最大值	修匀百分位数												
						P_3	P_5	P_{10}	P_{16}	P_{20}	P_{25}	P_{50}	P_{75}	P_{80}	P_{84}	P_{90}	P_{95}	P_{97}
出生时	44	3879	227.5	3450	4410	3457	3469	3592	3698	3700	3749	3875	3952	4054	4185	4204	4376	4419
出生后 3 天内	44	3754	289.8	3000	4400	2937	3033	3412	3528	3600	3609	3731	3885	3920	4010	4135	4229	4291
出生后 5~7 天	44	3738	322.9	2800	4500	2907	3012	3380	3493	3552	3586	3744	3943	3986	4067	4175	4301	4456
出生后 12~14 天	44	3963	313.5	3200	4725	3157	3251	3562	3677	3716	3772	3965	4194	4252	4323	4397	4577	4796
出生后 26~28 天	44	4567	382.4	3790	5700	3809	3874	4103	4231	4253	4311	4531	4771	4841	4891	4924	5180	5389
出生后 58~60 天	20	5735	279.6	5150	6350	5162	5170	5309	5478	5499	5512	5733	5943	6007	6015	6015	6364	6400

表 9-2-4　中国南方城市足月 LGA 新生儿体重纵向监测值　　g

监测时间	例数	平均值	标准差	最小值	最大值	修匀百分位数												
						P_3	P_5	P_{10}	P_{16}	P_{20}	P_{25}	P_{50}	P_{75}	P_{80}	P_{84}	P_{90}	P_{95}	P_{97}
出生时	84	3914	256.0	3450	4800	3462	3503	3603	3704	3723	3759	3905	4040	4055	4157	4207	4260	4679
出生后 3 天内	84	3832	298.1	3000	4780	3052	3304	3501	3591	3632	3663	3785	3936	4011	4088	4138	4335	4729
出生后 5~7 天	84	3808	317.1	2800	4680	3036	3274	3507	3618	3646	3696	3838	4003	4084	4143	4196	4339	4489
出生后 12~14 天	84	4070	328.6	3200	4750	3263	3459	3701	3823	3851	3918	4100	4281	4360	4413	4490	4607	4605
出生后 26~28 天	84	4705	350.9	3900	5400	3847	3997	4210	4322	4380	4456	4707	4903	4981	5046	5189	5369	5432
出生后 58~60 天	48	5936	567.2	4900	8100	5054	5190	5307	5357	5509	5575	5940	6148	6234	6347	6633	7085	7690

表 9-2-5　中国北方城市足月 LGA 新生儿体重纵向监测值

g

监测时间	例数	平均值	标准差	最小值	最大值	修匀百分位数												
						P_3	P_5	P_{10}	P_{16}	P_{20}	P_{25}	P_{50}	P_{75}	P_{80}	P_{84}	P_{90}	P_{95}	P_{97}
出生时	64	3922	212.9	3550	4410	3595	3608	3695	3697	3698	3753	3902	4087	4120	4171	4220	4318	4398
出生后 3 天内	64	3797	240.2	3300	4400	3367	3418	3531	3587	3613	3644	3752	3962	4004	4079	4153	4297	4337
出生后 5~7 天	64	3823	258.8	3300	4500	3321	3377	3476	3561	3589	3656	3788	3964	3993	4039	4174	4324	4388
出生后 12~14 天	64	4047	327.4	3500	5300	3500	3559	3660	3757	3786	3882	4050	4225	4254	4295	4475	4675	4776
出生后 26~28 天	64	4731	404.2	3790	5950	4052	4117	4254	4336	4371	4471	4681	4932	4986	5080	5267	5605	5755
出生后 58~60 天	24	6151	578.5	5300	7850	5294	5375	5621	5639	5693	5735	5987	6468	6603	6873	6981	7631	7839

表 9-2-6　中国 12 城市初产足月 LGA 新生儿体重纵向监测值

g

监测时间	例数	平均值	标准差	最小值	最大值	修匀百分位数												
						P_3	P_5	P_{10}	P_{16}	P_{20}	P_{25}	P_{50}	P_{75}	P_{80}	P_{84}	P_{90}	P_{95}	P_{97}
出生时	142	3917	238.0	3450	4800	3502	3534	3665	3699	3713	3756	3904	4053	4102	4149	4200	4297	4393
出生后 3 天内	142	3816	274.6	3000	4780	3294	3378	3500	3603	3634	3676	3782	3930	3984	4057	4147	4305	4478
出生后 5~7 天	142	3815	295.6	2800	4680	3259	3354	3502	3587	3619	3682	3809	4001	4032	4087	4170	4293	4406
出生后 12~14 天	142	4058	330.9	3200	5300	3440	3537	3697	3773	3815	3895	4056	4288	4313	4361	4464	4565	4672
出生后 26~28 天	142	4714	380.0	3790	5950	3975	4070	4208	4308	4382	4464	4671	4925	4981	5052	5233	5356	5586
出生后 58~60 天	68	6014	579.8	4900	8100	5164	5253	5299	5501	5650	5702	5966	6196	6358	6519	6896	7145	7772

表 9 - 2 - 7　中国 12 城市足月 LGA 新生儿身长纵向监测值

cm

监测时间	例数	平均值	标准差	最小值	最大值	修匀百分位数																
						P_3	P_5	P_{10}	P_{16}	P_{20}	P_{25}	P_{50}	P_{75}	P_{80}	P_{84}	P_{90}	P_{95}	P_{97}
出生后 3 天内	148	51.8	1.5	47.4	55.1	48.8	49.5	49.8	50.0	50.4	50.6	51.8	52.8	52.9	53.1	53.7	54.5	54.6
出生后 5～7 天	148	52.2	1.5	48.5	55.9	49.4	50.2	50.5	50.9	51.3	51.4	52.5	53.6	53.6	54.0	54.5	55.0	55.2
出生后 12～14 天	148	53.9	1.5	49.7	57.0	50.5	51.4	51.7	52.3	52.6	52.8	53.7	54.8	54.9	55.4	55.8	56.1	56.3
出生后 26～28 天	148	56.1	1.6	51.7	61.0	53.1	53.4	54.1	54.5	54.8	55.2	56.1	57.0	57.5	57.9	58.0	58.5	58.8
出生后 58～60 天	72	60.2	1.9	57.0	69.0	57.3	57.5	58.1	58.5	59.0	59.0	60.0	61.0	61.6	62.0	62.7	63.2	63.9

表 9 - 2 - 8　中国 12 城市足月 LGA 男性新生儿身长纵向监测值

cm

监测时间	例数	平均值	标准差	最小值	最大值	修匀百分位数																
						P_3	P_5	P_{10}	P_{16}	P_{20}	P_{25}	P_{50}	P_{75}	P_{80}	P_{84}	P_{90}	P_{95}	P_{97}
出生后 3 天内	104	51.9	1.4	48.5	55.1	49.7	49.8	49.8	50.1	50.4	50.9	51.8	52.7	52.9	53.2	53.7	54.3	54.8
出生后 5～7 天	104	52.3	1.4	48.5	55.9	50.0	50.3	50.7	51.1	51.3	51.6	52.5	53.5	53.6	53.9	54.5	55.0	55.3
出生后 12～14 天	104	54.0	1.4	50.0	57.0	50.8	51.4	52.1	52.6	52.8	52.9	53.8	54.7	54.9	55.3	55.9	56.2	56.3
出生后 26～28 天	104	56.3	1.4	53.5	61.0	53.7	54.0	54.4	55.1	55.4	55.5	56.2	57.1	57.5	57.9	58.0	58.5	59.0
出生后 58～60 天	52	60.4	2.0	57.0	69.0	57.2	57.4	58.3	59.0	59.0	59.1	60.0	61.1	62.0	62.0	63.0	63.2	65.6

表 9-2-9　中国 12 城市足月 LGA 女性新生儿身长纵向监测值

cm

监测时间	例数	平均值	标准差	最小值	最大值	修匀百分位数												
						P_3	P_5	P_{10}	P_{16}	P_{20}	P_{25}	P_{50}	P_{75}	P_{80}	P_{84}	P_{90}	P_{95}	P_{97}
出生后 3 天内	44	51.5	1.8	47.4	54.8	47.6	47.7	49.1	49.9	50.1	50.3	51.2	52.9	52.9	53.0	53.9	54.5	54.6
出生后 5~7 天	44	52.1	1.7	49.0	55.0	48.6	48.8	50.1	50.6	50.8	51.0	52.2	53.7	53.9	54.0	54.6	55.0	55.1
出生后 12~14 天	44	53.6	1.7	49.7	56.5	50.0	50.2	51.4	51.7	51.9	52.2	53.6	54.9	55.4	55.5	55.9	56.1	56.3
出生后 26~28 天	44	55.5	1.9	51.7	60.5	51.6	51.9	53.1	53.3	53.7	54.3	55.4	57.0	57.2	57.8	58.3	58.5	59.8
出生后 58~60 天	20	59.9	1.6	57.5	64.0	57.5	57.5	57.8	58.1	58.2	58.5	59.9	60.9	61.0	61.6	62.0	63.9	64.0

表 9-2-10　中国南方城市足月 LGA 新生儿身长纵向监测值

cm

监测时间	例数	平均值	标准差	最小值	最大值	修匀百分位数												
						P_3	P_5	P_{10}	P_{16}	P_{20}	P_{25}	P_{50}	P_{75}	P_{80}	P_{84}	P_{90}	P_{95}	P_{97}
出生后 3 天内	84	51.6	1.6	47.4	55.0	47.8	48.7	49.8	49.7	49.9	50.4	51.7	52.8	52.9	52.9	53.5	54.3	54.4
出生后 5~7 天	84	52.1	1.6	48.5	55.9	48.7	49.3	50.5	50.7	51.0	51.3	52.4	53.5	53.8	54.1	54.5	55.1	55.2
出生后 12~14 天	84	54.0	1.6	49.7	57.0	50.1	50.5	51.7	52.3	52.7	52.8	53.7	54.8	55.3	55.8	55.0	56.4	56.4
出生后 26~28 天	84	56.3	1.7	51.7	61.0	52.4	53.2	54.0	55.0	55.1	55.3	56.6	57.5	58.0	58.0	58.2	58.5	58.7
出生后 58~60 天	48	60.3	1.9	57.0	69.0	57.4	57.9	58.2	58.9	59.0	59.0	60.0	61.0	61.4	62.0	62.2	63.0	66.2

表 9 - 2 - 11　　中国北方城市足月 LGA 新生儿身长纵向监测值

cm

监测时间	例数	平均值	标准差	最小值	最大值	修匀百分位数															
						P_3	P_5	P_{10}	P_{16}	P_{20}	P_{25}	P_{50}	P_{75}	P_{80}	P_{84}	P_{90}	P_{95}	P_{97}
出生后 3 天内	64	52.0	1.4	49.5	55.1	49.6	49.8	50.1	50.5	50.7	50.9	51.8	52.9	53.1	53.6	53.9	54.7	55.0
出生后 5～7 天	64	52.4	1.3	49.5	55.0	50.2	50.4	50.8	51.1	51.3	51.6	52.6	53.4	53.8	54.1	54.5	55.0	55.0
出生后 12～14 天	64	53.7	1.3	51.5	56.1	51.3	51.4	51.9	52.2	52.5	52.7	53.8	54.4	54.9	55.0	55.4	55.9	56.0
出生后 26～28 天	64	55.8	1.5	52.8	60.5	53.2	53.6	54.0	54.2	54.5	54.8	55.7	56.4	56.7	56.9	57.4	58.5	60.0
出生后 58～60 天	24	60.1	1.8	57.3	64.0	57.3	57.3	57.4	58.2	58.3	59.0	60.0	61.2	62.0	62.0	63.2	63.8	64.0

表 9 - 2 - 12　　中国 12 城市初产足月 LGA 新生儿身长纵向监测值

cm

监测时间	例数	平均值	标准差	最小值	最大值	修匀百分位数															
						P_3	P_5	P_{10}	P_{16}	P_{20}	P_{25}	P_{50}	P_{75}	P_{80}	P_{84}	P_{90}	P_{95}	P_{97}
出生后 3 天内	142	51.8	1.5	47.4	55.1	48.7	49.4	49.8	50.1	50.4	50.6	51.8	52.9	52.9	53.1	53.8	54.5	54.6
出生后 5～7 天	142	52.3	1.5	48.5	55.9	49.3	50.2	50.5	51.0	51.2	51.4	52.5	53.6	53.7	54.0	54.6	55.0	55.2
出生后 12～14 天	142	53.9	1.5	49.7	57.0	50.5	51.4	51.7	52.3	52.6	52.8	53.7	54.8	55.0	55.5	55.8	56.1	56.3
出生后 26～28 天	142	56.1	1.6	51.7	61.0	53.1	53.3	54.1	54.5	54.8	55.2	56.1	57.0	57.5	57.9	58.0	58.5	58.9
出生后 58～60 天	68	60.3	1.9	57.0	69.0	57.3	57.4	58.0	58.5	59.0	59.0	60.0	61.0	62.0	62.0	63.0	63.2	63.9

表 9 - 2 - 13　中国 12 城市足月 LGA 新生儿顶臀长纵向监测值

cm

监测时间	例数	平均值	标准差	最小值	最大值	修匀百分位数												
						P_3	P_5	P_{10}	P_{16}	P_{20}	P_{25}	P_{50}	P_{75}	P_{80}	P_{84}	P_{90}	P_{95}	P_{97}
出生后 3 天内	148	35.3	1.3	30.0	38.1	32.8	32.9	33.9	34.0	34.1	34.4	35.4	36.0	36.3	36.5	36.9	37.6	37.8
出生后 5~7 天	148	35.6	1.3	30.1	38.1	32.9	33.3	34.2	34.5	34.6	35.0	35.7	36.4	36.7	37.1	37.2	37.8	38.0
出生后 12~14 天	148	36.5	1.4	30.8	40.0	33.3	34.0	34.9	35.3	35.5	35.9	36.4	37.1	37.4	37.9	37.9	38.5	38.8
出生后 26~28 天	148	37.8	1.5	31.9	41.5	34.5	35.4	36.2	36.8	37.0	37.0	37.9	38.5	39.0	39.0	39.7	40.3	41.0
出生后 58~60 天	72	40.5	1.6	36.4	47.5	37.1	38.0	38.9	39.0	39.3	39.5	40.5	41.6	42.0	42.0	42.5	42.7	43.1

表 9 - 2 - 14　中国 12 城市足月 LGA 男性新生儿顶臀长纵向监测值

cm

监测时间	例数	平均值	标准差	最小值	最大值	修匀百分位数												
						P_3	P_5	P_{10}	P_{16}	P_{20}	P_{25}	P_{50}	P_{75}	P_{80}	P_{84}	P_{90}	P_{95}	P_{97}
出生后 3 天内	104	35.4	1.3	30.0	38.1	32.8	33.2	33.9	34.0	34.2	34.4	35.4	36.2	36.4	36.8	37.4	37.7	38.0
出生后 5~7 天	104	35.6	1.3	30.1	38.1	32.8	33.5	34.2	34.5	34.8	35.0	35.8	36.4	36.7	37.2	37.5	37.9	38.0
出生后 12~14 天	104	36.5	1.3	30.8	40.0	33.3	34.2	34.9	35.4	35.7	35.9	36.4	37.1	37.5	37.9	38.0	38.5	38.7
出生后 26~28 天	104	38.0	1.5	31.9	41.5	35.1	35.7	36.5	37.0	37.0	37.1	38.0	39.0	39.2	39.5	40.0	41.0	41.1
出生后 58~60 天	52	40.6	1.8	37.0	47.5	37.3	38.0	38.5	39.0	39.0	39.5	40.5	41.9	42.0	42.1	42.5	43.0	44.9

表 9-2-15　　　中国 12 城市足月 LGA 女性新生儿顶臀长纵向监测值

cm

监测时间	例数	平均值	标准差	最小值	最大值	修匀百分位数												
						P_3	P_5	P_{10}	P_{16}	P_{20}	P_{25}	P_{50}	P_{75}	P_{80}	P_{84}	P_{90}	P_{95}	P_{97}
出生后 3 天内	44	35.1	1.2	32.7	37.8	32.8	32.8	32.9	34.0	34.0	34.2	35.2	35.9	36.0	36.3	36.4	36.8	37.4
出生后 5~7 天	44	35.4	1.1	33.1	37.8	32.9	33.0	33.7	34.3	34.6	34.8	35.6	36.4	36.6	36.9	37.2	37.6	38.0
出生后 12~14 天	44	36.4	1.4	33.1	39.0	33.2	33.4	34.6	34.8	35.4	35.6	36.4	37.2	37.4	37.8	38.1	38.6	38.8
出生后 26~28 天	44	37.5	1.3	34.5	40.0	34.5	34.5	35.6	36.0	36.2	36.7	37.7	38.4	38.5	38.8	39.0	39.4	39.9
出生后 58~60 天	20	40.3	1.3	36.4	42.5	36.4	36.5	39.2	39.4	39.6	39.8	40.3	40.9	41.0	41.6	42.4	42.5	42.5

表 9-2-16　　　中国南方城市足月 LGA 新生儿顶臀长纵向监测值

cm

监测时间	例数	平均值	标准差	最小值	最大值	修匀百分位数												
						P_3	P_5	P_{10}	P_{16}	P_{20}	P_{25}	P_{50}	P_{75}	P_{80}	P_{84}	P_{90}	P_{95}	P_{97}
出生后 3 天内	84	35.2	1.2	32.7	38.1	32.8	32.9	33.7	33.8	33.9	34.1	35.4	35.9	35.9	36.0	36.7	37.2	37.5
出生后 5~7 天	84	35.4	1.2	32.7	38.0	32.8	33.0	33.9	34.3	34.4	34.8	35.6	36.2	36.4	36.6	37.1	37.6	38.1
出生后 12~14 天	84	36.3	1.4	33.0	40.0	33.2	33.4	34.4	35.1	35.3	35.8	36.2	36.9	37.2	37.5	37.9	38.4	39.1
出生后 26~28 天	84	37.7	1.5	31.9	41.5	34.5	34.6	36.0	36.5	36.8	37.0	37.8	38.5	38.5	39.0	39.5	40.4	41.0
出生后 58~60 天	48	40.4	1.8	36.4	47.5	36.7	37.2	38.8	39.0	39.0	39.3	40.0	41.5	41.6	42.0	42.3	42.8	45.4

表 9 - 2 - 17　　中国北方城市足月 LGA 新生儿顶臀长纵向监测值

cm

监测时间	例数	平均值	标准差	最小值	最大值	修匀百分位数												
						P₃	P₅	P₁₀	P₁₆	P₂₀	P₂₅	P₅₀	P₇₅	P₈₀	P₈₄	P₉₀	P₉₅	P₉₇
出生后 3 天内	64	35.5	1.4	30.0	38.0	32.7	33.2	34.0	34.5	34.5	34.6	35.3	36.5	36.5	36.9	37.4	37.7	37.9
出生后 5~7 天	64	35.8	1.3	30.1	38.1	33.5	33.9	34.4	34.8	35.0	35.1	35.8	36.8	37.1	37.2	37.7	37.9	38.1
出生后 12~14 天	64	36.6	1.3	30.8	39.0	34.6	34.8	35.1	35.5	35.8	35.9	36.6	37.5	37.9	37.9	38.3	38.5	38.8
出生后 26~28 天	64	38.0	1.4	32.3	41.2	35.6	35.9	36.5	37.0	37.0	37.1	38.0	39.0	39.0	39.5	39.9	40.8	41.0
出生后 58~60 天	24	40.9	1.3	38.3	43.1	38.3	38.3	38.8	39.8	40.0	40.1	41.0	42.0	42.0	42.4	42.5	42.9	43.1

表 9 - 2 - 18　　中国 12 城市初产足月 LGA 新生儿顶臀长纵向监测值

cm

监测时间	例数	平均值	标准差	最小值	最大值	修匀百分位数												
						P₃	P₅	P₁₀	P₁₆	P₂₀	P₂₅	P₅₀	P₇₅	P₈₀	P₈₄	P₉₀	P₉₅	P₉₇
出生后 3 天内	142	35.4	1.3	30.0	38.1	32.8	32.9	33.9	33.9	34.2	34.4	35.4	36.0	36.4	36.5	37.0	37.6	37.8
出生后 5~7 天	142	35.6	1.3	30.1	38.1	33.0	33.4	34.2	34.5	34.7	35.0	35.7	36.5	36.8	37.1	37.3	37.8	38.0
出生后 12~14 天	142	36.5	1.3	30.8	40.0	33.4	34.1	34.9	35.3	35.5	35.9	36.4	37.3	37.5	37.9	38.0	38.5	38.8
出生后 26~28 天	142	37.8	1.5	31.9	41.5	34.5	35.3	36.2	36.7	37.0	37.0	37.9	38.5	39.0	39.0	39.7	40.4	41.0
出生后 58~60 天	68	40.5	1.7	36.4	47.5	37.0	37.8	38.8	39.0	39.3	39.5	40.4	41.6	42.0	42.0	42.5	42.8	43.1

表 9 - 2 - 19　中国 12 城市足月 LGA 新生儿头围纵向监测值

cm

监测时间	例数	平均值	标准差	最小值	最大值	修匀百分位数												
						P_3	P_5	P_{10}	P_{16}	P_{20}	P_{25}	P_{50}	P_{75}	P_{80}	P_{84}	P_{90}	P_{95}	P_{97}
出生后 3 天内	148	35.2	1.0	32.8	37.3	33.0	33.3	33.9	33.9	34.1	34.4	35.2	35.9	36.0	36.3	36.5	36.9	37.0
出生后 5~7 天	148	35.5	1.1	33.0	38.0	33.4	33.8	34.2	34.4	34.6	34.9	35.7	36.2	36.3	36.6	36.8	37.3	37.4
出生后 12~14 天	148	36.3	0.9	33.8	38.6	34.2	34.6	34.9	35.2	35.4	35.7	36.4	36.8	37.0	37.2	37.5	37.9	38.1
出生后 26~28 天	148	37.5	1.0	34.5	40.0	35.6	36.0	36.2	36.5	36.5	36.8	37.5	38.2	38.5	38.5	39.0	39.1	39.5
出生后 58~60 天	72	39.4	1.2	36.5	42.0	37.3	37.5	37.9	38.2	38.5	38.5	39.5	40.0	40.3	40.5	41.0	41.8	42.0

表 9 - 2 - 20　中国 12 城市足月 LGA 男性新生儿头围纵向监测值

cm

监测时间	例数	平均值	标准差	最小值	最大值	修匀百分位数												
						P_3	P_5	P_{10}	P_{16}	P_{20}	P_{25}	P_{50}	P_{75}	P_{80}	P_{84}	P_{90}	P_{95}	P_{97}
出生后 3 天内	104	35.3	1.0	33.0	37.3	32.9	33.3	33.9	33.9	34.2	34.5	35.3	36.0	36.1	36.2	36.5	37.0	37.0
出生后 5~7 天	104	35.5	1.1	33.0	38.0	33.3	33.6	34.2	34.5	34.8	35.1	35.7	36.3	36.5	36.6	37.0	37.4	37.5
出生后 12~14 天	104	36.4	1.0	33.8	38.6	34.1	34.3	34.9	35.4	35.6	35.9	36.4	37.0	37.3	37.3	37.7	38.0	38.2
出生后 26~28 天	104	37.7	1.0	35.5	40.0	35.7	36.0	36.5	36.7	37.0	37.0	37.8	38.5	38.5	38.7	39.0	39.4	39.5
出生后 58~60 天	52	39.6	1.1	36.5	42.0	37.1	37.6	38.1	38.5	38.7	39.0	39.7	40.3	40.5	40.6	41.0	41.8	41.9

表 9 - 2 - 21　　中国 12 城市足月 LGA 女性新生儿头围纵向监测值

cm

监测时间	例数	平均值	标准差	最小值	最大值	修匀百分位数												
						P_3	P_5	P_{10}	P_{16}	P_{20}	P_{25}	P_{50}	P_{75}	P_{80}	P_{84}	P_{90}	P_{95}	P_{97}
出生后 3 天内	44	35.1	1.0	32.8	37.0	32.9	33.2	33.5	34.0	34.0	34.2	34.9	35.9	35.9	36.1	36.6	36.7	37.0
出生后 5～7 天	44	35.3	1.0	33.5	37.8	33.6	33.9	34.0	34.4	34.5	34.7	35.3	36.0	36.2	36.3	36.7	37.1	37.4
出生后 12～14 天	44	36.0	0.8	34.3	38.1	34.5	34.8	34.9	35.1	35.3	35.4	35.9	36.5	36.6	36.8	37.2	37.8	38.2
出生后 26～28 天	44	37.0	1.0	34.5	40.0	34.9	35.7	36.0	36.2	36.3	36.5	37.0	37.5	37.5	37.8	38.5	39.1	39.7
出生后 58～60 天	20	38.9	1.1	37.3	42.0	37.3	37.3	37.5	37.9	38.0	38.0	38.9	39.4	39.7	39.8	40.3	41.9	42.0

表 9 - 2 - 22　　中国南方城市足月 LGA 新生儿头围纵向监测值

cm

监测时间	例数	平均值	标准差	最小值	最大值	修匀百分位数												
						P_3	P_5	P_{10}	P_{16}	P_{20}	P_{25}	P_{50}	P_{75}	P_{80}	P_{84}	P_{90}	P_{95}	P_{97}
出生后 3 天内	84	34.9	1.0	33.0	37.1	32.9	33.2	33.6	33.9	33.8	33.9	34.9	35.5	35.7	35.9	36.2	36.9	37.0
出生后 5～7 天	84	35.1	1.1	33.0	38.0	33.2	33.5	34.0	34.2	34.4	34.6	35.3	35.9	36.1	36.3	36.6	37.1	37.5
出生后 12～14 天	84	36.2	0.9	33.8	38.3	34.0	34.2	34.8	35.0	35.3	35.6	36.0	36.7	36.8	36.9	37.3	37.7	38.1
出生后 26～28 天	84	37.4	0.9	35.5	40.0	36.0	36.1	36.3	36.5	36.6	36.7	37.3	38.0	38.0	38.3	38.5	39.0	39.2
出生后 58～60 天	48	39.3	1.2	36.5	42.0	37.0	37.5	37.8	38.0	38.2	38.3	39.2	40.0	40.1	40.4	41.0	41.9	42.0

表 9 - 2 - 23　中国北方城市足月 LGA 新生儿头围纵向监测值

cm

监测时间	例数	平均值	标准差	最小值	最大值	修匀百分位数												
						P₃	P₅	P₁₀	P₁₆	P₂₀	P₂₅	P₅₀	P₇₅	P₈₀	P₈₄	P₉₀	P₉₅	P₉₇
出生后 3 天内	64	35.5	0.9	32.8	37.3	33.2	33.5	34.3	34.6	34.7	35.0	35.6	36.2	36.5	36.5	36.6	37.0	37.1
出生后 5~7 天	64	35.9	0.9	33.6	37.8	33.9	34.1	34.6	35.0	35.1	35.4	36.0	36.5	36.8	36.8	37.1	37.4	37.4
出生后 12~14 天	64	36.5	0.9	34.3	38.6	34.7	34.9	35.2	35.5	35.6	36.0	36.6	37.2	37.4	37.5	37.9	38.0	38.2
出生后 26~28 天	64	37.7	1.1	34.5	40.0	35.5	35.6	36.2	36.5	36.7	36.9	37.7	38.6	38.7	39.0	39.0	39.5	39.7
出生后 58~60 天	24	39.6	1.0	37.3	41.8	37.3	37.6	38.5	38.7	38.9	38.9	39.7	40.3	40.5	40.6	40.8	41.6	41.8

表 9 - 2 - 24　中国 12 城市初产足月 LGA 新生儿头围纵向监测值

cm

监测时间	例数	平均值	标准差	最小值	最大值	修匀百分位数												
						P₃	P₅	P₁₀	P₁₆	P₂₀	P₂₅	P₅₀	P₇₅	P₈₀	P₈₄	P₉₀	P₉₅	P₉₇
出生后 3 天内	142	35.2	1.0	32.8	37.3	32.9	33.3	33.9	33.9	34.1	34.5	35.2	35.9	36.1	36.3	36.5	36.9	37.0
出生后 5~7 天	142	35.5	1.1	33.0	38.0	33.4	33.8	34.2	34.4	34.6	35.0	35.7	36.2	36.3	36.6	36.8	37.3	37.4
出生后 12~14 天	142	36.3	0.9	33.8	38.6	34.2	34.6	34.9	35.2	35.4	35.8	36.4	36.8	37.0	37.2	37.5	37.9	38.1
出生后 26~28 天	142	37.5	1.0	34.5	40.0	35.6	36.0	36.2	36.5	36.5	36.8	37.5	38.2	38.5	38.6	39.0	39.1	39.5
出生后 58~60 天	68	39.5	1.1	36.5	42.0	37.3	37.5	38.0	38.4	38.5	38.8	39.5	40.1	40.3	40.5	41.0	41.8	42.0

（第九章 中国12城市不同胎龄新生儿体格发育纵向研究 433）

表 9 - 2 - 25　中国 12 城市足月 LGA 新生儿胸围纵向监测值

cm

监测时间	例数	平均值	标准差	最小值	最大值	修匀百分位数												
						P3	P5	P10	P16	P20	P25	P50	P75	P80	P84	P90	P95	P97
出生后 3 天内	148	34.6	1.2	31.1	38.3	32.0	32.5	33.2	33.4	33.6	33.7	34.7	35.3	35.5	35.5	36.0	36.8	37.6
出生后 5~7 天	148	34.8	1.3	31.1	38.3	32.5	32.8	33.3	33.7	33.9	34.1	34.9	35.7	35.8	36.0	36.5	37.2	37.6
出生后 12~14 天	148	35.6	1.3	32.8	39.3	33.2	33.4	33.7	34.2	34.6	34.8	35.5	36.4	36.5	36.8	37.3	38.0	33.1
出生后 26~28 天	148	37.0	1.4	33.4	42.6	34.2	34.8	35.2	35.5	35.8	36.0	37.0	37.9	38.0	38.2	38.7	39.4	39.8
出生后 58~60 天	72	40.0	1.9	37.0	45.0	37.2	37.4	37.9	38.0	38.5	38.5	39.7	41.0	42.0	42.1	42.6	43.9	44.0

表 9 - 2 - 26　中国 12 城市足月 LGA 男性新生儿胸围纵向监测值

cm

监测时间	例数	平均值	标准差	最小值	最大值	修匀百分位数												
						P3	P5	P10	P16	P20	P25	P50	P75	P80	P84	P90	P95	P97
出生后 3 天内	104	34.7	1.2	31.1	38.3	32.2	32.9	33.3	33.5	33.7	33.8	34.8	35.3	35.5	35.7	36.0	36.8	37.9
出生后 5~7 天	104	34.9	1.3	32.0	38.3	32.6	33.0	33.4	33.9	34.1	34.2	35.0	35.7	35.8	36.0	36.4	37.3	37.9
出生后 12~14 天	104	35.7	1.2	32.8	39.3	33.3	33.5	33.9	34.6	34.8	34.9	35.5	36.4	36.5	36.6	37.2	38.0	38.1
出生后 26~28 天	104	37.0	1.3	33.7	40.2	34.5	34.9	35.3	35.8	36.0	36.2	37.0	38.0	38.0	38.2	38.7	39.4	39.7
出生后 58~60 天	52	40.3	2.0	37.0	45.0	37.2	37.4	37.7	38.5	38.5	38.8	40.1	42.0	42.1	42.5	43.4	44.0	44.4

表 9 - 2 - 27　　中国 12 城市足月 LGA 女性新生儿胸围纵向监测值　　cm

监测时间	例数	平均值	标准差	最小值	最大值	修匀百分位数												
						P₃	P₅	P₁₀	P₁₆	P₂₀	P₂₅	P₅₀	P₇₅	P₈₀	P₈₄	P₉₀	P₉₅	P₉₇
出生后 3 天内	44	34.5	1.3	31.6	37.8	31.3	31.5	32.8	33.5	33.4	33.7	34.4	35.1	35.3	35.5	36.1	36.8	37.4
出生后 5～7 天	44	34.6	1.5	31.1	37.7	31.8	32.0	33.0	33.4	33.7	33.9	34.7	35.7	36.0	36.1	36.7	37.2	37.7
出生后 12～14 天	44	35.4	1.5	32.8	39.1	32.5	32.8	33.6	33.8	34.2	34.3	35.3	36.5	36.8	37.0	37.5	38.1	38.7
出生后 26～28 天	44	36.7	1.7	33.4	42.6	33.7	34.1	35.2	35.3	35.4	35.5	36.6	37.6	38.0	38.1	39.1	39.6	41.6
出生后 58～60 天	20	39.2	1.2	37.2	42.3	37.1	37.2	38.0	38.0	38.0	38.1	39.0	39.9	40.2	40.4	40.6	42.2	42.3

表 9 - 2 - 28　　中国南方城市足月 LGA 新生儿胸围纵向监测值　　cm

监测时间	例数	平均值	标准差	最小值	最大值	修匀百分位数												
						P₃	P₅	P₁₀	P₁₆	P₂₀	P₂₅	P₅₀	P₇₅	P₈₀	P₈₄	P₉₀	P₉₅	P₉₇
出生后 3 天内	84	34.5	1.2	31.6	38.3	31.6	32.1	32.9	33.5	33.5	33.7	34.4	35.2	35.3	35.4	35.7	36.9	38.0
出生后 5～7 天	84	34.6	1.3	31.1	38.3	32.1	32.6	33.2	33.8	34.0	34.1	34.7	35.5	35.7	35.7	36.1	37.2	37.9
出生后 12～14 天	84	35.5	1.2	32.8	39.3	32.9	33.4	33.9	34.4	34.6	34.8	35.4	36.1	36.3	36.4	36.8	37.7	38.2
出生后 26～28 天	84	36.7	1.2	33.7	40.2	34.5	34.9	35.3	35.6	35.8	36.0	36.6	37.4	37.6	37.9	38.0	39.2	39.4
出生后 58～60 天	48	39.9	1.9	37.0	45.0	37.1	37.2	37.8	38.0	38.4	38.5	39.3	41.1	42.0	42.0	42.5	43.8	44.5

表 9 - 2 - 29　中国北方城市足月 LGA 新生儿胸围纵向监测值

cm

监测时间	例数	平均值	标准差	最小值	最大值	修匀百分位数												
						P_3	P_5	P_{10}	P_{16}	P_{20}	P_{25}	P_{50}	P_{75}	P_{80}	P_{84}	P_{90}	P_{95}	P_{97}
出生后 3 天内	64	34.8	1.2	31.1	37.8	32.2	33.0	33.4	33.5	33.7	34.0	34.9	35.5	35.7	36.1	36.4	36.8	37.0
出生后 5~7 天	64	35.1	1.4	32.4	38.0	32.6	33.0	33.3	33.6	33.9	34.2	35.1	36.0	36.2	36.5	36.9	37.3	37.5
出生后 12~14 天	64	35.7	1.4	32.8	39.1	33.2	33.2	33.6	34.0	34.5	34.7	35.7	36.8	37.0	37.2	37.8	38.1	38.3
出生后 26~28 天	64	37.3	1.6	33.4	42.6	33.9	34.2	35.2	35.4	36.0	36.4	37.5	38.2	38.4	38.6	39.2	39.7	40.1
出生后 58~60 天	24	40.2	1.8	37.5	44.0	37.5	37.5	37.8	38.5	38.8	39.0	40.0	40.6	42.0	42.3	43.6	44.0	44.0

表 9 - 2 - 30　中国 12 城市初产足月 LGA 新生儿胸围纵向监测值

cm

监测时间	例数	平均值	标准差	最小值	最大值	修匀百分位数												
						P_3	P_5	P_{10}	P_{16}	P_{20}	P_{25}	P_{50}	P_{75}	P_{80}	P_{84}	P_{90}	P_{95}	P_{97}
出生后 3 天内	142	34.6	1.2	31.1	38.3	32.0	32.3	33.2	33.4	33.6	33.7	34.7	35.3	35.4	35.5	36.0	36.8	37.6
出生后 5~7 天	142	34.8	1.3	31.1	38.3	32.5	32.7	33.3	33.7	33.9	34.1	34.9	35.7	35.8	36.0	36.5	37.2	37.7
出生后 12~14 天	142	35.6	1.3	32.8	39.3	33.2	33.4	33.7	34.2	34.5	34.7	35.5	36.4	36.5	36.8	37.3	37.9	38.1
出生后 26~28 天	142	36.9	1.4	33.4	42.6	34.1	34.7	35.2	35.5	35.8	36.0	37.0	37.9	38.0	38.2	38.7	39.3	39.6
出生后 58~60 天	68	40.0	1.9	37.0	45.0	37.2	37.4	38.0	38.0	38.5	38.5	39.7	41.0	42.0	42.2	42.8	43.9	44.0

表 9 - 2 - 31　中国 12 城市足月 LGA 新生儿上臂围纵向监测值

cm

监测时间	例数	平均值	标准差	最小值	最大值	修匀百分位数																	
						P_3	P_5	P_{10}	P_{16}	P_{20}	P_{25}	P_{50}	P_{75}	P_{80}	P_{84}	P_{90}	P_{95}	P_{97}
出生后 3 天内	148	11.5	1.0	10.0	14.8	10.0	10.1	10.5	10.6	10.7	10.9	11.4	12.0	12.1	12.4	13.1	13.5	14.0
出生后 5~7 天	148	11.4	1.0	9.8	15.0	10.0	10.2	10.4	10.6	10.6	10.9	11.3	12.0	12.1	12.4	12.9	13.6	14.1
出生后 12~14 天	148	11.6	1.0	9.7	15.3	10.1	10.4	10.5	10.7	10.8	10.9	11.3	12.1	12.3	12.5	12.9	13.8	14.2
出生后 26~28 天	148	12.3	1.0	10.5	15.5	10.8	10.9	11.2	11.5	11.5	11.5	12.0	13.0	13.0	13.1	14.0	14.1	14.7
出生后 58~60 天	72	13.3	1.0	11.5	15.5	11.6	11.9	12.0	12.3	12.5	12.5	13.3	14.0	14.1	14.4	14.5	15.2	15.4

表 9 - 2 - 32　中国 12 城市足月 LGA 男性新生儿上臂围纵向监测值

cm

监测时间	例数	平均值	标准差	最小值	最大值	修匀百分位数																	
						P_3	P_5	P_{10}	P_{16}	P_{20}	P_{25}	P_{50}	P_{75}	P_{80}	P_{84}	P_{90}	P_{95}	P_{97}
出生后 3 天内	104	11.5	1.0	10.0	14.7	10.0	10.1	10.4	10.5	10.6	10.8	11.4	12.0	12.1	12.4	12.8	13.5	14.1
出生后 5~7 天	104	11.4	1.0	9.8	15.0	10.1	10.2	10.3	10.5	10.6	10.8	11.2	11.9	12.1	12.3	12.7	13.5	14.1
出生后 12~14 天	104	11.6	1.0	9.7	15.0	10.3	10.4	10.5	10.7	10.8	11.0	11.3	12.0	12.2	12.4	12.9	13.6	14.1
出生后 26~28 天	104	12.3	1.0	10.5	15.5	10.8	10.8	11.4	11.5	11.5	11.7	12.2	12.9	13.0	13.3	14.0	14.0	14.3
出生后 58~60 天	52	13.3	0.9	11.6	15.5	11.8	12.0	12.0	12.2	12.4	12.6	13.2	14.0	14.2	14.4	14.5	15.1	15.3

表 9 - 2 - 33　　中国 12 城市足月 LGA 女性新生儿上臂围纵向监测值

cm

监测时间	例数	平均值	标准差	最小值	最大值	修匀百分位数												
						P_3	P_5	P_{10}	P_{16}	P_{20}	P_{25}	P_{50}	P_{75}	P_{80}	P_{84}	P_{90}	P_{95}	P_{97}
出生后 3 天内	44	11.6	1.0	10.0	14.8	10.0	10.0	10.4	10.7	10.9	11.0	11.4	12.0	12.0	12.3	13.2	13.5	14.2
出生后 5~7 天	44	11.5	1.1	9.8	14.2	9.9	10.0	10.4	10.6	10.9	10.9	11.3	12.0	12.2	12.5	13.2	13.8	14.4
出生后 12~14 天	44	11.7	1.1	9.9	15.3	10.0	10.1	10.5	10.7	10.9	11.0	11.4	12.3	12.6	12.7	13.2	14.2	14.8
出生后 26~28 天	44	12.3	1.1	10.8	15.5	10.9	11.0	11.0	11.3	11.4	11.5	12.0	13.0	13.0	13.1	13.6	14.8	15.4
出生后 58~60 天	20	13.3	1.1	11.5	15.5	11.5	11.5	11.8	12.1	12.4	12.5	13.4	14.0	14.1	14.4	15.1	15.5	15.5

表 9 - 2 - 34　　中国南方城市足月 LGA 新生儿上臂围纵向监测值

cm

监测时间	例数	平均值	标准差	最小值	最大值	修匀百分位数												
						P_3	P_5	P_{10}	P_{16}	P_{20}	P_{25}	P_{50}	P_{75}	P_{80}	P_{84}	P_{90}	P_{95}	P_{97}
出生后 3 天内	84	11.2	0.7	10.0	13.0	10.0	10.0	10.1	10.5	10.5	10.6	11.0	11.9	12.0	12.0	12.2	12.5	12.6
出生后 5~7 天	84	11.1	0.8	9.8	13.2	9.9	10.0	10.2	10.5	10.6	10.6	11.0	11.6	11.9	12.0	12.2	12.6	12.7
出生后 12~14 天	84	11.3	0.7	9.7	13.5	9.9	10.2	10.4	10.6	10.8	10.8	11.2	11.6	11.9	12.0	12.3	12.8	12.9
出生后 26~28 天	84	11.9	0.7	10.5	14.3	10.7	10.8	11.0	11.3	11.4	11.5	12.0	12.4	12.5	12.5	13.0	13.3	13.6
出生后 58~60 天	48	13.2	0.9	11.5	15.5	11.6	11.9	12.0	12.2	12.5	12.5	13.1	14.0	14.0	14.0	14.3	14.5	15.0

表 9 - 2 - 35　中国北方城市足月 LGA 新生儿上臂围纵向监测值

cm

监测时间	例数	平均值	标准差	最小值	最大值	修匀百分位数															
						P3	P5	P10	P16	P20	P25	P50	P75	P80	P84	P90	P95	P97
出生后 3 天内	64	12.0	1.1	10.0	14.8	10.1	10.3	10.9	11.0	11.2	11.2	11.8	12.5	13.1	13.2	13.6	14.3	14.7
出生后 5~7 天	64	11.9	1.2	10.0	15.0	10.1	10.3	10.6	10.8	11.0	11.1	11.7	12.5	12.9	13.2	13.7	14.3	14.8
出生后 12~14 天	64	12.0	1.2	10.2	15.3	10.3	10.5	10.5	10.9	11.0	11.1	11.8	12.7	12.9	13.4	13.9	14.4	15.0
出生后 26~28 天	64	12.8	1.1	10.8	15.5	11.2	11.3	11.5	11.8	11.8	12.0	12.7	13.5	14.0	14.0	14.1	15.4	15.5
出生后 58~60 天	24	13.7	1.1	11.6	15.5	11.6	11.7	12.1	12.3	12.4	12.8	13.7	14.5	14.6	15.0	15.2	15.4	15.5

表 9 - 2 - 36　中国 12 城市初产足月 LGA 新生儿上臂围纵向监测值

cm

监测时间	例数	平均值	标准差	最小值	最大值	修匀百分位数															
						P3	P5	P10	P16	P20	P25	P50	P75	P80	P84	P90	P95	P97
出生后 3 天内	142	11.5	1.0	10.0	14.8	10.0	10.0	10.4	10.6	10.7	10.9	11.5	12.0	12.1	12.3	13.0	13.4	13.8
出生后 5~7 天	142	11.5	1.0	9.8	15.0	10.0	10.2	10.4	10.6	10.6	10.9	11.3	11.9	12.1	12.4	12.8	13.5	13.9
出生后 12~14 天	142	11.6	1.0	9.7	15.3	10.1	10.4	10.5	10.7	10.8	11.0	11.3	12.1	12.3	12.5	12.9	13.7	14.1
出生后 26~28 天	142	12.3	1.0	10.5	15.5	10.8	10.9	11.2	11.5	11.5	11.6	12.1	13.0	13.0	13.1	13.9	14.1	14.3
出生后 58~60 天	68	13.4	1.0	11.5	15.5	11.6	11.9	12.0	12.3	12.5	12.5	13.3	14.0	14.2	14.4	14.5	15.2	15.5

表 9 - 2 - 37　中国 12 城市按胎龄分类 LGA 新生儿体重在不同时期累积增长值及定基增长速度

胎龄分类	例数		出生体重	累积增长均值(SD)(g)					定基增长速度(%)				
	总例数	监测至2个月数	均值(SD)	3天内	1周	2周	4周	2个月	3天内	1周	2周	4周	2个月
早产	8	3	3255(465)	−76(57)	−156(122)	−25(228)	516(314)	1787(295)	−2.33	−4.79	−0.77	15.85	54.90
足月产	148	72	3917(238)	−100(167)	−103(147)	143(241)	799(332)	2091(561)	−2.55	−2.63	3.65	20.40	53.38
过期产	11	5	4233(305)	−84(104)	−114(91)	162(158)	807(150)	2077(387)	−1.98	−2.69	3.83	19.06	49.07

表 9 - 2 - 38　中国 12 城市按胎龄分类 LGA 新生儿体重在不同时期逐期增长值及环比增长速度

胎龄分类	例数		出生体重	逐期增长值(SD)(g)					环比增长速度(%)				
	总例数	监测至2个月数	均值(SD)	3天内	1周	2周	4周	2个月	3天内	1周	2周	4周	2个月
早产	8	3	3255(465)	−76(57)	−80(123)	131(183)	541(256)	1271(358)	−2.33	−2.52	4.23	16.75	33.70
足月产	148	72	3917(238)	−100(107)	−3(117)	246(194)	656(270)	1292(441)	−2.55	−0.08	6.45	16.16	27.40
过期产	11	5	4233(305)	84(104)	−30(112)	276(203)	645(143)	1270(441)	−1.98	−0.72	6.70	14.68	25.20

表 9 - 2 - 39　中国 12 城市按胎龄分类 LGA 新生儿身长在不同时期累积增长值及定基增长速度

胎龄分类	例数		3天内	累积增长均值(SD)(cm)				定基增长速度(%)			
	总例数	监测至2个月数	均值(SD)	1周	2周	4周	2个月	1周	2周	4周	2个月
早产	8	3	49.5(2.4)	0.6(0.4)	1.5(0.9)	3.6(1.3)	7.8(1.2)	1.21	3.03	7.27	15.76
足月产	148	72	51.8(1.5)	0.4(0.7)	2.1(1.2)	4.3(1.6)	8.4(1.8)	0.77	4.05	8.30	16.22
过期产	11	5	52.8(1.4)	0.2(0.5)	1.8(0.7)	4.4(1.2)	8.9(0.4)	0.38	3.41	8.33	16.86

表 9 - 2 - 40　　中国 12 城市按胎龄分类 LGA 新生儿身长在不同时期逐期增长值及环比增长速度

胎龄分类	例数		3 天内	逐期增长均值(SD)(cm)				环比增长速度(%)			
	总例数	监测至2个月数	均值(SD)	1周	2周	4周	2个月	1周	2周	4周	2个月
早产	8	3	49.5(2.4)	0.6(0.4)	0.9(0.9)	2.1(1.1)	4.2(1.0)	1.21	1.80	4.12	7.91
足月产	148	72	51.8(1.5)	0.4(0.7)	1.7(1.1)	2.2(1.3)	4.1(1.6)	0.77	3.26	4.08	7.31
过期产	11	5	52.8(1.4)	0.2(0.5)	1.6(0.6)	2.6(0.9)	4.5(1.3)	0.38	3.02	4.76	7.87

表 9 - 2 - 41　　中国 12 城市按胎龄分类 LGA 新生儿顶臀长在不同时期累积增长值及定基增长速度

胎龄分类	例数		3 天内	累积增长均值(SD)(cm)				定基增长速度(%)			
	总例数	监测至2个月数	均值(SD)	1周	2周	4周	2个月	1周	2周	4周	2个月
早产	8	3	34.1(2.5)	-0.1(0.6)	0.9(0.8)	2.0(0.8)	4.9(1.1)	-0.29	2.64	5.87	14.37
足月产	148	72	35.3(1.3)	0.3(0.6)	1.2(1.0)	2.5(1.3)	5.2(1.6)	0.85	3.40	7.08	14.73
过期产	11	5	35.7(1.5)	0.1(0.1)	1.3(0.8)	3.6(2.1)	6.8(1.2)	0.28	3.64	10.08	19.05

表 9 - 2 - 42　　中国 12 城市按胎龄分类 LGA 新生儿顶臀长在不同时期逐期增长值及环比增长速度

胎龄分类	例数		3 天内	逐期增长均值(SD)(cm)				环比增长速度(%)			
	总例数	监测至2个月数	均值(SD)	1周	2周	4周	2个月	1周	2周	4周	2个月
早产	8	3	34.1(2.5)	-0.1(0.6)	1.0(1.0)	1.1(0.8)	2.9(1.4)	-0.29	2.94	3.14	8.03
足月产	148	72	35.3(1.3)	0.3(0.6)	0.9(0.9)	1.3(1.2)	2.7(1.6)	0.85	2.53	3.56	7.14
过期产	11	5	35.7(1.5)	0.1(0.1)	1.2(0.7)	2.3(1.9)	3.2(1.9)	0.28	3.35	6.22	8.14

表 9-2-43 中国 12 城市按胎龄分类 LGA 新生儿头围在不同时期累积增长值及定基增长速度

胎龄分类	例数		3天内均值(SD)	累积增长均值(SD)(cm)				定基增长速度(%)			
	总例数	监测至2个月数		1周	2周	4周	2个月	1周	2周	4周	2个月
早产	8	3	33.6(1.6)	0.2(0.4)	0.9(0.7)	1.9(0.9)	4.4(0.7)	0.60	2.68	5.65	13.10
足月产	148	72	35.2(1.0)	0.3(0.6)	1.1(0.8)	2.3(1.0)	4.2(1.1)	0.85	3.12	6.53	11.93
过期产	11	5	35.8(1.1)	0.1(0.2)	1.1(0.4)	2.6(0.7)	4.6(0.3)	0.28	3.07	7.26	12.85

表 9-2-44 中国 12 城市按胎龄分类 LGA 新生儿头围在不同时期逐期增长值及环比增长速度

胎龄分类	例数		3天内均值(SD)	逐期增长均值(SD)(cm)				环比增长速度(%)			
	总例数	监测至2个月数		1周	2周	4周	2个月	1周	2周	4周	2个月
早产	8	3	33.6(1.6)	0.2(0.4)	0.7(0.4)	1.0(0.5)	2.5(0.6)	0.60	2.07	2.90	7.04
足月产	148	72	35.2(1.0)	0.3(0.6)	0.8(0.7)	1.2(0.7)	1.9(0.8)	0.85	2.25	3.31	5.07
过期产	11	5	35.8(1.1)	0.1(0.2)	1.0(0.3)	1.5(0.6)	2.0(0.7)	0.28	2.79	4.07	5.21

表 9-2-45 中国 12 城市按胎龄分类 LGA 新生儿胸围在不同时期累积增长值及定基增长速度

胎龄分类	例数		3天内均值(SD)	累积增长均值(SD)(cm)				定基增长速度(%)			
	总例数	监测至2个月数		1周	2周	4周	2个月	1周	2周	4周	2个月
早产	8	3	32.3(2.1)	-0.2(0.7)	0.1(0.9)	1.8(1.9)	4.7(1.1)	-0.62	0.31	5.57	14.55
足月产	148	72	34.6(1.2)	0.2(0.7)	1.0(0.9)	2.4(1.4)	5.4(2.1)	0.58	2.89	6.94	15.61
过期产	11	5	35.1(1.0)	0.3(0.6)	1.5(0.8)	2.9(1.1)	7.1(1.6)	0.85	4.27	8.26	20.23

表 9 - 2 - 46　　中国 12 城市按胎龄分类 LGA 新生儿胸围在不同时期逐期增长值及环比增长速度

胎龄分类	例数		逐期增长均值（SD）（cm）					环比增长速度（%）			
	总例数	监测至 2 个月数	3 天内均值（SD）	1 周	2 周	4 周	2 个月	1 周	2 周	4 周	2 个月
早产	8	3	32.3(2.1)	-0.2(0.7)	0.3(0.7)	1.7(1.4)	2.9(1.0)	-0.62	0.93	5.25	8.50
足月产	148	72	34.6(1.2)	0.2(0.7)	0.8(0.9)	1.4(1.1)	3.0(1.7)	0.58	2.80	3.93	8.11
过期产	11	5	35.1(1.0)	0.3(0.6)	1.2(0.7)	1.4(1.4)	4.2(2.0)	0.85	3.39	3.83	11.05

表 9 - 2 - 47　　中国 12 城市按胎龄分类 LGA 新生儿上臂围在不同时期累积增长值及定基增长速度

胎龄分类	例数		累积增长均值（SD）（cm）					定基增长速度（%）			
	总例数	监测至 2 个月数	3 天内均值（SD）	1 周	2 周	4 周	2 个月	1 周	2 周	4 周	2 个月
早产	8	3	10.3(0.8)	0.0(0.3)	0.1(0.6)	0.5(0.8)	1.5(0.6)	0.00	0.97	4.85	14.56
足月产	148	72	11.5(1.0)	-0.1(0.4)	0.1(0.6)	0.8(0.7)	1.8(0.9)	-0.87	0.87	6.96	15.65
过期产	11	5	11.9(0.6)	0.0(0.2)	0.4(0.5)	0.8(0.6)	2.8(0.4)	0.00	3.36	6.72	23.53

表 9 - 2 - 48　　中国 12 城市按胎龄分类 LGA 新生儿上臂围在不同时期逐期增长值及环比增长速度

胎龄分类	例数		逐期增长均值（SD）（cm）					环比增长速度（%）			
	总例数	监测至 2 个月数	3 天内均值（SD）	1 周	2 周	4 周	2 个月	1 周	2 周	4 周	2 个月
早产	8	3	10.3(0.8)	0.0(0.3)	0.1(0.5)	0.4(0.4)	1.0(0.9)	0.00	0.97	3.85	9.26
足月产	148	72	11.5(1.0)	-0.1(0.4)	0.2(0.5)	0.7(0.5)	1.0(0.7)	-0.87	1.75	6.03	8.13
过期产	11	5	11.9(0.6)	0.0(0.2)	0.4(0.5)	0.4(0.4)	2.0(1.2)	0.00	3.36	3.25	15.75

第三节　中国 12 城市不同胎龄 SGA 新生儿体格发育纵向研究

一、摘要

首次报道中国南、北方 12 城市不同胎龄 SGA 新生儿体格发育六项指标（体重、身长、顶臀长、头围、胸围、上臂围）不同时点（＜3 天、5～7 天、12～14 天、26～28 天）的纵向监测值、增长值和增长速度。我国城市早产、足月及过期产 SGA 新生儿在新生儿期内体重分别平均增加 482g、904g 及 934g；身长分别平均增长 3.3cm、4.1cm 及 4.2cm。本研究与我们协作组已完成的我国不同胎龄新生儿体格发育横向研究共同组成一套完整的新生儿期体格发育参考标准，将为我国围生期保健、新生儿疾病防治及优生优育工作提供科学依据。

关键词　新生儿，小于胎龄儿，体格发育，纵向研究。

二、前言

我们科研协作组于 1989～1990 年组织了南、北方 12 城市（以哈尔滨、沈阳、北京、太原、济南代表中国北方；南京、苏州、上海、长沙、成都、福州、广州代表中国南方），对胎龄为 28～44 周，出生体重小于胎龄的新生儿（简称 SGA）体格发育六项指标（体重、身长、顶臀长、头围、胸围、上臂围）进行了前瞻性纵向性调查研究，旨在了解与掌握我国不同胎龄 SGA 新生儿期生长速率及其规律，建立我国不同胎龄 SGA 新生儿体格发育六项指标的纵向发育参考标准，以填补我国在这方面的空白，现将研究结果报告如下。

三、对象方法

（一）对象

胎龄在 28～44 周出生的属于 SGA（以中国 15 城市新生儿体格发育科研协作组研究的结果为标准）的单胎活产新生儿为首次调查对象。不列为研究的对象与本章第一节所述相同。

（二）方法

六项指标的测定方法与监测频度，同本章第二节。

四、结果

12 城市纵向监测 SGA 新生儿 156 例。其中早产 SGA 儿 20 例，足月 SGA 儿 115 例（男 49 例，女 66 例；北方 5 市 33 例，南方 7 市 82 例），过期产 SGA 儿 21 例，足月初产儿 113 例（98％），经产儿 2 例（2％）。各项数据、图表均经计算机处理。

（一）体格发育六项指标纵向监测值

1. 不同时点的纵向监测值　不同时点是指表中不同的监测时间，即不同的日龄组。

以体重为例，早产、足月产及过期产 SGA 儿的出生体重分别为 1764g、2558g 及 2690g，出生后 12 天内为生理性体重下降阶段。出生 12 天以后，其体重随日龄增加而迅速增加；至 26～28 天时，早产、足月及过期产 SGA 的平均体重分别达 2246g、3462g 及 3624g（表 9-3-1～表 9-3-4）。其他五项指标在不同时点的纵向监测值详见表 9-3-10～表 9-3-13，表 9-3-19～表 9-3-22，表 9-3-28～表 9-3-31，表 9-3-37～表 9-3-40，表 9-3-46～表 9-3-49。

2. 不同性别的纵向监测值　六项指标纵向监测值，足月产 SGA 儿除头围、胸围、顶臀长及上臂围出生时男女大致相当，出生后 26～28 天，男＞女；而身长、体重则相似变化，出生时女＞男，至 12～14 天，男女大致相等，之后男＞女。如体重，出生时体重，男 2251g，女 2586g；出生后 12～14 天体重，男 2862g，女 2863g；出生后 26～28 天体重，男 3480g，女 3448g。12 城市六项指标不同性别的纵向监测值，详见表 9-3-5～表 9-3-6，表 9-3-14～表 9-3-15，表 9-3-23～表 9-3-24，表 9-3-32～表 9-3-33，表 9-3-41～表 9-3-42，表 9-3-50～表 9-3-51。

3. 不同地域的纵向监测值　足月 SGA 儿六项指标中，除身长、体重外，南、北方各指标大致相似。其身长、体重为北方＞南方。12 城市六项指标南方与北方城市足月产 SGA 儿的纵向监测值，详见表 9-3-7～表 9-3-8，表 9-3-16～表 9-3-17，表 9-3-25～表 9-3-26，表 9-3-34～表 9-3-35，表 9-3-43～表 9-3-44，表 9-3-52～表 9-3-53。

4. 不同产次的纵向监测值　由于经产儿例数太少，本文仅统计了有关初产儿的六项指标监测值。详见表 9-3-9，表 9-3-18，表 9-3-27，表 9-3-36，表 9-3-45，表 9-3-54。

（二）体格发育六项指标在不同时期的增长值及增长速度

1. 累积增长值及定基增长速度

（1）累积增长值：是指各时点实际测量值与首次测量值之差。它可以回答本次测量比第一次测量时增长了多少。早产、足月产、过期产 SGA 新生儿的体重，在不同时期的累积增长值，见表 9-3-55。由于出生后 12 天内为生理性体重下降阶段，故增幅较小。体重平均比出生体重分别纯增 102g、208g 及 107g，大约每天分别增加 7.3g、14.9g、12.4g。至生后 4 周（26～28 天）时，其体重分别比出生体重增加 482g、904g 及 934g（表 9-3-55）。按此数据推算整个新生儿期（28 天），它们平均每天分别增加 17.2g、32.3g 及 33.4g。

足月产 SGA 儿的身长、顶臀长、头围、胸围、上臂围的累积增长值，在新生儿期内，分别平均比首次测量增长 4.1cm、2.7cm、2.6cm、3.0cm、1.0cm，平均每天分别增长 1.5mm、1mm、0.9mm、1.1mm、0.4mm。早产 SGA 儿各项指标每天增长的绝对值低于足月儿，而过期产 SGA 儿与足月儿比较接近或稍高。详见表 9-3-57，表 9-3-59，表 9-3-61，表 9-3-63，表 9-3-65。

（2）定基增长速度：是指不同时期累积增长值与首次测量值之比值。新生儿体重从第 2 周起增长迅速，至生后 4 周，早产、足月及过期产 SGA 儿体重的定基增长速度分别为 27.32%、35.34% 及 34.72%（以足月产儿增长的速率最快），它们生长到两个月时，其增长速度分别达到 109.18%、82.29% 及 87.73%（表 9 - 3 - 55），以早产儿最快。这一结果提示早产儿体重的正常追赶生长，从生后 2 个月时才明显显示出来。

足月 SGA 儿的身长、顶臀长、头围、胸围、上臂围，在第 4 周时，其定基增长速度分别达到 8.63%、8.44%、7.98%、9.80%、10.64%；早产及过期产儿上述五项指标的定基增长速度分别为 7.86%、6.27%、7.41%、9.89%、9.46% 及 8.64%、7.93%、8.21%、11.44%、11.46%。由上可知，在这五项标准中，早产、足月及过期产儿三者之间的增长速度比较接近。但至两个月时，上述五项指标，则以早产儿为最快。详见表 9 - 3 - 57，表 9 - 3 - 59，表 9 - 3 - 61，表 9 - 3 - 63，表 9 - 3 - 65。

2. 逐期增长值及环比增长速度

（1）逐期增长值：是指本时点测量值与前一点测量值之差。它可以回答本次测量比前一次测量时增加了多少。早产、足月及过期产 SGA 儿，其体重在第 2 周时平均比第 1 周分别增加 61g、313g 及 288g。它们分别每天平均增加 8.7g、44.7g 及 41.1g。至生后 4 周时，其体重分别比第 2 周时增加 466g、600g、631g，它们分别每天平均增加 33.3g、42.9g 及 45.1g。新生儿体重逐期增长，由于前两周存在生理性体重下降，故后两周比前两周增值明显。详见表 9 - 3 - 56、表 9 - 3 - 58、表 9 - 3 - 60、表 9 - 3 - 62、表 9 - 3 - 64、表 9 - 3 - 66。

（2）环比增长速度：是指各时点逐期增长值与前一时点测量值的比值。在六项指标中仍以体重的增长速度为最快。早产、足月及过期产 SGA 儿体重的环比增长速度，在出生后第 4 周分别为 26.18%、20.96%、21.08%。其中以早产儿为最快。其余五项指标，除身长、顶臀长早产儿的增长速度与足月及过期产儿相当外，其余指标，早产儿均比足月儿及过期产儿快。详见表 9 - 3 - 56、表 9 - 3 - 58、表 9 - 3 - 60、表 9 - 3 - 62、表 9 - 3 - 64、表 9 - 3 - 66。

五、小结

本研究对南、北方 12 城市，胎龄为 28~44 周，出生体重小于胎龄的新生儿（简称 SGA）体格发育六项指标（体重、身长、顶臀长、头围、胸围、上臂围）进行了前瞻性纵向性调查研究，并探索了我国不同胎龄 SGA 新生儿期生长速率及其规律，建立了我国不同胎龄 SGA 新生儿体格发育六项指标的纵向发育参考标准，填补了我国在这方面的空白。

六、表格提纲

（一）中国 12 城市不同胎龄 SGA 新生儿体格发育六项指标纵向监测值表

1. 体重（表 9 - 3 - 1~表 9 - 3 - 9）。

2. 身长（表 9 - 3 - 10~表 9 - 3 - 18）。

3. 顶臀长（表 9 - 3 - 19~表 9 - 3 - 27）。

4. 头围（表 9 - 3 - 28~表 9 - 3 - 36）。

5. 胸围（表 9 - 3 - 37~表 9 - 3 - 45）。

6. 上臂围（表 9 - 3 - 46~表 9 - 3 - 54）。

（二）中国12城市不同胎龄SGA新生儿体格发育六项指标在不同时期的增长值及增长速度

1. 体重（表9-3-55～表9-3-56）。

2. 身长（表9-3-57～表9-3-58）。

3. 顶臀长（表9-3-59～表9-3-60）。

4. 头围（表9-3-61～表9-3-62）。

5. 胸围（表9-3-63～表9-3-64）。

6. 上臂围（表9-3-65～表9-3-66）。

（张宝林　冯泽康　孙振球　王宝琼　李双杰整理）

表 9－3－1　中国 12 城市 SGA 新生儿体重纵向监测值

单位：g

监测时间	例数	平均值	标准差	最小值	最大值	修匀百分位数 P3	P5	P10	P16	P20	P25	P50	P75	P80	P84	P90	P95	P97
出生时	156	2474	345.8	1200	2860	1588	1651	1895	2099	2252	2360	2595	2710	2757	2802	2801	2841	2854
出生后 3 天内	156	2439	365.1	1100	2950	1625	1659	1927	2062	2197	2282	2513	2682	2700	2736	2787	2808	2854
出生后 5～7 天	156	2463	378.3	1120	3150	1491	1545	1825	2090	2218	2306	2568	2751	2788	2819	2874	2921	2993
出生后 12～14 天	156	2741	466.9	1125	3500	1535	1664	1958	2326	2442	2539	2836	3034	3089	3120	3185	3284	3378
出生后 26～28 天	156	3328	577.5	1190	4450	1940	2231	2549	2927	3019	3132	3462	3682	3742	3789	3882	4070	4181
出生后 58～60 天	71	4668	546.5	2900	5800	3075	3688	4046	4213	4256	4394	4748	5006	5040	5128	5291	5630	5745

表 9－3－2　中国 12 城市早产 SGA 新生儿体重纵向监测表

单位：g

监测时间	例数	平均值	标准差	最小值	最大值	修匀百分位数 P3	P5	P10	P16	P20	P25	P50	P75	P80	P84	P90	P95	P97
出生时	20	1764	244.8	1200	2200	1179	1184	1307	1573	1592	1595	1793	1902	1964	2023	2050	2192	2200
出生后 3 天内	20	1698	261.2	1100	2150	1241	1249	1421	1567	1584	1636	1781	1886	1944	1998	2009	2138	2145
出生后 5～7 天	20	1719	238.0	1120	2150	996	1007	1211	1377	1478	1514	1671	1854	1884	1923	1950	2169	2180
出生后 12～14 天	20	1780	320.5	1125	2490	973	983	1191	1368	1531	1563	1781	2071	2093	2114	2155	2425	2439
出生后 26～28 天	20	2246	531.5	1190	3050	1417	1425	1584	1730	1893	1958	2315	2743	2796	2803	2843	3072	3084
出生后 58～60 天	4	3690	683.3	2900	4460	2829	2830	2840	2850	2874	3052	3687	4292	4460	4458	4464	4453	4452

表 9－3－3　中国 12 城市足月 SGA 新生儿体重纵向监测表

单位：g

监测时间	例数	平均值	标准差	最小值	最大值	修匀百分位数 P3	P5	P10	P16	P20	P25	P50	P75	P80	P84	P90	P95	P97
出生时	115	2558	209.8	1950	2860	2069	2101	2254	2372	2400	2450	2603	2701	2753	2776	2807	2846	2857
出生后 3 天内	115	2530	229.0	1905	2950	1989	2024	2197	2276	2348	2397	2523	2688	2693	2731	2746	2781	2846
出生后 5～7 天	115	2549	252.5	1900	3150	1992	2093	2228	2314	2383	2425	2598	2779	2788	2841	2893	2921	2995
出生后 12～14 天	115	2862	289.9	1900	3400	2157	2330	2449	2545	2600	2646	2877	3072	3091	3150	3246	3315	3393
出生后 26～28 天	115	3462	393.3	2350	4450	2598	2840	2997	3099	3134	3201	3495	3711	3737	3784	3927	4126	4210
出生后 58～60 天	56	4663	484.7	3010	5800	3554	3839	4153	4247	4253	4378	4729	4986	5006	5006	5188	5688	5786

表 9-3-4　中国 12 城市过期产 SGA 新生儿体重纵向监测表　(g)

监测时间	例数	平均值	标准差	最小值	最大值	P3	P5	P10	P16	P20	P25	P50	P75	P80	P84	P90	P95	P97
出生时	21	2690	159.0	2256	2850	2260	2273	2408	2512	2566	2598	2750	2801	2798	2796	2837	2846	2846
出生后 3 天内	21	2641	173.7	2250	2890	2201	2217	2374	2471	2508	2546	2674	2764	2818	2842	2861	2898	2902
出生后 5~7 天	21	2705	185.8	2180	2980	2293	2308	2452	2516	2542	2580	2732	2821	2848	2875	2949	3017	3024
出生后 12~14 天	21	2993	194.9	2700	3500	2599	2611	2726	2761	2782	2823	3022	3117	3128	3162	3278	3361	3369
出生后 26~28 天	21	3624	260.5	3225	4000	3260	3267	3333	3350	3378	3430	3705	3826	3858	3912	4031	4101	4107
出生后 58~60 天	11	5050	364.5	4570	5600	4567	4565	4552	4582	4636	4714	5114	5306	5446	5544	5577	5574	5573

表 9-3-5　中国 12 城市足月男性 SGA 新生儿体重纵向监测表　(g)

监测时间	例数	平均值	标准差	最小值	最大值	P3	P5	P10	P16	P20	P25	P50	P75	P80	P84	P90	P95	P97
出生时	49	2521	234.3	1950	2850	1964	2039	2102	2302	2304	2390	2550	2732	2770	2809	2812	2837	2863
出生后 3 天内	49	2492	250.8	1905	2900	2003	2074	2086	2222	2257	2338	2489	2656	2698	2703	2716	2777	2801
出生后 5~7 天	49	2496	252.4	1900	3000	1896	1998	2148	2275	2294	2341	2567	2758	2805	2868	2911	2957	3015
出生后 12~14 天	49	2862	321.2	1950	3400	1996	2115	2402	2520	2533	2575	2870	3071	3121	3233	3304	3383	3469
出生后 26~28 天	49	3480	467.1	2350	4450	2501	2609	2988	3087	3122	3216	3550	3732	3777	3907	3991	4204	4302
出生后 58~60 天	21	4812	413.4	3850	5750	3817	3847	4190	4244	4365	4627	4919	5019	5046	5109	5176	5723	5790

表 9-3-6　中国 12 城市足月女性 SGA 新生儿体重纵向监测表　(g)

监测时间	例数	平均值	标准差	最小值	最大值	P3	P5	P10	P16	P20	P25	P50	P75	P80	P84	P90	P95	P97
出生时	66	2586	186.6	2050	2860	2109	2141	2303	2447	2487	2502	2605	2703	2752	2760	2799	2845	2850
出生后 3 天内	66	2559	208.8	1930	2950	1887	1993	2275	2362	2434	2462	2545	2688	2693	2740	2787	2818	2916
出生后 5~7 天	66	2588	247.3	1900	3150	2102	2122	2301	2382	2441	2477	2634	2782	2790	2841	2862	2903	3022
出生后 12~14 天	66	2863	266.8	1900	3400	2398	2394	2500	2586	2631	2674	2899	3065	3083	3135	3161	3248	3377
出生后 26~28 天	66	3448	331.4	2550	4300	2743	2864	3005	3102	3141	3100	3450	3665	3700	3753	3847	4040	4175
出生后 58~60 天	35	4574	507.5	3010	5800	3095	3656	4081	4196	4251	4304	4516	4847	4902	4962	5262	5680	5804

表 9-3-7　中国南方城市足月 SGA 新生儿体重纵向监测表

单位：g

监测时间	例数	平均值	标准差	最小值	最大值	修匀百分位数												
						P_3	P_5	P_{10}	P_{16}	P_{20}	P_{25}	P_{50}	P_{75}	P_{80}	P_{84}	P_{90}	P_{95}	P_{97}
出生时	82	2553	231.2	1950	2850	2054	2104	2254	2363	2401	2442	2603	2714	2757	2802	2806	2838	2857
出生后 3 天内	82	2526	225.7	1905	2880	1923	2031	2177	2267	2343	2374	2538	2688	2712	2734	2742	2744	2759
出生后 5~7 天	82	2543	238.1	2000	2900	2089	2115	2231	2321	2383	2422	2603	2766	2798	2837	2883	2913	2947
出生后 12~14 天	82	2870	263.3	2150	3400	2362	2368	2473	2562	2605	2652	2874	3051	3092	3141	3228	3324	3385
出生后 26~28 天	82	3469	364.7	2450	4450	2763	2896	3025	3111	3138	3188	3495	3689	3732	3776	3897	4117	4214
出生后 58~60 天	45	4643	484.8	3010	5750	3345	3915	4146	4219	4246	4285	4754	4979	5007	5006	5139	5583	5727

表 9-3-8　中国北方城市足月 SGA 新生儿体重纵向监测表

单位：g

监测时间	例数	平均值	标准差	最小值	最大值	修匀百分位数												
						P_3	P_5	P_{10}	P_{16}	P_{20}	P_{25}	P_{50}	P_{75}	P_{80}	P_{84}	P_{90}	P_{95}	P_{97}
出生时	33	2560	204.2	2050	2860	2044	2082	2239	2341	2394	2463	2603	2709	2752	2755	2795	2855	2864
出生后 3 天内	33	2540	240.2	1930	2950	1986	1969	2246	2328	2388	2411	2521	2668	2686	2730	2880	2924	2940
出生后 5~7 天	33	2562	288.8	1900	3150	1826	1853	2171	2320	2361	2407	2599	2771	2790	2843	2946	3039	3085
出生后 12~14 天	33	2843	351.2	1900	3300	1895	1963	2282	2513	2544	2619	2879	3080	3111	3175	3261	3401	3467
出生后 26~28 天	33	3445	462.8	2350	4400	2403	2482	2748	3073	3114	3214	3492	3731	3790	3875	4037	4202	4265
出生后 58~60 天	11	4744	498.9	3800	5800	3782	3798	3915	4333	4433	4534	4705	5002	5117	5244	5668	5822	5833

表 9-3-9　中国 12 城市初产足月 SGA 新生儿体重纵向监测表

单位：g

监测时间	例数	平均值	标准差	最小值	最大值	修匀百分位数												
						P_3	P_5	P_{10}	P_{16}	P_{20}	P_{25}	P_{50}	P_{75}	P_{80}	P_{84}	P_{90}	P_{95}	P_{97}
出生时	113	2564	203.6	2000	2860	2098	2105	2273	2392	2400	2450	2603	2706	2753	2783	2807	2847	2856
出生后 3 天内	113	2536	223.3	1930	2950	1968	2046	2220	2284	2354	2399	2530	2689	2698	2732	2747	2784	2848
出生后 5~7 天	113	2552	250.4	1900	3150	2020	2124	2252	2325	2391	2428	2601	2779	2792	2842	2894	2924	2999
出生后 12~14 天	113	2869	284.5	1900	3400	2228	2365	2471	2558	2610	2650	2877	3072	3093	3151	3246	3317	3398
出生后 26~28 天	113	3472	384.9	2360	4450	2680	2869	3012	3112	3141	3203	3493	3711	3738	3785	3927	4127	4214
出生后 58~60 天	56	4663	484.7	3010	5800	3564	3849	4149	4250	4253	4377	4730	4986	5006	5006	5188	5888	5785

表 9-3-10　中国 12 城市 SGA 新生儿身长纵向监测值

cm

监测时间	例数	平均值	标准差	最小值	最大值	修匀百分位数												
						P3	P5	P10	P16	P20	P25	P50	P75	P80	P84	P90	P95	P97
出生后 3 天内	156	46.9	2.7	36.8	50.5	40.4	41.6	42.7	44.4	45.1	45.6	47.4	48.8	48.9	49.0	49.5	49.8	50.1
出生后 5～7 天	156	47.5	2.7	38.2	52.1	40.6	42.1	43.6	45.0	45.7	46.3	48.1	49.6	49.6	49.9	50.3	50.8	51.2
出生后 12～14 天	156	48.8	2.9	38.4	53.4	41.1	42.8	44.8	46.0	46.6	47.6	49.4	50.8	50.9	51.4	51.7	52.3	52.7
出生后 26～28 天	156	51.0	3.3	38.2	57.0	42.1	44.4	46.5	47.7	48.5	50.0	51.9	53.0	53.5	54.0	54.3	55.0	55.0
出生后 58～60 天	71	55.7	2.6	47.5	61.2	48.5	49.7	52.6	53.1	53.7	54.5	56.0	57.7	58.0	58.0	58.5	59.2	59.9

表 9-3-11　中国 12 城市早产 SGA 新生儿身长纵向监测值

cm

监测时间	例数	平均值	标准差	最小值	最大值	修匀百分位数												
						P3	P5	P10	P16	P20	P25	P50	P75	P80	P84	P90	P95	P97
出生后 3 天内	20	42.0	2.3	36.8	47.0	37.0	37.0	38.1	39.8	41.0	41.2	42.1	42.9	43.0	44.2	44.9	46.9	47.0
出生后 5～7 天	20	42.4	2.2	38.2	47.2	37.9	37.9	38.8	40.0	41.2	41.6	42.4	43.8	44.1	44.8	45.1	47.0	47.1
出生后 12～14 天	20	43.4	2.3	38.4	48.0	38.6	38.6	39.5	40.4	41.7	42.3	43.3	45.1	45.7	45.9	45.9	47.9	48.1
出生后 26～28 天	20	45.3	3.2	38.2	51.8	38.2	38.3	40.1	41.6	42.8	44.0	45.4	47.1	47.9	48.4	48.9	51.6	51.8
出生后 58～60 天	4	51.2	3.9	47.5	55.7	47.5	47.5	47.7	47.5	47.5	47.7	50.7	55.0	55.7	55.7	55.7	55.7	55.7

表 9-3-12　中国 12 城市足月 SGA 新生儿身长纵向监测表

cm

监测时间	例数	平均值	标准差	最小值	最大值	修匀百分位数												
						P3	P5	P10	P16	P20	P25	P50	P75	P80	P84	P90	P95	P97
出生后 3 天内	115	47.5	1.9	38.0	50.5	43.9	44.1	45.0	45.5	46.1	46.6	47.5	48.8	49.0	49.0	49.6	49.8	49.8
出生后 5～7 天	115	48.0	1.9	38.3	52.0	44.5	44.9	45.6	46.1	46.7	47.2	48.5	49.6	49.7	49.9	50.2	50.5	50.9
出生后 12～14 天	115	49.5	2.1	38.7	53.4	45.5	46.0	46.5	47.3	47.9	48.2	50.0	50.9	50.9	51.4	51.5	51.9	52.5
出生后 26～28 天	115	51.6	2.4	39.5	57.0	46.9	47.5	48.0	50.0	50.2	50.5	52.0	53.0	53.5	54.0	54.3	55.0	55.0
出生后 58～60 天	56	55.8	2.3	48.5	61.2	49.9	50.9	53.0	53.5	54.1	55.0	56.0	57.3	57.9	58.0	58.5	59.1	59.9

表 9 - 3 - 13　中国 12 城市过期产 SGA 新生儿身长纵向监测表

cm

监测时间	例数	平均值	标准差	最小值	最大值	修匀百分位数												
						P_3	P_5	P_{10}	P_{16}	P_{20}	P_{25}	P_{50}	P_{75}	P_{80}	P_{84}	P_{90}	P_{95}	P_{97}
出生后 3 天内	21	48.6	1.1	46.5	50.5	46.6	46.7	47.2	47.5	47.6	47.7	48.7	49.3	49.6	50.0	50.4	50.6	50.6
出生后 5~7 天	21	49.3	1.4	47.5	52.1	47.3	47.3	47.7	48.0	48.1	48.2	49.1	50.2	50.6	51.0	51.4	51.8	51.8
出生后 12~14 天	21	50.5	1.5	48.2	53.1	48.3	48.3	48.6	49.1	49.2	49.2	50.1	51.7	52.1	52.5	52.9	53.2	53.3
出生后 26~28 天	21	52.8	1.4	50.0	55.0	50.0	50.0	50.5	51.1	51.8	52.0	53.0	54.0	54.2	54.4	54.8	55.0	55.0
出生后 58~60 天	11	57.0	2.1	52.5	60.0	52.5	52.5	52.9	54.2	55.2	56.5	58.0	58.2	58.4	58.6	59.7	60.0	60.0

表 9 - 3 - 14　中国 12 城市足月男性 SGA 新生儿身长纵向监测表

cm

监测时间	例数	平均值	标准差	最小值	最大值	修匀百分位数												
						P_3	P_5	P_{10}	P_{16}	P_{20}	P_{25}	P_{50}	P_{75}	P_{80}	P_{84}	P_{90}	P_{95}	P_{97}
出生后 3 天内	49	47.2	2.0	43.6	50.0	43.7	43.9	44.0	45.1	45.1	45.5	47.3	48.9	48.9	49.5	49.8	49.9	50.0
出生后 5~7 天	49	47.9	1.9	44.0	51.0	44.3	44.5	44.9	45.7	45.7	46.0	48.6	49.8	49.9	50.1	50.4	50.6	50.8
出生后 12~14 天	49	49.5	2.3	45.3	53.0	45.2	45.5	46.1	46.6	46.7	47.1	50.4	51.3	51.4	51.4	51.7	52.1	52.7
出生后 26~28 天	49	51.8	2.7	46.5	57.0	46.5	46.9	47.5	48.0	48.5	50.0	52.5	54.0	54.0	54.5	55.0	55.8	56.8
出生后 58~60 天	21	56.3	3.1	48.5	61.2	48.5	48.7	50.6	52.3	54.1	55.3	57.5	58.1	58.4	58.5	58.5	60.9	61.2

表 9 - 3 - 15　中国 12 城市足月女性 SGA 新生儿身长纵向监测表

cm

监测时间	例数	平均值	标准差	最小值	最大值	修匀百分位数												
						P_3	P_5	P_{10}	P_{16}	P_{20}	P_{25}	P_{50}	P_{75}	P_{80}	P_{84}	P_{90}	P_{95}	P_{97}
出生后 3 天内	56	47.7	1.8	38.0	50.5	44.4	44.6	45.7	46.6	46.8	47.0	47.9	48.7	48.9	49.0	49.5	49.7	50.2
出生后 5~7 天	66	48.2	1.8	38.3	52.0	45.1	45.4	46.3	47.1	47.2	47.5	48.5	49.4	49.6	49.7	50.0	50.6	51.2
出生后 12~14 天	66	49.4	2.0	38.7	53.4	46.1	46.3	47.5	48.1	48.2	48.4	49.6	50.5	50.8	50.9	51.0	52.0	52.6
出生后 26~28 天	66	51.5	2.2	39.5	55.0	47.6	47.7	49.9	50.3	50.5	50.7	51.7	52.6	53.0	53.2	53.6	54.3	54.6
出生后 58~60 天	35	55.4	1.6	52.0	59.4	52.1	52.8	53.0	53.4	54.1	54.5	55.5	56.2	56.9	57.0	57.2	59.1	59.4

表 9 - 3 - 16　中国南方城市足月 SGA 新生儿身长纵向监测表

cm

监测时间	例数	平均值	标准差	最小值	最大值	P₃	P₅	P₁₀	P₁₆	P₂₀	P₂₅	P₅₀	P₇₅	P₈₀	P₈₄	P₉₀	P₉₅	P₉₇
													修匀百分位数					
出生后 3 天内	82	47.5	1.7	43.6	50.5	43.9	44.0	44.7	45.5	46.2	46.6	47.4	48.4	48.9	49.3	49.8	49.8	49.8
出生后 5～7 天	82	48.0	1.6	44.0	50.6	44.7	44.9	45.6	46.2	46.8	47.1	48.3	49.4	49.7	50.0	50.3	50.4	50.7
出生后 12～14 天	82	49.5	1.8	45.3	53.0	45.7	46.1	46.8	47.5	47.9	48.1	49.7	50.9	51.0	51.4	51.5	51.7	52.2
出生后 26～28 天	82	51.7	2.1	46.5	56.5	46.9	47.5	47.7	50.0	50.2	50.5	52.0	53.1	53.5	54.0	54.4	54.9	55.1
出生后 58～60 天	45	55.8	2.3	48.5	59.0	49.3	50.7	52.6	53.1	54.4	55.0	56.0	57.4	57.9	58.0	58.4	58.5	58.8

表 9 - 3 - 17　中国北方城市足月 SGA 新生儿身长纵向监测表

cm

监测时间	例数	平均值	标准差	最小值	最大值	P₃	P₅	P₁₀	P₁₆	P₂₀	P₂₅	P₅₀	P₇₅	P₈₀	P₈₄	P₉₀	P₉₅	P₉₇
													修匀百分位数					
出生后 3 天内	33	47.5	2.3	38.0	50.5	38.1	42.4	45.0	45.6	45.9	46.6	48.1	48.9	49.0	49.1	49.3	49.8	50.6
出生后 5～7 天	33	48.2	2.5	38.3	52.0	38.5	42.7	45.3	45.9	46.5	47.3	48.9	49.7	49.7	49.9	50.2	51.2	51.7
出生后 12～14 天	33	49.4	2.7	38.7	53.4	38.8	43.4	46.1	46.7	47.6	48.5	50.1	50.9	51.0	51.3	51.7	53.2	53.6
出生后 26～28 天	33	51.5	3.0	39.5	57.0	39.7	45.5	48.2	48.9	50.2	50.5	51.8	53.1	53.6	54.1	54.3	55.6	56.9
出生后 58～60 天	11	55.7	2.4	53.5	61.2	53.5	53.5	53.5	53.5	53.7	54.0	55.1	56.0	58.0	59.5	60.8	61.2	61.2

表 9 - 3 - 18　中国 12 城市初产足月 SGA 新生儿身长纵向监测表

cm

监测时间	例数	平均值	标准差	最小值	最大值	P₃	P₅	P₁₀	P₁₆	P₂₀	P₂₅	P₅₀	P₇₅	P₈₀	P₈₄	P₉₀	P₉₅	P₉₇
													修匀百分位数					
出生后 3 天内	113	47.5	1.9	38.0	50.5	43.9	44.1	45.0	45.5	46.3	46.6	47.7	48.9	49.0	49.0	49.7	49.8	49.8
出生后 5～7 天	113	48.0	1.9	38.3	52.0	44.5	44.9	45.6	46.2	46.9	47.2	48.6	49.7	49.7	50.0	50.3	50.5	50.9
出生后 12～14 天	113	49.5	2.1	38.7	53.4	45.5	46.0	46.5	47.4	47.9	48.3	49.9	50.9	51.0	51.4	51.5	51.9	52.6
出生后 26～28 天	113	51.7	2.4	39.5	57.0	47.0	47.5	48.1	50.0	50.3	50.5	52.0	53.1	53.5	54.0	54.3	55.0	55.0
出生后 58～60 天	56	55.8	2.3	48.5	61.2	49.9	50.9	53.0	53.5	54.1	55.0	56.0	57.3	57.9	58.0	58.5	59.1	59.9

表 9 - 3 - 19　中国 12 城市 SGA 新生儿顶臀长纵向监测值

单位：cm

监测时间	例数	平均值	标准差	最小值	最大值	修匀百分位数													
						P_3	P_5	P_{10}	P_{16}	P_{20}	P_{25}	P_{50}	P_{75}	P_{80}	P_{84}	P_{90}	P_{95}	P_{97}
出生后 3 天内	156	31.7	1.9	25.0	35.2	27.8	28.0	28.9	29.9	30.3	31.0	31.9	33.0	33.2	33.5	33.6	34.2	34.6
出生后 5~7 天	156	32.0	1.9	24.5	35.5	27.8	28.1	29.3	30.4	30.8	31.4	32.4	33.4	33.6	33.8	34.1	34.7	35.1
出生后 12~14 天	156	32.9	2.0	26.5	36.5	28.0	28.4	29.8	31.1	31.6	32.1	33.3	34.2	34.4	34.5	35.0	35.5	35.9
出生后 26~28 天	156	34.3	2.3	25.0	38.5	29.0	29.9	30.5	32.0	33.0	33.4	35.0	36.0	36.0	36.2	36.5	36.9	37.3
出生后 58~60 天	71	37.5	1.7	32.5	41.0	34.6	35.3	35.5	35.9	36.0	36.2	37.5	38.5	38.9	39.5	40.0	40.7	41.0

表 9 - 3 - 20　中国 12 城市早产 SGA 新生儿顶臀长纵向监测值

单位：cm

监测时间	例数	平均值	标准差	最小值	最大值	修匀百分位数													
						P_3	P_5	P_{10}	P_{16}	P_{20}	P_{25}	P_{50}	P_{75}	P_{80}	P_{84}	P_{90}	P_{95}	P_{97}
出生后 3 天内	20	28.7	1.9	25.0	32.0	24.6	24.6	25.2	26.3	27.6	28.0	28.8	29.7	29.9	30.5	31.9	32.0	32.0
出生后 5~7 天	20	28.7	2.0	24.5	32.0	25.4	25.4	25.8	26.9	27.6	28.0	28.7	30.1	30.2	31.1	32.0	32.0	32.0
出生后 12~14 天	20	29.4	1.9	26.5	32.9	25.9	26.0	26.5	27.4	27.8	28.1	28.8	30.7	30.9	32.0	32.8	32.9	32.9
出生后 26~28 天	20	30.5	2.7	25.0	36.2	25.1	25.2	26.7	27.6	28.9	29.1	30.0	31.8	33.0	33.4	35.3	36.2	36.2
出生后 58~60 天	4	35.4	2.8	32.5	39.1	32.5	32.5	32.5	32.5	32.5	33.0	35.0	38.2	39.1	39.1	39.1	39.1	39.1

表 9 - 3 - 21　中国 12 城市足月 SGA 新生儿顶臀长纵向监测值

单位：cm

监测时间	例数	平均值	标准差	最小值	最大值	修匀百分位数													
						P_3	P_5	P_{10}	P_{16}	P_{20}	P_{25}	P_{50}	P_{75}	P_{80}	P_{84}	P_{90}	P_{95}	P_{97}
出生后 3 天内	115	32.0	1.5	27.8	35.2	28.8	29.2	29.9	30.5	31.0	31.1	32.0	33.0	33.3	33.5	33.6	34.4	34.7
出生后 5~7 天	115	32.4	1.3	28.0	35.2	29.5	29.9	30.5	31.1	31.4	31.6	32.5	33.4	33.7	33.8	34.1	34.7	35.0
出生后 12~14 天	115	33.3	1.4	29.3	36.5	30.2	30.6	31.4	31.9	32.2	32.5	33.5	34.2	34.4	34.6	34.9	35.4	35.8
出生后 26~28 天	115	34.7	1.6	29.5	38.5	30.7	31.3	32.8	33.2	33.5	34.0	35.0	36.0	36.0	36.4	36.5	37.0	37.5
出生后 58~60 天	56	37.5	1.5	35.0	41.0	35.4	35.5	35.5	36.0	36.0	36.2	37.3	38.5	38.6	38.8	39.7	40.2	40.6

表 9－3－22　中国 12 城市过期产 SGA 新生儿顶臀长纵向监测表

cm

监测时间	例数	平均值	标准差	最小值	最大值	修匀百分位数												
						P_3	P_5	P_{10}	P_{16}	P_{20}	P_{25}	P_{50}	P_{75}	P_{80}	P_{84}	P_{90}	P_{95}	P_{97}
出生后 3 天内	21	32.8	1.0	31.4	35.0	31.5	31.5	31.5	31.7	31.8	32.0	32.7	33.5	33.7	33.8	34.2	34.9	34.9
出生后 5～7 天	21	33.3	1.1	31.7	35.5	31.5	31.5	31.9	32.1	32.2	32.5	33.2	34.1	34.2	34.5	35.0	35.6	35.6
出生后 12～14 天	21	34.1	1.2	31.7	36.5	31.8	31.9	32.5	32.8	32.9	33.3	34.0	34.8	35.0	35.4	35.9	36.4	36.4
出生后 26～28 天	21	35.4	1.1	33.2	37.2	33.2	33.2	33.6	34.1	34.3	34.6	35.5	36.2	36.4	36.5	36.8	37.2	37.2
出生后 58～60 天	11	38.6	1.9	36.0	41.0	36.0	36.0	36.1	36.6	36.7	36.8	38.5	40.5	40.8	41.0	41.0	41.0	41.0

表 9－3－23　中国 12 城市足月男性 SGA 新生儿顶臀长纵向监测表

cm

监测时间	例数	平均值	标准差	最小值	最大值	修匀百分位数												
						P_3	P_5	P_{10}	P_{16}	P_{20}	P_{25}	P_{50}	P_{75}	P_{80}	P_{84}	P_{90}	P_{95}	P_{97}
出生后 3 天内	49	31.8	1.5	27.8	35.2	28.4	29.0	29.9	30.5	30.9	31.0	31.6	32.5	32.8	33.4	33.4	34.8	35.1
出生后 5～7 天	49	32.3	1.4	29.0	35.2	29.1	29.6	30.5	30.9	31.3	31.4	32.3	33.4	33.5	33.9	34.2	35.2	35.4
出生后 12～14 天	49	33.4	1.7	29.3	36.5	29.7	30.2	31.1	31.6	31.9	32.2	33.4	34.6	34.7	34.9	35.4	36.0	36.2
出生后 26～28 天	49	34.8	2.0	29.5	38.5	30.0	30.5	31.6	33.0	33.3	33.8	35.2	36.1	36.5	36.5	37.0	37.8	38.3
出生后 58～60 天	21	37.8	1.5	35.5	40.2	35.5	35.4	35.6	35.8	36.2	36.5	38.0	38.7	39.2	39.5	39.9	40.2	40.2

表 9－3－24　中国 12 城市足月女性 SGA 新生儿顶臀长纵向监测表

cm

监测时间	例数	平均值	标准差	最小值	最大值	修匀百分位数												
						P_3	P_5	P_{10}	P_{16}	P_{20}	P_{25}	P_{50}	P_{75}	P_{80}	P_{84}	P_{90}	P_{95}	P_{97}
出生后 3 天内	66	32.1	1.5	28.0	35.0	28.7	29.6	30.0	30.7	31.0	31.2	32.2	33.3	33.5	33.5	33.8	34.4	34.5
出生后 5～7 天	66	32.5	1.3	28.0	34.8	29.6	29.9	30.6	31.2	31.5	31.6	32.6	33.5	33.5	33.7	34.0	34.5	34.7
出生后 12～14 天	66	33.2	1.2	30.0	35.6	30.5	30.5	31.6	32.1	32.3	32.4	33.4	34.0	34.0	34.3	34.6	35.0	35.2
出生后 26～28 天	66	34.6	1.3	31.0	37.0	30.9	31.7	33.0	33.3	33.7	34.0	34.7	35.7	36.0	36.0	36.4	36.5	36.7
出生后 58～60 天	35	37.3	1.4	35.0	41.0	35.0	35.4	35.6	36.0	36.0	36.0	37.0	38.0	38.5	38.5	39.4	40.6	41.0

表 9 - 3 - 25　中国南方城市足月 SGA 新生儿顶臀长纵向监测表　　　　cm

监测时间	例数	平均值	标准差	最小值	最大值	修匀百分位数												
						P_3	P_5	P_{10}	P_{16}	P_{20}	P_{25}	P_{50}	P_{75}	P_{80}	P_{84}	P_{90}	P_{95}	P_{97}
出生后 3 天内	82	31.9	1.6	27.8	35.2	28.4	29.2	29.9	30.3	30.9	31.0	31.9	33.0	33.3	33.4	33.8	34.6	35.0
出生后 5~7 天	82	32.3	1.4	28.0	35.2	29.3	29.8	30.4	31.0	31.4	31.5	32.4	33.4	33.7	33.8	34.2	34.7	35.3
出生后 12~14 天	82	33.2	1.4	29.9	36.5	30.3	30.5	31.1	32.0	32.1	32.5	33.3	34.1	34.4	34.6	34.9	35.2	36.0
出生后 26~28 天	82	34.7	1.6	30.5	38.0	30.7	31.0	32.1	33.2	33.4	34.0	35.0	35.9	36.0	36.3	36.5	37.0	37.5
出生后 58~60 天	45	37.4	1.4	35.0	40.5	35.2	35.5	35.5	35.8	36.0	36.1	37.5	38.5	38.5	38.6	39.7	40.1	40.4

表 9 - 3 - 26　中国北方城市足月 SGA 新生儿顶臀长纵向监测表　　　　cm

监测时间	例数	平均值	标准差	最小值	最大值	修匀百分位数												
						P_3	P_5	P_{10}	P_{16}	P_{20}	P_{25}	P_{50}	P_{75}	P_{80}	P_{84}	P_{90}	P_{95}	P_{97}
出生后 3 天内	33	32.1	1.3	29.0	34.5	29.0	29.4	30.5	30.8	31.3	31.4	32.2	33.1	33.2	33.5	33.4	34.2	34.4
出生后 5~7 天	33	32.6	1.3	29.0	34.5	29.1	29.9	30.8	31.2	31.4	31.6	32.7	33.6	33.6	33.9	34.2	34.6	34.7
出生后 12~14 天	33	33.4	1.5	29.3	35.7	29.3	30.6	31.4	31.9	32.0	32.2	33.4	34.4	34.5	34.7	35.3	35.5	35.6
出生后 26~28 天	33	34.8	1.6	29.5	38.5	29.6	31.9	33.0	33.3	33.7	33.9	34.8	36.0	36.2	36.4	36.6	37.3	38.5
出生后 58~60 天	11	37.6	1.7	35.8	41.0	35.8	35.8	35.8	36.0	36.1	36.2	37.0	39.0	39.4	39.7	40.7	41.0	41.0

表 9 - 3 - 27　中国 12 城市初产足月 SGA 新生儿顶臀长纵向监测表　　　　cm

监测时间	例数	平均值	标准差	最小值	最大值	修匀百分位数												
						P_3	P_5	P_{10}	P_{16}	P_{20}	P_{25}	P_{50}	P_{75}	P_{80}	P_{84}	P_{90}	P_{95}	P_{97}
出生后 3 天内	113	32.0	1.5	27.8	35.2	28.8	29.2	29.9	30.5	31.0	31.1	32.0	33.0	33.3	33.5	33.6	34.4	34.7
出生后 5~7 天	113	32.4	1.3	28.0	35.2	29.5	29.9	30.6	31.1	31.5	31.6	32.5	33.4	33.7	33.8	34.1	34.7	35.1
出生后 12~14 天	113	33.3	1.4	29.3	36.5	30.2	30.6	31.5	32.0	32.2	32.5	33.5	34.2	34.4	34.6	34.9	35.4	35.8
出生后 26~28 天	113	34.7	1.6	29.5	38.5	30.7	31.2	33.0	33.2	33.7	34.0	35.0	36.0	36.0	36.4	36.5	37.0	37.5
出生后 58~60 天	56	37.5	1.5	35.0	41.0	35.4	35.5	35.5	36.0	36.0	36.2	37.3	38.5	38.6	38.8	39.7	40.2	40.6

表 9-3-28　中国 12 城市 SGA 新生儿头围纵向监测值

cm

监测时间	例数	平均值	标准差	最小值	最大值	P_3	P_5	P_{10}	P_{16}	P_{20}	P_{25}	P_{50}	P_{75}	P_{80}	P_{84}	P_{90}	P_{95}	P_{97}
出生后 3 天内	156	32.2	1.6	26.7	35.2	27.8	28.4	30.0	30.5	30.8	31.2	32.5	33.3	33.4	33.6	33.9	34.2	34.5
出生后 5～7 天	156	32.4	1.7	27.1	35.5	28.3	28.9	30.1	30.8	31.4	31.9	32.9	33.7	33.9	34.1	34.4	34.7	34.9
出生后 12～14 天	156	33.4	1.7	27.8	36.0	29.0	29.7	30.7	31.6	32.3	32.8	33.7	34.4	34.7	34.9	35.1	35.4	35.7
出生后 26～28 天	156	34.8	1.7	28.0	37.8	30.4	31.2	32.7	33.5	33.6	34.0	35.0	36.0	36.1	36.4	36.6	37.0	37.2
出生后 58～60 天	71	37.4	1.3	32.7	40.0	34.2	35.3	35.8	36.1	36.2	36.5	37.5	38.2	38.5	38.5	38.9	39.1	39.5

表 9-3-29　中国 12 城市早产 SGA 新生儿头围纵向监测值

cm

监测时间	例数	平均值	标准差	最小值	最大值	P_3	P_5	P_{10}	P_{16}	P_{20}	P_{25}	P_{50}	P_{75}	P_{80}	P_{84}	P_{90}	P_{95}	P_{97}
出生后 3 天内	20	29.7	1.8	26.7	32.9	26.7	26.7	27.4	27.7	27.8	27.9	29.3	31.4	31.9	32.0	32.1	32.8	32.9
出生后 5～7 天	20	29.7	1.7	27.1	32.5	27.2	27.2	27.6	28.1	28.2	28.4	29.4	31.2	31.5	32.1	32.4	32.6	32.6
出生后 12～14 天	20	30.3	1.5	27.8	33.0	27.7	27.7	28.0	28.7	28.8	29.2	30.0	31.4	31.5	32.5	33.1	33.0	33.0
出生后 26～28 天	20	31.9	2.0	28.0	35.7	28.0	28.1	28.9	29.7	30.1	30.7	32.1	32.8	33.4	33.9	35.1	35.7	35.7
出生后 58～60 天	4	35.1	2.3	32.7	37.9	32.7	32.7	32.7	32.7	32.7	33.0	34.9	37.4	37.9	37.9	37.9	37.9	37.9

表 9-3-30　中国 12 城市足月 SGA 新生儿头围纵向监测表

cm

监测时间	例数	平均值	标准差	最小值	最大值	P_3	P_5	P_{10}	P_{16}	P_{20}	P_{25}	P_{50}	P_{75}	P_{80}	P_{84}	P_{90}	P_{95}	P_{97}
出生后 3 天内	115	32.6	1.2	28.5	35.2	30.1	30.4	30.6	30.8	31.2	31.9	32.6	33.4	33.4	33.6	33.9	34.3	34.5
出生后 5～7 天	115	32.8	1.3	28.9	35.5	30.2	30.7	31.3	31.7	31.9	32.3	33.1	33.7	33.9	34.0	34.3	34.7	35.1
出生后 12～14 天	115	33.8	1.1	30.5	36.0	30.9	31.3	32.3	32.8	32.9	33.0	33.9	34.5	34.7	34.8	35.0	35.5	35.9
出生后 26～28 天	115	35.2	1.1	32.5	37.8	33.0	33.2	33.5	34.0	34.2	34.5	35.2	36.0	36.1	36.4	36.7	37.0	37.1
出生后 58～60 天	56	37.3	1.0	35.2	39.2	35.3	35.5	35.9	36.1	36.2	36.5	37.5	38.0	38.3	38.5	38.6	39.0	39.1

表 9 - 3 - 31　中国 12 城市过期产 SGA 新生儿头围纵向监测表

cm

监测时间	例数	平均值	标准差	最小值	最大值	修匀百分位数												
						P_3	P_5	P_{10}	P_{16}	P_{20}	P_{25}	P_{50}	P_{75}	P_{80}	P_{84}	P_{90}	P_{95}	P_{97}
出生后 3 天内	21	32.9	1.3	30.0	35.2	29.9	29.9	30.3	31.6	31.9	32.0	32.9	33.9	34.0	34.1	34.3	35.0	35.1
出生后 5～7 天	21	33.2	1.3	30.0	34.7	30.2	30.2	31.2	32.2	32.4	32.5	33.4	34.4	34.5	34.6	34.7	34.9	35.0
出生后 12～14 天	21	34.2	1.2	31.0	35.5	30.9	31.0	32.4	33.1	33.3	33.3	34.4	35.2	35.3	35.4	35.5	35.4	35.3
出生后 26～28 天	21	35.6	1.3	33.0	37.5	33.0	33.1	33.7	34.3	34.6	34.6	35.9	36.6	36.7	36.9	37.4	37.5	37.5
出生后 58～60 天	11	38.3	1.1	36.2	40.0	36.2	36.2	36.5	37.4	37.5	37.5	38.2	39.0	39.3	39.5	39.9	40.0	40.0

表 9 - 3 - 32　中国 12 城市足月男性 SGA 新生儿头围纵向监测表

cm

监测时间	例数	平均值	标准差	最小值	最大值	修匀百分位数												
						P_3	P_5	P_{10}	P_{16}	P_{20}	P_{25}	P_{50}	P_{75}	P_{80}	P_{84}	P_{90}	P_{95}	P_{97}
出生后 3 天内	49	32.5	1.3	30.0	35.2	30.2	30.4	30.5	30.6	30.7	31.1	32.7	33.4	33.5	33.5	33.9	34.4	34.8
出生后 5～7 天	49	32.7	1.4	30.0	35.5	30.1	30.3	30.8	31.2	31.5	31.8	33.2	33.7	33.8	34.0	34.2	34.8	35.2
出生后 12～14 天	49	33.7	1.3	30.5	36.0	30.5	30.7	31.6	32.2	32.7	32.9	33.9	34.5	34.5	34.8	35.0	35.5	36.0
出生后 26～28 天	49	35.2	1.2	32.5	37.8	32.8	33.2	33.5	33.7	34.1	34.2	35.0	36.0	36.4	36.5	36.8	37.2	37.6
出生后 58～60 天	21	37.5	1.0	35.7	39.2	35.7	35.7	36.0	36.3	36.5	36.7	37.5	38.5	38.6	38.8	39.0	39.2	39.2

表 9 - 3 - 33　中国 12 城市足月女性 SGA 新生儿头围纵向监测表

cm

监测时间	例数	平均值	标准差	最小值	最大值	修匀百分位数												
						P_3	P_5	P_{10}	P_{16}	P_{20}	P_{25}	P_{50}	P_{75}	P_{80}	P_{84}	P_{90}	P_{95}	P_{97}
出生后 3 天内	66	32.6	1.2	28.5	34.8	28.6	30.6	30.8	31.2	31.9	32.1	32.5	33.3	33.5	33.7	33.9	34.1	34.6
出生后 5～7 天	66	32.8	1.2	28.9	35.0	29.5	31.1	31.5	31.9	32.3	32.5	33.1	33.7	34.0	34.1	34.3	34.7	35.1
出生后 12～14 天	66	33.9	1.0	31.0	36.0	30.9	31.8	32.5	32.8	33.0	33.2	33.9	34.4	34.7	34.9	35.1	35.6	35.8
出生后 26～28 天	66	35.2	1.0	33.0	37.2	33.1	33.2	34.0	34.1	34.5	34.6	35.2	36.0	36.0	36.3	36.6	37.0	37.0
出生后 58～60 天	35	37.2	1.0	35.2	39.0	35.2	35.3	35.7	36.0	36.1	36.2	37.3	38.0	38.0	38.2	38.5	38.6	39.0

表 9-3-34　中国南方城市足月 SGA 新生儿头围纵向监测表

cm

监测时间	例数	平均值	标准差	最小值	最大值	修匀百分位数												
						P_3	P_5	P_{10}	P_{16}	P_{20}	P_{25}	P_{50}	P_{75}	P_{80}	P_{84}	P_{90}	P_{95}	P_{97}
出生后3天内	82	32.6	1.2	28.5	35.2	29.4	30.3	30.7	30.9	31.5	32.1	32.8	33.4	33.5	33.5	33.9	34.0	34.2
出生后5~7天	82	32.8	1.2	28.9	35.5	29.9	30.9	31.3	31.7	32.0	32.4	33.2	33.7	33.9	34.0	34.2	34.3	34.7
出生后12~14天	82	33.9	1.0	30.5	36.0	30.8	31.8	32.3	32.7	32.8	33.1	33.9	34.5	34.6	34.8	34.9	35.1	35.5
出生后26~28天	82	35.3	1.1	33.0	37.8	33.1	33.3	34.0	34.1	34.4	34.5	35.3	36.0	36.2	36.5	36.7	37.0	37.1
出生后58~60天	45	37.4	1.0	35.3	39.2	35.4	35.6	36.0	36.1	36.3	36.5	37.5	38.1	38.5	38.5	38.8	39.0	39.1

表 9-3-35　中国北方城市足月 SGA 新生儿头围纵向监测表

cm

监测时间	例数	平均值	标准差	最小值	最大值	修匀百分位数												
						P_3	P_5	P_{10}	P_{16}	P_{20}	P_{25}	P_{50}	P_{75}	P_{80}	P_{84}	P_{90}	P_{95}	P_{97}
出生后3天内	33	32.4	1.2	30.0	34.8	30.0	30.3	30.6	30.9	30.9	31.4	32.4	33.0	33.7	33.8	34.3	34.6	34.7
出生后5~7天	33	32.7	1.3	30.0	35.0	30.0	30.3	30.8	31.3	31.7	32.0	32.8	33.6	34.2	34.5	34.8	35.1	35.1
出生后12~14天	33	33.7	1.4	30.5	36.0	30.5	30.9	31.5	32.1	32.8	33.0	33.6	34.5	34.9	35.3	35.6	35.9	35.9
出生后26~28天	33	35.0	1.2	32.5	37.3	32.5	33.0	33.4	33.5	33.6	34.1	35.1	36.0	36.0	36.2	36.6	37.1	37.3
出生后58~60天	11	37.0	1.0	35.2	38.4	35.2	35.2	35.3	35.7	35.9	36.1	37.0	37.6	38.0	38.2	38.4	38.4	38.4

表 9-3-36　中国 12 城市初产足月 SGA 新生儿头围纵向监测表

cm

监测时间	例数	平均值	标准差	最小值	最大值	修匀百分位数												
						P_3	P_5	P_{10}	P_{16}	P_{20}	P_{25}	P_{50}	P_{75}	P_{80}	P_{84}	P_{90}	P_{95}	P_{97}
出生后3天内	113	32.5	1.2	28.5	35.2	30.1	30.4	30.6	30.8	31.2	31.9	32.5	33.4	33.4	33.6	33.9	34.3	34.5
出生后5~7天	113	32.8	1.3	28.9	35.5	30.2	30.7	31.3	31.6	31.9	32.3	33.1	33.7	33.9	34.0	34.3	34.7	35.1
出生后12~14天	113	33.8	1.1	30.5	36.0	30.9	31.3	32.3	32.8	32.8	33.0	33.9	34.5	34.7	34.8	35.0	35.5	35.9
出生后26~28天	113	35.2	1.1	32.5	37.8	33.0	33.2	33.5	34.0	34.2	34.5	35.2	36.0	36.1	36.4	36.7	37.0	37.1
出生后58~60天	56	37.3	1.0	35.2	39.2	35.3	35.5	35.9	36.1	36.2	36.5	37.5	38.0	38.3	38.5	38.6	39.0	39.1

表 9 - 3 - 37　中国 12 城市 SGA 新生儿胸围纵向监测值

cm

监测时间	例数	平均值	标准差	最小值	最大值	修匀百分位数												
						P_3	P_5	P_{10}	P_{16}	P_{20}	P_{25}	P_{50}	P_{75}	P_{80}	P_{84}	P_{90}	P_{95}	P_{97}
出生后 3 天内	156	30.0	2.0	22.1	36.0	25.0	25.3	26.8	28.5	28.9	29.3	30.3	31.3	31.6	31.6	32.1	32.4	32.8
出生后 5~7 天	156	30.2	2.2	22.1	33.8	25.0	25.5	26.9	28.6	29.2	29.6	30.6	31.6	31.8	32.0	32.5	32.9	33.3
出生后 12~14 天	156	31.1	2.2	22.4	35.0	25.3	26.2	27.6	29.2	29.9	30.3	31.3	32.4	32.6	33.0	33.4	33.9	34.3
出生后 26~28 天	156	33.0	2.3	23.6	37.0	26.8	28.4	30.1	31.5	32.0	32.5	33.5	34.5	34.6	35.0	35.5	35.8	36.3
出生后 58~60 天	71	36.6	1.6	31.0	39.8	32.7	33.6	34.9	35.2	35.5	35.5	36.8	37.5	37.8	38.0	38.2	39.2	39.8

表 9 - 3 - 38　中国 12 城市早产 SGA 新生儿胸围纵向监测值

cm

监测时间	例数	平均值	标准差	最小值	最大值	修匀百分位数												
						P_3	P_5	P_{10}	P_{16}	P_{20}	P_{25}	P_{50}	P_{75}	P_{80}	P_{84}	P_{90}	P_{95}	P_{97}
出生后 3 天内	20	26.3	2.1	22.1	30.0	22.1	22.2	23.8	24.4	24.6	25.2	25.5	28.0	28.5	28.7	29.8	29.9	29.9
出生后 5~7 天	20	26.1	2.1	22.1	30.0	22.1	22.2	23.7	24.5	24.8	25.2	25.9	27.5	28.4	28.6	30.1	30.2	30.2
出生后 12~14 天	20	27.0	2.2	22.4	31.2	22.4	22.4	23.5	24.8	25.2	25.5	26.8	27.7	29.0	29.4	30.9	31.1	31.1
出生后 26~28 天	20	28.9	2.8	23.6	33.2	23.6	23.6	23.8	26.0	26.5	27.0	29.1	30.6	32.0	32.8	33.2	33.2	33.2
出生后 58~60 天	4	33.0	1.7	31.0	35.1	31.0	31.0	31.0	31.0	31.0	31.4	33.0	34.7	35.1	35.1	35.1	35.1	35.1

表 9 - 3 - 39　中国 12 城市足月 SGA 新生儿胸围纵向监测表

cm

监测时间	例数	平均值	标准差	最小值	最大值	修匀百分位数												
						P_3	P_5	P_{10}	P_{16}	P_{20}	P_{25}	P_{50}	P_{75}	P_{80}	P_{84}	P_{90}	P_{95}	P_{97}
出生后 3 天内	115	30.6	1.4	26.0	36.0	27.9	28.3	28.8	29.2	29.4	29.8	30.5	31.5	31.6	32.0	32.1	32.5	33.1
出生后 5~7 天	115	30.7	1.5	26.3	33.8	27.7	28.2	29.1	29.5	29.7	29.9	30.7	31.8	32.0	32.2	32.6	33.2	33.5
出生后 12~14 天	115	31.6	1.5	26.5	35.0	28.1	28.8	29.9	30.2	30.4	30.5	31.5	32.5	32.8	33.0	33.5	34.2	34.3
出生后 26~28 天	115	33.6	1.4	28.4	36.5	30.5	31.2	32.0	32.2	32.5	32.8	33.5	34.5	34.8	35.0	35.4	35.8	36.3
出生后 58~60 天	56	36.7	1.2	33.7	39.5	34.1	34.4	35.0	35.5	35.5	35.7	36.8	37.5	37.8	38.0	38.1	39.0	39.1

表 9－3－40　中国 12 城市过期产 SGA 新生儿胸围纵向监测表

单位：cm

监测时间	例数	平均值	标准差	最小值	最大值	修匀百分位数												
						P3	P5	P10	P16	P20	P25	P50	P75	P80	P84	P90	P95	P97
出生后 3 天内	21	30.6	1.0	29.2	32.6	29.0	29.0	29.3	29.5	29.5	29.7	30.5	31.5	31.5	31.7	32.3	32.5	32.5
出生后 5～7 天	21	31.0	1.0	29.0	32.6	29.5	29.5	29.6	30.1	30.2	30.3	31.1	31.8	31.8	32.0	32.5	32.8	32.8
出生后 12～14 天	21	32.0	0.9	30.5	34.0	30.2	30.2	30.5	31.1	31.2	31.4	32.0	32.6	32.8	32.9	33.3	33.8	33.9
出生后 26～28 天	21	34.1	1.3	31.0	37.0	31.1	31.3	33.0	33.0	33.0	33.3	34.0	35.2	35.5	35.6	36.0	36.9	37.0
出生后 58～60 天	11	37.1	1.6	35.3	39.8	35.3	35.3	35.3	35.5	35.6	35.8	37.0	38.0	39.1	39.8	39.8	39.8	39.8

表 9－3－41　中国 12 城市足月男性 SGA 新生儿胸围纵向监测表

单位：cm

监测时间	例数	平均值	标准差	最小值	最大值	修匀百分位数												
						P3	P5	P10	P16	P20	P25	P50	P75	P80	P84	P90	P95	P97
出生后 3 天内	49	30.4	1.4	26.0	33.1	26.9	28.0	28.4	28.8	29.2	29.6	30.5	31.5	31.6	32.0	32.1	32.7	33.0
出生后 5～7 天	49	30.8	1.6	26.3	33.8	27.2	28.0	28.7	29.2	29.6	29.8	30.8	31.9	32.2	32.5	32.9	33.5	33.8
出生后 12～14 天	49	31.7	1.7	27.8	35.0	27.8	28.4	29.4	30.1	30.5	30.6	31.5	32.8	33.2	33.5	34.0	34.6	34.9
出生后 26～28 天	49	33.7	1.6	28.4	36.4	29.5	30.5	31.5	32.5	32.5	32.9	33.8	35.0	35.1	35.5	35.6	36.0	36.4
出生后 58～60 天	21	37.2	1.1	35.0	39.5	35.0	35.1	35.6	35.9	36.3	36.8	37.2	37.8	38.0	38.2	38.8	39.5	39.5

表 9－3－42　中国 12 城市足月女性 SGA 新生儿胸围纵向监测表

单位：cm

监测时间	例数	平均值	标准差	最小值	最大值	修匀百分位数												
						P3	P5	P10	P16	P20	P25	P50	P75	P80	P84	P90	P95	P97
出生后 3 天内	66	30.7	1.3	27.0	36.0	28.0	28.5	29.1	29.4	29.6	29.8	30.5	31.5	31.6	32.0	32.2	32.5	33.4
出生后 5～7 天	66	30.7	1.4	26.8	33.6	27.7	28.3	29.2	29.6	29.8	30.1	30.7	31.8	31.9	32.2	32.6	32.9	33.3
出生后 12～14 天	66	31.6	1.4	26.5	34.2	28.2	28.7	29.9	30.3	30.4	30.9	31.5	32.5	32.6	32.8	33.4	33.7	33.8
出生后 26～28 天	66	33.4	1.2	30.2	36.5	31.1	31.7	32.0	32.1	32.4	32.7	33.5	34.2	34.4	34.5	35.0	35.8	36.4
出生后 58～60 天	35	36.4	1.2	33.7	39.0	33.7	34.1	34.7	35.0	35.3	35.5	36.5	37.2	37.4	37.8	38.0	38.2	38.9

表 9 - 3 - 43　中国南方城市足月 SGA 新生儿胸围纵向监测表

cm

监测时间	例数	平均值	标准差	最小值	最大值	修匀百分位数												
						P_3	P_5	P_{10}	P_{16}	P_{20}	P_{25}	P_{50}	P_{75}	P_{80}	P_{84}	P_{90}	P_{95}	P_{97}
出生后 3 天内	82	30.6	1.2	26.0	33.1	28.3	28.5	28.8	29.4	29.7	29.8	30.4	31.5	31.7	32.0	32.2	32.3	32.6
出生后 5～7 天	82	30.7	1.4	26.3	33.6	28.1	28.4	29.2	29.6	29.9	30.0	30.8	31.8	31.9	32.2	32.4	33.0	33.3
出生后 12～14 天	82	31.6	1.3	27.9	34.2	28.5	28.9	30.1	30.3	30.5	30.7	31.6	32.5	32.6	32.9	33.2	34.1	34.3
出生后 26～28 天	82	33.6	1.3	28.4	36.4	31.3	31.7	32.1	32.5	32.7	32.8	33.6	34.5	34.8	35.0	35.3	35.6	36.0
出生后 58～60 天	45	36.8	1.3	34.2	39.5	34.3	34.6	35.0	35.3	35.5	35.7	36.8	37.6	37.8	38.0	38.2	39.0	39.3

表 9 - 3 - 44　中国北方城市足月 SGA 新生儿胸围纵向监测表

cm

监测时间	例数	平均值	标准差	最小值	最大值	修匀百分位数												
						P_3	P_5	P_{10}	P_{16}	P_{20}	P_{25}	P_{50}	P_{75}	P_{80}	P_{84}	P_{90}	P_{95}	P_{97}
出生后 3 天内	33	30.6	1.7	27.0	36.0	27.2	27.6	28.4	29.0	29.3	29.5	30.6	31.3	31.5	31.8	32.7	34.1	35.5
出生后 5～7 天	33	30.7	1.7	26.8	33.8	26.5	27.1	28.6	29.2	29.4	29.8	30.8	32.2	32.4	32.6	33.0	34.1	34.7
出生后 12～14 天	33	31.5	1.9	26.5	35.0	26.7	27.3	29.1	29.9	30.0	30.5	31.5	33.3	33.5	33.7	33.7	34.6	34.4
出生后 26～28 天	33	33.4	1.6	30.2	36.5	30.2	30.4	30.8	31.7	32.0	32.3	33.5	34.2	34.5	35.2	35.9	36.4	36.6
出生后 58～60 天	11	36.5	1.1	33.7	38.0	33.7	33.7	34.1	35.4	35.8	36.2	36.7	37.2	37.3	37.4	37.9	38.0	38.0

表 9 - 3 - 45　中国 12 城市初产足月 SGA 新生儿胸围纵向监测表

cm

监测时间	例数	平均值	标准差	最小值	最大值	修匀百分位数												
						P_3	P_5	P_{10}	P_{16}	P_{20}	P_{25}	P_{50}	P_{75}	P_{80}	P_{84}	P_{90}	P_{95}	P_{97}
出生后 3 天内	113	30.6	1.3	27.0	36.0	28.2	28.4	28.9	29.4	29.5	29.8	30.5	31.5	31.6	32.0	32.1	32.5	33.1
出生后 5～7 天	113	30.8	1.4	26.8	33.8	28.1	28.4	29.2	29.6	29.8	30.0	30.8	31.8	32.0	32.3	32.6	33.2	33.5
出生后 12～14 天	113	31.7	1.5	26.5	35.0	28.5	28.9	29.9	30.3	30.6	30.6	31.5	32.5	32.8	33.0	33.5	34.2	34.3
出生后 26～28 天	113	33.5	1.3	30.2	36.5	30.7	31.5	32.0	32.3	32.5	32.8	33.6	34.5	34.8	35.0	35.4	35.8	36.3
出生后 58～60 天	56	36.7	1.2	33.7	39.5	34.1	34.4	35.0	35.5	35.5	35.7	36.8	37.5	37.8	38.0	38.1	39.0	39.1

表 9-3-46　中国 12 城市 SGA 新生儿上臂围纵向监测值

监测时间	例数	平均值	标准差	最小值	最大值	修匀百分位数												
						P₃	P₅	P₁₀	P₁₆	P₂₀	P₂₅	P₅₀	P₇₅	P₈₀	P₈₄	P₉₀	P₉₅	P₉₇
出生后 3 天内	156	9.1	1.1	6.3	12.5	6.8	7.2	7.4	8.1	8.5	8.5	9.0	9.6	9.9	10.0	10.5	10.7	11.6
出生后 5~7 天	156	9.0	1.1	5.6	12.3	6.8	7.1	7.5	8.0	8.4	8.5	9.1	9.7	9.9	10.1	10.4	10.9	11.7
出生后 12~14 天	156	9.7	5.1	5.5	71.0	6.8	7.2	7.7	8.2	8.5	8.7	9.4	10.0	10.1	10.4	10.5	11.3	11.9
出生后 26~28 天	156	10.2	1.2	5.8	13.0	7.4	7.7	8.5	9.2	9.3	9.5	10.2	11.0	11.1	11.4	11.5	12.0	12.3
出生后 58~60 天	71	11.8	0.9	9.5	13.8	9.5	9.9	10.6	11.0	11.0	11.0	12.0	12.5	12.5	12.7	13.0	13.1	13.5

cm

表 9-3-47　中国 12 城市早产 SGA 新生儿上臂围纵向监测表

监测时间	例数	平均值	标准差	最小值	最大值	修匀百分位数												
						P₃	P₅	P₁₀	P₁₆	P₂₀	P₂₅	P₅₀	P₇₅	P₈₀	P₈₄	P₉₀	P₉₅	P₉₇
出生后 3 天内	20	7.4	0.6	6.3	8.5	6.2	6.2	6.5	6.7	6.7	6.9	7.4	7.6	7.9	8.2	8.4	8.5	8.5
出生后 5~7 天	20	7.1	0.7	5.6	8.5	5.8	5.8	6.2	6.5	6.7	6.9	7.3	7.6	7.7	7.8	8.2	8.5	8.5
出生后 12~14 天	20	7.3	0.8	5.5	9.1	5.4	5.4	6.1	6.4	6.7	6.9	7.4	7.7	7.7	7.8	8.1	9.0	9.1
出生后 26~28 天	20	8.1	1.1	5.8	11.0	5.8	5.9	6.7	6.9	7.1	7.5	8.0	8.8	8.9	9.1	9.2	10.9	11.0
出生后 58~60 天	4	10.6	1.3	9.5	12.2	9.5	9.5	9.5	9.5	9.5	9.6	10.3	11.9	12.2	12.2	12.2	12.2	12.2

cm

表 9-3-48　中国 12 城市足月 SGA 新生儿上臂围纵向监测表

监测时间	例数	平均值	标准差	最小值	最大值	修匀百分位数												
						P₃	P₅	P₁₀	P₁₆	P₂₀	P₂₅	P₅₀	P₇₅	P₈₀	P₈₄	P₉₀	P₉₅	P₉₇
出生后 3 天内	115	9.4	0.9	7.5	12.0	7.6	8.0	8.5	8.5	8.7	8.8	9.2	9.7	10.0	10.0	10.5	11.0	11.7
出生后 5~7 天	115	9.3	0.9	7.2	12.3	7.7	8.0	8.4	8.5	8.7	8.8	9.2	9.7	9.9	10.1	10.4	11.1	11.7
出生后 12~14 天	115	9.6	0.9	7.3	12.8	7.9	8.2	8.5	8.7	8.9	8.9	9.4	10.0	10.2	10.4	10.6	11.4	11.8
出生后 26~28 天	115	10.4	0.9	8.5	13.0	8.7	9.2	9.4	9.5	9.5	9.7	10.2	11.0	11.4	11.5	11.7	12.0	12.6
出生后 58~60 天	56	11.8	0.9	9.5	13.8	10.1	10.3	10.8	11.0	11.0	11.0	12.0	12.5	12.5	12.7	12.8	13.1	13.7

cm

表 9-3-49　中国 12 城市过期产 SGA 新生儿上臂围纵向监测表

cm

监测时间	例数	平均值	标准差	最小值	最大值	修匀百分位数												
						P_3	P_5	P_{10}	P_{16}	P_{20}	P_{25}	P_{50}	P_{75}	P_{80}	P_{84}	P_{90}	P_{95}	P_{97}
出生后 3 天内	21	9.6	1.0	7.8	12.5	7.7	7.8	8.6	8.9	9.0	9.0	9.3	10.0	10.3	10.6	10.7	12.2	12.4
出生后 5~7 天	21	9.6	0.9	7.7	12.1	7.9	8.0	8.6	8.8	8.9	9.0	9.5	10.1	10.4	10.5	10.6	12.1	12.3
出生后 12~14 天	21	9.8	0.8	8.5	12.3	8.3	8.4	8.9	9.0	9.1	9.3	9.8	10.4	10.5	10.5	10.7	12.0	12.2
出生后 26~28 天	21	10.7	0.7	9.0	12.5	9.0	9.1	9.8	10.0	10.1	10.2	10.8	11.2	11.2	11.2	11.6	12.4	12.5
出生后 58~60 天	11	12.2	0.9	10.0	13.3	10.0	10.0	10.3	11.4	11.7	12.0	12.2	13.0	13.0	13.0	13.2	13.3	13.3

表 9-3-50　中国 12 城市足月男性 SGA 新生儿上臂围纵向监测表

cm

监测时间	例数	平均值	标准差	最小值	最大值	修匀百分位数												
						P_3	P_5	P_{10}	P_{16}	P_{20}	P_{25}	P_{50}	P_{75}	P_{80}	P_{84}	P_{90}	P_{95}	P_{97}
出生后 3 天内	49	9.3	0.8	8.0	12.0	8.2	8.4	8.5	8.5	8.7	8.8	9.0	9.5	9.9	10.0	10.5	10.8	11.4
出生后 5~7 天	49	9.2	0.8	8.0	12.3	7.9	8.2	8.5	8.5	8.7	8.8	9.1	9.6	9.8	9.9	10.4	10.8	11.7
出生后 12~14 天	49	9.5	0.9	7.3	12.8	7.8	8.2	8.5	8.7	8.9	8.9	9.4	9.9	10.0	10.2	10.5	11.1	12.1
出生后 26~28 天	49	10.4	1.0	8.5	13.0	8.5	8.8	9.2	9.5	9.5	9.6	10.3	11.1	11.5	11.5	11.6	12.0	12.6
出生后 58~60 天	21	12.0	0.9	10.3	13.8	10.3	10.4	10.8	11.0	11.0	11.1	12.0	12.7	12.8	12.9	13.5	13.8	13.8

表 9-3-51　中国 12 城市足月女性 SGA 新生儿上臂围纵向监测表

cm

监测时间	例数	平均值	标准差	最小值	最大值	修匀百分位数												
						P_3	P_5	P_{10}	P_{16}	P_{20}	P_{25}	P_{50}	P_{75}	P_{80}	P_{84}	P_{90}	P_{95}	P_{97}
出生后 3 天内	66	9.4	1.0	7.5	12.0	7.4	7.6	8.2	8.5	8.4	8.9	9.4	9.8	10.0	10.2	10.6	11.5	11.8
出生后 5~7 天	66	9.3	0.9	7.2	12.0	7.5	7.7	8.2	8.5	8.6	8.8	9.3	9.8	10.1	10.2	10.5	11.4	11.8
出生后 12~14 天	66	9.6	1.0	7.3	12.3	7.9	8.1	8.4	8.7	8.9	8.9	9.5	10.0	10.4	10.4	10.7	11.6	12.0
出生后 26~28 天	66	10.4	0.9	8.5	13.0	8.9	9.3	9.4	9.5	9.6	9.8	10.2	11.0	11.3	11.5	11.7	12.2	12.9
出生后 58~60 天	35	11.7	0.8	9.5	12.9	9.6	10.1	10.7	11.0	11.0	11.0	11.8	12.5	12.5	12.5	12.6	12.7	12.9

表 9－3－52　中国南方城市足月 SGA 新生儿上臂围纵向监测表

cm

监测时间	例数	平均值	标准差	最小值	最大值	修匀百分位数												
						P_3	P_5	P_{10}	P_{16}	P_{20}	P_{25}	P_{50}	P_{75}	P_{80}	P_{84}	P_{90}	P_{95}	P_{97}
出生后 3 天内	82	9.2	0.7	7.5	11.0	7.5	8.0	8.3	8.5	8.4	8.7	9.2	9.5	9.7	10.0	10.0	10.4	10.7
出生后 5～7 天	82	9.1	0.7	7.4	10.5	7.7	8.0	8.3	8.5	8.6	8.7	9.2	9.5	9.7	9.9	10.1	10.3	10.5
出生后 12～14 天	82	9.4	0.7	8.0	10.8	8.1	8.2	8.5	8.6	8.9	8.9	9.4	9.8	10.0	10.0	10.4	10.4	10.6
出生后 26～28 天	82	10.3	0.7	8.9	11.7	9.2	9.2	9.3	9.5	9.5	9.6	10.2	10.8	11.0	11.0	11.5	11.5	11.6
出生后 58～60 天	45	11.7	0.9	9.5	13.8	9.8	10.4	10.8	10.9	11.0	11.0	12.0	12.5	12.5	12.6	12.7	12.9	13.5

表 9－3－53　中国北方城市足月 SGA 新生儿上臂围纵向监测表

cm

监测时间	例数	平均值	标准差	最小值	最大值	修匀百分位数												
						P_3	P_5	P_{10}	P_{16}	P_{20}	P_{25}	P_{50}	P_{75}	P_{80}	P_{84}	P_{90}	P_{95}	P_{97}
出生后 3 天内	33	9.8	1.1	7.8	12.0	7.8	8.4	8.6	8.8	9.0	9.0	9.5	10.6	10.7	11.0	11.7	12.0	12.0
出生后 5～7 天	33	9.7	1.1	7.2	12.3	7.3	7.8	8.4	8.8	8.9	9.0	9.5	10.5	10.9	11.1	11.7	12.1	12.3
出生后 12～14 天	33	10.0	1.3	7.3	12.8	7.2	7.4	8.3	8.9	9.0	9.1	9.8	10.7	11.3	11.4	11.9	12.4	12.8
出生后 26～28 天	33	10.8	1.2	8.5	13.0	8.5	8.5	8.8	9.7	9.8	10.0	10.8	11.8	12.0	12.1	12.6	13.0	13.0
出生后 58～60 天	11	12.1	0.9	10.3	13.6	10.3	10.3	10.4	10.9	11.2	11.6	12.4	12.5	12.8	13.0	13.5	13.6	13.6

表 9－3－54　中国 12 城市初产足月 SGA 新生儿上臂围纵向监测表

cm

监测时间	例数	平均值	标准差	最小值	最大值	修匀百分位数												
						P_3	P_5	P_{10}	P_{16}	P_{20}	P_{25}	P_{50}	P_{75}	P_{80}	P_{84}	P_{90}	P_{95}	P_{97}
出生后 3 天内	113	9.4	0.9	7.5	12.0	7.6	8.0	8.5	8.5	8.7	8.9	9.3	9.7	10.0	10.0	10.5	11.0	11.7
出生后 5～7 天	113	9.3	0.9	7.2	12.3	7.7	8.0	8.4	8.5	8.7	8.8	9.3	9.8	9.9	10.1	10.4	11.1	11.7
出生后 12～14 天	113	9.6	0.9	7.3	12.8	7.9	8.2	8.5	8.7	8.9	8.9	9.4	10.0	10.2	10.4	10.6	11.4	11.8
出生后 26～28 天	113	10.4	0.9	8.5	13.0	8.7	9.2	9.4	9.5	9.5	9.8	10.3	11.0	11.4	11.5	11.7	12.1	12.6
出生后 58～60 天	56	11.8	0.9	9.5	13.8	10.1	10.3	10.8	11.0	11.0	11.0	12.0	12.5	12.5	12.7	12.8	13.1	13.7

表 9 - 3 - 55　中国 12 城市按胎龄分类 SGA 新生儿体重在不同时期积累增长值及定基增长速度

胎龄分类	例数 总例数	例数 监测至 2 个月数	出生体重 均值(SD)	累积增长均值(SD)(g) 3 天内	1 周	2 周	4 周	2 个月	定基增长速度(%) 3 天内	1 周	2 周	4 周	2 个月
早产	20	4	1764(245)	-66(87)	-45(126)	16(137)	482(383)	1926(423)	-3.74	-2.55	0.91	27.32	109.18
足月产	115	56	2558(210)	-28(74)	-9(127)	304(202)	904(298)	2105(403)	-1.09	-0.35	11.88	35.34	82.29
过期产	21	11	2690(159)	-49(78)	15(137)	303(179)	934(275)	2360(335)	-1.82	0.56	11.26	34.72	87.73

表 9 - 3 - 56　中国 12 城市按胎龄分类 SGA 新生儿体重在不同时期逐期增长值及环比增长速度

胎龄分类	例数 总例数	例数 监测至 2 个月数	出生体重 均值(SD)	逐期增长均值(SD)(g) 3 天内	1 周	2 周	4 周	2 个月	环比增长速度(%) 3 天内	1 周	2 周	4 周	2 个月
早产	20	4	1764(245)	-66(87)	21(113)	61(159)	466(309)	1444(378)	-3.74	1.24	3.55	28.18	64.29
足月产	115	58	2558(210)	-28(74)	19(107)	313(206)	600(223)	1201(368)	-1.09	0.75	12.28	20.96	34.69
过期产	21	11	2690(159)	-49(78)	64(149)	288(202)	631(241)	1426(247)	-1.82	2.42	10.65	21.08	30.35

表 9 - 3 - 57　中国 12 城市按胎龄分类 SGA 新生儿身长在不同时期积累增长值及定基增长速度

胎龄分类	例数 总例数	例数 监测至 2 个月数	3 天内 均值(SD)	累积增长均值(SD)(cm) 1 周	2 周	4 周	2 个月	定基增长速度(%) 1 周	2 周	4 周	2 个月
早产	20	4	42.0(2.3)	0.4(0.6)	1.4(0.9)	3.3(1.7)	9.2(1.9)	0.95	3.33	7.86	21.90
足月产	115	56	47.5(1.9)	0.5(0.6)	2.0(1.2)	4.1(1.4)	8.3(2.1)	1.05	4.21	8.63	17.47
过期产	21	11	48.6(1.1)	0.7(0.8)	1.9(0.9)	4.2(1.0)	8.4(1.8)	1.44	3.91	8.64	17.28

表 9 - 3 - 58　中国 12 城市按胎龄分类 SGA 新生儿身长在不同时期逐期增长值及环比增长速度

胎龄分类	例数		3 天内	逐期增长均值(SD)(cm)				环比增长速度(%)			
	总例数	监测至 2 个月数	均值(SD)	1 周	2 周	4 周	2 个月	1 周	2 周	4 周	2 个月
早产	20	4	42.0(2.3)	0.4(0.6)	1.0(0.9)	1.9(1.5)	5.9(1.6)	0.95	2.36	4.38	13.02
足月产	115	56	47.5(1.9)	0.5(0.6)	1.5(1.1)	2.1(0.9)	4.2(1.3)	1.05	3.13	4.24	8.14
过期产	21	11	48.6(1.1)	0.7(0.8)	1.2(0.9)	2.3(1.0)	4.2(1.6)	1.44	2.43	4.55	7.95

表 9 - 3 - 59　中国 12 城市按胎龄分类 SGA 新生儿顶臀长在不同时期累积增长值及定基增长速度

胎龄分类	例数		3 天内	累积增长均值(SD)(cm)				定基增长速度(%)			
	总例数	监测至 2 个月数	均值(SD)	1 周	2 周	4 周	2 个月	1 周	2 周	4 周	2 个月
早产	20	4	28.7(1.9)	0.0(0.6)	0.7(0.9)	1.8(1.0)	6.7(2.2)	0.00	2.44	6.27	23.34
足月产	115	56	32.0(1.5)	0.4(0.7)	1.3(1.1)	2.7(1.3)	5.5(1.4)	1.25	4.06	8.44	17.19
过期产	21	11	32.8(1.0)	0.5(0.7)	1.3(0.9)	2.6(1.1)	5.8(1.9)	1.52	3.96	7.93	17.68

表 9 - 3 - 60　中国 12 城市按胎龄分类 SGA 新生儿顶臀长在不同时期逐期增长值及环比增长速度

胎龄分类	例数		3 天内	逐期增长均值(SD)(cm)				环比增长速度(%)			
	总例数	监测至 2 个月数	均值(SD)	1 周	2 周	4 周	2 个月	1 周	2 周	4 周	2 个月
早产	20	4	28.7(1.9)	0.0(0.6)	0.7(0.9)	1.1(1.7)	4.9(1.4)	0.00	2.44	3.74	16.07
足月产	115	56	32.0(1.5)	0.4(0.7)	0.9(0.9)	1.4(0.9)	2.8(1.2)	1.25	2.78	4.20	8.07
过期产	21	11	32.8(1.0)	0.5(0.7)	0.8(0.8)	1.3(0.8)	3.2(1.3)	1.52	2.40	3.81	9.04

表 9-3-61　中国 12 城市按胎龄分类 LGA 新生儿头围在不同时期累积增长值及定基增长速度

胎龄分类	例数		3天内均值(SD)	累积增长均值(SD)(cm)				定基增长速度(%)			
	总例数	监测至2个月数		1周	2周	4周	2个月	1周	2周	4周	2个月
早产	20	4	29.7(1.8)	0.0(1.1)	0.6(1.1)	2.2(1.4)	5.4(1.4)	0.00	2.02	7.41	18.18
足月产	115	56	32.6(1.2)	0.2(0.4)	1.2(0.3)	2.6(0.9)	4.7(1.1)	0.61	3.68	7.98	14.42
过期产	21	11	32.9(1.3)	0.3(0.7)	1.3(1.1)	2.7(1.7)	5.4(1.8)	0.91	3.95	8.21	16.41

表 9-3-62　中国 12 城市按胎龄分类 SGA 新生儿头围在不同时期逐期增长值及环比增长速度

胎龄分类	例数		3天内均值(SD)	逐期增长均值(SD)(cm)				环比增长速度(%)			
	总例数	监测至2个月数		1周	2周	4周	2个月	1周	2周	4周	2个月
早产	20	4	29.7(1.8)	0.0(1.1)	0.6(0.6)	1.6(0.9)	3.2(0.8)	0.00	2.02	5.28	10.03
足月产	115	56	32.6(1.2)	0.2(0.4)	1.0(0.8)	1.4(0.6)	2.1(0.6)	0.61	3.05	4.14	5.97
过期产	21	11	32.9(1.3)	0.3(0.7)	1.0(1.0)	1.4(1.1)	2.7(0.9)	0.91	3.01	4.09	7.58

表 9-3-63　中国 12 城市按胎龄分类 SGA 新生儿胸围在不同时期累积增长值及定基增长速度

胎龄分类	例数		3天内均值(SD)	累积增长均值(SD)(cm)				定基增长速度(%)			
	总例数	监测至2个月数		1周	2周	4周	2个月	1周	2周	4周	2个月
早产	20	4	26.3(2.1)	-0.2(0.4)	0.7(1.1)	2.6(1.7)	6.7(1.4)	-0.76	2.66	9.89	25.48
足月产	115	56	30.6(1.4)	0.1(1.0)	1.0(1.1)	3.0(1.3)	6.1(1.5)	0.33	3.27	9.80	19.93
过期产	21	11	30.6(1.0)	0.4(0.7)	1.4(0.9)	3.5(1.6)	6.5(1.7)	1.31	4.58	11.44	21.24

表 9 - 3 - 64　中国 12 城市按胎龄分类 SGA 新生儿胸围在不同时期逐期增长值及环比增长速度

胎龄分类	例数		3 天内	逐期增长均值(SD)(cm)				环比增长速度(%)			
	总例数	监测至 2 个月数	均值(SD)	1 周	2 周	4 周	2 个月	1 周	2 周	4 周	2 个月
早产	20	4	26.3(2.1)	-0.2(0.4)	0.9(1.0)	1.9(1.0)	4.1(0.1)	-0.76	3.45	7.04	14.19
足月产	115	56	30.6(1.4)	0.1(1.0)	0.9(0.9)	2.0(1.1)	3.1(1.2)	0.33	2.93	6.33	9.23
过期产	21	11	30.6(1.0)	0.4(0.7)	1.0(0.6)	2.1(1.0)	3.0(1.4)	1.31	3.23	6.56	8.80

表 9 - 3 - 65　中国 12 城市按胎龄分类 LGA 新生儿上臂围在不同时期累积增长值及定基增长速度

胎龄分类	例数		3 天内	累积增长均值(SD)(cm)				定基增长速度(%)			
	总例数	监测至 2 个月数	均值(SD)	1 周	2 周	4 周	2 个月	1 周	2 周	4 周	2 个月
早产	20	4	7.4(0.6)	-0.3(0.4)	-0.1(0.4)	0.7(0.8)	3.2(0.8)	-4.05	-1.35	9.46	43.24
足月产	115	56	9.4(0.9)	-0.1(0.3)	0.2(0.5)	1.0(0.8)	2.4(0.9)	-1.06	2.13	10.64	25.53
过期产	21	11	9.6(1.0)	0.0(0.3)	0.2(0.5)	1.1(0.8)	2.6(1.1)	0.00	2.08	11.46	27.08

表 9 - 3 - 66　中国 12 城市按胎龄分类 SGA 新生儿上臂围在不同时期逐期增长值及环比增长速度

胎龄分类	例数		3 天内	逐期增长均值(SD)(cm)				环比增长速度(%)			
	总例数	监测至 2 个月数	均值(SD)	1 周	2 周	4 周	2 个月	1 周	2 周	4 周	2 个月
早产	20	4	7.4(0.6)	-0.3(0.4)	0.2(0.3)	0.8(0.6)	2.5(0.7)	-4.05	2.82	10.96	30.86
足月产	115	56	9.4(0.9)	-0.1(0.3)	0.3(0.5)	0.8(0.6)	1.4(0.6)	-1.06	3.23	8.33	13.46
过期产	21	11	9.6(1.0)	0.0(0.3)	0.2(0.5)	0.9(0.5)	1.5(0.6)	0.00	2.08	9.18	14.02

第十章 中国不同胎龄新生儿身体指数的研究

第一节 中国 15 城市胎龄 28～44 周新生儿体格发育资料综合评价[①]

一、前言

新生儿出生时的体重、身长、头围、胸围、顶臀长和上臂围六项形态指标（以下简称六项指标）可反映胎儿期发育水平。正常胎儿各形态指标间存在一定的比例关系，利用这种关系可评价胎儿发育是否匀称、正常。近年来我国各地对不同胎龄新生儿出生时体格测量结果屡有报道[1,2]，但对各指标间的相互关系报道甚少。为了解新生儿出生时六项指标间相互比例关系；综合评价胎儿生长发育是否正常提供科学数据；今后动态分析新生儿体格发育情况积累资料，现将 1986 年 2 月至 1987 年 5 月我国 15 城市 24150 例正常新生儿出生时六项指标测量结果进行综合分析。

本文主要利用体重、身长与其他几项指标间的关系和有关身体指数的均值，对我国 15 城市不同胎龄新生儿出生时生长发育现状进行分析，希望能为儿童保健工作者提供一个更为合理的评价新生儿体格发育的参考数据。现将结果报告如下。

二、对象与方法

测量对象、方法及六项指标的原始测量数据详见《我国十五城市不同胎龄新生儿体格发育调查研究》一文[2]。

资料用 IBM-PC 兼容机进行处理，采用矩法对各胎龄组新生儿的六项指标进行正态性检验[3]，各指标均呈正态分布，利用离差法、相关分析法计算出按体重的身长和按身长的体重各项指标同时也计算出有关身体指数[4,5]。

为确保资料可靠，对测量人员进行统一培训，对上机数据进行三级审核。

三、结果与分析

24150 例新生儿中，男 12621、女 11529，性别比为 1.09：1；北方城市为 12170 例，南方城市为 11980 例。

---

①国家自然科学基金资助项目（项目编号：3860616），"七五"国家医学重点科技攻关项目（专题合同号：75-65-02-23）。本文发表于《新生儿科杂志》1989 年 4 卷第 3 期，第 97～100 页。

（一）新生儿出生时体重与身长、头围、胸围和上臂围间的径线关系

体重是反映新生儿生长发育的重要指标，其数值大小可说明机体在量方面的发育情况。由于新生儿体重变异大，本文将收集到的资料按体重大小分成17组（其中3例小于1200g者并入1200g组）计算其相应身长、头围、胸围和上臂围，同时计算体重与该四项指标的相关系数 R，以了解其相互关系，见表10-1-1。

表10-1-1显示体重与四项指标均呈相关关系，从分组统计结果来看体重每增重200g，身长等四项指标分别平均增大0.9cm、0.6cm、0.8cm 和 0.4cm，经 u 检验各组之间（除外4400g和4600g组的身长和头围）差别均有显著性（$P<0.01$）。其中体重在3000g以上者径线增加不如3000g以下者显著（$P<0.01$）。

对相关系数 R 值进行相关系数的 x^2 检验和 u 检验[6]，各相关系数差别有显著性（$P<0.01$）。由 R 值大小看胸围对体重的影响较大，其次为身长、头围和上臂围。

体重与身长等项径线关系是男女差别不显著（$P>0.05$）。

（二）新生儿出生时身长与体重、头围、胸围和上臂围间径线关系

在生长发育过程中，身长是反映个体发育状况的一个较稳定的指标。本文将收集到的资料按其身长大小共分12组，计算其相应体重、头围、胸围和上臂围数值和相关系数 R 值，见表10-1-2。

表 10-1-1　　　　中国 15 城市不同体重新生儿的身长、头围、胸围、上臂围值　　　　cm

体重（g）	例数	身　长		头　围		胸　围		上　臂　围	
		$\overline{X}$	S	$\overline{X}$	S	$\overline{X}$	S	$\overline{X}$	S
1200～	58	39.30	2.56	26.83	1.57	23.51	2.02	6.66	0.58
1400～	56	41.09	1.77	28.21	1.25	25.64	2.54	7.30	0.63
1600～	87	41.72	1.80	29.09	1.44	26.30	1.61	7.70	0.68
1800～	136	43.37	1.76	29.66	1.20	26.90	1.42	8.05	0.58
2000～	222	44.91	1.77	30.08	1.09	28.28	1.39	8.57	0.64
2200～	404	46.12	1.56	31.61	1.07	29.11	1.30	8.94	0.62
2400～	1006	47.17	1.41	32.24	1.05	30.04	1.14	9.31	0.63
2600～	2000	47.99	1.34	32.71	0.94	30.81	1.04	9.67	0.59
2800～	3272	48.80	1.30	33.15	0.98	31.48	0.97	9.98	0.61
3000～	4696	49.59	1.25	33.61	0.93	32.18	0.96	10.29	0.60
3200～	4522	50.21	1.23	34.00	0.89	32.75	0.95	10.57	0.60
3400～	3513	50.79	1.28	34.39	0.90	33.29	0.94	10.87	0.62
3600～	2179	51.36	1.26	34.71	0.90	33.81	1.06	11.15	0.66
3800～	1148	51.87	1.43	35.01	0.94	34.35	1.05	11.42	0.70
4000～	529	52.43	1.44	35.49	0.92	34.86	0.99	11.75	0.67
4200～	203	53.04	1.53	35.87	0.89	35.60	1.14	12.06	0.70
4400～	70	53.47	1.44	36.12	1.08	35.89	1.23	12.36	0.69
4600～	49	53.48	1.77	36.41	1.06	36.71	1.53	12.56	0.86
R		0.7826		0.7749		0.8325		0.7629	

表 10 - 1 - 2　　中国 15 城市不同身长新生儿的体重、头围、胸围和上臂围值

身长 (cm)	例数	体重 (g)		头围 (cm)		胸围 (cm)		上臂围 (cm)	
		$\overline{X}$	S	$\overline{X}$	S	$\overline{X}$	S	$\overline{X}$	S
<37	10	1144.5	203.1	25.2	0.9	20.8	1.3	5.9	0.2
37~	28	1225.7	210.7	27.4	2.1	23.5	2.7	6.7	0.8
39~	72	1576.6	253.1	28.4	1.6	25.5	2.2	7.6	0.7
41~	129	1785.4	308.3	29.1	1.4	26.5	1.8	7.9	0.9
43~	285	2101.3	312.3	30.6	1.4	28.1	1.9	8.5	0.8
45~	1346	2560.3	299.8	32.1	1.2	30.1	1.5	9.4	0.8
47~	5118	2903.0	275.6	33.1	1.0	31.5	1.3	10.0	0.8
49~	10105	3213.2	289.1	33.9	1.0	32.5	1.3	10.5	0.8
51~	5779	3497.5	313.9	34.5	1.1	33.4	1.3	10.9	0.8
53~	1144	3785.9	370.1	35.0	1.3	34.2	1.4	11.2	0.8
55~	125	3988.3	413.8	35.4	1.3	34.7	1.6	11.6	1.0
57~	9	4201.6	439.7	36.0	1.3	35.6	2.2	12.0	1.0
R		0.7826		0.6697		0.7049		0.5999	

　　从分组统计结果来看身长与体重、头围、胸围和上臂围呈正相关，经 u 检验各组之间（<37cm 和>55cm 组除外）均有显著性（$P<0.01$）。身长每增加 2cm，体重、头围、胸围和上臂围平均增大 298g、0.8cm、1.2cm、0.5cm，其中身长大于 47cm 各组四项指标增加数量较大（$P<0.01$）。对相关系数进行显著性检验，差别有显著性（$P<0.01$），表示身长与体重的关系最密切。男女性别间差别无显著性意义（$P>0.05$）。

　　（三）评价体验发育的有关身体指数[7,8]

　　身体指数，亦称派生指标，它是由原始的形态指标用数学方法计算而得。其目的是了解人体各部分之间的比例关系。反映人体的生理变化规律和实际情况，是一种综合评价指标，见表 10 - 1 - 3。

　　1. 身长、体重指数　此项指数又称克托莱指数。表示每厘米身长的体重，反映人体的充实度和体格状况，作为一个相对体重来反映新生儿的营养状况和生长发育的关系。妊娠 33~41 周的胎儿随着胎龄的增加该指数由 47 增至 66，经 u 检验各组间差别有显著性（$P<0.01$）。不同胎龄组各指数的具体数据见本章第二节表 10 - 2 - 1。

　　2. 头围/胸围比值　该比值可看出大脑与胸腔内脏器官的发育关系。该比值在胎龄由 35~41 周随胎龄的增加而减小，经 u 检验各组之间差别有显著性（$P<0.01$）。而胎龄<35 周或>42 周随着胎龄的增加该比值变化不大（$P>0.05$），说明小于妊娠 35 周时胎儿头围生长速度较快，妊娠 35 周后胸围的生长增加较快；而妊娠 42 周后胎儿头围与胸围生长速度相对稳定。不同胎龄组各指数的具体数据见本章第二节表 10 - 2 - 1。

　　3. 身长胸围指数、身长顶臀长指数　身长胸围指数表示胸部发育程度的体格体型指数，反映胸围与身长间的比例关系，与小儿的胸廓发育和皮下脂肪量有关。身长顶臀长指数又称身高与坐高指数有助于分析下肢与躯干的结构情况，判断其体型属长躯干型，还是长下肢型。

表 10 - 1 - 3　　　　　　中国 15 城市不同胎龄新生儿有关身体指数

胎龄（周）	例　　数	身长胸围指数		身长顶臀长指数	
		$\overline{X}$	S	$\overline{X}$	S
28～	41	60	4	68	4
29～	35	61	6	65	4
30～	45	62	6	66	3
31～	51	64	5	66	4
32～	85	64	3	66	2
33～	131	64	3	66	3
34～	178	64	3	67	3
35～	309	64	3	67	2
36～	627	64	3	67	2
37～	1273	65	3	67	2
38～	3130	65	3	67	2
39～	5663	65	3	67	2
40～	6490	65	3	67	2
41～	3615	65	3	67	2
42～	1762	65	3	67	2
43～	507	65	3	67	2
44～	208	65	2	67	1
合计	24150	65	3	67	2

四、小结

新生儿出生时六项指标间有密切关系，因此仅用单项指标来评价新生儿体格发育正常与否是不够的。应将各项指标结合起来用综合分析的方法，才能全面衡量新生儿体格发育是否正常与匀称。本文为全面评价新生儿体格发育提供了我国的参考指标。

参考文献

[1] 张宝林，等. 中华儿科杂志，1986，24：21
[2] 张宝林，等. 中华儿科杂志，1988，26：206
[3] 杨树勤. 卫生统计学. 北京：人民卫生出版社，1986，56 - 57，103 - 111
[4] 田凤调，等. 卫生研究，1982，11：2
[5] 雷振英，等. 卫生研究，1983，12：2
[6] 中国医学百科全书医学统计学. 上海：上海科学技术出版社，1985：154 - 156
[7] 饶安玲，等. 中国九市儿童青少年体格发育调查研究资料汇编. 1985：20 - 24
[8] 张晓征，等. 中国九城市儿童青少年体格发育调查研究资料汇编. 1986：177 - 179

（张丽辉　张宝林　孟庆和　马骏整理）

第二节　中国 15 城市不同胎龄新生儿身体指数的研究[①]

一、前言

　　研究新生儿生长发育以及如何正确评价和准确掌握其发育规律和特点，是国内外学者普遍关注的问题，并为此做了大量的研究。体格发育是衡量个体或群体新生儿健康状况的极好的指标。在 WHO 推荐下，很多国家将体重作为临床患儿的监测、群体或个体儿童的营养、健康状况评价的最重要指标之一。我国已制订新生儿体格发育单项指标的横向性与纵向性发育的优生标准[1~2]。但是，单项体重仅能回答质量，身长仅能回答个子高矮，而欲制订新生儿全身营养状况、各部分发育比例、新生儿体型及发育的均匀度等既健又美的标准，就必须将多项指标综合一起进行评价，才能得出正确结论。综合评价是对一个复杂系统的多个指标进行总体及全面评价的特殊方法[3]，它不等于多个指标的简单相加，而是在掌握有关专业知识的基础上，将有关因素的信息集中（包括横向的与纵向的），依其内在联系进行科学加工、分析与组合，制订出恰当的多指标综合评价指数公式与模型。我国对小儿生长发育的综合评价大约始于 20 世纪 50 年代[4]，80 年代对足月（不分胎龄）初生儿六项指数进行过研究[5]。但对不同胎龄新生儿体格发育的综合评价工作直到 80 年代，由中国 15 城市新生儿体格发育协作组进行了初步探索性研究，包括克托莱（Quetelet）指数、身长胸围指数、身长顶臀长指数及头围胸围比值四项研究[6]。这是目前国内关于不同胎龄新生儿综合评价较全面的研究资料。国外对指数法评价新生儿体格发育的研究虽较多，但调查范围小，例数少，且常只研究某一个指数的正常参考值及其变化规律。本文根据 1986 年 2 月至 1987 年 5 月我国 15 城市 24150例正常新生儿体格发育横向研究资料，对我国不同胎龄新生儿身体形态指数进行研究和分析，并建立我国不同胎龄新生儿身体指数的正常范围及综合评价标准。在上述国内研究的基础上，增加了考普（Kaup）指数、劳雷尔（Rohrer）指数、利比（Livi）指数、艾里斯曼（Elisma）指数、勃洛克（Polock）指数和身体/头围七项研究。同时对克托莱指数、身长胸围指数和头围/胸围的内容加以补充，以便进一步了解常用身体指数的性质、特点和规律，初步探讨指数法在新生儿体格发育评价中的应用，并制订出我国不同胎龄新生儿身体指数的评价标准，即综合评价的优生标准，既健又美的发育标准。至今国内外对 28~44 周不同胎龄新生儿尚未见如此详细全面的报道。现将结果报告分析如下。

---

　　①本节内容曾分别发表在《中华医学杂志》1997 年 77 卷第 7 期，第 548~549 页；《新生儿科杂志》1998 年 13 卷第 3 期，第 105~106 页；《武警医学》2000 年 11 卷第 10 期，第 588~590 页。本项研究（中国不同胎龄新生儿十项身体指数的研究）曾获中国人民武装警察部队科学技术进步二等奖。

二、对象与方法

（一）对象

中国 15 城市胎龄 28～44 周的单胎、正常活产儿 24150 例列为研究对象[1]。有下列情况之一者，不作为调查对象：①末次月经周期不确切。②怀孕前半年内曾服过避孕药。③月经周期经常在 25 天以下，35 天以上者。④新生儿有畸形影响测量结果者。⑤母孕期患有下列疾病者：糖尿病，甲状腺功能亢进症，中、重度妊娠期高血压疾病，心、肾功能不全，血红蛋白低于 70 g/L，慢性高血压等。⑥孕期连续应用肾上腺皮质激素或其他免疫抑制剂 1 个月以上者。⑦母亲身高在 120cm 以下者。

（二）方法

1. 测量方法　按照科研协作组制订的统一标准及方法，组织学习后进行工作。测体重于生后 1 小时内完成，其他指标于生后 24～48 小时内完成，并于 48～72 小时复测。测体重用统一型号的杠杆秤（最小分度为 5g）或电子秤（两秤同时送计量部门鉴定合格）。测身长用标准量床，测体围用统一标准的软尺（最小分度为 1mm）。测量人员基本固定。

2. 统计方法及标准选择　选取身体发育指数有关的体重（body weight，BW）、身长（body length，BL）、头围（head circumference，HC）和胸围（chest circumference，CC）四项，用计算机进行下列指数计算：

（1）克托莱指数（Quetelet index，QI）：$\dfrac{BW\ (kg)}{BL\ (cm)}\times 10^3$。是由 Quetelet 18 世纪提出并命名。作为一个相对体重来反应机体组织的密度和充实度[7]。其含义是每厘米身长的体重。

（2）考普指数（Kaup index，KI）：$\dfrac{BW\ (kg)}{BL\ (cm)^2}\times 10^4$。是 1921 年由 Kaup 提出的、又经 Davenport 等人修改后沿用下来。也有人称其为 Kaup-Davenport 指数[8]。表示单位面积中所含的体重数。

（3）劳雷尔指数（Rohrer index，RI）：$\dfrac{BW\ (g)}{BL\ (cm)^3}\times 100$。是 1921 年由 Rohrer 提出并命名[9]。实际含义为每立方体积的相对质量，表示了肌肉、骨骼、内脏器官及组织的发育状态，作为充实或营养指数而被广泛应用[10～18]。

（4）身长胸围指数（body length-chest circumference index，BCI）：$\dfrac{CC\ (cm)}{BL\ (cm)}\times 100$。通过胸围与身长的比例关系，反映胸廓的发育情况，借以说明人体的体格和体型特点[19]。

（5）维尔维克指数（Ververck index，VI）：$\dfrac{BW\ (kg)+CC\ (cm)}{BL\ (cm)}\times 100$。是 1920 年由 Ververck 首先提出的[20]，主要反映人体的长、宽、厚度和密度。实际含义是每厘米身长中所包含的质量和围度之和。还与心、肺呼吸功能有密切的关系，不仅是一个营养指数，而且在反映体格体质上也是一个很好的指标。

（6）利比指数（Livi index，LI）：$\dfrac{\sqrt[3]{\text{BW(kg)}}}{\text{BL(cm)}}\times10^{3}$。这是意大利军医 Livi 于 1866 年提出的，属于阐明体重与身长比例关系的一类指数，借以说明人体的体格的充实或营养状况[21,22]。

（7）艾里斯曼指数（Elisma index，EI）：$\text{CC（cm）}-\dfrac{\text{BL（cm）}}{2}$。表示胸廓的大小与身长的关系，反映胸廓发育状况，借以说明人体的体格或体型特点[22]。

（8）勃洛克指数（Polock index，PI）：$\text{BW（g）}-\text{BL（cm）}+100$。是苏联学者 Bpok 作为计算标准体重，用以评价肥胖程度而提出来的。亦反映体重与身长的关系，且主要随体重的增加而变化，表示人体的营养状况[19,22]。

（9）头围/胸围比值：HC/CC。反映大脑与胸腔内脏器官的发育关系[6]。

（10）身长/头围比值：BL/HC。通过身长与头围的比例关系，反映大脑的发育与整体身长的发育状况及匀称性[16]。

统计学方法：各指数不同胎龄之间比较用方差分析，各指数男女之间比较用 t 检验。

3. 工具

（1）中国统计软件包：华西医科大学，1992 年。

（2）计算机：①AST PremiumⅡ386X/20 虹志（电脑）有限公司，②EMC486。

（3）作图软件：Excel 5.0 1994。

三、结果分析

（一）QI

1. 不同胎龄（gestational age，GA）新生儿 QI 均值、百分位数及变化规律　见表 10-2-1 及图 10-2-1，由此可见 QI 随胎龄增加而增大。其中妊娠 32～42 周该指数由 45.02 增至 66.67。经方差分析，各组间差异有显著意义（$P<0.01$，其中妊娠 41 周与 42 周 $P<0.05$）。说明随胎龄的增加，不仅总体重和身长在增加，每厘米身长的相对质量也增加，即人体充实度和密度增大。胎龄小于 32 周各组间差异无显著意义，而胎龄大于 42 周的过期儿 QI 随胎龄增加似乎有下降趋势（$P>0.05$）。

表 10-2-1　　　　　中国 15 城市不同胎龄新生儿 Quetelet 指数表

胎龄	例数	平均值	标准差	修匀百分位数								
GA	N	$\overline{X}$	SD	P_3	P_{10}	P_{20}	P_{25}	P_{50}	P_{75}	P_{80}	P_{90}	P_{97}
28	41	34.58	6.21	23.33	26.70	28.09	28.92	34.33	39.47	39.98	43.53	47.61
29	35	35.86	6.86	24.60	28.32	30.23	31.27	36.56	41.97	43.18	47.36	52.34
30	45	40.61	7.38	24.48	30.49	32.80	33.98	39.13	44.67	46.37	50.91	56.45
31	51	44.20	8.99	28.87	33.10	35.69	36.96	41.94	47.50	49.50	54.20	60.00
32	85	45.02	8.08	31.65	36.03	38.82	40.12	44.92	50.42	52.55	57.23	63.07
33	131	47.70	7.66	34.69	39.18	42.08	43.38	47.99	53.35	55.49	60.00	65.69

续表

胎龄 GA	例数 N	平均值 $\overline{X}$	标准差 SD	修匀百分位数								
				P_3	P_{10}	P_{20}	P_{25}	P_{50}	P_{75}	P_{80}	P_{90}	P_{97}
34	178	51.50	7.83	37.90	42.43	45.38	46.63	51.07	56.25	58.28	62.52	67.93
35	309	54.69	6.94	41.14	45.67	48.61	49.81	54.07	59.04	60.89	64.81	69.84
36	627	56.77	6.61	44.30	48.80	51.68	52.80	56.93	61.67	63.30	66.86	71.50
37	1273	60.09	6.16	47.27	51.69	54.49	55.54	59.55	64.08	65.48	68.69	72.94
38	3130	62.54	6.29	49.93	54.24	56.94	57.93	61.85	66.20	67.39	70.29	74.25
39	5663	64.18	6.21	52.17	56.34	58.94	59.87	63.77	67.99	69.00	71.69	75.46
40	6490	65.21	6.43	53.86	57.87	60.38	61.29	65.21	69.37	70.29	72.88	76.64
41	3615	66.13	6.56	54.89	58.73	61.18	62.08	66.10	70.29	71.22	73.88	77.86
42	1762	66.67	6.75	55.15	58.80	61.22	62.18	66.36	70.69	71.76	74.68	79.16
43	507	66.37	7.31	54.51	57.98	60.42	61.47	65.91	70.50	71.89	75.31	80.61
44	208	65.34	6.84	52.87	56.14	58.67	59.89	64.67	69.67	71.56	75.75	82.26

注：胎龄单位均为周。

2. 按胎龄分类 QI 的正常参考值 将新生儿按胎龄分为早产儿、足月产儿及过期产儿（以下简称早、足、过），其 QI 的正常参考均值及百分位数见表 10-2-2。QI 随发育的逐渐成熟而增加，经方差分析各组间差异有显著意义（$P<0.01$）。

表 10-2-2　　　　　　　中国 15 城市按胎龄分类新生儿 Quetelet 指数表

胎龄 分类	例数 N	平均值 $\overline{X}$	标准差 SD	百分位数								
				P_3	P_{10}	P_{20}	P_{25}	P_{50}	P_{75}	P_{80}	P_{90}	P_{97}
早产儿	1502	52.26	9.28	31.95	39.38	44.70	46.55	53.13	58.82	59.81	63.14	67.51
足月产儿	20171	64.33	6.54	52.34	56.25	58.99	60.00	64.08	68.52	69.70	72.67	77.22
过期产儿	2477	66.49	6.88	54.09	58.24	60.81	62.00	66.04	70.67	71.90	75.27	80.51

3. QI 的性别差异 QI 男、女间变化规律及正常参考值见表 10-2-3、表 10-2-4 及图 10-2-2。男、女 QI 早、足、过比较，均为男＞女，详见表 10-2-41。足月儿及过期儿男女间差异有显著意义（$P<0.01$）。

表 10-2-3　　　　　　　中国 15 城市不同胎龄男新生儿 QI 指数表

胎龄 GA	例数 N	平均值 $\overline{X}$	标准差 SD	修匀百分位数								
				P_3	P_{10}	P_{20}	P_{25}	P_{50}	P_{75}	P_{80}	P_{90}	P_{97}
28	24	36.18	5.25	26.09	27.13	30.72	31.77	35.52	39.85	40.35	43.32	46.18
29	15	35.81	6.54	26.53	28.26	31.99	33.08	37.02	41.92	42.93	47.38	51.72
30	25	41.00	6.71	27.79	30.11	33.89	34.98	39.56	44.33	45.69	51.08	56.43
31	24	44.27	8.76	29.72	32.53	36.30	37.38	42.15	47.02	48.59	54.44	60.38
32	48	44.32	8.39	32.18	35.41	39.08	40.14	44.99	49.89	51.55	57.49	63.67

续表

胎龄 GA	例数 N	平均值 $\overline{X}$	标准差 SD	修匀百分位数								
				P_3	P_{10}	P_{20}	P_{25}	P_{50}	P_{75}	P_{80}	P_{90}	P_{97}
33	79	47.60	7.09	35.03	38.60	42.13	43.17	48.01	52.88	54.53	60.25	66.39
34	97	51.57	8.46	38.14	41.98	45.33	46.34	51.10	55.90	57.48	62.74	68.63
35	200	54.85	6.79	41.37	45.42	48.56	49.55	54.17	58.87	60.34	64.99	70.48
36	359	56.95	6.83	44.58	48.78	51.69	52.67	57.13	61.72	63.05	67.03	72.03
37	730	60.51	6.17	47.63	51.94	54.62	55.60	59.89	64.37	65.56	68.87	73.37
38	1723	63.09	6.20	50.38	54.76	57.22	58.23	62.35	66.73	67.81	70.54	74.59
39	3023	64.79	6.21	52.70	57.12	59.37	60.43	64.44	68.74	69.75	72.07	75.78
40	3265	65.87	6.35	54.45	58.88	60.96	62.11	66.04	70.31	71.32	73.48	77.03
41	1756	66.90	6.63	55.49	59.92	61.87	63.13	67.08	71.37	72.47	74.79	78.43
42	895	67.16	7.01	55.67	60.09	61.97	63.40	67.42	71.87	73.15	76.03	80.07
43	263	67.15	7.55	54.88	59.28	61.15	62.80	67.09	71.61	73.29	77.22	82.04
44	95	67.06	7.04	52.95	57.35	59.30	61.21	65.88	70.65	72.84	78.38	84.43

表 10 - 2 - 4　　　　中国 15 城市不同胎龄女新生儿 QI 指数表

胎龄 GA	例数 N	平均值 $\overline{X}$	标准差 SD	修匀百分位数								
				P_3	P_{10}	P_{20}	P_{25}	P_{50}	P_{75}	P_{80}	P_{90}	P_{97}
28	27	32.31	6.89	21.69	21.79	28.09	28.92	32.41	39.01	40.69	44.08	49.03
29	20	35.90	7.25	25.14	26.04	30.23	31.27	35.24	42.24	44.17	47.93	52.74
30	20	40.13	8.29	28.41	30.03	32.80	33.98	38.26	45.40	47.49	51.40	56.20
31	27	44.14	9.37	31.50	33.76	35.69	36.96	41.39	48.48	50.63	54.67	59.40
32	37	45.94	7.69	34.41	37.22	38.82	40.12	44.57	51.45	53.59	57.60	62.34
33	52	47.85	8.53	37.14	40.43	42.08	43.38	47.74	54.29	56.36	60.24	65.03
34	81	51.41	7.06	39.70	43.27	45.38	46.63	50.84	56.96	58.91	62.61	67.46
35	109	54.38	7.23	42.07	46.06	48.61	49.81	53.80	59.45	61.24	64.75	69.64
36	268	56.54	6.30	44.27	48.48	51.68	52.80	56.56	61.71	63.34	66.64	71.55
37	543	59.54	6.10	46.29	50.64	54.49	55.54	59.06	63.75	65.20	68.30	73.21
38	1407	61.88	6.34	48.13	52.54	56.94	57.93	61.24	65.51	66.80	69.74	74.62
39	2640	63.36	6.12	49.79	54.18	58.94	59.87	63.02	66.97	68.12	70.99	75.77
40	3225	64.54	6.45	51.27	55.55	60.38	61.29	64.35	68.11	69.17	72.05	76.66
41	1859	65.41	6.40	52.57	56.67	61.12	62.08	65.17	68.91	69.93	72.93	77.29
42	867	66.16	6.43	53.70	57.53	61.22	62.18	65.41	69.33	70.38	73.66	77.67
43	244	65.52	6.97	54.64	58.12	60.42	61.47	65.01	69.35	70.52	74.24	77.79
44	113	63.89	6.35	55.41	58.45	58.67	59.89	63.91	68.94	70.32	74.68	77.66

（二）KI

1. 不同胎龄 KI 均值、百分位数及变化规律　　见表 10‐2‐5 及图 10‐2‐3。KI 的变化规律与 QI 相似，即随胎龄增加而增大。其中妊娠 32～42 周 KI 值由 10.33 逐渐增大至 13.16（各组间 $P<0.01$，妊娠 41 周与 42 周 $P<0.05$），胎龄小于 32 周及胎龄大于 42 周各组间差异无显著意义（$P>0.05$）。

表 10‐2‐5　　　　　　　　　中国 15 城市不同胎龄新生儿 Kaup 指数表

胎龄 GA	例数 N	平均值 $\overline{X}$	标准差 SD	修匀百分位数								
				P_3	P_{10}	P_{20}	P_{25}	P_{50}	P_{75}	P_{80}	P_{90}	P_{97}
28	41	8.64	1.33	5.54	6.74	7.26	7.59	8.48	9.62	9.92	10.58	11.71
29	35	8.75	1.47	6.01	7.19	7.72	8.03	8.90	10.08	10.37	11.06	12.17
30	45	9.66	1.46	6.52	7.66	8.20	8.49	9.34	10.52	10.80	11.51	12.60
31	51	10.11	1.64	7.06	8.16	8.69	8.97	9.80	10.95	11.22	11.93	13.00
32	85	10.33	1.58	7.61	8.66	9.19	9.46	10.26	11.37	11.63	12.32	13.37
33	131	10.71	1.44	8.17	9.16	9.66	9.94	10.71	11.77	12.01	12.68	13.71
34	178	11.25	1.38	8.72	9.65	10.17	10.41	11.15	12.14	12.37	13.01	14.02
35	309	11.71	1.21	9.25	10.11	10.63	10.84	11.57	12.49	12.71	13.32	14.29
36	627	11.93	1.15	9.73	10.54	11.05	11.25	11.96	12.80	13.01	13.59	14.54
37	1273	12.38	1.10	10.17	10.93	11.42	11.61	12.30	13.09	13.29	13.84	14.76
38	3130	12.69	1.13	10.55	11.25	11.74	11.91	12.60	13.33	13.52	14.05	14.94
39	5663	12.88	1.11	10.84	11.51	11.99	12.15	12.84	13.53	13.72	14.24	15.10
40	6490	12.99	1.13	11.04	11.68	12.16	12.32	13.01	13.69	13.87	14.40	15.23
41	3615	13.08	1.16	11.14	11.77	12.25	12.40	13.11	13.80	13.98	14.53	15.32
42	1762	13.16	1.18	11.12	11.75	12.24	12.39	13.12	13.85	14.04	14.62	15.38
43	507	13.13	1.26	10.96	11.62	12.14	12.27	13.03	13.85	14.04	14.69	15.42
44	208	12.94	1.19	10.66	11.36	11.88	12.04	12.84	13.79	14.00	14.73	15.42

2. 按胎龄分类 KI 的正常参考值　　见表 10‐2‐6。早、足、过 KI 值分别为 11.31、12.89、13.13（$P<0.01$），随发育的逐渐成熟而增加。

表 10‐2‐6　　　　　　　　　中国 15 城市按胎龄分类新生儿 Kaup 指数表

胎龄 分类	例数 N	平均值 $\overline{X}$	标准差 SD	百分位数								
				P_3	P_{10}	P_{20}	P_{25}	P_{50}	P_{75}	P_{80}	P_{90}	P_{97}
早产儿	1502	11.31	1.55	8.00	9.27	10.12	10.46	11.41	12.31	12.55	13.08	13.92
足月产儿	20171	12.89	1.24	10.83	11.50	11.97	12.14	12.85	13.60	13.81	14.35	15.16
过期产儿	2477	13.13	1.20	10.94	11.65	12.19	12.36	13.10	13.87	14.07	14.66	15.57

3. 性别差异 KI 男、女间变化规律见表 10-2-7、表 10-2-8 及图 10-2-4。KI 的性别差异同 QI。早、足、过均为男＞女。但早产儿男女性别差异无显著意义（$P >$ 0.05），详见表 10-2-41。

表 10-2-7　　　　　　　中国 15 城市不同胎龄男新生儿 Kaup 指数表

胎龄	例数	平均值	标准差	修匀百分位数								
GA	N	$\overline{X}$	SD	P_3	P_{10}	P_{20}	P_{25}	P_{50}	P_{75}	P_{80}	P_{90}	P_{97}
28	24	8.97	1.16	5.97	7.00	7.71	7.76	8.72	9.74	9.91	10.55	10.84
29	15	8.65	1.44	6.31	7.28	8.03	8.14	9.05	10.13	10.37	11.02	11.79
30	25	9.73	1.26	6.72	7.64	8.41	8.56	9.42	10.53	10.82	11.45	12.55
31	24	10.24	1.67	7.19	8.06	8.83	9.00	9.83	10.93	11.24	11.89	13.17
32	48	10.30	1.69	7.69	8.53	9.27	9.46	10.25	11.33	11.65	12.28	13.65
33	79	10.65	1.35	8.22	9.02	9.72	9.92	10.68	11.72	12.03	12.65	14.01
34	97	11.24	1.54	8.76	9.53	10.17	10.37	11.11	12.09	12.38	12.99	14.28
35	200	11.70	1.12	9.28	10.02	10.61	10.81	11.53	12.45	12.71	13.30	14.48
36	359	11.94	1.20	9.77	10.49	11.02	11.22	11.93	12.78	13.01	13.58	14.62
37	730	12.39	1.09	10.22	10.92	11.40	11.59	12.29	13.09	13.28	13.84	14.73
38	1723	12.72	1.11	10.61	11.28	11.73	11.91	12.61	13.35	13.52	14.07	14.82
39	3023	12.92	1.10	10.91	11.57	12.00	12.17	12.87	13.58	13.73	14.27	14.91
40	3265	13.03	1.11	11.12	11.76	12.19	12.36	13.07	13.75	13.91	14.45	15.03
41	1756	13.15	1.16	11.21	11.84	12.30	12.46	13.19	13.88	14.05	14.60	15.19
42	895	13.18	1.21	11.18	11.78	12.30	12.47	13.23	13.94	14.15	14.72	15.41
43	263	13.22	1.30	10.99	11.58	12.20	12.37	13.17	13.94	14.21	14.81	15.71
44	95	13.12	1.20	10.64	11.21	11.97	12.16	13.00	13.88	14.24	14.88	16.12

表 10-2-8　　　　　　　中国 15 城市不同胎龄女新生儿 Kaup 指数表

胎龄	例数	平均值	标准差	修匀百分位数								
GA	N	$\overline{X}$	SD	P_3	P_{10}	P_{20}	P_{25}	P_{50}	P_{75}	P_{80}	P_{90}	P_{97}
28	17	8.17	1.43	5.41	6.66	6.60	6.76	8.19	9.66	9.98	10.47	11.15
29	20	8.82	1.53	6.10	7.03	7.31	7.49	8.74	10.15	10.45	11.01	12.08
30	20	9.59	1.72	6.75	7.51	7.98	8.19	9.28	10.63	10.90	11.50	12.83
31	27	10.00	1.65	7.35	8.01	8.61	8.83	9.80	11.07	11.32	11.95	13.43
32	37	10.37	1.44	7.90	8.53	9.21	9.43	10.30	11.49	11.72	12.36	13.88
33	52	10.80	1.58	8.41	9.04	9.76	9.99	10.78	11.87	12.09	12.73	14.22
34	81	11.27	1.17	8.87	9.54	10.26	10.48	11.23	12.23	12.99	13.06	14.46

续表

胎龄	例数	平均值	标准差	修匀百分位数								
GA	N	$\overline{X}$	SD	P₃	P₁₀	P₂₀	P₂₅	P₅₀	P₇₅	P₈₀	P₉₀	P₉₇
35	109	11.73	1.36	9.29	10.02	10.71	10.93	11.64	12.55	12.75	13.35	14.62
36	268	11.91	1.08	9.66	10.47	11.11	11.32	12.00	12.84	13.03	13.61	14.72
37	543	12.36	1.10	9.99	10.86	11.44	11.64	12.32	13.10	13.28	13.83	14.78
38	1407	12.65	1.16	10.27	11.20	11.72	11.91	12.59	13.31	13.50	14.03	14.82
39	2640	12.83	1.12	10.50	11.47	11.93	12.11	12.79	13.49	13.67	14.19	14.86
40	3225	12.96	1.15	10.70	11.65	12.08	12.24	12.93	13.63	13.81	14.33	14.91
41	1859	13.02	1.16	10.84	11.75	12.15	12.31	13.00	13.73	13.91	14.43	15.00
42	867	13.14	1.15	10.94	11.73	12.14	12.30	13.00	13.78	13.96	14.52	15.15
43	244	13.04	1.22	10.99	11.60	12.06	12.22	12.91	13.79	13.97	14.58	15.37
44	113	12.79	1.16	11.00	11.34	11.89	12.06	12.74	13.76	13.93	14.62	15.69

（三）RI

1. 不同胎龄新生儿 RI 值、百分位数及变化规律　见表 10 - 2 - 9 和图 10 - 2 - 5。RI 在妊娠 29～38 周随胎龄增加而稍增大，妊娠 38 周后 RI 值保持稳定，不受胎龄的影响，这一点与国外报道基本相同[10,15,18]。

表 10 - 2 - 9 　　　　　中国 15 城市不同胎龄新生儿 Rohrer 指数表

胎龄	例数	平均值	标准差	修匀百分位数								
GA	N	$\overline{X}$	SD	P₃	P₁₀	P₂₀	P₂₅	P₅₀	P₇₅	P₈₀	P₉₀	P₉₇
28	41	2.16	0.32	1.26	1.67	1.86	1.90	2.17	2.41	2.45	2.57	2.94
29	35	2.14	0.35	1.40	1.77	1.94	1.98	2.21	2.44	2.50	2.62	2.97
30	45	2.31	0.36	1.54	1.86	2.01	2.06	2.26	2.47	2.54	2.67	3.01
31	051	2.33	0.36	1.66	1.94	2.08	2.12	2.30	2.51	2.58	2.71	3.03
32	85	2.38	0.36	1.77	2.02	2.14	2.19	2.35	2.54	2.62	2.75	3.06
33	131	2.41	0.33	1.86	2.08	2.20	2.24	2.39	2.58	2.65	2.78	3.07
34	178	2.47	0.28	1.95	2.14	2.25	2.29	2.43	2.61	2.67	2.81	3.09
35	309	2.51	0.25	2.02	2.19	2.30	2.34	2.47	2.64	2.70	2.83	3.10
36	627	2.51	0.24	2.07	2.23	2.34	2.37	2.51	2.66	2.72	2.85	3.10
37	1273	2.55	0.23	2.12	2.27	2.37	2.40	2.54	2.69	2.73	2.87	3.11
38	3130	2.58	0.24	2.15	2.29	2.39	2.42	2.56	2.71	2.75	2.88	3.10
39	5663	2.59	0.23	2.18	2.31	2.41	2.44	2.58	2.72	2.76	2.89	3.09
40	6490	2.59	0.23	2.18	2.32	2.42	2.45	2.59	2.74	2.77	2.89	3.08
41	3615	2.59	0.24	2.18	2.32	2.42	2.45	2.60	2.74	2.77	2.89	3.07

续表

胎龄	例数	平均值	标准差	修匀百分位数								
GA	N	$\overline{X}$	SD	P_3	P_{10}	P_{20}	P_{25}	P_{50}	P_{75}	P_{80}	P_{90}	P_{97}
42	1762	2.60	0.24	2.16	2.31	2.41	2.45	2.59	2.74	2.78	2.89	3.05
43	507	2.60	0.25	2.14	2.29	2.40	2.44	2.58	2.74	2.79	2.88	3.02
44	208	2.57	0.24	2.09	2.27	2.37	2.42	2.55	2.72	2.79	2.86	2.99

2. 按胎龄分类 RI 正常参考值 RI 早、足、过变化规律及正常参考值见表 10 - 2 - 10。总体来说，RI 随发育的逐渐成熟而增大（各组间 $P<0.01$，其中足月儿与过期产儿之间 $P<0.05$）。

表 10 - 2 - 10　　　　中国 15 城市按胎龄分类新生儿 Rohrer 指数表

胎龄分类	例数	平均值	标准差	百分位数								
	N	$\overline{X}$	SD	P_3	P_{10}	P_{20}	P_{25}	P_{50}	P_{75}	P_{80}	P_{90}	P_{97}
早产儿	1502	2.46	0.29	1.90	2.11	2.26	2.31	2.46	2.63	2.67	2.79	2.97
足月产儿	20171	2.59	0.23	2.17	2.31	2.40	2.44	2.58	2.72	2.77	2.88	3.05
过期产儿	2477	2.60	0.24	2.15	2.30	2.41	2.44	2.59	2.75	2.79	2.90	3.06

3. 性别差异 RI 男、女间变化规律见表 10 - 2 - 11、表 10 - 2 - 12 及图 10 - 2 - 6。可见大部分胎龄女＞男，但早产儿及过期产儿性别差异无显著意义（$P>0.05$），足月产儿女 2.60＞男 2.58（$P<0.01$）。参见表 10 - 2 - 41。

表 10 - 2 - 11　　　　中国 15 城市不同胎龄男新生儿 Rohrer 指数表

胎龄	例数	平均值	标准差	修匀百分位数								
GA	N	$\overline{X}$	SD	P_3	P_{10}	P_{20}	P_{25}	P_{50}	P_{75}	P_{80}	P_{90}	P_{97}
28	24	2.23	0.29	1.34	1.68	1.91	1.98	2.17	2.40	2.45	2.69	3.02
29	15	2.10	0.36	1.47	1.75	1.96	2.03	2.23	2.45	2.49	2.70	3.03
30	25	2.32	0.29	1.59	1.82	2.01	2.08	2.28	2.49	2.54	2.72	3.03
31	24	2.38	0.38	1.70	1.90	2.07	2.13	2.32	2.53	2.58	2.73	3.03
32	48	2.41	0.40	1.79	1.97	2.12	2.18	2.36	2.56	2.61	2.75	3.04
33	79	2.39	0.32	1.88	2.04	2.17	2.23	2.40	2.59	2.64	2.76	3.04
34	97	2.46	0.31	1.95	2.10	2.22	2.27	2.44	2.62	2.67	2.77	3.05
35	200	2.50	0.22	2.02	2.16	2.27	2.31	2.47	2.65	2.70	2.79	3.05
36	359	2.51	0.26	2.07	2.21	2.31	2.35	2.50	2.67	2.72	2.80	3.05
37	730	2.54	0.23	2.11	2.26	2.35	2.38	2.52	2.69	2.74	2.82	3.06
38	1723	2.57	0.23	2.14	2.29	2.38	2.41	2.54	2.70	2.75	2.83	3.06
39	3023	2.58	0.22	2.16	2.32	2.40	2.43	2.56	2.72	2.76	2.84	3.07

续表

胎龄	例数	平均值	标准差	修匀百分位数								
GA	N	$\overline{X}$	SD	P_3	P_{10}	P_{20}	P_{25}	P_{50}	P_{75}	P_{80}	P_{90}	P_{97}
40	3265	2.58	0.23	2.17	2.33	2.42	2.45	2.57	2.72	2.77	2.86	3.07
41	1756	2.59	0.23	2.17	2.33	2.42	2.46	2.58	2.73	2.77	2.87	3.08
42	895	2.59	0.24	2.16	2.32	2.42	2.45	2.58	2.73	2.77	2.89	3.08
43	263	2.60	0.25	2.13	2.28	2.40	2.44	2.59	2.73	2.77	2.90	3.08
44	95	2.57	0.23	2.10	2.24	2.37	2.42	2.58	2.72	2.76	2.91	3.09

表 10 - 2 - 12   中国 15 城市不同胎龄女新生儿 Rohrer 指数表

胎龄	例数	平均值	标准差	修匀百分位数								
GA	N	$\overline{X}$	SD	P_3	P_{10}	P_{20}	P_{25}	P_{50}	P_{75}	P_{80}	P_{90}	P_{97}
28	17	2.07	0.35	1.31	1.52	1.75	1.79	2.13	2.45	2.48	2.61	2.80
29	20	2.17	0.34	1.44	1.66	1.88	1.92	2.19	2.47	2.50	2.65	2.88
30	20	2.30	0.42	1.55	1.78	1.99	2.03	2.25	2.49	2.53	2.69	2.94
31	27	2.28	0.33	1.66	1.89	2.08	2.12	2.31	2.52	2.56	2.73	3.00
32	37	2.35	0.30	1.75	1.98	2.16	2.20	2.36	2.55	2.59	2.76	3.05
33	52	2.45	0.35	1.84	2.07	2.23	2.27	2.41	2.58	2.62	2.80	3.09
34	81	2.48	0.23	1.92	2.14	2.29	2.32	2.45	2.61	2.65	2.82	3.12
35	109	2.53	0.30	1.98	2.20	2.33	2.37	2.49	2.64	2.68	2.85	3.14
36	268	2.51	0.22	2.04	2.25	2.37	2.40	2.53	2.67	2.71	2.86	3.15
37	543	2.57	0.23	2.09	2.29	2.39	2.42	2.55	2.70	2.74	2.88	3.16
38	1407	2.59	0.24	2.12	2.31	2.41	2.44	2.58	2.72	2.76	2.89	3.16
39	.2640	2.60	0.23	2.15	2.33	2.41	2.45	2.59	2.74	2.78	2.90	3.14
40	3225	2.60	0.24	2.16	2.34	2.41	2.45	2.60	2.76	2.79	2.90	3.12
41	1859	2.59	0.24	2.17	2.33	2.41	2.45	2.60	2.76	2.80	2.90	3.09
42	967	2.61	0.24	2.16	2.32	2.40	2.44	2.59	2.76	2.80	2.90	3.06
43	244	2.60	0.24	2.15	2.30	2.39	2.43	2.57	2.75	2.79	2.89	3.01
44	113	2.56	0.24	2.12	2.26	2.37	2.42	2.55	2.72	2.78	2.88	2.95

（四）BCI

1. 不同胎龄 BCI 均值、百分位数及变化规律   见表 10 - 1 - 13 及图 10 - 2 - 7。该指数基本保持稳定。只有从妊娠 35～39 周，该指数随胎龄增加而增大（各组间 $P <$ 0.01，其中妊娠 35 周和 36 周间 $P < 0.05$）。说明近足月时，胸围的相对值变大，表现为胸廓前后径大，胸廓发育加速。

表 10-2-13　　　　　　　中国 15 城市不同胎龄新生儿 BCI 指数表

胎龄	例数	平均值	标准差	修匀百分位数								
GA	N	$\overline{X}$	SD	P_3	P_{10}	P_{20}	P_{25}	P_{50}	P_{75}	P_{80}	P_{90}	P_{97}
28	41	60.26	4.25	52.35	54.27	56.07	56.79	60.38	63.06	63.89	66.58	77.04
29	35	61.32	4.50	53.48	55.58	57.14	57.82	61.04	63.74	64.47	66.72	76.05
30	45	62.41	6.36	54.52	56.73	58.12	58.76	61.66	64.32	64.98	66.86	75.13
31	51	62.22	3.19	55.47	57.75	59.02	59.61	62.23	64.82	65.41	67.00	74.28
32	85	63.78	5.37	56.35	58.64	59.82	60.38	62.75	65.24	65.77	67.14	73.50
33	131	63.28	4.12	57.14	59.40	60.53	61.06	63.24	65.59	66.07	67.28	72.79
34	178	63.78	3.22	57.85	60.05	61.16	61.65	63.67	65.88	66.32	67.42	72.15
35	309	63.93	2.91	58.48	60.58	61.71	62.17	64.06	66.12	66.53	67.56	71.57
36	627	64.34	2.68	59.02	61.02	62.17	62.61	64.40	66.31	66.69	67.70	71.07
37	1273	64.69	2.62	59.49	61.36	62.54	62.97	64.69	66.45	66.83	67.83	70.64
38	3130	65.01	2.61	59.87	61.61	62.84	63.25	64.92	66.57	66.95	67.97	70.27
39	5663	65.14	2.56	60.16	61.78	63.06	63.47	65.11	66.66	67.06	68.11	69.98
40	6490	65.19	2.55	60.38	61.87	63.20	63.61	65.24	66.74	67.16	68.25	69.76
41	3615	65.23	2.57	60.51	61.91	63.26	63.69	65.32	66.80	67.26	68.39	69.60
42	1762	65.36	2.52	60.56	61.88	63.25	63.71	65.34	66.86	67.37	68.53	69.52
43	507	65.29	2.65	60.53	61.80	63.17	63.66	65.31	66.93	67.49	68.67	69.50
44	208	65.16	2.42	60.41	61.68	63.01	63.55	65.22	67.01	67.65	68.81	69.55

2. 按胎龄分类 BCI 正常参考值　见表 10-2-14。该指数亦随发育逐渐成熟而增大（各组间 $P<0.01$）。

表 10-2-14　　　　　　　中国 15 城市按胎龄分类新生儿 BCI 指数表

胎龄	例数	平均值	标准差	百分位数								
分类	N	$\overline{X}$	SD	P_3	P_{10}	P_{20}	P_{25}	P_{50}	P_{75}	P_{80}	P_{90}	P_{97}
早产儿	1502	63.75	3.50	57.01	59.77	61.25	61.80	63.83	65.78	66.15	67.47	69.44
足月产儿	20171	65.13	2.58	60.22	61.85	63.06	63.46	65.14	66.73	67.19	68.35	69.98
过期产儿	2477	65.33	2.54	60.58	62.00	63.21	63.64	65.35	67.00	67.47	68.47	70.10

3. 性别差异　该指数男、女间变化规律见表 10-2-15、表 10-2-16 及图 10-2-8。身长胸围指数亦为女>男。

表 10-2-15　　　　　　　中国 15 城市不同胎龄男新生儿 BCI 指数表

胎龄	例数	平均值	标准差	修匀百分位数								
GA	N	$\overline{X}$	SD	P_3	P_{10}	P_{20}	P_{25}	P_{50}	P_{75}	P_{80}	P_{90}	P_{97}
28	24	60.35	4.34	52.59	55.21	56.25	57.24	60.43	62.53	63.57	67.17	76.83
29	15	61.30	3.74	53.64	55.90	57.20	58.09	61.23	63.39	64.22	67.33	76.09
30	25	62.75	6.90	54.61	56.61	58.08	58.87	61.90	64.10	64.77	67.49	75.38
31	24	62.15	3.21	55.50	57.31	58.90	59.60	62.47	64.68	65.23	67.63	74.70
32	48	64.35	5.96	56.32	58.00	59.63	60.26	62.94	65.16	65.61	67.76	74.06
33	79	63.14	4.58	57.06	58.68	60.30	60.87	63.33	65.53	65.92	67.87	73.44
34	97	63.26	3.33	57.73	59.32	60.89	61.41	63.64	65.82	66.17	67.97	72.87
35	200	63.83	2.95	58.32	59.92	61.41	61.89	63.89	66.05	66.38	68.06	72.32
36	359	64.23	2.90	58.83	60.46	61.85	62.31	64.10	66.21	66.54	68.14	71.81
37	730	64.47	2.65	59.26	60.93	62.22	62.66	64.27	66.33	66.68	68.21	71.33
38	1723	64.83	2.61	59.61	61.33	62.52	62.96	64.41	66.43	66.80	68.26	70.88
39	3023	64.98	2.55	59.88	61.64	62.75	63.19	64.55	66.51	66.90	68.30	70.47
40	3265	65.00	2.54	60.06	61.85	62.90	63.37	64.68	66.59	67.01	68.32	70.09
41	1756	65.10	2.54	60.17	61.94	62.98	63.48	64.83	66.69	67.13	68.34	69.74
42	895	65.12	2.56	60.19	61.92	62.99	63.53	65.00	66.81	67.27	68.34	69.43
43	263	65.17	2.78	60.12	61.76	62.93	63.52	65.22	66.98	67.44	68.33	69.15
44	95	65.17	2.45	59.97	61.45	62.79	63.45	65.49	67.21	67.65	68.30	68.90

表 10-2-16　　　　　　　中国 15 城市不同胎龄女新生儿 BCI 指数表

胎龄	例数	平均值	标准差	修匀百分位数								
GA	N	$\overline{X}$	SD	P_3	P_{10}	P_{20}	P_{25}	P_{50}	P_{75}	P_{80}	P_{90}	P_{97}
28	17	60.13	4.24	52.56	53.89	55.36	56.32	60.30	63.98	64.61	66.79	73.53
29	20	61.33	5.09	53.68	55.27	56.63	57.55	60.91	64.39	64.92	66.79	73.25
30	20	61.98	5.76	54.72	56.53	57.80	58.65	61.52	64.77	65.23	66.84	72.97
31	27	62.28	3.23	55.68	57.67	58.86	59.64	62.10	65.12	65.53	66.93	72.69
32	37	63.03	4.48	56.55	58.68	59.82	60.62	62.67	65.44	65.81	67.07	72.41
33	52	63.49	3.34	57.35	59.68	60.66	61.28	63.20	65.72	66.09	67.23	72.14
34	81	64.40	2.99	58.06	60.35	61.40	61.94	63.70	65.98	66.34	67.41	71.86
35	109	64.10	2.83	58.69	60.99	62.04	62.49	64.16	66.21	66.58	67.60	71.58
36	268	64.49	2.36	59.23	61.52	62.56	62.95	64.56	66.41	66.79	67.79	71.30

续表

胎龄	例数	平均值	标准差	修匀百分位数								
GA	N	$\overline{X}$	SD	P_3	P_{10}	P_{20}	P_{25}	P_{50}	P_{75}	P_{80}	P_{90}	P_{97}
37	543	64.99	2.55	59.69	61.92	62.98	63.32	64.91	66.58	66.98	67.98	71.03
38	1407	65.22	2.59	60.08	62.20	63.29	63.60	65.19	66.72	67.14	68.15	70.75
39	2640	65.33	2.54	60.37	62.36	63.50	63.80	65.40	66.83	67.27	68.29	70.47
40	3225	65.39	2.55	60.59	62.40	63.60	63.92	65.53	66.92	67.37	68.41	70.19
41	1859	65.36	2.59	60.72	62.32	63.59	63.97	65.58	66.98	67.44	68.48	69.91
42	867	65.62	2.47	60.78	62.11	63.47	63.95	65.53	67.02	67.47	68.51	69.64
43	244	65.43	2.49	60.74	61.78	63.25	63.86	65.39	67.03	67.46	68.48	69.36
44	113	65.15	2.41	60.63	61.33	62.92	63.72	65.14	67.02	67.41	68.88	69.08

（五）VI

1. 不同胎龄 VI 均值、百分位数及其变化规律　见表 10 - 2 - 17 和图 10 - 2 - 9。VI 变化规律与身长胸围指数相似。其值随胎龄的增加变化不大。但其中妊娠 35～40 周 VI 随胎龄增加而增大明显（$P<0.01$）。说明近足月时，机体主要是围度、充实度的增加。

表 10 - 2 - 17　　中国 15 城市不同胎龄新生儿 Ververck 指数表

胎龄	例数	平均值	标准差	修匀百分位数								
GA	N	$\overline{X}$	SD	P_3	P_{10}	P_{20}	P_{25}	P_{50}	P_{75}	P_{80}	P_{90}	P_{97}
28	41	63.72	4.42	55.06	57.68	59.02	59.75	64.10	66.75	67.71	70.44	79.67
29	35	64.91	4.75	56.47	59.05	60.33	61.07	64.86	67.67	68.50	71.11	79.45
30	45	66.47	6.41	57.81	60.35	61.60	62.32	65.64	68.52	69.25	71.73	79.22
31	51	66.64	3.75	59.08	61.57	62.80	63.51	66.43	69.30	69.95	72.30	79.00
32	85	68.28	5.57	60.27	62.71	63.93	64.61	67.22	70.03	70.60	72.83	78.77
33	131	68.05	4.35	61.37	63.76	64.98	65.53	68.00	70.68	71.20	73.30	78.55
34	178	68.93	3.66	62.38	64.72	65.94	65.56	68.74	71.28	71.76	73.73	78.32
35	309	69.40	3.24	63.29	65.57	66.82	67.39	69.44	71.81	72.27	74.11	78.10
36	627	70.01	2.94	64.10	66.31	67.59	68.13	70.09	72.23	72.71	74.44	77.87
37	1273	70.70	2.94	64.79	66.95	68.26	68.76	70.67	72.68	73.11	74.73	77.65
38	3130	71.26	2.92	65.37	67.46	68.81	69.28	71.17	73.02	73.45	74.96	77.42
39	5663	71.56	2.88	65.83	67.85	69.24	69.69	71.58	73.30	73.74	75.15	77.20
40	6490	71.72	2.88	66.16	68.10	69.54	69.98	71.88	73.51	73.96	75.28	77.00
41	3615	71.84	2.93	66.35	68.22	69.70	70.14	72.06	73.66	74.12	75.37	76.75
42	1762	72.03	2.88	66.39	68.20	69.72	70.17	72.11	73.75	74.22	75.41	76.52
43	507	71.93	3.03	66.30	68.02	69.58	70.07	72.02	73.77	74.26	75.41	76.30
44	208	71.69	2.76	64.04	67.69	69.29	69.82	71.77	73.73	74.23	75.35	76.07

2. 按胎龄分类 VI 正常参考值 见表 10-2-18。变化规律同身长胸围指数。

表 10-2-18 中国 15 城市按胎龄分类新生儿 VI 指数表

胎龄分类	例数 N	平均值 $\overline{X}$	标准差 SD	百分位数								
				P_3	P_{10}	P_{20}	P_{25}	P_{50}	P_{75}	P_{80}	P_{90}	P_{97}
早产儿	1502	68.98	3.94	61.00	64.17	66.06	66.80	69.15	71.40	71.82	73.30	75.40
足月产儿	20171	71.56	2.91	66.00	67.86	69.20	69.68	71.59	73.43	73.90	75.21	77.03
过期产儿	2477	71.98	2.90	66.36	68.27	69.62	70.08	72.04	73.85	74.36	75.53	77.41

3. 性别差异 VI 男、女间变化规律见表 10-2-19、表 10-2-20 及图 10-2-10。VI 与身长胸围指数相同，亦为女＞男（其中足月产儿 $P<0.01$，过期产儿 $P<0.05$）。

表 10-2-19 中国 15 城市不同胎龄男新生儿 VI 指数表

胎龄 GA	例数 N	平均值 $\overline{X}$	标准差 SD	修匀百分位数								
				P_3	P_{10}	P_{20}	P_{25}	P_{50}	P_{75}	P_{80}	P_{90}	P_{97}
28	24	63.97	4.68	55.45	58.31	59.42	60.21	64.00	66.69	67.42	70.53	80.53
29	15	64.89	4.22	56.67	59.20	60.56	61.27	64.90	67.59	68.28	71.24	80.19
30	25	66.85	6.90	57.86	60.15	61.68	62.31	65.77	68.42	69.08	71.86	79.86
31	24	66.58	3.74	59.00	61.14	62.76	63.32	66.60	69.20	69.83	72.40	79.54
32	48	68.78	6.11	60.09	62.13	63.79	64.31	67.39	69.91	70.52	72.86	79.23
33	79	67.90	4.76	61.12	63.12	64.78	65.25	68.14	70.57	71.16	73.27	78.93
34	97	68.42	3.89	62.07	64.08	65.69	66.14	68.83	71.16	71.74	73.62	78.64
35	200	69.32	3.27	62.95	64.98	66.54	66.96	69.46	71.70	72.26	73.92	78.36
36	359	69.92	3.16	63.75	65.82	67.30	67.71	70.04	72.17	72.72	74.18	78.08
37	730	70.52	2.98	64.45	66.56	67.97	68.38	70.55	72.59	73.13	74.42	77.82
38	1723	71.14	2.93	65.04	67.19	68.54	68.95	70.99	72.94	73.48	74.63	77.57
39	3023	71.46	2.88	65.52	67.68	69.00	69.42	71.36	73.24	73.78	74.84	77.32
40	3265	71.59	2.87	65.88	68.02	69.33	69.77	71.64	73.47	74.02	75.04	77.09
41	1756	71.78	2.90	66.11	68.17	69.54	70.00	71.85	73.65	74.20	75.25	76.86
42	895	71.83	2.96	66.21	68.13	69.61	70.09	71.96	73.76	74.33	75.47	76.64
43	263	71.88	3.18	66.15	67.87	69.53	70.03	71.98	73.81	74.39	75.72	76.44
44	95	71.87	2.81	65.95	67.37	69.29	69.82	71.91	73.81	74.41	76.00	76.24

表 10‐2‐20　　　　　　　中国 15 城市不同胎龄女新生儿 VI 指数表

胎龄	例数	平均值	标准差	修匀百分位数								
GA	N	$\overline{X}$	SD	P_3	P_{10}	P_{20}	P_{25}	P_{50}	P_{75}	P_{80}	P_{90}	P_{97}
28	17	63.36	4.14	55.17	56.99	58.50	59.09	63.92	67.49	68.17	70.03	76.03
29	20	64.92	5.23	56.68	58.67	60.14	60.62	64.69	68.17	68.85	70.81	76.39
30	20	65.99	5.87	58.09	60.22	61.65	62.06	65.49	68.83	69.51	71.50	76.71
31	27	66.69	3.84	59.39	61.63	63.03	63.39	66.32	69.48	70.15	72.11	76.98
32	37	67.63	4.79	60.58	62.91	64.28	64.63	67.15	70.11	70.76	72.66	77.21
33	52	68.27	3.67	61.66	64.05	65.40	65.75	67.97	70.71	71.34	73.13	77.39
34	81	69.54	3.28	62.64	65.06	66.40	66.77	68.77	71.28	71.89	73.55	77.52
35	109	69.54	3.19	63.51	65.94	67.26	67.66	69.52	71.80	72.39	73.91	77.61
36	268	70.14	2.63	64.27	66.68	68.00	68.43	70.21	72.28	72.84	74.22	77.66
37	543	70.94	2.87	64.92	67.29	68.61	69.08	70.83	72.71	73.25	74.49	77.65
38	1407	71.41	2.91	65.47	67.76	69.09	69.60	71.36	73.07	73.59	74.71	77.61
39	2640	71.66	2.87	65.91	68.10	69.44	69.98	71.78	73.37	73.86	74.91	77.51
40	3225	71.85	2.90	66.25	68.30	69.67	70.22	72.07	73.59	74.07	75.07	77.38
41	1859	71.90	2.95	66.47	68.37	69.77	70.31	72.23	73.74	74.19	75.21	77.19
42	867	72.23	2.78	66.59	68.31	69.75	70.26	72.22	73.79	74.24	75.34	76.97
43	244	71.98	2.68	66.61	68.11	69.60	70.05	72.04	73.76	74.20	75.45	76.69
44	113	71.53	2.72	66.51	67.78	69.32	69.68	71.68	73.62	74.06	75.56	73.37

（六）LI

1. 不同胎龄 LI 均值、百分位数及变化规律　见表 10‐2‐21 及图 10‐2‐11。可见 LI 随胎龄变化不大，但妊娠 37 周后与妊娠 37 周前的胎龄之间差异具显著意义（$P < 0.01$）。

表 10‐2‐21　　　　　　　中国 15 城市不同胎龄新生儿 Livi 指数表

胎龄	例数	平均值	标准差	修匀百分位数								
GA	N	$\overline{X}$	SD	P_3	P_{10}	P_{20}	P_{25}	P_{50}	P_{75}	P_{80}	P_{90}	P_{97}
28	41	27.80	1.41	23.32	25.61	26.50	26.67	27.90	28.86	29.07	29.50	30.86
29	35	27.68	1.65	24.07	26.06	26.86	27.05	28.08	29.00	29.24	29.69	30.98
30	45	28.41	1.47	24.75	26.47	27.20	27.39	28.26	29.14	29.39	29.86	31.09
31	51	28.48	1.42	25.37	26.85	27.51	27.69	28.44	29.27	29.53	30.02	31.18
32	85	28.69	1.39	25.93	27.19	27.78	27.97	28.62	29.40	29.66	30.16	31.26
33	131	28.84	1.32	26.41	27.49	28.03	28.21	28.80	29.53	29.78	30.28	31.33
34	178	29.07	1.07	26.84	27.75	28.25	28.41	28.96	29.65	29.88	30.39	31.38

续表

胎龄 GA	例数 N	平均值 $\overline{X}$	标准差 SD	修匀百分位数								
				P_3	P_{10}	P_{20}	P_{25}	P_{50}	P_{75}	P_{80}	P_{90}	P_{97}
35	309	29.26	0.97	27.20	27.98	28.43	28.59	29.12	29.76	29.98	30.48	31.41
36	627	29.25	0.94	27.49	28.16	28.59	28.74	29.26	29.87	30.36	30.56	31.43
37	1273	29.42	0.87	27.72	28.31	28.71	28.86	29.38	29.95	30.13	30.62	31.43
38	3130	29.52	0.90	27.88	28.42	28.81	28.94	29.48	30.03	30.19	30.66	31.42
39	5663	29.56	0.87	27.98	28.49	28.87	29.01	29.55	30.09	30.23	30.69	31.40
40	6490	29.57	0.87	28.01	28.53	28.91	29.04	29.60	30.13	30.27	30.70	31.36
41	3615	29.56	0.89	27.93	28.52	28.91	29.05	29.62	30.16	30.29	30.70	31.30
42	1762	29.60	0.91	27.88	28.48	28.89	29.03	29.60	30.16	30.30	30.66	31.23
43	507	29.60	0.94	27.72	28.40	28.83	28.99	29.55	30.14	30.30	30.64	31.14
44	208	29.47	0.91	27.49	28.28	28.75	28.93	29.45	30.09	30.28	30.59	31.04

2. 按胎龄分类 LI 正常参考值　见表 10-2-22。LI 早、足、过分别为 29.04、29.55 和 29.59，亦随发育的逐渐成熟而增加，各组间差异具显著意义（$P<0.01$）。

表 10-2-22　　　　中国 15 城市按胎龄分类新生儿 LI 指数表

胎龄 分类	例数 N	平均值 $\overline{X}$	标准差 SD	百分位数								
				P_3	P_{10}	P_{20}	P_{25}	P_{50}	P_{75}	P_{80}	P_{90}	P_{97}
早产儿	1502	29.04	1.16	26.68	27.63	28.28	28.46	29.10	29.72	29.88	30.34	30.96
足月产儿	20171	29.55	0.88	27.91	28.47	28.84	28.99	29.53	30.09	30.24	30.65	31.25
过期产儿	2477	29.59	0.91	27.82	28.45	28.87	29.01	29.59	30.18	30.33	30.72	31.29

3. 性别差异　LI 男、女间变化规律见表 10-2-23、表 10-2-24 和图 10-2-12。孕 37 周前大部分胎龄男＞女，但总体上差异无显著意义；妊娠 37 周后女＞男，且两者之间差异有显著意义（$P<0.01$）。参见表 10-2-41。

表 10-2-23　　　　中国 15 城市不同胎龄男新生儿 LI 指数表

胎龄 GA	例数 N	平均值 $\overline{X}$	标准差 SD	修匀百分位数								
				P_3	P_{10}	P_{20}	P_{25}	P_{50}	P_{75}	P_{80}	P_{90}	P_{97}
28	24	28.09	1.21	23.76	25.50	26.73	27.05	27.92	28.84	29.02	29.77	31.09
29	15	27.48	1.82	24.43	25.89	26.97	27.27	28.13	29.02	29.20	29.89	31.11
30	25	28.46	1.22	25.03	26.26	27.21	27.48	28.33	29.18	29.37	30.00	31.13
31	24	28.69	1.53	25.58	26.62	27.45	27.70	28.52	29.34	29.52	30.11	31.15
32	48	28.78	1.55	26.07	26.96	27.68	27.91	28.70	29.48	29.65	30.20	31.17
33	79	28.76	1.27	26.51	27.28	27.91	28.12	28.86	29.60	29.78	30.29	31.19

续表

胎龄	例数	平均值	标准差	修匀百分位数								
GA	N	$\overline{X}$	SD	P_3	P_{10}	P_{20}	P_{25}	P_{50}	P_{75}	P_{80}	P_{90}	P_{97}
34	97	29.02	1.20	26.88	27.58	28.12	28.31	29.00	29.71	29.89	30.36	31.21
35	200	29.22	0.85	27.20	27.85	28.32	28.48	29.14	29.81	29.98	30.43	31.22
36	359	29.25	0.99	27.47	28.08	28.49	28.64	29.25	29.89	30.06	30.49	31.24
37	730	29.37	0.86	27.67	28.27	28.65	28.78	29.35	29.96	30.13	30.54	31.26
38	1723	29.48	0.88	27.82	28.42	28.77	28.90	29.43	30.02	30.18	30.58	31.28
39	3023	29.53	0.85	27.91	28.53	28.86	28.98	29.49	30.06	30.22	30.61	31.30
40	3265	29.52	0.86	27.94	28.57	28.92	29.04	29.54	30.09	30.25	30.63	31.32
41	1756	29.55	0.39	27.92	28.57	28.94	29.07	29.56	30.11	30.26	30.64	31.34
42	895	29.55	0.90	27.84	28.50	28.92	29.05	29.56	30.11	30.26	30.65	31.35
43	263	29.61	0.96	27.70	28.36	28.85	29.00	29.54	30.10	30.24	30.65	31.37
44	95	29.49	0.89	27.51	28.15	28.73	28.90	29.50	30.08	30.21	30.68	31.39

表 10 - 2 - 24 　　　　　中国 15 城市不同胎龄女新生儿 LI 指数表

胎龄	例数	平均值	标准差	修匀百分位数								
GA	N	$\overline{X}$	SD	P_3	P_{10}	P_{20}	P_{25}	P_{50}	P_{75}	P_{80}	P_{90}	P_{97}
28	17	27.40	1.60	23.69	24.89	25.99	26.18	27.65	29.03	29.16	29.65	30.33
29	20	27.83	1.54	24.33	25.49	26.57	26.75	27.95	29.10	29.25	29.82	30.60
30	20	28.36	1.76	24.91	26.04	27.07	27.24	28.23	29.19	29.35	29.97	30.83
31	27	28.29	1.31	25.44	26.54	27.50	27.66	28.47	29.30	29.46	30.11	31.03
32	37	28.58	1.17	25.92	26.99	27.85	28.01	28.70	29.41	29.58	30.24	31.21
33	52	28.96	1.40	26.35	27.38	28.15	28.30	28.90	29.53	29.70	30.35	31.35
34	81	29.13	0.91	26.73	27.72	28.39	28.53	29.07	29.66	29.82	30.45	31.46
35	109	29.33	1.15	27.05	28.01	28.57	28.71	29.22	29.78	29.93	30.53	31.54
36	268	29.26	0.87	27.33	28.24	28.71	28.85	29.35	29.89	30.04	30.60	31.59
37	543	29.49	0.89	27.55	28.42	28.81	28.95	29.45	30.00	30.14	30.65	31.61
38	1407	29.56	0.92	27.72	28.55	28.87	29.01	29.53	30.09	30.23	30.70	31.61
39	2640	29.59	0.88	27.84	28.63	28.89	29.04	29.58	30.16	30.30	30.72	31.57
40	3225	29.62	0.89	27.90	28.65	28.90	29.04	29.60	30.20	30.35	30.74	31.49
41	1859	29.58	0.90	27.92	28.62	28.88	29.03	29.61	30.22	30.37	30.74	31.39
42	867	29.64	0.91	27.88	28.53	28.84	29.00	29.58	30.21	30.37	30.73	31.26
43	244	29.58	0.92	27.79	28.40	28.80	28.97	29.54	30.17	30.34	30.70	31.10
44	133	29.45	0.93	27.65	28.21	28.75	28.93	29.46	30.08	30.28	30.66	30.91

（七）EI

1. 不同胎龄 EI 均值、百分位数及变化规律　见表 10－2－25 和图 10－2－13。EI 随胎龄的增加而逐渐增大，但只有妊娠 35～41 周各胎龄组间差异有显著意义（$P<0.01$），而妊娠 42 周后过期产儿 EI 似乎有逐渐减小的趋势。

表 10－2－25　　　　　　　中国 15 城市不同胎龄新生儿 Elisma 指数表

胎龄	例数	平均值	标准差	修匀百分位数								
GA	N	$\overline{X}$	SD	P_3	P_{10}	P_{20}	P_{25}	P_{50}	P_{75}	P_{80}	P_{90}	P_{97}
28	41	4.08	1.65	1.03	1.68	2.33	2.69	4.21	5.36	5.57	6.41	10.21
29	35	4.62	1.77	1.47	2.22	2.83	3.14	4.53	5.73	5.92	6.80	10.17
30	45	5.15	2.46	1.92	2.73	3.32	3.59	4.86	6.09	6.26	7.16	10.13
31	51	5.33	1.52	2.35	3.23	3.79	4.04	5.21	6.42	6.59	7.47	10.09
32	85	5.96	2.21	2.78	3.69	4.25	4.47	5.55	6.73	6.90	7.75	10.05
33	131	5.88	1.72	3.19	4.12	4.68	4.89	5.90	7.03	7.19	7.99	10.02
34	178	6.29	1.49	3.58	4.52	5.08	5.29	6.23	7.30	7.47	8.21	10.00
35	309	6.49	1.36	3.94	4.88	5.45	5.65	6.55	7.55	7.78	8.40	9.96
36	627	6.80	1.23	4.27	5.20	5.78	5.99	6.84	7.77	7.95	8.56	9.93
37	1273	7.12	1.25	4.57	5.48	6.07	6.28	7.11	7.97	8.15	8.71	9.90
38	3130	7.38	1.25	4.83	5.71	6.31	6.53	7.34	8.14	8.32	8.83	9.88
39	5663	7.53	1.24	5.04	5.89	6.51	6.73	7.53	8.28	8.47	8.94	9.86
40	6490	7.61	1.24	5.21	6.02	6.64	6.88	7.67	8.39	8.59	9.04	9.85
41	3615	7.69	1.27	5.32	6.09	6.72	6.96	7.75	8.48	8.67	9.13	9.83
42	1762	7.77	1.24	5.37	6.10	6.73	6.98	7.78	8.52	8.72	9.21	9.82
43	507	7.71	1.30	5.36	6.05	6.67	6.93	7.73	8.54	8.73	9.29	9.81
44	208	7.64	1.20	5.28	5.93	6.54	6.80	7.62	8.52	8.70	9.37	9.81

2. 按胎龄分类 EI 正常参考值　见表 10－2－26。EI 早、足、过变化规律同以上各指数，亦随发育的逐渐成熟而增加，早、足、过各组间的差异有显著意义（$P<0.01$）。

表 10－2－26　　　　　　　中国 15 城市按胎龄分类新生儿 EI 指数表

胎龄分类	例数	平均值	标准差	百分位数								
	N	$\overline{X}$	SD	P_3	P_{10}	P_{20}	P_{25}	P_{50}	P_{75}	P_{80}	P_{90}	P_{97}
早产儿	1502	6.33	1.61	3.00	4.30	5.10	5.40	6.40	7.35	7.60	8.18	9.00
足月产儿	20171	7.53	1.25	5.10	5.95	6.50	6.75	7.55	8.35	8.50	9.10	9.90
过期产儿	2477	7.75	1.25	5.32	6.15	6.70	6.95	7.80	8.50	8.75	9.26	10.05

3. 性别差异　EI 男、女间变化规律见表 10-2-27、表 10-2-28 及图 10-2-14。EI 与 BCI 及 VI 相似，大部分胎龄分为女＞男，但早产儿两组间差异无显著意义（$P>0.05$）。

表 10-2-27　　　　　　　中国 15 城市不同胎龄男新生儿 EI 指数表

胎龄 GA	例数 N	平均值 $\overline{X}$	标准差 SD	修匀百分位数								
				P_3	P_{10}	P_{20}	P_{25}	P_{50}	P_{75}	P_{80}	P_{90}	P_{97}
28	24	4.16	1.70	1.13	2.20	2.40	2.93	4.22	5.31	5.51	6.73	10.39
29	15	4.67	1.56	1.50	2.47	2.85	3.29	4.58	5.70	5.90	7.05	10.36
30	25	5.33	2.69	1.89	2.78	3.30	3.66	4.94	6.07	6.27	7.34	10.32
31	24	5.24	1.49	2.28	3.12	3.74	4.04	5.28	6.41	6.61	7.60	10.29
32	48	6.12	2.38	2.67	3.49	4.17	4.43	5.62	6.73	6.93	7.83	10.25
33	79	5.84	1.88	3.07	3.88	4.58	4.81	5.94	7.02	7.22	8.04	10.22
34	97	6.08	1.60	3.45	4.26	4.97	5.18	6.25	7.29	7.49	8.23	10.18
35	200	6.47	1.38	3.81	4.64	5.34	5.53	6.54	7.53	7.73	8.41	10.14
36	359	6.76	1.31	4.15	4.99	5.67	5.86	6.80	7.75	7.95	8.56	10.11
37	730	7.05	1.28	4.45	5.32	5.97	6.16	7.04	7.94	8.15	8.70	10.07
38	1723	7.34	1.26	4.72	5.61	6.22	6.42	7.25	8.11	8.32	8.84	10.04
39	3023	7.50	1.25	4.95	5.84	6.43	6.64	7.43	8.25	8.46	8.96	10.00
40	3265	7.57	1.25	5.12	6.01	6.58	6.80	7.58	8.37	8.59	9.08	9.97
41	1756	7.67	1.26	5.24	6.11	6.68	6.91	7.68	8.46	8.68	9.20	9.93
42	895	7.69	1.29	5.30	6.12	6.72	6.95	7.74	8.53	8.75	9.32	9.89
43	263	7.69	1.38	5.28	6.04	6.70	6.92	7.76	8.57	8.80	9.44	9.86
44	95	7.74	1.23	5.19	5.85	6.60	6.82	7.74	8.59	8.82	9.57	9.82

表 10-2-28　　　　　　　中国 15 城市不同胎龄女新生儿 EI 指数表

胎龄 GA	例数 N	平均值 $\overline{X}$	标准差 SD	修匀百分位数								
				P_3	P_{10}	P_{20}	P_{25}	P_{50}	P_{75}	P_{80}	P_{90}	P_{97}
28	17	3.97	1.63	0.94	1.45	2.00	2.36	4.30	5.52	5.79	6.45	8.77
29	20	4.58	1.96	1.50	2.10	2.67	3.00	4.58	5.83	6.07	6.78	9.03
30	20	4.91	2.18	2.02	2.70	3.30	3.59	4.89	6.13	6.36	7.09	9.26
31	27	5.41	1.56	2.50	3.27	3.87	4.13	5.22	6.43	6.65	7.38	9.46
32	37	5.76	1.99	2.95	3.78	4.40	4.63	5.57	6.73	6.93	7.65	9.63
33	52	5.95	1.45	3.36	4.25	4.87	5.08	5.91	7.01	7.21	7.89	9.78
34	81	6.54	1.32	3.73	4.68	5.29	5.48	6.26	7.28	7.47	8.12	9.90
35	109	6.53	1.31	4.07	5.05	5.66	5.83	6.59	7.53	7.72	8.33	9.99

续表

胎龄	例数	平均值	标准差	修匀百分位数								
GA	N	$\overline{X}$	SD	P_3	P_10	P_20	P_25	P_50	P_75	P_80	P_90	P_97
36	268	6.86	1.10	4.37	5.37	5.98	6.14	6.90	7.76	7.95	8.51	10.06
37	543	7.21	1.21	4.63	5.64	6.24	6.40	7.18	7.97	8.16	8.68	10.09
38	1407	7.43	1.23	4.86	5.86	6.45	6.61	7.43	8.14	8.34	8.83	10.10
39	2640	7.56	1.22	5.05	6.02	6.61	6.77	7.62	8.29	8.49	8.95	10.08
40	3225	7.65	1.23	5.21	6.12	6.71	6.89	7.76	8.41	8.61	9.06	10.03
41	1859	7.70	1.27	5.33	6.17	6.76	6.96	7.84	8.48	8.69	9.15	9.96
42	867	7.85	1.19	5.41	6.15	6.75	6.98	7.84	8.52	8.72	9.22	9.86
43	244	7.74	1.21	5.46	6.08	6.68	6.95	7.76	8.51	8.71	9.27	9.73
44	113	7.55	1.17	5.47	5.94	6.56	6.88	7.59	8.46	8.65	9.31	9.57

（八）PI

1. 不同胎龄 PI 均值、百分位数及变化规律　见 10-2-29 及图 10-2-15。PI 随胎龄增加而增大，其中妊娠 32~42 周 PI 由 2026.4 增大至 3431.6，各胎龄组间差异有显著意义（$P<0.01$）。而胎龄小于 32 周 PI 随胎龄增加稍增大，胎龄大于 42 周则随胎龄增加而减小，但组间差异无显著意义（$P>0.05$）。PI 与 QI 及 KI 有相同的变化规律，均可说明在孕后期，体重增加较身长明显，说明人体的充实度和密度增加。

表 10-2-29　　　　　中国 15 城市不同胎龄新生儿 Polock 指数表

胎龄	例数	平均值	标准差	修匀百分位数								
GA	N	$\overline{X}$	SD	P_3	P_10	P_20	P_25	P_50	P_75	P_80	P_90	P_97
28	41	1449.1	299.8	982.0	1042.8	1164.6	1205.1	1416.4	1679.2	1731.2	1863.6	2412.1
29	35	1534.2	329.8	1010.2	1115.1	1250.3	1303.0	1523.7	1825.0	1899.6	2091.0	2546.8
30	45	1773.2	397.8	1083.4	1225.0	1371.0	1433.0	1660.4	1986.5	2076.9	2307.3	2681.5
31	51	1999.0	509.2	1193.9	1365.5	1520.0	1588.7	1820.4	2159.7	2259.7	2512.3	2816.2
32	85	2026.4	436.1	1334.2	1529.7	1690.6	1763.6	1997.9	2340.5	2444.9	2705.6	2950.9
33	131	2188.1	431.5	1496.7	1710.7	1876.1	1951.5	2186.8	2524.8	2629.4	2887.0	3085.6
34	178	2417.4	447.3	1674.0	1901.5	2069.8	2145.9	2381.2	2708.4	2809.9	3056.2	3220.3
35	309	2613.1	412.4	1858.5	2095.2	2264.9	2340.4	2575.1	2887.4	2983.3	3213.0	3355.0
36	627	2760.5	399.3	2042.6	2284.8	2454.7	2528.6	2762.8	3057.5	3146.4	3357.0	3489.7
37	1273	2973.0	367.0	2218.8	2463.5	2632.4	2704.2	2937.3	3214.8	3296.0	3488.1	3624.4
38	3130	3136.8	374.5	2379.6	2624.3	2791.4	2860.7	3093.7	3355.1	3428.9	3605.9	3759.1
39	5663	3247.1	370.2	2517.4	2760.2	2924.9	2991.7	3225.6	3474.4	3541.9	3710.1	3893.8
40	6490	3326.9	391.1	2624.7	2864.4	3026.3	3090.9	3327.1	3568.5	3631.8	3800.6	4028.5

续表

胎龄	例数	平均值	标准差	修匀百分位数								
GA	N	$\overline{X}$	SD	P$_3$	P$_{10}$	P$_{20}$	P$_{25}$	P$_{50}$	P$_{75}$	P$_{80}$	P$_{90}$	P$_{97}$
41	3615	3396.1	395.2	2693.9	2929.8	3088.6	3151.8	3392.3	3633.4	3695.5	3877.1	4163.2
42	1762	3431.6	412.2	2717.5	2949.5	3105.4	3168.1	3414.9	3664.9	3729.8	3939.1	4297.9
43	507	3408.5	446.4	2688.0	2916.7	3069.7	3133.4	3389.2	3659.0	3731.5	3986.6	4432.6
44	208	3352.7	417.0	2597.7	2824.3	2975.0	3041.2	3309.2	3611.6	3697.4	4019.2	4567.2

2. 按胎龄分类 PI 正常参考值　见表 10-2-30。PI 早、足、过分别为 2478.2、3265.1 和 3420.3。各组间差异有显著意义（$P<0.01$）。

表 10-2-30　　　　　　中国 15 城市按胎龄分类新生儿 PI 指数表

胎龄分类	例数	平均值	标准差	百分位数								
	N	$\overline{X}$	SD	P$_3$	P$_{10}$	P$_{20}$	P$_{25}$	P$_{50}$	P$_{75}$	P$_{80}$	P$_{90}$	P$_{97}$
早产儿	1502	2478.2	546.5	1330.1	1708.6	2006.4	2116.4	2551.9	2863.0	2950.6	3120.9	3421.0
足月产儿	20171	3265.1	398.0	2552.0	2761.3	2949.0	3001.0	3250.2	3520.2	3587.0	3770.5	4047.5
过期产儿	2477	3420.3	420.2	2656.2	2902.8	3073.7	3149.1	3394.8	3668.0	3748.5	3948.9	4297.9

3. 性别差异　PI 男、女间变化规律见表 10-2-31、表 10-2-32 及图 10-2-16。大部分胎龄为男>女（其中早产儿两者之间 $P>0.05$）。这由于 PI 主要反映体重的变化，而体重为男>女[1]。

表 10-2-31　　　　　　中国 15 城市不同胎龄男新生儿 Polock 指数表

胎龄	例数	平均值	标准差	修匀百分位数								
GA	N	$\overline{X}$	SD	P$_3$	P$_{10}$	P$_{20}$	P$_{25}$	P$_{50}$	P$_{75}$	P$_{80}$	P$_{90}$	P$_{97}$
28	24	1522.2	250.0	1137.3	1117.8	1263.2	1307.3	1496.9	1685.1	1783.0	1885.4	2134.4
29	15	1546.7	319.4	1098.0	1159.3	1308.4	1370.3	1574.1	1806.5	1925.9	2108.8	2411.4
30	25	1793.5	376.0	1123.0	1247.6	1398.6	1474.1	1688.9	1953.8	2084.2	2321.5	2657.1
31	24	1981.3	491.2	1202.2	1374.5	1526.1	1611.3	1834.4	2121.7	2254.2	2523.2	2874.4
32	48	1971.9	445.3	1325.4	1532.1	1683.1	1774.5	2003.6	2304.5	2432.2	2714.2	3066.5
33	79	2189.8	398.7	1482.6	1712.1	1861.8	1956.5	2189.8	2496.9	2614.5	2894.3	3236.2
34	97	2427.1	468.5	1663.6	1906.4	2054.6	2149.9	2386.0	2693.4	2797.3	3063.6	3386.8
35	200	2630.4	415.2	1858.3	2106.9	2253.7	2347.4	2585.5	2888.7	2977.0	3222.1	3521.2
36	359	2773.5	413.8	2056.6	2305.6	2451.2	2541.6	2781.3	3077.2	3149.7	3369.7	3642.6
37	730	3009.8	369.4	2248.3	2494.4	2639.6	2725.2	2966.7	3253.5	3311.8	3506.6	3753.9
38	1723	3182.3	371.5	2423.4	2665.0	2811.0	2890.8	3134.7	3412.2	3459.6	3632.5	3858.2
39	3023	3301.9	371.2	2571.6	2809.4	2957.7	3031.2	3278.5	3547.8	3589.3	3747.7	3958.6

续表

胎龄	例数	平均值	标准差	修匀百分位数								
GA	N	$\overline{X}$	SD	P_3	P_{10}	P_{20}	P_{25}	P_{50}	P_{75}	P_{80}	P_{90}	P_{97}
40	3265	3384.8	389.5	2683.0	2919.5	3072.0	3138.9	3391.2	3655.0	3697.2	3852.0	4058.1
41	1756	3456.6	404.7	2747.3	2987.2	3146.1	3206.7	3466.0	3728.2	3779.5	3945.5	4159.8
42	895	3476.1	430.3	2754.5	3004.4	3172.2	3227.3	3496.1	3762.0	3832.6	4028.1	4266.7
43	263	3465.8	462.9	2694.4	2962.9	3142.7	3193.2	3474.4	3750.9	3852.8	4100.0	4381.9
44	95	3480.2	430.4	2556.9	2854.7	3049.7	3097.1	3394.4	3689.7	3836.2	4160.9	4508.4

表 10 - 2 - 32　　　　中国 15 城市不同胎龄女新生儿 Polock 指数表

胎龄	例数	平均值	标准差	修匀百分位数								
GA	N	$\overline{X}$	SD	P_3	P_{10}	P_{20}	P_{25}	P_{50}	P_{75}	P_{80}	P_{90}	P_{97}
28	17	1345.9	339.9	982.5	996.7	1042.3	1059.9	1370.5	1669.9	1756.2	1935.3	2167.0
29	20	1524.9	345.3	1029.3	1082.9	1168.0	1208.7	1494.5	1839.1	1946.4	2148.3	2397.8
30	20	1747.7	432.1	1113.7	1203.6	1320.1	1377.3	1641.9	2014.6	2134.6	2351.4	2614.3
31	27	2014.7	533.6	1229.1	1352.1	1492.7	1560.9	1807.5	2193.5	2319.1	2544.1	2816.4
32	37	2097.0	419.2	1369.0	1521.7	1679.9	1754.2	1986.1	2373.0	2498.3	2725.8	3004.3
33	52	2185.5	481.2	1526.8	1705.7	1875.7	1952.2	2172.4	2550.1	2670.4	2896.0	3177.8
34	81	2405.8	423.1	1696.2	1897.3	2074.2	2149.2	2361.1	2722.0	2833.8	3054.3	3337.0
35	109	2581.4	407.2	1870.4	2089.8	2269.4	2341.7	2547.2	2885.7	2986.7	3199.9	3481.9
36	268	2743.0	379.2	2043.1	2276.5	2455.5	2523.1	2725.2	3038.4	3127.6	3332.5	3612.5
37	543	2923.6	358.2	2207.8	2450.7	2626.4	2688.8	2890.1	3177.1	3254.8	3451.5	3728.7
38	1407	3081.0	370.8	2357.8	2605.6	2776.3	2833.7	3036.5	3299.1	3366.5	3556.3	3830.7
39	2640	3184.5	358.9	2486.6	2734.5	2899.5	2952.7	3159.4	3401.3	3461.1	3646.5	3918.3
40	3225	3268.4	383.9	2587.0	2830.7	2989.1	3040.8	3252.5	3480.9	3537.0	3721.4	3991.6
41	1859	3338.9	377.4	2654.9	2837.5	3040.2	3092.7	3313.2	3534.9	3592.3	3780.6	4050.5
42	867	3385.7	387.5	2681.3	2898.1	3046.4	3103.5	3333.7	3560.6	3625.6	3823.4	4095.2
43	244	3346.6	420.2	2660.5	2855.9	3001.9	3068.0	3309.7	3555.0	3635.0	3849.5	4125.5
44	113	3245.6	374.8	2585.9	2754.0	2900.7	2981.2	3235.9	3515.2	3618.9	3858.2	4141.5

（九）HC/CC

1. 不同胎龄 HC/CC 均值、百分位数及变化规律　见表 10 - 2 - 33 及图 10 - 2 - 17。从表及图中可见该比值胎龄的增加而减小，均值＞1 并趋于 1.04，妊娠 35～39 周各胎龄组间该比值的差异有显著意义（$P<0.01$，其中 35 周与 36 周间 $P<0.05$），说明在妊娠后期胸围的发育加速。

表 10 - 2 - 33　　　　　　　　中国 15 城市不同胎龄新生儿 HC/CC 表

胎龄 GA	例数 N	平均值 $\overline{X}$	标准差 SD	修匀百分位数								
				P_3	P_{10}	P_{20}	P_{25}	P_{50}	P_{75}	P_{80}	P_{90}	P_{97}
28	41	1.14	0.07	0.97	1.04	1.08	1.10	1.14	1.19	1.20	1.24	1.30
29	35	1.13	0.06	0.95	1.03	1.07	1.09	1.13	1.17	1.18	1.22	1.28
30	45	1.10	0.08	0.95	1.03	1.06	1.07	1.11	1.15	1.16	1.20	1.26
31	51	1.09	0.05	0.94	1.03	1.05	1.06	1.10	1.14	1.15	1.18	1.24
32	85	1.08	0.08	0.94	1.02	1.04	1.05	1.09	1.13	1.14	1.17	1.22
33	131	1.08	0.06	0.95	1.02	1.04	1.04	1.08	1.11	1.12	1.16	1.20
34	178	1.08	0.05	0.95	1.02	1.03	1.04	1.07	1.10	1.11	1.14	1.19
35	309	1.08	0.05	0.96	1.01	1.03	1.03	1.06	1.10	1.10	1.13	1.17
36	627	1.06	0.04	0.97	1.01	1.02	1.03	1.06	1.09	1.10	1.12	1.16
37	1273	1.06	0.04	0.98	1.01	1.02	1.02	1.05	1.08	1.09	1.11	1.15
38	3130	1.05	0.04	0.98	1.01	1.02	1.02	1.04	1.08	1.08	1.10	1.13
39	5663	1.04	0.04	0.99	1.00	1.01	1.02	1.04	1.07	1.08	1.10	1.13
40	6490	1.04	0.04	0.99	1.00	1.01	1.02	1.04	1.07	1.07	1.09	1.12
41	3615	1.04	0.04	0.99	1.00	1.01	1.01	1.03	1.06	1.07	1.08	1.11
42	1762	1.04	0.04	0.98	0.99	1.01	1.01	1.03	1.06	1.07	1.08	1.11
43	507	1.04	0.04	0.97	0.99	1.01	1.01	1.03	1.05	1.06	1.08	1.11
44	208	1.03	0.03	0.95	0.99	1.01	1.01	1.03	1.05	1.06	1.08	1.12

2. 按胎龄分类 HC/CC 正常参考值　见表 10 - 2 - 34。早、足、过该比值分别为 1.08，1.04 和 1.04。早产儿与足月产儿、过期产儿之间差异有显著意义（$P<0.01$），而足月产儿与过期产儿该比值相同。说明发育成熟后头围与胸围的生长速度相对稳定。

表 10 - 2 - 34　　　　　　　中国 15 城市按胎龄分类新生儿 HC/CC 表

胎龄 分类	例数 N	平均值 $\overline{X}$	标准差 SD	百分位数								
				P_3	P_{10}	P_{20}	P_{25}	P_{50}	P_{75}	P_{80}	P_{90}	P_{97}
早产儿	1502	1.08	0.06	0.99	1.02	1.03	1.04	1.07	1.11	1.12	1.15	1.20
足月产儿	20171	1.04	0.04	0.97	1.00	1.01	1.02	1.04	1.07	1.07	1.09	1.12
过期产儿	2477	1.04	0.04	0.97	0.99	1.01	1.01	1.03	1.06	1.06	1.09	1.11

3. 性别差异　HC/CC 男、女间变化规律见表 10 - 2 - 35、表 10 - 2 - 36 及图 10 - 2 - 18。可见大部分胎龄男>女，早、足、过均为男>女且各组间差异有显著意义（$P<0.01$）。参见表 10 - 2 - 41。

表 10‐2‐35　　　　　　　　中国 15 城市不同胎龄男新生儿 HC/CC 表

胎龄 GA	例数 N	平均值 $\overline{X}$	标准差 SD	修匀百分位数								
				P_3	P_{10}	P_{20}	P_{25}	P_{50}	P_{75}	P_{80}	P_{90}	P_{97}
28	24	1.14	0.08	0.91	1.02	1.07	1.10	1.13	1.17	1.18	1.25	1.31
29	15	1.11	0.06	0.92	1.02	1.06	1.08	1.12	1.16	1.17	1.22	1.29
30	25	1.10	0.09	0.93	1.02	1.06	1.07	1.11	1.15	1.16	1.20	1.28
31	24	1.10	0.06	0.94	1.01	1.06	1.06	1.10	1.14	1.15	1.19	1.26
32	48	1.08	0.09	0.94	1.01	1.05	1.05	1.09	1.13	1.14	1.17	1.24
33	79	1.09	0.07	0.95	1.01	1.05	1.05	1.09	1.12	1.13	1.16	1.22
34	97	1.08	0.05	0.95	1.01	1.04	1.04	1.08	1.11	1.12	1.15	1.20
35	200	1.08	0.05	0.96	1.01	1.03	1.04	1.07	1.10	1.11	1.14	1.19
36	359	1.07	0.05	0.96	1.00	1.03	1.03	1.06	1.09	1.10	1.13	1.17
37	730	1.06	0.04	0.97	1.00	1.02	1.03	1.06	1.09	1.09	1.12	1.15
38	1723	1.05	0.04	0.97	1.00	1.02	1.02	1.05	1.08	1.09	1.11	1.14
39	3023	1.05	0.04	0.97	1.00	1.01	1.02	1.05	1.07	1.08	1.11	1.13
40	3265	1.04	0.04	0.98	1.00	1.01	1.02	1.04	1.07	1.08	1.10	1.12
41	1756	1.04	0.04	0.98	1.00	1.01	1.02	1.04	1.06	1.07	1.09	1.12
42	895	1.04	0.04	0.98	1.00	1.01	1.01	1.04	1.06	1.07	1.09	1.11
43	263	1.04	0.04	0.98	1.00	1.01	1.01	1.03	1.06	1.06	1.08	1.11
44	95	1.03	0.03	0.98	1.00	1.01	1.01	1.03	1.05	1.06	1.07	1.11

表 10‐2‐36　　　　　　　　中国 15 城市不同胎龄女新生儿 HC/CC 表

胎龄 GA	例数 N	平均值 $\overline{X}$	标准差 SD	修匀百分位数								
				P_3	P_{10}	P_{20}	P_{25}	P_{50}	P_{75}	P_{80}	P_{90}	P_{97}
28	17	1.14	0.07	1.00	1.05	1.09	1.11	1.14	1.20	1.22	1.24	1.25
29	20	1.15	0.06	1.00	1.04	1.08	1.09	1.13	1.18	1.19	1.22	1.24
30	20	1.10	0.06	0.99	1.04	1.06	1.07	1.11	1.16	1.17	1.20	1.22
31	27	1.08	0.04	0.99	1.03	1.06	1.06	1.10	1.14	1.15	1.18	1.21
32	37	1.09	0.06	0.99	1.03	1.05	1.05	1.09	1.12	1.14	1.16	1.20
33	52	1.09	0.05	0.99	1.03	1.04	1.04	1.08	1.11	1.12	1.15	1.19
34	81	1.07	0.05	0.98	1.02	1.03	1.03	1.07	1.10	1.11	1.13	1.17
35	109	1.07	0.05	0.98	1.02	1.03	1.03	1.06	1.09	1.10	1.12	1.16
36	268	1.06	0.04	0.98	1.01	1.02	1.03	1.05	1.08	1.09	1.11	1.15
37	543	1.05	0.04	0.97	1.01	1.02	1.02	1.05	1.08	1.08	1.10	1.14
38	1407	1.04	0.04	0.97	1.01	1.02	1.02	1.04	1.07	1.08	1.09	1.13

续表

胎龄	例数	平均值	标准差	修匀百分位数								
GA	N	$\overline{X}$	SD	P_3	P_{10}	P_{20}	P_{25}	P_{50}	P_{75}	P_{80}	P_{90}	P_{97}
39	2640	1.04	0.04	0.97	1.00	1.01	1.02	1.04	1.07	1.07	1.09	1.12
40	3225	1.04	0.04	0.97	1.00	1.01	1.02	1.04	1.06	1.07	1.08	1.11
41	1859	1.03	0.04	0.96	0.99	1.01	1.01	1.03	1.06	1.06	1.08	1.11
42	867	1.03	0.04	0.96	0.99	1.01	1.01	1.03	1.06	1.06	1.08	1.11
43	244	1.03	0.04	0.96	0.98	1.01	1.01	1.03	1.05	1.06	1.09	1.11
44	113	1.03	0.04	0.96	0.98	1.01	1.01	1.03	1.05	1.06	1.09	1.11

（十）BL/HC

1. 不同胎龄 BL/HC 均值、百分位数及变化规律　见表 10-2-37 及图 10-2-19。该比值随胎龄的增加变化不大，各胎龄组间差异无显著意义，基本上保持稳定，说明胎儿期头围与身长在各个胎龄期基本上是同步增长。

表 10-2-37　　　　　　　　　中国 15 城市不同胎龄新生儿 BL/HC 表

胎龄	例数	平均值	标准差	修匀百分位数								
GA	N	$\overline{X}$	SD	P_3	P_{10}	P_{20}	P_{25}	P_{50}	P_{75}	P_{80}	P_{90}	P_{97}
28	41	1.46	0.06	1.32	1.36	1.39	1.41	1.47	1.51	1.53	1.56	1.69
29	35	1.45	0.09	1.31	1.36	1.39	1.41	1.47	1.51	1.53	1.56	1.66
30	45	1.47	0.09	1.31	1.36	1.39	1.41	1.46	1.51	1.53	1.56	1.64
31	51	1.47	0.07	1.31	1.36	1.40	1.41	1.46	1.51	1.53	1.56	1.63
32	85	1.46	0.07	1.32	1.37	1.40	1.41	1.46	1.51	1.53	1.55	1.61
33	131	1.46	0.07	1.33	1.37	1.41	1.42	1.46	1.51	1.52	1.55	1.60
34	178	1.46	0.06	1.33	1.38	1.41	1.42	1.46	1.51	1.52	1.55	1.59
35	309	1.46	0.06	1.35	1.39	1.42	1.43	1.46	1.51	1.52	1.54	1.58
36	627	1.47	0.06	1.36	1.39	1.42	1.43	1.46	1.50	1.51	1.54	1.57
37	1273	1.47	0.05	1.37	1.40	1.43	1.43	1.46	1.50	1.51	1.53	1.57
38	3130	1.47	0.05	1.38	1.40	1.43	1.44	1.47	1.50	1.51	1.53	1.57
39	5663	1.47	0.05	1.39	1.41	1.43	1.44	1.47	1.50	1.51	1.53	1.57
40	6490	1.48	0.05	1.39	1.41	1.44	1.44	1.47	1.50	1.51	1.53	1.58
41	3615	1.48	0.05	1.40	1.42	1.44	1.45	1.47	1.50	1.51	1.53	1.59
42	1762	1.48	0.05	1.40	1.42	1.44	1.45	1.48	1.51	1.52	1.54	1.60
43	507	1.48	0.06	1.40	1.42	1.44	4.45	1.48	1.51	1.52	1.55	1.61
44	208	1.49	0.05	1.39	1.42	1.44	1.45	1.48	1.52	1.53	1.56	1.62

2. 按胎龄分类 BL/HC 正常参考值　见表 10 - 2 - 38。早、足、过该比值分别为 1.46，1.48 和 1.48，早产儿与足月产、过期产儿之间 $P<0.01$，足月产儿与过期产儿之间无差别，表明发育成熟儿身长与头围的发育已较稳定。

表 10 - 2 - 38　　　　　　中国 15 城市按胎龄分类新生儿 BL/HC 表

胎龄分类	例数	平均值	标准差	百分位数								
	N	$\overline{X}$	SD	P_3	P_{10}	P_{20}	P_{25}	P_{50}	P_{75}	P_{80}	P_{90}	P_{97}
早产儿	1502	1.46	0.06	1.35	1.39	1.42	1.42	1.46	1.50	1.51	1.54	1.58
足月产儿	20171	1.48	0.05	1.38	1.41	1.43	1.44	1.47	1.51	1.51	1.54	1.58
过期产儿	2477	1.48	0.05	1.39	1.42	1.44	1.45	1.48	1.51	1.52	1.54	1.60

3. 性别差异　BL/HC 男、女间变化规律见表 10 - 2 - 39、表 10 - 2 - 40 及图 10 - 2 - 20。可见该比值男女性别差异不大，仅足月产儿男 1.47<女 1.48 （$P<0.01$）。

表 10 - 2 - 39　　　　　　中国 15 城市不同胎龄男新生儿 BL/HC 表

胎龄	例数	平均值	标准差	修匀百分位数								
GA	N	$\overline{X}$	SD	P_3	P_{10}	P_{20}	P_{25}	P_{50}	P_{75}	P_{80}	P_{90}	P_{97}
28	24	1.46	0.05	1.33	1.37	1.40	1.43	1.46	1.50	1.52	1.57	1.62
29	15	1.47	0.09	1.33	1.38	1.41	1.43	1.46	1.50	1.52	1.57	1.61
30	25	1.47	0.08	1.33	1.38	1.41	1.42	1.46	1.50	1.52	1.56	1.61
31	24	1.46	0.07	1.33	1.38	1.41	1.42	1.46	1.50	1.52	1.56	1.61
32	48	1.45	0.07	1.33	1.38	1.41	1.42	1.46	1.50	1.52	1.56	1.61
33	79	1.46	0.07	1.34	1.38	1.41	1.42	1.46	1.50	1.52	1.56	1.60
34	97	1.46	0.06	1.34	1.38	1.41	1.42	1.46	1.50	1.52	1.55	1.60
35	200	1.45	0.06	1.34	1.39	1.42	1.42	1.46	1.50	1.52	1.55	1.60
36	359	1.46		1.35	1.39		1.43	1.46	1.50	1.52	1.55	1.60
37	730	1.47	0.05	1.35	1.39	1.43	1.43	1.46	1.50	1.52	1.55	1.59
38	1723	1.47	0.05	1.36	1.40	1.43	1.43	1.47	1.50	1.52	1.55	1.59
39	3023	1.47	0.05	1.37	1.40	1.43	1.43	1.47	1.50	1.52	1.54	1.59
40	3265	1.48	0.05	1.37	1.41	1.43	1.44	1.47	1.51	1.51	1.54	1.59
41	1756	1.48	0.05	1.38	1.41	1.44	1.44	1.47	1.51	1.51	1.54	1.58
42	895	1.48	0.05	1.39	1.42	1.44	1.44	1.47	1.51	1.51	1.54	1.58
43	263	1.48	0.05	1.40	1.43	1.45	1.45	1.48	1.51	1.51	1.53	1.58
44	95	1.49	0.05	1.41	1.43	1.45	1.45	1.48	1.51	1.51	1.53	1.58

表 10‐2‐40　　　　　　　　　中国 15 城市不同胎龄女新生儿 BL/HC 表

胎龄	例数	平均值	标准差	修匀百分位数								
GA	N	$\overline{X}$	SD	P_3	P_{10}	P_{20}	P_{25}	P_{50}	P_{75}	P_{80}	P_{90}	P_{97}
28	17	1.46	0.08	1.30	1.32	1.37	1.38	1.45	1.54	1.54	1.60	1.66
29	20	1.43	0.09	1.30	1.33	1.38	1.39	1.45	1.53	1.54	1.58	1.64
30	20	1.48	0.11	1.31	1.34	1.39	1.40	1.45	1.53	1.54	1.57	1.63
31	27	1.48	0.07	1.32	1.35	1.39	1.41	1.46	1.52	1.53	1.57	1.61
32	37	1.47	0.07	1.32	1.36	1.40	1.42	1.46	1.51	1.53	1.56	1.60
33	52	1.45	0.07	1.33	1.37	1.41	1.42	1.46	1.51	1.52	1.55	1.60
34	81	1.45	0.06	1.34	1.38	1.41	1.43	1.46	1.51	1.52	1.54	1.59
35	109	1.46	0.06	1.34	1.39	1.42	1.43	1.46	1.50	1.52	1.54	1.58
36	268	1.47	0.06	1.35	1.39	1.42	1.43	1.47	1.50	1.51	1.54	1.58
37	543	1.47	0.05	1.36	1.40	1.43	1.44	1.47	1.50	1.51	1.54	1.58
38	1407	1.47	0.05	1.37	1.41	1.43	1.44	1.47	1.50	1.51	1.53	1.58
39	2640	1.47	0.05	1.37	1.41	1.43	1.44	1.47	1.50	1.51	1.54	1.58
40	3225	1.48	0.05	1.38	1.42	1.44	1.44	1.47	1.50	1.51	1.54	1.59
41	1859	1.48	0.05	1.39	1.42	1.44	1.44	1.47	1.50	1.51	1.54	1.59
42	867	1.48	0.05	1.40	1.42	1.44	1.44	1.48	1.51	1.52	1.54	1.60
43	244	1.48	0.06	1.41	1.42	1.44	1.45	1.48	1.51	1.52	1.55	1.61
44	113	1.49	0.05	1.41	1.43	1.44	1.45	1.48	1.52	1.53	1.56	1.62

四、讨论

（一）身体指数的研究内容、目的与意义

利用身体指数对儿童青少年的营养和体格发育评价已有较长历史[9]。但对不同胎龄新生儿的体格发育运用 10 个身体指数进行详细而全面的综合评价国内外尚少见。检索 1966 年以后的国外文献，对 RI、QI、LI 和两个比值有过单一或 2～3 个指数的报道，且多为地区性或某医院的资料[10,15,26～29]。20 世纪 80 年代，由中国 15 城市新生儿体格发育科研协作组开创的不同胎龄新生儿体格发育综合评价的研究工作是国内外进行得最早的探索性研究[6]，其中包括了四项指数。本文是该项研究的继续充实和发展。

新生儿体格发育的单项指标，如 BW、BL、HC 和 CC 等可反映胎儿期宫内生长发育水平[10,23～24]。但为了对单项体格发育指标进行较全面的综合评价，一些学者深入地进行了身体发育指数的研究，即采用单项指标间的相对值，寻找各形态指标间比例关系及内部规律，对新生儿生长发育进行综合评价和比较。身体指数亦称派生指数，由几个形态、生理、功能、素质等不同参数测量值，根据不同的实际需要，经数学方法计算而得，其目的是了解人体各部分之间的比例关系、营养状况和生长发育规律等。本文仅从形态指标研究，用以弥补单项指标所不能解决的问题。指数法是一种综合评价生长发育的方法，且对于制订新生儿体格发育标准，衡量匀称或病态的标准，建立综合评价生长参考值均有实际的应用价值。

表 10 - 2 - 41　　　中国 15 城市男女早产、足月产、过期产儿身体指数比较表

胎龄	指数	Quetelet		Kaup		Rohrer		身长胸围		Ververck		Livi		Elisma		Polock		头围/胸围		身长/头围	
		X	SD	X	SD	X	SD	X	SD	X	SD	X	SD	X	SD	X	SD	X	SD	X	SD
早产儿	男	52.58	9.16	11.35	1.52	2.46	0.29	63.68	3.67	68.94	4.08	29.05	1.14	6.31	1.67	2499.4	544.0	1.08	0.06	1.46	0.06
	女	51.81	9.44	11.26	1.59	2.46	0.29	63.85	3.26	69.03	3.75	29.02	1.18	6.35	1.54	2449.0	549.1	1.07	0.05	1.46	0.06
	P 值	>0.05		>0.05		>0.05		>0.05		>0.05		>0.05		>0.05		>0.05		<0.01		>0.05	
足月产儿	男	64.90	6.54	12.92	1.13	2.58	0.23	64.95	2.57	71.44	2.91	29.51	0.87	7.49	1.26	3313.6	401.0	1.05	0.04	1.47	0.05
	女	63.72	6.49	12.86	1.16	2.60	0.24	65.32	2.56	71.69	2.91	29.59	0.90	7.58	1.24	3212.4	387.8	1.04	0.04	1.48	0.05
	P 值	<0.01		<0.01		<0.01		<0.01		<0.01		<0.01		<0.01		<0.01		<0.01		<0.01	
过期产儿	男	67.15	7.12	13.18	1.23	2.59	0.24	65.13	2.60	71.85	2.99	29.56	0.91	7.70	1.30	3474.3	437.0	1.04	0.04	1.48	0.05
	女	65.82	6.56	13.08	1.17	2.60	0.24	65.54	2.47	72.12	2.79	29.61	0.91	7.80	1.19	3365.0	394.9	1.03	0.04	1.48	0.05
	P 值	<0.01		<0.05		>0.05		<0.01		<0.05		<0.01		<0.01		<0.01		<0.01		>0.05	

（二）身体指数的分类和规律

1. 依体重、身长设计的指数

（1）体重身长指数：其通用公式为 BW/BL^n（$n=1$，2，3）表示。

1）QI：在通用公式中 $n=1$。表示每厘米身长的体重数，即以相对体重来反映人体密度和充实度，是一个评价人体围度、宽度和机体组织密度的指数，代表肌肉、骨骼、内脏质量及组织发育状况，和其他体重身长指数一起作为评价胖瘦和营养状况的指数而被广泛应用。在此，作为一个相对体重来反映新生儿的营养状况和生长发育的关系。该指数随胎龄增加而增大，存在早、足、过的差别，足月后显示出男女的性别差异。

2）KI：在通用公式中 $n=2$。表示每平方厘米身长的质量，即单位面积中所含的体重数。一般作为身体充实度或营养状况指数而被广泛采用，是评价婴幼儿营养状况的一个较好的指数，对于新生儿 KI 亦随胎龄的增加而增大，变化规律同 QI。说明随胎龄的增加，单位面积的体重增加亦可说明人体密度、围度逐渐增加，趋于充实。这两个指数也反映了胎儿的生长规律，在孕后期，体重增加较快[30]，这是由于在妊娠 2 个月时四肢开始生长[31]。足月后 KI 亦为男＞女。

3）RI：在通用公式中 $n=3$。表示每立方体积的相对质量。国内外对 RI 的研究最多[10~18]，用该指数表示相对软组织的质量，从而判断新生儿有无营养不良及体格体型匀称性。其值大于第 97 百分位时认为有超重、软组织（脂肪或水分）过多蓄积；其值小于第 3 百分位时，认为存在营养不良、软组织不能储存或是过多消耗[15]。

RI 在早产儿及过期产儿时不存在性别差异，但在足月时则显示女＞男的性别差异。RI＞90th 或＜10th 百分位则表明不匀称，RI 不仅可用来表示体型，还可以表明新生儿营养状况及预示出生后的情况。所以，尽管单项体重男＞女，但实际上女婴出生后状况较男婴好，这也说明女婴生存优势的原因[33]。

（2）LI：LI 将体重开立方后与身长之比实际还是表示人体密度和充实度，也表示新生儿体格体型和营养状况。LI 的变化规律与 RI 相同，妊娠 37 周前随胎龄逐渐增大；妊娠 37 周后其值变化不大。足月时亦存在女＞男的性别差异。

（3）PI：PI 的变化规律从表 10-2-29 及图 10-2-15 中可看出与 QI 及 KI 相似，随胎龄的增加而增大，妊娠 37 周前这种变化不明显，而足月时则明显。说明妊娠后期，体重的增加、器官的成熟加速。这也符合胎儿期生长发育规律[31]。由于 PI 主要反映体重，故与此单项指标一样为男＞女。该指数优点是计算简单，但结果较复杂、难记。

2. 依身长、胸围设计的指数　身长为长度指标，胸围为围度指标，两者的关系可反映个体的匀称性及体格体型状况。

（1）BCI：表示胸廓的容积及胸部骨骼、胸肌、背肌和脂肪层的发育情况，并在一定程度上表明身体形态及呼吸器官的发育状况[19]，是一个重要的体格体型指数。该指数上下波动不大，基本上是一稳定值。综合来看，从妊娠 28 周起，胎儿体型已基本稳定。身体发育的长度指标是均匀、同步增加的，发育趋于充实度的增加。在妊娠的后 3 个月，胎儿脂肪含量明显增加[19]。BIC 从另一侧面反映了胎儿在子宫内的这一生长发育规律。

（2）VI：其实质是 QI 与 BCI 的综合。VI 试图从多维因素来研究人体的体型与体格变化，间接反映了机体的心肺功能，故在一定程度上也反映了人体的素质，所以 VI 既是一个反映人体充实度和营养状况的指数，又是一个评价体格和体质的客观指标之一。VI 与 BCI 变化规律雷同，两者均可说明近足月时，胎儿渐趋匀称，心肺功能趋于成熟，体质增加，足月时亦为女＞男，说明女婴相对围度较男婴大，体型丰满。

（3）EI：该指数亦可用来表示个体的围度和充实度，可作为一个体格体型和营养状况的指数，变化规律同以上两个指数。

3. 两个比值

（1）HC/CC：该比值可看出大脑与胸腔内脏的发育情况及关系。在妊娠 35 周前该比值随胎龄的减小而增加，这说明胎龄越小 HC（代表大脑的发育）比胸围增长的速度越快；妊娠 35 周后由于胸围相对增加较快，胸腔内脏器趋于成熟，故该比值变小。这一点与前述的有关身长与胸围指数所得结论相同。足月产儿与过期产儿该比值基本相等，说明此期 HC 与 CC 增长的速度相对稳定。

（2）BL/HC：胎龄对该比值影响不大，相邻胎龄间该比值差异无显著性。HC 与 BL 的增加在各个胎龄期基本同步。

从以上指数分类中，总结出主要代表新生儿充实度和营养状况的指数有：QI，KI，RI，BCI，VI，LI，EI 和 PI；主要代表新生儿体格体型的发育指数有：BCI，VI，EI，HC/CC，BL/HC。

以上所有指数在足月新生儿均存在男女性别差异。我们已知新生儿单项体格发育指标（BW，BL，HC，CC 等）的绝对值均为男＞女[1]，但从表 10 - 2 - 41 看出，RI、LI、BCI、VI、EI 及 BL/HC 6 个指数均为女＞男（$P < 0.01$）。以上 6 个指数都可从不同侧面反映相对围度、体型、软组织储存等情况。足月后，女婴较男婴丰满，营养状况和体质的相对值较好，所以女婴存在生存优势。从身体指数的研究中，总结出 QI 和 PI，RI、LI 和 KI、BCI、VI 和 EI 变化规律相同，从式中亦可看出互相之间的内在联系。另外，我们还可得知体格发育的几个形态指标相互增长的规律：①有关 BW 与 BL 的指数反映妊娠前 5 个月身长增加较快，而后 5 个月体重的增加为快。②有关 BL 与 CC 的指数反映 BL 与 CC 基本上同步增长，只在孕后期 CC 有一加速，胎儿发育趋向成熟。③BL 与 HC 在胎儿期亦为同步增长。④HC 较 CC 发育较早。

（三）身体指数的应用价值

1. 身体指数可作为新生儿体格发育综合评价的指标，以判定新生儿体格发育是否正常　本文对不同胎龄组，男女新生儿以及按胎龄分类对早产儿、足月产儿和过期产儿分别制定了正常参考值。正常参考值的标准有两种选择方法，即按均值（$\overline{X}$）±标准差 SD 法，或按百分位数法。在此，建立我国新生儿身体指数正常参考值为 $\overline{X} \pm 2SD$，或 10th～90th 百分位。两种方法所测各指数的正常参考值从本文中可直接查到。身体指数为围生新生儿保健工作提供了科学依据。

2. 身体指数可作为评定新生儿营养状况的指标之一　百分位数法中，常用的有 3rd，10th，25th，50th，75th，90th 和 97th，[19,33～35] 也有用 20th 和 80th 代替 25th 和 75th 者[35]，我们借用前者的标准。新生儿营养状况评价标准如表 10 - 2 - 42。

表 10 - 2 - 42　　　　　　　　　　　新生儿营养状况评价标准

$\overline{X}\pm SD$ 法	营养状况水平	百分位数法
$\overline{X}+2SD$ 以上	上等	90th 以上
$\overline{X}+$ （1~2）SD	中上等	75~90th
$\overline{X}\pm 1SD$	中等	25~75th
$\overline{X}-$ （1~2）SD	中下等	10~25th
$\overline{X}-2SD$ 以下	下等	10th 以下

　　若指数值小于 3rd 或大于 97th 百分位者，则应进行严密的定期追踪观察，并结合临床体检或其他实验室检查以排除其发育是否异常或是否有低血糖等疾病[19,32,37]。最好转特殊病房监护。故身体指数法可为新生儿临床医生提供诊断依据。

　　3. 身体指数可作为综合评价新生儿体格发育的优生标准　　过去，我们仅能用单项指标来评定优生和健美，本文研究的身体指数不仅能评定发育水平，而且能反映全身的营养状况及体型是否匀称，这三项正是既健又美的优生标准。我们建议新生儿的优生标准：其发育水平应在中上等，即按百分位数法评定各指数应在 75th~90th 百分位数，若按 $\overline{X}\pm SD$ 法评定各指数应位于 $\overline{X}+$ （1~2）SD。上述各值可从本文所列表中直接查到。从而为优生优育与计划生育工作者提供评定优生的参考标准。

　　4. 身体指数可反映胎儿的生长发育规律，并可诊断高危儿　　从本文研究中，可见到各身体指数均能反映胎儿的生长发育规律，如果指数值异常，则表示生长发育在某一个或某些方面的异常。RI 在判断死亡率及发病率上亦有重要的临床意义，Miller 与 Villar 等[15,32]均观察到低 RI 的非匀称型宫内发育迟缓儿（IUGR-LPI）发生低血糖、呼吸暂停综合征、新生儿窒息等危险性较正常 RI 的 IUGR（IUGR-API）儿高出 1.6~12.5 倍。通过 B 超测算体重和身长，计算 RI 从而可做出产前预告，及时诊断高危儿，并可给予适当干预。RI 值还可为产科医生评论宫内发育迟缓儿提供分型依据。

　　五、结论

　　1. 新生儿体格发育及营养状况的评价仅用单项指标是不够的，而应该进行综合评价，身体指数法是综合评价中的一种重要方法。

　　2. 本文首次报道了 28~44 周不同胎龄的新生儿 10 项身体指数的变化规律，建立了我国不同胎龄新生儿身体指数的正常参考值和标准。

　　3. 计算身体指数的值，可判定新生儿的体格发育、营养水平、体型状况，并可作为优生标准，为新生儿保健工作者、临床医生及优生优育工作者提供直接的、科学的依据。

　　4. 计算宫内胎儿的身体指数，可作为产科医生提供诊断高危儿的依据。

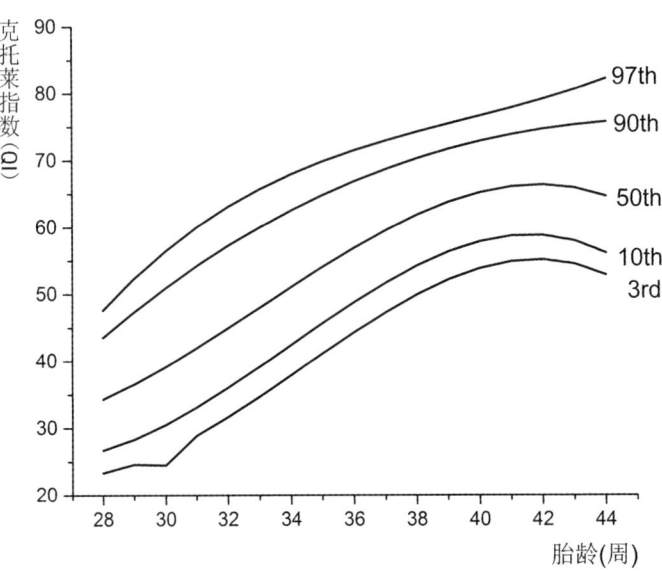

图 10‑2‑1　中国 15 城市不同胎龄新生儿 QI 修匀百分位数曲线

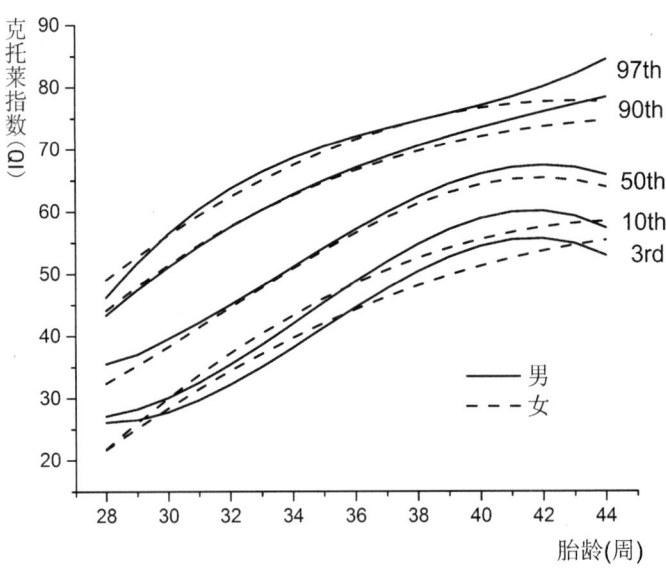

图 10‑2‑2　中国 15 城市不同胎龄男女新生儿 QI 修匀百分位数曲线

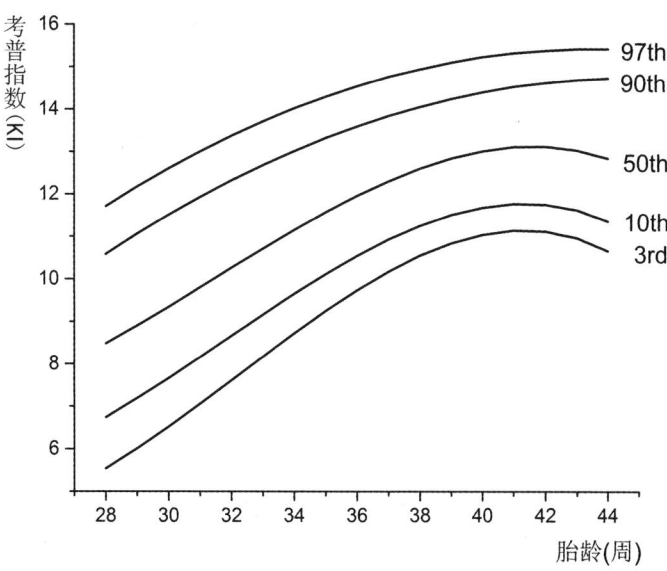

图 10-2-3　中国 15 城市不同胎龄新生儿 KI 修匀百分位数曲线

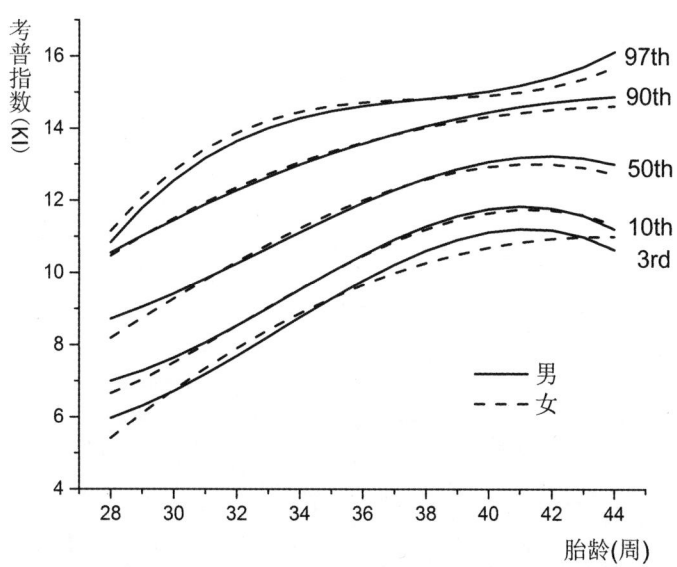

图 10-2-4　中国 15 城市不同胎龄男女新生儿 KI 修匀百分位数曲线

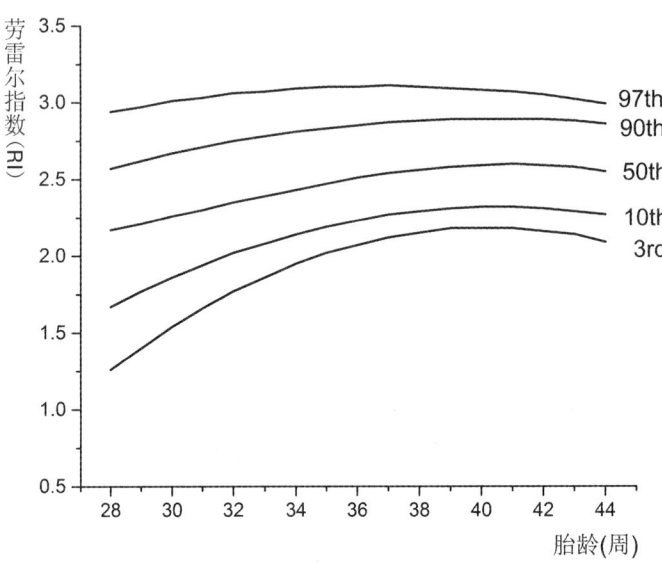

图 10‑2‑5　中国 15 城市不同胎龄新生儿 RI 修匀百分位数曲线

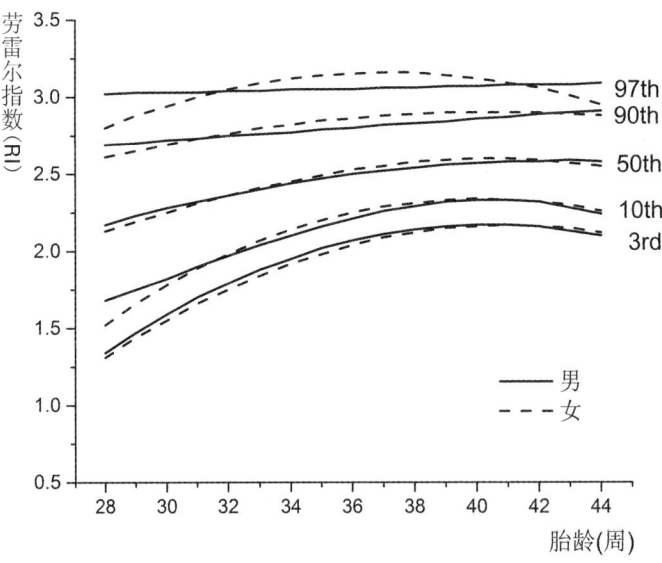

图 10‑2‑6　中国 15 城市不同胎龄男女新生儿 RI 修匀百分位数曲线

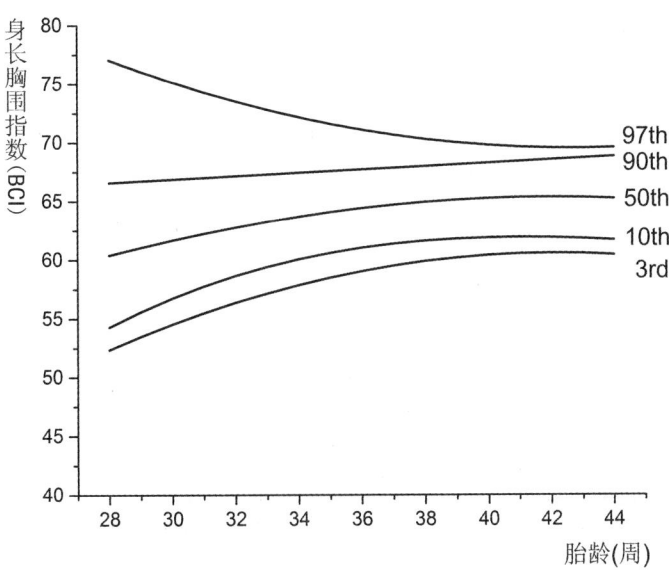

图 10‑2‑7　中国 15 城市不同胎龄新生儿 BCI 修匀百分位数曲线

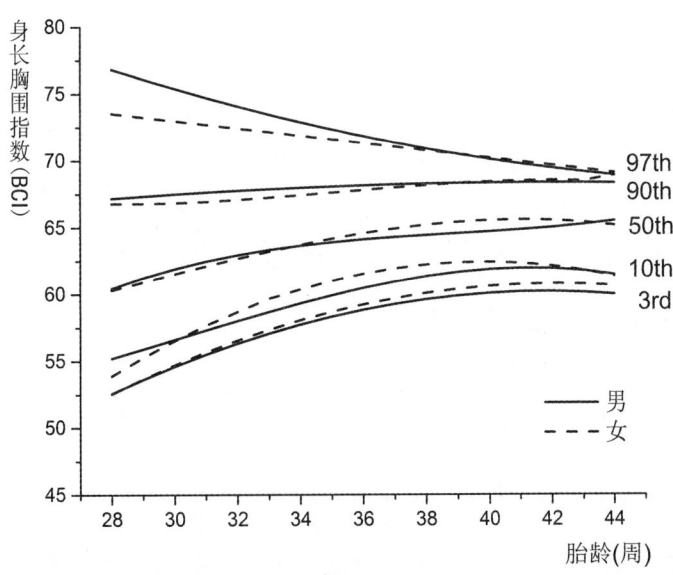

图 10‑2‑8　中国 15 城市不同胎龄男女新生儿 BCI 修匀百分位数曲线

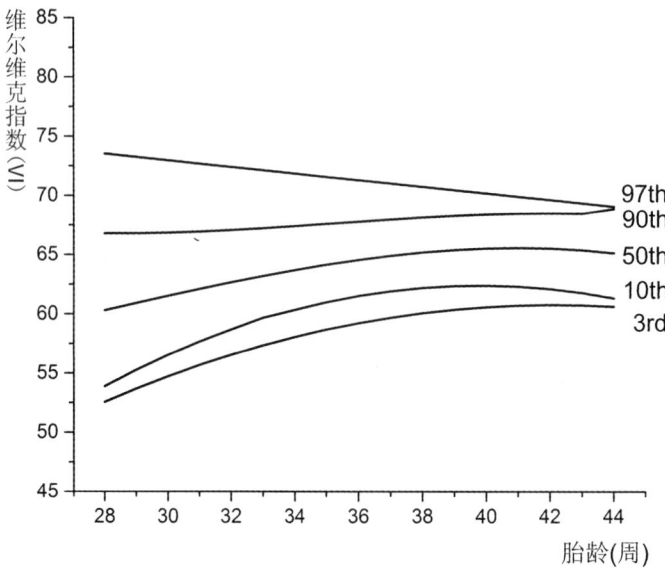

图 10‑2‑9　中国 15 城市不同胎龄新生儿 VI 修匀百分位数曲线

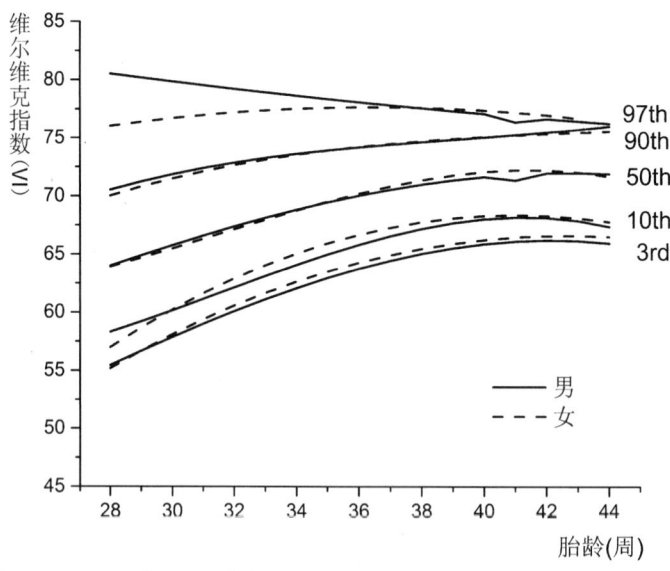

图 10‑2‑10　中国 15 城市不同胎龄男女新生儿 VI 修匀百分位数曲线

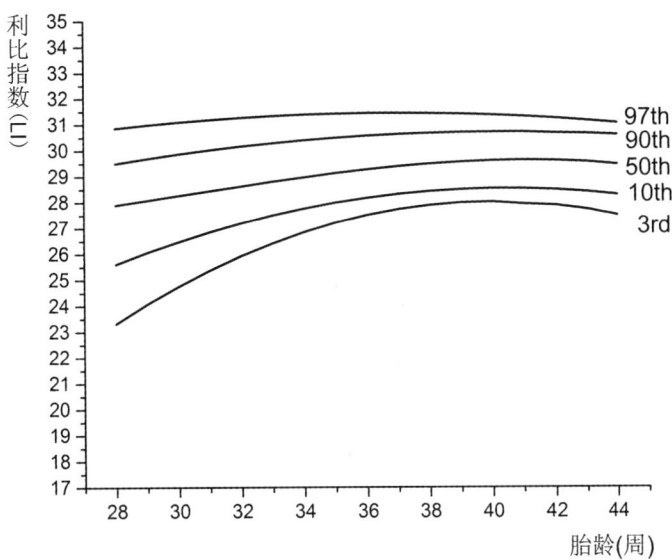

图 10‑2‑11　中国 15 城市不同胎龄新生儿 LI 修匀百分位数曲线

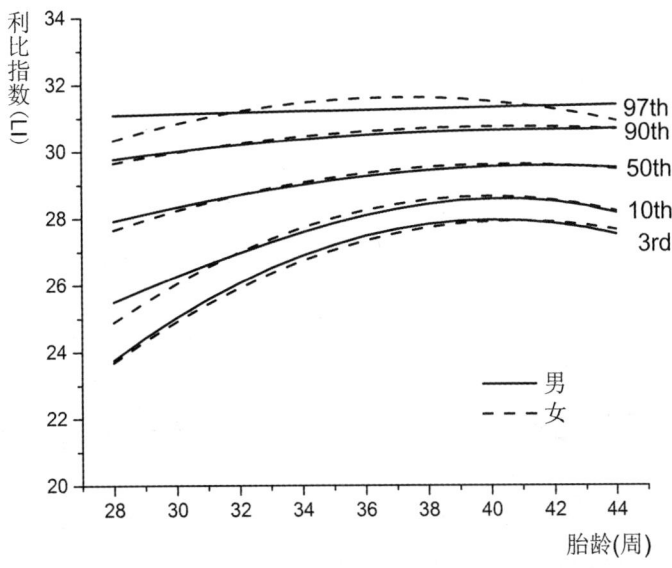

图 10‑2‑12　中国 15 城市不同胎龄男女新生儿 LI 修匀百分位数曲线

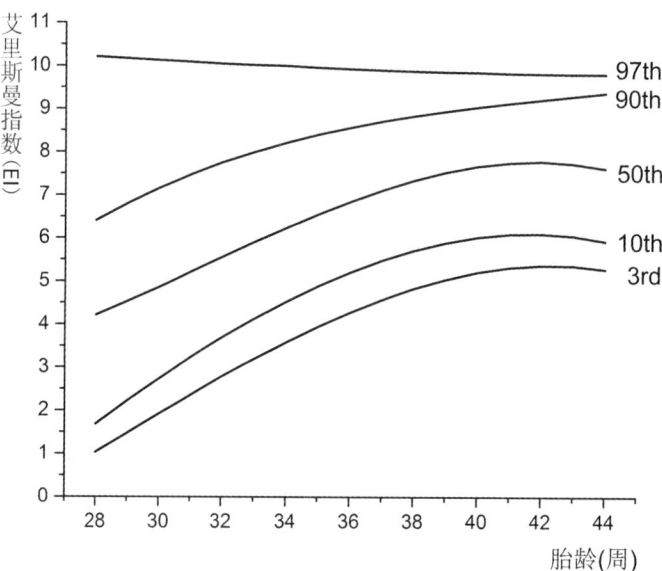

图 10‐2‐13 中国 15 城市不同胎龄新生儿 EI 修匀百分位数曲线

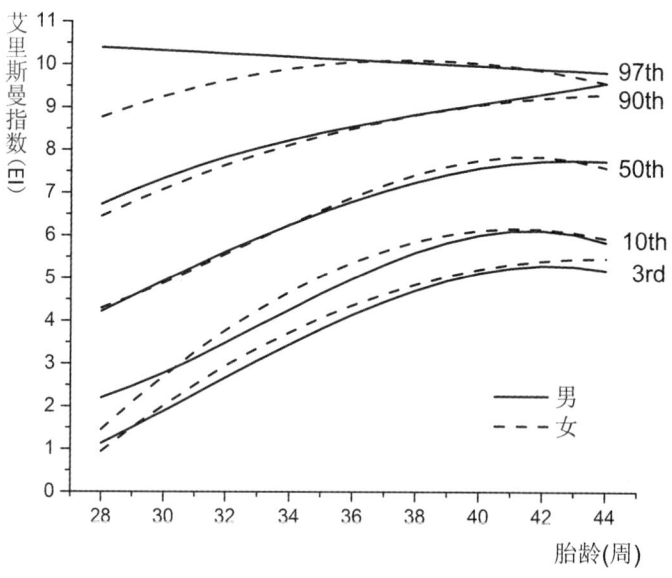

图 10‐2‐14 中国 15 城市不同胎龄男女新生儿 EI 修匀百分位数曲线

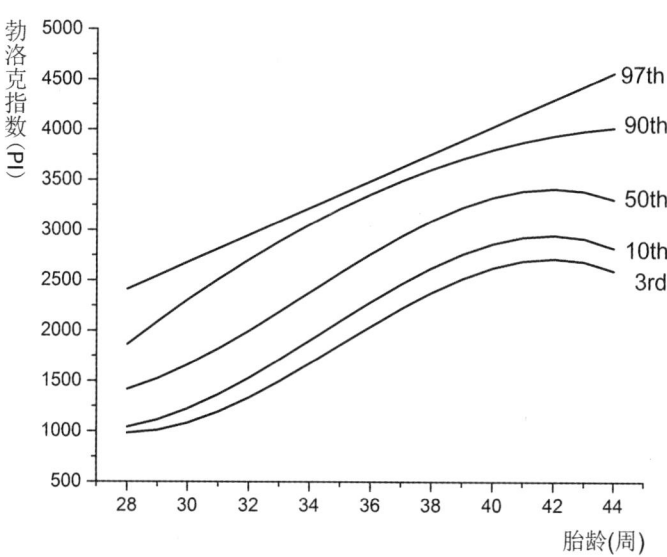

图 10‑2‑15 中国 15 城市不同胎龄新生儿 PI 修匀百分位数曲线

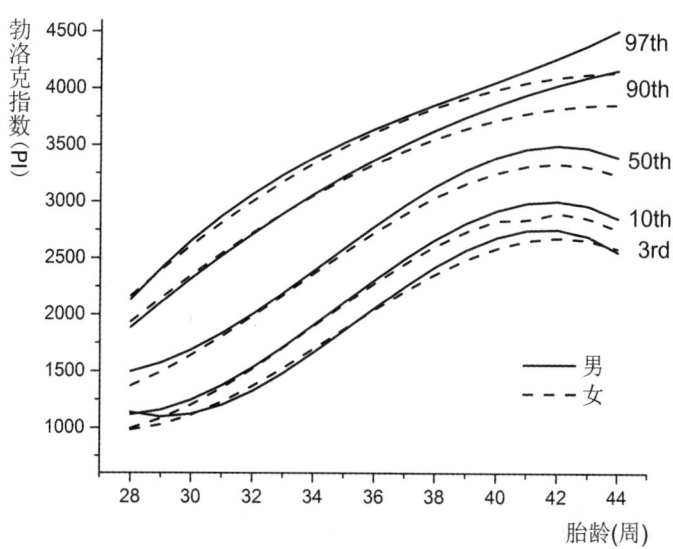

图 10‑2‑16 中国 15 城市不同胎龄男女新生儿 PI 修匀百分位数曲线

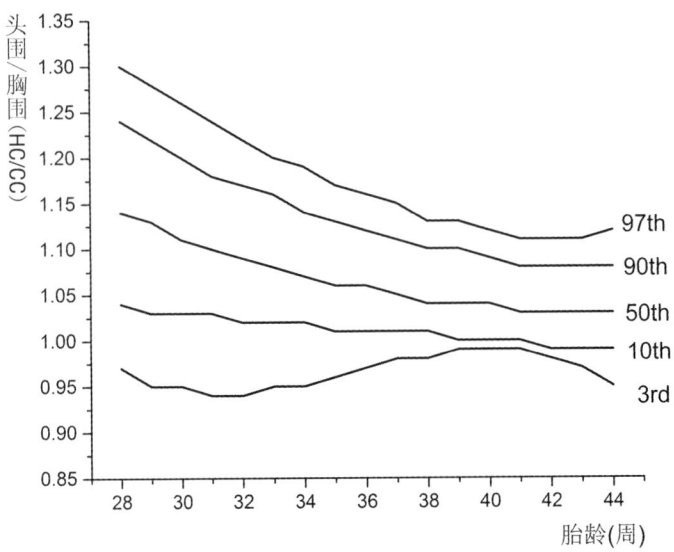

图 10－2－17　中国 15 城市不同胎龄新生儿 HC/CC 修匀百分位数曲线

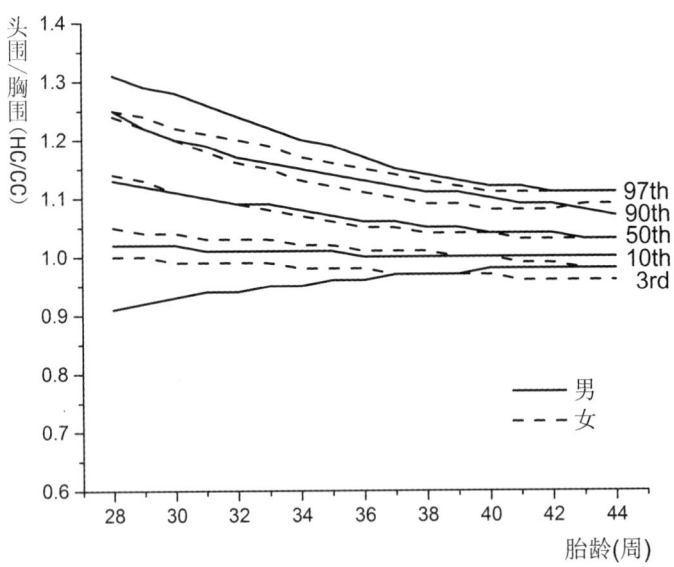

图 10－2－18　中国 15 城市不同胎龄男女新生儿 HC/CC 修匀百分位数曲线

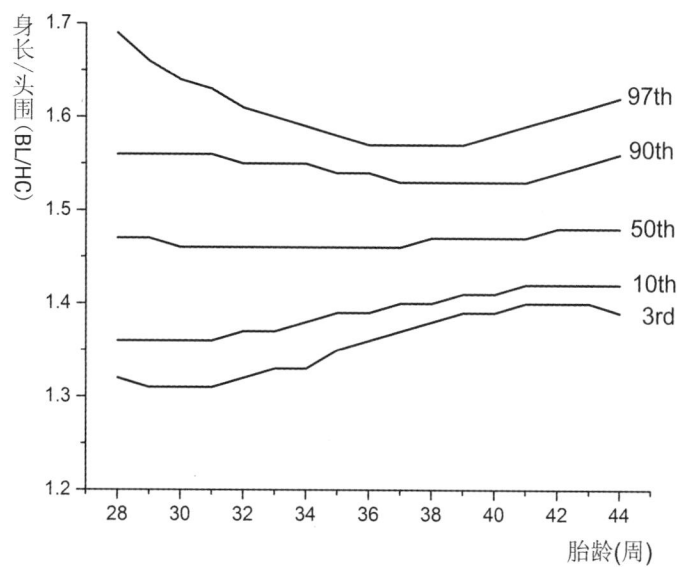

图 10‑2‑19　中国 15 城市不同胎龄新生儿 BL/HC 修匀百分位数曲线

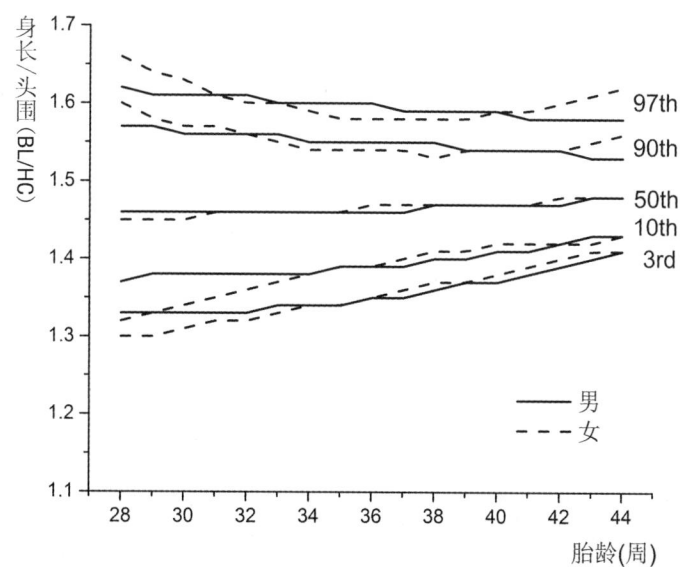

图 10‑2‑20　中国 15 城市不同胎龄男女新生儿 BL/HC 修匀百分位数曲线

（刘喜红　张宝林　王宝琼）

第三节　新生儿体格发育身体指数的筛选研究[①]

一、前言

关于身体指数用于个体或群体体格发育、营养状况的评价研究较多[5,8,37~42]。这些指数既用于儿童，也用于成人，同时也可从不同侧面反映新生儿的体格发育状况。但是毕竟过于繁多，且有些公式较复杂，有些结果较难记。在繁多的公式中，哪些指数适合于新生儿？目前尚无专题论述，本文试图做一些探索性研究。

二、对象和方法

（一）对象

1. 15 城市 24150 例[1]，同前文第二节相关内容。

2. 全国新生儿生长发育科研协作组组织的 1989~1990 年南北方 12 城市不同胎龄 AGA 新生儿共 1757 例，选其中足月 AGA 1341 例（男 677 例，女 664 例）[2]。

（二）方法

1. 10 项指数相关系数的计算及其假设检验。

2. 上述 10 项指数聚类分析及主成分分析[43]。

3. 12 城市足月 AGA 计算 10 项指数，检验各自符合率及联合符合率。计算方法如下：12 城市足月 AGA 总例数（即 1341 例）为 N，指数值在 10th~90th 百分位的新生儿例数为 n，$n/N \times 100$ 即为符合率。两率之间用 x^2 检验。

三、结果与分析

（一）各指标间的相关系数及假设检验

将 QI、KI、RI、BCI、VI、LI、EI、PI、HC/CC 及 BL/HC 分别用 x_1，x_2，x_3，x_4，x_5，x_6，x_7，x_8，x_9，x_{10} 来表示，相互之间的相关系数如表 10-3-13。

表 10-3-1　　10 项指数之间的相关系数表

	x_1	x_2	x_3	x_4	x_5	x_6	x_7	x_8	x_9
x_2	0.94								
x_3	0.72	0.92							
x_4	0.43	0.57	0.65						
x_5	0.60	0.71	0.73	0.98					
x_6	0.72	0.91	1.00	0.65	0.73				

①本文曾发表在《中国儿童保健杂志》2000 年 8 卷第 1 期，第 51~52 页。

续表

	x_1	x_2	x_3	x_4	x_5	x_6	x_7	x_8	x_9
x_7	0.55	0.62	0.61	0.98	0.99	0.61			
x_8	0.97	0.82	0.52	0.28	0.57	0.51	0.45		
x_9	−0.35	−0.31	−0.21	−0.54	−0.56	−0.18	−0.62	0.36	
x_{10}	−0.10	−0.32	−0.51	−0.54	−0.50	−0.52	−0.43	0.05	−0.36

对这些相关系数（r）进行假设检验，除 x_8 与 x_{10} 之间的相关系数外，其余各 r 均在 $\alpha=0.01$ 水准上有显著意义。有人认为 $r>0.7$ 者为高度相关，$0.4<r<0.7$ 为中度相关，$r<0.4$ 则相关性小。在这里结合实际，认为 r 在 0.9 以上为密切相关，两者在评价中等同互用，从表 10-3-1 可见 RI 和 LI 相关系数最大，为 1.00，分析两者公式，将 RI 开立方后乘常数 21.54，即可得 LI。两者是同源的指数，而 LI 计算较繁，结果亦较 RI 为复杂，故可直接用 RI。另外，BCI、VI 和 EI 相关系数也很大（0.98 和 0.99），QI 和 PI 的相关系数为 0.97。HC/CC 及 BL/HC 这两项比值与其他指数呈负相关，这是由于它们随胎龄增加而减小或变化不大的原因。PI 与 BL/HC 之间无相关，两者可单独应用。

（二）聚类分析

聚类分析将性质相同的指数归在同一类，并从中找出有代表性的典型指标。以上 10 个指数进行聚类过程如表 10-3-2。

表 10-3-2　　聚类过程表

	最小 r	聚类情况
10	1	x_1，x_2，x_3，x_4，x_5，x_6，x_7，x_8，x_9，x_{10}
9	1.00	x_1，x_2，（x_3，x_6），x_4，x_5，x_7，x_8，x_9，x_{10}
8	0.99	x_1，x_2，（x_3，x_6），x_4，（x_5，x_7），x_8，x_9，x_{10}
7	0.98	x_1，x_2，（x_3，x_6），（x_4，x_5，x_7），x_8，x_9，x_{10}
6	0.97	（x_1，x_8），x_2，（x_3，x_6），（x_4，x_5，x_7），x_9，x_{10}
5	0.91	（x_1，x_8），（x_2，x_3，x_6），（x_4，x_5，x_7），x_9，x_{10}
4	0.57	（x_1，x_8），（x_2，x_3，x_6，x_4，x_5，x_7），x_9，x_{10}
3	−0.36	（x_1，x_8），（x_2，x_3，x_6，x_4，x_5，x_7），（x_9，x_{10}）
2	0.28	（x_1，x_8，x_2，x_3，x_6，x_4，x_5，x_7），（x_9，x_{10}）
1	0.05	（x_1，x_8，x_2，x_3，x_6，x_4，x_5，x_7，x_9，x_{10}）

从以上聚类情况及实际需要，则 10 个指数聚成 5 类：

1. KI+RI+LI　主要代表个体密度和充实度，而其中典型指标为 RI，在这 3 个指数中，RI 相关系数的平方的平均数（R^2）最大，为 0.92；而 KI 和 LI 分别为 0.84 和 0.91。

2. QI+PI　这两项指数与体重、身长有直接的一元关系，而体重为主要影响因素，故这两个指数主要代表个体的全身营养状况，两者作用等同。

3. BCI+VI+EI　这 3 个指数主要代表体格体型，在一定程度上也反映营养状况。VI 和 EI 的 R^2 相等，均为 0.97，BCI 为 0.96，所以 VI 或 EI 为这一类的典型指标。

4. HC/CC 和 BL/HC　各自成一类，两者分别从不同侧面反映新生儿特殊体型。

（三）主成分分析

多指标的主成分分析在医学上用以寻找判断某种事物或现象。如生长发育情况、身体素质情况等的综合指标[43]。对以上 10 个指数进行主成分分析结果如下：第一主成分 $Z_1 = -0.3539x_1 + 0.1072x_2 - 0.2350x_3 - 0.4572x_4 - 0.1172x_5 - 0.2333x_6 - 0.1619x_7 + 0.1977x_8 + 0.6146x_9 + 0.2964x_{10}$；第二主成分 $Z_2 = -0.3666x_1 - 0.1508x_2 - 0.2626x_3 - 0.1194x_4 + 0.0134x_5 + 0.0457x_6 + 0.2619x_7 - 0.2115x_8 + 0.1619x_9 - 0.7860x_{10}$；第三主成分 $Z_3 = 0.3531x_1 + 0.1219x_2 - 0.2449x_3 - 0.4443x_4 - 0.0695x_5 + 0.1186x_6 - 0.1884x_7 + 0.1184x_8 - 0.7295x_9 + 0.0514x_{10}$。$Z_1$、$Z_2$ 和 Z_3 三者的贡献率分别为 63.497%、16.326% 和 15.07%，总贡献率为 95%，Z_1 和 Z_2 的总贡献率也已达 80%（79.8%）。从以上可见，决定第一主成分 Z_1 大小的主要为 x_9、x_4 和 x_1，即 HC/CC、BCI 和 QI；决定第二主成分 Z_2 大小的主要为 x_{10} 和 x_1，即 BL/HC 和 QI；决定第三主成分 Z_3 大小的主要也为 HC/CC、BCI 和 QI，同 Z_1。

（四）单指标及联合指标的符合率

1. 单个指标与胎龄-体重的符合率　用 12 城市足月 AGA 1341 例作为检验对象，计算这 10 个指数的值，按以上所订的 10th～90th 百分位正常值参考标准，统计各指数在这正常范围内的情况，即各指数与胎龄-体重的符合率情况如下：PI 92%（1238 例），QI 90%（1210 例），KI 88%（1178 例），BL/HC 86%（1147 例），VI 85%（1140 例），RI 84%（1131 例），LI 84%（1130 例），EI 84%（1126 例），BCI 83%（1117%），HC/CC 80%（1074 例）。经 x^2 检验，PI 和 QI 的符合率之间差别无显著意义（$P > 0.05$）；而 PI、QI 与其他各指数的符合率间 $P < 0.05$；KI 与 BL/HC 的符合率 $P > 0.05$，而与其他各指数间 $P < 0.05$；HC/CC 与其他各指数的符合率间均 $P < 0.05$。

2. 联合指标的符合率　统计 2 个或 2 个以上的指数在 10th～90th 百分位正常参考值范围内的情况如下：①PI+QI，89%（1189 例）；②PI+QI+KI，84%（1132 例）；③RI+KI+LI，83%（1110 例）；④BCI+VI+EI，81%（1081 例）；⑤PI+QI+RI，79%（1058 例）；⑥PI+QI+LI，79%（1059 例）；⑦PI+QI+KI+RI，79%（1054 例）；⑧PI+KI+RI，79%（1058 例）；⑨PI+RI+LI，79%（1065 例）；⑩PI+QI+KI+LI，79%（1053 例）；⑪KI+BL/HC，77%（1030 例）；⑫PI+QI+VI，77%（1037 例）；⑬PI+QI+BL/HC，77%（1027 例）；⑭PI+QI+EI，76%（1018 例）；⑮PI+QI+BCI，75%（1008 例）；⑯PI+QI+KI+VI，75%（1006 例）。

从以上联合指标的符合率可看出，PI 和 QI，RI、KI 和 LI，BCI、VI 和 EI 的符合率均较高，这与前面的相关系数及聚类分析研究结果相同。

四、讨论

身体指数既可用于青少年，也可用于成年人，而哪些指数较适用于新生儿？作者在此做了一些探索性的研究，旨在对以后的工作能提供一些启示性信息。

（一）评价营养状况

这10个指数都可以从不同侧面反映新生儿的营养状况，但主要代表营养状况的指数有QI和PI，这两个指数相关系数大（0.97），聚类分析中两者重要性相同，单个指数与胎龄-体重的符合率均较高，两者之间的差异无显著性。所以，QI和PI可单独用于评价新生儿的全身营养状况，两者的结论相同，亦可联合使用。考虑到PI尽管运算公式简单，但结果复杂难记，故可只采用QI，评价标准同第一部分所述。

（二）评价充实度、密度和体格发育

用来评价新生儿的充实度、密度和体格发育的指数主要有RI、KI和LI，其中RI和LI等价，而LI运算繁杂可舍弃。KI与RI分别从单位面积和单位体积中所含的重量来反映个体的体格和充实度，从公式设计及所表达的含义来说，RI较KI更为合理，聚类分析中RI为典型指标，故可直接选用RI来评价评价新生儿体格发育和充实状况，同时亦反映了个体的营养状况。RI大于第90百分位者为软组织过多蓄积；小于第3百分位者为软组织过多消耗；第10～90百分位为正常范围，但可根据所在位置（10th～25th，25th～75th，75th～90th）判断其匀称程度和体格发育成熟度。足月产儿女婴RI大于男婴，说明女婴的单位体积中所含重量较男婴大，更为充实，这预示女婴出生后状况较男婴好。

（三）评价体型

评价新生儿的体型发育的指数，其主要代表为BCI、VI和EI。在聚类分析中，VI和EI均为较典型指标，结合单指标与胎龄-体重的符合率VI较EI大，故可直接取VI来评价新生儿的体型发育状况，同时VI也从另一侧面反映了新生儿营养状况。VI大于第90百分位者为过于丰满，即肥胖；小于第10百分位者为过于瘦长，即营养不良。女婴在体型上呈丰满型，而男婴则相对瘦长些。

（四）新生儿的特殊体型

BL/HC和HC/CC通过身体各部分的比例关系来反映新生儿特殊体型；新生儿头较大，头长占身长的1/4，HC也较大，比CC大1～2cm，因而HC/CC应大于1，该比值主要反映新生儿大脑和胸腔器的发育状况。BL/HC不仅可反映新生儿身体比例和体型，还可反映营养状况，该比值与胎龄-体重符合率较高，故BL/HC在评价新生儿体格发育和体型状况有一定的运用价值。

五、小结

各身体指数均可从不同侧面对新生儿体格发育进行综合评价，但是繁多的身体指数中有哪些适合于新生儿，怎样进行筛选？本文首次做了一些探索性的研究，发现综合运用QI、RI、VI、HC/CC和BL/HC能全面科学地评价新生儿的体格发育。以后的趋势是通过这些指数找到一个更为简便而全面的综合指标评价新生儿体格发育，不过，身体指数终究是用数学的方式来反映人体和生理变化规律，因而受到某些条件的影响和限制，在实际应用时还应注意结合其他测量指标综合分析和全面衡量，才能得到准确的结果。

参考文献

[1] 张宝林，冯泽康，张丽辉，等. 中国 15 城市不同胎龄新生儿体格发育调查研究. 中华儿科杂志，1988，26:206

[2] 张宝林，冯泽康，孙振球. 中国 12 城市足月适于胎龄儿体格发育纵向研究. 中华儿科杂志，1992，30:207

[3] 孙振球，田凤调. 医用综合评价方法. 北京：科学技术出版社，1994:2

[4] 余鼎新. Wetzle 代婴儿生长发育表在我国应用的初步报告. 中华儿科杂志，1952，2:138

[5] 饶安伶，张璇. 九市 0～7 岁儿童身体指数的探讨. 营养学报，1989，11（3）:197 - 204

[6] 张丽辉，张宝林. 中国十五城市胎龄 28～44 周新生儿体格发育资料综合评价. 新生儿科杂志，1988，4（3）:97

[7] 中国青少年儿童体质研究组. 中国青少年儿童身体形态、机能与素质的研究. 北京：科学技术出版社，1982:154

[8] 九市儿童体格发育调查研究协作组. 中国九市儿童青少年体格发育调查研究资料汇编. 1985:20 -25

[9] Rohrer F. Der index der Korperfulle als Mass des Er-nahrungszustandes. Munch Med Wochenschar，1921，68:5802

[10] Lubchenco CO, Hansman C, Bayd E. Intrauterine growth in length and head circumference as esti-mated from live births at gestational ages from 26 to 42 weeks. Pediatrics，1966，37:403 - 408

[11] Walther FJ, Ramaekers LHJ. The ponderal index as a measure of the nutritional status at birth and its relation to some aspects of neonatal morbidity. J Perinat Med，1982，10:42 - 47

[12] Cetalano PM, Tyzbir ED, Allen SR, et al. Evaluation of fetal growth by estimation body composi-tion. Obstertrics & Gynecology，1992，79（1）:46 - 50

[13] Khoury M J, Berg C J, Calle EE. The ponderal index in term newborn siblings. Am. J. Epidemiol，1990，132（3）:576 - 583

[14] Copper RL, Goldenberg RL, Cliver SP, et al. Anthropometric assessment of body size differences of full-term male and female infants. Obstet & Gynecol，1993，8（2）:161 - 164

[15] Miller HC, Hassanein K. Diagnosis of impaired fetal growth in newborn infants. Pediatrics，1971，41（4）:511 - 522

[16] Miller HC, Hassanein K. Fetal malnutrition in white newborn infants: maternal factors. Pediatrics，1973，52（4）:511 - 512

[17] Usher R, Mcleanf. Intrauterine growth of live-born Cancasian infants at sea level: Stands obtained from measurements in 7 dimensions of infants born between 25 and 44 weeks gestation. J Pediat-rics，1969，746:901 - 910

[18] Gordon BA. Neonatology（Pathophysiology and Management of the Newborn）. 2nd Edition，1981:330

[19] 叶恭绍. 中国医学百科全书·儿童少年卫生学. 上海：上海科学技术出版社，1982:20 - 32

[20] Killen J, Vanderburg D, Harlan WR. Application of weight-height ratios and body indices to juven-ile populations. J. Chronic Dis. 1978:31

[21] 张璇. 小儿营养状态的评价. 实用儿科杂志，1988，3（8）:117

[22] 中国科学技术情报研究所. 科学技术成果报告——中国青少年儿童形态、机能与素质的研究. 北

京：科学技术文献出版社，1982：114 - 123

[23] Tanner JM. Standards for birth weight or intrauterine growth. Pediatrics. 1970，46（1）：1 - 7

[24] Britton JR. Weight，length，head and chest circumference at birth in Phoenix Arizxona. J. Reprod Med，1993，38（3）：215 - 222

[25] 杨珉，黄果，郑德元，等. 城市和农村婴儿身长、体重生长模型的差异. 华西医科大学报，1989，20（2）：194 - 197

[26] Plaza I，Mariscal RP，Ros-Jellici J，et al. [The fuenlabrada study：relationship between anthropometric variables and cardiovascular risk factors] Rev Esp Cardiol. 1990，43（5）：282 - 292

[27] Brown EG，Mendoza GJ，Chervenak FA，et al. The relationship if maternal erythrocyte oxygen transport parameters to intrauterine growth retardation. Am. J. Obstet Gynecol，1990，162（1）：223 - 229

[28] Westtrate JA，Deurenberg P，Tinteren H. Indices of body fat distribution and adiposity in Dutch children from birth to 18 years of age. Int. J. Obes 1989，13（4）：465 - 477

[29] Beres J，Papp G，Pazonyi I，et al. Testicular volume variation from 0 to 28 years of age. Int Urol Nephrol，1989，21（2）：159 - 167

[30] 张宝林，王宝琼. 实用新生儿学. 长沙：湖南科学技术出版社，1983：138

[31] Kempe CH，Silver HK，O'brien D. Current Pediatric Diagnosis&Treatment. 7th Edition，1982：10 - 12

[32] Villar J，Onis M，Kestker E，et al. The differential neonatal morbidity of the intrauterine growth retardation syndrome. Am J. Obstet Gynecol，1990，163（1 part1）：151 - 157

[33] 郭迪，李助萱. 基础儿科学. 北京：人民卫生出版社，1991：95

[34] 诸福棠，吴端萍，胡亚美. 实用儿科学. 第 4 版. 北京：人民卫生出版社，1991：10

[35] 孙克武，齐宗仪. 临床理论与实践·儿科分册. 上海：上海科学普及出版社，1993：26

[36] Usher RH. Clinical and therapeutic aspects of fetal malnutrition. Pediatr Clin North Am 1970，17：169 - 183

[37] 十省农村儿童体格发育调查研究协作组. 中国十省农村七岁以下儿童体格发育调查研究资料. 1985：11 - 14

[38] 封志纯，王永年，苏渊等. 39324 名 0～12 岁小儿身高体重指数分析. 实用儿科杂志，1992，7（4）：192 - 193

[39] 刘锦桃. 昆明 0～7 岁儿童七项发育指数和体型特点的初步分析. 云南医药，1989，81（3）：146 - 149

[40] 王铁英. 鞍钢 3～7 岁儿童身体发育指数. 中华预防医学杂志，1987，21（2）：114

[41] 胡虞志，王礼桂. 三到七岁幼儿身体常用指数的评价. 同济医科大学学报，1987，（2）：144

[42] 黄正南. 医用多因素分析及计算机程序第 2 版. 长沙：湖南科学技术出版社，1986：118

（刘喜红　张宝林　王宝琼）

第四节　中国 12 城市适于胎龄新生儿身体指数的纵向研究[①]

一、前言

如何对新生儿全身营养状况，发育的匀称度，身体各部分的比例以及新生儿体型进行正确与准确的评价，是各国学者一直潜心研究的课题。这个问题仅用身长、体重等单项指标是无法准确回答的，必须将各单项指标综合起来进行评价。

目前国内外对新生儿体格发育综合评价主要是采用指数法。新生儿身体指数的横向性研究是在横断面的生长发育单项指标调查研究的基础上进行的，它反映的是新生儿出生后某一时点的体格发育状况。现国内外已有不少关于这方面的报道[1～16]。新生儿身体指数的纵向性研究是在前瞻性纵向性单项生长发育指标调查研究的基础上进行，它反映的是新生儿在生后不同时点（如 1 周、2 周、4 周）的生长发育状况，它研究的是连续的、动态的规律，因而可以回答横向性研究不能回答的变化率的问题[17]。如新生儿的发育迟缓或过快，通常最早表现是生长速率的变化，当早期发现增值及速率偏离正常时，即可及早进行干预。但有关这方面的资料较少，查阅近十年的文献，国外仅有少数几篇小儿身体指数的纵向研究[18～19]，但只包括 1～3 个指数，且缺少新生儿期内的资料。而国内这方面的资料缺如。本文根据 1989～1990 年我国 12 城市 1757 例适于胎龄（AGA）新生儿体格发育纵向研究资料，对我国新生儿按胎龄分类（早产、足月产、过期产）进行身体指数的纵向研究与分析，建立了我国按胎龄分类新生儿身体指数的纵向参考值，并研究各指数的变化规律、特点及性质，制订出我国新生儿身体指数的纵向评价标准。此次研究包涵了 6 个新生儿生长发育的单项指标，10 个新生儿身体形态发育指数，这在横向性研究中也是少见的。因此，本研究不仅填补了国内在这一研究领域的空白，而且也将为我国制订优生政策，提高人口素质起重要的作用。

二、研究对象与方法

（一）研究对象

胎龄在 28～44 周出生的属 AGA（以中国 15 城市新生儿体格发育科研协作组研究的结果为标准）的单胎活产新生儿均列为首次调查对象。凡有下列情况之一者，不列为对象：详见本章第一节。本研究共监测 AGA 儿计 1757 例，其中早产 AGA 儿 240 例，足月产 AGA 儿 1341 例，过期产 AGA 儿 176 例。

（二）研究方法

1. 测量方法

（1）测量准备：按照协作组制订的统一标准及方法，组织学习后进行工作，人员基

---

①本文部分内容发表于《中国儿童保健杂志》1999 年 7 卷第 2 期，第 88～92 页。文题为《适于胎龄新生儿身体指数纵向监测的意义探讨》。本研究曾获 2000 年辽宁省政府科学技术进步奖。

本固定；测定重用统一型号的新生儿体格发育测量器或新生儿访视木杆称（最小分度为5g）；测身长及顶臀长用标准量床；测体围用统一标准软尺（最小分度为1mm）。

（2）监测频度：除首次体重于生后 1 小时内测量外，六项指标均于出生后 3 天、5~7 天（代表 1 周）、12~14 天（代表 2 周）、26~28 天（代表 4 周）定时纵向监测。为了与婴儿纵向监测指标衔接，部分 AGA 儿于生后 58~60 天（代表 2 个月）加测了六项指标。

2. 指标选择与统计方法

（1）指标选择：选取与 10 个身体发育指数有关的 6 个单项指标（体重、身长、顶臀长、头围、胸围、中臂围），用计算机演算以下指数。

1）QI、RI、MAC/HC、HC/CC、BL/HC：这 5 项指数的含义、计算公式[20~27]请参阅第二节。

2）VI（维尔维克指数，Ververck Index）：$\dfrac{体重（kg）＋胸围（cm）}{身长（cm）} \times 100 = \dfrac{BW（g）/1000＋CC（cm）}{BL（cm）} \times 100$。其含义为每厘米身长中所包含的重量与围度之和，是一个营养指数[22]。同时由于人体围度与心肺呼吸功能关系密切，故也是一个反映体格体质的好指标。

3）PSI（培利迪西指数，Pelidisi Index）：$\dfrac{[体重（g）\times 10]^{1/3}}{顶臀长} \times 100 = \dfrac{[BW（g）\times 10^{1/3}]}{CRL（cm）} \times 100$。其含义为每厘米顶臀长的 10 倍体重开立方值。即以顶臀长与体重的立方根比值来判断小儿的营养状态与上身生长发育的关系，也是一个营养指数[23]。

4）BRI（身长顶臀长指数）：$\dfrac{顶臀长（cm）}{身长（cm）} \times 100 = \dfrac{CRL（cm）}{BL（cm）} \times 100$。通过身长（身高）与顶臀长（坐高）之比来表示人体上、下部长度的比例关系，借以说明本型特点[24]。

5）CRL/HC：顶臀长（cm）/头围（cm）。反映大脑的发育与上身长的发育状况与身体匀称性。

6）CC/MAC：胸围（cm）/中臂围（cm）。反映体格匀称性的比值[24]。

（2）统计学方法：各指数按胎龄分类之间、不同时点之间比较用方差分析，各指数男、女之间比较用 t 检验。

（三）工具

1. 计算机　AST486、奔腾 586。

2. 统计软件　SPSS 软件包。

3. 作图软件　Excel 5.0 1994。

三、结果与分析

(一) 10项身体发育指数纵向监测均值、百分位数参考值

1. 不同时段的纵向监测值变化规律

(1) QI：在早产儿、足月产儿、过期产儿（以下简称早、足、过）各自的纵向监测均值及百分位数变化规律基本一致，均为先减小，后增大。具体为：①生后5～7天时，各监测值均较出生时减小。②12～14天以后，随日龄的增大而增加，各时段组间差异显著（$P<0.01$）。说明生后2周内随着单项指标体重的生理性下降，小儿单位长度的相对质量减少，即人体充实度与密度降低。而2周以后，随体重的增加，人体单位长度的相对质量也增加，人体充实度与密度增加（表10-4-1，图10-4-1）。

(2) RI、VI、PSI：其变化规律基本与QI相同（表10-4-2～表10-4-4，图10-4-2～图10-4-4）。

(3) BRI：早、足、过之间变化规律不同，具体为：①生后28天内早产儿随日龄的增加监测值也渐增大，58～60天时，其值减小（各时段间$P<0.01$）。说明早产儿在新生儿期内上半身增长较快，满月后，下肢增大较上身快。②而足月产与过期产儿此值随日龄的增加而减小（各时段间$P<0.01$），反映足月产儿与过期产儿生后一直是下肢增长相对较快。故早产儿与足月、过期产儿相比，此阶段仍保持胎儿体型（上身长、下肢短）。详见表10-4-5，图10-4-5。

(4) HC/CC、BL/HC、CRL/HC、MAC/HC：其早、足、过（<28天）各自的纵向监测值变化规律基本一致，各时段间差异无显著意义（$P>0.05$）。说明：①生后28天内，小儿的头围与胸围、身长与头围、顶臀长与头围、中臂围与头围之间增长基本保持同步。②新生儿期以后，除HC/CC比值减小外，其他3个比值均增大且与前面各时段均值比较，差异有显著意义（$P<0.01$）。说明生后第2个月小儿头围的增大相对缓慢（表10-4-6～10-4-9，图10-4-6～10-4-9）。

(5) CC/MAC：早、足、过的变化规律基本一致。均为：①生后5～7天时较生后3天内时增大。②出生12～14天后，此比值随日龄的增加而减小（各时段间$P<0.01$）。说明出生1周左右随着小儿的呼吸与啼哭，肺扩张使胸围加大。2周后，中臂围增加比胸围明显。反映小儿出生的后半个月外形趋于丰满（表10-4-10，图10-4-10）。

2. 按胎龄分类纵向同一水平监测值差异

(1) 10项指数在新生儿期内基本一致，具体为：①出生时早、足、过之间差异有显著意义。②出生后1周、2周、4周时差异仍有显著意义（均为$P<0.01$）。③出生2个月时这种差异无显著意义（$P>0.05$）。

(2) 另外：①出生后28天内，10项指数中除CRL/HC早、足、过差异无显著意义（$P>0.05$）外，其他9项指数除2项指数个别时段外差异均有显著意义（$P<0.01$；RI在4周时$P>0.05$；BRI<3天、1周时$P>0.05$）。②出生58～60天时，除QI早、足、过差异有显著意义外（$P<0.01$），其他9项指数差异均无显著意义（$P>0.05$）。

故新生儿期内小儿体格发育的综合评价，应该按胎龄分类的不同标准进行评价才更合理。

3. 不同性别在纵向同一水平的差异　从指数的变化规律中可看出大多数指数均值在早、足、过之间存在男、女差别，即多数指数为男略大于女，少数指数为女略大于男（BL/HC、CRL/HC）。足月产儿在新生儿期女略大于男的指数较多（RI、BRI、BL/HC、CRL/HC），但差异无显著意义（$P>0.05$）。详见表 10-4-11。

（二）10 项身体发育指数在不同时期的增长值与增长速度

1. 累积增长值及其变化规律　累积增长值是指各时段实际指数值与首次指数值之差，它可以回答本次监测指数值比第一次测量指数值增加了多少。

（1）QI、RI、VI、PSI：早、足、过的累积增长值均遵循先负后正的规律，具体为：①足月儿生后 1~2 周内为负值。生后 4 周时，这 4 项指数值分别比首次监测值增加 10.97、0.00、0.64、0.28，大约平均每天分别增长 0.39、0.00、0.02、0.01。②早产儿此 4 项指数的累积增长值，均大于足月产儿（QI 略小于足月产儿）。③过期产儿这 4 项指数的累积增长值均小于足月产儿（VI 略大于足月产儿）。详见表 10-4-12、表 10-4-18、表 10-4-24、表 10-4-30。

这些变化与小儿单项指标体重的生理性下降与增加基本一致，提示在新生儿期间，体重的变化（减少或增加）远远大于身长、胸围的变化（增长）。新生儿后半个月，随着日龄的增长，QI、RI、VI、PSI 也渐增大，小儿身体的充实度、密度增加。其中早产儿这种增加较突出。足月产儿 QI 累积增长曲线 2 周后开始上升，其余 3 项指数 4 周后开始上升，曲线均似半抛物线状。详见图 10-4-11、图 10-4-12、图 10-4-13、图 10-4-14。

（2）BRI：早产儿与足月、过期产儿不同，具体为：①早产儿各时段增值均为正，反映早产儿此指数随日龄的增大而增加，上半身生长较下肢生长快。其体型像胎儿型（上身长、下肢短）。②足月、过期产儿各时段增值均为负，反映足月、过期产儿此指数随日龄的增大而减小，上半身生长较下肢生长慢。在这种总的生长趋势中，下肢生长在 2 周和 2 个月时出现两次小高峰，使增长曲线呈"S"状。③生后 2 个月时这种生长趋式的差别缩小，但早产儿的体型特点仍存在。见表 10-4-36，图 10-4-15。

（3）HC/CC：①生后 2 周内，早、足、过的增值均为正，说明生后前半个月，新生儿头围生长略快于胸围生长。②出生 2 周后，增值均为负，且随日龄增加绝对值增大，说明出生后半个月，新生儿头围的生长略慢于胸围的生长。③满月后，胸围增长明显快于头围。这些变化仍以早产儿最明显，足月与过期产儿比较接近，足月产儿此比值的累积增长曲线 4 周后开始下降（表 10-4-42，图 10-4-16）。

（4）BL/HC：①生后 1 周时，早、足、过的均值分别比出生 3 天内增加 0.005、0.004 及 0.003，三者较为接近。②到 4 周时，分别比出生 3 天内增加 -0.003、0.014 及 0.016。早产儿与足月产、过期产儿明显不同，说明早产儿在生后 1 周至生后 4 周之间，头围的增长略快于身长的增长。而足月产、过期产儿身长的增长略快于头围的增长。③至生后 2 个月时，早、足、过分别比生后 3 天内增加 0.039、0.049 及 0.058，再次接近。足月产儿此比值的累积增长曲线 4 周后上升明显。详见表 10 - 4 - 48，图 10 - 4 - 17。

（5）CRL/HC：①生后 1 周分别增加 0.004、0.001 及 0.000，增值极小或无。②2 个月分别增加 0.026、0.028 及 0.035。说明早、足、过各时段均为正增长，三者顶臀长与头围的增长基本同步。足月产儿此比值的累积增长曲线 2 周后上升。详见表 10 - 4 - 54，图 10 - 4 - 18。

（6）MAC/HC：①早、足、过生后 2 周内均为负增长，至生后 4 周时，三者此比值分别比出生 3 天内增加 0.009、0.005 及 0.009。②出生 2 个月时，分别比生后 3 天内增加 0.041、0.030 及 0.036，三者均比较接近。反映小儿生后前半个月中臂围的增长略慢于头围的增长，而后半个月中臂围的增长略快于头围的增长。足月产儿此比值的累积增长曲线 4 周后上升，形状与 QI 相似。详见表 10 - 4 - 60，图 10 - 4 - 19。

（7）CC/MAC：早、足、过此比值的累积增长值均随日龄增大而减小，至生后 2 个月时，分别比生后 3 天内增加 −0.29、−0.19 及 −0.26。说明此阶段小儿随日龄的增大，中臂围的增长快于胸围的增长，体型趋向丰满。足月儿此比值的累积增长曲线 2 周后下降。详见表 10 - 4 - 66，图 10 - 4 - 20。

2. 定基增长速度及其变化规律　定基增长速度是指不同时段累积增长值与初次身体指数值的百分比。

（1）QI：①生后 2 周内为负值，自生后 2 周起迅速增长。②至生后 4 周，早、足、过的定基增长速度分别为 20.61%、17.08% 及 15.99%，以早产儿为最快。③至生后 2 个月时，其增长速度分别达 56.50%、43.73% 及 39.86%，仍以早产儿最快。这一结果提示早产儿不仅单项指标体重的追赶生长在生后 4 周就明显显示出来，而且其每厘米身长的体重数，即身体的密度、充实度，也在生后 4 周时呈现明显的加速生长。详见表 10 - 4 - 12。

（2）RI、VI、PSI、MAC/HC：也同样显示 QI 的规律，只是 MAC/HC 下降的幅度较小。这几个指数均为身体密度与营养指数，其意义也与 QI 类似。详见表 10 - 4 - 18、表 10 - 4 - 24、表 10 - 4 - 30、表 10 - 4 - 60。

（3）BRI：早产儿与足月、过期产儿明显不同，具体为：①早产儿在新生儿期的增长速度为正值，从 0.01% 至 1.11%。②足月、过期产儿为负值，分别从 −0.16%、−0.15% 至 −0.34%、−0.11%。提示早产儿顶臀长的增长速度快于下肢的增长速度，而足月与过期产儿则与之相反，而且这种差别一直保持到生后 2 个月。详见表 10 - 4 - 36。

（4）HC/CC、CC/MAC：生后 2 周内两指数增长速度为正值，至 4 周和 2 个月时均为负值，具体为：①小儿生后 2 周内头围的增长速度略快于胸围的增长速度，胸围的增长速度略快于中臂围的增长速度。②2 周以后胸围的增长速度快于头围的增长速度，中臂围的增长速度快于胸围的增长速度。即人体围度、体脂在新生儿期后半个月开始增长加速，体型朝粗壮丰满方向发展，其中早产儿在这方面的追赶生长从生后 4 周就已显示出来。详见表 10 - 4 - 42，表 10 - 4 - 66。

（5）BL/HC：早产儿与足月、过期产儿不同，具体为：①早产儿在新生儿期的定基增长速度逐渐减慢，由 0.34%～－0.21%。②足月、过期产儿的定基增长速度逐渐加快，分别由 0.27%、0.21%～0.95%、1.09%。提示新生儿期早产儿头围的增长速度快于身长的增长速度，而足月、过期产儿则相反。至生后 2 个月时，这种差别仍存在。详见表 10-4-48。

（6）CRL/HC：早、足、过的定基增长速度均随日龄的增加而加快。反映小儿生后顶臀长的生长速度一直快于头围的增长速度，满月后，这种差距进一步加大。详见表 10-4-54。

生后 4 周时：①足月产儿的 QI、RI、VI、PSI、BRI、MAC/HC 比值的定基增长速度均为男大于女。②早产儿的 QI、RI、VI、PSI、BRI 却为女大于男。③过期产儿的 QI、RI、PSI、BRI 也为女大于男，其中以 RI 这种性别差异较明显（表 10-4-14、表 10-4-16、表 10-4-20、表 10-4-22、表 10-4-26、表 10-4-28、表 10-4-32、表 10-4-34、表 10-4-38、表 10-4-40、表 10-4-62、表 10-4-64）。另外同期：①足月产儿与过期产儿的 HC/CC、BL/HC、CRL/HC、CC/MAC 比值的定基增长速度均为男大于女。②早产儿后 3 个比值却为女大于男，其中以 CC/MAC 的性别差异较明显（表 10-4-44、表 10-4-46、表 10-4-50、表 10-4-52、表 10-4-56、表 10-4-58、表 10-4-68、表 10-4-70）。提示新生儿期内，女性早产儿与过期产儿身体软组织的增长速度比男性早产儿与过期产儿略快，而男性早产儿胸围相对于中臂围的增长速度较女性早产儿略快。

（三）逐期增长值及环比增长速度

1. 逐期增长值及变化规律　逐期增长值是指本次指数值与前一次数值之差，它可以回答这次监测的指数值比上一次测量指数值增加了多少。

（1）QI：①第 2 周平均比第 1 周分别增加 3.25、3.42 及 3.48，他们分别每天平均增加 0.46、0.49、0.50。②至生后 4 周时，其 QI 均值分别比第 2 周时增加 10.21、9.50 及 9.70，他们分别每天平均增加 0.73、0.68 及 0.69。由此反映新生儿 QI 的逐期增长，受到单项指标体重生理性下降的影响，前 2 周没有后 2 周增值明显，即新生儿身体充实度、密度的增加后 2 周比前两周明显。详见表 10-4-13。

（2）RI、VI、PSI、MAC/HC：也显示与 QI 同样的规律，只是 MAC/HC 测减少值较小。详见表 10-4-19、表 10-4-25、表 10-4-31、表 10-4-61。

（3）BRI：①生后第 2 周平均比生后第 1 周分别增加 0.33、－0.25 及－0.01，平均每天分别增加 0.05、－0.04 及－0.001。②至生后 4 周时，其 BRI 分别比 2 周时增加 0.41、0.13 及 0.03，平均每天分别增加 0.03、0.01 及 0.002。提示新生儿期内，早产儿一直是上身生长比下肢生长快。而足月与过期产儿生后第 2 周下肢生长较上身生长略快，而后 2 周上身生长较下肢生长略快。详见表 10-4-37。

（4）HC/CC：早、足、过 2 周前均为正值，2 周后为负值。提示：①小儿生后前半个月头围的增长略快于胸围的增长。②生后的后半个月至 2 个月时，其胸围的增长快于头围的增长，而且随日龄的增大，这种差距也增大。详见表 10-4-43。

（5）BL/HC：①生后 1 周时，早、足、过的 BL/HC 均值分别比出生 3 天时增加

0.005、0.004 及 0.003。②第 2 周比第 1 周分别增加－0.004、0.005 及 0.010。③第 4 周比第 2 周分别增加－0.004、0.005 及 0.003。④至生后 2 个月时，早、足，过的 BL/HC 比值分别比第 4 周增加 0.042、0.035 及 0.042，三者比较接近。说明在生后 1～4 周期间，早产儿头围的增长略快于身长的增长，而足月、过期产儿却是身长的增长快于头围的增长。而满月后，早、足、过均表现身长的增长略快于头围的增长。详见表 10－4－49。

（6）CRI/HC：早、足、过每周的增值很小，具体为：①生后 4 周比生后 2 周分别增加 0.003、0.006 及 0.002。②到 2 个月时比 4 周时增加 0.017、0.022 及 0.026。提示新生儿顶臀长的增长略快于头围的增长，而且随日龄的增加，这种差距在加大。详见表 10－4－55。

（7）CC/MAC：早、足、过自生后 2 周起，其逐期增长值均为负值，且随日龄的增加，绝对值增大，说明小儿自生后 2 周起，其中臂围的增长快于胸围的增长。它反映小儿生后体脂随日龄的增大而增加，体态趋于丰满。详见表 10－4－67。

2. 环比增长速度及其变化规律　环比增长速度是指各时段逐期增长值与其前一时点测量指数值的百分比。

（1）QI：早、足、过 QI 的环比增长速度随时间变化各不相同。2 周时分别为 6.53%、5.49% 及 5.47%，4 周时分别为 19.25%、14.46% 及 14.45%，以早产儿最快，早产儿的追赶生长从生后 2 周起就开始累积，到生后 4 周时已明显显示出来。提示新生儿期后 2 周，小儿不仅单项指标体重增长加快，而且其身体组织密度、充实度也增长加快。详见表 10－4－13。

（2）RI、VI、PSI、MAC/HC：也基本遵循 QI 的变化规律。详见表 10－4－19、表 10－4－25、表 10－4－31、表 10－4－61。

（3）BRI：早产与足月、过期产儿不同。早产儿在新生儿期内各时段的环比增长速度均为正值，且随日龄的增大正值增大。而足月与过期产儿生后 2 周内的环比增长速度为负值，生后 4 周时为正值。提示早产儿在新生儿期，顶臀长的增长速度一直快于下肢的增长速度，而足月与过期产儿生后前 2 周顶臀长的增长速度快于下肢的增长速度，后 2 周下肢的增长速度快于顶臀长的增长速度。生后 2 个月时，早产、足月及过期产儿 BRI 环比增长速度分别为－0.08%、－0.15% 及－0.31%。提示小儿满月后，下肢的生长速度加快，早产儿显示明显的追赶生长。详见表 10－4－37。

（4）HC/CC：早、足、过生后 2 周均为正值，2 周后均为负值。提示自新生儿期后 2 周起，小儿的胸围增长速度快于头围的增长速度。身体向围度增大的方向生长。详见表 10－4－43。

（5）BL/HC：早产儿与足月、过期产儿不同。新生儿期后 2 周，早产儿的环比增长速度为负值，而足月、过期产儿的环比增长速度均为正值。提示在新生儿期后 2 周，早产儿头围的增长速度略快于身长的增长速度，而足月产儿与过期产儿则与之相反，生后 2 个月时，早、足、过的环比增长速度分别为 2.89%、2.36% 及 2.84%，三者比较接近。详见表 10－4－49。

（6）CRL/HC：早、足、过各时段的环比增长速度，均随日龄的增加而加快。提示小儿生后顶臀长的增长速度逐渐快于头围的增长速度，这种差别在小儿满月后更为明显。详见表10-4-55。

（7）CC/MAC：早、足、过从新生儿期后2周起，其CC/MAC比值的环比增长速度均为负值，且随日龄的增加其绝对值增大。提示新生儿生后2周起中臂围的增长速度快于胸围的增长速度，且随日龄的增加这种差距更明显。生后半个月不仅身体的密度、充实度、围度在增加，而且体脂的增加也加快，体态更趋于丰满。详见表10-4-67。

新生儿期后2周，环比增长速度在按胎龄分类上性别差异的规律，与新生儿出生4周时定基增长速度的变化规律大致相同，也显示男、女性别差异的趋势。详见表10-4-15、表10-4-17、表10-4-21、表10-4-23、表10-4-27、表10-4-29、表10-4-33、表10-4-35、表10-4-39、表10-4-41、表10-4-45、表10-4-47、表10-4-51、表10-4-53、表10-4-57、表10-4-59、表10-4-63、表10-4-65、表10-4-69、表10-4-71。

四、讨论

对于新生儿全身营养状况，各部分发育比例，以及新生儿体型发育的匀称度等问题，用体重、身长等单项指标仅能回答体格发育标准中的一个侧面。以体重为例，在预防医学和临床实践中，出生体重是最常用的评价新生儿营养状况和宫内发育状况的指标；胎龄-体重是辨别大于或小于胎龄儿最基本的方法，但体重也有它的局限性，因为出生体重与人体形态大小是不完全一致的，相同种族、性别、身长和胎龄的新生儿体重可相差1100g[28]，这种差别主要来源于个体软组织（包括脂肪、肌肉、内脏）。出生体重也不易区别新生儿是匀称生长还是非匀称生长（如伴有肥胖或营养不良时）。这些困难提醒人们应将各单项指标纵横对比，综合起来进行评价，才能得出全面、准确的结论。

身体指数法作为一种综合评价方法，在新生儿体格发育评价中已显示出它在某些方面的优越性。如RI在判断宫内发育迟缓（IUGR）儿时，比体重更敏感[29]；MAC/HC与MAC结合更能准确反映宫内生长发育状况[30]；RI与BL/HC结合可以更准确地反映体格匀称性[31]等。到目前为止对新生儿身体指数的研究多为横向性[1~16]。它反映的是胎儿在宫内以及出生当时的体格发育状况。

本文所进行的身体指数纵向研究反映新生儿生后在不同时段的体格发育状况以及前后变化的快慢是否符合规律。因此新生儿身体指数纵向性监测及其速率参考值的建立回答了横向研究所不能解答的问题，有它特定的实用价值。另外，欲了解六项单项指标间在生长发育过程中的相互关系，则需通过指数法的研究加以阐明。

（一）身体指数的分类与纵向监测规律

按照不同的评价目的，10项指数基本分为三类：

1. 主要用于评价营养状况的指数　包括QI、RI、VI、PSI和MAC/HC比值。

（1）QI、RI主要通过单位身长与单位身长立方体中所占体重数来反映新生儿肌肉、骨骼、内脏质量及组织发育状况，以体现人体的充实度和密度；VI 以单位身长所含有的重量与围度大小，间接反映人体心肺功能和营养水平；PSI 用单位上身长所含有的体重立方根反映机体的营养状况；MAC/HC 用受营养状况影响的指标 MAC 与不受营养状况影响的指标 HC 之比来反映生长发育状况与体格匀称性。这 5 个指数均从不同侧面反映人体的营养发育状况。

（2）本研究显示：这 5 个指数的变化规律基本一致，均为先减小，而后迅速增大。这种变化与小儿生理性体重下降与恢复的时间一致，从另一角度反映小儿生后体重变化最明显[32]这一特点。其中 VI 与 MAC/HC 的下降幅度比较小，说明小儿生后胸围在不断增长，中臂围较少受体液变化影响。这与中国 12 城市不同胎龄新生儿单项指标纵向调查研究[33]和彭世文等[30]的研究结果一致。

（3）刘喜红等[16]研究显示：QI、RI、VI 早、足、过之间差异有显著意义（$P <$ 0.01），RI、VI 在足月产儿存在女＞男的性别差异[32]，从女婴生后体型丰满程度、营养状况比男婴好的角度，解释尽管单项指标均为男＞女[32]，但女婴却有生存优势[21]的原因，表明指数研究有其特殊意义。本文也基本显示了这一结果。

（4）尽管在男、女同一水平的比较中未发现 RI、VI 的性别差异（考虑与样本大小有关），但速率研究显示，早产儿女婴 RI、QI、PSI 的增长率均快于男婴的增长率（RI 最明显），这不仅表明女婴身体充实度比男婴增长快，而且也表明速率更能早期、准确地反映小儿的体格发育状况。

（5）这 5 个指数的各期增长值与增长速度研究显示：新生儿期后 2 周比前 2 周增长快，顺次大部分为早产＞足月产＞过期产。早产儿身体充实度、密度、丰满程度的追赶生长从生后 4 周就已明显显示出来。这也从另一侧面反映了新生儿六项单项指标的变化规律以及早产儿的正常追赶生长[32]。

（6）QI、RI、VI、PSI 和 MAC/HC 均可用于评价营养状况，但可根据不同的评价目的，选择不同的指数。如 QI 更能反映体重的生长率[33]；RI 对判断体态、体型是否匀称生长更敏感[3]；MAC/HC 比值受体液的变化影响小，可表示体格匀称性[30]等。

2. 主要用于评价身体各部分发育比例与体型的指数　包括 BRI、BI/HC、CRL/HC 和 CC/MAC 比值。

（1）以体格发育各单项指标间的比值，反映人体各部分之间比例关系借以说明体型特点。BRI 的变化规律表明：早产儿在整个新生儿期均显示上身增长较下肢增长快，而足月、过期产儿则为新生儿前 2 周上身增长略快，而后 2 周下肢增长较快。反映出早产儿身长的追赶生长以上身的增长为主，新生儿期仍保持胎儿体型（上身长，下肢短）。BL/HC、CRL/HC 和 CC/MAC 3 个比值在纵向监测中变化不大。

（2）虽然从各比值的增长均值及增长速率中可以看出各单项指标之间快慢变化的规律，但总的来说这种变化均比较小。说明早、足、过生后身长与头围、顶臀长与头围、胸围与上臂围在各日龄段基本为同步增长。对各比值变化规律细小差别的分析结果，在临床及保健工作上勿需强调，可供有意在这方面作深入研究的同行们参考。

3. 评价围度间比例关系的指数　HC/CC 比值。它与前几个比值不同，主要是反映新生儿大脑与胸腔内脏器间发育的比例关系。

（1）新生儿期内早、足、过各自的纵向监测值基本不变，反映新生儿头围与胸围为同步增长。但早产儿此比值大于足月与过期产儿，说明早产儿头相对较大，从而反映出早产儿的外观特点[34]。

（2）Gartside 等[18]通过对 Benn 指数的研究发现：体重与身高相关速率的变化中有两个转折点，这从体重与身高单项指标速率研究中没有被认识到。本文通过 10 项指数研究，发现新生儿期六项单项指标在生长发育中的相互关系，见表 10 - 4 - 72。

这些单项指标在新生儿期的发育特点及相互关系，是单项指标研究及横向性指数研究不能回答的问题，它有助于临床保健医生对新生儿体格发育做出更为全面、正确的评价，同时亦助于研究激素在新生儿生长发育中的作用[18]，但有关激素的影响不在本研究范围。

（二）身体指数纵向研究的应用价值

1. 身体指数作为新生儿体格发育综合评价的指标，利用其纵向监测值，可动态观察新生儿在各时段的体格发育是否正常。

（1）本文按胎龄分类，分别制订了早产儿、足月产儿和过期产儿的纵向性正常参考值，并有两种方法可供选择：标准差单位法（$\overline{X} \pm SD$）和百分位数法。两种方法所测各指数的纵向性正常参考值从表 10 - 4 - 1～表 10 - 4 - 10 中可直接查到。

（2）我们建议中国新生儿身体指数的纵向正常参考值为 $\overline{X} \pm 2SD$ 或第 10～90 百分位。这组正常参考值的建立，为追踪监测新生儿的营养状况，体格发育的匀称度以及身体各部分发育比例提供了正常参考标准。

2. 身体指数作为新生儿体格发育综合评价的指标，利用其增长速率，可以客观地反映新生儿体格发育的快慢是否合乎规律。

（1）本文按胎龄分类制订了早产儿、足月产儿和过期产儿各指数在不同时段增长均值及增长速度的正常参考标准。它不仅提供了男、女新生儿不同日龄时各指数增长值与增长率的均值，而且还提供了个体增长值和增长率的变化范围，观察它的动态变化率。

（2）身体指数的纵向正常参考值的制订为新生儿临床与保健医生评价新生儿的营养状况、各部分发育比例及体型的增长速度是否正常提供了更精确、更敏感的参考标准。

（3）身体指数的纵向正常参考值可直接应用于新生儿保健、医疗、科研及教学工作。

3. 身体指数的纵向监测参考值可作为综合评价新生儿体格发育的优生与优育标准。

（1）从以上研究得知，身体指数不仅可反映新生儿的发育水平，营养状况，而且还可评价新生儿全身各部分发育的比例关系以及身体的匀称度。这些对评价新生儿体格发育是否符合既健又美的优生优育标准，均比单项指标更全面与合理。

（2）身体指数的横向研究可为综合评价新生儿体格发育提供优生标准[16]，纵向研究不仅可提供优生标准，而且可以提供新生儿期至 2 个月内的优育标准。

（3）个体新生儿出生时，按各指数标准评价，如发育水平处于中上等，即标准差单位法各指数位于 $\overline{X} \pm (1-2) SD$，百分位数法各指数在第 75～90 百分位，那么可认为该新生儿符合优生标准。如新生儿在整个新生儿期内不同时段按各指数评价，其发育水平一直处于中上等，那么我们则认为该新生儿符合优育标准。这不仅为计划生育和优生优育工作者提供了评定优生与优育的参考标准，而且也为我国制订优生优育政策，提高人口素质提供了很好的参考资料（上述各值均可从列表中直接查到）。

4. 身体指数的纵向研究可早期发现新生儿体格发育的异常情况，并为高危儿的监测提供实用的参考价值。

（1）Tanner 等[17]研究显示，横向性调查所制订的生长发育标准作为临床监测时，不如纵向的速率或增值标准敏感。如新生儿后期体格发育的加速，各指数速率的变化出现最早。个体监测中，发现有增值和速率偏离正常时，即可及早查找原因，早期干预。

（2）Georigieff 等[35]发现，所有大于、小于胎龄儿及有生长障碍的适于胎龄儿，其 MAC/HC 比值均低于正常值（$P < 0.01$）。

（3）Chellani 等[29]研究表明，非匀称生长的宫内发育迟缓儿（IUGR），其 RI 值均低于匀称生长儿，前者发生窒息、低血糖、高胆红素血症的机会明显高于后者（$P < 0.01$）。而糖尿病母亲所生的巨大儿其 RI 却明显高于正常值[30]。通过 B 超测量的 RI 值还可进行高危儿的产前预告[36]。因此，出生时指数值小于第 3 或大于第 97 百分位的新生儿，提示存在宫内发育异常（监测时可直接查列表）。因而为产科及新生儿科临床医生早期发现新生儿异常情况，诊断高危儿，决定转科观察与治疗，以及判断治疗效果与预后，提供了实用的评定依据。

五、结论

1. 本文首次报告了按胎龄分类新生儿 10 项身体指数的纵向性研究结果，建立了我国按胎龄分类新生儿 10 项身体指数的纵向正常参考值，填补了国内在这一研究领域的空白。

2. 身体指数作为一种综合评价新生儿体格发育的方法，其纵向监测值可用来动态观察新生儿体格发育水平、营养状况、体型匀称程度及身体各部分之间的比例关系。其速率均值还可判断新生儿体格发育动态变化的快慢是否符合规律。为我国新生儿保健、优生优育、新生儿疾病的防治，提供了实用的科学数据与参考标准。可直接应用于新生儿保健、医疗、科研及教学工作。

3. 身体指数的纵向研究可为产科医生评定高危儿，决定转送儿科观察与治疗，以及儿科医生判断治疗效果与预后提供实用的评价依据。

4. 本文再次证明，新生儿体格发育仅用单项指标进行评价的局限性，而身体指数法是一种很有应用价值的综合评价方法。

表 10－4－1

中国 12 城市 AGA 新生儿 QI 纵向监测值

胎龄分类	监测时间	例数	平均值	标准差	最小值	最大值	百分位数										
							P_3	P_5	P_{10}	P_{20}	P_{25}	P_{50}	P_{75}	P_{80}	P_{90}	P_{95}	P_{97}
早产	出生时	240	52.44	7.93	29.19	62.29	32.60	34.00	40.43	46.78	48.27	53.22	57.49	58.11	60.60	62.05	63.73
	3天内	240	50.98	7.71	29.19	63.95	32.33	33.68	39.47	45.04	46.48	52.42	56.63	57.11	59.08	60.64	62.44
	5~7天	240	49.79	7.83	28.06	65.93	32.77	34.08	38.69	44.74	46.38	52.61	56.73	57.57	59.69	61.65	63.11
	12~14天	240	53.04	8.52	32.00	70.48	34.89	36.16	38.95	44.80	46.78	54.38	58.60	59.63	61.74	64.58	66.15
	26~28天	240	63.25	9.90	38.07	85.39	43.60	45.08	47.97	54.18	56.93	64.84	70.20	71.12	74.68	79.19	82.01
	58~60天	111	82.07	11.12	47.28	112.80	59.75	60.91	67.81	73.26	76.38	82.33	89.28	90.71	94.31	102.55	103.80
足月产	出生时	1341	64.21	4.59	52.58	78.65	55.33	56.27	57.59	59.57	60.32	63.50	66.94	67.79	70.01	71.30	72.21
	3天内	1341	62.81	4.68	47.99	78.65	54.27	55.16	56.84	58.79	59.54	62.63	66.09	66.93	69.09	70.62	71.53
	5~7天	1341	62.26	4.95	44.87	78.77	54.31	55.32	56.91	59.02	59.84	63.12	66.59	67.45	69.57	71.31	72.25
	12~14天	1341	65.68	5.33	45.94	89.52	55.07	56.32	58.34	60.66	61.53	65.02	68.61	69.58	71.90	74.05	75.25
	26~28天	1341	75.18	6.43	54.57	97.27	62.93	64.94	67.55	70.30	71.04	75.04	79.14	80.49	84.06	86.24	88.34
	58~60天	610	92.29	8.54	66.67	127.90	77.30	79.47	81.83	85.46	86.45	91.66	97.56	99.12	103.38	108.24	110.80
过期产	出生时	176	66.23	4.56	55.77	78.19	57.73	58.80	59.74	61.46	61.98	65.46	69.40	69.97	72.05	73.51	74.47
	3天内	176	64.84	4.74	55.33	76.61	56.78	57.52	58.78	60.62	61.90	64.54	68.39	69.14	71.76	72.65	74.02
	5~7天	176	63.65	5.70	51.22	76.71	55.60	56.67	58.73	60.53	61.37	63.78	68.10	69.06	71.67	73.08	74.03
	12~14天	176	67.13	5.36	54.37	82.22	55.45	56.54	59.77	61.87	62.91	66.44	69.71	71.01	73.88	75.57	76.55
	26~28天	176	76.82	6.79	60.92	97.83	63.93	65.19	68.61	71.65	72.23	76.65	82.31	83.41	85.40	88.32	89.50
	58~60天	89	92.63	9.23	72.95	121.20	75.15	78.87	80.24	84.74	85.83	92.16	100.49	100.99	105.59	107.19	109.01

表 10－4－2　中国 12 城市 AGA 新生儿 RI 纵向监测值

胎龄分类	监测时间	例数	平均值	标准差	最小值	最大值	P_3	P_5	P_{10}	P_{16}	P_{20}	P_{25}	P_{50}	P_{75}	P_{80}	P_{84}	P_{90}	P_{95}	P_{97}
早产	出生时	240	2.46	0.25	1.85	3.17	1.90	1.97	2.07	2.16	2.21	2.27	2.47	2.61	2.65	2.68	2.73	2.81	2.90
	3 天内	240	2.39	0.24	1.74	3.03	1.89	1.94	2.03	2.10	2.15	2.21	2.40	2.55	2.59	2.63	2.69	2.73	2.79
	5～7 天	240	2.30	0.26	1.41	3.18	1.84	1.90	1.97	2.07	2.11	2.17	2.35	2.54	2.58	2.61	2.68	2.74	2.77
	12～14 天	240	2.35	0.26	1.75	3.09	1.84	1.89	1.99	2.05	2.08	2.14	2.30	2.53	2.58	2.61	2.69	2.75	2.75
	26～28 天	240	2.59	0.30	1.66	3.57	2.06	2.13	2.23	2.31	2.35	2.39	2.59	2.80	2.88	2.90	2.98	3.09	3.17
	58～60 天	111	2.76	0.40	1.91	4.78	2.18	2.24	2.36	2.42	2.47	2.51	2.69	2.95	3.07	3.13	3.24	3.51	3.67
足月产	出生时	1341	2.60	0.20	1.63	3.97	2.23	2.28	2.34	2.39	2.42	2.45	2.59	2.72	2.76	2.79	2.84	2.93	2.96
	3 天	1341	2.54	0.20	1.55	3.97	2.19	2.23	2.28	2.35	2.38	2.40	2.54	2.67	2.70	2.73	2.79	2.87	2.92
	5～7 天	1341	2.47	0.20	1.92	3.73	2.13	2.18	2.25	2.29	2.31	2.36	2.49	2.62	2.66	2.69	2.75	2.83	2.88
	12～14 天	1341	2.45	0.21	1.87	3.84	2.06	2.11	2.19	2.23	2.26	2.30	2.42	2.58	2.62	2.65	2.71	2.79	2.86
	26～28 天	1341	2.60	0.25	1.90	4.16	2.17	2.22	2.30	2.36	2.40	2.44	2.58	2.76	2.81	2.85	2.92	3.03	3.09
	58～60 天	610	2.73	0.29	1.80	4.61	2.26	2.30	2.38	2.44	2.48	2.52	2.71	2.91	2.97	3.02	3.10	3.22	3.31
过期产	出生时	176	2.63	0.19	2.06	3.22	2.24	2.29	2.36	2.41	2.45	2.48	2.64	2.75	2.78	2.80	2.85	2.91	2.96
	3 天内	176	2.57	0.20	2.11	3.14	2.19	2.23	2.32	2.37	2.39	2.42	2.57	2.70	2.75	2.78	2.81	2.88	2.92
	5～7 天	176	2.48	0.21	2.01	2.98	2.16	2.18	2.24	2.29	2.33	2.36	2.50	2.67	2.70	2.73	2.79	2.85	2.87
	12～14 天	176	2.48	0.22	2.02	3.05	2.08	2.11	2.17	2.22	2.25	2.28	2.42	2.63	2.67	2.72	2.78	2.83	2.86
	26～28 天	176	2.62	0.26	2.00	3.26	2.11	2.24	2.32	2.35	2.39	2.45	2.63	2.81	2.86	2.91	2.97	3.05	3.13
	58～60 天	89	2.70	0.32	196	3.96	2.16	2.21	2.31	2.36	2.42	2.47	2.67	2.93	2.98	3.03	3.13	3.16	3.29

表 10 - 4 - 3　中国 12 城市 AGA 新生儿 VI 纵向监测值

胎龄分类	监测时间	例数	平均值	标准差	最小值	最大值	百分位数													
							P_3	P_5	P_{10}	P_{20}	P_{25}	P_{50}	P_{75}	P_{80}	P_{90}	P_{95}	P_{97}
早产	出生时	240	69.38	3.10	55.27	76.51	63.26	64.22	65.42	66.91	67.49	69.67	71.43	71.91	73.04	74.08	74.91
	3 天内	240	69.24	3.10	55.27	76.48	63.20	64.13	65.34	66.61	67.33	69.44	71.27	71.65	72.81	73.91	74.77
	5~7 天	240	68.88	3.13	55.71	76.18	62.59	63.98	64.69	66.33	67.17	68.90	71.00	71.40	72.98	73.84	74.91
	12~14 天	240	69.20	3.35	59.67	76.90	62.17	63.53	65.02	66.38	66.87	69.15	71.81	72.30	73.50	74.62	75.08
	26~28 天	240	71.31	3.33	60.44	79.60	64.69	66.08	66.92	68.66	69.32	71.39	73.63	74.19	75.50	76.66	77.31
	58~60 天	111	73.79	3.60	67.36	94.51	68.40	69.91	70.17	70.60	71.07	73.48	75.86	76.32	77.88	79.27	81.58
足月产	出生时	1341	72.01	2.58	59.30	82.02	67.16	68.00	68.80	69.80	70.27	72.04	73.70	74.11	75.31	76.22	76.80
	3 天内	1341	71.87	2.58	59.25	82.02	67.10	67.80	68.63	69.66	70.10	71.95	73.54	73.98	75.21	76.09	76.66
	5~7 天	1341	71.56	2.44	62.37	82.25	67.25	67.59	68.35	69.49	69.84	71.55	73.20	73.67	74.79	75.52	76.01
	12~14 天	1341	71.33	2.54	60.38	82.22	66.75	67.17	68.12	69.22	69.65	71.27	72.93	73.40	74.58	75.66	76.22
	26~28 天	1341	72.65	2.64	61.43	84.89	67.54	68.22	69.29	70.42	70.86	72.68	74.44	74.85	75.98	76.98	77.54
	58~60 天	610	74.67	3.44	64.17	93.04	69.05	69.53	70.72	71.88	72.36	74.53	76.78	77.19	78.85	80.69	81.91
过期产	出生时	176	72.14	2.30	66.04	78.22	67.92	68.19	69.12	70.04	70.44	72.18	73.53	74.04	75.01	76.48	76.78
	3 天内	176	72.00	2.30	65.91	78.00	67.83	68.13	69.04	69.94	70.38	72.11	73.40	73.78	74.92	76.18	76.71
	5~7 天	176	71.64	2.11	66.26	77.16	67.78	67.99	68.89	69.70	70.14	71.81	73.02	73.32	74.17	75.26	76.09
	12~14 天	176	71.51	2.42	65.24	78.93	66.92	67.75	68.15	69.63	69.93	71.60	73.20	73.53	74.16	75.98	76.26
	26~28 天	176	72.81	2.44	64.70	78.08	67.48	67.96	69.04	71.02	71.29	73.03	74.60	74.75	75.73	76.49	77.29
	58~60 天	89	74.11	2.93	65.98	81.08	68.59	69.51	70.05	71.50	72.03	74.20	76.33	76.85	77.87	78.90	79.77

表10-4-4　中国12城市AGA新生儿PSI纵向监测值

| 胎龄分类 | 监测时间 | 例数 | 平均值 | 标准差 | 最小值 | 最大值 | 百分位数 | | | | | | | | | | | |
| --- | --- | --- | --- | --- | --- | --- | P₃ | P₅ | P₁₀ | P₂₀ | P₂₅ | P₅₀ | P₇₅ | P₈₀ | P₉₀ | P₉₅ | P₉₇ |

胎龄分类	监测时间	例数	平均值	标准差	最小值	最大值	P_3	P_5	P_{10}	P_{20}	P_{25}	P_{50}	P_{75}	P_{80}	P_{90}	P_{95}	P_{97}
早产	出生时	240	92.66	5.45	74.44	108.60	80.57	82.60	84.67	89.03	89.74	92.53	95.66	96.61	98.68	101.17	102.77
	3天内	240	91.78	5.14	74.08	108.19	80.47	82.27	84.88	88.70	89.38	91.92	94.79	95.97	97.59	99.88	101.86
	5~7天	240	90.61	4.81	74.21	106.50	80.20	81.83	84.56	87.82	88.53	91.32	94.10	94.81	96.91	99.23	100.87
	12~14天	240	90.70	4.60	75.78	102.40	80.63	82.01	85.11	87.34	88.05	90.69	93.09	93.64	95.79	98.07	99.65
	26~28天	240	93.17	4.24	79.84	105.70	84.05	85.99	87.91	90.38	91.11	93.16	95.36	96.25	98.43	101.15	103.08
	58~60天	111	96.11	3.88	84.99	109.30	89.19	89.90	91.00	93.08	93.60	95.94	98.61	98.86	100.55	102.69	104.71
足月产	出生时	1341	94.41	3.31	84.85	109.00	88.70	89.24	90.28	91.50	92.03	94.13	96.11	96.73	98.31	99.61	101.04
	3天内	1341	93.71	3.22	84.08	108.96	88.20	88.80	89.79	91.07	91.58	93.58	95.70	96.21	97.68	98.89	100.24
	5~7天	1341	92.91	2.95	83.00	107.30	88.04	88.67	89.58	90.70	91.16	93.21	95.19	95.76	97.24	98.52	99.52
	12~14天	1341	93.08	3.06	82.09	107.10	87.61	88.38	89.21	90.30	90.73	92.74	94.76	95.29	96.74	98.06	98.69
	26~28天	1341	94.69	3.44	81.31	109.00	88.49	89.57	90.49	91.98	92.55	94.61	96.80	97.40	99.12	100.66	101.49
	58~60天	610	96.38	4.15	74.14	113.40	89.11	90.60	91.57	93.19	93.74	96.32	98.94	99.53	101.39	103.24	104.26
过期产	出生时	176	94.66	3.54	87.33	109.90	88.44	89.46	90.60	91.61	92.02	94.07	96.48	97.03	98.87	101.03	102.43
	3天内	176	93.98	3.47	87.33	109.82	88.73	88.96	89.85	90.84	91.51	93.77	95.97	96.21	98.12	100.70	102.15
	5~7天	176	92.96	3.15	83.76	105.20	87.59	88.35	89.39	90.59	91.01	93.15	95.15	95.65	97.27	99.48	100.50
	12~14天	176	92.86	3.13	86.08	103.20	87.11	87.75	88.72	90.05	90.45	92.73	94.36	94.85	96.26	98.48	99.13
	26~28天	176	94.55	3.22	84.31	103.60	88.50	89.70	90.87	91.98	92.24	94.70	96.59	97.18	98.68	100.73	101.37
	58~60天	89	95.74	4.05	87.03	109.20	88.51	89.09	91.10	92.32	92.77	95.30	98.17	99.00	101.40	102.79	103.62

表 10 - 4 - 5 　中国 12 城市 AGA 新生儿 BR 纵向监测值

胎龄分类	监测时间	例数	平均值	标准差	最小值	最大值	P₃	P₅	P₁₀	P₂₀	P₂₅	P₅₀	P₇₅	P₈₀	P₉₀	P₉₅	P₉₇
早产	3天内	240	67.66	3.10	58.33	77.09	62.00	63.19	63.95	64.72	65.26	67.72	69.77	70.17	71.40	72.08	74.00
	5~7天	240	67.67	3.07	58.33	77.33	62.11	63.10	63.96	65.04	65.60	67.80	69.78	70.28	71.42	72.33	73.69
	12~14天	240	68.00	2.94	60.82	77.65	62.37	63.18	64.18	65.46	65.98	67.94	69.95	70.55	71.63	72.76	73.56
	26~28天	240	68.41	2.98	60.15	78.65	63.00	63.87	65.04	65.91	66.19	68.16	70.50	71.06	72.21	73.44	74.14
	56~60天	111	67.67	2.50	61.11	81.54	63.26	63.97	64.93	65.76	66.07	67.84	68.85	69.18	70.17	71.71	72.54
足月产	3天内	1341	67.62	2.13	55.18	76.40	63.78	64.11	65.04	66.08	66.37	67.78	68.95	69.25	69.99	70.79	71.51
	5~7天	1341	67.51	1.96	55.18	75.73	63.80	64.20	64.93	65.84	66.15	67.50	68.73	69.05	69.88	70.60	71.22
	12~14天	1341	67.26	2.06	58.00	77.54	63.79	64.25	64.82	65.62	65.95	67.23	68.55	68.90	69.86	70.51	71.04
	26~28天	1341	67.39	2.14	57.69	81.43	63.66	64.08	64.79	65.69	66.01	67.26	68.76	69.10	70.18	70.89	71.44
	58~60天	610	67.29	2.50	58.52	83.62	63.35	63.79	64.41	65.46	65.79	67.15	68.72	68.99	70.00	70.95	71.45
过期产	3天内	176	67.70	2.26	58.82	74.23	63.69	64.32	64.98	65.84	66.17	67.76	69.11	69.54	70.54	71.39	71.68
	5~7天	176	67.60	2.14	60.78	74.08	63.78	64.27	65.01	65.75	66.11	67.70	68.97	69.42	70.47	71.22	71.89
	12~14天	176	67.60	2.25	61.54	74.85	63.81	64.15	64.94	65.68	66.07	67.63	68.85	69.26	70.56	71.28	72.14
	26~28天	176	67.63	2.29	61.26	74.66	63.58	63.90	64.59	65.81	66.08	67.62	68.87	69.08	71.09	72.10	72.25
	58~60天	89	67.42	1.72	63.56	72.38	64.04	64.61	65.04	66.04	66.18	67.44	68.50	68.89	69.54	70.18	71.50

百分位数

表 10 - 4 - 6　　中国 12 城市 AGA 新生儿 HC/CC 纵向监测值

胎龄分类	监测时间	例数	平均值	标准差	最小值	最大值	百分位数													
							P_3	P_5	P_{10}	P_{16}	P_{20}	P_{25}	P_{50}	P_{75}	P_{80}	P_{84}	P_{90}	P_{95}	P_{97}
早产	3 天内	240	1.08	0.05	0.92	1.29	1.00	1.02	1.03	1.04	1.04	1.05	1.07	1.10	1.11	1.12	1.13	1.16	1.17
	5～7 天	240	1.08	0.05	0.93	1.28	0.99	1.01	1.03	1.04	1.04	1.05	1.07	1.11	1.11	1.12	1.13	1.16	1.18
	12～14 天	240	1.08	0.05	0.97	1.23	1.01	1.02	1.03	1.04	1.05	1.05	1.07	1.10	1.11	1.12	1.14	1.17	1.18
	26～28 天	240	1.06	0.05	0.93	1.29	0.99	1.00	1.02	1.03	1.03	1.04	1.06	1.08	1.09	1.10	1.12	1.15	1.15
	58～60 天	111	1.02	0.03	0.95	1.15	0.95	0.96	0.97	1.00	1.00	1.01	1.03	1.04	1.05	1.06	1.06	1.07	1.08
足月产	3 天内	1341	1.04	0.05	0.91	1.19	0.97	0.98	0.99	1.00	1.01	1.02	1.04	1.07	1.07	1.08	1.09	1.10	1.11
	5～7 天	1341	1.04	0.03	0.91	1.18	0.97	0.98	1.00	1.00	1.01	1.02	1.04	1.07	1.07	1.08	1.09	1.11	1.12
	12～14 天	1341	1.05	0.03	0.93	1.22	0.98	0.99	1.00	1.01	1.02	1.02	1.05	1.07	1.08	1.08	1.09	1.11	1.12
	26～28 天	1341	1.04	0.03	0.93	1.19	0.97	0.98	1.00	1.01	1.01	1.02	1.04	1.06	1.07	1.07	1.08	1.10	1.11
	58～60 天	610	1.01	0.03	0.84	1.14	0.93	0.95	0.96	0.97	0.98	0.99	1.01	1.04	1.04	1.04	1.05	1.06	1.07
过期产	3 天内	176	1.05	0.03	0.94	1.17	0.98	0.99	1.01	1.01	1.02	1.02	1.05	1.07	1.07	1.08	1.09	1.10	1.10
	5～7 天	176	1.05	0.03	0.94	1.14	0.97	0.99	1.01	1.02	1.02	1.03	1.05	1.07	1.07	1.08	1.09	1.10	1.11
	12～14 天	176	1.05	0.03	0.97	1.17	0.99	1.00	1.00	1.02	1.02	1.03	1.05	1.06	1.07	1.08	1.09	1.11	1.12
	26～28 天	176	1.04	0.03	0.95	1.15	0.98	0.99	1.00	1.01	1.01	1.02	1.04	1.06	1.06	1.07	1.08	1.09	1.10
	58～60 天	89	1.02	0.03	0.93	1.09	0.94	0.96	0.98	0.99	0.99	1.00	1.02	1.04	1.04	1.04	1.05	1.07	1.07

表 10－4－7　中国 12 城市 AGA 新生儿 BL/HC 纵向监测值

胎龄分类	监测时间	例数	平均值	标准差	最小值	最大值	百分位数												
							P_3	P_5	P_{10}	P_{16}	P_{20}	P_{25}	P_{50}	P_{75}	P_{80}	P_{84}	P_{90}	P_{95}	P_{97}
早产	3 天内	240	1.45	0.06	1.33	1.71	1.35	1.36	1.39	1.40	1.41	1.41	1.45	1.49	1.50	1.51	1.53	1.56	1.59
	5~7 天	240	1.46	0.06	1.33	1.71	1.35	1.37	1.39	1.40	1.41	1.41	1.46	1.49	1.50	1.51	1.53	1.56	1.58
	12~14 天	240	1.46	0.06	1.32	1.63	1.35	1.36	1.39	1.40	1.41	1.41	1.46	1.49	1.50	1.51	1.53	1.55	1.57
	26~28 天	240	1.45	0.06	1.31	1.68	1.34	1.35	1.38	1.39	1.40	1.41	1.45	1.49	1.50	1.51	1.52	1.54	1.55
	58~60 天	111	1.49	0.06	1.23	1.64	1.36	1.40	1.41	1.43	1.44	1.46	1.49	1.53	1.54	1.56	1.57	1.61	1.62
足月产	3 天内	1341	1.47	0.05	1.29	1.75	1.38	1.39	1.41	1.42	1.43	1.43	1.46	1.50	1.51	1.52	1.53	1.55	1.57
	5~7 天	1341	1.47	0.05	1.32	1.67	1.39	1.40	1.41	1.42	1.43	1.44	1.47	1.50	1.51	1.52	1.53	1.55	1.57
	12~14 天	1341	1.48	0.05	1.30	1.66	1.39	1.40	1.42	1.43	1.44	1.44	1.47	1.51	1.51	1.52	1.54	1.56	1.57
	26~28 天	1341	1.48	0.05	1.30	1.65	1.39	1.40	1.42	1.43	1.44	1.45	1.48	1.52	1.52	1.53	1.55	1.56	1.58
	58~60 天	610	1.52	0.05	1.28	1.75	1.43	1.44	1.45	1.46	1.47	1.48	1.52	1.55	1.56	1.56	1.58	1.60	1.62
过期产	3 天内	176	1.46	0.04	1.31	1.61	1.38	1.38	1.40	1.42	1.43	1.43	1.46	1.49	1.50	1.50	1.52	1.52	1.54
	5~7 天	176	1.46	0.04	1.33	1.59	1.38	1.39	1.41	1.43	1.43	1.44	1.46	1.49	1.50	1.50	1.52	1.54	1.56
	12~14 天	176	1.47	0.04	1.36	1.59	1.38	1.40	1.43	1.44	1.44	1.45	1.47	1.50	1.51	1.51	1.52	1.55	1.57
	26~28 天	176	1.48	0.05	1.36	166	1.40	1.41	1.43	1.44	1.44	1.45	1.47	1.50	1.52	1.52	1.54	1.56	1.57
	58~60 天	89	1.52	0.05	1.38	1.69	1.41	1.43	1.46	1.47	1.47	1.48	1.52	1.55	1.56	1.57	1.60	1.61	1.63

表 10－4－8　　中国 12 城市 AGA 新生儿 CRL/HC 纵向监测值

胎龄分类	监测时间	例数	平均值	标准差	最小值	最大值	百分位数												
							P_3	P_5	P_{10}	P_{16}	P_{20}	P_{25}	P_{50}	P_{75}	P_{80}	P_{84}	P_{90}	P_{95}	P_{97}
早产	3 天内	240	0.98	0.05	0.87	1.15	0.89	0.90	0.92	0.93	0.94	0.95	0.99	1.02	1.02	1.03	1.04	1.08	1.09
	5~7 天	240	0.99	0.05	0.86	1.14	0.90	0.91	0.92	0.94	0.94	0.95	0.99	1.02	1.02	1.03	1.03	1.08	1.10
	12~14 天	240	0.99	0.05	0.86	1.16	0.91	0.91	0.93	0.94	0.94	0.95	0.99	1.02	1.03	1.04	1.05	1.07	1.09
	26~28 天	240	0.99	0.04	0.86	1.13	0.90	0.92	0.94	0.95	0.96	0.97	0.99	1.02	1.03	1.03	1.04	1.06	1.07
	58~60 天	111	1.01	0.04	0.92	1.11	0.94	0.94	0.96	0.97	0.98	0.99	1.01	1.03	1.04	1.04	1.05	1.07	1.08
足月产	3 天内	1341	0.99	0.04	0.87	1.15	0.91	0.92	0.94	0.95	0.96	0.96	0.99	1.02	1.03	1.03	1.04	1.06	1.07
	5~7 天	1341	0.99	0.04	0.87	1.17	0.92	0.93	0.94	0.95	0.96	0.97	0.99	1.02	1.03	1.03	1.04	1.06	1.07
	12~14 天	1341	0.99	0.04	0.88	1.14	0.92	0.93	0.94	0.96	0.97	0.97	1.00	1.02	1.03	1.03	1.04	1.06	1.07
	26~28 天	1341	1.00	0.04	0.88	1.16	0.92	0.93	0.95	0.96	0.97	0.97	1.00	1.02	1.03	1.03	1.05	1.07	1.08
	58~60 天	610	1.02	0.05	0.90	1.30	0.94	0.95	0.97	0.98	0.99	0.99	1.01	1.04	1.05	1.06	1.07	1.09	1.12
过期产	3 天内	176	0.99	0.04	0.86	1.09	0.89	0.92	0.93	0.95	0.96	0.96	0.99	1.02	1.03	1.03	1.05	1.06	1.07
	5~7 天	176	0.99	0.04	0.89	1.09	0.91	0.93	0.94	0.95	0.96	0.96	0.99	1.02	1.03	1.03	1.05	1.06	1.07
	12~14 天	176	1.00	0.04	0.91	1.09	0.92	0.93	0.94	0.95	0.96	0.97	1.00	1.02	1.03	1.04	1.05	1.06	1.06
	26~28 天	176	1.00	0.04	0.90	1.09	0.92	0.94	0.95	0.96	0.97	0.98	1.00	1.02	1.03	1.04	1.05	1.06	1.06
	58~60 天	89	1.02	0.04	0.90	1.12	0.92	0.95	0.97	0.99	0.99	1.00	1.02	1.05	1.05	1.07	1.08	1.10	1.11

表 10-4-9

中国 12 城市 AGA 新生儿 MAC/HC 纵向监测值

胎龄分类	监测时间	例数	平均值	标准差	最小值	最大值	百分位数													
							P_3	P_5	P_{10}	P_{16}	P_{20}	P_{25}	P_{50}	P_{75}	P_{80}	P_{84}	P_{90}	P_{95}	P_{97}
早产	3天内	240	0.28	0.02	0.19	0.35	0.23	0.24	0.25	0.26	0.26	0.27	0.28	0.29	0.29	0.30	0.30	0.31	0.32
	5~7天	240	0.27	0.02	0.19	0.34	0.23	0.24	0.25	0.26	0.26	0.26	0.28	0.29	0.29	0.30	0.30	0.31	0.32
	12~14天	240	0.28	0.02	0.20	0.33	0.24	0.24	0.25	0.26	0.26	0.26	0.28	0.29	0.29	0.30	0.30	0.31	0.32
	26~28天	240	0.29	0.02	0.21	0.35	0.24	0.25	0.26	0.27	0.27	0.27	0.29	0.30	0.31	0.31	0.32	0.33	0.33
	58~60天	111	0.32	0.02	0.26	0.37	0.27	0.28	0.29	0.29	0.30	0.30	0.32	0.34	0.34	0.34	0.35	0.36	0.37
足月产	3天内	1341	0.31	0.02	0.24	0.38	0.27	0.27	0.28	0.28	0.29	0.29	0.30	0.32	0.33	0.33	0.34	0.35	0.36
	5~7天	1341	0.30	0.02	0.25	0.39	0.27	0.27	0.28	0.28	0.29	0.29	0.30	0.32	0.32	0.33	0.34	0.35	0.35
	12~14天	1341	0.30	0.02	0.24	0.39	0.27	0.27	0.28	0.28	0.29	0.29	0.30	0.32	0.32	0.33	0.34	0.35	0.35
	26~28天	1341	0.31	0.02	0.26	0.40	0.27	0.28	0.28	0.29	0.29	0.30	0.31	0.33	0.33	0.33	0.34	0.35	0.36
	58~60天	610	0.34	0.03	0.26	0.50	0.30	0.30	0.31	0.31	0.31	0.32	0.33	0.35	0.36	0.36	0.38	0.39	0.41
过期产	3天内	176	0.30	0.02	0.25	0.37	0.26	0.27	0.27	0.28	0.28	0.29	0.30	0.32	0.32	0.33	0.34	0.35	0.36
	5~7天	176	0.30	0.02	0.25	0.38	0.26	0.27	0.27	0.28	0.28	0.29	0.30	0.31	0.32	0.32	0.33	0.35	0.36
	12~14天	176	0.30	0.02	0.26	0.38	0.27	0.27	0.28	0.28	0.29	0.29	0.30	0.31	0.32	0.32	0.33	0.35	0.36
	26~28天	176	0.31	0.02	0.26	0.39	0.27	0.28	0.29	0.29	0.29	0.30	0.31	0.32	0.33	0.34	0.34	0.35	0.36
	58~60天	89	0.34	0.03	0.28	0.43	0.29	0.30	0.31	0.31	0.32	0.32	0.34	0.35	0.36	0.37	0.38	0.41	0.42

表 10 - 4 - 10　中国 12 城市 AGA 新生儿 CC/MAC 纵向监测值

胎龄分类	监测时间	例数	平均值	标准差	最小值	最大值	百分位数												
							P_3	P_5	P_{10}	P_{16}	P_{20}	P_{25}	P_{50}	P_{75}	P_{80}	P_{84}	P_{90}	P_{95}	P_{97}
早产	3 天内	240	3.37	0.26	2.76	4.64	2.89	2.97	3.06	3.13	3.17	3.21	3.35	3.52	3.56	3.60	3.74	3.82	3.87
	5~7 天	240	3.41	0.26	2.85	4.66	2.93	3.03	3.11	3.18	3.20	3.23	3.39	3.56	3.62	3.67	3.75	3.86	3.91
	12~14 天	240	3.38	0.23	2.81	4.35	2.91	3.00	3.11	3.17	3.19	3.23	3.37	3.53	3.58	3.61	3.68	3.74	3.83
	26~28 天	240	3.30	0.23	2.74	4.22	2.88	2.91	3.01	3.07	3.09	3.12	3.30	3.45	3.47	3.51	3.57	3.70	3.76
	58~60 天	111	3.08	0.22	2.64	3.63	2.69	2.72	2.77	2.84	2.87	2.91	3.08	3.24	3.27	3.32	3.38	3.45	3.50
足月产	3 天内	1341	3.15	0.22	2.47	4.13	2.73	2.78	2.87	2.93	2.96	3.00	3.15	3.28	3.32	3.35	3.41	3.50	3.56
	5~7 天	1341	3.18	0.21	2.47	4.12	2.75	2.80	2.91	2.97	3.01	3.05	3.19	3.31	3.34	3.37	3.42	3.53	3.58
	12~14 天	1341	3.16	0.21	2.46	3.88	2.74	2.80	2.88	2.96	2.98	3.03	3.17	3.30	3.34	3.37	3.42	3.51	3.54
	26~28 天	1341	3.10	0.20	2.44	3.78	2.70	2.74	2.84	2.91	2.94	2.97	3.10	3.24	3.27	3.29	3.35	3.42	3.48
	58~60 天	610	2.96	0.24	1.92	3.58	2.40	2.48	2.63	2.76	2.79	2.83	2.99	3.12	3.15	3.17	3.23	3.30	3.35
过期产	3 天内	176	3.17	0.25	2.58	3.89	2.68	2.71	2.82	2.93	2.98	3.01	3.17	3.34	3.37	3.42	3.47	3.58	3.63
	5~7 天	176	3.19	0.24	2.55	3.89	2.68	2.71	2.88	2.98	3.01	3.05	3.19	3.35	3.39	3.44	3.49	3.57	3.61
	12~14 天	176	3.16	0.23	2.57	3.86	2.67	2.69	2.87	2.95	2.97	3.04	3.17	3.31	3.35	3.39	3.42	3.51	3.61
	26~28 天	176	3.09	0.21	2.45	3.61	2.62	2.69	2.84	2.91	2.92	2.96	3.08	3.24	3.26	3.30	3.33	3.44	3.49
	58~60 天	89	2.91	0.25	2.26	3.48	2.28	2.38	2.55	2.67	2.70	2.76	2.94	3.08	3.12	3.13	3.20	3.27	3.33

表 10-4-11　中国 12 城市男女 AGA 新生儿 10 项指数纵向监测均值

胎龄分类	监测天数	例数 男	例数 女	QI 男	QI 女	RI 男	RI 女	VI 男	VI 女	PSI 男	PSI 女	BRI 男	BRI 女	HC/CC 男	HC/CC 女	BL/HC 男	BL/HC 女	CRL/HC 男	CRL/HC 女	MAC/HC 男	MAC/HC 女	CC/MAC 男	CC/MAC 女
早产	0	128	112	52.80	52.02	2.46	2.45	69.47	69.29	92.76	92.54	67.66	67.67	1.08	1.07	1.44	1.47	0.98	0.99	0.28	0.28	3.34	3.40
早产	<3	128	112	51.35	50.56	2.40	2.38	69.32	69.14	91.88	91.67	67.69	67.67	1.08	1.07	1.45	1.47	0.98	1.00	0.28	0.27	3.38	3.44
早产	5~7	128	112	50.36	49.15	2.32	2.28	69.13	68.61	90.84	90.35	67.96	67.64	1.08	1.08	1.45	1.47	0.98	1.00	0.28	0.28	3.36	3.40
早产	12~16	128	112	53.48	52.53	2.35	2.34	69.48	68.88	90.85	90.53	68.33	68.05	1.06	1.08	1.44	1.47	0.99	1.00	0.29	0.28	3.29	3.30
早产	26~28	128	112	63.59	62.86	2.59	2.59	71.59	71.00	93.25	93.08	68.33	69.49	1.06	1.06	1.44	1.46	0.99	1.00	0.29	0.29	3.07	3.30
早产	58~60	58	53	82.00	82.15	2.78	2.75	74.16	73.38	96.07	96.15	67.76	67.57	1.03	1.02	1.48	1.51	1.00	1.02	0.32	0.32	3.07	3.08
足月产	0	677	664	64.45	63.95	2.59	2.62	71.78	72.24	94.45	94.37	67.46	67.77	1.05	1.04	1.47	1.47	0.99	1.00	0.31	0.31	3.15	3.14
足月产	<3	677	664	63.12	62.49	2.53	2.56	71.64	72.09	93.78	93.64	67.41	67.60	1.05	1.04	1.47	1.47	0.99	1.00	0.30	0.31	3.18	3.17
足月产	5~7	677	664	62.63	61.88	2.46	2.48	71.37	71.75	92.95	92.87	67.18	67.33	1.05	1.04	1.47	1.48	0.99	1.00	0.30	0.31	3.17	3.16
足月产	12~16	677	664	66.29	65.05	2.45	2.46	71.18	71.48	93.16	93.00	67.31	67.47	1.05	1.04	1.48	1.48	0.99	1.00	0.31	0.31	3.10	3.10
足月产	26~28	677	664	76.05	74.29	2.60	2.60	72.69	72.60	94.81	94.57	67.31	67.47	1.04	1.04	1.48	1.48	0.99	1.00	0.31	0.31	3.10	3.10
足月产	58~60	315	295	93.53	90.97	2.74	2.72	74.98	74.34	96.22	96.55	67.50	67.12	1.01	1.01	1.51	1.52	1.02	1.02	0.34	0.34	2.94	2.98
过期产	0	89	87	66.97	65.47	2.64	2.62	72.03	72.25	94.62	94.70	67.80	67.60	1.05	1.05	1.46	1.46	0.99	0.99	0.30	0.31	3.18	3.16
过期产	<3	89	87	65.67	63.99	2.59	2.56	71.90	72.10	93.99	93.97	67.54	67.66	1.05	1.05	1.47	1.46	0.99	0.99	0.30	0.30	3.20	3.18
过期产	5~7	89	87	64.41	62.88	2.47	2.47	71.60	71.67	93.20	92.72	67.57	67.62	1.05	1.05	1.47	1.48	1.00	1.00	0.30	0.30	3.17	3.15
过期产	12~16	89	87	67.80	66.44	2.48	2.47	71.60	71.42	93.00	92.72	67.58	67.68	1.04	1.04	1.47	1.48	1.00	1.00	0.31	0.30	3.10	3.08
过期产	26~28	89	87	77.44	76.19	2.62	2.62	73.00	72.61	94.59	94.51	67.47	67.37	1.04	1.04	1.50	1.54	1.01	1.03	0.31	0.31	2.90	3.08
过期产	58~60	47	42	91.42	93.99	2.69	2.71	74.29	73.91	95.50	96.00	67.47	67.37	1.02	1.01	1.50	1.54	1.01	1.03	0.34	0.34	2.90	2.93

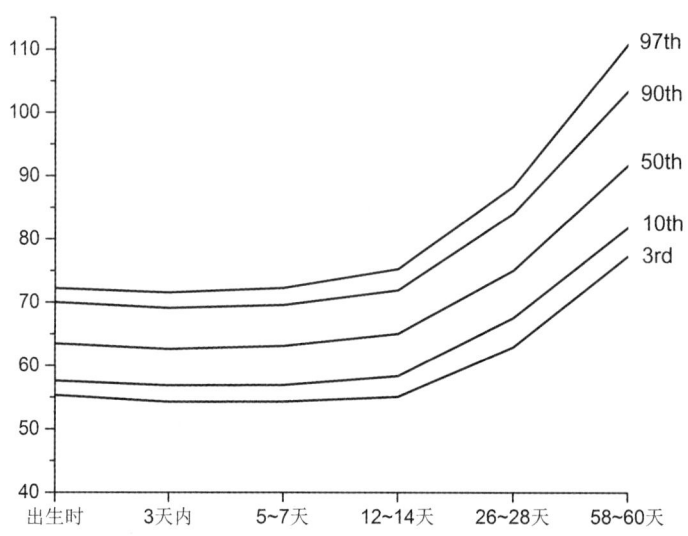

图 10 - 4 - 1 中国 12 城市足月 AGA 新生儿 QI 纵向监测百分位数曲线

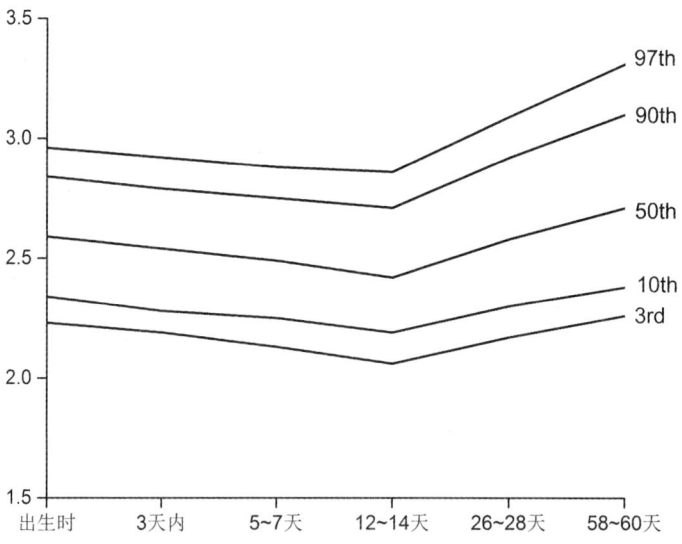

图 10 - 4 - 2 中国 12 城市足月 AGA 新生儿 RI 纵向监测百分位数曲线

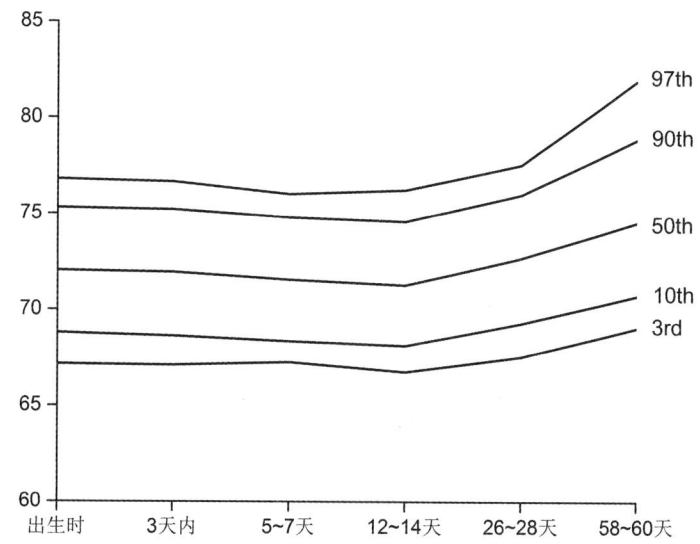

图 10‑4‑3　中国 12 城市足月 AGA 新生儿 VI 纵向监测百分位数曲线

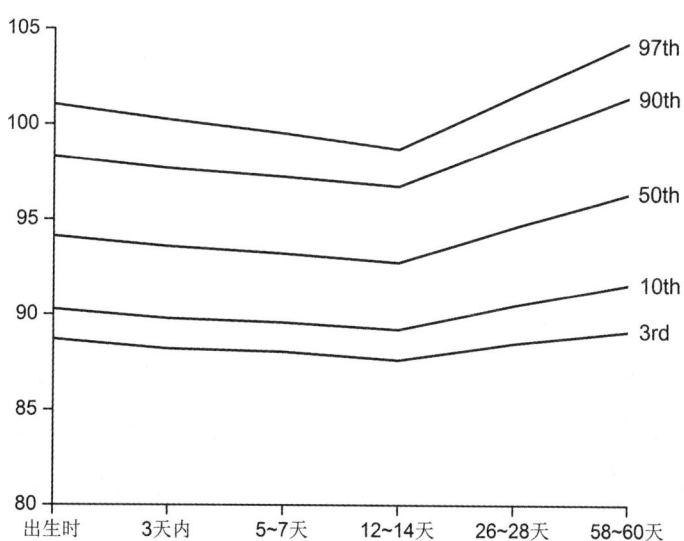

图 10‑4‑4　中国 12 城市足月 AGA 新生儿 PSI 纵向监测百分位数曲线

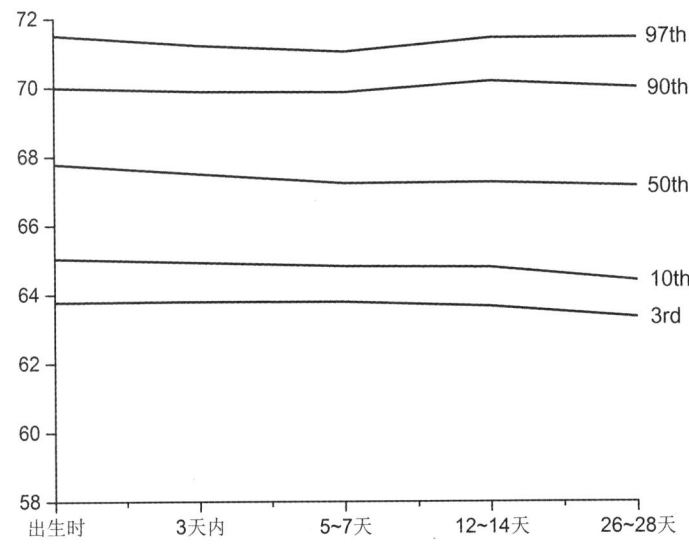

图 10 - 4 - 5 中国 12 城市足月 AGA 新生儿 BRI 纵向监测百分位数曲线

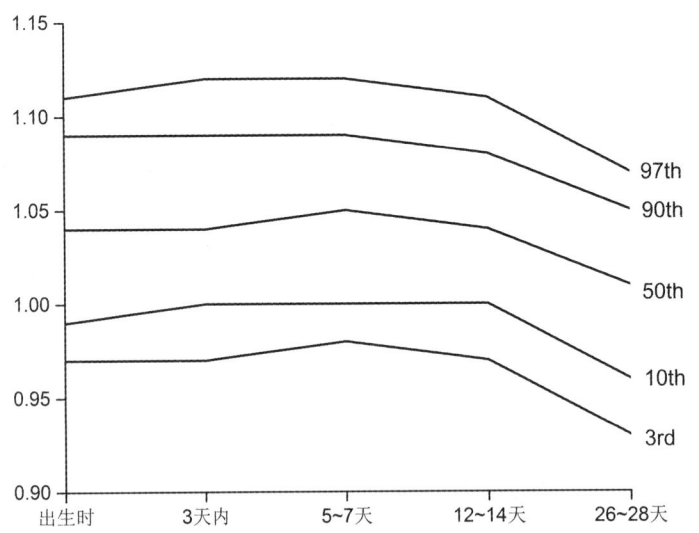

图 10 - 4 - 6 中国 12 城市足月 AGA 新生儿 HC/CC 纵向监测百分位数曲线

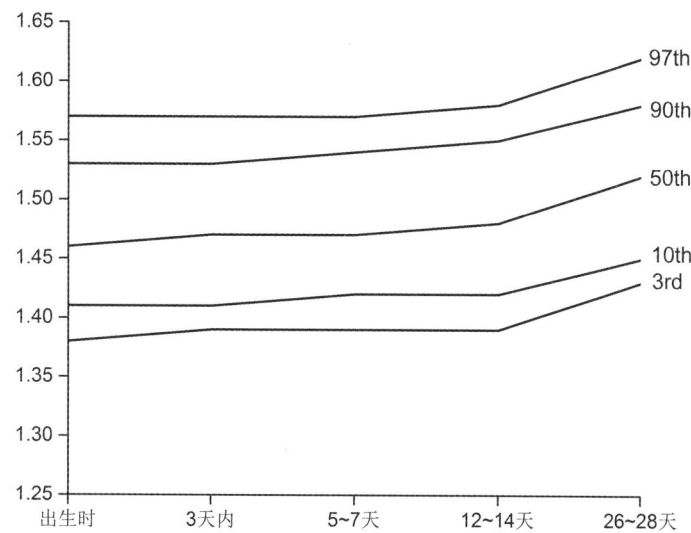

图 10 - 4 - 7　中国 12 城市足月 AGA 新生儿 BL/HC 纵向监测百分位数曲线

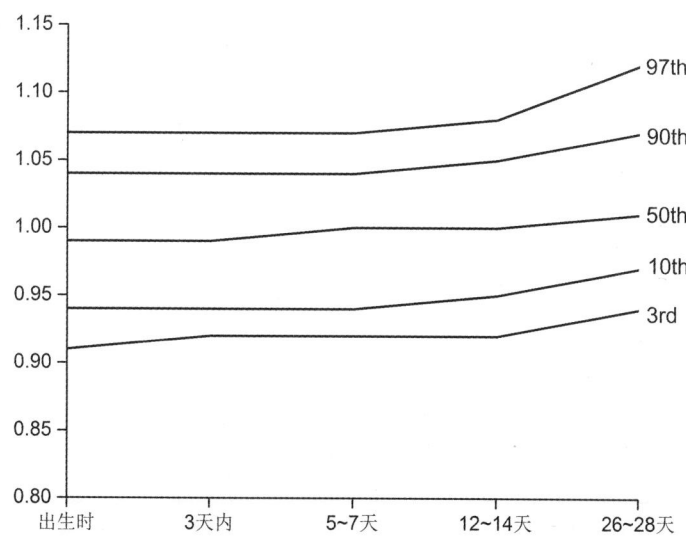

图 10 - 4 - 8　中国 12 城市足月 AGA 新生儿 CRL/HC 纵向监测百分位数曲线

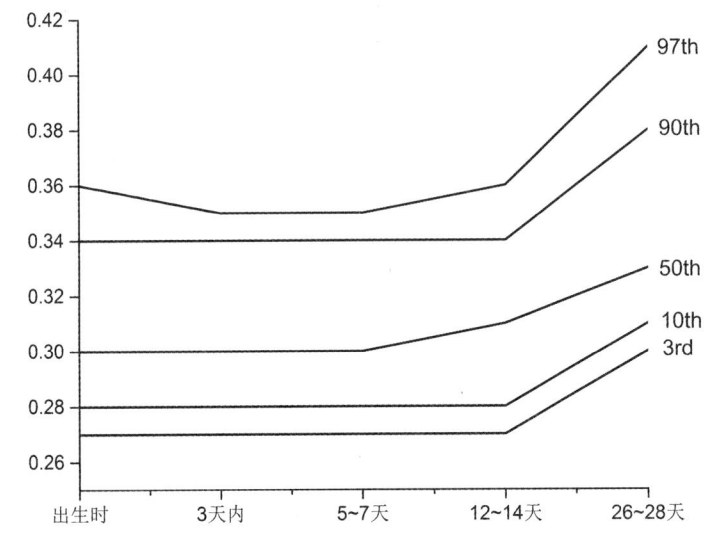

图 10‑4‑9　中国 12 城市足月 AGA 新生儿 MAC/HC 纵向监测百分位数曲线

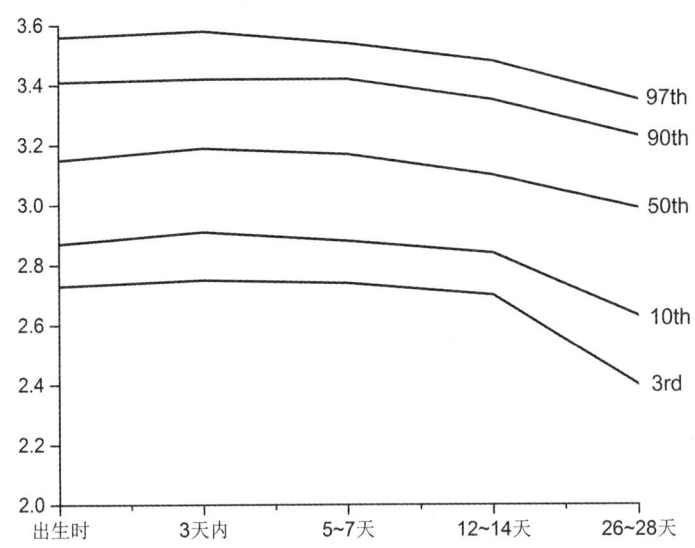

图 10‑4‑10　中国 12 城市足月 AGA 新生儿 CC/MAC 纵向监测百分位数曲线

表 10 - 4 - 12　　中国 12 城市按胎龄分类新生儿 QI 在不同时期累积增长值及定基增长速度　　％

胎龄分类	例数		出生均值	累积增长均值					定基增长速度				
	总例数	2个月数		3天内	1周	2周	4周	2个月	3天内	1周	2周	4周	2个月
早产	240	111	52.44	−1.46	−2.65	0.60	10.81	29.63	−2.78	−5.05	1.14	20.61	56.50
足月产	1341	610	64.21	−1.40	−1.95	1.47	10.97	28.08	−2.18	−3.04	2.29	17.08	43.73
过期产	176	89	66.23	−1.39	−2.58	0.90	10.59	26.40	−2.10	−3.90	1.35	15.99	39.86

表 10 - 4 - 13　　中国 12 城市按胎龄分类新生儿 QI 在不同时期逐期增长值及环比增长速度　　％

胎龄分类	例数		出生均值	逐期增长均值					环比增长速度				
	总例数	2个月数		3天内	1周	2周	4周	2个月	3天内	1周	2周	4周	2个月
早产儿	240	111	52.44	−1.46	−1.19	3.25	10.21	18.82	−2.78	−2.33	6.53	19.25	29.76
足月产儿	1341	610	64.21	−1.40	−0.55	3.42	9.50	17.11	−2.18	−0.87	5.49	14.46	22.75
过期产儿	176	89	66.23	−1.39	−1.19	3.48	9.70	15.81	−2.10	−1.83	5.47	14.44	20.58

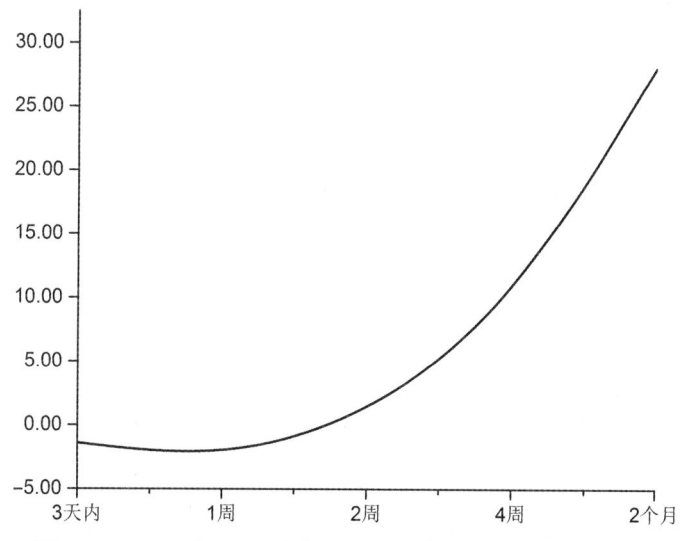

图 10 - 4 - 11　中国 12 城市足月新生儿 QI 纵向累积增长情况

表 10 - 4 - 14　　中国 12 城市按胎龄分类男新生儿 QI 在不同时期累积增长值及定基增长速度　　％

胎龄分类	例数		出生均值	累积增长均值					定基增长速度				
	总例数	2个月数		3天内	1周	2周	4周	2个月	3天内	1周	2周	4周	2个月
早产儿	128	58	52.80	−1.45	−2.44	0.68	10.79	29.20	−2.75	−4.63	1.29	20.43	55.31
足月产儿	677	315	64.45	−1.33	−1.82	1.84	11.60	29.08	−2.07	−2.82	2.86	17.99	45.12
过期产儿	89	47	66.97	−1.30	−2.56	0.83	10.47	24.45	−1.94	−3.83	1.24	15.63	36.50

表 10 - 4 - 15　中国 12 城市按胎龄分类男新生儿 QI 在不同时期逐期增长值及环比增长速度　%

胎龄分类	例数		出生均值	逐期增长均值					环比增长速度				
	总例数	2个月数		3天内	1周	2周	4周	2个月	3天内	1周	2周	4周	2个月
早产儿	128	58	52.80	−1.45	−0.99	3.12	10.11	18.11	−2.75	−1.93	6.20	18.90	28.48
足月产儿	677	315	64.45	−1.33	−0.49	3.66	9.76	17.48	−2.07	−0.78	5.84	14.72	22.98
过期产儿	89	47	66.97	−1.30	−1.27	3.40	9.64	13.98	−1.94	−1.93	5.28	14.22	18.05

表 10 - 4 - 16　中国 12 城市按胎龄分类女新生儿 QI 在不同时期累积增长值及定基增长速度　%

胎龄分类	例数		出生均值	累积增长均值					定基增长速度				
	总例数	2个月数		3天内	1周	2周	4周	2个月	3天内	1周	2周	4周	2个月
早产儿	112	53	52.02	−1.46	−2.88	0.51	10.84	30.13	−2.81	−5.53	0.97	20.83	57.91
足月产儿	664	295	63.95	−1.46	−2.07	1.10	10.34	27.02	−2.28	−3.24	1.71	16.16	42.25
过期产儿	87	42	65.47	−1.49	−2.59	0.97	10.47	28.52	−2.27	−3.95	1.48	15.99	43.56

表 10 - 4 - 17　中国 12 城市按胎龄分类女新生儿 QI 在不同时期逐期增长值及环比增长速度　%

胎龄分类	例数		出生均值	逐期增长均值					环比增长速度				
	总例数	2个月数		3天内	1周	2周	4周	2个月	3天内	1周	2周	4周	2个月
早产儿	112	53	52.02	−1.46	−1.41	3.38	10.33	19.29	−2.81	−2.79	6.88	19.67	30.69
足月产儿	664	295	63.95	−1.46	−0.62	3.17	9.24	16.68	−2.28	−0.99	5.12	14.20	22.45
过期产儿	87	42	65.47	−1.49	−1.11	3.56	9.51	18.05	−2.27	−1.73	5.66	14.68	23.69

表 10 - 4 - 18　中国 12 城市按胎龄分类新生儿 RI 在不同时期累积增长值及定基增长速度　%

胎龄分类	例数		出生均值	累积增长均值					定基增长速度				
	总例数	2个月数		3天内	1周	2周	4周	2个月	3天内	1周	2周	4周	2个月
早产儿	240	111	2.46	−0.07	−0.16	−0.11	0.13	0.30	−2.85	−6.50	−4.47	5.28	12.20
足月产儿	1341	610	2.60	−0.06	−0.13	−0.14	0.00	0.13	−2.31	−5.00	−5.38	0.00	5.00
过期产儿	176	89	2.63	−0.06	−0.16	−0.15	−0.01	0.07	−2.28	−6.08	−5.70	−0.38	2.66

表 10 - 4 - 19　中国 12 城市按胎龄分类新生儿 RI 在不同时期逐期增长值及环比增长速度　%

胎龄分类	例数		出生均值	逐期增长均值					环比增长速度				
	总例数	2个月数		3天内	1周	2周	4周	2个月	3天内	1周	2周	4周	2个月
早产儿	240	111	2.46	−0.07	−0.09	0.05	0.23	0.17	−2.85	−3.77	2.17	10.49	6.68
足月产儿	1341	610	2.60	−0.06	−0.07	−0.01	0.14	0.13	−2.31	−2.75	−0.41	5.70	5.00
过期产儿	176	89	2.63	−0.05	−0.10	0.01	0.14	0.06	−2.28	−3.89	0.40	5.66	3.05

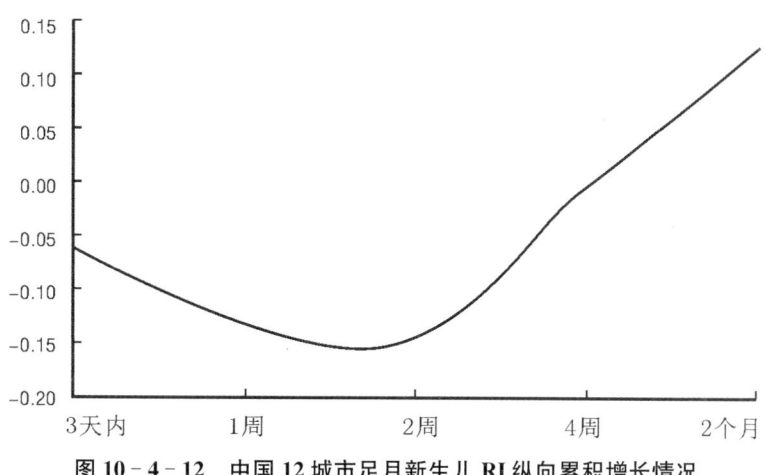

图 10-4-12　中国 12 城市足月新生儿 RI 纵向累积增长情况

表 10-4-20　中国 12 城市按胎龄分类男新生儿 RI 在不同时期累积增长值及定基增长速度　%

胎龄分类	例数		出生均值	累积增长均值					定基增长速度				
	总例数	2个月数		3天内	1周	2周	4周	2个月	3天内	1周	2周	4周	2个月
早产儿	128	58	2.46	−0.07	−0.14	−0.11	0.13	0.31	−2.76	−5.72	−4.50	5.07	12.70
足月产儿	677	315	2.59	−0.05	−0.13	−0.13	0.02	0.15	−2.09	−4.83	−5.14	0.58	5.80
过期产儿	89	47	2.64	−0.05	−0.17	−0.15	−0.02	0.05	−1.93	−6.37	−5.83	−0.83	1.82

表 10-4-21　中国 12 城市按胎龄分类男新生儿 RI 在不同时期逐期增长值及环比增长速度　%

胎龄分类	例数		出生均值	逐期增长均值					环比增长速度				
	总例数	2个月数		3天内	1周	2周	4周	2个月	3天内	1周	2周	4周	2个月
早产儿	128	58	2.46	−0.07	−0.07	0.03	0.24	0.19	−2.76	−2.92	1.29	10.22	7.34
足月产儿	677	315	2.59	−0.05	−0.07	−0.01	0.15	0.14	−2.09	−2.76	−0.41	6.11	5.38
过期产儿	89	47	2.64	−0.05	−0.12	0.01	0.13	0.07	−1.93	−4.64	0.41	5.24	2.66

表 10-4-22　中国 12 城市按胎龄分类女新生儿 RI 在不同时期累积增长值及定基增长速度　%

胎龄分类	例数		出生均值	累积增长均值					定基增长速度				
	总例数	2个月数		3天内	1周	2周	4周	2个月	3天内	1周	2周	4周	2个月
早产儿	112	53	2.45	−0.07	−0.17	−0.11	0.15	0.30	−2.74	−6.82	−4.58	5.92	12.34
足月产儿	664	295	2.62	−0.06	−0.14	−0.16	−0.01	0.11	−2.29	−5.32	−6.04	−0.54	4.13
过期产儿	87	42	2.62	−0.06	−0.15	−0.15	0.00	0.09	−2.25	−5.65	−5.85	0.15	3.60

表 10-4-23　中国 12 城市按胎龄分类女新生儿 RI 在不同时期逐期增长值及环比增长速度　％

胎龄分类	例数		出生均值	逐期增长均值					环比增长速度				
	总例数	2个月数		3天内	1周	2周	4周	2个月	3天内	1周	2周	4周	2个月
早产儿	112	53	2.45	−0.07	−0.10	0.06	0.26	0.16	−2.74	−4.20	2.63	11.13	6.17
足月产儿	664	295	2.62	−0.06	−0.08	−0.02	0.14	0.12	−2.29	−3.13	−0.81	5.70	4.61
过期产儿	87	42	2.62	−0.06	−0.09	−0.01	0.16	0.09	−2.25	−3.52	−0.40	6.49	3.43

表 10-4-24　中国 12 城市按胎龄分类新生儿 VI 在不同时期累积增长值及定基增长速度　％

胎龄分类	例数		出生均值	累积增长均值					定基增长速度				
	总例数	2个月数		3天内	1周	2周	4周	2个月	3天内	1周	2周	4周	2个月
早产儿	240	111	69.38	−0.15	−0.50	−0.19	1.93	4.40	−0.21	−0.72	−0.27	2.78	6.34
足月产儿	1341	610	72.01	−0.14	−0.45	−0.68	0.64	2.67	−0.19	−0.64	−0.94	0.89	3.71
过期产儿	176	89	72.14	−0.14	−0.51	−0.63	0.67	1.97	−0.19	−0.70	−0.87	0.93	2.74

表 10-4-25　中国 12 城市按胎龄分类新生儿 VI 在不同时期逐期增长值及环比增长速度　％

胎龄分类	例数		出生均值	逐期增长均值					环比增长速度				
	总例数	2个月数		3天内	1周	2周	4周	2个月	3天内	1周	2周	4周	2个月
早产儿	240	111	69.38	−0.15	−0.35	0.31	2.11	2.48	−0.21	−0.51	0.45	3.05	3.48
足月产儿	1341	610	72.01	−0.14	−0.31	−0.23	1.32	2.03	−0.19	−0.43	−0.32	1.85	2.79
过期产儿	176	89	72.14	−0.14	−0.37	−0.12	1.30	1.30	−0.19	−0.51	−0.17	1.82	1.79

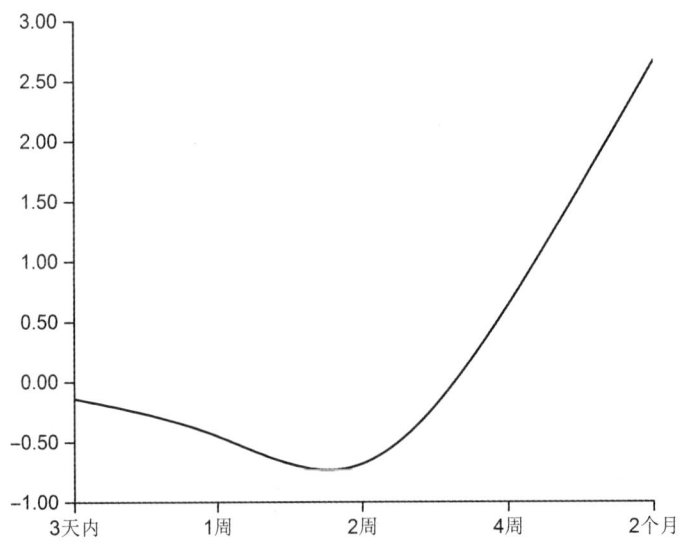

图 10-4-13　中国 12 城市足月新生儿 VI 纵向累积增长情况

表 10‑4‑26　中国 12 城市按胎龄分类男新生儿 VI 在不同时期累积增长值及定基增长速度　％

胎龄分类	例数		出生均值	累积增长均值					定基增长速度				
	总例数	2个月数		3天内	1周	2周	4周	2个月	3天内	1周	2周	4周	2个月
早产儿	128	58	69.47	−0.15	−0.34	0.01	2.12	4.69	−0.21	−0.49	0.01	3.05	6.76
足月产儿	677	315	71.78	−0.13	−0.40	−0.60	0.92	3.21	−0.19	−0.56	−0.83	1.28	4.47
过期产儿	89	47	72.03	−0.13	−0.43	−0.43	0.98	2.26	−0.18	−0.60	−0.60	1.35	3.14

表 10‑4‑27　中国 12 城市按胎龄分类新生儿 VI 在不同时期逐期增长值及环比增长速度　％

胎龄分类	例数		出生均值	逐期增长均值					环比增长速度				
	总例数	2个月数		3天内	1周	2周	4周	2个月	3天内	1周	2周	4周	2个月
早产儿	128	58	69.47	−0.15	−0.19	0.35	2.11	2.57	−0.21	−0.27	0.51	3.04	3.59
足月产儿	677	315	71.78	−0.13	−0.27	−0.20	1.51	2.29	−0.19	−0.38	−0.28	2.12	3.15
过期产儿	89	47	72.03	−0.13	−0.30	0.00	1.41	1.29	−0.18	−0.42	0.00	1.97	1.77

表 10‑4‑28　中国 12 城市按胎龄分类女新生儿 VI 在不同时期累积增长值及定基增长速度　％

胎龄分类	例数		出生均值	累积增长均值					定基增长速度				
	总例数	2个月数		3天内	1周	2周	4周	2个月	3天内	1周	2周	4周	2个月
早产儿	112	53	69.29	−0.15	−0.68	−0.41	1.71	4.09	−0.21	−0.99	−0.59	2.47	5.90
足月产儿	664	295	72.24	−0.15	−0.50	−0.76	0.36	2.10	−0.20	−0.69	−1.05	0.49	2.91
过期产儿	87	42	72.25	−0.15	−0.58	−0.83	0.36	1.66	−0.22	−0.81	−1.15	0.50	2.30

表 10‑4‑29　中国 12 城市按胎龄分类女新生儿 VI 在不同时期逐期增长值及环比增长速度　％

胎龄分类	例数		出生均值	逐期增长均值					环比增长速度				
	总例数	2个月数		3天内	1周	2周	4周	2个月	3天内	1周	2周	4周	2个月
早产儿	112	53	69.29	−0.15	−0.54	0.27	2.12	2.38	−0.21	−0.78	0.39	3.01	3.35
足月产儿	664	295	72.24	−0.15	−0.35	−0.27	1.11	1.74	−0.20	−0.49	−0.38	1.55	2.40
过期产儿	87	42	72.25	−0.15	−0.43	−0.25	1.19	1.30	−0.22	−0.60	−0.35	1.67	1.79

表 10‑4‑30　中国 12 城市按胎龄分类新生儿 PSI 在不同时期累积增长值及定基增长速度　％

胎龄分类	例数		出生均值	累积增长均值					定基增长速度				
	总例数	2个月数		3天内	1周	2周	4周	2个月	3天内	1周	2周	4周	2个月
早产儿	240	111	92.66	−0.88	−2.05	−1.96	0.51	3.45	−0.95	−2.21	−2.12	0.50	3.72
足月产儿	1341	610	94.41	−0.70	−1.50	−1.33	0.28	1.97	−0.74	−1.59	−1.41	0.30	2.09
过期产儿	176	89	94.66	−0.68	−1.70	−1.80	−0.10	1.08	−0.72	−1.79	−1.90	−0.11	1.14

表 10 - 4 - 31　中国 12 城市按胎龄分类新生儿 PSI 在不同时期逐期增长值及环比增长速度　　%

胎龄分类	例数		出生均值	逐期增长均值					环比增长速度				
	总例数	2个月数		3天内	1周	2周	4周	2个月	3天内	1周	2周	4周	2个月
早产儿	240	111	92.66	−0.88	−1.17	0.09	2.47	2.94	−0.95	−1.27	0.10	2.72	3.16
足月产儿	1341	610	94.41	−0.70	−0.80	0.27	1.61	1.69	−0.74	−0.85	0.29	1.73	1.78
过期产儿	176	89	94.66	−0.68	−1.02	−0.10	1.69	1.18	−0.72	−1.09	−0.11	1.82	1.25

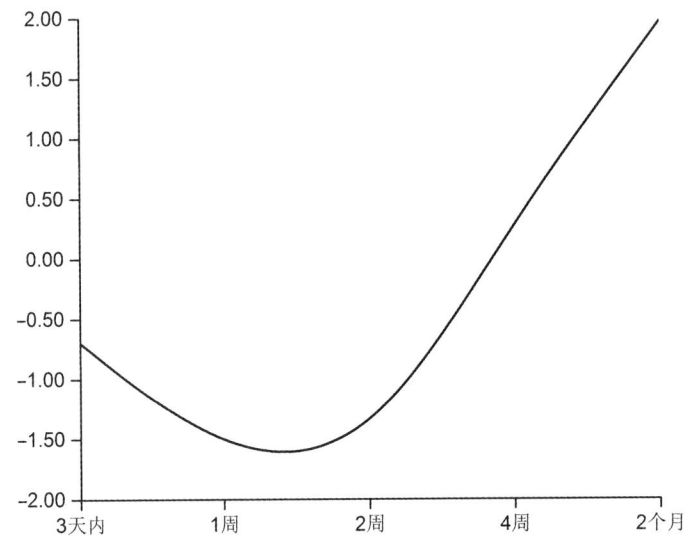

图 10 - 4 - 14　中国 12 城市足月新生儿 PSI 纵向累积增长情况

表 10 - 4 - 32　中国 12 城市按胎龄分类男新生儿 PSI 在不同时期累积增长值及定基增长速度 %

胎龄分类	例数		出生均值	累积增长均值					定基增长速度				
	总例数	2个月数		3天内	1周	2周	4周	2个月	3天内	1周	2周	4周	2个月
早产儿	128	58	92.76	−0.88	−1.92	−1.91	0.49	3.31	−0.95	−2.07	−2.06	0.53	3.57
足月产儿	677	315	94.45	−0.67	−1.50	−1.29	0.37	1.77	−0.71	−1.58	−1.36	0.39	1.87
过期产儿	89	47	94.62	−0.63	−1.42	−1.62	−0.03	0.88	−0.66	−1.50	−1.71	−0.03	0.93

表 10 - 4 - 33　中国 12 城市按胎龄分类男新生儿 PSI 在不同时期逐期增长值及环比增长速度 %

胎龄分类	例数		出生均值	逐期增长均值					环比增长速度				
	总例数	2个月数		3天内	1周	2周	4周	2个月	3天内	1周	2周	4周	2个月
早产儿	128	58	92.76	−0.88	−1.04	0.01	2.40	2.82	−0.95	−1.13	0.01	2.64	3.02
足月产儿	677	315	94.45	−0.67	−0.83	0.21	1.65	1.40	−0.71	−0.89	0.23	1.77	1.48
过期产儿	89	47	94.62	−0.63	−0.79	−0.20	1.60	0.90	−0.66	−0.84	−0.21	1.72	0.95

表 10 - 4 - 34　中国 12 城市按胎龄分类女新生儿 PSI 在不同时期累积增长值及定基增长速度 ‰

胎龄分类	例数		出生均值	累积增长均值					定基增长速度				
	总例数	2个月数		3天内	1周	2周	4周	2个月	3天内	1周	2周	4周	2个月
早产儿	112	53	92.54	−0.87	−2.19	−2.01	0.54	3.61	−0.94	−2.36	−2.18	0.58	3.90
足月产儿	664	295	94.37	−0.73	−1.50	−1.38	0.19	2.18	−0.78	−1.59	−1.46	0.20	2.31
过期产儿	87	42	94.70	−0.73	−1.98	−1.97	−0.18	1.31	−0.77	−2.09	−2.08	−0.19	1.39

表 10 - 4 - 35　中国 12 城市按胎龄分类女新生儿 PSI 在不同时期逐期增长值及环比增长速度 ‰

胎龄分类	例数		出生均值	逐期增长均值					环比增长速度				
	总例数	2个月数		3天内	1周	2周	4周	2个月	3天内	1周	2周	4周	2个月
早产儿	112	53	92.54	−0.87	−1.32	0.17	2.55	3.07	−0.94	−1.44	0.19	2.82	3.30
足月产儿	664	295	94.37	−0.73	−0.77	0.13	1.57	1.99	−0.78	−0.82	0.14	1.69	2.10
过期产儿	87	42	94.70	−0.73	−1.25	0.01	1.79	1.49	−0.77	−1.33	0.01	1.93	1.58

表 10 - 4 - 36　中国 12 城市按胎龄分类新生儿 BRI 在不同时期累积增长值及定基增长速度 ‰

胎龄分类	例数		3天内均值	累积增长均值				定基增长速度			
	总例数	2个月数		1周	2周	4周	2个月	1周	2周	4周	2个月
早产儿	240	111	67.66	0.01	0.34	0.75	0.01	0.01	0.50	1.11	0.01
足月产儿	1341	610	67.62	−0.11	−0.36	−0.23	−0.33	−0.16	−0.53	−0.34	−0.49
过期产儿	176	89	67.70	−0.10	−0.10	−0.07	−0.28	−0.15	−0.15	−0.11	−0.41

表 10 - 4 - 37　中国 12 城市按胎龄分类新生儿 BRI 在不同时期逐期增长值及环比增长速度 ‰

胎龄分类	例数		3天内均值	逐期增长均值				环比增长速度			
	总例数	2个月数		1周	2周	4周	2个月	1周	2周	4周	2个月
早产儿	240	111	67.66	0.01	0.33	0.41	−0.74	0.01	0.49	0.6	−1.08
足月产儿	1341	610	67.62	−0.11	−0.25	0.13	−0.10	−0.16	−0.37	0.19	−0.15
过期产儿	176	89	67.70	−0.10	−0.01	0.03	−0.21	−0.15	−0.01	0.04	−0.31

表 10 - 4 - 38　中国 12 城市按胎龄分类男新生儿 BRI 在不同时期累积增长均值及定基增长速度 ‰

胎龄分类	例数		3天内均值	累积增长均值				定基增长速度			
	总例数	2个月数		1周	2周	4周	2个月	1周	2周	4周	2个月
早产儿	128	58	67.66	0.03	0.31	0.68	0.10	0.05	0.46	1.00	0.15
足月产儿	677	315	67.46	−0.05	−0.28	−0.16	−0.02	−0.08	−0.42	−0.24	−0.02
过期产儿	89	47	67.80	−0.25	−0.22	−0.22	−0.32	−0.37	−0.33	−0.32	−0.48

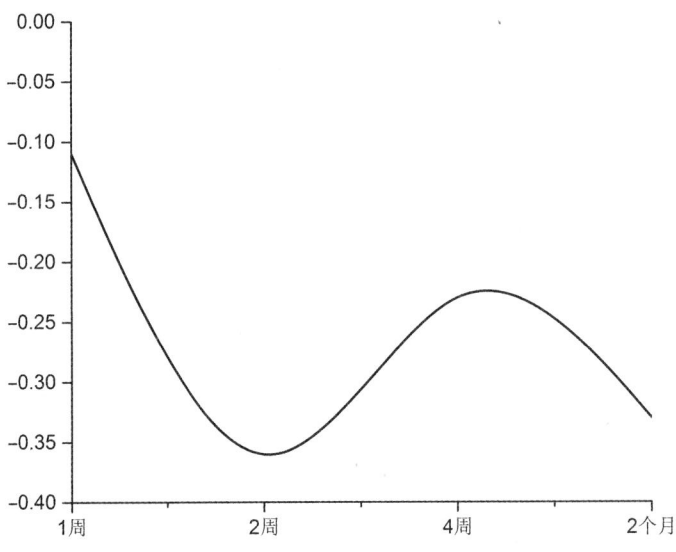

图 10-4-15　中国 12 城市足月新生儿 BRI 纵向累积增长情况

表 10-4-39　中国 12 城市按胎龄分类男新生儿 BRI 在不同时期逐期增长值及环比增长速度　　　％

胎龄分类	例数		3 天内均值	逐期增长均值				环比增长速度			
	总例数	2个月数		1 周	2 周	4 周	2个月	1 周	2 周	4 周	2个月
早产儿	128	58	67.66	0.03	0.28	0.37	−0.58	0.05	0.41	0.54	−0.85
足月产儿	677	315	67.46	−0.05	−0.23	0.12	0.14	−0.08	−0.34	0.18	0.21
过期产儿	89	47	67.80	−0.25	0.03	0.00	−0.11	−0.37	0.04	0.01	−0.16

表 10-4-40　中国 12 城市按胎龄分类女新生儿 BRI 在不同时期累积增长值及定基增长速度　　　％

胎龄分类	例数		3 天内均值	累积增长均值				定基增长速度			
	总例数	2个月数		1 周	2 周	4 周	2个月	1 周	2 周	4 周	2个月
早产儿	112	53	67.67	−0.03	0.38	0.82	−0.10	−0.04	0.56	1.21	−0.15
足月产儿	664	295	67.77	−0.17	−0.44	−0.30	−0.65	−0.25	−0.65	−0.44	−0.96
过期产儿	87	42	67.60	0.07	0.03	0.09	−0.23	0.10	0.04	0.13	−0.34

表 10-4-41　中国 12 城市按胎龄分类女新生儿 BRI 在不同时期逐期增长值及环比增长速度　　　％

胎龄分类	例数		3 天内均值	逐期增长均值				环比增长速度			
	总例数	2个月数		1 周	2 周	4 周	2个月	1 周	2 周	4 周	2个月
早产儿	112	53	67.67	−0.03	0.40	0.44	−0.92	−0.04	0.59	0.65	−1.34
足月产儿	664	295	67.77	−0.17	−0.27	0.14	−0.35	−0.25	−0.40	0.21	−0.52
过期产儿	87	42	67.60	0.07	−0.04	0.06	−0.32	0.10	−0.06	0.09	−0.47

表 10 - 4 - 42　中国 12 城市按胎龄分类新生儿 HC/CC 在不同时期累积增长值及定基增长速度　　%

胎龄分类	例数		3 天内均值	累积增长均值				定基增长速度			
	总例数	2个月数		1 周	2 周	4 周	2 个月	1 周	2 周	4 周	2 个月
早产儿	240	111	1.08	0.000	0.003	−0.012	−0.051	0.00	0.28	−1.11	−4.74
足月产儿	1341	610	1.04	0.002	0.007	−0.002	−0.031	0.19	0.67	−0.19	−2.98
过期产儿	176	89	1.05	0.002	0.003	−0.005	−0.029	0.19	0.29	−0.48	−2.77

表 10 - 4 - 43　中国 12 城市按胎龄分类新生儿 HC/CC 在不同时期逐期增长值及环比增长速度　　%

胎龄分类	例数		3 天内均值	逐期增长均值				环比增长速度			
	总例数	2个月数		1 周	2 周	4 周	2 个月	1 周	2 周	4 周	2 个月
早产儿	240	111	1.08	0.000	0.003	−0.015	−0.039	0.00	0.28	−1.39	−3.67
足月产儿	1341	610	1.04	0.002	0.005	−0.009	−0.029	0.19	0.48	−0.86	−2.79
过期产儿	176	89	1.05	0.004	0.001	−0.008	−0.024	0.19	0.10	−0.77	−2.31

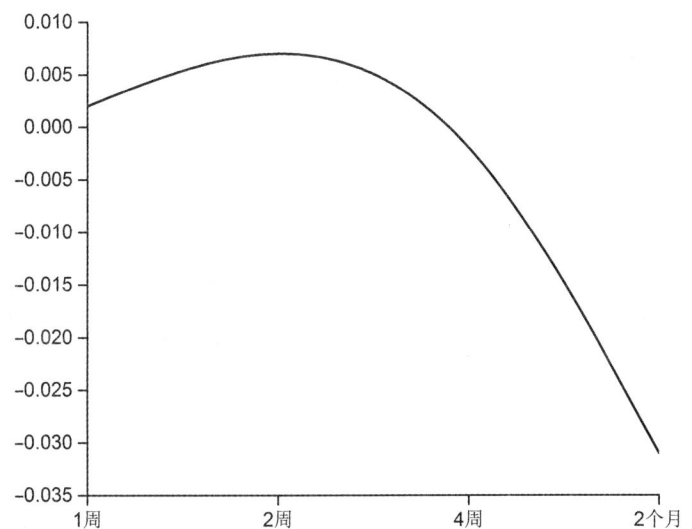

图 10 - 4 - 16　中国 12 城市足月新生儿 HC/CC 纵向累积增长情况

表 10 - 4 - 44　中国 12 城市按胎龄分类男新生儿 HC/CC 在不同时期累积增长值及定基增长速度　　%

胎龄分类	例数		3 天内均值	累积增长均值				定基增长速度			
	总例数	2个月数		1 周	2 周	4 周	2 个月	1 周	2 周	4 周	2 个月
早产儿	128	58	1.08	−0.001	−0.002	−0.018	−0.056	−0.09	−0.19	−1.66	−5.18
足月产儿	677	315	1.05	0.001	0.006	−0.005	−0.037	0.10	0.57	−0.48	−3.53
过期产儿	89	47	1.05	0.001	0.001	−0.007	−0.026	0.10	0.10	−0.67	−2.48

表 10 - 4 - 45　中国 12 城市按胎龄分类男新生儿 HC/CC 在不同时期逐期增长值及环比增长速度　　％

胎龄分类	例数		3天内均值	逐期增长均值				环比增长速度			
	总例数	2个月数		1 周	2 周	4 周	2个月	1 周	2 周	4 周	2个月
早产儿	128	58	1.08	−0.001	−0.001	−0.016	−0.038	−0.09	−0.09	−1.48	−3.57
足月产儿	677	315	1.05	0.001	0.005	−0.011	−0.032	0.10	0.48	−1.04	−3.07
过期产儿	89	47	1.05	0.001	0.000	−0.008	−0.019	0.10	0.00	−0.76	−1.83

表 10 - 4 - 46　中国 12 城市按胎龄分类女新生儿 HC/CC 在不同时期累积增长值及定基增长速度　　％

胎龄分类	例数		3天内均值	累积增长均值				定基增长速度			
	总例数	2个月数		1 周	2 周	4 周	2个月	1 周	2 周	4 周	2个月
早产儿	112	53	1.07	0.002	0.009	−0.006	−0.045	0.19	0.77	−0.56	−4.22
足月产儿	664	295	1.04	0.001	0.007	0.000	−0.025	0.10	0.68	0.00	−2.41
过期产儿	87	42	1.04	0.003	0.004	−0.003	−0.033	0.29	0.38	−0.29	−3.16

表 10 - 4 - 47　中国 12 城市按胎龄分类女新生儿 HC/CC 在不同时期逐期增长值及环比增长速度　　％

胎龄分类	例数		3天内均值	逐期增长均值				环比增长速度			
	总例数	2个月数		1 周	2 周	4 周	2个月	1 周	2 周	4 周	2个月
早产儿	112	53	1.07	0.002	0.007	−0.015	−0.039	0.19	0.65	−1.39	−3.68
足月产儿	664	295	1.04	0.001	0.006	−0.007	−0.025	0.10	0.58	−0.67	−2.41
过期产儿	87	42	1.04	0.003	0.001	−0.007	−0.030	0.29	0.10	−0.67	−2.88

表 10 - 4 - 48　中国 12 城市按胎龄分类新生儿 BL/HC 在不同时期累积增长值及定基增长速度　　％

胎龄分类	例数		3天内均值	累积增长均值				定基增长速度			
	总例数	2个月数		1 周	2 周	4 周	2个月	1 周	2 周	4 周	2个月
早产儿	240	111	1.45	0.005	0.001	−0.003	0.039	0.34	0.07	−0.21	2.68
足月产儿	1341	610	1.47	0.004	0.009	0.014	0.049	0.27	0.61	0.95	3.34
过期产儿	176	89	1.46	0.003	0.013	0.016	0.058	0.21	0.89	1.09	3.97

表 10 - 4 - 49　中国 12 城市按胎龄分类新生儿 BL/HC 在不同时期逐期增长值及环比增长速度　　％

胎龄分类	例数		3天内均值	逐期增长均值				环比增长速度			
	总例数	2个月数		1 周	2 周	4 周	2个月	1 周	2 周	4 周	2个月
早产儿	240	111	1.45	0.005	−0.004	−0.004	0.042	0.34	−0.27	−0.27	2.89
足月产儿	1341	610	1.47	0.004	0.005	0.005	0.035	0.27	0.34	0.34	2.36
过期产儿	176	89	1.46	0.003	0.010	0.003	0.042	0.21	0.68	0.20	2.84

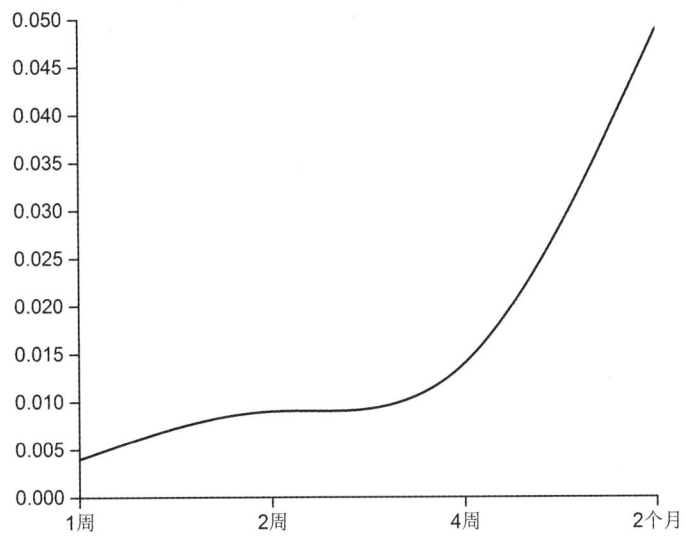

图 10‑4‑17 中国 12 城市足月新生儿 BL/HC 纵向累积增长情况

表 10‑4‑50 中国 12 城市按胎龄分类男新生儿 BL/HC 在不同时期累积增长值及定基增长速度 ％

胎龄分类	例数		3 天内均值	累积增长均值				定基增长速度			
	总例数	2个月数		1周	2周	4周	2个月	1周	2周	4周	2个月
早产儿	128	58	1.44	0.003	0.003	0.000	0.038	0.21	0.21	0.00	2.63
足月产儿	677	315	1.47	0.002	0.007	0.012	0.046	0.14	0.48	0.82	3.14
过期产儿	89	47	1.46	0.003	0.009	0.010	0.041	0.21	0.62	0.68	2.80

表 10‑4‑51 中国 12 城市按胎龄分类男新生儿 BL/HC 在不同时期逐期增长值及环比增长速度 ％

胎龄分类	例数		3 天内均值	逐期增长均值				环比增长速度			
	总例数	2个月数		1周	2周	4周	2个月	1周	2周	4周	2个月
早产儿	128	58	1.44	0.003	0.000	−0.003	0.038	0.21	0.00	−0.21	2.63
足月产儿	677	315	1.47	0.002	0.005	0.005	0.034	0.14	0.34	0.34	2.30
过期产儿	89	47	1.46	0.003	0.006	0.001	0.031	0.21	0.41	0.07	2.10

表 10‑4‑52 中国 12 城市按胎龄分类女新生儿 BL/HC 在不同时期累积增长值及定基增长速度 ％

胎龄分类	例数		3 天内均值	累积增长均值				定基增长速度			
	总例数	2个月数		1周	2周	4周	2个月	1周	2周	4周	2个月
早产儿	112	53	1.47	0.007	−0.001	−0.006	0.039	0.48	−0.07	−0.41	2.66
足月产儿	664	295	1.47	0.004	0.009	0.015	0.051	0.27	0.61	1.02	3.47
过期产儿	87	42	1.46	0.002	0.016	0.020	0.075	0.14	1.10	1.37	5.14

表 10-4-53　中国 12 城市按胎龄分类女新生儿 BL/HC 在不同时期逐期增长值及环比增长速度　％

胎龄分类	例数		3 天内均值	逐期增长均值				环比增长速度			
	总例数	2个月数		1 周	2 周	4 周	2 个月	1 周	2 周	4 周	2 个月
早产儿	112	53	1.47	0.007	−0.008	−0.005	0.045	0.48	−0.54	−0.34	3.08
足月产儿	664	295	1.47	0.004	0.005	0.006	0.036	0.27	0.34	0.41	2.43
过期产儿	87	42	1.46	0.002	0.014	0.004	0.055	0.14	0.96	0.27	3.72

表 10-4-54　中国 12 城市按胎龄分类新生儿 CRL/HC 在不同时期累积增长值及定基增长速度　％

胎龄分类	例数		3 天内均值	累积增长均值				定基增长速度			
	总例数	2个月数		1 周	2 周	4 周	2 个月	1 周	2 周	4 周	2 个月
早产儿	240	111	0.98	0.004	0.006	0.009	0.026	0.41	0.61	0.92	2.64
足月产儿	1341	610	0.99	0.001	0.000	0.006	0.028	0.10	0.00	0.61	2.82
过期产儿	176	89	0.99	0.000	0.007	0.009	0.035	0.00	0.70	0.92	3.53

表 10-4-55　中国 12 城市按胎龄分类新生儿 CRL/HC 在不同时期逐期增长值及环比增长速度　％

胎龄分类	例数		3 天内均值	逐期增长均值				环比增长速度			
	总例数	2个月数		1 周	2 周	4 周	2 个月	1 周	2 周	4 周	2 个月
早产儿	240	111	0.98	0.004	0.002	0.003	0.017	0.41	0.20	0.3	1.71
足月产儿	1341	610	0.99	0.001	−0.010	0.006	0.022	0.10	−1.01	0.61	2.20
过期产儿	176	89	0.99	0.000	0.007	0.002	0.026	0.00	0.70	0.20	2.61

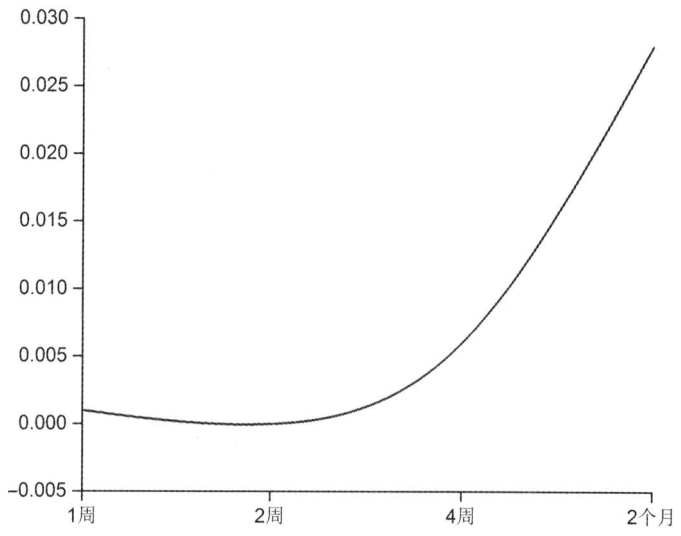

图 10-4-18　中国 12 城市足月新生儿 CRL/HC 纵向累积增长情况

表 10‑4‑56　中国 12 城市按胎龄分类男新生儿 CRL/HC 在不同时期累积增长值及定基增长速度　%

胎龄分类	例数		3 天内均值	累积增长均值				定基增长速度			
	总例数	2 个月数		1 周	2 周	4 周	2 个月	1 周	2 周	4 周	2 个月
早产儿	128	58	0.98	0.003	0.007	0.010	0.027	0.31	0.72	1.03	2.77
足月产儿	677	315	0.99	0.000	0.001	0.005	0.031	0.00	0.10	0.51	3.13
过期产儿	89	47	0.99	−0.002	0.003	0.022		−0.20	0.30	0.30	2.22

表 10‑4‑57　中国 12 城市按胎龄分类男新生儿 CRL/HC 在不同时期逐期增长值及环比增长速度　%

胎龄分类	例数		3 天内均值	逐期增长均值				环比增长速度			
	总例数	2 个月数		1 周	2 周	4 周	2 个月	1 周	2 周	4 周	2 个月
早产儿	128	58	0.98	0.003	0.004	0.003	0.017	0.31	0.41	0.31	1.72
足月产儿	677	315	0.99	0.000	0.001	0.004	0.026	0.00	0.10	0.40	2.62
过期产儿	89	47	0.99	−0.002	0.005	0.000	0.019	−0.20	0.51	0.00	1.91

表 10‑4‑58　中国 12 城市按胎龄分类女新生儿 CRL/HC 在不同时期累积增长值及定基增长速度　%

胎龄分类	例数		3 天内均值	累积增长均值				定基增长速度			
	总例数	2 个月数		1 周	2 周	4 周	2 个月	1 周	2 周	4 周	2 个月
早产儿	112	53	0.99	0.004	0.004	0.007	0.025	0.40	0.40	0.71	2.52
足月产儿	664	295	1.00	0.001	0.000	0.006	0.025	0.10	0.00	0.60	2.51
过期产儿	87	42	0.99	0.002	0.011	0.014	0.047	0.20	1.10	1.42	4.76

表 10‑4‑59　中国 12 城市按胎龄分类女新生儿 CRL/HC 在不同时期逐期增长值及环比增长速度　%

胎龄分类	例数		3 天内均值	逐期增长均值				环比增长速度			
	总例数	2 个月数		1 周	2 周	4 周	2 个月	1 周	2 周	4 周	2 个月
早产儿	112	53	0.99	0.004	0.000	0.003	0.018	0.04	0.00	0.30	1.80
足月产儿	664	295	1.00	0.001	−0.001	0.006	0.019	0.10	−0.10	0.60	1.90
过期产儿	87	42	0.99	0.002	0.009	0.003	0.033	0.20	0.91	0.30	3.30

表 10‑4‑60　中国 12 城市按胎龄分类新生儿 MAC/HC 在不同时期累积增长值及定基增长速度　%

胎龄分类	例数		3 天内均值	累积增长均值				定基增长速度			
	总例数	2 个月数		1 周	2 周	4 周	2 个月	1 周	2 周	4 周	2 个月
早产儿	240	111	0.28	−0.003	−0.002	0.009	0.041	−1.07	−0.71	3.24	14.75
足月产儿	1341	610	0.31	−0.003	−0.004	0.005	0.030	−0.98	−1.30	1.63	9.77
过期产儿	176	89	0.30	−0.003	−0.001	0.009	0.036	−0.99	−0.33	2.96	11.80

表 10-4-61　中国 12 城市按胎龄分类新生儿 MAC/HC 在不同时期逐期增长值及环比增长速度　%

胎龄分类	例数		3天内均值	逐期增长均值				环比增长速度			
	总例数	2个月数		1周	2周	4周	2个月	1周	2周	4周	2个月
早产儿	240	111	0.28	−0.003	0.001	0.011	0.032	−1.07	0.24	3.95	11.15
足月产儿	1341	610	0.31	−0.003	−0.001	0.009	0.025	−0.98	−0.32	2.93	8.01
过期产儿	176	89	0.30	−0.003	0.002	0.010	0.027	−0.99	0.66	3.29	8.63

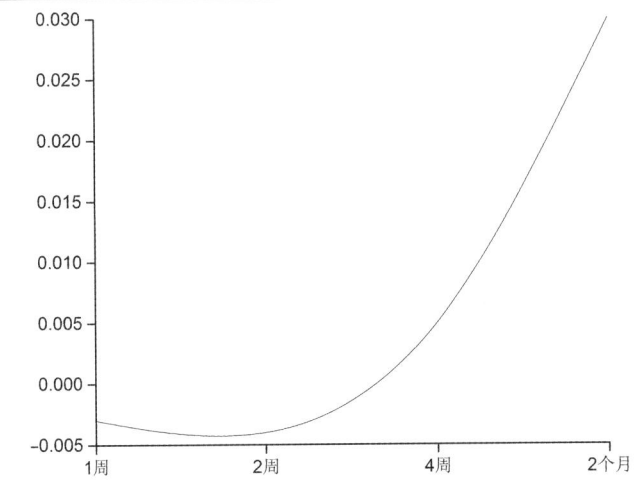

图 10-4-19　中国 12 城市足月新生儿 MAC/HC 纵向累积增长情况

表 10-4-62　中国 12 城市按胎龄分类男新生儿 MAC/HC 在不同时期累积增长值及定基增长速度　%

胎龄分类	例数		3天内均值	累积增长均值				定基增长速度			
	总例数	2个月数		1周	2周	4周	2个月	1周	2周	4周	2个月
早产儿	128	58	0.28	−0.002	−0.001	0.010	0.041	−0.72	−0.36	3.60	14.75
足月产儿	677	315	0.31	−0.004	−0.004	0.006	0.034	−1.31	−1.31	1.98	11.15
过期产儿	89	47	0.30	−0.002	0.001	0.010	0.039	−0.66	0.33	3.31	12.91

表 10-4-63　中国 12 城市按胎龄分类男新生儿 MAC/HC 在不同时期逐期增长值及环比增长速度　%

胎龄分类	例数		3天内均值	逐期增长均值				环比增长速度			
	总例数	2个月数		1周	2周	4周	2个月	1周	2周	4周	2个月
早产儿	128	58	0.28	−0.002	0.001	0.011	0.031	−0.72	0.36	3.97	10.76
足月产儿	677	315	0.31	−0.004	0.000	0.010	0.028	−1.31	0.00	3.32	9.00
过期产儿	89	47	0.30	−0.002	0.003	0.009	0.029	−0.66	1.00	2.97	9.29

表 10-4-64　中国 12 城市按胎龄分类女新生儿 MAC/HC 在不同时期累积增长值及定基增长速度　%

胎龄分类	例数		3天内均值	累积增长均值				定基增长速度			
	总例数	2个月数		1周	2周	4周	2个月	1周	2周	4周	2个月
早产儿	112	53	0.28	−0.004	−0.003	0.009	0.041	−1.44	−1.08	3.24	14.75
足月产儿	664	295	0.31	−0.003	−0.004	0.004	0.026	−0.97	−1.29	1.29	8.41
过期产儿	87	42	0.31	−0.004	−0.002	0.008	0.034	−1.31	−0.65	2.61	11.11

表 10-4-65　中国 12 城市按胎龄分类女新生儿 MAC/HC 在不同时期逐期增长值及环比增长速度　％

胎龄分类	例数		3 天内均值	逐期增长均值				环比增长速度			
	总例数	2个月数		1 周	2 周	4 周	2 个月	1 周	2 周	4 周	2 个月
早产儿	112	53	0.28	-0.004	0.001	0.012	0.032	-1.44	0.36	4.36	11.15
足月产儿	664	295	0.31	-0.003	-0.001	0.008	0.022	-0.97	-0.33	2.62	7.03
过期产儿	87	42	0.31	-0.004	0.002	0.010	0.026	-1.31	0.66	3.29	8.28

表 10-4-66　中国 12 城市按胎龄分类新生儿 CC/MAC 在不同时期累积增长值及定基增长速度　％

胎龄分类	例数		3 天内均值	累积增长均值				定基增长速度			
	总例数	2个月数		1 周	2 周	4 周	2 个月	1 周	2 周	4 周	2 个月
早产儿	240	111	3.37	0.04	0.01	-0.08	-0.29	1.09	0.21	-2.25	-8.72
足月产儿	1341	610	3.15	0.03	0.02	-0.05	-0.19	1.05	0.57	-1.43	-5.91
过期产儿	176	89	3.17	0.02	-0.01	-0.08	-0.26	0.72	-0.25	-2.53	-8.08

表 10-4-67　中国 12 城市按胎龄分类新生儿 CC/MAC 在不同时期逐期增长值及环比增长速度　％

胎龄分类	例数		3 天内均值	逐期增长均值				环比增长速度			
	总例数	2个月数		1 周	2 周	4 周	2 个月	1 周	2 周	4 周	2 个月
早产儿	240	111	3.37	0.04	-0.03	-0.08	-0.22	1.09	-0.88	-2.37	-6.68
足月产儿	1341	610	3.15	0.03	-0.02	-0.06	-0.14	0.05	-0.63	-1.90	-4.52
过期产儿	176	89	3.17	0.02	-0.03	-0.07	-0.18	0.72	-0.94	-2.22	-5.83

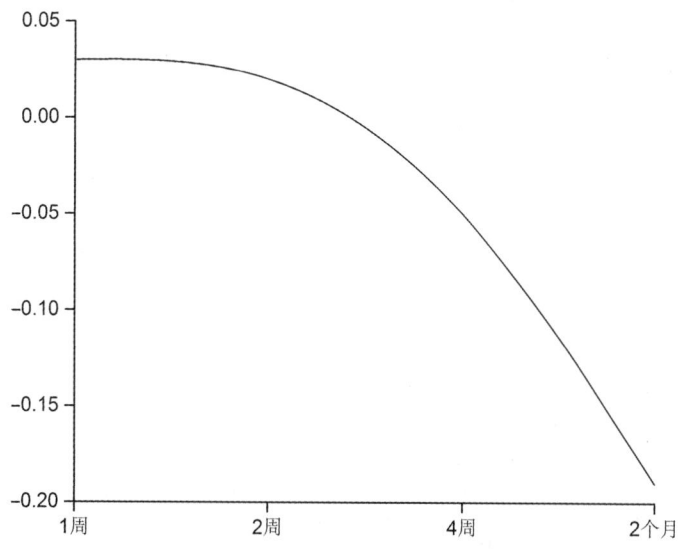

图 10-4-20　中国 12 城市足月新生儿 CC/MAC 纵向累积增长情况

表 10‑4‑68　中国 12 城市按胎龄分类男新生儿 CC/MAC 在不同时期累积增长值及定基增长速度　％

胎龄分类	例数		3 天内均值	累积增长均值				定基增长速度			
	总例数	2个月数		1 周	2 周	4 周	2 个月	1 周	2 周	4 周	2 个月
早产儿	128	58	3.34	0.03	0.01	−0.06	−0.27	1.02	0.33	−1.68	−8.10
足月产儿	677	315	3.15	0.04	0.02	−0.05	−0.20	1.14	0.70	−1.43	−6.48
过期产儿	89	47	3.18	0.02	−0.01	−0.08	−0.28	0.63	−0.44	−2.61	−8.87

表 10‑4‑69　中国 12 城市按胎龄分类男新生儿 CC/MAC 在不同时期逐期增长值及环比增长速度　％

胎龄分类	例数		3 天内均值	逐期增长均值				环比增长速度			
	总例数	2个月数		1 周	2 周	4 周	2 个月	1 周	2 周	4 周	2 个月
早产儿	128	58	3.34	0.03	−0.02	−0.07	−0.22	1.02	−0.59	−2.09	−6.71
足月产儿	677	315	3.15	0.04	−0.01	−0.07	−0.16	1.14	−0.31	−2.21	−5.16
过期产儿	89	47	3.18	0.02	−0.03	−0.07	−0.20	0.63	−0.94	−2.21	−6.46

表 10‑4‑70　中国 12 城市按胎龄分类女新生儿 CC/MAC 在不同时期累积增长值及定基增长速度　％

胎龄分类	例数		3 天内均值	累积增长均值				定基增长速度			
	总例数	2个月数		1 周	2 周	4 周	2 个月	1 周	2 周	4 周	2 个月
早产儿	112	53	3.40	0.04	0.00	−0.10	−0.32	1.15	0.06	−2.94	−9.41
足月产儿	664	295	3.14	0.03	0.02	−0.04	−0.17	0.95	0.47	−1.40	−5.25
过期产儿	87	42	3.16	0.03	0.00	−0.08	−0.23	0.82	−0.10	−2.47	−7.26

表 10‑4‑71　中国 12 城市按胎龄分类女新生儿 CC/MAC 在不同时期逐期增长值及环比增长速度　％

胎龄分类	例数		3 天内均值	逐期增长均值				环比增长速度			
	总例数	2个月数		1 周	2 周	4 周	2 个月	1 周	2 周	4 周	2 个月
早产儿	112	53	3.40	0.04	−0.04	−0.10	−0.22	1.15	−1.16	−2.94	−6.66
足月产儿	664	295	3.14	0.03	−0.02	−0.06	−0.12	0.95	−0.63	−1.90	−3.87
过期产儿	87	42	3.16	0.03	−0.03	−0.08	−0.15	0.82	−0.94	−2.54	−4.87

表 10‑4‑72　　　　新生儿期六项单项指标相互关系

胎龄GA	监测时间	体重	身长	顶臀长	头围	胸围	中臂围
早产	前2周	在六项指标中增长最快	略慢于头围	快于下肢,与头围同步	快于身长、胸围、中臂围	快于中臂围(1周内),慢于头围	略慢于头围、胸围(1周内)
	后2周	在六项指标中增长最快	略慢于头围	快于下肢,与头围同步	略快于身长,慢于胸围、中臂围	慢于头围、中臂围	快于头围、胸围
足月及过期产	前2周	在六项指标中增长最快	略快于头围	慢于下肢,与头围同步	快于身长胸围、中臂围	略快于中臂围(1周内),慢于头围	略慢于头围胸围(1周内)
	后2周	在六项指标中增长最快	略快于头围	慢于下肢,与头围同步	慢于身长、胸围、中臂围	慢于头围、中臂围	快于头围、胸围

参考文献

［1］张丽辉，张宝林，孟庆和，等．中国15城市胎龄28～44周新生儿体格发育资料综合评价．新生儿科杂志，1989，4：97

［2］Yank IT，Chang MH．Weight to length ratio-A good parameter for determining nutritional status in preterm and full-term newborns．Acta Paediatr．lnt．J．Paediatr，1993，83（5）：427-429

［3］Chellani HK，Mahajan J，Suri S，et al．Fetal ponderal index in predicting growth retardation．Indian J Med Res，1990，92：163-166

［4］Georgieff MK，Sasanow SR，Chorkalingan UM，et al．A comparison of the mid-arm circumference ratio and ponderal index for the evaluation of newborn infants after abnormal intrauterine growth．Acta Paediatr Scand，1988，77：214

［5］Arniski W，Blair C，Vitucci JS．The illusion of catch-up growth in premature infants．Use of the growth index and age correction．Am J Dis Child，1987，141：520

［6］Baleazar H，Haas J．Classification schemes of small for-gestational-age and type of intrauterine growth retardation and its implications to early neonatal mortality．Early Hum Dev，1990，24（3）：219-230

［7］Gozal D，Ndombo PK，Ze Minkande J，et al．Anthropometric measurements in a newborn population in west Africa：a reliable and simple tool for the identification of infants at risk for early postnatal morbidity．J Pediatr（United states），1991，118（5）：800-805

［8］Haste FM，Anderson HR，Brooke OG，et al．The effects of smoking and drinking on the anthropometric measurements of neonates．Pediatr Perinat Epidemiol（England），1991，5（1）：83-92

［9］Khoury MJ，Berg CJ，Calle EE．The ponderal index in term newborn siblings．Am J Epidemiol，1990，132（3）：576-583

［10］Villar J，De Onis M，Kestler E，et al．The differential neonatal morbidity of the intrauterine growth retardation syndrome．Am J Obstet Gynecol（United states），1990，163（ll）：151-157

［11］Wolfe HM，Brans YW，Gross TL，er al．Correlation of commonly used measures of intrauterine growth with estimated neonatal body fat．BioI Neonate（Switzerland），1990，57（3-4）：167-171

［12］Patterson RM，Pouliot MR．Neonatal morphometrics and perinatal outcome：Who is growth retarded？Am J Obstet Gynecol，1987，157（3）：691-693

［13］Kishan J，Elzouki AY，Mir NA，et al．Ponderal index as a predictor of Neonatal morbidity in small for gestational age infants．Indian J Pediatr，1985，52（415）：133-137

［14］Weststrate JA，Deurenberg P，Van Tinteren H．Indices of body fat distribution and adiposity in Duth children from birth to 18 years of age．Int J Obes，1989，13（4）：465-477

［15］De Gamarra ME，Schutz Y，Catzeflis C，et al．Composition of weight gain During the neonatal period and longitudinal growth follow-up in premature babies．Biol Neonate，1987，52（4）：181-187

［16］刘喜红，张宝林，王宝琼．中国不同胎龄新生儿身体指数的研究．武警医学，2000，11（10）：588-590

［17］Tanner JM．Use and abuse of growth standards．In Falkner F and Tanner JM Human Growth．Vol3．ed2．New York，1986，95-112

［18］Gartside PS，Dine MS，Glueck CJ．Relative velocity of accretion of weight and height using the Benn Index in the first nine years of life．Pediatric Research，1984，18（7）：627

［19］Rolland-Cachera MF，Sempe M，Guilloud-Bataille M，et al. Adiposity indices in children. Am J Clin Nutr，1982，36：178－184

［20］中国青少年体质研究组. 中国青少年身体形态、机能与素质的研究. 北京：科学技术出版社，1982：154

［21］Rachal L，Robert，Szanne P，et al. Anthropometric assessment of body size difference of full-term male and female infants. Obstet Gynecol，1993，81（2）：161－164

［22］Killen J，Vanderburg D，Harlan WR. Application of weight-height ratios and body indices to juvenile populations. J Chronic Dis，1978：31

［23］王铁英. 鞍钢3～7岁儿童身体发育指数. 中华预防医学杂志，1987，21（2）：114－115

［24］昆明市儿调组. 昆明0～7岁儿童七项发育指数和体型特点的初步分析. 云南医药，1989，3：146－149

［25］Miller HC，Hassanein K. Diagnosis of impaired fetal growth in newborn infants. Pediatrics，1971，4l（4）：511－522

［26］Kanawati AA，Mclaren DS. Assenment of marginal malnutrition. Nature，1970，228：573

［27］Frisancho AR. New norms of upper limb fat and muscle areas for assessment of nutritional status. Am J Clin Nutr，1981，34：24－50

［28］Usher RH，Mclean FH. Normal fetal growth and the significance of fetal Growth retardation. In：Scientific foundation of pediatrics，Davis JA，Dubbin J. Eds Heinneman，Landon，1974，69

［29］Chellani HK，Mahajan J，Batra A，et al. Fetal ponderal index in predicting Growth retardation. Indian J Med Res，1990，92：163

［30］彭世文，管惠英. 新生儿上臂围、头围调查及其意义探讨. 中华儿科杂志

［31］邵肖梅. SGA诊治常规试行草案（1987年9月上海）. 中华儿科杂志，1988，26（3）：164

［32］张宝林，冯泽康，孙振球. 中国l2城市足月适于胎龄儿体格发育纵向研究. 中华儿科杂志，1992，30：207

［33］Henry k，Hemy Ks，Donough O，et al. Current Pediatric Diagnosis & Treatment. edg. Los Altos California Norvalk C，1987：44

［34］张宝林，王宝琼. 实用新生儿学. 长沙：湖南科学技术出版社，1983

［35］Georgieff MK. Mid-arm circumference head circumference radios for identification of symptomatic LGA、AGA and SGA newborn infants. J Pediatr，1986，109：316

［36］Yallgel S，Zacut D，Lgelstein S，et al. In utero ponderal index as a prognostic factor in the evaluation of intrauterine growth retardation. Am J Obstet Gynecol，1987，157（2）：415－419

（路　晴　张宝林　刘啟贵　王宝琼）

第五节　中国12城市大于胎龄新生儿
和小于胎龄新生儿身体指数的纵向研究

一、前言

　　如何正确评价新生儿的生长发育一直是儿科临床工作者关心和研究的热点。生长发育的评价应包括发育水平、发育速度及匀称程度三方面，常用方法有生长发育曲线图评价法、指数评价法及相关评价法即身高、体重、头围、臂围、胸围等单项指标法。这方面早期的研究大多为身体单项指标的研究，而且多为横向研究，具有一定的局限

性[1~2]。用身体指数法来评价新生儿的体格发育比较少，也多为横向监测或缺少足够大的数据库[3~9]。在第四节我们已探讨过身体指数作为评价新生儿体格发育的方法之一在纵向研究中的临床意义，并在此基础上建立了一个评价新生儿体格发育的新指数，以期能更合理、全面的对新生儿体格发育进行综合评价[5,10]。但该研究主要是针对适于胎龄儿（appropriate for gestational age infant，AGA，分为早产儿、足月产儿和过期产儿三类），缺乏对大于胎龄儿（large for gestational age infant，LGA）和小于胎龄儿（small for gestational age infant，SGA）的研究，因此需进一步补充完善。本文对全国 12 城市的 1757 例 AGA、167 例 LGA 和 156 例 SGA 进行了 10 项身体指数的纵向研究，并在三组之间进行比较，建立了我国新生儿（特别是 LGA 和 SGA）10 项身体指数的纵向参考值，可为临床及时评价新生儿体格发育水平、速度和身体匀称性提供参考标准，对优生优育工作也有重要的指导意义。

二、对象与方法

（一）研究对象

1989~1990 年出生的全国 12 城市的 2080 例单胎活产儿，其中包括按胎龄-体重法分类的 AGA（1150~3930g）1757 例，LGA（2300~4800g）167 例，SGA（1200~2860g）156 例（标准同本章第四节）。

（二）测量方法

同本章第四节。

（三）指标选择

同本章第四节（其中，QI、PI、VI、PSI、MAC/HC 都是营养指数，反映新生儿身体充实度、密度与丰满程度；BRI、BL/HC、CRL/HC、CC/MAC 主要用于评价新生儿体型与身体各部分比例关系；HC/CC 反映新生儿大脑与胸腔脏器的发育状况与比例关系，提示新生儿围度的变化）。

（四）统计学方法

各组之间、组内不同时间点之间比较用单因素方差分析，各指数男女之间比较用两组独立样本资料的 t 检验，用 Spss12.0 软件进行统计学处理。

三、结果与分析

（一）10 项身体指数纵向监测均值、百分位数参考值（表 10-5-1~表 10-5-10）

（二）各指数的纵向变化规律（图 10-5-1~图 10-5-10）

1.QI　在 AGA、LGA 和 SGA 中，QI 纵向监测均值及百分位数变化规律基本一致，均为先减小后增大。

（1）具体为：①生后 1 周时，各监测均值较出生时减小。②2 周后，各监测均值开始逐渐增大。

（2）各组不同时间段间差异均有统计学意义（$P < 0.05$）。其中下降幅度为 LGA＞AGA＞SGA，而上升幅度为 SGA＞AGA＞LGA。说明：①生后 1 周内，新生儿单位长度的相对重量减少，即人体充实度与密度下降。②2 周后，随着体重的逐渐增加，人体

充实度与密度逐渐增加。

（3）这与临床上新生儿生后暂时的生理性体重下降时间及规律相符，证明身体指数可以准确反映新生儿的体格发育变化。同时三组新生儿在宫内身体充实度的差异在生后逐步减小。

2. PI、VI、PSI　在 AGA、LGA 和 SGA 中，PI、VI 和 PSI 纵向监测均值及百分位数变化规律基本一致，均为先减小后增大。

（1）具体为：①LGA 各监测均值的下降时间稍长（2 周），而 SGA 的下降时间只有 1 周，在 AGA 中 PI、VI 下降时间为 2 周，PSI 为 1 周。②2 个月时，AGA、LGA、SGA 的 PI 均值分别比出生时增长 0.25、−0.12、0.31。

（2）除 LGA 的 VI 值（$F=2.164$，$P=0.071$）外，三组内这 3 项指数在不同时段间的差异均有统计学意义（$P<0.05$）。说明 SGA 的追赶趋势早在生后 1 周就已经表现出来。

3. BRI　在 AGA、LGA 和 SGA 中，BRI 纵向监测均值及百分位数变化规律不同。

（1）具体为：①AGA 在新生儿期的前 2 周内减小，而后 2 周增大，1 个月后又开始减小。②而 LGA 的 BRI 值生后 2 个月内一直处于减小状态。③SGA 的 BRI 值生后 1 周内增大，1～4 周期间减少，4 周后又增大。

（2）AGA 的 BRI 值在不同时间段间的差异有统计学意义（$F=3.422$，$P=0.016$），而 LGA（$F=2.487$，$P=0.060$）和 SGA（$F=0.394$，$P=0.757$）在不同时段间差异无统计学意义。

（3）提示：①AGA 身长的增长是上半身和下半身交替领先。②LGA 宫内发育成熟，生后下肢增长较快。③而 SGA 出生时仍保留胎儿体型，即上身长下肢短，生后 1 周内以上半身增长为主。

4. HC/CC、BL/HC、CRL/HC、MAC/HC　在三组婴儿中，这 4 项指数的纵向监测均值及百分位数变化规律基本一致。

（1）具体为：①4 周内均变化不大。②4 周后，HC/CC 值开始减小，其余开始增大。

（2）除 LGA 的 HC/CC（$F=0.834$，$P=0.476$）、CRL/HC（$F=1.326$，$P=0.265$）和 SGA 的 BL/HC（$F=0.382$，$P=0.766$）、CRL/HC（$P=0.715$）在各时间点间差异无统计学意义外，三组的其他指数值在不同时段间差异均有统计学意义（$P<0.05$）。

（3）说明各组婴儿在新生儿期头围、胸围、中臂围、顶臀长和身长几乎同步增长，新生儿期后头围增长逐渐缓慢，落后于胸围、中臂围、顶臀长和身长的增长。

5. CC/MAC　在 AGA、LGA 和 SGA 中，CC/MAC 纵向监测均值及百分位数变化规律基本一致，均为先增大后减小。

（1）具体为：①在 AGA，1 周内 CC/MAC 增大，1 周后又开始减小。②而在 LGA 和 SGA，CC/MAC 的增人持续到 2 周，2 周后开始减小。

（2）各组不同时段间差异均有统计学意义（$P<0.05$）。

（3）说明：①生后 1 周左右随着婴儿的呼吸与啼哭，肺扩张使胸围增大。②此后中臂围增长快于胸围，外形趋于丰满。③而且在 AGA 这种趋势发生更早，可能与 AGA 的身体匀称性较好有关。

（三）按胎龄-体重分类纵向同一水平监测值差异

1. 新生儿期　只有 3 项指数个别时段差异无统计学意义，包括：①BRI 在 AGA 和 LGA 间（4 周时 $P=0.757$），在 AGA 和 SGA 间（各时间段均 $P>0.05$），在 LGA 和 SGA 间（2 周时 $P=0.115$，4 周时 $P=0.157$）。②BL/HC 在 AGA 和 LGA 间（3 天内 $P=0.069$，1 周时 $P=0.149$），在 AGA 和 SGA 间（3 天内 $P=0.087$，1 周时 $P=0.42$），在 LGA 和 SGA 间（1 周时 $P=0.098$）。③CRL/HC 在 AGA 和 SGA 间（1 周时 $P=0.405$）。④其余各指数在各时间段间差异均有统计学意义。

2. 2 个月　PI、PSI、BRI 在各组之间，VI 在 AGA 和 SGA 之间，HC/CC 在 AGA 和 SGA 之间，MAC/HC 在 AGA 和 LGA 之间，CC/MAC 在 AGA 和 LGA 之间差异均无统计学意义（$P>0.05$）。说明三组婴儿在 2 个月时体格发育较出生时趋于一致，即宫内发育差异在生后得到了一定程度的协调。

（四）男女各指数均值及在纵向同一水平的差异（表 10-5-11）

1. 10 项身体指数在各个时间段的性别差异大多无统计学意义，但女婴的身体充实度略优于男婴。具体为：①在 AGA 和 LGA 中 PI、VI、BRI、BL/HC、CRL/HC 和 MAC/HC 大多时间为女略大于男。②在 SGA，新生儿期只有三项指数（HC/CC、BL/HC 和 MAC/HC）大多时间为女大于男，而 2 个月时，所有指数均为女大于男。

2. 这可能解释了临床上虽然女性 SGA 的体重、身长等身体单项指标低于男性，但生存率却高于男性等问题。

四、讨　论

（一）身体指数的分类及纵向监测规律

1. 主要用于评价营养状况的指数　10 项指数都可从不同方面反映新生儿的营养状况，但和营养水平密切相关的指数有 QI、PI、VI、PSI 和 MAC/HC。本研究显示：

（1）QI、PI、VI 和 PSI 的变化规律基本一致，均为先减小后增大。这种变化与临床上新生儿生后的生理性体重下降相吻合。

（2）此外，SGA 的各项指数下降时间短、下降幅度小，而 LGA 则相反。正说明了 SGA 生后在身体密度、充实度等营养状况方面有追赶趋势，LGA 的发育速度最慢，各类婴儿在宫内体格发育状况的差异在生后逐渐得到纠正。这同身体单项指标体重的变化情况一致。

（3）在 MAC/HC，在新生儿期内变化不大，新生儿期后出现增长，而且 SGA 的增长幅度最大，同样反映了 SGA 的追赶生长。但 2 个月时，SGA 的这五项身体指数仍落后于同龄 AGA 和 LGA，即其身体的充实度仍然处于落后状态。而在前期研究中[5]，2 个月时早产儿的 PI 值已经超过同龄足月儿的水平。可见 SGA 的追赶生长较早产儿还是慢。

（4）在性别方面，女性的身体密度及充实度要优于男性，这可能从另一个侧面反映了女婴生存优势的问题。

2. 用于评价体型及身体匀称性的指数　包括 BRI、BL/HC、CRL/HC 和 CC/MAC。以体格发育各单项指标间的比值，反映人体各部分之间的比例关系，以说明体型特点。

（1）BRI 的变化规律表明：AGA 身长的增长是上半身和下半身交替领先；SGA 生后仍保持胎儿体型即上半身比例较大，出生后的追赶趋势也是以上半身的追赶为主。而 LGA 宫内发育成熟，生后下肢增长较快。这项身体指数显示，新生儿生后身长的增长并不是上、下部量持续的同步增长，而是交替领先生长，说明身体指数的纵向监测可以发现单项指标和横向监测所不能发现的生长规律，并显示了指数研究的优越性。

（2）BL/HC 和 CRL/HC 比值在各组婴儿中变化基本一致。其变化规律显示：在新生儿期头围和顶臀长、身长几乎同步增长，4 周后头围增长逐渐缓慢，以身长的增长为主。

（3）CC/MAC 先增大后减小反映了新生儿出生半个月后外形趋于丰满，而且在 AGA 这种趋势发生更早，这可能与 AGA 的身体匀称性好有关，这与临床上 AGA 的生存质量较 LGA 和 SGA 高是一致的。

3. 评价围度间比例关系的指数　　HC/CC 主要反映大脑与胸腔脏器的发育比例关系。正常新生儿头围大于胸围[12]，本研究也证明了这点。在生后 2 个月内的各个时段，HC/CC 比值均为 SGA＞AGA＞LGA，这恰好与各类新生儿的宫内发育成熟度一致。从纵向监测的变化规律看，新生儿期前 2 周内头围增长快于胸围，2 周后头围的增长逐渐开始落后于胸围。但在整个新生儿期，头围一直大于胸围，这与临床上婴儿的生长发育规律（1 岁左右胸围等于头围）是一致的。同时可以证明 HC/CC 可以准确地反映婴儿的大脑和胸腔脏器的发育变化。

因而，从本研究可以看出，尽管 SGA 在生后表现出了追赶趋势，但到 2 个月时身体的充实度仍落后于 AGA，而 LGA 仍占优势。这种差距可以维持多长时间，对婴儿期及以后的儿童期至成年期有无远期影响也有待于进一步研究。

据研究[13]显示：①SGA 在出生后的头 6 个月体重增长代偿性加快（追赶期），但与 AGA 相比体重仍落后 0.75 个标准差（standard deviation，SD），而 LGA 则高出 0.50SD。②身长方面，SGA 比 AGA 平均低 0.60SD，而 LGA 则比 AGA 高 0.43SD。可见身体指数与身体单项指标反映的情况一致，身体指数可以准确反映婴儿的体格发育状况。根据美国"第三次国家健康与营养监测"的数据分析发现，SGA 在儿童早期明显瘦小，并且在 3～7 岁没有追赶生长；LGA 在 7 岁之前仍然保持体型高大，但不同于 SGA，他们在儿童早期很容易发生脂肪的过度积聚[14]。还有资料显示：20 岁时，男性 SGA 中体重和身高不正常的仍明显多于 AGA[15]。

此外，SGA 与围生儿死亡、婴儿死亡、婴幼儿期甚至成人期某些疾病也密切相关[16～19]，存活者大多留有体格与智能发育落后的问题[20～21]。SGA 的低出生体重和生后的追赶生长均可能导致成年期的肥胖和慢性代谢性疾病。但也有研究[22～24]显示，出生体重与童年及成年后体重指数成正相关，出生体重越大，成年后肥胖的危险性越大，发生成人期 2 型糖尿病、心血管疾病危险性也越大。因此，作为出生时就发育异常的婴儿，LGA 和 SGA 的生长发育更需要引起我们的重视。

有文献指出：早产儿和 SGA 导致低出生体重的原因不同，早产儿常由于多胎或胎膜不成熟破裂引起，大多数小儿在宫内正常生长，由于提前分娩而中断，他们仍然具有生长发育的巨大潜力；而 SGA 的主要原因为宫内营养不良或其他导致宫内生长迟缓的有害因素，到出生时，他们的生长发育已经处于落后状态。因此，早产儿可能比 SGA 具有更大的生长潜力[25]。本研究结果与课题组前期研究的比较也充分证明了这一点。同样说明身体指数可以准确、敏感地反映婴儿的体格发育状况。通过对婴儿的相关指数纵向监测研究，不但能早期发现婴儿发育异常以进行及时干预，更有助于临床工作者对患儿的及早发现从而及时诊断、治疗。

　　SGA 有三种临床分型，即匀称型、非匀称型和混合型。多数学者认为匀称型的 SGA 要比非匀称型的预后差。因此，及时准确地判断 SGA 的临床类型对指导临床诊断治疗有重要意义。但也有研究证实，目前的临床分型方法（《中华儿科杂志》1987 年制订的 SGA 的临床分型方法，即足月产 SGA 儿的重量指数>2.2，早产 SGA 儿的重量指数>2.0；身长头围的比值>1.36，则分型为匀称型）缺乏准确性[26]。因此，确定一个精确的分型标准才能准确区分临床上所遇到的 SGA 的低体重是否是病态，以便及时诊断治疗，降低 SGA 中高危儿的发病率和死亡率。

　　如有些低出生体重儿是受父母体格小的遗传因素影响，父母健康，新生儿虽体重小，但皮下脂肪丰满，身体匀称，各器官均发育完善，医学上有将这一类的新生儿称为"小样儿"，俗话又称为"小精豆"，不属病态[1]。所以新的分型标准不仅要包括体重这一常用指标，还要考虑婴儿的身长、围度等相关因素。这样才能保证标准的准确性。

　　本研究选取 10 项临床上有意义的身体指数并进行了 2 个月的纵向监测，其中不仅包括评价新生儿营养状态的指数，还包括评价身体匀称性及围度比例关系的指数。希望这 10 项身体指数的纵向监测参考值可以为综合评价新生儿特别是 LGA 和 SGA 的体格发育水平提供参考。同时是否存在一个准确、方便实用的分型标准，可以临床准确判断各类新生儿尤其是 LGA 和 SGA 类型，以便临床工作者及时予以干预措施来减少他们的发病率和死亡率，尚需进一步的探讨研究。

　　（二）身体指数纵向研究的意义

　　1. 身体指数可以弥补身体单项指标的不足，更合理地评价新生儿的体格发育水平。因为身体单项指标受许多客观因素的影响，所以其可利用价值具有一定的局限性[1~2]。虽然女性新生儿的体重、身长等某些单项指标低于男性[27~31]，但其日后生长发育及生存率却优于男性[8、15、32~33]。这可能与女性新生儿的皮下脂肪较厚、身体充实度及匀称度均优于男性有关[34~35]。而通过身体指数的研究就可以回答这些身体单项指标所不能解释的问题。此外，本文选取的身体指数不仅包括那些评价营养状态的身体指数，同时还包括评价新生儿体型及身体匀称性指数。这更弥补了单项指标在评价婴儿体格发育中的不足。

　　2. 一个时期内的纵向观察不但能发现横向研究所不能发现的规律，还能更早期地发现新生儿发育异常以进行及时干预。如通过一个时间段的纵向监测，可以发现 SGA 的增长速度快于 AGA 和 LGA，即所谓的追赶趋势。而 LGA 宫内发育的优势在生后逐渐减弱。这都是横向观察研究不能发现的。

　　3. 本研究建立了我国新生儿（特别是 LGA 和 SGA）身体指数的纵向参考值及评价标准，可以为我国制订优生优育标准提供参考。而多项指数的综合评价更能提高评价标准的准确性，更有助于临床上患儿的早期发现。

表10-5-1　中国12城市0~2个月婴儿QI纵向监测值

分类	监测天数	例数	平均值	标准差	最小值	最大值	百分位数												
							P_3	P_5	P_{10}	P_{16}	P_{20}	P_{25}	P_{50}	P_{75}	P_{80}	P_{84}	P_{90}	P_{95}	P_{97}
适于胎龄儿	0	1757	62.80	6.64	29.19	78.65	47.76	51.68	55.32	57.69	58.59	59.67	63.37	67.17	68.00	68.99	70.41	71.76	72.62
	<3	1757	61.40	6.68	29.19	78.65	45.68	49.00	54.04	56.09	57.24	58.13	62.00	65.84	66.67	67.47	69.00	70.80	71.85
	5~7	1757	60.70	6.97	28.06	78.77	44.30	47.66	52.80	55.07	56.25	57.39	61.28	65.27	66.02	66.99	68.43	70.44	71.59
	12~14	1757	64.10	7.35	32.00	89.52	46.41	50.93	55.94	58.30	59.46	60.58	64.85	68.70	69.55	70.48	72.26	74.44	75.63
	26~28	1757	73.71	8.19	38.07	97.83	54.96	60.00	64.03	67.06	68.46	69.64	74.14	78.58	80.00	81.36	83.71	85.84	88.02
	58~60	810	90.93	9.67	47.28	127.93	71.83	76.23	79.81	82.16	83.88	85.12	90.74	96.70	98.93	100.00	102.80	106.84	109.45
大于胎龄儿	0	167	75.44	4.74	52.04	91.43	66.53	68.94	70.72	71.70	72.12	72.79	75.49	77.89	78.25	79.25	80.66	83.58	84.47
	<3	167	73.54	5.27	52.38	90.48	63.31	65.23	67.27	69.20	70.10	70.87	73.08	76.51	77.79	78.16	80.33	82.83	83.64
	5~7	167	72.78	5.57	49.89	88.30	58.76	62.53	66.87	68.39	69.17	70.00	72.89	75.86	76.95	77.42	79.96	82.33	82.73
	12~14	167	75.08	6.15	50.00	94.47	62.05	64.39	67.88	70.59	70.91	71.48	74.55	79.09	80.00	80.78	82.28	84.74	86.93
	26~28	167	83.68	6.65	51.09	101.88	71.31	74.09	75.63	77.20	78.26	79.96	84.17	87.65	88.52	89.23	91.08	93.67	96.43
	58~60	80	99.38	8.01	82.35	124.01	84.27	86.75	89.83	92.31	93.44	94.19	98.36	103.97	104.66	107.5	110.89	117.21	117.99
小于胎龄儿	0	156	52.52	5.59	31.41	72.63	38.65	40.26	44.76	47.30	47.90	49.61	53.99	56.42	56.81	57.14	57.86	58.35	58.96
	<3	156	51.74	6.05	29.89	71.05	36.79	39.26	43.38	45.55	47.65	48.94	53.14	55.62	56.52	56.82	57.46	58.53	59.08
	5~7	156	51.65	6.13	29.32	66.58	37.53	39.81	42.91	45.10	46.43	47.84	53.06	56.12	56.53	56.99	57.90	58.76	60.49
	12~14	156	55.84	7.53	29.30	71.06	36.21	39.12	44.58	50.30	52.07	53.09	57.59	60.78	61.43	62.08	63.46	64.80	66.02
	26~28	156	64.89	8.77	31.15	83.02	41.59	44.91	52.72	59.05	59.61	60.92	66.33	70.37	71.06	71.69	74.04	75.97	78.58
	58~60	70	83.53	7.68	57.89	99.65	61.17	70.58	74.19	77.17	78.76	79.32	84.48	88.04	88.71	89.72	92.66	96.61	98.92

表 10－5－2　中国 12 城市 0～2 个月婴儿 PI 纵向监测值

分类	监测天数	例数	平均值	标准差	最小值	最大值	P3	P5	P10	P16	P20	P25	P50	P75	P80	P84	P90	P95	P97
适于胎龄儿	0	1757	2.58	0.21	1.63	3.97	2.19	2.24	2.33	2.39	2.41	2.45	2.58	2.72	2.76	2.79	2.84	2.93	2.98
	<3	1757	2.53	0.21	1.55	3.97	2.12	2.18	2.26	2.33	2.36	2.39	2.53	2.67	2.70	2.72	2.79	2.87	2.92
	5~7	1757	2.45	0.22	1.41	3.73	2.02	2.08	2.16	2.24	2.27	2.30	2.45	2.59	2.64	2.67	2.72	2.79	2.84
	12~14	1757	2.44	0.22	1.75	3.84	2.03	2.08	2.17	2.23	2.26	2.29	2.43	2.60	2.64	2.67	2.73	2.81	2.86
	26~28	1757	2.60	0.26	1.66	4.16	2.16	2.21	2.29	2.35	2.39	2.43	2.59	2.77	2.82	2.87	2.93	3.04	3.11
	58~60	810	2.73	0.31	1.81	4.78	2.24	2.30	2.36	2.44	2.48	2.51	2.71	2.92	2.97	3.03	3.11	3.23	3.33
大于胎龄儿	0	167	2.82	0.21	2.40	3.39	2.46	2.50	2.53	2.62	2.65	2.68	2.82	2.97	3.00	3.03	3.12	3.16	3.24
	<3	167	2.75	0.22	2.32	3.43	2.39	2.41	2.45	2.53	2.56	2.59	2.74	2.90	2.95	2.97	3.03	3.12	3.16
	5~7	167	2.68	0.22	2.17	3.28	2.29	2.34	2.40	2.43	2.47	2.51	2.67	2.83	2.86	2.93	2.99	3.07	3.10
	12~14	167	2.60	0.21	2.13	3.49	2.25	2.28	2.36	2.40	2.42	2.45	2.58	2.74	2.79	2.82	2.89	2.93	2.97
	26~28	167	2.67	0.21	2.20	3.53	2.31	2.33	2.39	2.44	2.48	2.51	2.65	2.82	2.86	2.89	2.95	3.03	3.07
	58~60	80	2.74	0.22	2.19	3.39	2.36	2.43	2.51	2.52	2.53	2.57	2.72	2.89	2.94	2.95	3.00	3.15	3.29
小于胎龄儿	0	156	2.39	0.27	1.86	5.03	2.00	2.07	2.16	2.24	2.25	2.26	2.38	2.47	2.51	2.54	2.57	2.67	2.76
	<3	156	2.35	0.28	1.68	4.92	1.93	1.99	2.13	2.20	2.21	2.24	2.34	2.45	2.47	2.52	2.57	2.60	2.71
	5~7	156	2.29	0.26	1.72	4.54	1.86	1.92	2.03	2.09	2.15	2.17	2.29	2.42	2.44	2.44	2.54	2.58	2.62
	12~14	156	2.34	0.28	1.80	4.75	1.92	1.93	2.05	2.11	2.16	2.19	2.34	2.50	2.51	2.55	2.60	2.64	2.71
	26~28	156	2.50	0.31	1.88	4.87	2.03	2.10	2.18	2.23	2.28	2.30	2.48	2.66	2.69	2.72	2.78	2.94	2.98
	58~60	70	2.70	0.29	1.98	3.73	2.15	2.24	2.36	2.47	2.51	2.54	2.66	2.86	2.95	2.98	3.00	3.16	3.38

表 10 - 5 - 3　中国 12 城市 0～2 个月婴儿 VI 纵向监测值

分类	监测天数	例数	平均值	标准差	最小值	最大值	百分位数												
							P₃	P₅	P₁₀	P₁₆	P₂₀	P₂₅	P₅₀	P₇₅	P₈₀	P₈₄	P₉₀	P₉₅	P₉₇
适于胎龄儿	0	1757	71.66	2.79	55.27	82.02	66.25	67.07	68.30	69.01	69.44	69.83	71.72	73.47	73.91	74.32	75.14	76.08	76.64
	<3	1757	71.52	2.78	55.27	82.02	66.03	66.91	68.17	68.84	69.30	69.73	71.63	73.31	73.78	74.20	74.92	75.94	76.51
	5~7	1757	71.20	2.68	55.71	82.25	66.01	66.97	67.87	68.62	69.00	69.50	71.31	72.96	73.39	73.80	74.58	75.38	75.89
	12~14	1757	71.05	2.75	59.67	82.22	65.59	66.45	67.55	68.32	68.82	69.31	71.14	72.82	73.29	73.71	74.43	75.44	76.07
	26~28	1757	72.48	2.76	60.44	84.89	67.15	67.61	69.01	69.83	70.20	70.65	72.59	74.35	74.77	75.13	75.88	76.93	77.44
	58~60	810	74.49	3.42	64.17	94.51	69.05	69.71	70.50	71.10	71.70	72.17	74.20	76.54	77.11	77.49	78.47	80.43	81.44
大于胎龄儿	0	167	74.35	2.69	68.62	82.48	69.47	69.87	70.88	71.75	72.29	72.73	74.21	75.88	76.58	77.09	78.09	79.12	80.30
	<3	167	74.16	2.73	68.39	82.00	69.34	69.56	70.82	71.61	71.94	72.60	74.10	75.83	76.37	76.88	77.80	78.97	80.15
	5~7	167	73.85	2.84	66.93	82.30	68.67	68.88	69.82	71.19	71.74	72.35	73.76	75.50	76.07	76.61	77.57	78.79	79.22
	12~14	167	73.56	2.83	65.00	80.22	68.09	68.93	69.66	70.78	71.00	71.64	73.77	75.42	75.83	76.15	76.87	78.45	79.75
	26~28	167	74.25	3.08	65.11	85.99	68.83	69.68	70.37	71.08	71.42	72.17	74.17	75.83	76.42	77.34	78.33	79.56	80.00
	58~60	80	76.40	3.22	68.36	85.96	71.07	72.01	72.54	73.05	73.78	74.28	76.09	78.43	79.70	79.92	80.79	82.43	83.25
小于胎龄儿	0	156	69.26	3.61	61.00	95.68	62.98	64.11	65.25	66.04	66.93	67.47	69.07	71.14	71.44	71.95	72.92	74.05	74.52
	<3	156	69.19	3.64	61.13	95.53	62.84	63.94	65.13	65.82	66.87	67.41	69.07	71.09	71.36	71.97	73.12	73.92	74.60
	5~7	156	68.74	3.77	60.14	94.39	61.74	61.95	63.96	65.71	66.27	66.87	69.00	70.44	71.03	71.40	72.70	73.85	74.84
	12~14	156	69.23	3.65	59.57	94.44	63.00	63.90	65.25	66.10	66.64	67.22	69.26	71.46	72.01	72.23	72.81	74.09	74.99
	26~28	156	71.35	3.73	62.37	93.67	64.69	66.05	67.05	68.18	68.42	68.86	71.28	73.67	74.24	74.78	75.68	77.33	78.04
	58~60	70	74.07	3.24	67.10	82.37	67.65	68.31	69.65	70.90	71.30	71.87	74.00	76.11	76.93	77.48	78.12	79.56	81.87

表 10-5-4　中国 12 城市 0~2 个月婴儿 PSI 纵向监测值

分类	监测天数	例数	平均值	标准差	最小值	最大值	百分位数												
							P3	P5	P10	P16	P20	P25	P50	P75	P80	P84	P90	P95	P97
适于胎龄儿	0	1757	94.20	3.75	74.44	109.90	87.53	88.75	89.99	90.88	91.39	91.92	94.20	96.36	97.04	97.58	98.69	100.11	101.74
	<3	1757	93.47	3.63	74.08	109.82	86.97	88.24	89.40	90.31	90.78	91.29	93.40	95.64	96.21	96.67	97.69	99.11	100.54
	5~7	1757	92.60	3.38	74.21	107.30	86.23	87.70	88.99	89.72	90.07	90.57	93.56	94.54	95.09	95.57	96.59	98.05	99.09
	12~14	1757	92.73	3.42	75.78	107.15	86.34	87.43	88.77	89.66	90.11	90.59	92.64	94.82	95.35	95.84	96.99	98.43	99.20
	26~28	1757	94.47	3.58	79.84	109.04	87.70	88.71	90.30	91.20	91.70	92.26	94.32	96.61	97.17	97.90	98.92	100.60	101.44
	58~60	810	96.27	4.11	74.14	113.45	89.08	90.41	91.47	92.70	93.05	93.58	96.29	98.87	99.37	100.12	101.28	103.12	104.19
大于胎龄儿	0	167	96.20	3.46	88.47	114.94	90.06	90.33	92.02	92.68	93.37	93.96	96.07	98.22	98.80	99.17	100.20	101.84	102.18
	<3	167	95.37	3.53	87.75	112.80	89.01	89.64	90.94	91.94	92.56	92.98	95.25	97.35	97.92	98.30	99.34	101.66	102.34
	5~7	167	94.72	3.48	86.62	112.66	88.55	88.94	90.73	91.55	92.21	92.91	94.54	96.56	97.09	97.57	99.06	100.36	101.41
	12~14	167	94.17	3.57	85.36	114.62	87.57	88.46	89.98	91.44	92.00	92.24	94.20	95.87	96.55	97.01	97.78	99.36	100.94
	26~28	167	95.29	4.16	83.55	120.87	89.83	89.96	90.90	91.61	92.21	92.81	95.05	97.52	98.06	98.30	99.29	100.52	102.82
	58~60	80	96.35	3.60	89.49	111.80	90.51	91.05	91.99	93.35	93.79	94.09	95.91	97.87	98.34	99.12	101.18	103.01	105.73
小于胎龄儿	0	156	91.91	3.61	84.69	103.95	86.00	86.27	87.28	88.42	88.80	89.45	91.91	93.72	94.65	95.29	97.22	98.67	100.13
	<3	156	91.42	3.70	83.38	103.75	84.81	85.71	86.32	87.58	88.43	88.76	91.38	93.61	94.33	94.98	96.14	98.88	99.17
	5~7	156	90.61	3.44	82.07	103.49	84.46	84.76	86.35	87.14	87.69	88.21	91.01	92.54	92.86	93.75	94.66	96.59	97.17
	12~14	156	91.40	3.43	83.20	100.15	84.06	84.55	86.42	88.27	89.22	89.55	91.39	93.97	94.56	95.07	95.53	95.99	97.42
	26~28	156	93.58	3.47	84.40	105.50	86.17	87.32	89.24	90.38	91.12	91.63	93.35	95.81	96.21	96.50	97.97	99.11	101.30
	58~60	70	95.94	3.28	88.39	103.97	89.03	90.23	92.18	92.85	93.60	93.92	96.99	97.71	98.35	99.50	100.57	101.10	103.68

表 10-5-5　中国 12 城市 0~2 个月婴儿 BRI 纵向监测值

分类	监测天数	例数	平均值	标准差	最小值	最大值	百分位数												
---	---	---	---	---	---	---	P_3	P_5	P_{10}	P_{16}	P_{20}	P_{25}	P_{50}	P_{75}	P_{80}	P_{84}	P_{90}	P_{95}	P_{97}
适于胎龄儿	<3	1757	67.63	2.30	55.18	77.09	63.53	64.00	64.77	64.77	65.85	66.20	67.74	69.05	69.39	69.70	70.24	71.28	71.78
	5~7	1757	67.54	2.16	58.33	77.33	63.48	64.10	64.91	64.91	65.92	66.16	67.64	68.79	69.20	69.48	70.06	70.99	71.59
	12~14	1757	67.39	2.23	58.00	77.65	63.56	64.04	64.71	64.71	65.55	65.95	67.29	68.75	69.14	69.49	70.21	71.02	71.68
	26~28	1757	67.55	2.31	57.69	81.43	63.64	64.08	64.82	64.82	65.74	66.04	67.36	68.90	69.37	69.75	70.53	71.46	72.12
	58~60	810	67.36	2.43	58.52	83.62	63.46	63.93	64.60	64.60	65.52	65.85	67.26	68.74	68.99	69.23	69.99	70.96	71.71
大于胎龄儿	<3	167	68.20	2.04	56.60	73.20	64.38	64.97	65.58	66.06	66.67	66.98	68.52	69.37	69.64	69.81	70.30	71.18	71.56
	5~7	167	68.04	2.00	56.47	72.97	63.82	65.01	65.98	66.35	66.58	66.79	68.21	69.25	69.67	69.82	70.33	71.00	71.15
	12~14	167	67.77	2.15	55.90	74.10	64.02	64.44	65.46	66.02	66.26	66.54	67.86	69.09	69.49	69.82	70.19	71.30	71.92
	26~28	167	67.61	2.49	55.31	76.99	63.76	64.72	65.18	65.72	65.94	66.11	67.52	69.13	69.37	69.57	70.29	71.35	72.06
	58~60	80	67.45	2.24	60.51	73.11	61.95	62.94	64.92	65.57	66.10	66.25	67.42	68.85	69.32	69.75	70.32	70.92	71.23
小于胎龄儿	<3	156	67.50	2.80	60.00	85.79	62.42	63.35	64.36	65.34	65.72	65.98	67.37	69.01	69.38	69.76	70.40	71.25	71.59
	5~7	156	67.52	2.54	60.39	85.38	62.95	63.97	65.12	65.74	66.00	66.32	67.42	68.40	68.73	69.38	70.40	71.03	71.43
	12~14	156	67.38	2.38	62.14	85.27	63.77	64.07	64.86	65.51	65.74	66.00	67.07	68.37	68.83	69.07	69.94	71.25	71.33
	26~28	156	67.24	2.67	60.98	86.33	62.33	63.28	64.96	65.28	65.51	65.84	67.07	68.27	68.58	68.81	69.70	71.03	73.06
	58~60	70	67.35	2.25	62.94	73.20	63.51	64.04	64.55	64.67	64.92	65.48	67.30	69.01	69.28	69.63	70.07	71.15	72.59

表 10－5－6　中国 12 城市 0~2 个月婴儿 HC/CC 纵向监测值

分类	监测天数	例数	平均值	标准差	最小值	最大值	百分位数												
							P3	P5	P10	P16	P20	P25	P50	P75	P80	P84	P90	P95	P97
适于胎龄儿	<3	1757	1.05	0.04	0.91	1.29	0.97	0.99	1.00	1.01	1.01	1.02	1.05	1.07	1.08	1.08	1.10	1.11	1.13
	5~7	1757	1.05	0.04	0.91	1.28	0.97	0.99	1.00	1.01	1.02	1.02	1.05	1.07	1.08	1.08	1.10	1.12	1.13
	12~14	1757	1.05	0.04	0.93	1.23	0.99	0.99	1.00	1.02	1.02	1.03	1.05	1.08	1.08	1.09	1.10	1.12	1.13
	26~28	1757	1.04	0.04	0.93	1.29	0.97	0.99	1.00	1.01	1.01	1.02	1.04	1.06	1.07	1.08	1.09	1.10	1.11
	58~60	810	1.01	0.04	0.84	1.15	0.94	0.95	0.97	0.98	0.99	0.99	1.02	1.04	1.04	1.05	1.05	1.07	1.07
大于胎龄儿	<3	167	1.02	0.03	0.94	1.11	0.95	0.96	0.98	0.99	0.99	1.00	1.01	1.04	1.05	1.05	1.06	1.08	1.08
	5~7	167	1.02	0.03	0.91	1.14	0.97	0.97	0.98	0.99	1.00	1.00	1.02	1.04	1.05	1.06	1.07	1.08	1.09
	12~14	167	1.02	0.03	0.93	1.12	0.96	0.97	0.98	0.99	0.99	1.00	1.02	1.04	1.05	1.06	1.07	1.08	1.10
	26~28	167	1.02	0.04	0.88	1.13	0.95	0.96	0.97	0.98	0.99	1.00	1.02	1.03	1.04	1.05	1.07	1.08	1.10
	58~60	80	0.99	0.04	0.91	1.08	0.92	0.92	0.93	0.94	0.95	0.95	0.99	1.01	1.02	1.02	1.04	1.06	1.07
小于胎龄儿	<3	156	1.08	0.06	0.89	1.26	0.97	0.98	1.01	1.03	1.03	1.04	1.07	1.11	1.12	1.13	1.14	1.17	1.19
	5~7	156	1.08	0.06	0.94	1.27	0.97	1.00	1.01	1.03	1.03	1.04	1.07	1.11	1.13	1.13	1.16	1.18	1.20
	12~14	156	1.08	0.05	0.97	1.31	0.99	1.00	1.01	1.03	1.04	1.04	1.08	1.12	1.12	1.13	1.14	1.16	1.18
	26~28	156	1.06	0.05	0.94	1.25	0.97	0.98	1.00	1.01	1.02	1.03	1.06	1.08	1.10	1.10	1.11	1.15	1.15
	58~60	70	1.02	0.04	0.93	1.10	0.94	0.95	0.97	0.98	1.00	1.00	1.02	1.05	1.06	1.06	1.07	1.09	1.10

表 10-5-7

中国 12 城市 0～2 个月婴儿 BL/HC 纵向监测值

分类	监测天数	例数	平均值	标准差	最小值	最大值	P_3	P_5	P_{10}	P_{16}	P_{20}	P_{25}	P_{50}	P_{75}	P_{80}	P_{84}	P_{90}	P_{95}	P_{97}
适于胎龄儿	<3	1757	1.46	0.05	1.29	1.75	1.38	1.39	1.40	1.42	1.42	1.43	1.46	1.50	1.51	1.52	1.53	1.55	1.57
	5～7	1757	1.47	0.05	1.32	1.71	1.38	1.39	1.41	1.42	1.43	1.44	1.47	1.50	1.51	1.52	1.53	1.55	1.56
	12～14	1757	1.47	0.05	1.30	1.66	1.38	1.39	1.41	1.43	1.43	1.44	1.47	1.50	1.51	1.52	1.54	1.56	1.57
	26～28	1757	1.48	0.05	1.30	1.68	1.38	1.39	1.41	1.43	1.43	1.44	1.48	1.51	1.52	1.53	1.54	1.56	1.57
	58～60	810	1.51	0.05	1.23	1.75	1.42	1.43	1.45	1.46	1.47	1.48	1.51	1.55	1.56	1.56	1.58	1.61	1.62
适于胎龄儿	<3	167	1.47	0.05	1.32	1.59	1.38	1.39	1.41	1.42	1.43	1.43	1.47	1.51	1.51	1.52	1.55	1.56	1.57
	5～7	167	1.47	0.05	1.33	1.59	1.38	1.40	1.42	1.43	1.43	1.44	1.47	1.51	1.52	1.53	1.54	1.56	1.57
	12～14	167	1.48	0.05	1.36	1.62	1.39	1.41	1.43	1.44	1.45	1.46	1.48	1.51	1.52	1.53	1.55	1.56	1.57
	26～28	167	1.50	0.05	1.37	1.64	1.40	1.41	1.44	1.45	1.46	1.47	1.50	1.52	1.53	1.54	1.56	1.58	1.60
	58～60	80	1.53	0.05	1.38	1.66	1.43	1.45	1.47	1.48	1.49	1.50	1.53	1.56	1.57	1.58	1.59	1.62	1.64
小于胎龄儿	<3	156	1.46	0.07	1.09	1.66	1.34	1.35	1.38	1.40	1.40	1.41	1.46	1.50	1.51	1.52	1.54	1.60	1.61
	5～7	156	1.46	0.07	1.09	1.67	1.35	1.36	1.39	1.40	1.41	1.43	1.46	1.50	1.51	1.53	1.55	1.59	1.61
	12～14	156	1.46	0.06	1.09	1.65	1.36	1.37	1.39	1.41	1.41	1.42	1.46	1.49	1.50	1.51	1.54	1.56	1.60
	26～28	156	1.46	0.07	1.08	1.64	1.35	1.36	1.38	1.40	1.42	1.43	1.47	1.51	1.51	1.52	1.54	1.57	1.58
	58～60	70	1.49	0.06	1.32	1.63	1.33	1.38	1.43	1.45	1.46	1.47	1.49	1.52	1.53	1.55	1.56	1.61	1.62

表 10－5－8　　　中国 12 城市 0～2 个月婴儿 CRL/HC 纵向监测值

分类	监测天数	例数	平均值	标准差	最小值	最大值	P_3	P_5	P_{10}	P_{16}	P_{20}	P_{25}	P_{50}	P_{75}	P_{80}	P_{84}	P_{90}	P_{95}	P_{97}
适于胎龄儿	<3	1757	0.99	0.04	0.86	1.15	0.91	0.92	0.93	0.95	0.95	0.96	0.99	1.02	1.03	1.03	1.04	1.06	1.08
	5～7	1757	0.99	0.04	0.86	1.17	0.92	0.93	0.94	0.95	0.96	0.96	0.99	1.02	1.03	1.03	1.04	1.06	1.07
	12～14	1757	0.99	0.04	0.86	1.16	0.92	0.93	0.94	0.95	0.96	0.97	0.99	1.02	1.03	1.03	1.04	1.06	1.07
	26～28	1757	1.00	0.04	0.86	1.16	0.92	0.93	0.94	0.96	0.97	0.97	1.00	1.02	1.03	1.03	1.05	1.07	1.08
	58～60	810	1.02	0.04	0.90	1.30	0.94	0.95	0.97	0.98	0.99	0.99	1.01	1.04	1.05	1.06	1.07	1.09	1.11
大于胎龄儿	<3	167	1.00	0.04	0.88	1.11	0.93	0.94	0.95	0.97	0.97	0.98	1.00	1.04	1.04	1.04	1.06	1.08	1.09
	5～7	167	1.00	0.04	0.88	1.11	0.94	0.94	0.95	0.97	0.97	0.98	1.00	1.03	1.04	1.04	1.05	1.07	1.09
	12～14	167	1.00	0.04	0.89	1.14	0.93	0.95	0.96	0.97	0.98	0.98	1.00	1.03	1.03	1.04	1.06	1.08	1.09
	26～28	167	1.01	0.04	0.87	1.16	0.94	0.95	0.96	0.97	0.98	0.98	1.01	1.04	1.04	1.05	1.06	1.08	1.09
	58～60	80	1.03	0.04	0.93	1.15	0.96	0.97	0.98	0.99	1.00	1.01	1.03	1.05	1.06	1.07	1.08	1.10	1.12
小于胎龄儿	<3	156	0.98	0.05	0.84	1.13	0.87	0.89	0.92	0.93	0.94	0.95	0.98	1.02	1.03	1.03	1.05	1.07	1.08
	5～7	156	0.99	0.05	0.87	1.13	0.89	0.90	0.93	0.94	0.94	0.96	0.99	1.02	1.03	1.03	1.05	1.08	1.10
	12～14	156	0.98	0.04	0.88	1.12	0.89	0.91	0.92	0.94	0.95	0.96	0.99	1.01	1.02	1.02	1.04	1.06	1.07
	26～28	156	0.98	0.04	0.87	1.13	0.88	0.91	0.92	0.94	0.95	0.96	0.99	1.01	1.02	1.03	1.03	1.05	1.06
	58～60	70	1.00	0.03	0.94	1.09	0.94	0.95	0.96	0.96	0.97	0.98	1.00	1.03	1.03	1.04	1.04	1.07	1.07

表 10 - 5 - 9　　中国 12 城市 0～2 个月婴儿 MAC/HC 纵向监测值

分类	监测天数	例数	平均值	标准差	最小值	最大值	P_3	P_5	P_{10}	P_{16}	P_{20}	P_{25}	P_{50}	P_{75}	P_{80}	P_{84}	P_{90}	P_{95}	P_{97}
适于胎龄儿	<3	1757	0.30	0.03	0.19	0.38	0.26	0.27	0.27	0.28	0.28	0.29	0.30	0.32	0.32	0.33	0.34	0.35	0.36
	5～7	1757	0.30	0.02	0.19	0.39	0.26	0.26	0.27	0.28	0.28	0.28	0.30	0.31	0.32	0.32	0.33	0.35	0.35
	12～14	1757	0.30	0.02	0.20	0.39	0.26	0.26	0.27	0.28	0.28	0.28	0.30	0.31	0.32	0.32	0.33	0.35	0.35
	26～28	1757	0.31	0.02	0.21	0.40	0.27	0.27	0.28	0.29	0.29	0.29	0.31	0.32	0.33	0.33	0.34	0.35	0.36
	58～60	810	0.33	0.03	0.26	0.50	0.29	0.30	0.30	0.31	0.31	0.32	0.33	0.35	0.35	0.36	0.37	0.39	0.40
大于胎龄儿	<3	167	0.33	0.02	0.27	0.40	0.29	0.29	0.30	0.30	0.31	0.31	0.32	0.34	0.34	0.35	0.36	0.37	0.38
	5～7	167	0.32	0.03	0.27	0.41	0.28	0.29	0.29	0.30	0.30	0.31	0.32	0.34	0.34	0.35	0.36	0.38	0.38
	12～14	167	0.32	0.02	0.26	0.41	0.28	0.28	0.29	0.30	0.30	0.30	0.32	0.34	0.34	0.34	0.35	0.36	0.37
	26～28	167	0.33	0.02	0.27	0.40	0.29	0.29	0.30	0.30	0.31	0.31	0.32	0.34	0.35	0.35	0.36	0.37	0.38
	58～60	80	0.34	0.02	0.29	0.41	0.30	0.30	0.31	0.32	0.32	0.32	0.34	0.36	0.36	0.36	0.37	0.38	0.38
小于胎龄儿	<3	156	0.28	0.03	0.23	0.37	0.23	0.24	0.25	0.26	0.26	0.26	0.28	0.30	0.31	0.31	0.32	0.34	0.35
	5～7	156	0.28	0.03	0.20	0.35	0.23	0.23	0.24	0.25	0.26	0.26	0.28	0.29	0.30	0.30	0.31	0.33	0.34
	12～14	156	0.28	0.03	0.20	0.36	0.23	0.24	0.25	0.25	0.25	0.26	0.28	0.29	0.30	0.30	0.31	0.33	0.34
	26～28	156	0.29	0.03	0.21	0.36	0.24	0.24	0.26	0.27	0.27	0.27	0.29	0.31	0.32	0.32	0.33	0.34	0.35
	58～60	70	0.32	0.02	0.27	0.36	0.27	0.28	0.29	0.29	0.29	0.30	0.32	0.33	0.33	0.34	0.35	0.35	0.36

百　分　位　数

表10-5-10　中国12城市0~2个月婴儿CC/MAC纵向监测值

分类	监测天数	例数	平均值	标准差	最小值	最大值	百分位数												
							P_3	P_5	P_{10}	P_{16}	P_{20}	P_{25}	P_{50}	P_{75}	P_{80}	P_{84}	P_{90}	P_{95}	P_{97}
适于胎龄儿	<3	1757	3.18	0.24	2.47	4.64	2.73	2.79	2.88	2.95	2.99	3.02	3.17	3.32	3.35	3.40	3.46	3.58	3.65
	5~7	1757	3.21	0.24	2.47	4.66	2.75	2.82	2.92	3.00	3.04	3.07	3.20	3.35	3.38	3.42	3.50	3.60	3.68
	12~14	1757	3.19	0.23	2.46	4.35	2.75	2.81	2.90	2.96	3.00	3.05	3.19	3.34	3.37	3.40	3.47	3.57	3.63
	26~28	1757	3.13	0.22	2.44	4.22	2.70	2.75	2.86	2.92	2.96	2.99	3.12	3.27	3.30	3.33	3.40	3.49	3.55
	58~60	810	2.97	0.24	1.92	3.63	2.41	2.50	2.64	2.76	2.79	2.84	3.00	3.13	3.16	3.19	3.25	3.33	3.38
大于胎龄儿	<3	167	3.02	0.21	2.48	3.73	2.57	2.66	2.76	2.83	2.86	2.91	3.04	3.16	3.19	3.21	3.24	3.38	3.43
	5~7	167	3.06	0.21	2.50	3.50	2.57	2.62	2.75	2.83	2.90	2.93	3.09	3.20	3.23	3.24	3.31	3.40	3.42
	12~14	167	3.08	0.21	2.46	3.85	2.62	2.69	2.81	2.88	2.91	2.97	3.09	3.22	3.23	3.27	3.33	3.38	3.42
	26~28	167	3.02	0.20	2.35	3.45	2.58	2.65	2.73	2.82	2.84	2.90	3.03	3.15	3.18	3.20	3.26	3.33	3.38
	58~60	80	3.01	0.18	2.51	3.44	2.65	2.67	2.75	2.81	2.86	2.90	3.02	3.12	3.15	3.21	3.23	3.35	3.37
小于胎龄儿	<3	156	3.31	0.28	2.61	4.00	2.76	2.82	2.94	3.05	3.11	3.15	3.32	3.48	3.53	3.59	3.66	3.78	3.89
	5~7	156	3.37	0.27	2.65	4.20	2.83	2.92	3.01	3.11	3.16	3.21	3.35	3.55	3.59	3.62	3.73	3.82	3.95
	12~14	156	3.37	0.27	2.66	4.27	2.79	2.93	3.03	3.15	3.19	3.22	3.37	3.50	3.58	3.61	3.69	3.82	3.93
	26~28	156	3.28	0.26	2.66	4.07	2.75	2.82	2.99	3.07	3.10	3.13	3.25	3.45	3.51	3.53	3.60	3.72	3.83
	58~60	70	3.12	0.20	2.74	3.60	2.84	2.85	2.89	2.92	2.94	2.96	3.07	3.27	3.31	3.34	3.43	3.48	3.57

表 10-5-11　中国 12 城市 0~2 个月男女婴儿 10 项指数纵向监测均值

分类	监测天数	例数 男	例数 女	QI 男	QI 女	PI 男	PI 女	VI 男	VI 女	PSI 男	PSI 女	BRI 男	BRI 女	HC/CC 男	HC/CC 女	BL/HC 男	BL/HC 女	CRL/HC 男	CRL/HC 女	MAC/HC 男	MAC/HC 女	CC/MAC 男	CC/MAC 女
适于胎龄儿	0	894	863	63.04	62.56	2.57	2.59	71.47	71.86	94.22	94.17												
	<3	894	863	61.69	61.10	2.52	2.53	71.34	71.71	93.53	93.42	67.52	67.74	1.05	1.04	1.46	1.47	0.99	0.99	0.30	0.30	3.18	3.18
	5~7	894	863	61.05	60.33	2.44	2.45	71.07	71.33	92.68	92.53	67.46	67.61	1.05	1.04	1.46	1.47	0.99	1.00	0.30	0.30	3.21	3.21
	12~16	894	863	64.61	63.56	2.44	2.44	70.98	71.14	92.81	92.65	67.33	67.45	1.06	1.05	1.47	1.48	0.99	1.00	0.30	0.30	3.20	3.20
	26~28	894	863	74.40	73.00	2.60	2.00	72.56	72.39	94.57	94.37	67.48	67.62	1.04	1.04	1.47	1.48	0.99	1.00	0.31	0.31	3.13	3.12
	58~60	420	390	91.70	90.10	2.74	2.73	74.79	74.16	96.12	96.44	67.49	67.21	1.01	1.01	1.51	1.52	1.02	1.02	0.34	0.33	2.96	2.99
大于胎龄儿	0	116	51	75.62	75.03	2.81	2.85	72.26	74.55	96.09	96.43												
	<3	116	51	73.91	72.69	2.75	2.76	74.09	74.32	95.36	95.40	68.19	68.21	1.02	1.02	1.47	1.47	1.00	1.00	0.33	0.33	3.03	3.00
	5~7	116	51	73.29	71.63	2.68	2.66	73.94	73.66	94.82	94.51	68.05	68.02	1.02	1.02	1.47	1.48	1.00	1.01	0.32	0.33	3.07	3.03
	12~16	116	51	75.69	73.70	2.60	2.58	73.58	73.54	94.32	93.83	67.72	67.88	1.02	1.02	1.48	1.49	1.00	1.01	0.32	0.32	3.09	3.06
	26~28	116	51	84.47	81.90	2.67	2.67	74.20	74.36	95.48	94.87	67.49	67.89	1.02	1.01	1.50	1.50	1.01	1.02	0.33	0.33	3.02	3.02
	58~60	57	23	100.98	95.43	2.76	2.69	76.98	74.96	96.72	95.45	67.36	67.67	0.98	1.00	1.52	1.54	1.03	1.04	0.34	0.34	3.03	2.96
小于胎龄儿	0	64	92	52.61	52.45	2.41	2.38	69.41	69.16	92.38	91.59												
	<3	64	92	51.78	51.71	2.37	2.34	69.33	69.09	91.84	91.12	67.40	67.58	1.08	1.07	1.44	1.47	0.97	0.99	0.28	0.28	3.30	3.32
	5~7	64	92	51.36	51.85	2.29	2.30	69.08	68.50	90.60	90.62	67.52	67.52	1.08	1.08	1.46	1.47	0.98	0.99	0.28	0.28	3.37	3.37
	12~16	64	92	56.56	55.33	2.36	2.32	69.57	69.00	91.72	91.18	67.40	67.36	1.07	1.08	1.46	1.46	0.98	0.98	0.31	0.28	3.32	3.36
	26~28	64	92	65.68	64.33	2.51	2.49	71.63	71.15	93.68	93.51	67.27	67.22	1.05	1.06	1.47	1.46	0.99	0.98	0.29	0.29	3.30	3.27
	58~60	28	42	85.35	82.31	2.76	2.67	75.02	73.44	96.58	95.51	67.30	67.38	1.01	1.03	1.49	1.49	0.44	0.46	0.32	0.31	3.12	3.11

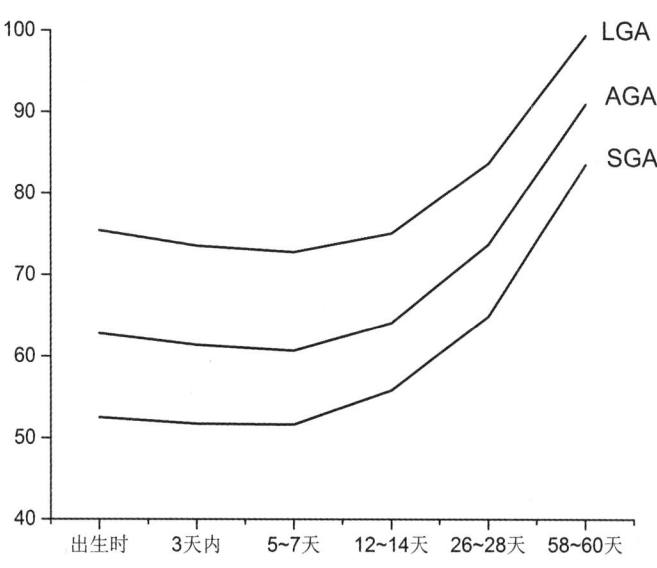

图 10 - 5 - 1　中国 12 城市婴儿 QI 纵向监测曲线

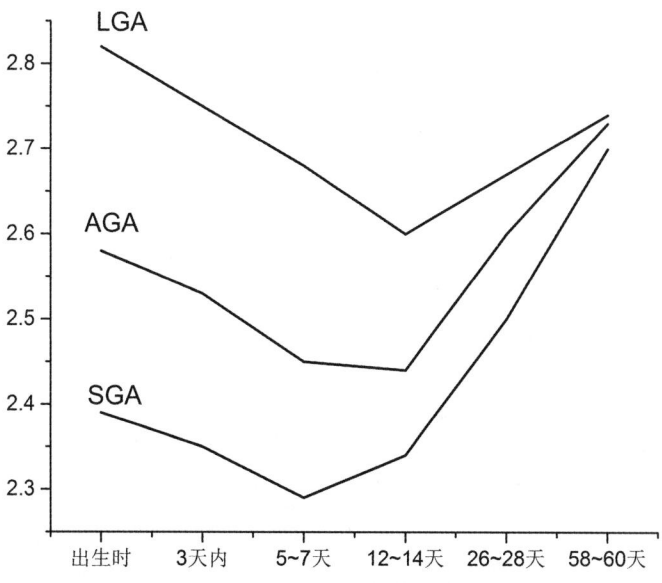

图 10 - 5 - 2　中国 12 城市婴儿 PI 纵向监测曲线

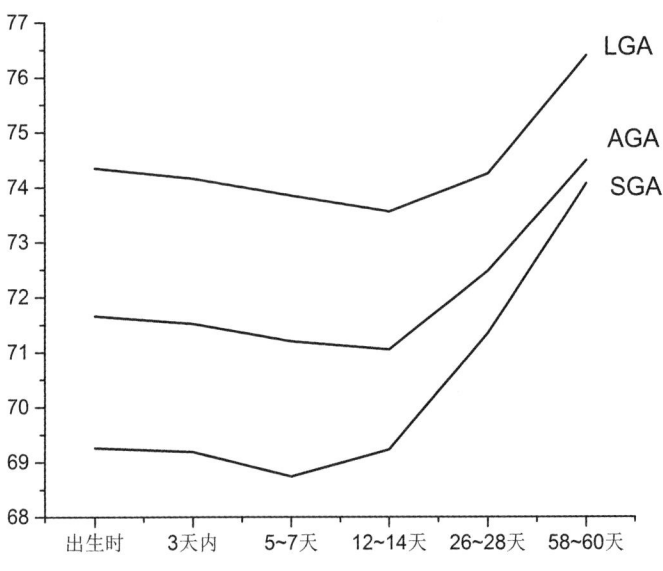

图 10 - 5 - 3　中国 12 城市婴儿 VI 纵向监测曲线

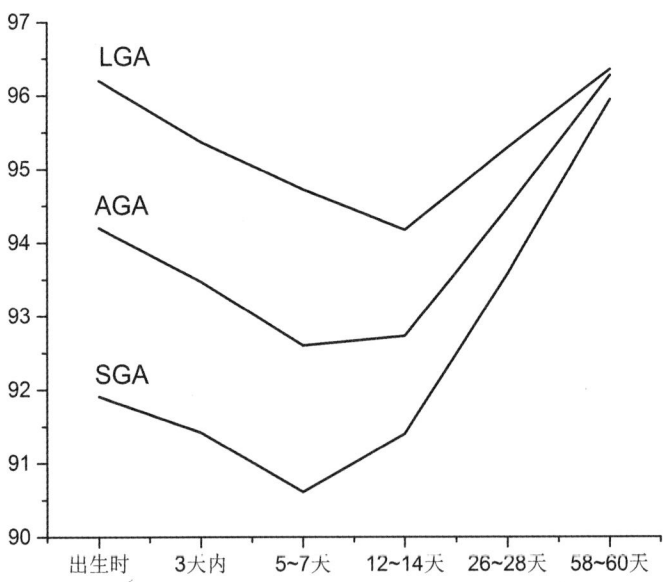

图 10 - 5 - 4　中国 12 城市婴儿 PSI 纵向监测曲线

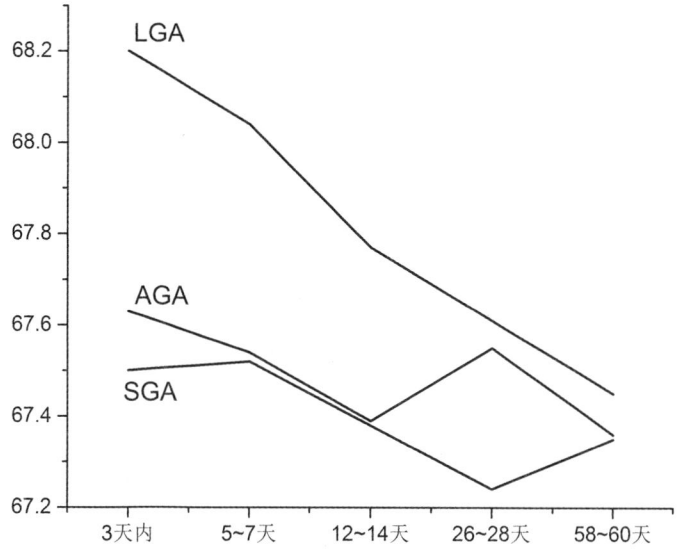

图 10-5-5 中国 12 城市婴儿 BRI 纵向监测曲线

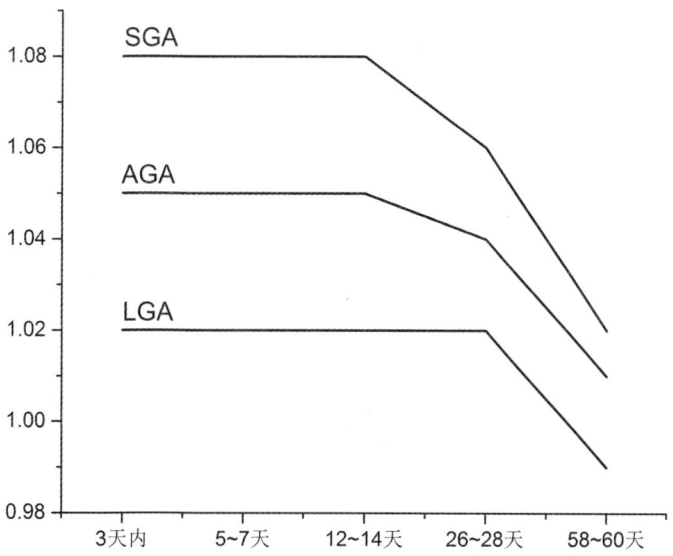

图 10-5-6 中国 12 城市婴儿 HC/CC 纵向监测曲线

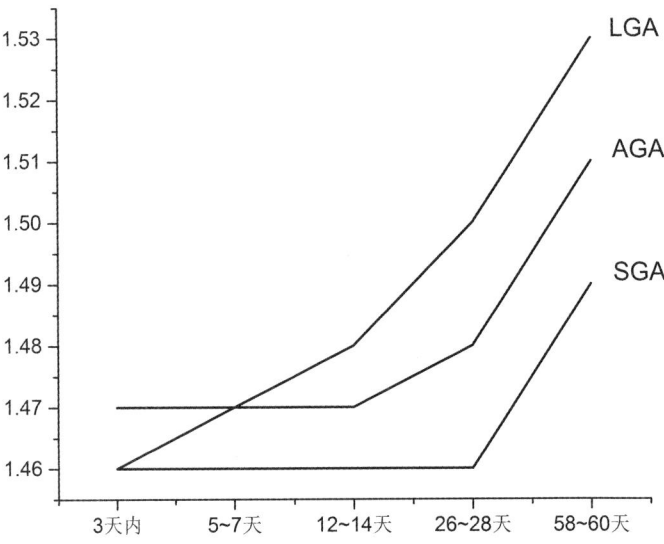

图 10 - 5 - 7　中国 12 城市婴儿 BL/HC 纵向监测曲线

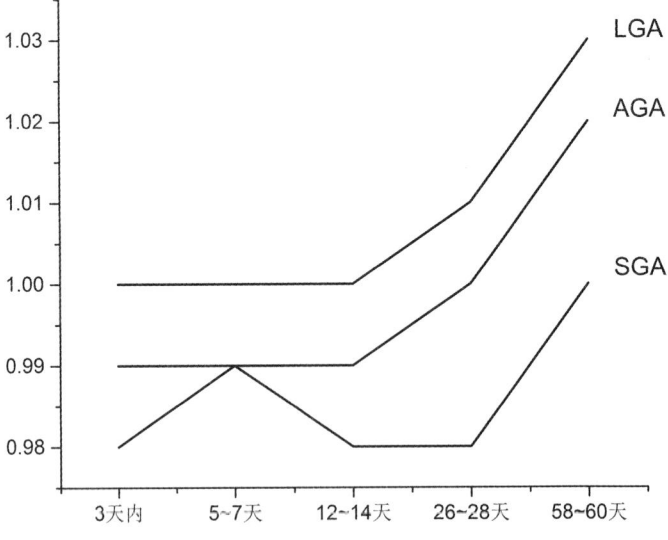

图 10 - 5 - 8　中国 12 城市婴儿 CRL/HC 纵向监测曲线

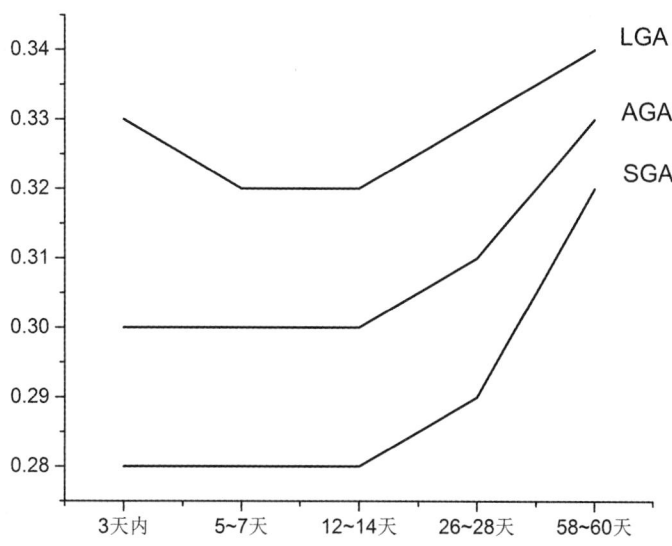

图 10 - 5 - 9 中国 12 城市婴儿 MAC/HC 纵向监测曲线

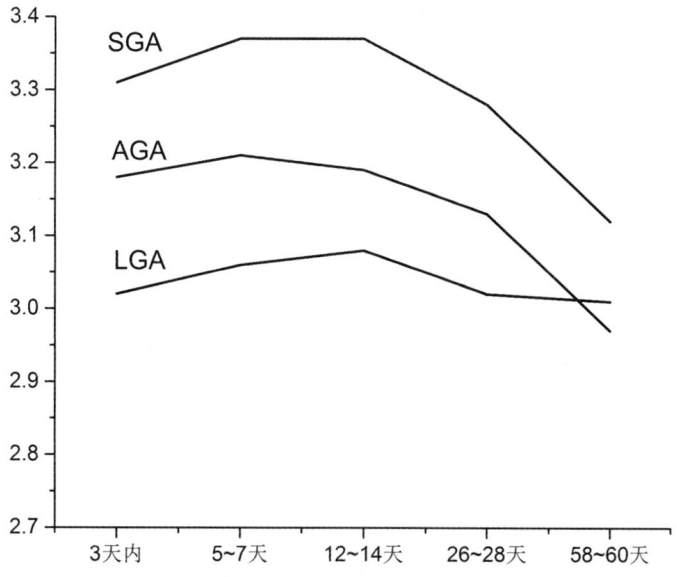

图 10 - 5 - 10 中国 12 城市婴儿 CC/MAC 纵向监测曲线

参考文献

[1] 吴明昌. 怎样判断新生儿体格发育正常. 中国健康月刊, 2000, (1):25

[2] 薛辛东, 李永柏. 儿科学. 北京: 人民卫生出版社, 2005: 14

[3] 刘喜红, 张宝林, 王宝琼. 新生儿体格发育 10 项身体指数的筛选研究. 中国儿童保健杂志, 2000, 8 (1):51-52

[4] 昌小军, 周艳, 朱玉红, 等. 新生儿营养指数的研究. 中国儿童保健杂志, 2000, 11 (4): 264-265

[5] 路晴, 张宝林, 刘启贵, 等. 适于胎龄新生儿身体指数纵向监测的意义探讨. 中国儿童保健杂志, 1999, 7 (2):88-92

[6] 全国新生儿生长发育科研协作组. 我国不同胎龄新生儿身体发育 Rohrer 指数的研究. 中华医学杂志, 1997, 77 (7):548-549

[7] 郭玫, 李红, 张新胜, 等. 新生儿体格测量及发育指数的研究. 解剖学杂志, 1999, 22 (4): 366-367

[8] 全国新生儿生长发育科研协作组. 中国不同胎龄新生儿身体指数的分析 (第一部分:身长体重指数). 新生儿科杂志, 1998, 13 (3):105-107

[9] 刘喜红, 张宝林, 王宝琼. 中国不同胎龄新生儿身体指数的研究. 武警医学, 2000, 11 (10): 588-590

[10] 路晴, 张宝林, 王宝琼, 等. 一种用于综合评价新生儿体格发育的新指数——张路指数. 中国儿童保健杂志, 2000, 8 (6):352-355

[11] Georgieff MK, Sasanow SR, Chockalingam UM, et al. A comparison of the mid-arm circumference/head circumference ratio and ponderal index for The evaluation of newborn infants after abnormal intrauterine growth. Acta Paediatrica Scandinavica, 1988, 77 (2):214-219

[12] Figueira BB, Segre CA. Mid-arm circumference and mid-arm/head circumference ratio in term newborns. Sao Paulo Med J, 2004, 122 (2):53-59

[13] Hediger ML, Overpeck MD, Maurer KR, et al. Growth of infants and young children born small or large for gestational age:findings from the Third National Health and Nutrition Examination Survey. Arch Pediatr Adolesc Med, 1998, 152 (12):1225-1231

[14] 王玲, 苏宜香. 低出生体重对儿童青少年健康的影响. 国外医学儿科学分册, 2004, 31 (3): 151-153

[15] Maureen Hack, Mark Schluchter, Lydia Cartar, et al. Growth of Very Low Birth Weight Infants to Age 20 Years. Pediatrics, 2003, 112 (1):33-38

[16] Botero D, Lifshiz F. Intrauterine growth retardation and long-term effects on growth. Curr Opin Pediatr, 1999, 11 (4):340-347

[17] Barros FC, Huttly SR, Victora CG, et al. Comparison of the causes and consequences of prematurity and intrauterine growth retardation:a Longitudinal study in southern Brazil. Pediatrics, 1992, 90 (2):238-244

[18] 刘建蒙, 李松, 林庆, 等. 小儿脑性瘫痪的流行病学分布特征. 中华儿科杂志, 1998, 36 (5): 314-316

[19] 杨明今, 刘志伟, 沈月华. 小于胎龄儿发病情况分析. 实用儿科临床杂志, 2004, 19 (2): 108-109

[20] 杨凡，熊英，余波，等．146 例小于胎龄儿高危因素及合并症分析．四川大学学报（医学版），2003，34（4）：770 - 773

[21] 翁梅倩，张伟利，李纫秋．小于胎龄儿体格及智能发育的随访观察．中国优生优育，1999，10（2）：58 - 64

[22] Phillihps DI，Young JB. Birth weight，climate at birth and the risk of obesity in adult life. Int J Obes Relat Metab Disord，2000，24（3）：281 - 287

[23] Sayer AA，Syddall HE，Dennison EM，et al. Birth weight，weight at 1y of age，and body composition in older men：findings from the Hertfordshire Cohort Study．Am J Clin Nutr，2004，80（1）：199 - 203

[24] Euser AM，Finken MJ，Keijzer-Veen MG，et al. Associations between prenatal and infancy weight gain and BMI，fat mass，and fat distribution in young adulthood：a prospective cohort study in males and females born very preterm. Am J Clin Nutr，2005，81（2）：480 - 487

[25] 彭咏梅，冯玲英，郭志平，等．低出生体重儿体格生长 16 年纵向随访研究．中国儿童保健杂志，2003，11（1）：1 - 3

[26] 张伟利，朱稚君，翁梅倩，等．关于小于胎龄儿的临床分型．中国优生优育，1999，10（2）：55 - 57

[27] 王秀英，邢红军，刘秀兰．485 例生后 24 小时内新生儿体重身长头围及胸围测查．中国优胜与遗传杂志，1996，4（3）：74 - 75

[28] 陈尚徽，陈丽霞，徐书德．532 名新生儿体格发育评价．中国初级卫生保健，2000，14（6）：40 -41

[29] 陈征，林乐英，范新宇，等．11422 例正常足月新生儿体重分析．福建医科大学学报，1997，31（1）：109 - 111

[30] 谢忠兰．1572 例新生儿体重增长分析．优生优育，1995，6（1）：39 - 40

[31] 谢玉增，徐时百，林文顺．不同胎龄新生儿 3295 例体格发育六项指标测定．皖南医学院学报，1997，16（3）：307 - 308

[32] Leger J，Limoni C，Collin D，et al. Prediction factors in the determination of final height in subjects born small for gestational age. Pediatric Research，1998，43（6）：808 - 812

[33] Stevenson DK，Verter J，Fanaroff AA，et al. Sex differences in outcomes of very low birthweight infants：the newborn male disadvantage. Arch Dis Child Fetal Neonatal Ed，2000，83（3）：182 -185

[34] Rodriguez G，Samper MP，Ventura P，et al. Gender differences in newborn subcutaneous fat distribution. Eur J Pediatr，2004，163（8）：457 - 461

[35] Guihard-Costa AM，Grange G，Larroche JC，et al. Sexual differences in anthropometric measurements in French newborns. Biol Neonate，1997，72（3）：156 - 164

（司建平　路　晴）

附　小于胎龄儿生长发育的研究现状

小于胎龄儿（small-for-gestational age infant，SGA），又称小样儿，宫内发育迟缓儿，是指出生体重在同胎龄儿平均体重的第 10 百分位以下，或低于平均体重 2 个标准差的新生儿[1]。根据成熟度可分为早产、足月产、过期产小于胎龄儿；根据重量指数［出生体重（g）×100/出生身长³（cm³）］和头围之比可分为匀称型（发育不全型）、非匀称型（营养不良型）和混合型。

近年来随着人民生活水平及医疗条件的不断提高，围生期保健逐步增强，新生儿的生存质量也得到了很大的改善。但 SGA 作为新生儿中的一个高危人群，其发生率目前仍较高，国外报道为 4%～5%，而我国为 3.7%～9.2%。因为 SGA 死亡率为正常新生儿死亡率的 8 倍，存活者远期体格、智力发育障碍发生率较正常儿高[2]，所以进一步加强围生期保健，做好优生优育工作，及时有效的治疗以提高 SGA 的生存率和生存质量，对提高整体国民素质有重要意义。

一、SGA 的病因及相关因素

SGA 产生的病因很多，一般包括母亲因素、胎儿因素、胎盘因素和内分泌因素四类。

（一）母亲因素

孕妇的生物学、生活方式和社会心理的差异均为宫内发育迟缓的重要病因[3]。常见原因有：①孕妇年龄过大或过小，身材矮小，经济条件差以致产前保健差，不能及时发现宫内慢性缺氧引起的胎儿发育迟缓而进行早期干预。②孕妇患原发性高血压、慢性肾炎、严重晚期糖尿病、孕期营养不良、妊娠期高血压疾病等均可造成胎盘功能不良，导致胎儿宫内营养障碍。其中作为较常见的病因，妊娠期高血压疾病的主要病理变化是全身小动脉痉挛，导致子宫-胎盘血流不畅而引起血供不足，致使胎儿宫内发育迟缓，SGA 发病率增加。研究发现，SGA 组母孕期体重的增长、患儿 Ponderal 指数（PI）均低于适于胎龄儿（appropriate for gestational age infant，AGA）组，差异具有显著性（均 $P <$ 0.01），表明了母亲孕期营养状况会严重影响新生儿出生时体格的大小尤其是体重的增长。③孕妇吸烟、酗酒、吸毒。孕妇主动或被动吸烟均可使其一氧化碳血红蛋白明显升高，使胎儿生长迟缓率增加。④孕妇居住地区在海拔较高处，长期在低氧分压环境中使胎儿氧供应不足[1,4]。

（二）胎儿因素

①双胎或多胎。②先天畸形及染色体异常，如唐氏综合征等。③慢性宫内感染如风疹病毒、巨细胞病毒感染等[1]。

（三）胎盘因素

①胎盘功能不全如小胎盘、胎盘绒毛梗死或血管阻塞、大血肿、胎盘早剥等。②双胎输血如发生在妊娠早、中期，供血儿即发生营养不良。③单脐静脉，较少见[1]。

（四）内分泌因素

甲状腺素和胰岛素对胎儿生长极为重要，任何一种先天性缺陷均可致胎儿生长迟缓[1]。

明确 SGA 的病因，才能及时因病施治，从根本做起及降低 SGA 的发生率做起，从而提高新生儿的整体生命质量。做好围生期保健是优生优育的首位，定期行产前检查，及时发现、治疗异常情况并积极处理各种合并症，可降低 SGA 的发生率。

二、SGA 的临床分型

目前临床上仍采用《中华儿科杂志》1987 年制订的 SGA 的临床分型方法。按此标准 SGA 可分为匀称型、非匀称型和混合型三种[1]。

（一）匀称型

此型占 10%～20%。重量指数>2.00（胎龄≤37 周），或>2.20（胎龄>37 周）；身长与头围之比>1.36。患儿体重、身长、头围成比例减少，体型匀称。常与遗传、代谢缺陷和宫内感染有关，生长在妊娠早期受损，各器官细胞有丝分裂受影响，细胞数量减少；损伤为不可逆性，易发生先天畸形和永久生长发育迟缓。此型 SGA 的发病率和死亡率较高，生后的生存质量较差。

（二）非匀称型

此型多见，占 80% 左右。重量指数<2.00（胎龄≤37 周）或<2.20（胎龄>37 周）；身长与头围之比<1.36。患儿身长和头围受影响不大，但皮下脂肪消失，呈营养不良外貌。此型生长受损发生在

妊娠晚期，与母亲妊高征、胎盘功能不全有关。各器官细胞数量正常，但因营养供应不足，故胞浆减少、细胞变小，如补给适当营养，损伤为可逆性，受累细胞可恢复正常大小。因此型 SGA 主要是体重受影响，故如果生后及时治疗，其生存质量与正常儿无太大差异。

（三）混合型

较少见，病因复杂，以上两类病因均可存在。其重量指数和身长头围之比符合上两型规律；器官的细胞数量少，体积亦缩小；体重、身长、头围均减少，且有营养不良，病情严重；先天畸形发生率高，有生长和智能障碍，死亡率亦高。

但也有研究[5]显示：匀称型 SGA 的精神发育指数和心理运动指数要高于非匀称型，说明目前的临床分型方法缺乏准确性。国外 Lin 等认为，SGA 的分型与导致 SGA 的围生期病因无关，而与致病因素发生的早晚关系密切。Vik 等则认为：无论匀称型还是非匀称型的 SGA，其生长发育迟缓皆起于孕中期，直至出生时两者都表现出相同的生长发育类型，并认为无论匀称型或非匀称型 SGA 其脑发育均受到影响，不存在所谓的"脑保护作用"[6]。

此外，性别、种族、地域、父母身高和文化水平、胎次等均能影响新生儿的体重，如男性大于女性，北方大于南方，并随胎次增加而增加[7]。如果男女婴儿采用同一标准，势必影响结果的准确性。临床上也经常遇到这样的问题：低出生体重儿是受父母体格小的遗传因素影响，父母健康，新生儿虽体重小，但皮下脂肪丰满，身体匀称，各器官均发育完善，医学上将这一类的新生儿称为"小样儿"，俗话又称为"小精豆"，不属病态[8]。同一体重对不同的身长就意味着身体充实度和营养状态的差异。身体指数就是通过计算单位长度、面积或体积的质量来衡量人体的体格发育水平，故比单项指标更能准确地评价婴儿的营养状态和发育水平。因为人体是一个有机的整体，只有各部分充分协调才能更好地适应环境。因此，只有确定一个好的分型标准才能准确区分临床上所遇到的 SGA 的低体重是否是病态，以便对病态 SGA 的早发现、早治疗，做好优生工作，减少发病率、死亡率和提高其生存质量。这个好的分型标准不但要包含身长、围度等对体重有重要影响的指标，还要能评价新生儿的体格匀称性。张路指数就是一项针对新生儿体格特点设计、可以准确评价婴儿体格发育水平的身体指数。公式中包含了体重、身长（体重的一个重要影响因素）、头围（婴儿特别是新生儿体格发育中的一项重要监测指标）这三项单项指标。而这三项指标是儿科临床与保健工作者认为评价新生儿体格发育最重要、最有价值的衡量指标。因此，临床工作者只要密切观察新生儿的症状，合理应用张路指数进行体格发育水平的评价，就能准确地区分 SGA 的类型以便及时予以治疗，提高其生存率和远期生命质量。

三、SGA 生后的追赶生长

众所周知，SGA 出生时体重、头围和身长明显落后于 AGA，出生后 SGA 会出现一定的"追赶生长"，尤以体重的增长较为明显[9]，本研究也充分证实了这一点。但这种"追赶生长"可以持续多长时间，SGA 的身体各项指标能否最终赶上正常儿，都是儿科工作者和 SGA 家长所密切关注的问题。在这方面的研究很多，虽然对"追赶生长"的持续时间是众说纷纭，但研究者普遍认为，大多数 SGA 的体格发育最终要落后于正常儿。有资料显示：SGA 出生后 6 个月内以体重的追赶生长更突出，从 6 个月到 18 个月，身长的追赶生长比体重更明显[10]。但随访至 1 岁时，SGA 在体重、头围和身长的发育上仍然落后于 AGA[9]。如果 2 岁时 SGA 患儿仍不能实现追赶生长，其达到正常身高的可能性将会降低。临床研究表明，15%～20% 的 SGA 4 岁时仍有矮身材，7.9% 在 18 岁时仍为矮身材[11]。而在不能完全追赶生长的 SGA 中 50% 将发生成年期矮身材[12]。还有研究证明，在生后整个 47 个月内，SGA 在出生后的头 6 个月体重增长代偿性加快（追赶期），但与 AGA 相比体重仍落后 0.75 个标准差，而大于胎龄儿（large for gestational age infant，LGA）则高出 0.50 个标准差。其次身长与头围也与出生时体重相关，SGA 身长比 AGA 平均低 0.60 个标准差，而 LGA 则大于 AGA 的 0.43 个标准差[13]。Fitzhardinge 指出：生后 6 个月，SGA 和正常儿都以最大的速率生长，甚至有些 SGA 的生长速率超过正常儿。SGA 的追赶生长一直持续到 9 个月[14]。冯泽康等[15]报道，SGA 1 岁时身长、坐高、头围的发育落后于 AGA，体重、胸围差异无显著性。根据美国"第三次国家健康与营养监测"的数据分析发现，SGA 在儿童早期明显瘦小，并且在 3～7 岁没有追赶生长；LGA 在 7 岁之前仍然保持体型高大[16]。同时有资料显示，低出生体重对体格生长的长期影响至少将持续到青春期[17]。50％～80％宫内发育迟缓儿在生后第 1 年内出现追赶现象[18]。15％～30％的 SGA 出生后缺乏生长追赶现象，成年期身高仍低于正常标准[19]。Leger J 等人则发现 SGA 的最终身高低于 AGA[20]。

因此，SGA 的体格发育在出生时已经处于落后状态，即使其生后有追赶生长，但在很长一段时间内甚至最终的各项身体指标仍落后于正常儿。这些可能与其生后各种疾病的发病率高、生存质量差都有密切的关系。

四、SGA 的发病率及生存率

越来越多的资料显示，SGA 与婴儿死亡、婴幼儿期甚至成人期某些疾病密切相关[2～23]。SGA 是妊娠中晚期重要的并发症之一，与生后很多慢性病的发生有密切关系[24～25]。据统计，SGA 围生期死亡率较正常儿高 8 倍，是导致围生儿死亡的主要原因之一[26]。主要的死因包括胎儿慢性缺氧、出生时窒息、窒息所致多系统功能异常及致死性先天畸形[27]。已有文献报道 SGA 死亡率增加，胎儿窒息、胎粪吸入综合征及新生儿窒息的发生率增加。低血糖、血小板减少、新生儿败血症、红细胞增多症、体温不升、肺出血、高胆红素血症、低钙血症、染色体病、先天畸形及住新生儿重症监护病房时间延长等相对 AGA 均较常见[28]。而且还有调查显示：SGA 生后反复患各种感染，尤其是呼吸道感染[29]。SGA 的反复感染及其他疾病的发生可能与免疫功能不足有关。SGA 是新生儿期高危儿，由于母亲营养缺乏引起胎儿宫内发育迟缓，新生儿出生后淋巴器官重量减轻，核糖核酸、蛋白质合成及免疫活性有损伤，可影响数代子孙产生免疫缺陷病。SGA 免疫活性低下说明持续免疫损害时间长达数月，甚至几年。SGA 存在多种免疫球蛋白和补体 C_3、C_4 的缺乏[30]。部分患儿 5 岁时仍可观察到细胞免疫功能不足，IgG 可持续低水平至 2 岁[29]。此外，SGA 组胎儿窘迫率、剖宫产率、生后喂养不耐受的发生率显著高于 AGA 组。早产 SGA 更易发生低钙血症，可能与钙经胎盘转运受限有关[27]。

SGA 不但围生期死亡率高，存活者大多留有体格与智能发育落后的问题[31]。宫内慢性缺氧是引起宫内胎儿生长障碍的一个重要因素，缺氧可导致胎儿耳蜗受损，听觉脑干反应阈值提高[32]，还可能导致胎儿的远期神经功能障碍[33]。研究发现，SGA 出生时大脑发育明显落后于 AGA，生后 SGA 大脑生长速度与 AGA 相似，但出生时存在的差异可一直持续到生后一年[34]。张伟利等人对脑影像学的研究发现，较多 SGA 有脑室增大，CT 检查时发现半数以上婴儿有脑白质密度降低，表明 SGA 的脑发育可能不成熟。有一些 SGA 的小脑延髓池明显增大，小脑蚓部很小，说明小脑发育也不好[35]。翁梅倩等人应用 Bayley 婴儿发育量表对 6 个月龄的 SGA 进行发育评价，发现 SGA 表现为精神发育指数和心理运动发育指数落后[9]。有报道大多数 SGA 1～2 岁时智能发育与运动发育均低于正常儿，尤以智能发育低下为甚[31]。SGA 儿童期出现学习困难、语言障碍和中度神经及行为缺陷也较 AGA 儿童显著增加[28]。SGA 的体格智能发育落后可能与其宫内脑发育受损密切相关。

代谢方面，SGA 的甲状腺素、胰岛素、皮质醇水平、生长激素及钙磷代谢方面都存在异常。部分 SGA 伴有智能迟缓、性早熟和各种畸形[36～37]。研究发现足月 SGA 女孩在青春期有不排卵、胰岛素分泌过多、血脂异常和中心性肥胖的发病危险[38]。临床流行病学的长期随访研究表明，有低出生体重病史的成年人患原发性高血压、糖耐量异常、非胰岛素依赖性糖尿病、心血管疾病、高三酰甘油血症以及高密度脂蛋白降低（X 综合征）的患病率相对较高[39]。同时还有研究发现儿童期的生长发育过快极可能导致成年后的肥胖和代谢紊乱[40]。因此，SGA 的低出生体重及生后的追赶生长都可能是成年期心血管疾病及慢性代谢性疾病的高危因素。但 Eriksson 等将儿童的追赶生长以 1 岁为界分为早期和晚期追赶生长。研究发现早期体重的追赶生长可以减少成年冠心病的发生，而晚期出现追赶生长且出生时较瘦的儿童成年患冠心病的危险增加[41]。有关极低体重和超极低体重儿的研究也显示，6 个月校正胎龄前完成头围追赶生长的患儿，其运动神经及心理预后良好[42]。因此，对 SGA 及早进行干预，促进其生后早期的追赶生长对其一生的健康具有非常重要的意义。

此外，有人认为 SGA 和 AGA、LGA 体重方面的主要差异是肌肉，脂肪受影响较小[43]，说明 SGA 的体内脂肪比例较 LGA 和 AGA 高，这也可能是 SGA 成年期心血管疾病及慢性代谢性疾病的另一高危因素。对于慢性代谢性疾病发病机制的研究显示，SGA 生命早期存在明显的高胰岛素血症、脂质代谢紊乱，胰岛素敏感性的降低和不同程度的胰岛素抵抗，而胰岛 B 细胞的功能无明显改变，提示患儿胰岛 B 细胞分泌功能的改变可能是一个随时间推移和后天环境因素影响的渐进过程[45]。Barker 等于 1992 年提出"节俭表型"假说，认为宫内营养不良可造成胰岛 B 细胞、肌肉、脂肪组织结构和生理功能损伤，引起胰岛素分泌不足或胰岛素敏感性下降，使个体具有以后患糖尿病的倾向。这一假说已在世界很多国家地区得到证实。宫内不良环境因素使胎儿生长发育迟缓的同时，降低了胎儿的胰岛素敏感性，提示宫内不良环境因素是决定新生儿、婴儿及未来成年期代谢平衡的重要因素。在早产儿中，出生体重与胎龄相称者，对胰岛素敏感性的影响较小。表明孕周大小不影响新生儿胰岛素敏感性，而妊娠期高血压疾病及其他导致宫内发育迟缓的不利宫内环境因素才是胰岛素敏感性的影响因素[45]。

因此，对 SGA 高危因素的早发现和及时预防治疗对减少宫内发育迟缓的发生率，降低 SGA 婴幼儿期的发病率和死亡率，提高成年期的身体素质具有重要意义。这就需要一种可以准确敏感地监测危险人群体格发育状态的手段。而身体指数作为一项临床上易于获取的无创性检查，其优越性已经在多项研究中得到证实，是理想的监测指标之一。其中张路指数就是一项准确而且容易推广实施的好指数。通过对胎儿和婴儿的相关指数研究，这些高危因素在早期就能发现；而对危险人群进行纵向监测，更有助于临床上疾病的早期诊断和早期干预治疗，从而提高患儿婴儿期乃至成年期的生存率和生命质量。

五、SGA 的预防治疗

普及优生优育知识，加强孕妇保健和监护，及时发现、辨认宫内生长迟缓，减少 SGA 的发生是预防保健的第一步。因此，积极避免影响孕妇和胎儿健康的不利因素，加强监测手段，对妊娠期疾病及时有效的诊断治疗，就显得尤为重要。身体指数在这一方面同样显示出它的优越性。如重量指数对筛选宫内发育迟缓儿就比体重敏感准确。治疗方面需要产科和儿科工作者的共同努力。孕妇应合理饮食保证营养供给，对妊娠期影响胎儿宫内生长发育的因素如妊娠期高血压疾病、糖尿病等进行预防和早期诊断治疗。儿科工作者则需要对 SGA 婴儿加强临床观察，监测血糖、促红细胞生成素等；对 SGA 的易发病因素应及时予以治疗；生活和喂养上，SGA 婴儿只要没有严重低氧血症、代谢紊乱、休克及腹胀等情况，均可经口或鼻胃管喂养，并且早期喂养可以预防低血糖及减轻黄疸程度，促进胃肠功能尽快成熟发育[46~47]。

总之，SGA 作为新生儿中的非正常人群，需要临床和保健人员投入更多精力。减少宫内发育迟缓的发生率，对已经出生的 SGA 准确及时的评价和密切观察、积极治疗都是儿科及产科临床工作者面临的重要挑战。只有从根本做起，从优生优育做起，才能提高中华民族的整体国民素质。

参考文献

[1] 王慕逖. 儿科学. 第 5 版. 北京：人民卫生出版社，2001：101

[2] 邸桂珍，乌日那，张峥嵘，等. 小于胎龄儿相关因素的研究. 新生儿杂志，2002，17（3）：110 -113

［3］ O'Callaghan MJ，Harvey JM，Tudehope DI，et al. Aetiology and classification of small for gesta-tional age infants. J Paediatr Child Health，1997，33（3）:213 - 218

［4］ 陈晓霞，叶晓芬. 足月小于胎龄儿 54 例临床分析. 贵州医药，2006，30（9）:818

［5］ 翁梅倩，张伟利，吴圣楣，等. 匀称型和非匀称型婴儿智能发育观察. 实用儿科临床杂志，2000，15（1）:46 - 47

［6］ 肖作源，唐新意，陈裕明，等. 小于胎龄儿临床分型及其与围生期因素相关性探讨. 中国实用儿科杂志，2003，18（7）:408 - 410

［7］ 李娜，国爱芹，宋少华. 1093 例新生儿出生体重分析. 中国妇幼保健，2005，20（4）:490 - 491

［8］ 吴明昌. 怎样判断新生儿体格发育正常. 中国健康月刊，2000（1）:25

［9］ 翁梅倩，张伟利，李纫秋. 小于胎龄儿体格及智能发育的随访观察. 中国优生优育，1999，10（2）:58 - 64

［10］ 杨速飞，杨慧明，吴康敏，等. 小于胎龄儿婴幼儿期的体格生长. 现代预防医学，2005，32（6）:600 - 603

［11］ Hediger ML，Overpeck MD，Maurer KR，et al. Growth of infants and young children born small or large for gestational age:findings from the third national health and nutrition examination sur-vey. Arch Pediatr Adolese Med，1998，152（12）:1225 - 1231

［12］ Karlberg J，Albertsson ，Wiklad K. Growth in full-term small-for-gestational-age infants:from birth to final height. Pediatr Res，1995，38（5）:733 - 739

［13］ Ounsted M，Moar V，Scott A. Growth in the first four years:11 diversity within groups of small-for-dates and large-for-dates babies. Early Hum Dev. 1982；7:29 - 39

［14］ 郭异珍，孙淑英，赵萍，等. 121 例小于胎龄儿体格和智能发育随诊. 新生儿科杂志，1994，9（6）:261 - 263

［15］ 冯泽康，曹彦青，李着算，等. 小于胎龄儿的婴幼儿期生长发育. 中华儿科杂志，1989，27（1）:7 - 10

［16］ 李辉，于洋，夏秀兰，等. 出生体重与儿童期肥胖. 中国儿童保健杂志，2002，10（3）:145 -146

［17］ 彭咏梅，冯玲英，郭志平，等. 低出生体重儿体格生长 16 年纵向随访研究. 中国儿童保健杂志，2003，11（1）:1 - 3

［18］ 林亚芬，李伟华，周海燕，等. 宫内发育迟缓儿身长、体重、头围的追赶比较. 复旦学报（医学版），2005，32（6）:729 - 732

［19］ 丘小汕，黄婷婷，邓会英，等. 早期营养干预对宫内生长迟缓大鼠胰岛素样生长因子和小肠发育及生长追赶的影响. 实用儿科临床杂志，2003，18（12）:949 - 951

［20］ Leger J，Limoni C，Collin D，et al. Prediction factors in the determination of final height in sub-jects born small for gestational age. Pediatr Res，1998，43（6）:808 - 812

［21］ Botero D，Lifshiz F. Intrauterine growth retardation and long-term effects on growth. Dcurr Opin Pediatr，1999，11（4）:340 - 347

［22］ Barros FC，Huttly SR，Victora CG，et al. Comparison of the causes and consequences of prematu-rity and intrauterine growth retardation:a longitudinal study in southern Brazil. Pediatrics，1992，90（2）:238 - 244

［23］ 刘建蒙，李松，林庆，等. 小儿脑性瘫痪的流行病学分布特征. 中华儿科志，1998，36（5）:314 -316

［24］ Barker D. Fetal growth and adult disease. British Journal of Obstetrics and Gynecology，1992，99（4）:275 - 276

［25］ Barker D. Mothers，babies and diseases in later life . London:BMJ Publishing Group，1994:23 -35

［26］ 张家骧，魏克伦，薛辛东. 新生儿急救学. 北京:人民卫生出版社，2000:180 - 181

［27］ 陈豪，陆国强，姚明珠. 早产小于胎龄儿与适于胎龄儿临床对照研究. 临床儿科杂志，2006，

24 (3):193-195

[28] 杨明今，刘志伟，沈月华. 小于胎龄儿发病情况分析. 实用儿科临床杂志，2004，19 (2)：108-109

[29] 郑青，齐瑛，栾红，等. 106例小于胎龄儿临床分析与随访. 中国优生与遗传杂志，1996，4 (3):59-60

[30] 王多德，贾平，王鸿娟. 小于胎龄儿免疫球蛋白及补体C_3、C_4变化的探讨. 贵州医药，2002，26 (3):224-227

[31] 杨凡，熊英，余波，等. 146例小于胎龄儿高危因素及合并症分析. 四川大学学报（医学版），2003，34 (4):770-773

[32] 杨崇玲，徐艳华，高白云，等. 小于胎龄儿听觉脑干反应的研究. 听力学及言语疾病杂志，1996，4 (4):201-203

[33] 李宇阳，韩晓雷，刘正娟，等. 促红细胞生成素与宫内生长发育迟缓关系的研究. 中国小儿急救医学，2006，13 (3):218-220

[34] 翁梅倩，张伟利，敖黎明，等. 小于胎龄儿大脑的发育及与适于胎龄儿的比较. 新生儿科杂志，1999，14 (4):166-167

[35] 张伟利，吴圣楣，李小英，等. 小于胎龄儿脑影像学的研究. 中华超声影像学杂志，1996，5 (3):28

[36] 李着算，冯泽康，肖昕，等. 小于胎龄儿脐血T3、T4等六种激素水平测定. 中华儿科杂志，1994，32 (5):287-289

[37] 刘桂琴，李堂. 宫内生长迟缓新生儿的骨钙素、25-$(OH)_2D_3$及钙磷代谢的研究. 中国儿童保健杂志，2006，14 (3):284-286

[38] 王玲，苏宜香. 低出生体重对儿童青少年健康的影响. 国外医学儿科学分册，2004，31 (3):151-153

[39] Botero D, Lifshitz F. Intrauterine growth retardation and long-term effects on growth. Curr Opin Pediatr, 1999, 11 (4):340-347

[40] Maureen Hack, Mark Schluchter, Lydia Cartar, et al. Growth of Very Low Birth Weight Infants to Age 20 Years. Pediatrics, 2003, 112 (1):30-38

[41] ErikssonJG, Forsen T, Tuomilehto J, et al. Early growth and coronary heart disease in later life: a longitudinal study. BMJ, 2001, 322 (7292):949-953

[42] 李劲松，韩汝棠. 极低出生体重儿和超低出生体重儿的神经发育及影响因素. 中国新生儿科杂志，2006，21 (5):311-313

[43] Mary L, Mary D, Robert J, et al. Muscularity and Fatness of Infants and Young Children Born Small-or Large-for-Gestational-Age. Pediatrics, 1998, 102 (5):60-67

[44] 刘占利，梁琨，贺湘英，等. 胎儿生长迟缓与新生儿胰岛素敏感性变化的相关性. 中国实用儿科杂志，2006，21 (5):357-359

[45] 崔蕴璞，王新利，叶鸿瑁. 宫内环境因素对新生儿胰岛素敏感性影响的研究. 中华围产医学杂志，2004，7 (1):32-36

[46] 徐丽云，季作全. 小于胎龄儿血中胃肠激素变化的研究. 山东医学高等专科学校学报，2006，28 (1):45-48

[47] 荆萌，陈永生. 胃肠激素检测在小于胎龄儿变化中临床意义. 医学检验与临床，2006，17 (4):47-49

（司建平　路　晴）

第六节　建立张路指数的研究①

一、前言

身体指数法作为综合评价小儿体格发育的方法之一，用于评价新生儿全身营养状况、体格发育的匀称性，国内外均有报道。20 世纪 80 年代起全国新生儿生长发育科研协作组，建立了多项身体发育指数的正常值范围及评价标准。如刘喜红等对身体指数的筛选研究[1]发现，综合运用 QI、RI、VI、HC/CC 和 BL/HC 能全面科学地评价新生儿体格发育，但这仍过于繁多，我们试图在本章第四节中国 12 城市新生儿身体指数的纵向研究基础上，建立一个更加符合新生儿体格发育特点的新指数并进行探索性研究。

二、对象和方法

（一）对象

1. 12 城市出生 3 天内的足月 AGA 儿 1341 例，同本章第四节。

2. 用于验证本文新指数的非正常组为与 12 城市 AGA 儿同时调查的出生 3 天内新生儿，其中小于胎龄（SGA）儿 156 例和大于胎龄（LGA）儿 167 例，共 323 例。

3. 用于验证本文新指数的正常组为 1996 年 10～11 月在大连地区测查新生儿 118 例，其中满足条件[2]的足月 AGA 儿 76 例（男 44 例，女 32 例）。

（二）方法

1. 以上第 1、第 2 两项测量方法同本章第四节；以上第 3 项的测量方法：六项指标的测定，按科研协作组制定的标准与方法，由作者本人进行操作，测量工具同本章第四节。测体重于生后 1 小时内完成，其他指标于生后 24～48 小时内完成，并于 48～72 小时复测。

2. 计算与统计方法

（1）10 项指数聚类分析。

（2）用 12 城市足月 AGA 儿 1341 例的体重、身长、头围，计算机演算以下各初设计指数的均值及变异系数〔体重单位为克（g），身长、头围单位为厘米（cm）〕。

$$A = \frac{体重}{身长 \times 头围^2} \qquad C = \frac{体重}{身长 \times 头围}$$

$$B = \frac{体重}{身长 \times 胸围^2} \qquad D = \frac{体重}{身长 \times 胸围}$$

（3）用 12 城市足月 AGA 儿 1341 例的体重、身长、头围、计算机演算认定新指数：

$$\frac{体重 + 250}{身长 \times 头围 \times 2}$$

---

①本文主要内容发表于《中国儿童保健杂志》2000 年 8 卷第 6 期，第 352～355 页。文题为《一种用于综合评价新生儿体格发育的新指数——张路指数》。本研究曾获 2000 年辽宁省政府科学技术进步奖。

（4）用 12 城市 SGA、LGA 儿 323 例及大连地区足月 AGA 儿 76 例，与目前国内外普遍使用的胎龄-体重作金标准进行比较，计算 11 个指数（本章第四节 10 个指数与新指数）各自的灵敏度、特异度、误诊度、漏诊度、总符合率。计算方法如下：

1）特异度 $=\dfrac{n_1}{N_1}\times100\%$。

N_1：正常组总人数（76 例）（无病组总人数）。

n_1：正常组各指数值在第一部分指数参考标准第 10～90 百分位内的新生儿人数（真阴性人数）。

2）漏诊率（假阴性率）$=\dfrac{n_2}{N_2}\times100\%$。

N_2：非正常组总人数（323 例），即 SGA+LGA 的总例数（有病组总人数）。

n_2：非正常组各指数值在第一部分指数参考标准第 10～90 百分位内的新生儿人数（假阴性人数）。

3）灵敏度 $=1-$ 漏诊率。

4）误诊率（假阳性率）$=1-$ 特异度。

5）总符合率 $=\dfrac{n_1+(N_2-n_2)}{N_1+N_2}\times100\%$。

（5）统计学方法：ZLI 不同胎龄之间、按胎龄分类之间、不同时点之间比较用方差分析，男女之间比较用 t 检验，各指数两率之间用 x^2 检验，用 SPSS 进行统计学处理。

三、结果与分析

（一）新指数的设计路线

对本章第四节 10 项指数进行聚类分析，找出最具有代表性的指数。聚类分析显示：纵向各时段 10 项指数的聚类结果一致。下面以出生 3 天内时段为例进行结果分析：图示很明显，10 个指数聚成三类。

依据此群集表 10 - 6 - 1，画成树形图（阿拉伯数字 1～10，分别按顺序代表以下指数：QI、RI、PSI、VI、BRI、CRL/HC、BL/HC、CC/MAC、HC/CC、MAC/HC）。

表 10 - 6 - 1　　　　　　　　10 项指数聚类情况

一阶	群集 1	群集 2	系数	群集 1	群集 2	下一阶
1	1	2	0.692620	0	0	3
2	6	7	0.656599	0	0	6
3	1	4	0.591796	1	0	4
4	1	3	0.429777	3	0	5
5	1	10	0.337613	4	0	8
6	5	6	0.241325	0	2	7
7	5	8	0.072191	6	0	8
8	1	5	−0.182905	5	7	9
9	1	9	−0.287039	8	0	0

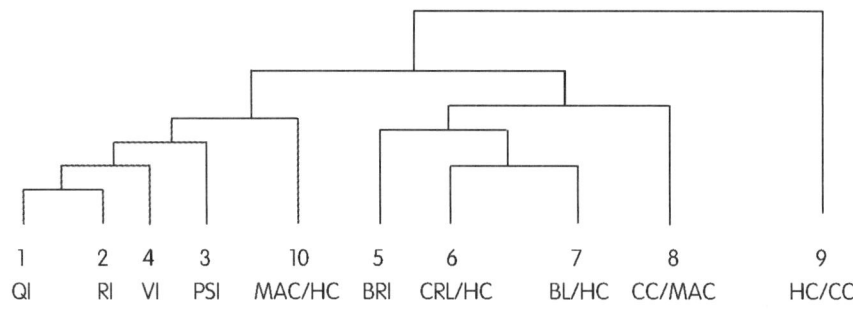

图 10-6-1　10 项指数聚类情况

1. QI、RI、VI、PSI、MAC/HC　这几个指数主要作为营养指数，反映新生儿身体充实度，密度与丰满程度，其中 QI 与 RI 的相关性最好（$r=0.69$）。根据实际需要，我们在这类中选最简单，易得的 QI 为代表。

2. BRI、BL/HC、CRL/HC、CC/MAC　这类指数主要用于评价新生儿体型与身体各部分比例关系，其中 BL/HC 与 CRL/HC 相关性最好（$r=0.65$）。我们选 BL/HC 为代表。

3. HC/CC　其比值自成一类，它反映新生儿大脑与胸腔内脏器的发育状况与比例关系。提示新生儿围度的变化，用其他指标很难取代。

因此，QI、BL/HC 与 HC/CC 作为这三类中的代表指数可以较全面地反映新生儿的营养状况、体型特点及各部分的发育比例。这与刘喜红[1]、封志纯[3]和 Yank[4]的结论一致。

（二）选取具有代表性的单项指标

1. QI（BW/BL）、BL/HC、HC/CC　以上 3 个指数实际上包括 4 个单项指标：体重、身长、头围、胸围。根据实际需要，我们选取头围做新生儿的围度代表指标。理由是：①新生儿期头部的发育具有特征性（头占身长的 1/4）。②头围、胸围均为新生儿的围度指标，头围的测量比胸围更方便，且测量误差小。③第一部分研究显示，新生儿期头围与胸围是同步增长，两者在值上仅相差 1～2cm。

2. 体重、身长、头围　以上 3 个指数分别表示小儿的重量，长度与围度。这三个单项指标也是临床与保健工作者认为是评价新生儿体格发育最重要、最有价值的衡量指标。

（1）体重为各器官、骨骼、肌肉、脂肪等组织及体液的总重量，即人体总重量，是衡量宫内胎儿生长发育及代表新生儿体格生长，尤其是营养情况最易取得的指标，也是反映出生质量和预示健康一个重要指标[5~6]。

（2）身长表示全身生长的水平和速度[5]，提示骨骼的生长及长度的增加，是反映个体发育状况和营养水平的一种稳定的指标[7]。因此许多身体指数均选用了体重与身长进行综合评价。例如：QI、RI、VI、PSI、Kaup Index、Livi Index、Polock Index，并已为国内外所公认。

（3）头围表示头颅及脑的大小，与脑的发育密切相关[8]。胎儿时期神经系统发育最早，尤其脑的发育最为迅速，胎儿的头围随胎龄增大而增加，与胎龄呈高度正相关

$(r=0.95)^{[1]}$。出生时新生儿脑重为体重的 $1/9 \sim 1/8$（成人约为 $1/40$）[9]新生儿头长占身长的 $1/4$（成人约为 $1/8$），因此，新生儿期头围的测量对评价体格发育具有特殊的意义。

我们认为，进行综合评价时，选择以上三项重要指标，才能全面准确地反映新生儿体格发育特点。而目前评价新生儿身体指数尚未见有与我们设计的公式相同的。

（三）新生儿外形特点与新指数的建立

已知新生儿头围平均 34cm，胸围 32cm，臀围 29cm[10]，其胸部前后径与横径相差无几，呈圆桶状；腹部较饱满亦似圆桶形；其头长占身长 $1/4$，下部量短于上部量。鉴于新生儿体型的这一特点，我们设计新生儿外形为一圆柱状体（图 10-6-2），其身长相当于柱高，其头围或胸围相当于周长，其体重相当于质量。依数学公式：

　　密度＝质量/体积

　　其中：体积＝底面积×高＝$\pi \cdot r^2 \times$高　　　　　　　　　　　　　　　（1）

　　因：周长＝$2\pi r$　所以：$r = \dfrac{\text{周长}}{2\pi}$　　　　　　　　　　　　　　　（2）

　　由（1）、（2）得：密度$= \dfrac{\text{质量}}{\pi \cdot (\text{周长}/2\pi)^2 \times \text{高}} = \dfrac{\text{质量}\times 4\pi}{\text{高}\times \text{周长}^2}$。

以身高取代高，以头围取代周长得：新生儿体密度$\approx \dfrac{\text{体重}\times 4\pi}{\text{身长}\times \text{头围}^2}$（$4\pi$ 是常数）。

　　即：人体密度与$\dfrac{\text{体重}}{\text{身长}\times\text{头围}^2}$成正比，也与$\dfrac{\text{体重}}{\text{身长}\times\text{头围}}$成正比。

表 10-6-2　　　　　　　　　各公式均值及变异系数比较

公式	均值	变异系数
$A = \dfrac{\text{体重}}{\text{身长}\times\text{头围}^2}$	0.055	72.00%
$B = \dfrac{\text{体重}}{\text{身长}\times\text{胸围}^2}$	0.059	67.80%
$C = \dfrac{\text{体重}}{\text{身长}\times\text{头围}}$	1.852	6.03%
$D = \dfrac{\text{体重}}{\text{身长}\times\text{胸围}}$	1.926	6.70%

单位：体重为克（g），身长、胸围为厘米（cm）。

由表 10-6-2 看出，A、B 的变异系数均比 C、D 的变异系数大，即：C、D 比 A、B 稳定，C、D 两者的变异度接近，根据临床需要（理由见前），确定 C 为最佳公式。

（四）新指数的命名与含义

1.命名　$ZLI = \dfrac{\text{体重（g）}+250}{\text{身长（cm）}\times\text{头围（cm）}\times 2} = 1.00$

采用正态分布法确定正常值范围 0.92～1.08。

［ZLI：张路指数的缩写，全称为 Zhang Baolin LuQing index。本公式是在新生儿体格发育研究专家张宝林（Zhang Baolin）教授提议设计与指导下，由硕士研究生路晴（Lu Qing）具体完成，故命名为张路指数］

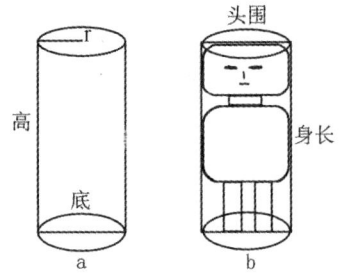

图 10‐6‐2　圆柱状新生儿外形简图

2. 指数含义　以身长为高度，以头围为周长的圆柱体单位表面积所含的重量数，即人体单位面积所含的体重数。代表肌肉、骨骼、内脏重量及组织发育状况，作为评价新生儿身体密度、充实质、丰满程度、体型匀称度及营养状况的指数。其内涵是反映人体单位面积所含体重数及脑发育的状况。公式中的 250 和 2 均为修正常数，是为了使公式计算值在足月 AGA 新生儿时为 1.00，方便记忆而确定的。

（五）ZLI 正常参考值

1. 出生 3 天内不同胎龄 AGA 新生儿的均值、百分位数及其变化规律（表 10‐6‐3、图 10‐6‐3）

表 10‐6‐3　　　　　中国 12 城市不同胎龄新生儿 ZL 指数

胎龄	例数	平均值	标准差	最小值	最大值	百分位数												
						P3	P5	P10	P16	P20	P25	P50	P75	P80	P84	P90	P95	P97
28	5	0.72	0.08	0.64	0.86													
29	4	0.68	0.03	0.65	0.71													
30	5	0.68	0.03	0.63	0.72													
31	8	0.73	0.08	0.65	0.86													
32	17	0.78	0.07	0.67	0.92	0.67	0.67	0.68	0.68	0.70	0.72	0.80	0.81	0.81	0.82	0.87	0.87	0.87
33	23	0.84	0.06	0.74	0.93	0.74	0.75	0.76	0.77	0.78	0.82	0.84	0.89	0.91	0.91	0.91	0.92	0.92
34	22	0.88	0.06	0.75	0.98	0.75	0.76	0.78	0.80	0.82	0.84	0.89	0.93	0.94	0.95	0.97	0.98	0.98
35	57	0.92	0.06	0.75	1.10	0.78	0.80	0.85	0.86	0.88	0.89	0.93	0.96	0.97	0.97	0.99	1.04	1.07
36	99	0.94	0.06	0.77	1.06	0.83	0.84	0.86	0.88	0.89	0.90	0.93	0.98	0.98	0.99	1.02	1.03	1.05
37	155	0.97	0.06	0.83	1.09	0.86	0.87	0.90	0.92	0.93	0.93	0.97	1.01	1.03	1.03	1.05	1.06	1.08
38	246	0.98	0.06	0.84	1.22	0.87	0.89	0.91	0.92	0.93	0.94	0.98	1.02	1.03	1.04	1.06	1.08	1.10
39	354	1.00	0.06	0.82	1.28	0.89	0.90	0.92	0.94	0.95	0.96	1.00	1.04	1.05	1.06	1.08	1.10	1.13
40	338	1.01	0.06	0.85	1.17	0.91	0.92	0.94	0.96	0.97	0.97	1.01	1.05	1.06	1.08	1.09	1.11	1.13
41	248	1.02	0.06	0.86	1.18	0.91	0.92	0.94	0.96	0.97	0.97	1.02	1.06	1.07	1.08	1.10	1.12	1.15
42	126	1.01	0.06	0.82	1.21	0.90	0.92	0.93	0.95	0.96	0.97	1.01	1.06	1.07	1.08	1.10	1.11	1.11
43	30	1.02	0.07	0.90	1.15	0.90	0.91	0.91	0.94	0.97	0.98	1.02	1.09	1.10	1.10	1.12	1.14	1.14
44	20	1.02	0.07	0.92	1.19	0.92	0.92	0.95	0.96	0.96	0.96	0.99	1.05	1.05	1.10	1.16	1.19	1.19

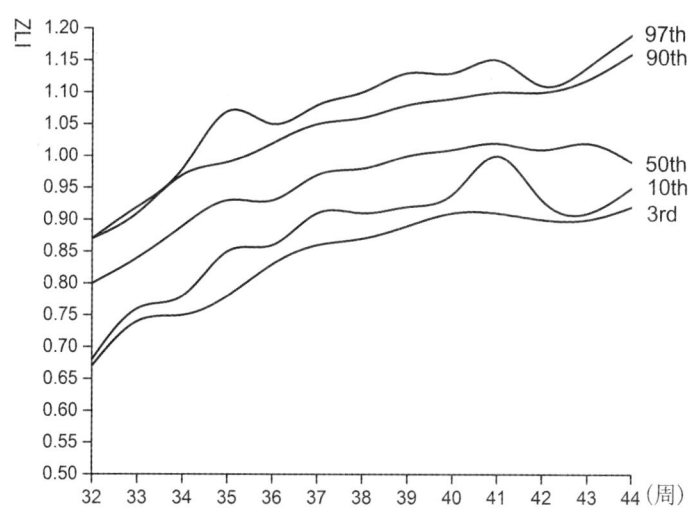

图 10‑6‑3 中国 12 城市不同胎龄新生儿 ZLI 百分位数曲线（出生 3 天内）

（1）由此表可见 ZLI 随胎龄增加而增大，具体为：①胎龄 31～33 周和 34～35 周 ZLI 值，经方差分析，各组间差异有显著意义（$P<0.05$）。②胎龄小于 31 周和胎龄大于 35 周 ZLI 值各组间差异均无显著意义（$P>0.05$）。③胎龄大于 41 周 ZLI 值不再增加。

（2）反映随胎龄的增加，小儿单位体表面积的质量在增加（即身体密度、充实度在增加），这种增加具体表现为：①妊娠 30～33 周和 34～35 周时最明显，这与单项指标在宫内每周增长的速率，大多数在 30 周、31 周及 34 周时出现一个生长高峰[11] 的结果是一致的。②从 35 周以后，增长的速率渐缓。③至 43～44 周，还可出现负值[12]。

（3）ZLI 指数也反映出了这一变化规律。从以上可以看出，ZLI 是一个反映胎儿宫内生长发育的敏感指标。

2. 按胎龄分类 ZLI 的正常参考值（表 10‑6‑4） ZLI 随发育的逐渐成熟而增加，经方差分析早产与足月产、过期产之间差异有显著意义（$P<0.01$），足月产与过期产之间差异无显著意义（$P>0.05$）。反映胎儿身体密度、充实度随胎龄的增大而逐渐增加，成熟后则基本稳定。

表 10‑6‑4 中国 12 城市按胎龄分类新生儿 ZL 指数表

类别	例数	均值	标准差	最小值	最大值	百分位数												
						P_3	P_5	P_{10}	P_{16}	P_{20}	P_{25}	P_{50}	P_{75}	P_{80}	P_{84}	P_{90}	P_{95}	P_{97}
早产儿	240	0.89	0.09	0.63	1.10	0.67	0.68	0.74	0.80	0.82	0.84	0.91	0.95	0.96	0.97	0.99	1.02	1.04
足月产儿	1341	1.00	0.06	0.82	1.28	0.89	0.90	0.92	0.94	0.95	0.96	1.00	1.04	1.05	1.06	1.08	1.10	1.12
过期产儿	176	1.02	0.07	0.82	1.21	0.90	0.91	0.93	0.95	0.96	0.97	1.01	1.07	1.07	1.09	1.10	1.12	1.14

3. ZLI 的性别差异（表 10‑6‑5） 男、女性别差异无显著意义（$P>0.05$）。说明本指数受性别影响较小，男、女可通用正常参考值。

表 10-6-5　　　　　中国 12 城市男女 AGA 新生儿 ZLI 纵向监测均值

胎龄分类	监测天数	例数		男	女	P
		男	女			
早产	<3	128	112	0.89	0.89	
	5~7	128	112	0.87	0.87	
	12~16	128	112	0.89	0.89	>0.05
	26~28	128	112	1.00	1.01	
	58~60	58	53	1.18	1.19	
足月产	<3	677	664	1.00	1.00	
	5~7	677	664	0.98	0.99	
	12~16	677	664	1.01	1.00	>0.05
	26~28	677	664	1.00	1.10	
	58~60	315	295	1.26	1.25	
过期产	<3	89	87	1.03	1.01	
	5~7	89	87	1.00	0.98	
	12~16	89	87	1.02	1.01	
	26~28	89	87	1.11	1.11	
	58~60	47	42	1.23	1.28	

P：男、女（<3 天）均值比较。

4. 纵向百分位数，均值及其变化规律（表 10-6-6，图 10-6-4）

（1）ZLI 在早产儿、足月产儿、过期产儿各自的纵向监测均值及百分位数变化规律基本一致，均为先减小后增大，具体为：①生后 5~7 天时，各监测值均较出生 3 天内减小。②12~14 天时恢复至出生 3 天内时监测值。③以后随日龄的增大而逐渐增大。各时段组间差异均有显著意义（$P<0.01$）。

（2）生后 2 个月时，早产儿与足月、过期产儿比较差异仍有显著意义（$P<0.01$）。说明早产儿身体密度、充实度仍未达到足月儿相同日龄水平。早产儿在生后 26~28 天达足月儿出生 3 天内水平（ZLI=1.00）。

表 10-6-6　　　　　中国 12 城市 AGA 新生儿 ZLI 纵向监测值

胎龄分类	监测天数	例数	平均值	标准差	最小值	最大值	百 分 位 数												
							P_3	P_5	P_{10}	P_{16}	P_{20}	P_{25}	P_{50}	P_{75}	P_{80}	P_{84}	P_{90}	P_{95}	P_{97}
早产	3 天内	240	0.89	0.09	0.63	1.10	0.67	0.68	0.74	0.80	0.82	0.84	0.91	0.95	0.96	0.97	0.99	1.02	1.04
	5~7 天	240	0.87	0.10	0.62	1.08	0.64	0.67	0.71	0.77	0.78	0.80	0.88	0.94	0.95	0.96	0.97	0.99	1.01
	12~14 天	240	0.89	0.10	0.64	1.16	0.68	0.70	0.74	0.78	0.80	0.83	0.90	0.97	0.98	0.99	1.01	1.04	1.05
	26~28 天	240	1.00	0.11	0.74	1.36	0.79	0.81	0.85	0.88	0.90	0.92	1.01	1.08	1.09	1.10	1.13	1.19	1.20
	58~60 天	111	1.18	0.13	0.76	1.57	0.93	0.96	1.02	1.06	1.07	1.11	1.19	1.25	1.28	1.29	1.33	1.42	1.49

续表

胎龄分类	监测天数	例数	平均值	标准差	最小值	最大值	百分位数												
							P_3	P_5	P_{10}	P_{16}	P_{20}	P_{25}	P_{50}	P_{75}	P_{80}	P_{84}	P_{90}	P_{95}	P_{97}
足月产	3天	1341	1.00	0.06	0.82	1.28	0.89	0.90	0.92	0.94	0.95	0.96	1.00	1.04	1.05	1.06	1.08	1.10	1.12
	5~7天	1341	0.98	0.07	0.77	1.31	0.86	0.87	0.90	0.92	0.93	0.94	0.98	1.03	1.04	1.05	1.07	1.09	1.11
	12~14天	1341	1.01	0.07	0.77	1.32	0.88	0.90	0.92	0.94	0.95	0.96	1.00	1.05	1.06	1.07	1.09	1.12	1.13
	26~28天	1341	1.10	0.08	0.81	1.38	0.95	0.97	1.00	1.02	1.03	1.05	1.09	1.15	1.16	1.18	1.20	1.23	1.26
	58~60天	610	1.26	0.10	0.98	1.72	1.09	1.11	1.14	1.16	1.17	1.19	1.25	1.32	1.34	1.35	1.39	1.44	1.49
过期产	3天	176	1.02	0.07	0.82	1.21	0.90	0.91	0.93	0.95	0.96	0.97	1.01	1.07	1.07	1.09	1.10	1.12	1.14
	5~7天	176	0.99	0.07	0.82	1.19	0.84	0.86	0.89	0.92	0.94	0.94	0.99	1.05	1.06	1.06	1.09	1.11	1.12
	12~14天	176	1.02	0.07	0.81	1.24	0.88	0.90	0.92	0.94	0.96	0.96	1.02	1.06	1.08	1.09	1.11	1.14	1.16
	26~28天	176	1.11	0.09	0.89	1.37	0.94	0.96	1.00	1.03	1.04	1.05	1.10	1.17	1.18	1.20	1.22	1.26	1.30
	58~60天	89	1.25	0.12	1.01	1.66	1.06	1.07	1.10	1.14	1.15	1.17	1.24	1.34	1.35	1.38	1.41	1.44	1.46

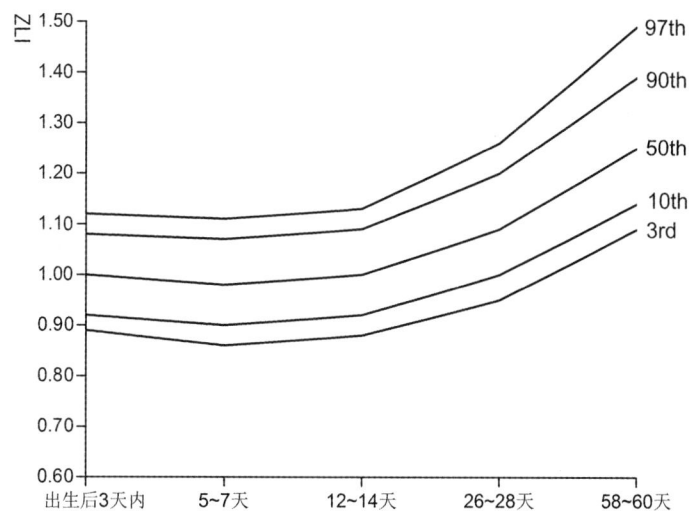

图 10-6-4　中国 12 城市足月 AGA 新生儿 ZLI 纵向监测百分位数曲线

5. ZLI 在不同时期的增长值与增长速度及其变化规律（表 10-6-7，图 10-6-5）

（1）从累积增长均值与定基增长速度看，早产儿、足月产儿、过期产儿在：①生后第 1 周均为负增长。②自生后第 2 周起，随日龄增大而增长加快。③生后 4 周时，早、足、过的定基增长速度分别为 12.80%、9.80% 及 10.14%。④2 个月时分别为 33.33%、25.70% 及 23.33%。⑤早产儿增长最快。

（2）其逐期增长均值及环比增长速度显示，早产儿、足月产儿、过期产儿在：①新生儿期后 2 周比前 2 周增长明显。②生后 4 周时，其环比增长速度分别为 12.33%、8.96%、9.83%。③2 个月时，分别比生后 4 周时增长 18.16%、14.57% 及 11.72%。增长速度均以早产儿为最快，足月与过期产儿增长速度比较接近。反映生后早产儿身体密度、充实度的正常追赶生长从生后 2 周起就开始积累，4 周时就明显显示出来。

（3）从表 10-6-9～表 10-6-12 来看：①生后 2 周起，足月儿男、女 ZLI 定基增长速度与环比增长速度均为男略快于女，而过期产儿却为女快于男。②从生后 4 周起，早产儿也为女快于男。提示早产儿与过期产儿女性的身体密度与充实度增长速度均比男性快，女性早产儿、过期产儿生后身体更趋于丰满。这在解释女婴生存优势问题上，也有特殊意义。

表 10-6-7　中国 12 城市按胎龄分类新生儿 ZLI 在不同时期累积增长值及定基增长速度　　%

胎龄分类	例数		3天内均值	累积增长均值				定基增长速度			
	总例数	2个月数		1周	2周	4周	2个月	1周	2周	4周	2个月
早产儿	240	111	0.89	−0.02	0.00	0.11	0.30	−2.59	0.45	12.80	33.33
足月产儿	1341	610	1.00	−0.02	0.01	0.10	0.26	−1.60	0.50	9.80	25.70
过期产儿	176	89	1.02	−0.03	0.00	0.10	0.24	−2.61	0.10	10.14	23.33

表 10-6-8　中国 12 城市按胎龄分类新生儿 ZLI 在不同时期逐期增长值及环比增长速度　　%

胎龄分类	例数		3天内均值	逐期增长均值				环比增长速度			
	总例数	2个月数		1周	2周	4周	2个月	1周	2周	4周	2个月
早产儿	240	111	0.89	−0.02	0.03	0.11	0.18	−2.59	3.47	12.33	18.16
足月产儿	1341	610	1.00	−0.02	0.01	0.09	0.16	−1.60	2.03	8.96	14.57
过期产儿	176	89	1.02	−0.03	0.03	0.10	0.13	−2.61	3.03	9.83	11.72

表 10-6-9　中国 12 城市按胎龄分类男新生儿 ZLI 在不同时期累积增长值及定基增长速度　　%

胎龄分类	例数		3天内均值	累积增长均值				定基增长速度			
	总例数	2个月数		1周	2周	4周	2个月	1周	2周	4周	2个月
早产儿	128	58	0.89	−0.02	0.01	0.11	0.29	−2.15	0.68	12.88	32.88
足月产儿	677	315	1.00	−0.02	0.01	0.10	0.26	−1.70	0.70	10.21	26.43
过期产儿	89	47	1.03	−0.03	0.00	0.08	0.21	−2.54	−0.29	8.20	20.10

表 10-6-10　中国 12 城市按胎龄分类男新生儿 ZLI 在不同时期逐期增长值及环比增长速度　　%

胎龄分类	例数		3天内均值	逐期增长均值				环比增长速度			
	总例数	2个月数		1周	2周	4周	2个月	1周	2周	4周	2个月
早产儿	128	58	0.89	−0.02	0.03	0.11	0.18	−2.15	3.47	12.12	18.02
足月产儿	677	315	1.00	−0.02	0.02	0.10	0.16	−1.70	2.04	9.94	14.53
过期产儿	89	47	1.03	−0.03	0.02	0.09	0.12	−2.54	2.00	8.81	10.82

表 10-6-11　中国 12 城市按胎龄分类女新生儿 ZLI 在不同时期累积增长值及定基增长速度　　%

胎龄分类	例数		3天内均值	累积增长均值				定基增长速度			
	总例数	2个月数		1周	2周	4周	2个月	1周	2周	4周	2个月
早产儿	112	53	0.89	−0.03	0.00	0.12	0.30	−2.81	0.22	13.03	34.04
足月产儿	664	295	1.00	−0.02	0.00	0.09	0.25	−1.70	0.10	9.28	24.85
过期产儿	87	42	1.01	−0.03	0.01	0.10	0.27	−2.48	0.50	10.03	26.91

表 10‐6‐12　中国 12 城市按胎龄分类女新生儿 ZLI 在不同时期逐期增长值及环比增长速度　％

胎龄	例数		3 天内	逐期增长均值				环比增长速度			
分类	总例数	2 个月数	均值	1 周	2 周	4 周	2 个月	1 周	2 周	4 周	2 个月
早产儿	112	53	0.89	−0.03	0.03	0.11	0.19	−2.81	3.47	12.78	18.89
足月产儿	664	295	1.00	−0.02	0.02	0.09	0.16	−1.70	2.03	8.97	14.61
过期产儿	87	42	1.01	−0.03	0.03	0.10	0.17	−2.48	3.05	9.88	15.34

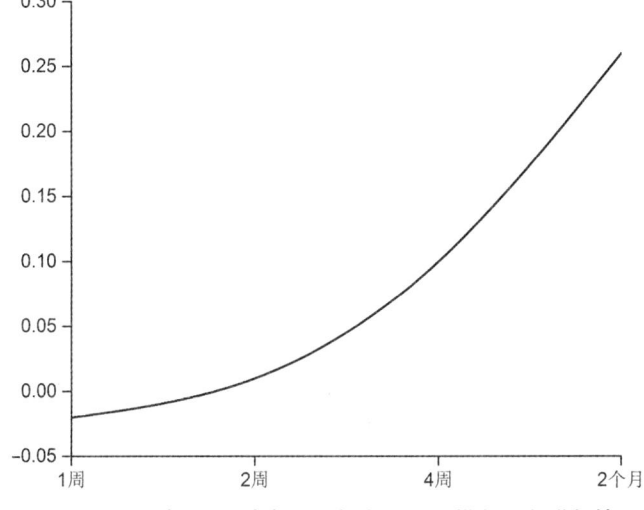

图 10‐6‐5　中国 12 城市足月新生儿 ZLI 纵向累积增长情况

（六）ZLI 与其他 10 项指数符合率比较

以目前公认的胎龄-体重作为金标准，计算按胎龄分类新生儿各指数值在第 10～90 百分位内的情况。

从表 10‐6‐13 中得知，灵敏度、特异度及总符合率均比较高的是 QI 与 ZLI［与其他各指数比较（$P<0.01$）］。

表 10‐6‐13　　各指数均值及灵敏度、漏诊率、特异度、误诊率、总符合率比较

指数	均值±标准差	第 10～90 百分位数	灵敏度	漏诊率	特异度	误诊率	总符合率
QI	64.21±4.59	57.59～70.01	86 (269)	14 (42)	61 (46)	39 (30)	81 (269+46)
RI	2.60±0.20	2.34～2.84	40 (125)	60 (186)	61 (46)	39 (30)	44 (125+46)
VI	72.02±2.58	68.80～75.31	38 (117)	62 (194)	70 (53)	30 (23)	44 (117+53)
PSI	94.41±3.31	90.28～98.31	30 (94)	70 (217)	50 (38)	50 (38)	34 (94+38)
BRI	67.62±2.13	65.04～69.99	20 (61)	80 (250)	67 (51)	33 (25)	29 (61+51)
HC/CC	1.04±0.05	0.99～1.09	28 (87)	72 (224)	91 (69)	9 (7)	40 (87+69)
BL/HC	1.47±0.05	1.41～1.53	26 (81)	74 (230)	70 (53)	30 (23)	35 (81+53)
CRL/HC	0.99±0.04	0.94～1.04	27 (83)	73 (228)	67 (51)	33 (25)	35 (83+51)
MAC/HC	0.31±0.02	0.28～0.34	30 (106)	70 (205)	86 (65)	14 (11)	44 (106+65)

续表

指数	均值±标准差	第10~90百分位数	灵敏度	漏诊率	特异度	误诊率	总符合率
CC/MAC	3.15±0.22	2.87~0.41	28 (88)	72 (223)	83 (63)	17 (13)	39 (88+63)
ZLI	1.00±0.06	0.92~1.08	70 (224)	30 (87)	75 (57)	25 (19)	73 (224+57)

注：灵敏度、漏诊率、特异度、误诊率、总符合率均为百分比（％），括号内为例数。

ZLI 与 QI 相比：

1. 优点　①正常值波动范围小（0.92~1.08）。②均值为1.00，容易记忆。③包含参量多（含新生儿体格发育最重要的三项指标），更符合综合评价的要求。④引入的密度概念，把身长对体重的影响因素，变成了必备条件，能更准确地反映新生儿身体的密度情况。⑤其特异度高，误诊率低。

2. 缺点　①计算较 QI 略繁。②灵敏度不如 QI，即漏诊率较 QI 高。③另外单就特异度而言，ZLI 不如 HC/CC、MAC/HC 与 CC/MAC，但后三者的特异度高，同时漏诊率也高。

故综合考虑，新指数仍为最佳的综合评价指数。

四、结论

1. 综合运用 QI、BL/HC、HC/CC 能较全面合理地评价新生儿营养状况、体型与身体各部分发育的比例关系。

2. 新建立的 ZLI 是一个综合评价新生儿体格发育的好指数

（1）ZLI 与评价新生儿体格发育的金标准胎龄-体重比较，其灵敏度、特异度和总符合率分别为70％、75％和73％。

（2）与其他10项指数相比，更能准确反映新生儿身体密度，充实度、体型匀称度与营养状况，具有正常值波动范围小、均值简单易记、包含参量多、更符合综合评价要求等优点。

（3）但其灵敏度不如 QI（其特异度比 QI 好），特异度不如 HC/CC、MAC/HC 与 CC/MAC（其灵敏度比三者高），尚需进一步验证、调整与修正。

（4）有关它的混杂问题（如各种影响因素），修饰效应等仍有待进一步研究。

参考文献

[1] 刘喜红，张宝林，王宝琼. 新生儿体格发育10项身体指数的筛选研究. 中国儿童保键杂志，2000，8 (1):51—52

[2] 张宝林，冯泽康，孙振球. 中国12城市足月适于胎龄儿体格发育纵向研究. 中华儿科杂志，1992，30:207

[3] 封志纯，王永午，苏渊，等.39324名0~12岁小儿身高体重指数分析. 实用儿科杂志，1992，7 (4):192-193

[4] Yank IT，Chang MH. Weight to length ratio-A good parameter for determining nutritional status in preterm and full-term newborns. Acta Paediatr. lnt. J. Paediatr，1993，83 (5):427-429

[5] 叶恭绍. 中国医学百科全书·儿童少年卫生学. 上海：上海科学技术出版社，1984：23

[6] 李竹，叶雷，钟万华. 在中国大陆台湾和美国出生的华人婴儿出生体重的比较. 中国优生优育，1991，1 (1)：15-17

[7] 饶安伶，张璇. 九市 0～7 岁儿童身体发育指数的探讨. 营养学报，1989，11 (3)：197-204

[8] 王慕逊. 儿科学. 第 4 版. 北京：人民卫生出版社，1996：10

[9] 吴瑞萍，胡亚美，江载芳. 实用儿科学. 第 6 版. 北京：人民卫生出版社，1996：48

[10] 张宝林，王宝琼. 实用儿科学. 长沙：湖南科学技术出版社，1983

[11] 张宝林，冯泽康，张丽辉，等. 中国 15 城市不同胎龄新生儿体格发育调查研究. 中华儿科杂志，1988，26：206

（路　晴　张宝林　王宝琼　刘启贵）

第七节　张路指数在大于胎龄儿和小于胎龄儿体格发育综合评价中的应用

一、前言

身体指数在评价婴儿体格发育中的优越性已经为大家所认识，但以往的身体指数大多不是针对婴儿体格发育特点设计的。张路指数（ZLI）是在以往研究的基础上，选择体重、身长和头围这三项新生儿体格发育最重要的指标而建立的新指数。该指数完全是针对新生儿体格发育特点设计，能更准确地评价新生儿身体密度、充实度、丰满度、体型匀称度及营养状况。与本章第四节中的 10 项指数相比，ZLI 在灵敏度、特异度、总符合率及准确性、实用性等综合方面存在优势[1]。自 ZLI 建立以来，已经应用于多个地区的新生儿体格发育中研究[2~5]。研究证明 ZLI 是一项综合评价新生儿宫内发育和生后 2 个月体格发育的好指数。但该课题组以往的研究对象是按胎龄分类的新生儿（过期产儿、足月产儿和早产儿）。本文对按胎龄-体重法分类的适于胎龄儿（AGA）、大于胎龄儿（LGA）和小于胎龄儿（SGA）进行了 2 个月的纵向研究，是对前期研究的进一步补充完善。通过对全国 12 城市的 1757 例 AGA、167 例 LGA 和 156 例 SGA 进行 2 个月的纵向监测，建立了三组婴儿 0～2 个月的 ZLI 纵向参考值，并验证了 ZLI 是否适用于 LGA 和 SGA 的体格发育评价。同时，作者于 2005 年亲自测量了大连市的 93 例足月 AGA 的体重、身长和头围，计算 ZLI 值并进行统计学分析，验证了 ZLI 现在的实用性，同时为及时修正提供依据。

二、对象与方法

（一）研究对象

1. 全国 12 城市的 2080 例新生儿。其中 AGA 1757 例，LGA 167 例，SGA 156 例。标准同本章第四节。

2. 2005 年于大连地区另行测量的足月 AGA 93 例，其中男性 53 例，女性 40 例。

（二）测量方法

全国 12 城市的 2080 例新生儿的测量方法及时间同第九章。大连地区的 93 例足月

AGA 只测量了出生时的体重、身长和头围这三项计算 ZLI 值所需的单项指标。测量方法同本章第四节。

（三）指标选择

选择体重、身长和头围这三项新生儿体格发育中最重要的指标，用计算机演算以下指数：

$$ZLI = \frac{体重（g）+250}{身长（cm）×头围（cm）×2} = \frac{BW（g）+250}{BL（cm）×HC（cm）×2}$$

其含义为以身长为高度，以头围为周长的圆柱体单位表面积所含的重量数，即人体单位面积所含的体重数。代表肌肉、骨骼、内脏重量及组织发育状况，作为评价新生儿身体密度、充实度、丰满度、体型匀称度及营养状况的指数。其内涵是反映人体单位面积所含重量数及脑发育的状况[1]。

（四）统计学方法

计算各组新生儿的 ZLI 值，用 SPSS12.0 进行统计。组内不同时间点之间、同一时间点各组之间比较用单因素方差分析。各指数男女之间比较用两组独立样本资料 t 检验。各地区肥胖率之间比较用卡方检验。

三、结果与分析

（一）验证 ZLI 是否是评价 LGA 和 SGA 的一项敏感指数

1. ZLI 纵向监测均值、百分位数参考值（表 10-7-1）　由表可见，出生时 AGA、LGA 和 SGA 的 ZLI 值分别为 0.99、1.11 和 0.88，符合各组婴儿出生时身体营养状态之间的差异。说明 ZLI 可以准确地评价婴儿的身体密度及充实度。

2. ZLI 纵向变化规律及组内各时间点之间的比较（图 10-7-1）

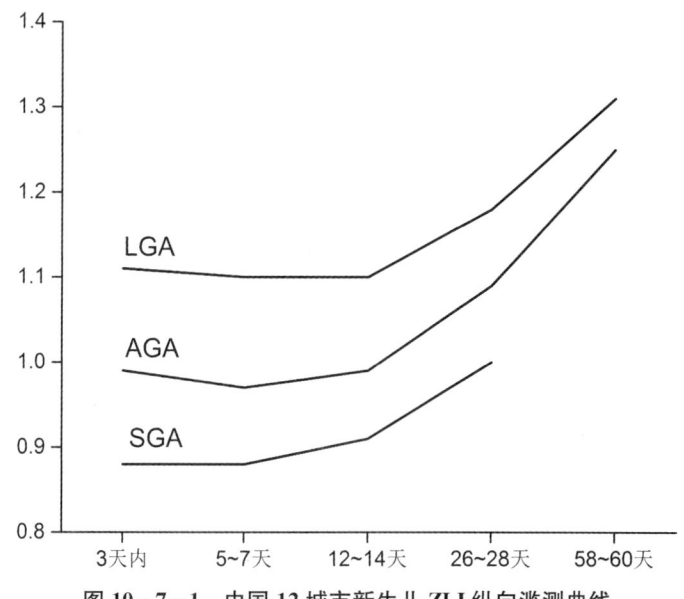

图 10-7-1　中国 12 城市新生儿 ZLI 纵向滥测曲线

表 10－7－1

中国 12 城市 0~2 个月新生儿 ZLI 纵向监测值

分类	监测天数	例数	平均值	标准差	最小值	最大值	百分位数												
---	---	---	---	---	---	---	P_3	P_5	P_{10}	P_{16}	P_{20}	P_{25}	P_{50}	P_{75}	P_{80}	P_{84}	P_{90}	P_{95}	P_{97}
分类	<3	1757	0.99	0.08	0.63	1.28	0.82	0.86	0.90	0.92	0.93	0.94	0.99	1.04	1.05	1.06	1.08	1.10	1.12
	5~7天	1757	0.97	0.08	0.62	1.31	0.78	0.82	0.87	0.90	0.91	0.93	0.97	1.02	1.03	1.05	1.07	1.09	1.10
	12~14天	1757	0.99	0.08	0.64	1.32	0.81	0.85	0.89	0.92	0.93	0.94	0.99	1.05	1.06	1.07	1.09	1.11	1.13
	26~28天	1757	1.09	0.09	0.74	1.38	0.90	0.93	0.97	1.00	1.02	1.03	1.09	1.14	1.16	1.17	1.20	1.23	1.26
	58~60天	810	1.25	0.11	0.76	1.72	1.04	1.07	1.12	1.14	1.16	1.18	1.24	1.31	1.33	1.35	1.39	1.44	1.48
大于胎龄儿	<3	167	1.11	0.07	0.94	1.29	1.00	1.01	1.03	1.05	1.06	1.07	1.11	1.16	1.17	1.18	1.21	1.24	1.25
	5~7天	167	1.10	0.07	0.90	1.26	0.95	0.95	1.01	1.03	1.05	1.06	1.09	1.15	1.17	1.17	1.19	1.22	1.23
	12~14天	167	1.10	0.08	0.89	1.33	0.95	0.96	1.00	1.03	1.04	1.05	1.09	1.15	1.16	1.17	1.20	1.23	1.26
	26~28天	167	1.18	0.08	0.91	1.47	1.03	1.05	1.07	1.10	1.11	1.12	1.18	1.23	1.23	1.25	1.27	1.30	1.33
	58~60天	80	1.31	0.09	1.15	1.64	1.17	1.18	1.21	1.23	1.24	1.25	1.30	1.36	1.36	1.39	1.44	1.48	1.54
小于胎龄儿	<3天	156	0.88	0.07	0.69	1.12	0.73	0.75	0.79	0.81	0.83	0.85	0.89	0.92	0.94	0.95	0.96	0.99	0.99
	5~7天	156	0.88	0.07	0.65	1.04	0.73	0.76	0.78	0.80	0.82	0.84	0.88	0.92	0.92	0.94	0.95	0.98	1.01
	12~14天	156	0.91	0.09	0.64	1.09	0.72	0.75	0.78	0.83	0.84	0.86	0.93	0.97	0.98	0.99	1.01	1.03	1.03
	26~28天	156	1.00	0.09	0.67	1.18	0.77	0.80	0.89	0.92	0.93	0.96	1.01	1.06	1.07	1.07	1.11	1.13	1.15

（1）在 AGA、LGA 和 SGA 中，ZLI 纵向监测均值及百分位数变化规律基本一致，均为先减小后增大。但：①在 AGA，ZLI 在生后 1 周内下降，2 周时恢复到出生时水平，然后开始上升。②LGA 的下降时间较长，生后 2 周时仍未恢复到出生时水平。③SGA 在生后 1 周内 ZLI 基本无变化，1 周后开始上升。

（2）各组内不同时间点之间差异均有显著统计学意义（$P<0.01$）。这与临床上婴儿生后暂时的生理性体重下降及恢复时间和规律相符。

（3）同时，SGA 的身体追赶趋势在生后 1 周内就已经表现出来，说明 ZLI 可以敏感地反映各组婴儿的体格变化情况。生后 1 个月时，AGA、LGA、SGA 的 ZLI 值比出生时分别增长 0.1、0.07、0.12，SGA 增长值最大。但直至 2 个月时，ZLI 值仍然是 LGA＞AGA＞SGA，SGA 仍然处于落后地位，同本章第四节中评价营养状况的指数变化相同，证明 ZLI 可以准确评价婴儿的体格发育。

3. 按胎龄-体重分类纵向同一水平监测值差异　在生后 2 个月内的各个时间段，ZLI 在 AGA、LGA 和 SGA 间差异均有显著统计学意义（$P<0.01$）。说明 ZLI 可以敏感地反映各类新生儿营养状态间的差异，是评价各类新生儿体格发育水平的一项好指数。

4. 男女 ZLI 均值及纵向同一水平的差异（表 10-7-2）　在 AGA、LGA 和 SGA 三组中，ZLI 在各时间段的男、女之间差异均无统计学意义（$P>0.05$）。这同前期关于 ZLI 的研究结果[3~6]一致，男女可以共用一个参考值。

表 10-7-2　　中国 12 城市 0~2 个月男女新生儿 ZLI 纵向监测均值及比较

分类	监测天数	例数		均值		P
		男	女	男	女	
适于胎龄儿	<3 天	894	863	0.985	0.988	0.771
	5~7 天	894	863	0.967	0.969	0.440
	12~16 天	894	863	0.991	0.989	0.872
	26~28 天	894	863	1.087	1.084	0.827
	58~60 天	420	390	1.247	1.246	0.785
大于胎龄儿	<3 天	116	51	1.117	1.108	0.722
	5~7 天	116	51	1.100	1.087	0.313
	12~16 天	116	51	1.103	1.090	0.107
	26~28 天	116	51	1.181	1.167	0.468
	58~60 天	57	23	1.325	1.296	0.101
小于胎龄儿	<3 天	64	92	0.881	0.886	0.564
	5~7 天	64	92	0.870	0.881	0.483
	12~16 天	64	92	0.920	0.903	0.909
	26~28 天	64	92	1.008	0.993	0.917
	58~60 天	29	42	1.201	1.164	0.991

（二）验证 ZLI 现在是否仍然可以准确评价新生儿的体格发育

1. 2005 年新测定的大连地区足月 AGA 的 ZLI 均值为 1.02，标准差为 0.07，均值略大于该指数规定的足月 AGA 的标准值 1.00。这可能与十几年来新生儿的出生体重增长较快有关，但其仍在正常参考范围（$\bar{X}\pm1S=1.00\pm0.06$）内。男女之间差异无统计学意义（$P=0.259$）。故 ZLI 现在仍然可以准确评价婴儿的体格发育，暂不需要修正。

2. 与全国其他地区的统计结果相比较（表 10-7-3）

（1）根据全国新生儿生长发育科研协作组 1999 年制定的试行标准：①ZLI 在全国统计结果表第 3~97 百分位数之间者为正常。②小于第 3 百分位数为营养不良。③大于第 97 百分位数为超重或肥胖。

（2）按此标准，大连市 2005 年出生的足月 AGA 的肥胖率为 8.6%。与以往研究相比，ZLI 值居中，比田阳（1.94%）高[2]，但比本溪（28.98%）[4]和怀化（20%）[5]低。各地区之间差异有显著意义（$x^2=128.719$，$P=0.000$）。大连地区的营养不良发生率（3.2%）较高，考虑与测量例数较少有关。

表 10-7-3　　　　　　　　　不同地区 AGA 出生时营养状况比较

地区	例数	ZLI 均值	标准差	正常		营养不良		肥胖	
				例数（%）		例数（%）		例数（%）	
大连	93	1.02	0.07	82（88.2）		3（3.2）		8（8.6）●▲※	
本溪	590	1.07	0.06	418（70.85）		1（0.17）		171（28.98）●▼○	
怀化	250	1.05	0.07	200（80）		0（0）		50（20）▲▼★	
田阳	413	1.01	0.10	401（97.09）		4（0.97）		8（1.94）※○★	

●大连和本溪之间肥胖率的比较 $x^2=17.255$，$P=0.000$。

▲大连和怀化之间肥胖率的比较 $x^2=6.267$，$P=0.012$。

※大连和田阳之间肥胖率的比较 $x^2=11.012$，$P=0.001$。

▼本溪和怀化之间肥胖率的比较 $x^2=7.309$，$P=0.007$。

○本溪和田阳之间肥胖率的比较 $x^2=121.207$，$P=0.000$。

★怀化和田阳之间肥胖率的比较 $x^2=63.650$，$P=0.000$。

四、讨论

（一）ZLI 的意义

1. 体重、身长、头围分别表示新生儿的重量、长度与围度，这 3 个单项指标也是儿科临床与保健工作者认为是评价新生儿体格发育最重要、最有价值的衡量指标。体重为各器官、骨骼、肌肉、脂肪等组织及体液的总重量，即人体总重量，是衡量宫内胎儿生长发育及代表新生儿体格生长，尤其是营养情况最易取得的指标，也是反映质量和预示健康的一个重要指标。身长表示全身生长的水平和速度，提示骨骼的生长及长度的增加，是反映个体发育状况和营养水平的一种稳定的指标。头围表示头颅及脑的大小，与脑的发育密切相关。胎儿时期神经系统发育最早，尤其脑的发育最为迅速，胎儿的头围随胎龄增大而增加，与胎龄呈高度正相关（$r=0.95$）。出生时新生儿脑重为体重的 1/9~1/8（成人约为 1/40），新生儿头长占身长的 1/4（成人约为 1/8）。因此，新生儿头围的测量对评价体格发育具有特殊的意义。进行综合评价时，选择以上三项重要指标，能更全面准确地反映新生儿体格发育特点[1]。

2. 新指数的含义是以身长为高度，以头围为周长的圆柱体单位表面积所含的重量数，即人体单位面积所含的体重数。代表肌肉、骨骼、内脏重量及组织发育状况，作为评价新生儿身体密度、充实度、丰满程度、体型匀称度及营养状况的指数。其内涵是反映人体单位面积所含体重数及脑发育的状况。公式中的 250 和 2 均为修正常数，是为使公式计算值在足月 AGA 时为 1.00，方便记忆而确定的[1]。

（二）ZLI 是评价 LGA 和 SGA 体格发育的一项敏感的身体指数

1. ZLI 自建立以来，已被广泛应用于儿科保健工作中。以往多数研究证明，ZLI 是一项评价 AGA 体格发育的好指数。本研究发现：出生时 LGA 的 ZLI 值大于足月 AGA 的标准 1.00，而 SGA 的值小于这个标准 1.00。说明 ZLI 还可以准确评价 LGA 和 SGA 的体格发育水平。因此，ZLI 是一个综合评价胎儿宫内发育及生后各类新生儿体格发育的好指数。

2. 通过 0～2 个月的纵向监测发现，虽然 AGA、LGA 和 SGA 的 ZLI 值在生后都经历了一个先减小后增大的过程，但整体趋势是随着新生儿日龄的增长而增大。而且 ZLI 的减小时间与临床上新生儿生理性体重下降的时间一致[7]，说明 ZLI 可以准确地反映 0～2 个月婴儿身体密度的动态发育过程。SGA 的 ZLI 值下降最小，显示了 SGA 生后的追赶趋势，同第一部分中与营养状况密切相关的指数 QI、PI、VI 和 PSI 变化相同。SGA 在生后 1 个月时才达到足月 AGA 出生时的身体密度。在生后 2 个月内，ZLI 值持续保持 LGA＞AGA＞SGA，说明 SGA 虽然生后有追赶生长，但其身体密度、充实度和营养水平一直处于落后地位。这些都可以解释 SGA 婴儿期的各种疾病发生率、死亡率较正常婴儿高等临床问题[8～14]。

因而，ZLI 不仅可以准确地评价各组新生儿的身体营养状态水平，还可以早期、敏感地反映新生儿体格发育变化情况，这也是横向研究所不能发现的。

（三）ZLI 仍然是一项评价新生儿体格发育的好指数

1. 据文献报道[15～16]，近 20 年来随着生活条件的改善，我国小儿的体格发育从以往体重的增长一直落后于身高，已经向发达国家的体重增长较身高明显的方向发展，体型由原来的"纤细型"转为发达国家的"粗壮型"。全国新生儿生长发育科研协作组 1999 年制定的试行标准：ZLI 在全国统计结果表中第 3～97 百分位数者为正常；小于第 3 百分位数为营养不良；大于第 97 百分位数为超重或肥胖。根据这个标准，大连市 2005 年足月 AGA 的 ZLI 均值为 1.02，肥胖率为 8.6%。ZLI 均值已经超过了指数设定时的标准（足月 AGA 的 ZLI 值为 1.00）。在本溪、怀化、田阳、吴县的统计结果也都大于 1.00，新生儿出生时的肥胖率也比较高[2～5]。这些关于 ZLI 的研究结果和目前我国小儿的体格发育变化趋势一致，说明 ZLI 可以在出生时就准确地反映新生儿的体格发育水平。但以上 4 个地方的 ZLI 均值都在正常区间内（$\overline{X} \pm 1S = 1.00 \pm 0.06$）。而且，生长加速是有一定限度的，不可能无限制地增长下去，不可能超过遗传所赋予的生长潜力的最大值[16]。因此，ZLI 现在仍然具有实用性，可以用于评价新生儿的体格发育水平。如果需要修正，可将 ZLI 计算公式中的分子修正值变小或分母中的修正值变大，以适应现在新生儿出生体重增长快于身高的趋势。

2. 以上几个地区新生儿肥胖率升高的原因可能有两个因素：一是 ZLI 原来的计算公式已经过时；二是现在各地区儿童肥胖率均明显升高。以上两个因素可以单独存在，也可能同时存在而影响统计结果。据流行病学调查[17]，我国现在儿童青少年处于肥胖流行早期，但增势迅猛。2000 年前后，全国大城市进入肥胖全面增长期。这与 ZLI 在几个地区的研究结果是一致的。这也从另一方面反映了 ZLI 的敏感性。利用 ZLI 可以在出生时就及时监测到肥胖率的增高，有利于临床上肥胖的早期诊断以便予以及时治疗，从而有助于提高最终治疗效果。因为新生儿期及儿童期的肥胖与成年期肥胖和各种慢性代谢病密切相关。所以临床保健工作者应从新生儿期甚至胎儿期做起，做好优生优育工作，对体格发育异常的新生儿早发现、早治疗，才能从根本上提高青少年乃至成年人的体格发育水平。

参考文献

[1] 路晴，张宝林，王宝琼，等．一种用于综合评价新生儿体格发育的新指数——张路指数．中国儿童保健杂志，2000，8（6）：352－355

[2] 潘红芬．张路指数在广西壮族新生儿体格发育评价中的应用．医学文选，2001，20（6）：802－803

[3] 王晓梅，李燕兰，胡大德．张路指数在吴县地区新生儿体格发育中的应用研究．江苏医药杂志，2001，27（7）：532

[4] 林红，路晴．张路指数在本溪地区新生儿体格发育评价中的应用．实用儿科临床杂志，2006，21（5）：303－304

[5] 易礼兰，路晴，阳尽华，等．张路指数在怀化市新生儿体格发育中的评价．实用儿科临床杂志，2006，21（21）：1504－1506

[6] 易礼兰，路晴，邓开玉，等．父母体质指数、母亲年龄及文化程度对张路指数的影响．中国儿童保健杂志，2006，14（6）：621－623

[7] 王慕逖．儿科学．第5版．北京：人民卫生出版社，2001：10

[8] Botero D, Lifshiz F. Intrauterine growth retardation and long-term effects on growth. Curr Opin Pediatr, 1999, 11（4）：340－347

[9] Barros FC, Huttly SR, Victora CG, et al. Comparison of the causes and consequences of prematurity and intrauterine growth retardation：a longitudinal study in southern Brazil. Pediatrics, 1992, 90（2）：238－244

[10] 刘建蒙，李松，林庆，等．小儿脑性瘫痪的流行病学分布特征．中华儿科杂志，1998，36（5）：314－316

[11] 陈豪，陆国强，姚明珠．早产小于胎龄儿与适于胎龄儿临床对照研究．临床儿科杂志，2006，24（3）：193－195

[12] 李松，洪世欣，王玉梅，等．早产和低出生体重及小于胎龄儿与脑性瘫痪发病关系．中华儿科杂志，2003，41（5）：344－347

[13] Waugh J, Kilby M. Intrauterine growth restriction：diagnosis and management. Hosp Med, 2001, 62（4）：214－221

[14] 杨明今，刘志伟，沈月华．小于胎龄儿发病情况分析．实用儿科临床杂志，2004，19（2）：108－109

[15] 李娜，国爱芹，宋少华．1093例新生儿出生体重分析．中国妇幼保健杂志，2005，20（4）：490－491

[16] 吴瑞萍，胡亚美，江载芳．诸福棠实用儿科学（上册）．第6版．北京：人民卫生出版社，1996：40

[17] 季成叶，孙军玲，陈天娇．中国学龄儿童青少年1985～2000年超重、肥胖流行趋势动态分析．中华流行病学杂志，2004，25（2）：103－108

（司建平　路　晴）

第十一章　影响新生儿体格发育有关因素的研究

第一节　新生儿体格发育与母亲分娩年龄

一、研究概况

何谓较佳分娩年龄？我国为何提倡妇女 23 岁后晚育？23 岁后晚育的新生儿体格发育怎样？这是人们普遍关心的问题，也是指导我国制定计划生育政策的依据之一。1984年 1 月～1985 年 3 月，我们组织了南方七省区（四川、广东、湖南、福建、广西、云南和贵州）12 城市，34 个医疗保健单位，调查了 18724 例孕妇及其分娩的单胎活产新生儿，调查结果表明，≤23 岁生育者，所分娩的新生儿体格发育四项指标（体重、身长、头围、胸围）均较>23 岁分娩的新生儿落后，同时，早产和过期产的百分比也较>23 岁分娩者增高。>23 岁各组间（24～29 岁组、30～34 岁组、≥35 岁组）新生儿体格发育四项指标基本上差异无显著意义。为了验证这次初步探索结论的可信性，我们于 1986 年 2 月～1987 年 5 月又组织了南北方 15 城市（南京、苏州、上海、武汉、长沙、福州、昆明、广州代表南方，哈尔滨、沈阳、北京、天津、石家庄、太原、西安代表北方）43 个医疗保健单位，调查了 24150 例新生儿及其母亲，新生儿体格发育的指标增加到六项（体重、身长、顶臀长、头围、胸围、上臂围）。这次验证研究的结果与上次初步探索的结论一致，并认为母亲分娩年龄在 24～34 岁者，其新生儿体格发育较好，足月产的百分率最高，早产与过期产的百分率下降，其中尤以 24～29 岁组为优。

历经 8 年的（1983 年准备至 1990 年总结）初步探索与再次验证的研究告诉人们：23 岁后晚育的新生儿体格发育指标是良好的，而且比 23 岁前生育的还好一些。考虑到许多资料表明高龄（>35 岁）生育者，其臀位产与手术产的发生率增加，先天愚型发生率增加的高危性，我们建议：人类不要早育，亦不应过于晚育，我们应提倡适当的晚育，即 24～34 岁生育，其中以 24～29 岁为优。这一结论与世界卫生组织在印度、伊朗、黎巴嫩、菲律宾和土耳其考察的较佳分娩年龄为 20～29 岁基本上是一致的。

本项研究的第一部分：初步探索——南方七省区新生儿体格发育与母亲分娩年龄的研究，得到湖南省卫生厅及湖南省计划生育委员会的部分资助；第二部分：验证研究——中国 15 城市新生儿体格发育与母亲分娩年龄的研究，被列入"七五"国家医学重点科技攻关项目 75 - 65 - 02 - 23 分题之一，得到国家卫生部、财政部、国家科委、国家经委与计委的资助。前后两次研究，参加的医疗保健单位有 77 个，参加研究的人员近 500 人次，因此，本项研究的结果是集体智慧的结晶。

二、南方七省（区）新生儿体格发育与母亲分娩年龄的研究[①]

（一）摘要

本文采集我国南方七省 12 城市调查的 18724 例新生儿及其母亲的资料，对新生儿体格发育四项指标（体重、身长、头围、胸围）与母亲分娩年龄的关系进行了研究。结果表明母亲分娩年龄≤23 岁生育者，所分娩的新生儿体格发育四项指标均较>23 岁各组落后；早产和过期产的发生率也较>23 岁各组增高。>23 岁各组间新生儿体格发育四项指标差异无显著性。本文调查的结果，为我国制定优生与晚育的政策提供了可贵的科学根据。

关键词：分娩年龄，新生儿，生长发育，体重，身长。

（二）前言

何谓较佳分娩年龄？这是人们普遍关心的问题，也是我国制定计划生育政策的依据之一。本文试图从新生儿体格发育的角度探讨母亲较佳分娩年龄。

（三）对象及方法

研究对象为南方七省区（四川、广东、湖南、福建、广西、云南和贵州）12 城市于 1984 年 1 月～1985 年 3 月住院分娩的单胎活产新生儿及其母亲。新生儿体重的测量不晚于出生后 30 分钟，身长、头围、胸围于出生后 24～48 小时进行，共调查 18724 例。详细对象及方法资料已有另文报道[1]。

（四）结果

1. 分娩年龄的分布（表 11-1-1）　本资料分为 5 个年龄组。≤23 岁生育者（包括不合法生育年龄组和不符合晚育年龄组）共占 14.42%。>23 岁生育者（包括晚育年龄和高龄生育年龄）共占 85.58%。

2. 新生儿体格发育四项指标与分娩年龄（表 11-1-2、表 11-1-3）　将表 11-1-2 各年龄组资料合并分组成表 11-1-3。经方差分析，≤20 岁组新生儿（体重、身长、头围和胸围）四项体格发育指标的均值显著低于其他各年龄组（$P<0.01$）；21～23 岁组新生儿四项体格发育指标的均值也显著低于晚育组与高龄组（$P<0.01$）；24～29 岁组的四项指标与 30 岁至及≥35 岁组比较，差异无显著意义；30～34 岁组与≥35 岁组比较差异亦无显著意义。

3. 早产、足月产和过期产与分娩年龄（表 11-1-4）　各年龄组早产与过期产所占的百分率近似（$x^2=0.656$，$P>0.05$）。≤20 岁组早产和过期产的百分率在所有年龄组中最高，足月产的百分率最低；21～23 岁组早产和过期产百分率仅次于≤20 岁组（$x^2=48.082$，$P<0.001$）。24～29 岁、30～34 岁和≥35 岁三组足月产、早产和过期产的百分率分别近似，差异无显著意义（$x^2=2.785$，$P>0.05$）。

---

①本文发表于《新生儿科杂志》1991 年 6 卷第 4 期，第 158～160 页。本项研究曾获原湖南省计划生育委员会科技进步奖。

表 11-1-1 分娩年龄的分布

分组	不合法生育组	不符合晚育组	晚育组		高龄生育组
分娩年龄（岁）	<20	20～	24～	30～	≥35
例数	257	2444	13897	1866	260
百分数（%）	1.37	13.05	74.22	9.97	1.39

表 11-1-2 新生儿体格发育四项指标（$\overline{X} \pm SD$）与分娩年龄

年龄（岁）	例数	体重（g）	身长（cm）	头围（cm）	胸围（cm）
<18	32	2691±620	47.6±4.2	32.0±2.6	30.4±3.3
19	44	3020±560	48.6±2.7	33.3±2.0	31.6±2.3
20	181	3017±432	49.1±2.2	33.4±1.7	32.1±2.0
21	470	3019±420	48.9±2.3	33.4±1.4	31.9±1.8
22	676	3007±419	48.8±2.5	33.3±1.5	31.9±1.9
23	1298	3074±454	49.0±2.3	33.4±1.5	32.1±1.9
24	2951	3096±421	49.2±2.1	33.5±1.4	32.2±1.7
25	2587	3091±410	49.1±2.1	33.5±1.4	32.1±1.7
26	3082	3104±420	49.2±2.0	33.5±1.4	32.1±1.8
27	2509	3121±421	49.3±2.1	33.5±1.4	32.2±1.8
28	1612	3131±430	49.3±2.2	33.6±1.5	32.3±1.8
29	1156	3118±425	49.2±1.9	33.5±1.4	32.3±1.7
30	811	3119±422	49.2±2.2	33.6±1.4	32.3±1.7
31	466	3129±428	49.3±2.0	33.6±1.4	32.3±1.8
32	284	3141±452	49.2±2.2	33.7±1.5	31.9±1.7
33	168	3073±447	49.1±2.0	33.5±1.4	31.9±1.7
34	137	3103±497	49.1±2.3	33.5±1.8	32.1±2.0
≥35	260	3108±447	49.1±2.1	33.6±1.5	32.0±1.8

表 11-1-3 各分娩年龄组新生儿体格发育指标（$\overline{X} \pm SD$）的比较

分娩年龄（岁）	<20	20～	24～	30～	≥35
体重（g）	2927±876*	3034±512*	3107±421	3119±436	3108±446
身长（cm）	48.4±6.7*	48.9±2.8*	49.2±2.1	49.2±2.1	49.1±2.1
头围（cm）	32.9±4.7*	33.4±1.4*	33.6±0.7	33.7±1.3	33.6±1.5
胸围（cm）	31.4±5.6*	31.9±2.4*	32.2±1.8	32.2±1.7	32.0±1.8

注：* 示与其他组进行组间比较，$P < 0.01$。

表 11 - 1 - 4　　　　　　　　　　　早产、足月产和过期产与分娩年龄

分娩年龄（岁）		<20	21～	24～	30～	<35
早产	例数	27	153	650	90	17
	%	10.50	6.26	4.6	4.83	6.54
足月产	例数	204	2109	12447	1678	228
	%	79.38	86.29	89.57	89.92	87.69
过期产	例数	26	182	800	98	15
	%	10.12	7.45	5.75	5.25	5.77

（五）讨论

本调查结果表明，≤23 岁生育者，所分娩的新生儿四项体格发育指标均较＞23 岁各组落后，早产和过期产所占百分率较＞23 岁各组增高。其中，尤以≤20 岁组为甚。24～29 岁组、30～34 岁组和≥35 岁组新生儿四项体格发育指标基本上差异无显著性，早产儿及过期产儿百分率差异亦无显著性。本文研究的结果为我国制定优生与晚育的政策提供了一部分科学依据。近年国外不少资料认为，高龄生育的危险并不在于年龄本身，而在于原先存在的一些随年龄增长而加重的疾病，如高血压、心血管疾病、糖尿病、肾脏疾病和子宫肌瘤[2]。在高龄生育妇女中并未发现低出生体重和早产发生率增加[2]，妊娠期高血压疾病发生率也未增加[3]。在医疗水平发展的今天，高龄生育的危险性并不比年轻者为大[4]。但亦有许多资料已表明高龄生育者，其臀位和手术产发生率增加[3]，先天愚型发生率增加[5]，故不应早育，亦不应过于晚育，应提倡适当晚育。世界卫生组织在印度、伊朗、黎巴嫩、菲律宾和土耳其所作过的考察表明年龄在 20～29 岁，妊娠间期为 3～5 年，生育少的妇女其妊娠结果，不健康的要少些[6]。

参考文献

[1] 张宝林，冯泽康，刘义，等．南方七省区不同胎龄新生儿体格发育调查研究．中华儿科杂志，1986，24（1）：21

[2] Barkan SE. Bracken MB. Delayed Child bearing；No evidence for increased risk of low birth weight and preterm delivery. Am J Epidemiol, 1987，125（1）：101

[3] 王女杰，冯毓华．年龄与分娩．中华妇产科杂志，1985，20（1）：28

[4] Kirz DS, Dorchester W, Freeman RK. Advanced maternal age：The mature gravida Am J Obstet Gynecol, 1985，152：7

[5] 张宝林，王宝琼．实用新生儿学．长沙：湖南科学技术出版社，1983：440

[6] WHO 总干事向世界卫生大会及向联合国提交的双年度报告（1980～1981）．世界卫生组织工作．日内瓦：世界卫生组织，1983：83

（王宝琼　韩珊瑞　张宝林整理）

参加本项研究的主要成员

湖南省：王宝琼、张宝林、赵三民、尹辉、刘树仁、沈根、陈琼华、林义雯、杨翠娥、苗守章、贺石林、高岳生、蔡淑华、韩珊瑞。

广东省：官希吉、苏志莺、冯泽康、庄玲丽、李桦、钟汉强、唐宝珍、唐景珍、黄玉珍、彭秋香。

四川省：唐泽嫒、傅师亭、郑智祯、钟盛林、曾明华、熊福康。

福建省：罗孝平、林运团、樊吉英。

广西壮族自治区：黄宏燕、王华庄、刘义、张晚丽、徐平。

云南省：梁其绶、高凌凤、蔡德修、赵瑞生。

贵州省：刘德萱、林群。

参加本项研究的负责单位及负责人

湖南医学院第一附属医院　　王宝琼

参加本项研究的单位

四川医学院儿科	中山医学院附一院
四川医学院附属医院	广州市第一人民医院
四川省人民医院	广州市第三人民医院
成都市妇幼保健院	广州市红十字会医院
成都市第一人民医院	海口市海南人民医院
成都市第二人民医院	暨南大学医学院儿科
成都市第三人民医院	湖南省妇幼保健院
中国人民解放军福州军区总院	湖南长沙铁路医院
福建省妇幼保健院	湖南省人民医院
广西壮族自治区妇幼保健院	衡阳医学院附一院
广西医学院附属医院	衡阳医学院附二院
广西桂林医学专科学校	邵阳地区人民医院
云南省第一人民医院	湖南怀化地区人民医院
昆明市妇幼保健院	湘潭市妇幼保健院
昆明医学院附一院	湖南医学院卫生系
昆明军区总医院	贵州省贵阳市妇幼保健院
广州市妇幼保健院	

三、中国 15 城市新生儿体格发育与母亲分娩年龄的研究[①]

（一）摘要

本文采用中国 15 城市 24150 例新生儿及其母亲的资料，从新生儿体格发育六项指标（体重、身长、头围、胸围、顶臀长及上臂围）的角度探讨母亲较佳分娩年龄。为我

[①]本文发表于《中华医学杂志》1993 年 73 卷第 10 期，第 587～589 页。"七五"国家医学重点科技攻关项目 75-65-02-23 分题之一。

国制定优生与晚育政策提供科学依据。

研究结果提示：母亲分娩年龄≤20岁组，新生儿体格发育六项指标均落后于≥21岁组，其足月产的百分率均较其他各组低。相反，母亲年龄在24～34岁者，新生儿体格发育六项指标最好，早产与过期产百分率最低，尤以24～29岁为优。

关键词：新生儿，体格发育，母亲分娩年龄。

（二）前言

我们曾对中国南方七省区12个城市18724例新生儿及其母亲进行过新生儿体格发育四项指标（体重、身长、头围和胸围）与母亲分娩年龄关系的研究[1]。本文采用中国南北方15城市24150例新生儿及其母亲的资料再次从新生儿体格发育六项指标（体重、身长、头围、胸围、顶臀长、上臂围）的角度探讨母亲较佳分娩年龄，验证性地为我国制定优生与晚育政策进一步提供科学依据。

（三）对象及方法

研究对象为1986年2月至1987年5月南北方15城市（南京、苏州、上海、武汉、长沙、福州、昆明、广州代表南方，哈尔滨、沈阳、北京、天津、石家庄、太原、西安代表北方）24150例新生儿及其母亲。详细对象及方法的资料见前文报道。[2]

（四）结果

1. 分娩年龄的分布（表11-1-5）　根据我国目前结婚生育的现状，本资料将母亲分娩年龄分为5个年龄组，≤20岁生育者为非法定生育组（简称非法定组），21～23岁生育者为非晚育组，两组共占19.63%，较原南方七省区资料的14.42%为高。24～29岁及30～34岁生育者为晚育组，两组共占77.78%，较原南方七省区资料的84.19%为低。≥35岁生育者为高龄组。分娩高峰年龄为24岁。各组间男女性别的分布基本接近（$P>0.05$）。

表 11-1-5　　　　　　　　　　　　分娩年龄的分布

分组	分娩年龄	例数	百分比（%）
非法定组	≤20	200	0.83
非晚育组	20～	4539	18.80
晚育 A 组	24～	15847	65.62
晚育 B 组	30～	2936	12.15
高龄组	≥35	628	2.60

2. 新生儿体格发育六项指标与母亲分娩年龄的关系（表11-1-6、表11-1-7）将表11-1-6各年龄组资料归纳为表11-1-7，经方差分析，非法定组新生儿体格发育六项指标均低于其他各年龄组，其差异均有非常显著意义（$P<0.01$）。非晚育组新生儿头围及顶臀长均低于晚育组与高龄组，其差异均有非常显著意义（$P<0.01$），身长及胸围均低于晚育组，其差异分别为有显著意义及有非常显著意义（$P<0.05$，$P<0.01$）。高龄组新生儿身长高于其他各组，其差异均有非常显著意义（$P<0.01$）。晚育组A、B两组间（24～，30～)六项指标几乎相等，差异均无显著意义（$P>0.05$）。

表 11 - 1 - 6　新生儿体格发育六项指标（$\overline{X} \pm SD$）与母亲分娩年龄

母亲年龄（岁）	新生儿例数	体重（g）	身长（cm）	头围（cm）	胸围（cm）	顶臀长（cm）	上臂围（cm）
≤18	27	3001±341	49.2±2.0	33.1±1.3	31.5±1.5	32.7±1.7	10.0±0.6
19	36	2982±618	48.8±2.8	33.0±1.9	31.7±2.5	32.8±2.0	9.9±1.2
20	137	3056±518	49.2±2.5	33.3±1.6	31.8±2.2	33.0±1.9	10.2±1.0
21	442	3134±490	49.3±2.2	33.5±1.5	32.0±2.0	33.1±1.7	10.3±1.0
22	1160	3130±460	49.4±2.2	33.6±1.4	32.1±1.8	33.2±1.8	10.4±1.0
23	2937	3181±455	49.7±2.2	33.7±1.4	32.3±1.8	33.3±1.8	10.4±1.0
24	4132	3183±449	49.7±2.1	33.7±1.4	32.3±1.8	33.4±1.7	10.4±0.9
25	2644	3187±465	49.8±2.2	33.7±1.4	32.4±1.8	33.5±1.8	10.4±1.0
26	3043	3199±459	49.8±2.2	33.8±1.4	32.4±1.8	33.6±1.8	10.5±0.9
27	2385	3180±442	49.7±2.1	33.7±1.4	32.4±1.9	33.5±1.7	10.4±0.9
28	2037	3191±460	49.7±2.1	33.8±1.4	32.4±1.9	33.5±1.8	10.4±1.0
29	1606	3196±448	49.8±2.1	33.8±1.4	32.4±1.8	33.5±1.7	10.4±0.9
30	1087	3192±466	49.8±2.2	33.8±1.4	32.5±1.8	33.6±1.8	10.4±0.9
31	668	3182±472	49.8±2.1	33.8±1.4	32.4±1.9	33.6±1.8	10.4±1.0
32	561	3183±470	49.6±2.3	33.8±1.4	32.3±1.9	33.4±1.7	10.4±0.9
33	354	3198±460	49.9±2.2	33.8±1.4	32.5±1.8	33.6±1.8	10.5±1.0
34	266	3181±470	49.7±2.2	33.8±1.4	32.3±2.0	33.4±1.9	10.4±1.0
≥35	628	3162±494	50.0±2.3	33.8±1.5	32.3±2.0	33.4±1.9	10.4±1.0

表 11-1-7 分娩年龄与新生儿体格发育六项指标（$\overline{X}\pm SD$）

分组	年龄 （岁）	体重 （g）	身长 （cm）	头围 （cm）	胸围 （cm）	顶臀长 （cm）	上臂围 （cm）
非法定组	≤20	3035±516*	49.1±2.5*	33.2±1.6*	31.7±2.2*	32.9±1.9*	10.1±1.0*
非晚育组	20～	3164±460	49.6±2.2△	33.6±1.4*	32.2±1.8△△	33.2±1.8*	10.4±1.0
晚育A组	24～	3188±454	49.7±2.1	33.7±1.4	32.4±1.8	33.5±1.8	10.4±0.9
晚育B组	30～	3188±468	49.7±2.2	33.8±1.4	32.4±1.9	33.5±1.8	10.4±1.0
高龄组	≥35	3162±494	50.0±2.3*	33.8±1.5	32.3±2.0	33.4±1.9	10.4±1.0

注：＊与各年龄组比较，$P<0.01$。△△与晚育组比较，$P<0.01$。△与晚育组比较，$P<0.05$。

3. 母亲分娩年龄与早产、足月产、过期产的发生率（表 11-1-8） 晚育A组早产率最低（5.73%），与其他各组比较差异有显著或非常显著意义（$P<0.05$，$P<0.01$）；晚育A、B两组足月产率最高，与其他组比较差异有显著意义（$P<0.05$）。晚育A、B两组的过期产率最低，但仅与部分组间比较差异有显著意义。

表 11-1-8 不同分娩年龄早产、足月产、过期产的发生率

分组	早产		足月产		过期产	
	例数	%	例数	%	例数	%
非法定组	20	10.00	155	77.50	25	12.50
非晚育组	305	6.72	3707	81.67	527	11.61
晚育A组	908	5.73*	13336	84.15**	1603	10.12△△
晚育B组	214	7.29	2468	84.06**	254	8.65△
高龄组	55	8.76	505	80.41	68	10.83

注：＊与各组比较，$P<0.05$，或 $P<0.01$；＊＊与非法定组、非晚育组、高龄组比较 $P<0.05$；△与非晚育组、晚育A组比较 $P<0.05$；△△与非晚育组比较 $P<0.01$。

4. 不同分娩年龄的早产、足月产和过期产新生儿体格发育六项指标（表 11-1-9）
在早产儿中，非法定组新生儿体格发育六项指标均低于其他各组，其中体重、头围及胸围与其他各组间的差异均有显著意义或非常显著意义（$P<0.05$，$P<0.01$）。非晚育组新生儿胸围低于晚育组，其差异有显著意义（$P<0.05$）。

足月产儿中，非法定组新生儿体重、头围均低于其他各组，其差异均有显著意义或非常显著意义（$P<0.05$ 或 $P<0.01$），其胸围、上臂围及顶臀长低于晚育组，其差异有显著意义（$P<0.05$）。非晚育组新生儿六项指标均低于晚育组，其差异均有显著意义或非常显著意义（$P<0.05$，或 $P<0.01$）。

过期产儿中，仅非晚育组头围、胸围、顶臀长较晚育组低（$P<0.01$），其他不同年龄组间六项指标的差异均无显著意义（$P>0.05$）。

表 11-1-9　　各年龄组早产、足月产、过期产新生儿体格发育指标（X̄±SD）

分组		体重（g）	身长（cm）	头围（cm）	胸围（cm）	顶臀长（cm）	上臂围（cm）
早产	非法定组	2050±547**	44.3±3.2	30.3±2.3*	27.6±3.0**	29.6±1.9	8.6±1.4
	非晚育组	2403±545	45.9±3.1	31.4±2.0	29.9±2.6△	30.6±2.4	9.0±1.1
	晚育A组	2428±548	46.0±3.0	31.5±2.1	29.4±2.5	30.8±2.4	9.1±1.2
	晚育B组	2466±554	46.2±3.1	31.6±2.0	29.4±2.6	31.1±2.4	9.1±1.1
	高龄组	2461±538	46.2±3.2	31.9±1.8	29.5±2.3	30.9±2.7	9.3±1.1
足月产	非法定组	3125±361*	49.7±1.7	33.5±1.1**	32.2±1.4*	33.2±1.5△	10.3±0.8△
	非晚育组	3200±398△	49.7±1.8△△	33.7±1.2**	32.4±1.5△	33.4±1.6△△	10.4±0.9△△
	晚育A组	3218±398	49.9±1.8	33.8±1.2	32.5±1.5	33.6±1.6	10.5±0.9
	晚育B组	3228±402	49.9±1.8	33.9±1.2	32.6±1.6	33.7±1.6	10.5±0.9
	高龄组	3211±435	49.9±1.9	33.9±1.3	32.5±1.7	33.6±1.7	10.5±0.9
过期产	非法定组	3267±471	49.9±1.8	33.9±1.1	32.6±1.5	33.6±1.4	10.5±0.7
	非晚育组	3346±405	50.5±1.8	34.1±1.2△△	32.9±1.5△△	33.9±1.5△△	10.7±0.9
	晚育A组	3376±422	50.6±1.8	34.2±1.2	33.1±1.5	34.1±1.5	10.7±0.9
	晚育B组	3402±452	50.8±2.0	34.4±1.3	33.3±1.7	34.3±1.6	10.8±0.9
	高龄组	3367±404	50.7±2.0	34.3±1.2	33.2±1.4	34.0±1.8	10.6±0.9

注：* 与各组比较，P<0.05; ** 与各组比较，P<0.01。△ 与晚育组比较，P<0.05; △△ 与晚育组比较，P<0.01。

（五）讨论

我们过去对南方七省新生儿体格发育与母亲分娩年龄的调查属探索性研究[1]，而本次对南北方 15 城市的调查研究，则是为了进一步验证前次工作的可信性。本文结果表明，母亲分娩年龄≤20 岁，其新生儿体格发育的六项指标均落后于其他各年龄组，足月产的百分率也低于其他各组。相反，母亲分娩年龄在 24～34 岁时新生儿体格发育最好，足月产的百分率最高，而早产和过期产的百分率最低，其中尤以 24～29 岁组为优。此结果与原南方七省区的调查结果基本一致。更进一步表明适当的晚育对新生儿体格发育和降低早产、过期产的发生有利，而早婚早育则不利于新生儿的体格发育，并增加早产和过期产的发生率。

由于新生儿的体格发育与胎龄有密切关系[2]，本文按胎龄不同将新生儿分为 3 组，分别研究早产、足月产与过期产新生儿与母亲分娩年龄的关系。结果表明，在上述三组中，母亲分娩年龄低于 24 岁，尤其是低于 20 岁以下者（非法定组），其早产、足月产儿体格发育六项指标都落后于晚育组。

许多资料表明高龄（35 岁～）生育者的手术产发生率增加[3]，先天愚型发生率增加[4]。虽然低出生体重新生儿发生率并不增加[5]，但我们还是建议，不要早育，亦不应过于晚育，应提倡适当的晚育，即 24～34 岁生育，其中以 24～29 岁为优。王女杰等[3]的研究亦表明 25～29 岁分娩最为合适，因为此年龄期臀位产及手术产的发生率最低。中国出生缺陷监测中心对全国 29 省、市、自治区的调查结果显示，母亲分娩年龄小于 23 岁和大于 29 岁所生的子女，其出生缺陷发生率均高于全国水平。这些研究从不同角度证明妇女较佳分娩年龄，与本文研究的结果基本一致。

参考文献

[1] 王宝琼，韩珊瑞，张宝林. 新生儿体格发育与母亲分娩年龄的研究. 新生儿科杂志，1991，6：158

[2] 张宝林，冯泽康，张丽辉，等. 中国 15 城市不同胎龄新生儿体格发育调查研究. 中华儿科杂志，1988，26（4）：206

[3] 王女杰，冯毓华. 年龄与分娩. 中华妇产科杂志，1985，20：28

[4] 张宝林，王宝琼. 实用新生儿学. 长沙：湖南科学技术出版社，1983：440

[5] Barkan SE, Bracken MB. Delayed childbearing: no evidence for increased risk of low birth weight and preterm delivery. Am J Epidemiol，1987，125：101

（王宝琼　张宝林　韩珊瑞　姜桂华　虞仁和　文飞球整理）

参加研究的主要成员

长沙市：王宝琼　张宝林　赵三民　韩珊瑞　姜桂华　成霖霞　凌天籁

天津市：刘瑞霞　马好　王文宏

哈尔滨市：薛维臣　张丽珍　王亚芹

沈阳市：赵孟陶　曹润华

北京市：黄醒华　王汝琪
石家庄市：张艳堤　钱培德　梁今玉
太原市：王阿琚　常桂珍
西安市：王信民　赵凤盈
南京市：潘良美
苏州市：何馥贞　杨伟文　朱美琪
上海市：钱水根　石树中　陈惠英
武汉市：陈自励　胡汉平
福州市：罗孝平　陈珠兰
昆明市：高凌凤　张增华　陈玉笙
广州市：冯泽康　胡善瑶　唐宝珍
统计学处理：张丽辉　虞仁和

课题负责单位及负责人

湖南医科大学　王宝琼

参加单位

哈尔滨医科大学附二院、附一院	太原市中心医院
哈尔滨市妇产医院	陕西省妇幼保健院
沈阳市妇幼医院	南京市妇产医院
北京妇产医院	苏州医学院附属儿童医院
北京医科大学附三院	苏州医学院附一院
北京酒仙桥医院	苏州市妇幼保健院
北京协和医院	上海医科大学妇产科医院
北京崇文区儿童医院和四院	上海市第一妇婴保健院
天津医学院附二院、附一院	上海国际和平妇幼保健院
天津市南开区妇幼保健院	湖北省妇幼保健院
天津市河西产院	湖北医学院附二院
天津市儿童保健所	湖南省妇幼保健院
天津医学院卫生系	福建省妇幼保健院
河北医学院第二、第三医院	昆明市妇幼保健院
河北省医院	广州暨南大学医学院
河北省儿童医院	广州市第一人民医院
河北石家庄市妇产医院	广州市第二人民医院
山西医学院附一院	广州市红十字会医院
山西省妇幼保健院	广东省妇幼保健院
山西省人民医院	广州市铁路医院

附文

本文于 1993 年 7 月在北京举办的"中国儿童发展与家庭"国际研讨会（International Conference on Child and Family of China）上交流。该会由中国关心下一代委员会及联合国儿童基金会驻华办事处等单位主办。

A STUDY ON THE RELATIONSHIP BETWEEN MATERNAL AGE AT DELIVERY AND NEONATAL PHYSICAL DEVELOPMENT IN THE 15 CITIES OF CHINA

Wang Baoqiong，Zhang Baolin，Han Shanrui，
Jiang Guihua，Yu Renhe

ABSTRACT

A total of 24150 newborn infants and their mother's data collected from 15 cities of China were investigated by analysing the maternal age and the neonate birth weight，length，head circumference，chest circumference，crown-hip length and mid arm circumference. The purpose of this study is trying to find out a more scientific evidence for our government to draw up a proper policy of encouraging women to be pregnant at a mature age and on improving birth quality.

The results of this study suggest that in the group of women aged 20 or younger，all physical development indexes of their babies were lower as compared with the women aged 21 or older，and the percentage of mature infant was lowest as compared with the other age groups. In contrast，Women aged 24 to 34，the neonatal physical development indexes were the best and the percentage of premature and postmature infants were the lowest，especially in the 24 – 29 age group.

Key words Newborn Physical development Maternal age.

INTRODUCTION

The materials of 18724 cases of newborn infants and theirs mothers were once collected from the 12 cities of 7 provinces or region of the south China for investigating on the relationship between four indexes of neonatal physical development （weight，body length，head circumference，chest circumference，and maternal age at childbirth[1]. The best maternal age for delivery was studied again in this paper by analysing the data of 24150 neonates and their mothers in 15 cities of the south and north China from the angle of six indexes for neonatal physical development that is body weight （BW），body

length（BL），head circumference（HC），chest circumference（CC），crown-hip
(CH)，mid arm circumference（MAC）. The study is aimed at verifying the results in
our preliminary investigation and further providing scientific evidence for our govern-
ment to draw up a proper policy of encouraging women to-be pregnant at a matured age
and on improving birth quality.

OBJECTS AND METHOD

There were a total of 24150 cases of neonates and their mothers accepted as the ob-
jects for investigation. These babies were born from February 1986 to May 1987 in the
15 cities of the south and north China（among these cities，Nanjing, Suzhou, Shang-
hai，Wuhan, Changsha, Fuzhou, Kunming and Guangzhou representing the south of
China；Harbin, Shenyang, Beijing, Tianjin, Shijiazhuang, Taiyuan and Xi'an repre-
senting the north of China）. Detailed data about the objects and method were seen in
the report before[2].

RESULTS

1. Distribution of the maternal ages at delivery（Table 1）

The maternal ages at delivery were divided into 5 groups：group A，maternal ages
were lower than or equal to 20 years old；group B，age from over 20 to 23，these two
groups amounted to 19.63 percent of the total maternal objects，which is higher than
14.42 percent reported in the paper of the 7 provinces or region of the south China；
group C and group D，ages from 24 to 29 years old，or from 30 to 34，the two groups
made up 77.78 percent of the total objects，which is lower than 84.19 percent reported
above paper；group E，ages were older than or equal to 35. The peak age at delivery
was 24 years old.

Table 1　　　　　The distribution of maternal ages at delivery

Group	Age（yr）	n	%
A	≤20	200	0.83
B	20～	4539	18.80
C	24～	15847	65.62
D	30～	2936	12.15
E	≥35	628	2.60

2. The relationship of six indexes of neonatal physical development and their maternal ages at delivery（Table 2，Table 3）

Data of each age group in table 2 was concluded as table 3. By analysis of ANOV，
the six indexes of neonatal physical development of group A were all lower than those of
the all other group，the difference were statistically significant（$P<0.01$）；The head

circumference and crown-hip of the neonates of group B were significantly lower than those of group C, D or E. ($P<0.01$); the body length and chest circumference of group B were lower than those of group C or D, the differences were significant ($P<0.05$, $P<0.01$). The body length of the neonates of group E were significantly higher than those of the all other group ($P<0.01$). The six indexes of group C and D (24 -, 30 -) almost equal to each other, no significant difference between them ($P>0.05$).

3. The relationship of maternal ages at childbirth and the rates of premature, full term or posterm labors（Table 4）

The percentage of premature labors for group C was the lowest in the all other groups, the difference was statistically significant ($P<0.05$ or $P<0.01$). The percentage of full labors for group C and D were the highest in the all of her group ($P<0.05$). The percentage of posterm labors of group C and D were lower than those of group B ($P<0.05$ or $P<0.01$).

4. The six indexes for physical development of the premature, full term and posterm newborn infants for various maternal ages at delivery（Table5）

For the premature newborn infants, the six indexes of group A were lower than those of the rest groups, there were statistically significant differences for body weight, head circumference and chest circumference among group A and rest groups ($P<0.05$, or $P<0.01$); the chest circumference of group B were significantly lower than those of group C and group D ($P<0.05$).

For the full term newborn infants, the body weight, head circumference of group A were lower than those of the rest groups, the difference was significant ($P<0.05$ or $P<0.01$), the chest circumference, arm circumference and crown-hip were shorter than those of group CorD, the difference were statistically significant ($P<0.05$). The six indexes of group B were significantly lower than those of group C or D ($P<0.01$, or $P<0.05$).

For the posterm newborn infants, the head circumference, chest circumference and crown-hip were lower than those of group C and D ($P<0.01$).

DISCUSSION

The relationship between neonatal physical development and maternal age at childbirth was once studied by analysing the data collected from the seven provinces or region in the south China, the study was tentative, this investigation in the 15 cities of the south and north China was aimed at testifying the dependability of the result in former study. The result in this paper showed that if the maternal age was younger than or equal to 20 years old, the six indexes for physical development of their babies fell behind the rest age groups, and their percentage of full term labors was also lower than that of the other groups; if the maternal ages at delivery were from 20 to 23, their neonatal physical development was just little better than the former; but for mothers delivering babies

Table 2　**The six indexes of neonatal physical development ($\overline{X}\pm SD$) and maternal age at childbirth**

Age (yr)	n	BW (g)	BL (cm)	HC (cm)	CC (cm)	CH (cm)	MAC (cm)
≤18	27	3001±341	49.2±2.0	33.1±1.3	31.5±1.5	32.7±1.7	10.0±0.6
19	36	2982±618	48.8±2.8	33.04±1.9	31.7±2.5	32.8±2.0	9.9±1.2
20	137	3056±518	49.2±2.5	33.3±1.6	31.8±2.2	33.0±1.9	10.2±1.0
21	442	3134±490	49.3±2.2	33.5±1.5	32.0±2.0	33.1±1.7	10.3±1.0
22	1160	3130±460	49.4±2.2	33.6±1.4	32.1±1.8	33.2±1.8	10.4±1.0
23	2937	3181±455	49.8±2.2	33.7±1.4	32.4±1.8	33.3±1.8	10.4±1.0
24	4132	3183±449	49.7±2.1	33.7±1.4	32.3±1.8	33.4±1.7	10.4±0.9
25	2644	3187±465	49.8±2.2	33.7±1.4	32.4±1.8	33.5±1.8	10.4±1.0
26	3043	3199±459	49.8±2.2	33.8±1.4	32.4±1.8	33.6±1.8	10.5±0.9
27	2385	3180±442	49.7±2.1	33.7±1.4	32.4±1.8	33.5±1.7	10.44±0.9
28	2037	3191±460	49.7±2.1	33.8±1.4	32.4±1.9	33.5±1.8	10.4±1.0
29	1606	3196±448	49.8±2.1	33.8±1.4	32.4±1.8	33.5±1.7	10.4±0.9
30	1087	3192±466	49.8±2.2	33.8±1.4	32.5±1.8	33.6±1.8	10.4±0.9
31	668	3182±472	49.8±2.1	33.8±1.4	32.4±1.9	33.6±1.8	10.4±1.0
32	561	3183±470	49.6±2.3	33.8±1.4	32.3±1.9	33.4±1.7	10.4±0.9
33	354	3198±460	49.9±2.2	33.8±1.4	32.5±1.8	33.6±1.8	10.5±1.0
34	266	3181±470	49.7±2.2	33.8±1.4	32.3±2.0	33.4±1.9	10.4±1.0
≥35	628	3162±494	50.0±2.3	33.8±1.5	32.3±2.0	33.4±1.9	10.4±1.0

Table 3　The six indexes of neonatal physical development $(\overline{X}\pm SD)$ and maternal ages at childbirth

Group	Age (yr)	BW (g)	BL (cm)	HC (cm)	CC (cm)	CH (cm)	MAC (cm)
A	≤20	3035±516*	49.1±2.5*	33.2±1.6*	31.7±2.2*	32.9±1.9*	10.1±1.0*
B	20~	3164±460	49.6±2.2△	33.6±1.4*	32.4±1.8△△	33.2±1.8*	10.4±1.0
C	24~	3188±454	49.7±2.1	33.7±1.4	32.4±1.8	33.5±1.8	10.4±0.9
D	30~	3188±468	49.7±2.2	33.8±1.4	32.4±1.9	33.5±1.8	10.4±1.0
E	≥35	3162±494	50.0±2.3*	33.8±1.5	32.3±2.0	33.4±1.9	10.4±1.0

Notes：＊Compared with the all other group，$P<0.01$；△△Compared with group C and D，$P<0.01$；△Compared with group C and D，$P<0.05$.

Table 4　The percentages of premature，full term or posterm labors for various maternal ages at delivery

Group	Premature infants		Full term infants		Posterm infants	
	n	%	n	%	n	%
A	20	10.00	155	77.50	25	12.50
B	305	6.72	3707	81.67	527	11.61
C	908	5.73*	13336	84.15**	1603	10.12△△
D	214	7.29	2468	84.06**	254	8.65△
E	55	8.76	505	80.41	68	10.83

Notes：＊Compared with the all other group，$P<0.05$，or $P<0.01$；＊＊Compared with group A，B and E，$P<0.05$；△Compared with group B and C，$P<0.05$；△△Compared with group B，$P<0.01$.

Table 5　The six indexes for physical development ($\bar{X} \pm SD$) of the premature, full term and posterm newborn infants for various maternal ages at delivery

Group		BW (g)	BL (cm)	HC (cm)	CC (cm)	CH (cm)	MAC (cm)
Premature infants	A	2050±547**	44.3±3.2	30.3±2.3*	27.6±3.0**	29.6±1.9	8.6±1.4
	B	2403±545	45.9±3.1	31.4±2.0	29.9±2.6△	30.6±2.4	9.0±1.1
	C	2428±548	46.0±3.0	31.5±2.1	29.4±2.5	30.8±2.4	9.1±1.2
	D	2466±554	46.2±3.1	31.6±2.0	29.4±2.6	31.1±2.4	9.1±1.1
	E	2461±538	46.2±3.2	31.9±1.8	29.5±2.3	30.9±2.7	9.3±1.1
Full term infants	A	3125±361*	49.7±1.7	33.5±1.1**	32.2±1.4△	33.2±1.5△	10.3±0.8△
	B	3200±398△	49.7±1.8△△	33.7±1.2**	32.4±1.5△△	33.4±1.6△△	10.4±0.9△△
	C	3218±398	49.9±1.8	33.8±1.2	32.5±1.5	33.6±1.6	10.5±0.9
	D	3228±402	49.9±1.8	33.9±1.2	32.64±1.6	33.7±1.6	10.5±0.9
	E	3211±435	49.9±1.9	33.9±1.3	32.5±1.7	33.6±1.7	10.5±0.9
Posterm infants	A	3267±471	49.9±1.8	33.9±1.1	32.6±1.5	33.6±1.4	10.5±0.7
	B	3346±405	50.5±1.8	34.1±1.2△△	32.9±1.5△△	33.9±1.5△△	10.7±0.9
	C	3376±422	50.6±1.8	34.2±1.2	33.1±1.5	34.1±1.5	10.7±0.9
	D	3402±452	50.8±2.0	34.4±1.3	33.3±1.7	34.3±1.6	10.8±0.9
	E	3367±404	50.7±2.0	34.3±1.2	33.2±1.4	34.0±1.8	10.6±0.9

Notes: * Compared with the all other group, $P<0.05$; ** Compared with the all other group, $P<0.01$; △Compared with group C and D, $P<0.05$; △△ Compared with group C and D, $P<0.01$.

at age of 24 to 34，especially at 24 to 29，their neonatal physical development was best，and their percentage of full term labors was the highest. The result is almost identical with that reported in the 7 provinces or region of the south China and further indicates that to be pregnant at a matured age is good for physical development and reducing the incidences of premature or posterm delivery. On the contrary，to be married and pregnant at a younger age will have a bad effect both on neonatal physical development and mother's health，and increase the incidence of premature or posterm deliveries.

In order to further illustrate the effect of maternal age at delivery on neonatal physical development，maternal ages at delivery for the premature，full term or posterm newborn infants were divided into groups separately. It was showed that if the maternal ages at delivery were lower than 24 especially than 20 years old，the six indexes for physical development of their premature or term newborn infants also fell behind those of group C or group D respectively.

REFERENCES

[1] 王宝琼，韩珊瑞，张宝林. 新生儿体格发育与母亲分娩年龄的研究. 新生儿科杂志，1991，6：158

[2] 张宝林，冯泽康，张丽辉，等. 中国 15 城市不同胎龄新生儿体格发育调查研究. 中华儿科杂志 1988，26（4）：206

[3] 王女杰，冯毓华. 年龄与分娩. 中华妇产科杂志，1985，20：28

[4] 张宝林，王宝琼. 实用新生儿学. 长沙：湖南科学技术出版社，1983：440

[5] Barkan SE，Bracken MB. Delayed Childbirth：no evidence for increased risk of low birth weight and preterm delivery. Am J Epidemicl，1987，125：101

The Chief members who took part in this research are as follows

[1] Changsha city Wang Baoqiong, Zhang Baolin, Zhao Shanming, Han Shanrui, Jiang Guihua, Cheng Linxia, Ling Tianlai, Yu Renhe, Wen Feiqiu.

[2] Tianjin city Liu Ruixia, Ma Yu, Wang Wenhong, Zhang Lihui.

[3] Haerbin City Xue Weichen, Zhang Lizhen, Wang Yaqin.

[4] Shenyang city Zhao Mentao, Cao Ruihua.

[5] Beijing City Huang Xinhua, Wang Ruqi.

[6] Shijiazhuang city Zhang Yandi, Qian Peide, Liang Jinyu.

[7] Taiyuan city Wang Aju, Chang Guizhen.

[8] Xian city Wang Xinming, Zhao Fenying.

[9] Nanjing city Pan Liangmei.

[10] Suzhou City He Fuzhen, Yang Weiwen, Zhu Meiqi.

[11] Shanghai city Qian Shuigen, Shi Shuzhong, Chen Huiying.

[12] Wuhan city Chen Zili, Hu Hanping.

[13] Fuzhou city Luo Xiaoping, Chen Zhulan.

［14］Kunming city Gao Lingfeng, Zhang Zenghua, Chen Yushen.

［15］Guangzhou city Feng Zekang, Hu Shanyao, Tang Baozheng.

Attending the research units

The responsible unit.

The Hunan medical university.

The cooperating unit.

The first and second affiliated hospital of Haerbin medical university.

The hospital for obstetrics and gynecology of Haerbin city.

The maternity and infant hospital of Shenyang city.

The hospital for obstetrics and gynecology of Beijing city.

The third affiliated hospital of Beijing medical university.

The Jiuxianqiao hospital of Beijing city.

The Xiehe hospital of Beijing city.

The children's hospital of Chongwen district of Beijing city.

The first and second affiliated hospital of Tianjin medical college.

The maternity and infant health hospital of Nankai district of Tianjin city.

The obstetrics hospital of Hexi of Tianjin city.

The children's health station of Tianjin city.

The hygiene department of Tianjin medical college.

The second and third hospital of Hebei medical college.

The hospital of Hebei province.

The children's hospital of Hebei province.

The obstetrics and gynecology hospital of Shijiazhuang of Hebei province.

The first affiliated hospital of Shanxi medical college.

The maternity and infant health hospital of Shanxi province.

The people's hospital of Shanxi province.

The center hospital of Taiyuan city.

The maternity and infant health hospital of Shanxi province.

The obstetrics and gynecology hospital of Nanjing city.

The affiliated children's hospital of Suzhou medical college.

The first affiliated hospital of Suzhou medical college.

The maternity and infant health hospital of Suzhou city.

The obstetrics and gynecology hospital of Shanghai medical university.

The first maternity and infant health hospital of Shanghai city.

The international peaceful maternity and infant health hospital of Shanghai city.

The maternity and infant health hospital of Hubei province.

The second affiliated hospital of Hubei medical college.

The maternity and infant health hospital of Hunan province.

The maternity and infant health hospital of Fujian province.

The maternity and infant health hospital of Kunming city.

The medical college of Jinan university.

The first people's hospital of Guangzhou city.

The second people's hospital of Guangzhou city.

The red cross hospital of Guangzhou city.

The maternity and infant health hospital of Guangzhou province.

第二节　新生儿体格发育与喂养方式的研究

一、前言

充足合理的营养是新生儿生长发育的物质基础，如何合理喂养是这一阶段的关键。母乳喂养、人工喂养以及混合喂养与新生儿体格发育的关系如何？本文通过纵向监测采取不同喂养方式的 361 名足月产 AGA、49 名早产 AGA、26 名过期产 AGA 新生儿体格发育的相关指标，以期提供关于喂养方式的选择。

二、对象

选定我国 12 城市（以哈尔滨、沈阳、北京、太原、济南代表北方，南京、苏州、上海、长沙、成都、福州、广州代表南方）中，属 AGA 的单胎活产新生儿列为调查对象。凡有下列情况之一者不列为对象：①胎龄不确定者。②母妊娠期患有下列任何一项疾病者，如中重症妊娠期高血压疾病、糖尿病、心肾功能不全、甲状腺功能亢进症或者低下、血红蛋白低于 90g/L、慢性高血压等。③新生儿出生有重度窒息，或先天性、遗传性疾病。或有影响测量结果之畸形，新生儿期患有较严重的疾病（如败血症，脑膜炎，中重度硬肿症，病程在 1 周以上的肺炎、腹泻等）能影响生长速度者。④母妊娠期连续应用肾上腺皮质激素或其他免疫抑制剂 1 周以上者。⑤母身高在 120cm 以下者。

三、方法

六项指标（体重、身长、顶臀长、头围、胸围、上臂围）的测定方法，按文献[1]报道所述。用同一型号的新生儿体格发育测量器测体重。监测频度：除首次体重于生后 1 小时内测量外，六项指标均于出生后 3 天内，出生后 5～7 天（代表 1 周），12～14 天（代表 2 周），26～28 天（代表 4 周）定时纵向监测。为了与婴儿纵向监测指标衔接，部分 AGA 儿于生后 58～60 天（代表 2 个月）加测了六项指标。

四、结果

（一）不同喂养方式体格发育六项指标在不同时点的纵向监测值

不同时点是指表中不同的监测时间，即不同的日龄组。以体重为例，母乳喂养儿、混合喂养儿及人工喂养儿的出生体重分别为 3220g、3209g、3180g（表 11 - 2 - 1～表 11 - 2 - 3），无论是采取母乳喂养、混合喂养还是人工喂养，出生后 12 天为生理性体重下降阶段，出生 12 天后，其体重随日龄的增加而迅速增加。至 26～28 天时，母乳、混合及人工喂养足月 AGA 的平均体重分别达 4118g、3988g、3868g（表 11 - 2 - 1～表

11‑2‑3)：以母乳喂养为佳。其身长在生后 3 天内，母乳喂养、混合喂养及人工喂养儿分别为 49.8cm、49.7cm、49.4cm；至 26～28 天时，三者分别达 54.1cm、54cm 及 53.2cm）（表 11‑2‑4～表 11‑2‑6）。以人工喂养稍差。其他四项指标在不同时期的纵向监测值详见表 11‑2‑7～表 11‑2‑9，表 11‑2‑10～表 11‑2‑12，表 11‑2‑13～表 11‑2‑15，表 11‑2‑16～表 11‑2‑18。

（二）体格发育六项指标在不同时期的增长值及增长速度

1. 累积增长值　是指各时点实际测量值与首次测量值之差。它可以回答本次测量比第一次测量时增加了多少，由于出生后 12 天内为生理性体重下降阶段，故体重一项为负值。

采取母乳喂养的新生儿，至生后 2 周（12～14 天），早产、足月产及过期产 AGA 儿，其体重平均比出生体重分别纯增长 153g、279g 及 74g，大约每天分别增加 10.9g、19.9g 及 5.3g。至生后 4 周（26～28 天）时，其体重分别比出生体重增加 828g、898g 及 792g（表 11‑2‑19）。按此数据推算，整个新生儿期（28 天），平均每天分别增加 30g、32g 及 28.2g。

母乳喂养的足月产 AGA 儿的身长、顶臀长、头围、胸围及上臂围的累积增长值，在新生儿期分别比首次测量值增长 4.3cm、2.5cm、2.7cm、2.7cm、1.0cm（表 11‑2‑20～表 11‑2‑24）。平均每天分别增长 1.5mm、0.9mm、1.0mm、1.0mm、0.4mm。早产及过期产 AGA 儿例数较少，表中数据仅供参考。

混合喂养的新生儿，至生后 2 周（12～14 天），早产、足月产及过期产 AGA 儿，其体重平均比出生体重分别纯增长 16g、197g 及 119g，大约每天分别增加 1.1g、14.1g 及 8.5g。至生后 4 周（26～28 天）时，其体重分别比出生体重增加 732g、779g 及 786g（表 11‑2‑25）。按此数据推算，整个新生儿期（28 天），平均每天分别增加 26.1g、27.8g 及 28.0g。

混合喂养的足月 AGA 儿的身长、顶臀长、头围、胸围及上臂围的累积增长值。在新生儿期分别比首次测量值增长 4.3cm、2.5cm、2.4cm、2.2cm、0.7cm（表 11‑2‑26～表 11‑2‑30）。平均每天分别增长 1.5mm、0.9mm、0.9mm、0.8mm、0.3mm。早产及过期产 AGA 儿，例数较少，表中数据仅供参考。

人工喂养的新生儿，至生后 2 周（12～14 天），早产、足月产及过期产 AGA 儿，其体重平均比出生体重分别纯增长 68g、90g 及 68g，大约每天分别增加 4.9g、6.4g 及 4.9g。至生后 4 周（26～28 天）时，其体重分别比出生体重增加 575g、687g 及 630g（表 11‑2‑31）。按此数据推算，整个新生儿期（28 天），平均每天分别增加 20.5g、24.5g 及 22.5g。

人工喂养的足月产 AGA 儿的身长、顶臀长、头围、胸围及上臂围的累积增长值，在新生儿期分别比首次测量值增长 3.8cm、2.3cm、2.3cm、2.2cm、0.6cm（表 11‑2‑32～表 11‑2‑36）。平均每天分别增长 1.4mm、0.8mm、0.8mm、0.8mm、0.2mm。早产及过期产 AGA 儿，除身长外，其余 4 项指标，其每天增长的绝对值与足月产儿比较接近。

2. 定基增长速度　是指不同时期累积增长值与首次测量值之比值。在生理性体重下降之后，新生儿体重从第 2 周起增长迅速。

母乳喂养的新生儿，至生后 4 周，早产、足月产及过期产 AGA 儿体重儿定基增长速度分别为 26.45%、27.89%、23.52%。生长到 2 个月时，其增长速率分别是 64.54%、76.49%、81.17%（表 11 - 2 - 19）。提示体重这项指标在此时期未见明显的早产儿追赶生长（这亦可能与本文早产儿例数太少有关）。

母乳喂养足月产 AGA 儿的身长、顶臀长、头围、胸围、上臂围，在第 4 周时，其定基增长速度分别是 8.63%、7.37%、7.99%、8.31%、9.62%；与之相对比的，早产 AGA 儿的上述 5 项指标的定基增长速度分别是 7.33%、7.19%、10.74%、12.93%、11.76%；过期产 AGA 儿的上述 5 项指标的定基增长速度分别是 10.59%、8.9%、7.35%、6.53%、7.62%。提示母乳喂养早产儿的头围、胸围、上臂围的生长速度比足月产儿及过期产儿明显增快（表 11 - 2 - 20～表 11 - 2 - 24）。但本文早产 AGA 儿例数太少，仅供参考。

混合喂养的新生儿，至生后 4 周，早产、足月产及过期产 AGA 儿体重的定基增长速度分别为 29.06%、24.28%、23.80% 生长到 2 个月时，其增长速率分别是 79.40%、67.28%、52.94%。提示混合喂养的早产儿追赶生长在生后第 4 周就已出现，并持续到生后 2 个月（表 11 - 2 - 25）。

混合喂养足月 AGA 儿的身长、顶臀长、头围、胸围、上臂围，在第 4 周时，其定基增长速度分别是 8.65%、7.46%、7.12%、6.71%、6.73%。与之相对比的，早产 AGA 儿的上述 5 项指标的定基增长速度分别是 7.64%、9.00%、10.61%、9.36%、12.36%。过期产 AGA 儿的上述 5 项指标的定基增长速度分别是 8.78%、7.08%、7.69%、7.27%、5.83%。提示混合喂养早产儿的顶臀长、头围、胸围、上臂围的生长速度比足月产儿及过期产儿明显增快（表 11 - 2 - 26～表 11 - 2 - 30）。

人工喂养的新生儿，至生后 4 周，早产、足月产及过期产 AGA 体重的定基增长速度分别为 25.23%、21.60%、19.27%，生长到 2 个月时，其增长速率分别是 75.34%、65.70%、55.05%（表 11 - 2 - 31）。提示人工喂养的早产儿在体重这项指标上追赶生长趋势比母乳喂养及混合喂养更加明显。

人工喂养足月 AGA 儿的身长、顶臀长、头围、胸围、上臂围，在第 4 周时，其定基增长速度分别是 7.69%、6.87%、6.78%、6.75%、5.66%。与之相对比的，早产 AGA 儿的上述 5 项指标的定基增长速度分别是 7.10%、7.87%、5.79%、6.94%、10.59%。过期产 AGA 儿的上述 5 项指标的定基增长速度分别是 6.60%、6.18%、5.80%、4.83%、7.55%。提示人工喂养早产儿的上臂围的生长速度比足月产儿及过期产儿明显增快（表 11 - 2 - 32～表 11 - 2 - 36）。

（三）不同喂养方式体格发育六项指标在不同时期的逐期增长值与环比增长速度

1. 逐期增长值　是指本时点测量值与前一时点测量值之差。它可以回答本次测量比前一次测量时增加了多少。

母乳喂养的早产、足月产、过期产 AGA 儿，其体重在第 2 周平均比第 1 周增加 345g、312g、211g，相当于分别平均每天增加 24.6g、22.3g、15.1g，至生后第 4 周，其体重比第 2 周分别平均增长 675g、619g、718g（表 11 - 2 - 37），相当于平均每天增长 48.2g、44.2g、51.3g。提示在生理性体重下降后,体重增加明显。

母乳喂养儿的身长、顶臀长、头围、胸围、上臂围、在足月 AGA 儿,生后前 2 周分别平均增加 1.5cm、0.8cm、0.9cm、0.8cm、0.3cm,而在后 2 周则分别平均增加 2.1cm、1.4cm、1.3cm、1.5cm、0.8cm(表 11-2-38~表 11-2-42)。因母乳喂养的早产 AGA 儿与过期产 AGA 儿例数较少,表中数据仅供参考。

混合喂养的早产、足月产、过期产 AGA 儿,其体重在第 2 周平均比第 1 周增加 179g、262g、206g,相当于分别平均每天增加 12.8g、18.7g、14.7g。至生后第 4 周,其体重比第 2 周分别平均增长 716g、582g、667g(表 11-2-43),相当于平均每天增长 51.1g、41.6g、47.6g。

混合喂养 AGA 新生儿的身长、顶臀长、头围、胸围、上臂围,在足月产 AGA 儿,生后前 2 周分别平均增加 1.8cm、0.9cm、1.0cm、0.7cm、0.2cm,而在后 2 周则分别平均增加 2.1cm、1.3cm、1.2cm、1.4cm、0.7cm(表 11-2-44~表 11-2-48),这 5 项指标在后 2 周与前 2 周增值接近。混合喂养的早产 AGA 儿与过期产 AGA 儿身长、顶臀长与足月产儿相比接近,其余 3 项指标早产儿明显比足月产儿快。

人工喂养的早产、足月产、过期产 AGA 新生儿,其体重在第 2 周平均比第 1 周增加 153g、193g、153g,相当于分别平均每天增加 10.9g、13.8g、10.9g,至生后第 4 周,其体重比第 2 周分别平均增长 507g、597g、562g(表 11-2-49),相当于平均每天增长 36.2g、42.6g、40.1g。与混合及母乳喂养数据相比较,人工喂养儿体重增长并不令人满意。

人工喂养儿的身长、顶臀长、头围、胸围、上臂围,在足月产 AGA 儿,生后前 2 周分别平均增加 1.2cm、0.8cm、0.7cm、0.4cm、0.1cm,而在后 2 周则分别平均增加 2.0cm、1.4cm、1.3cm、1.6cm、0.7cm(表 11-2-50~表 11-2-54),其中头围、胸围的增加,其后 2 周的增值较高。其余 3 项指标,在后 2 周增值与之前相差不大。人工喂养的早产 AGA 儿与过期产 AGA 儿上述 5 项指标,与足月产 AGA 儿相比接近。

2. 环比增长速度 是指各时点逐期增长值与前一时点测量值的比值。

无论是母乳、混合还是人工喂养儿,在上述 6 项指标中,均是体重的增长速度最快。生后第 2 周,由于存在生理性体重下降的影响,早产 AGA 儿的体重增长速度并不快于足月产 AGA 儿及过期产 AGA 儿。而在生后第 4 周,早产 AGA 儿的增长速度快于足月产 AGA 儿及过期产 AGA 儿,且混合喂养的早产 AGA 儿,增长速度明显快于母乳及人工喂养的早产 AGA 儿。

五、小结及讨论

1. 本文报道了不同喂养方式的新生儿体格发育六项指标,在不同时点的纵向监测值、不同时期的累积增长值、定基增长速度及逐期增长值与环比增长速度。

2. 从不同时点的体重监测值可知:从出生到生后 26~28 天,其体重的增长,以母乳喂养为佳,其次为混合喂养及人工喂养。其身长的增长,母乳喂养与混合喂养接近,人工喂养稍差。

3. 按胎龄分类,早产、足月产、过期产 AGA 儿分别采用母乳喂养、混合喂养、人工喂养，在整个新生儿期（28 天），从每天体重增加的平均值分析，仍以母乳喂养为佳。

4. 采用混合喂养及人工喂养的新生儿，至生后 4 周及 2 个月时，早产、足月产及过期产 AGA 儿，其体重的定基增长速度，以早产 AGA 儿最快；其环比增长速度，在生后第 4 周，早产 AGA 儿的增长速度快于足月产 AGA 儿及过期产 AGA 儿。提示早产儿的追赶生长在生后第 4 周已经出现。

5. 我国九市儿童体格发育调查研究协作组报告的《中国九市城郊婴幼儿喂养现状及 20 年变化分析》一文。[2]指出：无论城郊，4 个月以内完全母乳喂养儿的体重、身长均高于混合、人工喂养儿。这与国外 Wojdan-Godek E. 等人[3]的研究结果一致。本文的研究结果（2 个月内）亦支持此结论。

参考文献

[1] 张宝林，冯泽康，张丽辉，等 . 中国 15 城市不同胎龄新生儿体格发育调查研究. 中华儿科杂志，1988，26（4）：206 - 208

[2] 张亚钦，李辉 . 中国九市城郊婴幼儿喂养现状及 20 年变化分析. 中华人民共和国卫生部妇幼保健与社区卫生司. 2005 年中国九市 7 岁以下儿童体格发育调查研究. 北京：人民卫生出版社，2008：60 - 73

[3] Wojdan-Godek E. , Mikiel-Kostyra K. , Mazur J. Effect of feeding pattern on the body mass of infants in the first six months of life. Med Wieku Rozwoj，2005，9（4）：611 - 620

（刘　阳　岳少杰　张宝林）

表 11 - 2 - 1　中国 12 城市母乳喂养足月产 AGA 儿体重纵向监测值

g

监测时间	例数	平均值	标准差	最小值	最大值	修匀百分位数												
						P_3	P_5	P_{10}	P_{16}	P_{20}	P_{25}	P_{50}	P_{75}	P_{80}	P_{84}	P_{90}	P_{95}	P_{97}
出生时	99	3220	269.7	2622	3800	2769	2801	2888	2951	2980	2999	3196	3396	3417	3498	3624	3700	3801
出生后 3 天内	99	3175	279.2	2530	3830	2594	2695	2816	2888	2936	2999	3211	3383	3399	3424	3571	3660	3776
出生后 5～7 天	99	3187	313.7	2430	4175	2590	2732	2816	2893	2921	2993	3185	3394	3459	3483	3663	3713	3853
出生后 12～14 天	99	3499	360.0	2750	4600	2800	2952	3039	3116	3138	3211	3424	3671	3770	3805	3994	4093	4237
出生后 26～28 天	99	4118	430.3	3350	5300	3362	3474	3650	3720	3770	3836	4153	4424	4521	4575	4731	5050	5160
出生后 58～60 天	19	5683	588.2	4550	7100	4570	4546	4992	5041	5195	5241	5830	6083	6095	6175	6208	7087	7088

表 11 - 2 - 2　中国 12 城市混合喂养足月产 AGA 儿体重纵向监测值

g

监测时间	例数	平均值	标准差	最小值	最大值	修匀百分位数												
						P_3	P_5	P_{10}	P_{16}	P_{20}	P_{25}	P_{50}	P_{75}	P_{80}	P_{84}	P_{90}	P_{95}	P_{97}
出生时	166	3200	282.8	2418	3819	2647	2752	2846	2929	2990	2998	3202	3403	3501	3501	3600	3650	3696
出生后 3 天内	166	3153	290.1	2400	3790	2671	2737	2821	2885	2908	2919	3132	3383	3435	3473	3534	3666	3721
出生后 5～7 天	166	3144	301.9	2310	3820	2597	2677	2771	2849	2904	2936	3140	3404	3451	3488	3567	3691	3703
出生后 12～14 天	166	3406	329.8	2400	4500	2716	2823	2949	3056	3122	3171	3372	3637	3686	3724	3834	3954	3980
出生后 26～28 天	166	3988	394.5	2950	5100	3208	3352	3550	3656	3727	3781	3995	4246	4302	4354	4505	4649	4803
出生后 58～60 天	66	5368	443.2	4280	6900	4435	4626	4969	5005	5062	5091	5353	5565	5631	5726	5929	6165	6680

表 11-2-3　中国 12 城市人工喂养足月产 AGA 儿体重纵向监测值

g

监测时间	例数	平均值	标准差	最小值	最大值	修匀百分位数												
						P_3	P_5	P_{10}	P_{16}	P_{20}	P_{25}	P_{50}	P_{75}	P_{80}	P_{84}	P_{90}	P_{95}	P_{97}
出生时	96	3181	298.3	2480	3770	2571	2595	2892	2850	2896	2952	3198	3399	3457	3503	3557	3609	3699
出生后 3 天内	96	3078	294.5	2350	3700	2520	2612	2669	2772	2802	2877	3156	3310	3354	3344	3422	3498	3614
出生后 5~7 天	96	3078	303.5	2320	3725	2475	2536	2642	2708	2748	2816	3120	3288	3330	3356	3439	3545	3628
出生后 12~14 天	96	3271	324.9	2600	4100	2627	2659	2820	2886	2938	2999	3310	3496	3535	3597	3700	3858	3922
出生后 26~28 天	96	3868	408.0	2900	4800	3134	3165	3349	3501	3562	3622	3908	4111	4142	4217	4374	4621	4703
出生后 58~60 天	32	5271	428.0	4350	6400	4324	4427	4532	4959	5015	5092	5291	5496	5507	5535	5810	6212	6400

表 11-2-4　中国 12 城市母乳喂养足月产 AGA 儿身长纵向监测值

cm

监测时间	例数	平均值	标准差	最小值	最大值	修匀百分位数												
						P_3	P_5	P_{10}	P_{16}	P_{20}	P_{25}	P_{50}	P_{75}	P_{80}	P_{84}	P_{90}	P_{95}	P_{97}
出生后 3 天内	99	49.8	1.3	47.3	53.8	47.4	47.6	47.9	48.4	48.5	48.9	49.8	50.8	50.8	51	51.4	51.9	51.9
出生后 5~7 天	99	50.5	1.5	47.5	55.5	48.1	48.1	48.7	49.2	49.4	49.7	50.6	51.5	51.5	52	52.5	53.1	53.6
出生后 12~14 天	99	52	1.8	46.3	58	49	49.1	49.9	50.4	50.7	50.9	51.8	52.8	52.8	53.5	54	54.9	55.9
出生后 26~28 天	99	54.1	2.0	49	60.5	50	51	51.7	52.2	52.5	52.7	54	55.3	55.5	56	56.5	57.5	59
出生后 58~60 天	19	58.5	2.2	54.7	62.2	54.7	54.7	55.6	56	56	56.4	58.6	60	60.5	60.9	62	62.2	62.2

表 11 - 2 - 5　中国 12 城市混合喂养足月产 AGA 儿身长纵向监测值

cm

监测时间	例数	平均值	标准差	最小值	最大值	修匀百分位数												
						P_3	P_5	P_{10}	P_{16}	P_{20}	P_{25}	P_{50}	P_{75}	P_{80}	P_{84}	P_{90}	P_{95}	P_{97}
出生后 3 天内	166	49.7	1.6	43	58.9	46.6	47.1	47.9	48.3	48.4	48.9	49.8	50.3	50.6	50.8	51.3	51.8	52.3
出生后 5~7 天	166	50.1	1.5	44	53	47.2	47.6	48.5	48.9	49.2	49.5	50.5	51.3	51.7	51.9	52.4	53	53.2
出生后 12~14 天	166	51.9	1.8	45	58	48.2	48.6	49.6	50	50.4	50.6	51.7	52.8	53.3	53.5	54	54.7	54.8
出生后 26~28 天	166	54	2.0	46	59.5	50	51	51.5	52.1	52.5	52.8	54.1	55	55.6	56	56.5	57.1	58
出生后 58~60 天	66	58.2	2.2	48	63.5	52.8	54.7	56	56.4	57	57	58	59.8	60	60	60.6	61.3	61.5

表 11 - 2 - 6　中国 12 城市人工喂养足月产 AGA 儿身长纵向监测值

cm

监测时间	例数	平均值	标准差	最小值	最大值	修匀百分位数												
						P_3	P_5	P_{10}	P_{16}	P_{20}	P_{25}	P_{50}	P_{75}	P_{80}	P_{84}	P_{90}	P_{95}	P_{97}
出生后 3 天内	166	49.7	1.6	43	58.9	46.6	47.1	47.9	48.3	48.4	48.9	49.8	50.3	50.6	50.8	51.3	51.8	52.3
出生后 5~7 天	166	50.1	1.5	44	53	47.2	47.6	48.5	48.9	49.2	49.5	50.5	51.3	51.7	51.9	52.4	53	53.2
出生后 12~14 天	166	51.9	1.8	45	58	48.2	48.6	49.6	50	50.4	50.6	51.7	52.8	53.3	53.5	54	54.7	54.8
出生后 26~28 天	166	54	2.0	46	59.5	50	51	51.5	52.1	52.5	52.8	54.1	55	55.6	56	56.5	57.1	58
出生后 58~60 天	66	58.2	2.2	48	63.5	52.8	54.7	56	56.4	57	57	58	59.8	60	60	60.6	61.3	61.5

表 11 - 2 - 7　中国 12 城市母乳喂养足月产 AGA 儿顶臀长纵向监测值

cm

监测时间	例数	平均值	标准差	最小值	最大值	修匀百分位数												
						P_3	P_5	P_{10}	P_{16}	P_{20}	P_{25}	P_{50}	P_{75}	P_{80}	P_{84}	P_{90}	P_{95}	P_{97}
出生后 3 天内	99	33.9	1.2	29.5	37	31.6	32	32.2	32.8	32.9	33	34	34.6	35	35.1	35.5	35.9	35.8
出生后 5~7 天	99	34.2	1.3	29.2	37.5	31.5	32	32.4	33	33.2	33.4	34.3	35.1	35.4	35.4	35.8	36.2	36.5
出生后 12~14 天	99	35	1.4	32	39	31.9	32.3	33	33.5	33.8	34	34.9	35.9	36	36.1	36.5	37.2	37.7
出生后 26~28 天	99	36.4	1.6	32.3	42	33.5	33.8	34.8	35	35	35.5	36.4	37.3	37.5	37.8	38.3	39	40.1
出生后 58~60 天	19	40.1	1.8	37.6	45.2	37.6	37.6	38	38.5	38.6	38.8	40	41	41	41.9	42	45.2	42.2

表 11 - 2 - 8　中国 12 城市混合喂养足月产 AGA 儿顶臀长纵向监测值

cm

监测时间	例数	平均值	标准差	最小值	最大值	修匀百分位数												
						P_3	P_5	P_{10}	P_{16}	P_{20}	P_{25}	P_{50}	P_{75}	P_{80}	P_{84}	P_{90}	P_{95}	P_{97}
出生后 3 天内	166	33.5	1.4	28	36	29.9	31	31.9	32.3	32.5	32.8	32.7	34.4	34.5	34.7	34.9	35.4	35.9
出生后 5~7 天	166	33.8	1.4	28	36.7	30.8	31.4	32.2	32.5	32.9	33.1	34.1	34.9	35.1	35.1	35.5	36.1	36.2
出生后 12~14 天	166	34.7	1.5	29	40	31.8	32.2	32.7	33	33.5	33.7	34.8	35.9	35.9	35.9	36.4	36.9	36.9
出生后 26~28 天	166	36	1.4	30	39	32.8	33.5	34	34.7	35	35	36	37	37	37.5	37.8	38	38.2
出生后 58~60 天	66	38.9	1.6	35.5	43.2	36	36.1	36.6	37.6	38	38	39	40	40	40.5	41.1	42.3	43.1

表 11 - 2 - 9　　中国 12 城市人工喂养足月产 AGA 儿顶臀长纵向监测值

cm

监测时间	例数	平均值	标准差	最小值	最大值	修匀百分位数															
						P_3	P_5	P_{10}	P_{16}	P_{20}	P_{25}	P_{50}	P_{75}	P_{80}	P_{84}	P_{90}	P_{95}	P_{97}
出生后 3 天内	96	33.5	1.5	29.5	36.5	30.2	30.6	31.6	32.1	32.3	32.4	33.4	34.4	34.7	34.9	35.4	36	36.2
出生后 5~7 天	96	33.6	1.5	29	36.7	30.5	31	31.8	32.3	32.4	32.7	33.8	34.7	35.1	35.2	35.7	36.2	36.6
出生后 12~14 天	96	34.4	1.6	30.4	37.7	31.2	31.8	32.4	32.8	32.9	33.4	34.4	35.4	35.7	35.9	36.3	36.8	37.3
出生后 26~28 天	96	35.8	1.6	31.7	40	32.6	33.1	33.8	34.3	34.6	34.9	35.7	36.8	37.2	37.5	38	38.6	39
出生后 58~60 天	32	39	1.6	35	42	35	35.6	36.5	37.8	37.9	38	39	40.4	40.5	40.9	41.1	41.5	42

表 11 - 2 - 10　　中国 12 城市母乳喂养足月产 AGA 儿头围纵向监测值

cm

监测时间	例数	平均值	标准差	最小值	最大值	修匀百分位数															
						P_3	P_5	P_{10}	P_{16}	P_{20}	P_{25}	P_{50}	P_{75}	P_{80}	P_{84}	P_{90}	P_{95}	P_{97}
出生后 3 天内	99	33.8	1.0	31.8	37	32	32.1	32.4	32.5	32.7	33	34	34.5	34.6	34.8	35	35.4	35.6
出生后 5~7 天	99	34.3	1.1	32	38	32.5	32.7	33.1	33.3	33.4	33.6	34.5	35.1	35.2	35.3	35.5	36	36.3
出生后 12~14 天	99	35.2	1.0	33	38	33.2	33.5	34	34.3	34.4	34.4	35.2	36	36	36.1	36.5	37	37.2
出生后 26~28 天	99	36.5	1.1	34.3	39.5	34.7	34.8	35	35	35.5	35.5	36.5	37.3	37.5	37.5	38	38.5	38.6
出生后 58~60 天	19	38.5	0.9	37	40	37	37	37.1	37.5	37.5	37.5	38.7	39.3	39.5	39.5	39.6	40	40

表 11-2-11　中国12城市混合喂养足月产 AGA 儿头围纵向监测值

cm

监测时间	例数	平均值	标准差	最小值	最大值	修匀百分位数												
						P_3	P_5	P_{10}	P_{16}	P_{20}	P_{25}	P_{50}	P_{75}	P_{80}	P_{84}	P_{90}	P_{95}	P_{97}
出生后 3 天内	166	33.7	1.1	30.5	36.4	30.9	31.9	32	32.4	32.7	32.9	33.9	34.4	34.6	34.8	35	35.6	35.9
出生后 5~7 天	166	33.9	1.2	30	37	31.7	32.2	32.4	32.9	33.1	33.3	34.2	34.8	35.1	35.2	35	36	36.2
出生后 12~14 天	166	34.9	1.1	31.5	37.5	32.7	32.8	33.2	33.8	33.9	34	34.9	35.5	35.9	35.9	36.4	36.7	36.8
出生后 26~28 天	166	36.1	1.1	33.5	39.2	33.8	34	34.7	35.2	35.3	35.5	36	37	37	37.2	37.5	38	38
出生后 58~60 天	66	38.5	1.0	36.2	40.7	36.5	36.9	37.1	37.5	37.8	38	38.5	39.2	39.3	39.5	39.9	40	40.5

表 11-2-12　中国12城市人工喂养足月产 AGA 儿头围纵向监测值

cm

监测时间	例数	平均值	标准差	最小值	最大值	修匀百分位数												
						P_3	P_5	P_{10}	P_{16}	P_{20}	P_{25}	P_{50}	P_{75}	P_{80}	P_{84}	P_{90}	P_{95}	P_{97}
出生后 3 天内	96	33.9	1.0	31.4	35.5	31.6	32	32.6	32.9	33.1	33.3	33.9	34.8	35	35	35.2	35.2	35.7
出生后 5~7 天	96	34.2	1.1	31.7	37.3	32.1	32.5	32.9	33.2	33.4	33.6	34.3	35.1	35.2	35.3	35.6	35.9	36.2
出生后 12~14 天	96	34.9	1.1	32	38	32.9	33.2	33.4	33.7	33.9	34.1	34.9	35.6	35.8	36	36.4	36.8	37.1
出生后 26~28 天	96	36.2	1.2	33	39.4	34.3	34.5	34.5	34.8	35	35.3	36.2	37	37.2	37.5	37.8	38.2	38.5
出生后 58~60 天	32	38.6	1.3	36.3	43	36.3	36.4	36.4	37.6	37.8	37.9	38.4	39.4	39.5	39.5	40	41.4	43

表 11－2－13　中国 12 城市母乳喂养足月产 AGA 儿胸围纵向监测值

cm

监测时间	例数	平均值	标准差	最小值	最大值	修匀百分位数												
						P_3	P_5	P_{10}	P_{16}	P_{20}	P_{25}	P_{50}	P_{75}	P_{80}	P_{84}	P_{90}	P_{95}	P_{97}
出生后 3 天内	99	32.5	1.1	30	35	30.4	30.4	30.8	31.2	31.5	32	32.5	33.5	33.5	33.7	34.1	34.3	34.5
出生后 5~7 天	99	32.9	1.2	30.2	35.5	30.6	30.7	31	31.6	31.9	32.3	33.1	33.8	34	34.1	34.4	34.7	35.1
出生后 12~14 天	99	33.7	1.2	30.7	37	31.1	31.4	31.7	32.3	32.6	32.9	33.9	34.5	34.8	34.9	35.1	35.5	36
出生后 26~28 天	99	35.2	1.4	31	38.5	32.8	33	33.5	34	34	34.3	35	36.2	36.5	36.5	37	37.5	37.5
出生后 58~60 天	19	38.4	1.6	36	41.5	36	36	36.5	36.6	37	37	38	39.7	40	40.6	41	41.5	41.5

表 11－2－14　中国 12 城市混合喂养足月产 AGA 儿胸围纵向监测值

cm

监测时间	例数	平均值	标准差	最小值	最大值	修匀百分位数												
						P_3	P_5	P_{10}	P_{16}	P_{20}	P_{25}	P_{50}	P_{75}	P_{80}	P_{84}	P_{90}	P_{95}	P_{97}
出生后 3 天内	166	32.8	1.2	29.7	36	30.5	31	31.3	31.6	31.9	31	32.8	33.5	33.8	34.2	34.4	34.9	35
出生后 5~7 天	166	32.9	1.2	29	36	30.5	31	31.4	31.7	32	32.1	33	33.8	34.1	34.3	34.6	35.1	35.6
出生后 12~14 天	166	33.6	1.4	30.2	37	30.9	31.3	31.8	32.2	32.5	32.7	33.5	34.4	34.7	34.7	35.1	35.7	36.4
出生后 26~28 天	166	35	1.2	31.7	38.5	32.5	32.9	33.2	33.8	34	34.2	35	35.8	36	36	36.4	37.1	37.6
出生后 58~60 天	66	38.3	1.7	35	45.4	35.5	35.7	36.3	37	37	37.1	38	39	39.3	39.9	40.3	41.7	42.2

表 11-2-15 中国12城市人工喂养足月产 AGA 儿胸围纵向监测值

cm

监测时间	例数	平均值	标准差	最小值	最大值	修匀百分位数												
						P_3	P_5	P_{10}	P_{16}	P_{20}	P_{25}	P_{50}	P_{75}	P_{80}	P_{84}	P_{90}	P_{95}	P_{97}
出生后 3 天内	96	32.6	1.3	29	35.7	30.2	30.5	30.8	31.4	31.5	31.7	32.7	33.4	33.6	33.7	34.2	34.8	35.2
出生后 5~7 天	96	32.8	1.3	29.2	36.5	30.4	30.5	31	31.5	31.6	31.9	32.9	33.5	33.8	33.9	34.5	35.2	35.3
出生后 12~14 天	96	33.2	1.4	29.2	37	30.8	31	31.5	31.9	32.1	32.3	33.4	34	34.3	34.6	35.3	36.1	36.3
出生后 26~28 天	96	34.8	1.6	30.5	39.3	31.8	32.5	33	33.3	33.5	33.7	34.5	35.6	35.8	36.5	36.9	38.3	38.7
出生后 58~60 天	32	38.2	1.5	35.4	41.1	35.4	35.5	35.7	36.6	36.9	37.1	38.2	39.1	39.5	39.7	40.2	40.5	41.1

表 11-2-16 中国12城市母乳喂养足月产 AGA 儿上臂围纵向监测值

cm

监测时间	例数	平均值	标准差	最小值	最大值	修匀百分位数												
						P_3	P_5	P_{10}	P_{16}	P_{20}	P_{25}	P_{50}	P_{75}	P_{80}	P_{84}	P_{90}	P_{95}	P_{97}
出生后 3 天内	99	10.4	0.6	9	12.2	9	9.3	9.5	9.8	9.9	10	10.5	10.8	11	11	11.2	11.3	11.5
出生后 5~7 天	99	10.3	0.6	8.8	11.7	9	9.3	9.5	9.8	9.9	10	10.4	10.8	10.9	10.9	11.1	11.3	11.6
出生后 12~14 天	99	10.6	0.6	8.9	12.1	9.1	9.5	9.8	10	10.1	10.2	10.5	11	11	11	11.3	11.6	11.9
出生后 26~28 天	99	11.4	0.8	9.5	14	9.8	10.1	10.5	10.6	10.8	11	11.4	11.9	12	12	12.4	12.7	13
出生后 58~60 天	19	12.9	0.9	11.1	14.5	11.1	11.1	11.2	12.1	12.2	12.2	12.7	13.6	13.6	13.8	14.5	14.5	14.5

表 11-2-17　中国 12 城市混合喂养足月产 AGA 儿上臂围纵向监测值

cm

监测时间	例数	平均值	标准差	最小值	最大值	修匀百分位数												
						P_3	P_5	P_{10}	P_{16}	P_{20}	P_{25}	P_{50}	P_{75}	P_{80}	P_{84}	P_{90}	P_{95}	P_{97}
出生后 3 天内	166	10.4	0.8	8	12.5	9	9	9.4	9.6	9.8	10	10.4	10.8	11	11	11.2	11.7	11.9
出生后 5~7 天	166	10.2	0.7	8.1	12.5	8.9	9	9.3	9.7	9.8	10	10.3	10.8	10.9	11	11.2	11.5	11.6
出生后 12~14 天	166	10.4	0.7	8.5	12.5	9	9.1	9.3	9.8	9.8	10	10.4	10.9	11	11.1	11.3	11.5	11.6
出生后 26~28 天	166	11.1	0.8	9	13	9.5	9.6	10	10.2	10.5	10.5	11	11.6	11.8	11.9	12	12.5	12.8
出生后 58~60 天	66	12.5	0.8	10.5	14.8	11	11.1	11.6	11.8	12	12	12.5	13	13.4	13.5	13.7	14	14

表 11-2-18　中国 12 城市人工喂养足月产 AGA 儿上臂围纵向监测值

cm

监测时间	例数	平均值	标准差	最小值	最大值	修匀百分位数												
						P_3	P_5	P_{10}	P_{16}	P_{20}	P_{25}	P_{50}	P_{75}	P_{80}	P_{84}	P_{90}	P_{95}	P_{97}
出生后 3 天内	96	10.6	1.0	8.5	13.4	8.9	9	9.2	9.6	9.9	10	10.5	11.1	11.3	11.5	12	12.3	12.6
出生后 5~7 天	96	10.4	0.9	8.5	13.5	8.8	9	9.2	9.5	9.7	9.9	10.4	11	11.2	11.3	11.7	12.3	12.6
出生后 12~14 天	96	10.5	0.9	8.5	13.5	8.9	9.1	9.4	9.6	9.7	9.9	10.5	11.1	11.2	11.3	11.6	12.4	12.7
出生后 26~28 天	96	11.2	0.9	9.5	14.4	9.5	9.5	10	10.5	10.5	10.7	11.1	11.6	11.8	12	12.5	13	13.1
出生后 58~60 天	32	13	1.0	11.4	15.7	11.4	11.4	12	12	12.1	12.2	12.9	13.3	13.6	14	14.6	15	15.7

表 11 - 2 - 19　　　中国 12 城市按胎龄分类 AGA 儿体重在不同时期累积增长值及定基增长速度（母乳喂养）

胎龄分类	例数		出生体重均值 (SD)	累积增长均值 (SD) (g)					定基增长速度 (%)				
	总数	监测至2个月数		3天内	1周	2周	4周	2个月	3天内	1周	2周	4周	2个月
早产	3	1	3130 (102)	−157 (58)	−192 (104)	153 (479)	828 (302)	2020 (0)	−5.02	−6.13	4.89	26.45	64.54
足月产	99	19	3220 (270)	−45 (65)	−33 (171)	279 (244)	898 (338)	2463 (503)	−1.40	−1.02	8.66	27.89	76.49
过期产	6	1	3367 (206)	−72 (89)	−137 (145)	74 (252)	792 (196)	2733 (0)	−2.14	−4.07	2.20	23.52	81.17

表 11 - 2 - 20　　　中国 12 城市按胎龄分类 AGA 儿身长在不同时期累积增长值及定基增长速度（母乳喂养）

胎龄分类	例数		3天内均值 (SD)	累积增长均值 (SD) (cm)				定基增长速度 (%)			
	总数	监测至2个月数		1周	2周	4周	2个月	1周	2周	4周	2个月
早产	3	1	49.1 (0.4)	−0.1 (0.4)	2.1 (1.6)	3.6 (1.0)	6.9 (0.0)	−0.20	4.28	7.33	14.05
足月产	99	19	49.8 (1.3)	0.7 (0.8)	2.2 (1.4)	4.3 (1.5)	8.7 (1.7)	1.41	4.42	8.63	17.47
过期产	6	1	50.1 (0.8)	0.7 (0.8)	2.7 (1.2)	5.3 (1.5)	11.1 (0.0)	1.40	5.39	10.59	22.16

表 11 - 2 - 21　　　中国 12 城市按胎龄分类 AGA 儿顶臀长在不同时期累积增长值及定基增长速度（母乳喂养）

胎龄分类	例数		3天内均值 (SD)	累积增长均值 (SD) (cm)				定基增长速度 (%)			
	总数	监测至2个月数		1周	2周	4周	2个月	1周	2周	4周	2个月
早产	3	1	33.4 (0.7)	0.1 (0.4)	0.9 (1.3)	2.4 (0.4)	3.6 (0.0)	0.30	2.69	7.19	10.78
足月产	99	19	33.9 (1.2)	0.3 (0.6)	1.1 (1.3)	2.5 (1.6)	6.2 (1.7)	0.88	3.24	7.37	18.29
过期产	6	1	33.7 (2.0)	0.3 (0.5)	1.5 (2.5)	3.0 (3.0)	7.8 (0.0)	0.89	4.45	8.90	23.15

表 11 - 2 - 22　中国 12 城市按胎龄分类 AGA 儿头围在不同时期累积增长值及定基增长速度（母乳喂养）

胎龄分类	例数		3天内均值 (SD)	累积增长均值 (SD)（cm）				定基增长速度（%）			
	总数	监测至2个月数		1周	2周	4周	2个月	1周	2周	4周	2个月
早产	3	1	32.6 (1.0)	-0.3 (0.3)	1.8 (0.8)	3.5 (0.5)	3.9 (0.0)	-0.92	5.52	10.74	11.96
足月产	99	19	33.8 (1.0)	0.5 (0.7)	1.4 (0.8)	2.7 (1.0)	4.7 (0.8)	1.48	4.14	7.99	13.91
过期产	6	1	34.0 (0.9)	0.2 (0.8)	1.1 (1.2)	2.5 (0.7)	5.2 (0.0)	0.59	3.24	7.35	15.29

表 11 - 2 - 23　中国 12 城市按胎龄分类 AGA 儿胸围在不同时期累积增长值及定基增长速度（母乳喂养）

胎龄分类	例数		3天内均值 (SD)	累积增长均值 (SD)（cm）				定基增长速度（%）			
	总数	监测至2个月数		1周	2周	4周	2个月	1周	2周	4周	2个月
早产	3	1	31.7 (1.6)	-0.1 (1.1)	1.4 (0.7)	4.1 (1.9)	5.8 (0.0)	-0.32	4.42	12.93	18.30
足月产	99	19	32.5 (1.1)	0.4 (0.7)	1.2 (1.0)	2.7 (1.3)	5.9 (1.4)	1.23	3.69	8.31	18.15
过期产	6	1	33.7 (1.3)	-0.1 (0.8)	0.3 (1.1)	2.2 (1.1)	7.8 (0.0)	-0.30	0.89	6.53	23.15

表 11 - 2 - 24　中国 12 城市按胎龄分类 AGA 儿上臂围在不同时期累积增长值及定基增长速度（母乳喂养）

胎龄分类	例数		3天内均值 (SD)	累积增长均值 (SD)（cm）				定基增长速度（%）			
	总数	监测至2个月数		1周	2周	4周	2个月	1周	2周	4周	2个月
早产	3	1	10.2 (0.1)	-0.1 (0.2)	0.5 (0.4)	1.2 (1.0)	2.6 (0.0)	-0.98	4.90	11.76	25.49
足月产	99	19	10.4 (0.6)	-0.1 (0.4)	0.2 (0.7)	1.0 (0.8)	2.5 (0.8)	-0.96	1.92	9.62	24.04
过期产	6	1	10.5 (0.8)	-0.3 (0.2)	-0.3 (0.7)	0.8 (1.3)	2.5 (0.0)	-2.86	-2.86	7.62	23.81

表 11-2-25 中国 12 城市按胎龄分类 AGA 儿体重在不同时期累积增长值及定基增长速度（混合喂养）

胎龄分类	例数		出生体重 均值（SD）	累积增长值均值（SD）（g）					定基增长速度（%）				
	总数	监测至 2个月数		3天内	1周	2周	4周	2个月	3天内	1周	2周	4周	2个月
早产	14	8	2519（321）	−64（73）	−163（184）	16（148）	732（334）	2000（404）	−2.54	−6.47	0.64	29.06	79.40
足月产	66	66	3209（283）	−56（92）	−65（122）	197（204）	779（318）	2159（451）	−1.75	−2.03	6.14	24.28	67.28
过期产	9	2	3302（252）	−63（80）	−87（123）	119（119）	786（432）	1748（71）	−1.91	−2.63	3.60	23.80	52.94

表 11-2-26 中国 12 城市按胎龄分类 AGA 儿身长在不同时期累积增长值及定基增长速度（混合喂养）

胎龄分类	例数		3天内 均值（SD）	累积增长值均值（SD）（cm）				定基增长速度（%）			
	总数	监测至 2个月数		1周	2周	4周	2个月	1周	2周	4周	2个月
早产	14	8	47.1（2.3）	0.7（0.8）	1.4（2.0）	3.6（2.3）	7.6（2.5）	1.49	2.97	7.64	16.14
足月产	66	66	49.7（1.6）	0.4（1.1）	2.2（1.4）	4.3（1.6）	8.5（1.5）	0.80	4.43	8.65	17.10
过期产	9	2	50.1（1.8）	0.4（0.6）	2.3（1.5）	4.4（1.8）	9.2（4.6）	0.80	4.59	8.78	18.36

表 11-2-27 中国 12 城市按胎龄分类 AGA 儿顶臀长在不同时期累积增长值及定基增长速度（混合喂养）

胎龄分类	例数		3天内 均值（SD）	累积增长值均值（SD）（cm）				定基增长速度（%）			
	总数	监测至 2个月数		1周	2周	4周	2个月	1周	2周	4周	2个月
早产	14	8	31.1（1.5）	0.1（0.8）	1.4（2.0）	2.8（1.7）	5.0（2.1）	0.32	4.50	9.00	16.08
足月产	166	66	33.5（1.4）	0.3（0.6）	1.2（1.1）	2.5（1.2）	5.4（1.8）	0.90	3.58	7.46	16.12
过期产	9	2	33.9（1.3）	−0.3（0.7）	0.8（1.6）	2.4（2.1）	4.9（3.2）	−0.88	2.36	7.08	14.45

表 11 – 2 – 28　　中国 12 城市按胎龄分类 AGA 儿头围在不同时期累积增长值及定基增长速度（混合喂养）

胎龄分类	例数		3 天内均值 (SD)	累积增长均值 (SD) (cm)				定基增长速度 (%)			
	总数	监测至2个月数		1 周	2 周	4 周	2 个月	1 周	2 周	4 周	2 个月
早产	14	8	31.1 (1.6)	0.0 (0.8)	1.3 (1.6)	3.3 (1.6)	5.6 (1.3)	0.00	4.18	10.61	18.01
足月产	166	66	33.7 (1.1)	0.2 (0.6)	1.2 (0.9)	2.4 (1.1)	4.8 (1.4)	0.59	3.56	7.12	14.24
过期产	9	2	33.8 (0.8)	0.2 (0.7)	0.6 (0.9)	2.6 (1.5)	6.4 (2.3)	0.59	1.78	7.69	18.93

表 11 – 2 – 29　　中国 12 城市按胎龄分类 AGA 儿胸围在不同时期累积增长值及定基增长速度（混合喂养）

胎龄分类	例数		3 天内均值 (SD)	累积增长均值 (SD) (cm)				定基增长速度 (%)			
	总数	监测至2个月数		1 周	2 周	4 周	2 个月	1 周	2 周	4 周	2 个月
早产	14	8	29.9 (1.8)	0.2 (0.8)	−0.1 (1.0)	2.8 (1.4)	6.4 (1.9)	0.67	−0.33	9.36	21.40
足月产	166	66	32.8 (1.2)	0.1 (0.7)	0.8 (1.0)	2.2 (1.2)	5.5 (2.0)	0.30	2.44	6.71	16.77
过期产	9	2	33.0 (0.8)	−0.1 (0.6)	0.7 (0.4)	2.4 (1.7)	4.9 (0.4)	−0.30	2.12	7.27	14.85

表 11 – 2 – 30　　中国 12 城市按胎龄分类 AGA 儿上臂围在不同时期累积增长值及定基增长速度（混合喂养）

胎龄分类	例数		3 天内均值 (SD)	累积增长均值 (SD) (cm)				定基增长速度 (%)			
	总数	监测至2个月数		1 周	2 周	4 周	2 个月	1 周	2 周	4 周	2 个月
早产	14	8	8.9 (0.7)	−0.3 (0.3)	−0.3 (0.3)	1.1 (0.8)	2.3 (0.5)	−3.37	−3.37	12.36	25.84
足月产	166	66	10.4 (0.8)	0.2 (0.4)	0.0 (0.6)	0.7 (0.8)	2.1 (1.1)	−1.92	0.00	6.73	20.19
过期产	9	2	10.3 (0.6)	−0.2 (0.3)	0.0 (0.5)	0.6 (1.0)	1.5 (0.0)	−1.94	0.00	5.83	14.56

表 11-2-31　　中国 12 城市按胎龄分类 AGA 儿体重在不同时期累积增长值及定基增长速度（人工喂养）

胎龄分类	例数		出生体重	累积增长均值 (SD) (g)					定基增长速度 (%)				
	总数	监测至2个月例数	均值 (SD)	3天内	1周	2周	4周	2个月	3天内	1周	2周	4周	2个月
早产	32	8	2279 (446)	-55 (72)	-85 (148)	68 (192)	575 (308)	1717 (590)	-2.41	-3.73	2.98	25.23	75.34
足月产	96	32	3181 (298)	-103 (89)	-103 (138)	90 (171)	687 (269)	2090 (410)	-3.24	-3.24	2.83	21.60	65.70
过期产	11	4	3270 (290)	-53 (68)	-85 (114)	68 (159)	630 (226)	1800 (159)	-1.62	-2.60	2.08	19.27	55.05

表 11-2-32　　中国 12 城市按胎龄分类 AGA 儿身长在不同时期累积增长值及定基增长速度（人工喂养）

胎龄分类	例数		3天内	累积增长均值 (SD) (cm)				定基增长速度 (%)			
	总数	监测至2个月例数	均值 (SD)	1周	2周	4周	2个月	1周	2周	4周	2个月
早产	32	8	45.1 (2.5)	0.3 (0.4)	1.2 (0.6)	3.2 (1.4)	8.6 (2.1)	0.67	2.66	7.10	19.07
足月产	96	32	49.4 (1.6)	0.6 (0.8)	1.8 (1.2)	3.8 (1.4)	8.6 (1.9)	1.21	3.64	7.69	17.41
过期产	11	4	50.0 (2.0)	0.2 (0.5)	1.9 (1.0)	3.3 (1.1)	9.2 (2.0)	0.40	3.80	6.60	18.40

表 11-2-33　　中国 12 城市按胎龄分类 AGA 儿顶臀长在不同时期累积增长值及定基增长速度（人工喂养）

胎龄分类	例数		3天内	累积增长均值 (SD) (cm)				定基增长速度 (%)			
	总数	监测至2个月例数	均值 (SD)	1周	2周	4周	2个月	1周	2周	4周	2个月
早产	32	8	30.5 (1.9)	0.2 (0.8)	1.1 (1.0)	2.4 (1.4)	5.9 (1.9)	0.66	3.61	7.87	19.34
足月产	96	32	33.5 (1.5)	0.1 (0.8)	0.9 (1.1)	2.3 (1.4)	5.5 (1.9)	0.30	2.69	6.87	16.42
过期产	11	4	34.0 (1.3)	0.1 (0.4)	1.2 (0.8)	2.1 (1.2)	6.0 (2.5)	0.29	3.53	6.18	17.65

表 11－2－34　　中国 12 城市按胎龄分类 AGA 儿头围在不同时期累积增长值及定基增长速度（人工喂养）

胎龄分类	例数		3天内均值 (SD)	累积增长均值 (SD) (cm)				定基增长速度 (%)			
	总数	监测至2个月数		1周	2周	4周	2个月	1周	2周	4周	2个月
早产	32	8	31.1 (1.8)	0.0 (0.6)	0.7 (0.7)	1.8 (0.8)	4.7 (1.2)	0.00	2.25	5.79	15.11
足月产	96	32	33.9 (1.0)	0.3 (0.6)	1.0 (0.7)	2.3 (0.8)	4.7 (1.1)	0.88	2.95	6.78	13.86
过期产	11	4	34.5 (0.7)	0.2 (0.5)	0.9 (0.8)	2.0 (1.0)	3.7 (1.1)	0.58	2.61	5.80	10.72

表 11－2－35　　中国 12 城市按胎龄分类 AGA 儿胸围在不同时期累积增长值及定基增长速度（人工喂养）

胎龄分类	例数		3天内均值 (SD)	累积增长均值 (SD) (cm)				定基增长速度 (%)			
	总数	监测至2个月数		1周	2周	4周	2个月	1周	2周	4周	2个月
早产	32	8	28.8 (2.1)	0.0 (0.5)	0.5 (0.8)	2.0 (1.4)	5.9 (1.6)	0.00	1.74	6.94	20.49
足月产	96	32	32.6 (1.3)	0.2 (0.6)	0.6 (0.9)	2.2 (1.2)	5.6 (1.6)	0.61	1.84	6.75	17.18
过期产	11	4	33.1 (0.7)	-0.2 (0.7)	0.5 (1.1)	1.6 (1.5)	4.3 (0.8)	-0.60	1.51	4.83	12.99

表 11－2－36　　中国 12 城市按胎龄分类 AGA 儿上臂围在不同时期累积增长值及定基增长速度（人工喂养）

胎龄分类	例数		3天内均值 (SD)	累积增长均值 (SD) (cm)				定基增长速度 (%)			
	总数	监测至2个月数		1周	2周	4周	2个月	1周	2周	4周	2个月
早产	32	8	8.5 (0.9)	0.0 (0.2)	0.2 (0.4)	0.9 (0.6)	3.1 (1.3)	0.00	2.35	10.59	36.47
足月产	96	32	10.6 (1.0)	-0.2 (0.4)	-0.1 (0.6)	0.6 (0.8)	2.4 (1.1)	-1.89	-0.94	5.66	22.64
过期产	11	4	10.6 (0.9)	0.0 (0.4)	0.2 (0.7)	0.8 (0.8)	2.2 (1.0)	0.00	1.89	7.55	20.75

表 11 - 2 - 37　中国 12 城市按胎龄分类 AGA 儿体重在不同时期逐期增长值及环比增长速度（母乳喂养）

胎龄分类	例数		出生体重均值（SD）	逐期增长均值（SD）（g）					环比增长速度（%）				
	总数	监测至2个月数		3天内	1周	2周	4周	2个月	3天内	1周	2周	4周	2个月
早产	3	1	3130 (102)	-157 (58)	-35 (155)	345 (383)	675 (331)	1192 (0)	-5.02	-1.18	11.74	20.56	30.12
足月产	99	19	3220 (270)	-45 (65)	12 (145)	312 (182)	619 (220)	1565 (381)	-1.40	0.38	9.79	17.69	38.00
过期产	6	1	3367 (206)	-72 (89)	-65 (96)	211 (124)	718 (124)	1941 (0)	-2.14	-1.97	6.53	20.87	46.67

表 11 - 2 - 38　中国 12 城市按胎龄分类 AGA 儿身长在不同时期逐期增长值及环比增长速度（母乳喂养）

胎龄分类	例数		3天内均值（SD）	逐期增长均值（SD）（cm）				环比增长速度（%）			
	总数	监测至2个月数		1周	2周	4周	2个月	1周	2周	4周	2个月
早产	3	1	49.1 (0.4)	-0.1 (0.4)	2.2 (1.3)	1.5 (0.5)	3.3 (0.0)	-0.20	4.49	2.93	6.26
足月产	99	19	49.8 (1.3)	0.7 (0.8)	1.5 (1.1)	2.1 (1.0)	4.4 (1.6)	1.41	2.97	4.04	8.13
过期产	6	1	50.1 (0.8)	0.7 (0.8)	2.0 (0.7)	2.6 (1.4)	5.8 (0.0)	1.40	3.94	4.92	10.47

表 11 - 2 - 39　中国 12 城市按胎龄分类 AGA 儿顶臀长在不同时期逐期增长值及环比增长速度（母乳喂养）

胎龄分类	例数		3天内均值（SD）	逐期增长均值（SD）（cm）				环比增长速度（%）			
	总数	监测至2个月数		1周	2周	4周	2个月	1周	2周	4周	2个月
早产	3	1	33.4 (0.7)	0.1 (0.4)	0.8 (1.0)	1.5 (1.3)	1.2 (0.0)	0.30	2.39	4.37	3.35
足月产	99	19	33.9 (1.2)	0.3 (0.6)	0.8 (1.2)	1.4 (1.3)	3.7 (1.4)	0.88	2.34	4.00	10.16
过期产	6	1	33.7 (2.0)	0.3 (0.5)	1.2 (2.1)	1.5 (1.0)	4.8 (0.0)	0.89	3.53	4.26	13.08

表 11 - 2 - 40　　　中国 12 城市按胎龄分类 AGA 儿头围在不同时期逐期增长值及环比增长速度（母乳喂养）

胎龄分类	例数		3 天内均值 (SD)	逐期增长均值 (SD) (cm)				环比增长速度 (%)			
	总数	监测至 2 个月数		1 周	2 周	4 周	2 个月	1 周	2 周	4 周	2 个月
早产	3	1	32.6 (1.0)	-0.3 (0.3)	2.1 (0.6)	1.7 (1.0)	0.4 (0.0)	-0.92	6.50	4.94	1.11
足月产	99	19	33.8 (1.0)	0.5 (0.7)	0.9 (0.7)	1.3 (0.8)	2.0 (0.5)	1.48	2.62	3.69	5.48
过期产	6	1	34.0 (0.9)	0.2 (0.8)	0.9 (0.5)	1.4 (1.5)	2.7 (0.0)	0.59	2.63	3.99	7.40

表 11 - 2 - 41　　　中国 12 城市按胎龄分类 AGA 儿胸围在不同时期逐期增长值及环比增长速度（母乳喂养）

胎龄分类	例数		3 天内均值 (SD)	逐期增长均值 (SD) (cm)				环比增长速度 (%)			
	总数	监测至 2 个月数		1 周	2 周	4 周	2 个月	1 周	2 周	4 周	2 个月
早产	3	1	31.7 (1.6)	-0.1 (1.1)	1.5 (0.4)	2.7 (1.8)	1.7 (0.0)	-0.32	4.75	8.16	4.75
足月产	99	19	32.5 (1.1)	0.4 (0.7)	0.8 (0.8)	1.5 (1.0)	3.2 (1.0)	1.23	2.43	4.45	9.09
过期产	6	1	33.7 (1.3)	-0.1 (0.8)	0.4 (0.4)	1.9 (1.0)	5.6 (0.0)	-0.30	1.19	5.59	15.60

表 11 - 2 - 42　　　中国 12 城市按胎龄分类 AGA 儿上臂围在不同时期逐期增长值及环比增长速度（母乳喂养）

胎龄分类	例数		3 天内均值 (SD)	逐期增长均值 (SD) (cm)				环比增长速度 (%)			
	总数	监测至 2 个月数		1 周	2 周	4 周	2 个月	1 周	2 周	4 周	2 个月
早产	3	1	10.2 (0.1)	-0.1 (0.2)	0.6 (0.6)	0.7 (0.7)	1.4 (0.0)	-0.98	5.94	6.54	12.28
足月产	99	19	10.4 (0.6)	-0.1 (0.4)	0.3 (0.5)	0.8 (0.6)	1.5 (0.8)	-0.96	2.91	7.55	13.16
过期产	6	1	10.5 (0.5)	-0.3 (0.2)	0.0 (0.6)	1.1 (1.0)	1.7 (0.0)	-2.86	0.00	10.78	15.04

表 11-2-43　中国 12 城市按胎龄分类 AGA 儿体重在不同时期逐期增长值及环比增长速度（混合喂养）

胎龄分类	例数		出生体重均值（SD）	逐期增长均值（SD）（g）					环比增长速度（%）				
	总数	监测至2个月数		3天内	1周	2周	4周	2个月	3天内	1周	2周	4周	2个月
早产	14	8	2519（321）	-64（73）	-99（191）	179（221）	716（352）	1268（441）	-2.54	-4.03	7.60	28.24	39.00
足月产	166	66	3209（283）	-56（92）	95（116）	262（181）	582（225）	1380（342）	-1.75	-0.29	8.33	17.09	34.60
过期产	9	2	3302（252）	-63（80）	-24（69）	206（209）	667（400）	962（672）	-1.91	-0.74	6.41	19.50	23.53

表 11-2-44　中国 12 城市按胎龄分类 AGA 儿身长在不同时期逐期增长值及环比增长速度（混合喂养）

胎龄分类	例数		3天内均值（SD）	逐期增长均值（SD）（cm）				环比增长速度（%）			
	总数	监测至2个月数		1周	2周	4周	2个月	1周	2周	4周	2个月
早产	14	8	47.1（2.3）	0.7（0.8）	0.7（2.0）	2.2（1.7）	4.0（1.4）	1.49	1.46	4.54	7.89
足月产	166	66	49.7（1.6）	0.4（1.1）	1.8（1.1）	2.1（1.1）	4.2（1.5）	0.80	3.59	4.05	7.78
过期产	9	2	50.1（1.8）	0.4（0.6）	1.9（1.5）	2.1（0.9）	4.8（0.7）	0.80	3.76	4.01	8.81

表 11-2-45　中国 12 城市按胎龄分类 AGA 儿顶臀长在不同时期逐期增长值及环比增长速度（混合喂养）

胎龄分类	例数		3天内均值（SD）	逐期增长均值（SD）（cm）				环比增长速度（%）			
	总数	监测至2个月数		1周	2周	4周	2个月	1周	2周	4周	2个月
早产	14	8	31.1（1.5）	0.1（0.8）	1.3（2.1）	1.4（1.1）	2.2（1.6）	0.32	4.17	4.31	6.49
足月产	166	66	33.5（1.4）	0.3（0.6）	0.9（1.0）	1.3（1.0）	2.9（1.4）	0.90	2.66	3.75	8.06
过期产	9	2	33.9（1.3）	-0.3（0.7）	1.1（2.0）	1.8（0.8）	2.5（2.5）	-0.88	3.27	4.61	6.89

表 11-2-46　中国 12 城市按胎龄分类 AGA 儿头围在不同时期逐期增长值及环比增长速度（混合喂养）

胎龄分类	例数		逐期增长均值（SD）（cm）					环比增长速度（%）			
	总数	监测至2个月数	3天内均值（SD）	1周	2周	4周	2个月	1周	2周	4周	2个月
早产	14	8	31.1 (1.6)	0.0 (0.8)	1.3 (1.7)	2.0 (1.1)	2.3 (1.0)	0.00	4.18	6.17	6.69
足月产	166	66	33.7 (1.1)	0.2 (0.6)	1.0 (0.9)	1.2 (0.7)	2.4 (0.8)	0.59	2.95	3.44	6.65
过期产	9	2	33.8 (0.8)	0.2 (0.7)	0.4 (0.4)	2.0 (1.7)	3.8 (1.3)	0.59	1.18	5.81	10.44

表 11-2-47　中国 12 城市按胎龄分类 AGA 儿胸围在不同时期逐期增长值及环比增长速度（混合喂养）

胎龄分类	例数		逐期增长均值（SD）（cm）					环比增长速度（%）			
	总数	监测至2个月数	3天内均值（SD）	1周	2周	4周	2个月	1周	2周	4周	2个月
早产	14	8	29.9 (1.8)	0.2 (0.8)	-0.3 (0.7)	2.9 (1.3)	3.6 (1.8)	0.67	-1.00	9.73	11.01
足月产	166	66	32.8 (1.2)	0.1 (0.7)	0.7 (0.9)	1.4 (1.0)	3.3 (1.8)	0.30	2.13	4.17	9.43
过期产	9	2	33.0 (0.8)	-0.1 (0.6)	0.8 (0.3)	1.7 (1.7)	2.5 (2.2)	-0.30	2.43	5.04	7.06

表 11-2-48　中国 12 城市按胎龄分类 AGA 儿上臂围在不同时期逐期增长值及环比增长速度（混合喂养）

胎龄分类	例数		逐期增长均值（SD）（cm）					环比增长速度（%）			
	总数	监测至2个月数	3天内均值（SD）	1周	2周	4周	2个月	1周	2周	4周	2个月
早产	14	8	8.9 (0.7)	-0.3 (0.3)	0.0 (0.2)	1.4 (0.8)	1.2 (0.7)	-3.37	0.00	16.28	12.00
足月产	166	66	10.4 (0.8)	-0.2 (0.4)	0.2 (0.5)	0.7 (0.6)	1.4 (0.8)	-1.92	1.96	6.73	12.61
过期产	9	2	10.3 (0.6)	-0.2 (0.3)	0.2 (0.6)	0.6 (0.6)	0.9 (0.5)	-1.94	1.98	5.83	8.26

表 11-2-49　中国 12 城市按胎龄分类 AGA 儿体重在不同时期逐期增长值及环比增长速度（人工喂养）

胎龄分类	例数		出生体重均值（SD）	逐期增长均值（SD）（g）					环比增长速度（%）				
	总数	监测至2个月例数		3天内	1周	2周	4周	2个月	3天内	1周	2周	4周	2个月
早产	32	8	2279（446）	-55（72）	-30（116）	153（145）	507（224）	1142（464）	-2.41	-1.35	6.97	21.60	40.01
足月产	96	32	3181（298）	-103（89）	0（129）	193（161）	597（246）	1403（345）	-3.24	0.00	6.27	18.25	36.27
过期产	11	4	3270（290）	-53（68）	-32（111）	153（175）	562（208）	1170（214）	-1.62	-0.99	4.80	16.84	30.00

表 11-2-50　中国 12 城市按胎龄分类 AGA 儿身长在不同时期逐期增长值及环比增长速度（人工喂养）

胎龄分类	例数		逐期增长均值（SD）（cm）					环比增长速度（%）			
	总数	监测至2个月例数	3天内均值（SD）	1周	2周	4周	2个月	1周	2周	4周	2个月
早产	32	8	45.1（2.5）	0.3（0.4）	0.9（0.5）	2.0（1.4）	5.4（1.9）	0.67	1.98	4.32	11.18
足月产	96	32	49.4（1.6）	0.6（0.8）	1.2（0.9）	2.0（1.1）	4.8（1.5）	1.21	2.40	3.91	9.02
过期产	11	4	50.0（2.0）	0.2（0.5）	1.7（1.0）	1.4（0.8）	5.9（1.8）	0.40	3.39	2.70	11.07

表 11-2-51　中国 12 城市按胎龄分类 AGA 儿顶臀长在不同时期逐期增长值及环比增长速度（人工喂养）

胎龄分类	例数		逐期增长均值（SD）（cm）					环比增长速度（%）			
	总数	监测至2个月例数	3天内均值（SD）	1周	2周	4周	2个月	1周	2周	4周	2个月
早产	32	8	30.5（1.9）	0.2（0.8）	0.9（0.6）	1.3（1.0）	3.5（2.0）	0.66	2.93	4.11	10.46
足月产	96	32	33.5（1.5）	0.1（0.8）	0.8（1.0）	1.4（0.8）	3.2（1.2）	0.30	2.38	4.07	8.94
过期产	11	4	34.0（1.3）	0.1（0.4）	1.1（0.8）	0.9（1.2）	3.9（1.6）	0.29	3.23	2.56	10.80

表 11 - 2 - 52　　中国 12 城市按胎龄分类 AGA 儿头围在不同时期逐期增长值及环比增长速度（人工喂养）

胎龄分类	例数		逐期增长均值（SD）（cm）					环比增长速度（%）			
	总数	监测至2个月数	3天内均值（SD）	1周	2周	4周	2个月	1周	2周	4周	2个月
早产	32	8	31.1（1.8）	0.0（0.6）	0.7（0.5）	1.1（0.6）	2.9（1.1）	0.00	2.25	3.46	8.81
足月产	96	32	33.9（1.0）	0.3（0.6）	0.7（0.5）	1.3（0.6）	2.4（1.0）	0.88	2.05	3.72	6.63
过期产	11	4	34.5（0.7）	0.2（0.5）	0.7（0.5）	1.1（0.5）	1.7（0.3）	0.58	2.02	3.11	4.66

表 11 - 2 - 53　　中国 12 城市按胎龄分类 AGA 儿胸围在不同时期逐期增长值及环比增长速度（人工喂养）

胎龄分类	例数		逐期增长均值（SD）（cm）					环比增长速度（%）			
	总数	监测至2个月数	3天内均值（SD）	1周	2周	4周	2个月	1周	2周	4周	2个月
早产	32	8	28.8（2.1）	0.0（0.5）	0.5（0.9）	1.5（1.2）	3.9（1.7）	0.00	1.74	5.12	12.66
足月产	96	32	32.6（1.3）	0.2（0.6）	0.4（0.7）	1.6（0.9）	3.4（1.4）	0.61	1.22	4.82	9.77
过期产	11	4	33.1（0.7）	-0.2（0.7）	0.7（0.6）	1.1（0.6）	2.7（0.7）	-0.60	2.13	3.27	7.78

表 11 - 2 - 54　　中国 12 城市按胎龄分类 AGA 儿上臂围在不同时期逐期增长值及环比增长速度（人工喂养）

胎龄分类	例数		逐期增长均值（SD）（cm）					环比增长速度（%）			
	总数	监测至2个月数	3天内均值（SD）	1周	2周	4周	2个月	1周	2周	4周	2个月
早产	32	8	8.5（0.9）	0.0（0.2）	0.2（0.4）	0.7（0.5）	2.2（1.2）	0.00	2.35	8.05	23.40
足月产	96	32	10.6（1.0）	-0.2（0.4）	0.1（0.5）	0.7（0.6）	1.8（0.7）	-1.89	0.96	6.67	16.07
过期产	11	4	10.6（0.9）	0.0（0.4）	0.2（0.4）	0.6（0.4）	1.4（1.5）	0.00	1.89	5.56	12.28

第三节　中国 12 城市新生儿体格发育与父母文化水平之间的关系①

一、前言

1989～1990 年由原湖南医科大学第一临床学院儿科研究室负责组织 12 城市（以哈尔滨、沈阳、北京、太原、济南代表北方，南京、苏州、上海、长沙、成都、福州、广州代表南方），对不同胎龄新生儿体格发育 6 项指标（体重、身长、头围、胸围、上臂围、顶臀长）进行了前瞻性纵向调查研究[1]。本文对父母文化程度与新生儿出生时体格发育 6 项指标之间的关系进行了分析，以探讨父母文化程度的不同对新生儿体格发育的可能影响。为提高我国人口素质提供理论依据。

二、对象与方法

（一）对象

胎龄在 28～44 周出生的属适于胎龄儿（AGA，以中国 15 城市新生儿体格发育科研协作组研究的结果为标准[2]）的单胎活产新生儿，均为首次调查对象，不作为调查对象者同前文[1,2]。根据父母及父、母各自受教育的程度不同，分别将被调查的新生儿父母分为大专以上组、高中组、初中组及小学组。父母均为大专以上组 288 例，父为大专以上组 488 例，母为大专以上组 339 例；父母均为高中组 521 例，父为高中组 711 例，母为高中组 821 例；父母均为初中组 306 例，父为初中组 462 例，母为初中组 536 例；父母均为小学组 11 侧，父为小学组 34 例，母为小学组 57 例。

（二）方法

6 项指标的测量方法同前文[1]。测量体重用统一型号的新生儿体格发育测量器或新生儿访视木杆秤。除体重于生后 1 小时内测量外，其他 5 项指标均于生后 3 天内监测。

（三）统计学处理

数据结果用 $\overline{X}\pm S$ 表示。应用中文软件包在 IBM - 386 计算机上进行统计学分析，组之间比较采用方差分析，方差不齐时采用秩和检验。

三、结果

（一）父母文化程度与新生儿体重的关系

体重是衡量宫内胎儿生长发育和健康状况的指标，也是反映出生质量的一个重要指标。父母文化均为小学组的新生儿出生时体重最低，比大专以上组平均低 556g，与其余各组相比亦均有显著性差异（$P<0.01$）。表明父母的文化程度的高低与新生儿的出生体重有明显的关系。根据父母各自不同文化程度的进一步比较，结果发现均是以小学

---

①"七五"国家医学重点科技攻关项目：75 - 65 - 02 - 23 分题之一，国家自然科学基金资助项目。本文发表于《中国实用儿科杂志》1996 年 11 卷第 3 期，第 182～184 页。

组的新生儿出生时体重最低（父亲文化为小学组者比大专以上组平均低 193g，$P<$
0.05；母亲文化为小学组新生儿比大专以上组新生儿平均低 294g，$P<0.01$）。表明父
母各自的基础文化程度的不同均与新生儿出生时体重有关（表 11-3-1）。

（二）父母文化程度与新生儿身长的关系

身长表示骨骼的生长及长度的增加，是一种反映个体发育和营养水平较稳定的指
标。父母文化程度均为小学组者，其新生儿出生时身长最低，其平均身长不足 47cm，
比大专以上组平均低 2.74cm。与其余各组相比较亦均有显著性差异（$P<0.01$）。还发
现母亲文化程度为小学组者，其新生儿出生时的平均身长较其他文化程度组的平均值低
1.31cm 以上（$P<0.01$）。父亲文化程度为小学组者其新生儿出生时的身长比其他文化
程度组平均低 0.7cm 以上，但各组之间比较无显著意义。表明母亲文化程度与新生儿
出生时身长关系更为密切（表 11-3-2）。

（三）父母文化程度与新生儿顶臀长的关系

顶臀长表示躯干的生长情况。母亲文化初中组新生儿出生时的顶臀长略低于大专以
上组及高中组（$P<0.05$），父母文化或父、母各自文化为小学组者虽然低于其他 3 组，
但无统计学差异（$P>0.05$）（表 11-3-3）。

（四）父母文化程度与新生儿头围的关系

头围表示头颅及脑的大小与发育情况。父母文化为小学组者的新生儿出生时的头围
值最低，均低于其他 3 组 1.33cm 以上（$P<0.01$），根据父母各自不同的文化程度进行
比较也呈同一趋势（表 11-3-4）。

表 11-3-1　　　　　　　父母文化程度与新生儿体重的关系　　　　　　g，$\overline{X}\pm S$

	父母文化		父文化		母文化	
大专以上组（n）	3121 ± 346.6	(288)	3119 ± 383.6	(488)	3133 ± 334.0	(339)
高中组（n）	3110 ± 395.7	(521)	3116 ± 404.6	(711)	3114 ± 403.5	(821)
初中组（n）	3073 ± 421.1	(306)	3081 ± 422.2	(462)	3101 ± 408.4	(536)
小学组（n）	2565 ± 656.5	(11)[1)2)3)]	2926 ± 545.6	(34)[4)5)6)]	2839 ± 656.8	(57)[1)2)3)]

与大专以上组相比：1) $P<0.01$，4) $P<-0.05$；与高中组相比：2) $P<0.01$，5) $P<0.05$；与初中组相比：3) $P<0.01$，
6) $P<0.05$。

表 11-3-2　　　　　　　父母文化程度与新生儿身长的关系　　　　　　cm，$\overline{X}\pm S$

	父母文化		父文化		母文化	
大专以上组（n）	49.27 ± 1.80	(288)	49.28 ± 1.97	(488)	49.36 ± 1.82	(339)
高中组（n）	49.35 ± 2.04	(521)	49.38 ± 2.10	(711)	49.32 ± 2.05	(821)
初中组（n）	49.15 ± 2.10	(306)	49.17 ± 2.09	(462)	49.31 ± 2.03	(536)
小学组（n）	46.53 ± 4.18	(11)[1)2)3)]	48.46 ± 3.07	(34)	47.99 ± 3.32	(57)[1)2)3)]

与大专以上组相比：1) $P<0.01$；与高中组相比：2) $P<0.01$；与初中组相比：3) $P<0.01$。

表 11-3-3	父母文化程度与新生儿顶臀长的关系				cm，$\overline{X}\pm S$	
	父母文化		父文化		母文化	
大专以上组（n）	33.34±1.55	(288)	33.34±1.56	(488)	33.40±1.52	(339)
高中组（n）	33.42±1.67	(521)	33.40±1.65	(711)	33.41±1.64	(821)
初中组（n）	33.11±1.71	(306)	33.18±1.72	(462)	33.17±1.65	(536)[1)2)]
小学组（n）	32.26±2.96	(11)	33.11±2.00	(34)	33.01±2.19	(57)

与大专以上组相比：1) $P<0.05$；与高中组相比：2) $P<0.05$。

表 11-3-4	父母文化程度与新生儿头围的关系				cm，$\overline{X}\pm S$	
	父母文化		父文化		母文化	
大专以上组（n）	33.84±1.28	(288)	33.80±1.33	(488)	33.82±1.25	(339)
高中组（n）	33.60±1.34	(521)[4)]	33.64±1.37	(711)[4)]	33.66±1.36	(821)
初中组（n）	33.58±1.48	(306)	33.60±1.50	(462)	33.66±1.45	(536)
小学组（n）	32.24±2.49	(11)[1)2)3)]	32.90±1.74	(34)[1)2)3)]	32.87±2.00	(57)[1)2)3)]

与大专以上组相比：1) $P<0.01$，4) $P<0.05$；与高中组相比：2) $P<0.01$；与初中组相比：3) $P<0.01$。

表 11-3-5	父母文化程度与新生儿胸围的关系				cm，$\overline{X}\pm S$	
	父母文化		父文化		母文化	
大专以上组（n）	33.24±1.56	(288)	33.25±1.69	(488)	32.30±1.52	(339)
高中组（n）	32.25±1.69	(521)	32.27±1.72	(711)	32.30±1.70	(821)
初中组（n）	32.06±1.89	(306)	32.16±1.83	(462)	32.16±1.81	(536)
小学组（n）	29.26±1.89	(11)[1)2)3)]	31.25±1.94	(34)[1)2)3)]	31.14±2.33	(57)[1)2)3)]

与大专以上组相比：1) $P<0.01$；与高中组相比：2) $P<0.01$；与初中组相比：3) $P<0.01$。

（五）父母文化程度与新生儿胸围的关系

胸围表示胸廓的容积及胸廓骨骼、肌肉和脂肪的发育状况。在一定程度上表明身体形态及肺的发育状况。父母文化均为小学组者，其新生儿出生时胸围低于其他 3 组 2.79cm 以上（$P<0.01$），父母各自不同的文化程度也呈同一趋势（表 11-3-5）。

（六）父母文化程度与新生儿上臂围的关系

上臂围表示上臂骨骼、肌肉、皮下脂肪和皮肤的发育状况。常作为简单、快速、可靠的评估营养状况的指标。父母文化程度为小学组者，其新生儿出生时上臂围值最低，比大专以上组平均低 1.4cm。与其余各组相比亦均有显著性差异（$P<0.01$），父母各自不同的文化程度进行比较也呈同一趋势（表 11-3-6）。

表 11-3-6	父母文化程度与新生儿上臂围的关系				cm，$\overline{X}\pm S$	
	父母文化		父文化		母文化	
大专以上组（n）	10.25±0.99	(288)	10.24±1.01	(488)	10.29±0.96	(339)
高中组（n）	10.17±1.02	(521)	10.20±1.02	(711)	10.20±1.02	(821)
初中组（n）	10.23±1.15	(306)	10.23±1.09	(462)	10.25±1.09	(536)
小学组（n）	8.85±1.19	(11)[1)2)3)]	9.43±0.94	(34)[1)2)3)]	9.44±1.12	(57)[1)2)3)]

与大专以上组相比：1) $P<0.01$；与高中组相比：2) $P<0.01$；与初中组相比：3) $P<0.01$。

四、讨论

影响胎儿宫内生长发育的原因有许多，如遗传、母亲营养状况、母亲疾病、母亲用药等多种因素[3]，但父母文化素质对胎儿的宫内发育有何影响，目前国内尚未见报道。本研究通过对我国南北方 12 城市不同胎龄正常新生儿体格发育 6 项指标的分析，发现父亲文化、母亲文化或父母文化均为小学程度者，其子女出生时的体重、身长、头围、胸围、上臂围等多项体格发育指标均显著低于父母文化程度较高者（初中、高中及大专以上），与其他各组相比均有显著性差异，而初中以上各组相比多无明显的差异，提示父母基础文化素质是影响胎儿宫内体格发育的重要社会因素。但父母文化程度影响胎儿宫内体格发育的原因尚未完全清楚，其原因可能是由于父母文化水平的限制，使她（他）们缺乏孕妇保健与胎儿保健知识的指导，从而影响了饮食营养、生活习惯、心理卫生及思维行为、情绪、感觉等社会心理学的变化。国内王建华等[4]曾报道母亲的文化素质与发生出生缺陷的危险因素呈负相关。因此，加强我国基础义务教育，提高我国青年人文化程度是提高我国未来人口素质的重要环节之一。

参考文献

[1] 张宝林，冯泽康，孙振球. 中国 12 城市足月适于胎龄新生儿体格发育纵向研究. 中华儿科杂志，1992，30：207
[2] 张宝林. 中国 15 城市不同胎龄新生儿出生体重值应用卡. 中华儿科杂志，1989，27：316
[3] 左启华. 儿科学. 第 3 版. 北京：人民卫生出版社，1993：73-74
[4] 王建华，来则民，曹伟贤，等. 母亲文化程度与出生缺陷的关系. 天津医学院学报，1980，12：18

（岳少杰　张宝林　王宝琼整理）

第四节　自然和环境因素对低出生体重儿发生的影响[①]

一、摘要

1989～1990 年北方八地区协作进行低出生体重儿发生因素的研究。共调查产妇 26941 例，其中早产及足月小样儿计 1348 例为调查组。对照组 1721 例。双胎未列入分析。低出生体重儿发生因素：①母亲年龄≤20 岁或≥35 岁。②孕妇身高偏低。③母为小学文化或文盲和重体力劳动者。④母妊娠期拒食蛋白质及脂肪食物。⑤孕妇职业有接触放射线的环境。⑥妊娠后期受外伤或有性交史。⑦父吸烟每天＞10 支或妊娠期每天暴露在烟雾环境中达 3 小时或以上。

①本课题为国家自然科学基金资助项目。本文发表于《中华儿科杂志》1992 年 30 卷第 4 期，第210～212页。原文题为《我国北方地区低出生体重儿发生因素的研究（自然和社会环境因素）》，原署名为"八省市科研协作组"。

二、前言

低出生体重儿（简称低体重儿）发生因素的研究是当今国内外关注的问题。低体重儿是新生儿期主要死亡原因之一，成活者远期体格智力发育障碍发生率较正常儿高。为了解并降低我国低体重儿的发生，北方八地区协作于 1989 年 9 月～1990 年 8 月进行了此项调查。

三、资料和方法

调查地区：北京、天津、石家庄、唐山、太原、沈阳、长春、哈尔滨、呼和浩特。

（一）调查方法

1. 每个城市选择 2～3 个医院，调查人员固定，统一技术培训。确定填表内容和要求。

2. 活产、单胎，胎龄＜37 周，体重＜2500 g 婴儿及其前后出生的 1 例正常足月儿填调查卡片。后者为对照组。

（二）资料

1. 以评估及末次月经两种方法计算胎龄。

2. 计算母亲实足年龄并记录其身高。

3. 询问妊娠期接触毒物、或有无外伤史（包括一般外伤及孕后期性交）。

4. 母亲文化程度，劳动强度，营养状况等由调查人员直接询问产妇。

5. 父母吸烟以吸烟支数计算。母亲被动吸烟以每天接触烟雾小时数计算。

6. 资料经地区负责人复核后汇集整理。资料分地区输入 IBM 计算机统计分析。

四、结果

一年中共调查产妇 26941 例，活产、单胎、早产及足月小样儿共 1348 例，双胎 416 例。对照组活产、单胎 1721 例，双胎 45 例。两组双胎均未列入分析。胎龄＜37 周为早产儿计 751 例。胎龄≥37 周，体重＜2500 g 为足月小样儿，计 597 例。胎龄 38～40 周，体重 2500～4000 g 为正常对照组。

（一）低体重儿发生因素（表 11-4-1）

表 11-4-1　　　　　母亲疾病，社会环境及自然条件与低体重儿的关系

项目	对照组（1721 例）		观察组（1348 例）		U	P
	例次数	%	例次数	%		
母亲疾病						
孕前	91	5.29	138	10.23	5.01	＜0.01
妊娠并发症	347	20.16	813	60.31	24.38	＜0.01
社会环境因素	1111	64.56	1047	104.38		＜0.01*
自然因素	353	20.15	126	9.34	8.90	＜0.01

注：＊表示直接计算概率。

母亲疾病包括孕前疾病及妊娠期并发症。社会环境因素如外伤、毒物接触、父吸烟饮酒、母被动吸烟、文化程度和劳动强度等。母妊娠期的自然条件，如年龄、身高。以妊娠期并发症及社会环境因素影响较大。

（二）母亲年龄、身高与低体重儿发生的关系

母亲年龄不同低体重儿发生率不同（表 11-4-2）。母亲年龄为 25～30 岁组的身高观察组为（159.2±5.10）cm，对照组（160.9±4.60）cm，差异有非常显著意义（$U=7.2$，$P<0.01$）。早产儿、足月小样儿及对照组孕母身高比较 $F=31.5$，进一步作 Q 检验，对照组高于早产，早产高于足月小样儿，差异有非常显著意义（Q 值分别为 5.86 及 4.30，P 均<0.01）。足月小样儿母身高最小。

表 11-4-2　　　　　　　　孕母年龄与低体重儿发生关系

孕母年龄（岁）	调查例数	早产儿		足月小样儿		合　计	
		例数	发生率（%）	例数	发生率（%）	例数	发生率（%）
≤20	157	5	3.18*	13	8.28*	18	11.46*
21～	6529	225	3.45*	171	2.62*	396	6.07*
25～	16589	382	2.30	300	1.84	688	4.15
30～	2845	90	3.16*	69	2.43*	159	5.59*
≥35	821	49	5.97*	38	4.63*	87	10.60*
合计	26941	751	2.79	597	2.22	1348	5.00

注：* 表示二项分布 U 检验，$U>2.58$，$P<0.01$。

（三）低体重儿之母文化程度和劳动强度

两组母亲为小学文化或文盲者分别为 12.8% 及 6.0%，差异有非常显著意义（$\overline{X}^2=42.53$，$P<0.01$）。母亲为重体力劳动者为 27.9% 及 21.8%，差异有非常显著意义（$\overline{X}^2=15.24$，$P<0.01$）。

（四）孕妇营养状况与低体重儿关系

1. 母亲严重呕吐致妊娠期靠输液维持入量不增加早产儿发生率。足月小样儿组与对照组剧吐发生率为 7.0% 及 3.7%，差异有非常显著意义（$\overline{x}^2=12.90$，$P<0.01$）。

2. 两组母妊娠期偏食，几乎不吃蛋白或脂肪类食物的发生率为 9.4% 与 3.7%，差异有非常显著意义（$\overline{x}^2=43.38$，$P<0.01$）。

（五）母妊娠期接触毒物与外伤因素

毒物接触包括铅、汞、苯及放射线，观察组多于对照组，发生率分别为 6.2% 及 4.0%，差异有非常显著意义（$\overline{x}^2=7.88$，$P<0.01$）。外伤包括一般外伤和孕后期性交。母外伤发生率早产儿组与对照组分别为 9.7% 及 1.9%，差异有非常显著意义（$\overline{x}^2=79.44$，$P<0.01$）。

（六）烟酒的影响（表 11-4-3）

观察组低体重儿的发生率明显高于对照组。

表 11-4-3 父母吸烟，饮酒与低体重儿的发生率

项目	对照组（1721 例）		观察组（1348 例）		U	P
	例数	发生率（%）	例数	发生率（%）		
父吸烟[1]	386	22.4	464	34.4	7.30	<0.01
母吸烟	10	0.6	43	3.2	5.11	<0.01
母被动吸烟[2]	249	14.5	400	29.7	10.09	<0.01
父饮酒[3]	415	24.1	336	24.9	0.51	>0.05

注：[1] 每天吸烟量≥10 支；[2] 暴露烟雾环境每天 3 小时以上；[3] 怀孕前后 1 个月内有酗酒史。

（七）五种可避免的有害因素

吸烟、剧吐或偏食、接触毒物及外伤所占比例对照组为 46.4%，观察组为 85.8%。

五、讨论

继北方八地区低体重儿发生率研究后[1]，将自然和社会环境因素对低体重儿影响进行了分析。

1. 母妊娠年龄与低体重儿发生有明显关系。White 等[2] 和 Fedrick 等[3] 的调查中都注意到年龄<20 岁或>35 岁对低体重儿发生的影响。本资料除证明此点外并发现母亲年龄 25～30 岁的低体重儿发生率最低。此结果对宣传和贯彻我国现行的计划生育政策是很有价值的。

2. 对照组母亲大学文化及脑力劳动者较多，观查组中母亲小学文化及重体力劳动者较多，差异有显著意义。说明文化程度低及重体力劳动是低体重儿发生的因素之一。Hakala 等[4] 也曾提出减轻重体力劳动以减少低体重儿的发生率。此观点与上海蒋迪仙等[5] 报告不完全一致。

3. 本组以妊娠期不吃蛋白或脂肪食物或剧吐至妊娠晚期靠输液维持入量为营养差依据。观察组明显高于对照组。与南方六省区调查结果一致[6]。

4. 毒物接触增加早产儿发生率[7]：本组例数较少，但已显示此结果。外伤，尤其是妊娠后期性交是发生早产的重要因素。提示对孕妇应加强宣传及指导。

5. 母亲吸烟和饮酒影响低体重儿发生率[8,9]：本组母亲吸烟只占 1.7%，无 1 例母亲饮酒每周>2 次，有利于减少我国低体重儿的发生率。但父吸烟以及母暴露在烟雾环境中的被动吸烟，是我国现存问题。提示今后应加强办公室及公共场所内禁止吸烟的宣传教育，并强调指出孕妇家庭中减少烟雾环境，以保证胎儿宫内的正常发育。

参考文献

[1] 刘瑞霞，等. 北方八地区低出生体重儿发生率的研究. 中华医学杂志，1992，72：451

[2] White DR, et al. The etiology of preterm labour. Br J Obstet Gynaecol, 1986，93：733

[3] Fedrick J, et al. Factors associated with low birth weight of infants delivered at term. British J Ob-

stet Gynacol，1978，85：1

［4］Hakala TH，Ylikorkala. O. Effective prenatal care decreases the incidence of low birth weight. Am J Perinatol，1989，6：222

［5］蒋迪仙，等. 低出生体童儿发生因素的调查. 上海第一医学院学报，1983，10：99

［6］冯泽康，等. 中国南方六省区小于胎龄儿发生情况初步调查. 临床儿科杂志，1988，6：138

［7］Vianna NJ，Polan AK. Incidence of low birth weight among love canal residents. Science，1984，226：1217

［8］Shiono PH，et al. Smoking and drinking during pregnancy. J Am Med. Assoc，1986，255：82

［9］Sexton M，Hebel JR. A clinical trial of change in maternal smoking and its effect on birth weight. J Am Med Asso，1984，251：911

（刘瑞霞　张丽辉整理）

课题负责人：刘瑞霞

协作地区负责人：王阿琚，宋琳琳，韩玉昆，薛维臣，霍淑芳，钱培德，李德馨，方幼萍，黄德珉。

参加单位：北京妇产医院，北京医科大学第一临床医学院妇儿医院、第三医院，天津医学院第一附属医院，天津市第二中心医院，天津市立第一医院，山西医学院第一附属医院、第二附属医院，太原市妇幼保健院，中国医科大学第二附属医院、第三附属医院，沈阳医学院第二附属医院，白求恩医科大学第一临床医学院，长春妇产医院，辽源妇婴医院，哈尔滨医科大学第二附属医院，哈尔滨铁路医院，哈尔滨林场总医院，河北省医院，唐山市妇幼保健院，内蒙古自治区妇幼保健院，天津医学院卫生系统计教研室。

第五节　孕妇疾病对低出生体重儿发生的影响[①]

一、摘要

对北方八省市 2 亿余人口范围的 26941 例产妇进行调查并分析其低体重儿的发生因素。结果显示，影响低体重儿发生的主要危险因素为胎盘异常、子宫畸形和妊娠高血压，此外糖尿病及孕后期外伤易致早产儿，妊娠期偏食及心脏病易致足月小样儿。母亲的年龄和文化水平以及父母吸烟等因素的危险性，比孕母疾病因素影响小。研究结果表明，进一步健全和加强孕妇的产前监护，是现阶段降低我国低体重儿发生率和发生因素的首要任务。

二、前言

低体重儿（包括胎龄＜37 周和/或体重＜2500g 的新生儿）发生因素的研究，是近年来国内外十分关注的问题。本文在较大人群范围中，以人口学、环境、孕母疾病及其合并症等广泛因素综合分析其危险因素，现将结果分析如下。

————————————

①本课题为国家自然科学基金资助项目。本文发表于《中华妇产科杂志》1993 年 28 卷第 1 期，第 24～26 页。

三、资料和方法

（一）调查时间和地区

1989 年 9 月 1 日至 1990 年 8 月 31 日，在北京、天津、石家庄、唐山、太原、沈阳、长春、哈尔滨、呼和浩特八地区进行。

（二）调查方法

1. 每个城市选择有条件的医院 2～3 个，参加调查人员基本固定，统一技术培训，填写统一制定的表格和卡片。

2. 活产、单胎、胎龄<37 周和/或体重<2500g 婴儿及其前或后出生的 1 例正常足月儿填调查卡片，后者为对照组。

3. 以我国四项评估法[1] 及末次月经计算两种方法确定胎龄，新生儿出生 1 小时内测量体重。

（三）调查内容

1. 人口学因素　包括母亲年龄和身高。

2. 环境因素　包括孕妇文化程度、劳动强度、营养、外伤、接触毒物的职业、父母吸烟饮酒及母亲被动吸烟等。

3. 孕妇疾病　包括妊娠前疾病如心、肝、肾、贫血、高血压、糖尿病等。妊娠期合并症如胎盘、羊水、子宫等异常，以及感染、妊娠高血压等。

（四）分析方法

应用 dBASE-Ⅲ数据库输入 IBM 计算机。单因素分析用 EPI 软件，初步筛选重要因素，计算 OR 值（指暴露危险因素的发病概率为非暴露因素的倍数，Odds ratio），对 OR 值增加危险的因素再以 SAS 软件做 Logistic 回归分析，在控制混杂因素的基础上，调整 OR 值进入回归方程的为最终的重要危险因素。

四、结果

八地区 1 年中共计调查 26941 例，男性 14003 例、女性 12938 例。早产儿及足月小样儿共计 1348 例，早产儿（胎龄<37 周）751 例，足月小样儿（体重<2500g，胎龄≥37 周）597 例，胎龄 38～40 周，体重 2500～3999g 为正常对照组，共计 1721 例。

（一）对人口学及环境因素进行单因素分析（表 11-5-1）

从表 11-5-1 可见，与早产儿发生有关的因素依次为妊娠后期外伤史，妊娠期偏食，基本不吃蛋白质及脂肪类食物，孕妇文盲或小学文化水平，父母每天吸烟≥10 支，母亲被动吸烟（暴露在烟雾中）每天≥3 小时等。与足月小样儿发生有关的因素依次为，母亲被动吸烟每天≥3 小时、母妊娠期偏食、母亲文盲或小学文化水平、母亲吸烟、母年龄≤20 岁等。

表 11-5-1　　　　　　　人口学及环境因素与低出生体重儿发生的单因素分析

因　素		因素暴露率（%）				
		对照	早产儿	OR	足月小样儿	OR
年龄（岁）	≤20	0.29	0.67	2.30	2.18	7.64
	≥35	3.66	6.52	1.84	6.37	1.79
小学文化及以下		5.98	12.11	2.17	13.57	2.62
重体力劳动		21.79	28.36	1.42	27.03	1.35
剧吐		3.66	2.80	0.75	7.04	1.99
偏食		3.66	7.59	2.20	11.56	3.51
外伤史		1.86	9.72	5.68	1.68	0.90
毒物接触史		4.01	6.39	1.63	6.03	1.54
母亲吸烟		0.58	1.06	1.84	1.17	2.02
被动吸烟		14.47	20.77	1.55	40.87	4.09
父亲吸烟		22.42	35.56	1.91	33.00	1.70

（二）对孕妇疾病进行单因素分析（表 11-5-2）

常见的危险因素，早产儿依次为胎盘异常（前置或早剥）、子宫畸形（不包括宫颈功能不全和子宫肌瘤）、妊娠高血压、糖尿病和先兆流产等。足月小样儿依次为子宫畸形、胎盘异常、心脏病、妊娠高血压、妊娠期感染等。从表 11-5-2 看出，孕妇胎盘异常、子宫畸形和妊娠高血压疾病，是发生低体重儿的最常见原因。而孕妇患糖尿病和先兆流产易致早产；孕妇患心脏病或妊娠期感染则容易致足月小样儿。

（三）人口学、环境因素及孕妇疾病单因素分析的结果

经 $\bar{x}^2$ 检验显示，影响早产及足月小样儿发生的危险因素分别有 23 项和 16 项，在 $a=0.05$ 水准上具有显著性意义。将上述因素运用 Logistic 回归模型计算，最终进入回归方程的重要危险因素（表 11-5-3），结果指出：影响早产儿的主要危险因素依次为胎盘异常、糖尿病、子宫畸形、妊娠后期外伤和妊娠高血压。影响足月小样儿的主要危险因素依次为子宫畸形、胎盘异常、妊娠高血压、妊娠期偏食和心脏病。提示我国现阶段降低低体重儿的发生率，宜采取以控制孕妇的妊娠高血压、糖尿病、心脏病和防止妊娠后期外伤为主要防治措施。

表 11-5-2　　　　　　　孕妇疾病与低体重儿发生的单因素分析

危险因素	早产儿（751 例）		足月小样儿（597 例）	
	OR	95%可信限	OR	95%可信限
心脏病	2.50	1.20~5.22	6.71	3.77~11.94
糖尿病	6.05	2.43~15.04	2.31	

续表

危险因素	早产儿（751 例）		足月小样儿（597 例）	
	OR	95％可信限	OR	95％可信限
原发高血压	3.35	1.50～7.50	1.60	
妊娠高血压	7.35	5.48～9.85	5.40	3.90～7.48
妊娠期感染	2.54	1.36～4.76	3.45	1.89～6.28
早产/流产史	5.29	3.70～7.55	1.42	
先兆流产	5.34	3.17～8.98	2.06	
子宫畸形	9.25	2.61～32.75	11.67	3.43～39.72
胎盘早剥/前置胎盘	23.05	13.74～38.66	7.04	3.44～14.42
羊水过多	4.43	2.52～7.77	1.66	
羊水过少	1.28		2.90	2.00～4.21
早破水	4.69	3.36～—6.55	3.11	2.28～4.25

表 11-5-3　　　　　　　　　　　孕妇危险因素 Logistic 回归分析

危险因素	早产儿		足月小样儿	
	OR	95％可信限	OR	95％可信限
年龄（≤20 岁）			1.73	1.18～2.52
小学文化	1.83	1.24～2.69	2.08	1.44～3.02
偏食	2.26	1.41～3.61	3.32	2.23～4.95
外伤	9.26	6.63～12.92		
父亲吸烟	2.12	1.67～2.69	1.89	1.49～2.40
母亲被动吸烟			1.49	1.14～1.95
早/流产史	3.32	2.93～5.68		
先兆流产	4.38	2.21～8.66		
早破水	4.51	2.93～6.93		
胎盘早剥/前置胎盘	25.42	10.37～62.31	6.70	2.47～18.17
羊水少			2.29	1.48～3.54
子宫畸形	9.30	1.93～44.75	13.26	2.52～67.70
糖尿病	14.11	3.85～56.07		
心脏病	4.32	1.74～10.75	3.17	1.23～8.15
原发性高血压	6.14	1.28～29.48		
妊娠高血压	9.03	6.21～13.12	4.62	3.13～6.74
妊娠期感染			2.27	1.01～5.15

（四）八地区低体重儿发生率有差异

以北京最低（2.82％），长春及内蒙古最高（5.72％～6.10％）[2]，将 Logistic 回归分析的前六种重要危险因素包括子宫畸形、胎盘异常、妊娠期高血压疾病、偏食、心脏病、糖尿病等，两地区进行 $\bar{x}^2$ 检验结果差异无显著意义，说明孕母疾病对低体重儿发生率的影响八地区间是一致的。将五种可以避免而又明显影响低体重儿发生的环境因素，包括母亲年龄≤20 岁或≥35 岁、重体力劳动、孕后期外伤、父亲吸烟和母亲被动吸烟等进行比较，两地区差异有显著意义。提示北方八地区低体重儿发生率的差异，主要受人口学和环境等因素的影响，而主要影响低体重儿发生率的孕母疾病或孕期合并症的危险因素，八地区间差异无显著意义。

五、讨论

低体重儿约占围生儿死亡率和发病率的 75%[3]，是正常体重新生儿死亡率的 11.1 倍[4]。因此，研究低体重儿的发生因素，以降低其发生率是至关重要的。发达国家的社会环境与孕母情况与我国不完全相同，研究我国自己特有的发生因素，是降低围生儿死亡率是本文研究的中心目的。

由于观察的范围和角度不同，有些报告以人口学和环境因素为主要危险因素，如严炎等[5]指出，父母身高、母妊娠期营养状况、父母职业、接触化学物质、父亲吸烟等。Iams 等[3]的文章指出，早产因素中，自然社会因素与母亲疾病之间的比为 2∶1。Abrams 等[6]的观察指出，发生小于胎龄儿首要的最危险因素是母亲吸烟每天>10 支。但有更多的文章提出，母亲疾病对低体重儿发生的重要性[7~9]。常见的疾病有前置胎盘、胎膜早破、妊娠高血压、宫内感染等。Wildschut 等[10]1991 年报道指出，妊娠期不利的产科史及严重高血压是早产的重要危险因素，而母亲是否结婚、种族、家庭收入等，并不明显增加其危险性。此观点基本与本研究的结论是一致的。

由于我国提倡计划生育，96.3% 的孕妇年龄为 21~34 岁，第一胎率为 85.5%~89.1%。母亲吸烟率为 1.7%，父母酗酒率几乎为 0[11]。而发达国家母亲吸烟率可达 30% 左右[8,12]，对于发达国家关注的一些社会问题，我们也要加强宣传教育。对目前降低我国低体重儿的发生因素方面，应先从防治孕妇的某些疾病着手。

发达国家妊娠早期即可得到产前监护，Mullen 等[13]指出，妊娠 14 周之前开始接受监护的孕妇可达 84.3%，他们普遍认为，从防治孕妇疾病降低低体重儿发生率方面，近年来变化不大。我国围生医学起步较晚，产前监护尚不能普遍推行，目前既或在城市中心医院里，也还是有相当比例的妊娠高血压、糖尿病、心脏病等疾病的产妇，临产前几乎无任何监护措施。因此，我们以为要降低我国围生儿死亡率，减少低体重儿的发生因素，在现阶段应以建立健全产前监护措施，减少孕妇常见合并症是首要任务。

参考文献

[1] 石树中，等. 新生儿胎龄评估的探对. 全国围产医学会议论文选编，1981：190-193

[2] 刘瑞霞，等. 北方八地区低出生体重儿发生率的调查. 中华医学杂志，1992，72：451

[3] Iams JD，et al. Prevention of preterm birth. Clin Obstet Gynecol，1988，31：599

[4] 中国出生缺陷监测协作组. 中国低出生体重儿 79515 例分析. 中华妇产科杂志，1991，26：338

[5] 严炎，等. 新生儿低体重因素调查分析. 中华流行病学杂志，1990，11：92

[6] Abrams B，et al. Small-for-gestational age birth. Am J Obstet Gynecol，1991，164：785

[7] 温焕新，等.早产因素的多元分析.中华预防医学杂志，1991，25：155

[8] Main DM. The epidemiology of preterm birth. Clin Obstet Gynecol，1988，31：521

[9] Romero R，et al. Infection and preterm labor. Clin Obstet Gynecol，1988，31：553

[10] Wildschut HIJ，et al. Determinants of preterm birth in Curacao，Netherlands Antilles. Int J Gynecol Obstet，1991，36：23

[11] 刘瑞霞，等.我国北方八地区低出生体重儿发生因素的研究.中华儿科杂志，1992，30：212

[12] Haste FM，et al. Social determinants of nutrient intake in smokers and non-smokers during pregnancy. J Epidemiol Commun Health，1990，44：205

[13] Mullen PD，et al. Maintenance of nonsmoking postpartum by women who stopped smoking during pregnancy. Am J Public Health，1990.80：992

本课题负责人、协作地区负责人及参加单位，同本章第四节。

（刘瑞霞　张丽辉整理）

第六节　父母吸烟对胎儿生长发育的影响[①]

一、摘要

对 3069 例产妇进行吸烟与胎儿生长发育的前瞻性调查，除外：①母年龄≤20 岁或≥35 岁。②妊娠期以输液维持入量者。③孕母子宫、胎盘异常及胎儿畸形等严重影响生长发育的因素后，可供分析的病例有 2012 例。结果表明：父吸烟≥10 支/d，早产小于胎龄儿（SGA）的发生率高。父吸烟≥10 支/d 及母被动吸烟≥8h/d，足月小于胎龄儿发生率高。父吸烟≥10 支/d 及母被动吸烟≥8h/d 较父母不吸烟早产 1 周，体重低 465g，身长矮 2.1cm，头围减少 1.2cm。父亲吸烟≥10 支/d，同时母被动吸烟>8h/d 较被动吸烟<3h/d 体重低 193g，身长矮 1.5cm。上述体格发育的差别仅表现在迅速生长的 37～42 周的胎儿。

二、前言

孕妇吸烟易发生早产及胎儿宫内生长迟缓已为发达国家普遍重视，但父吸烟和母被动吸烟以及吸烟量等对胎儿生长发育影响的有关报道尚少，现将我国北方八地区调查结果分析如下。

三、资料和方法

（一）调查时间和地区

1989 年 9 月 1 日至 1990 年 8 月 31 日在北京、天津、石家庄、唐山、太原、沈阳、长春、哈尔滨、呼和浩特九城市进行。

---

①本课题为国家自然科学基金资助项目。本文发表于《天津医药》1993 年第 7 期，第 392～395 页。

（二）调查方法

1. 每个城市选择有保温设备。医护人员专业技术水平较好的医院 2～3 个，每个单位参加调查人员基本固定，统一技术培训，填写统一制定的表格和卡片。资料由本地区负责人核实校正。

2. 对活产，单胎，胎龄<37 周及/或体重<2500g 的婴儿，及其前或后出生的 1 例正常足月儿进行卡片登记。

3. 以我国 4 项评估[1]及末次月经计算两种方法确定胎龄。

4. 根据 1988 年我国 15 城市不同胎龄新生儿体格发育调查[2]，体重低于第 10 百分位为小于胎龄儿（SGA），体重在第 10～90 百分位间为适于胎龄儿（AGA），体重<2500g，胎龄≥37 周为足月小于胎龄儿或称足月小样儿。

（三）调查内容

1. 父吸烟以每日吸烟支数计算。

2. 母被动吸烟为询问母亲每日接触烟雾的小时数。

3. 新生儿出生 1 小时内用杠杆秤测量体重。24 小时内用婴儿测量床测量身长。由分娩所致的婴儿头颅变形待恢复后测量头围。

（四）分析方法

本文共调查低出生体重儿 1348 例，正常体重儿 1721 例。下列严重影响胎儿生长发育的因素不列入统计分析：①母年龄≤20 或≥35 岁。②母妊娠期以输液维持入量或严重偏食以致不进蛋白质和脂肪类食物。③孕母子宫畸形、胎盘异常和胎儿畸形。剔除上述因素后低体重儿余 1006 例。正常体重儿组同样除去上述因素并随机抽样 1006 例，共计 2012 例，进行吸烟与胎儿生长发育的统计学处理。

四、结果

（一）父母吸烟情况

低体重儿组 1348 例，正常体重儿组 1721 例，共调查 3069 例，其中父吸烟 1286 例占 41.5%。父吸烟≥10 支/d 850 例占 27.5%。母吸烟 53 例为 1.7%。母吸烟≥10 支/d 11 例只占 0.3%。母被动吸烟 894 例为 28.9%。由于母吸烟例数甚少，未列入本文分析。文中所述母吸烟均指母被动吸烟。

以下内容均以除外影响胎儿生长因素后的 2012 例进行分析。

（二）父母吸烟对低出生体重儿发生比率的影响

表 11-6-1 示父吸烟≥10 支/d ④组，父吸烟≥10 支/d 及母被动吸烟≥8h/d③组，③组为重度吸烟与父母不吸烟①组比较早产儿 SGA 比率增加，但③与④两组间差异无显著性。此外③组和④组足月小于胎龄儿的比率增加，两组间差异有显著性，$X^2 = 4.64$，$P<0.05$，说明父吸烟≥10 支/d 足月小于胎龄儿增加，如果同时伴有母被动吸烟≥8h/d 发生足月小于胎龄儿的比率更高。早产大于胎龄儿（LGA）例数很少未列入。

（三）父母吸烟对胎儿生长发育的影响（表 11-6-2）

表 11-6-2 结果说明：

1. 父母不吸烟①组与父吸烟<10 支/d 及母被动吸烟<8h/d ②组不影响胎龄。父母

重度吸烟③组或只有父吸烟≥10 支/d ④组可使胎龄提前 1～1.2 周。

2. 出生体重以①组最高，③组最低。③组婴儿出生体重较①组低 465g。③和④组间婴儿出生体重下降差别无显著性。

3. 新生儿身长和头围受父母吸烟的影响，其结果与体重是一致的，③组与④组间差异无显著性，U 天值分别为 0.49 和 0.36，P＞0.05。

4. 发育指数测定 4 个组间差异无显著性，说明不论父母是否吸烟胎儿生长发育受到均匀的影响。

表 11-6-1　　　　　父母吸烟对低出生体重儿发生比率的影响　　　　%

	①组 (n=559)	②组 (n=268)	③组 (n=59)	④组 (n=174)	①:③△	①:④△	③:④△
父吸烟　支/d	0	<10	≥10	≥10			
母被动吸烟 h/d	0	<8	≥8	0			
早产儿　AGA	18.60	22.00	27.10	33.90	2.47	17.97	0.93
SGA	3.40	2.98	11.80	10.90	9.49	15.27	0.04
足月小样儿	18.60	25.00	40.60	25.80	15.83	4.32	4.64
正常儿	58.10	47.00	0.00	5.70	P＞0.05*	146.78	P＞0.05*

$x^2>3.84$，$P<0.05$；$x^2>6.63$，$P<0.01$。　＊直接计算概率△为 x^2。

表 11-6-2　　　　　　　　父母吸烟与胎儿生长发育　　　　　　　$\overline{X}\pm S$

	①组 (n=559)	②组 (n=268)	③组 (n=59)	④组 (n=174)	U△	P△
父吸烟　支/d	0	<10	≥10	≥10		
母被动吸烟 h/d	0	<8	≥8	0		
胎龄（周）	38.2±3.0	38.2±2.5	37.2±2.6 (1)	37.0±2.9 (1.2)	0.50	＞0.05
体　重 (g)	2883±639.4	2712±568.0	2418±445.0(465)	2457±431.0(426)	0.59	＞0.05
身　长 (cm)	48.5±2.9	47.9±2.9	46.4±2.5 (2.1)	46.6±3.2 (1.9)	0.49	＞0.05
头　围 (cm)	32.9±2.1	32.5±1.8	31.7±1.8 (1.2)	31.8±2.1 (1.1)	0.36	＞0.05
体重×100/身长³	2.5±0.3	2.4±0.3	2.4±0.4	2.4±0.4	0.9	＞0.05

注：（ ）内数字指本组与①组的差别。△③组：④组。

（四）父母吸烟对不同胎龄儿体格发育的影响

低出生体重儿按不同胎龄分组观察。附图示吸烟对胎龄＜37 周胎儿的生长发育影响不明显。因此仅将胎龄≥37 周胎儿的生长发育列入表 11-6-3。提示：

1. 体重　父母吸烟较不吸烟的体重下降 306～359g，以 39～40 周最明显。

2. 身长　37～38 周吸烟较不吸烟短 1.6cm。39～40 周吸烟较不吸烟短 1.2cm。

3. 头围　37～38 周吸烟较不吸烟组小 0.8cm，39～40 周吸烟较不吸烟少 1.6cm。上述两组间数据经统计学处理差异均有显著性。

（五）母亲被动吸烟对胎儿生长发育的影响

在父吸烟≥10 支/d 的基础上，将母被动吸烟不同的小时数分 3 组观察其生长发育情况，并与父母不吸烟的生长发育情况进行比较。结果表明：母每天不同程度的被动吸烟均降低胎儿的体重和身长，母被动吸烟>8小时较<3小时体重降低193g，身长减少1.5 cm，经检验U值分别为2.08及2.93，$P<0.05$，说明被动吸烟时间越长胎儿生长发育越落后，>8h/d对胎儿生长发育的影响最严重（图11-6-1）。

表 11-6-3	父母吸烟对≥37周胎儿生长发育的影响				$\overline{X}\pm S$
	不吸烟组（$n=429$）	吸烟组（$n=114$）		U	P
父吸烟　　　支/d	0	≥10			
母被动吸烟 h/d	0	≥3			
胎龄（周）		体重（g）			
37～	2811±535	2498±482（313）		2.47	<0.05
39～	3090±531	2731±521（359）		5.26	<0.01
41～	3312±554	3006±609（306）		2.04	<0.05
		身长（cm）			
37～	48.3±2.4	46.7±3.2（1.6）		1.99	<0.05
39～	49.6±2.2	48.4±2.2（1.2）		4.10	<0.01
41～	50.3±2.1	49.5±2.2（0.8）		1.43	>0.05
		头围（cm）			
37～	32.7±1.5	31.9±1.4（0.8）		2.16	<0.05
39～	33.5±1.6	31.9±1.4（1.6）		8.21	<0.01
41～	34.1±1.4	33.4±1.4（0.7）		1.95	>0.05

注：（　）内数字指两组差别。

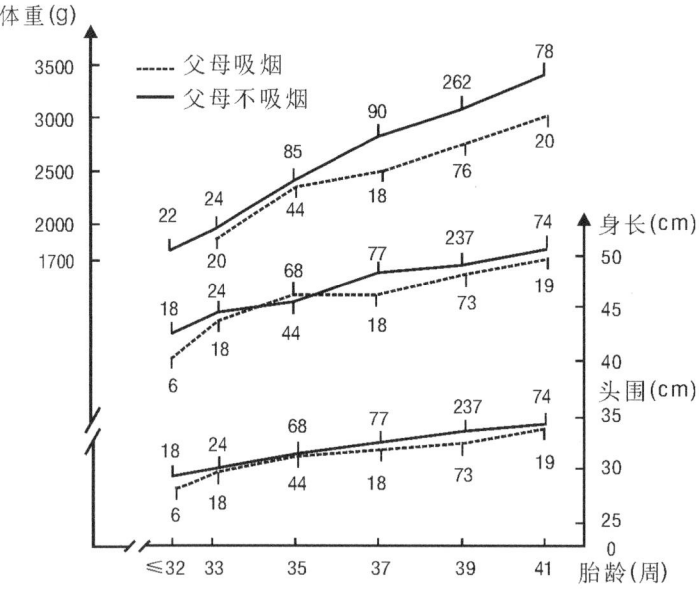

图11-6-1　父母吸烟对不同胎龄儿生长发育的影响（图内数字为每组调查例数，曲线代表$\overline{X}\pm S$）

五、讨论

吸烟是产生低出生体重儿的重要危险因素之一，20 世纪 80 年代以来报道增多。发达国家多以母亲吸烟为资料来源，因为他们孕妇的吸烟率为 30％左右[3,4]。本文在九城市调查的结果孕妇吸烟只有 1.7％，父亲吸烟及母亲被动吸烟分别占 41.9％和 29.1％，因此分析父亲吸烟和母亲被动吸烟对胎儿生长发育的影响是本文的中心内容。

吸烟对胎龄的影响报道不一致，认为影响早产的报道指出[5,6]，母亲吸烟使胎膜早破，胎盘前置或早剥的发生率增加是早产的原因之一，并指出母吸烟≥20 支/d 产生<33 周的早产儿是不吸烟的 1.6 倍。认为只影响宫内生长迟缓的报道[7,8]指出，孕妇吸烟量由>20 支/d 控制到≤10 支/d，胎儿体重增加 92g，身长增加 0.6cm，但对胎龄无影响。文章还指出母亲吸烟造成宫内生长迟缓的发生率为不吸烟的 2 倍而不影响早产，后者的观点认为吸烟主要影响体重和身长。本文报道父吸烟≥10 支/d 伴或不伴母被动吸烟可使胎龄提早 1～1.2 周。本资料支持吸烟对早产有一定的影响。

本文关于父母是否吸烟与胎儿体格发育的关系有以下几个特点：①胎龄≥37 周的胎儿才会表现出体格发育的差别。②父吸烟≥10 支/d 伴或不伴母被动吸烟≥8h/d，胎儿的体重和身长的减少差异无显著性，说明父吸烟≥10 支/d 对胎儿生长发育影响较明显。③父吸烟≥10 支/d，母不同程度被动吸烟均影响胎儿的生长发育，以>8h/d 最严重。

国外报道[7,9,10]，吸烟影响胎儿宫内生长迟缓时曾指出，母妊娠期限制吸烟至原吸烟量之半较不限制组增加体重 68～92g，身长 0.6～0.75cm。如果母亲完全不吸烟与吸烟比较胎儿体重可增加 134～301g，并指出孕母年龄>35 岁且吸烟者胎儿的体重降低更明显。本资料表明父母不吸烟与父吸烟≥10 支/d 伴或不伴母被动吸烟比较胎儿体重下降可达 426～465g，身长下降 1.9～2.1cm。此结果显示我国吸烟对胎儿生长发育的影响远较国外严重，考虑与我国烟的种类和过滤嘴的性能有关，其确切原因还有待进一步的研究。

今后在优生优育工作中应进一步宣传母妊娠期父亲不吸烟及孕妇减少暴露在烟雾环境中，将对降低早产和胎儿宫内生长迟缓是有深远意义的。

参考文献

[1] 石树中，等．新生儿胎龄评估的探讨．全国围产医学会议论文选编，1981：190-193
[2] 张宝林．等．中华儿科杂志，1988，26:207
[3] Main DM. Clin Obstet Gynecol. 1988，31:521
[4] Haste FM, et al. J Epidemiol Commun Health. 1990，44:205
[5] Hadley CB, et al. Am J Perinatal. 1990，7：374
[6] Shiono PH, et al. J Am Med Associa. 1986，255:82
[7] Sexton M，et al. J Am Med Associa. 1984，251:911
[8] Wen SW, et al. Am J Obstet Gynecol. 1990，162:213
[9] Macarthur C，et al. Br J Obstet Gynecol. 1987，94:295
[10] Wen SW, et al. Am J Obstet Gynecol. 1990，162:53

本课题负责人、协作地区负责人及参加单位，同本章第四节。

（刘瑞霞　张丽辉整理）

第十二章   新生儿体成分的研究[①]

第一节   长沙地区 37～42 周胎龄新生儿皮褶厚度的研究

一、前言

皮褶是用手指提捏皮肤和皮下组织时形成的皱褶。皮褶厚度（Skinfold thickness, SFT）包括两层皮肤和两层皮下脂肪，它反映了皮下脂肪的发育水平。本研究对新生儿皮褶厚度进行了测量和分析，并试图探讨其应用价值。

二、对象与方法

（一）对象

1996 年 7～12 月在中南大学湘雅医院和中南大学湘雅二医院出生的胎龄为 37～ 42 周的正常健康儿中随机抽取 439 例，其中男婴 266 例，女婴 213 例。所有受检儿的母亲均体健，无心、肝、肾及代谢等方面的疾病，也无烟酒等不良嗜好。

（二）方法

1. 工具   采用沈阳市电子器械厂制造的 YPJ-Ⅰ型游标皮褶计，最小刻度 0.2mm。

2. 测量部位   根据国外学者的描述[1,2]，分别测量三头肌部、二头肌部、肩胛下角部、髂嵴上部和股四头肌部等部位的皮褶厚度。以上测量均采用身体左侧。

3. 测量方法   左手拇指、示指相距 2cm 左右提捏起测量部位的皮肤和皮下组织，使之与下面的肌肉充分分离，然后将皮褶计的两臂置于提捏部位正下方的皮褶处，并使钳头部位的压强为 $10g/mm^2$，卡钳读数即为皮褶厚度。全部测量由一人完成。每部位连测 3 次取其均值。

4. 统计方法   各指标男女之间比较用 t 检验，各部位皮褶厚度不同体重组之间比较用方差分析；皮褶厚度与胎龄、出生体重之间的关系采用直线相关分析。

三、结果

（一）男女新生儿的胎龄、出生体重、身长和头围的比较及各部位皮褶厚度的比较

新生儿的皮褶厚度存在性别和部位差异。不论性别，皮褶厚度从厚到薄的排列顺序

---

①本章第一节的内容曾发表在《中国儿童保健杂志》1999 年 7 卷第 1 期，第 44～46 页。文题为《新生儿皮褶厚度研究》。原文中的图示在发表时省略。第二节的内容曾发表在《中华围产医学杂志》1999 年 2 卷第 3 期，第 161～164 页。文题为《新生儿体成分的研究》。

依次为股四头肌部＞肩胛下角部、三头肌部＞髂嵴上部＞二头肌部。各部位的皮褶厚度女均厚于男，其中股四头肌部和髂嵴上部男女间差异显著（表12-1-1、表12-1-2）。

表12-1-1　　　　37～42周胎龄男女新生儿的出生体重、身长、头围值（$\overline{X} \pm S$）

性别	例数	平均胎龄（周）	出生体重（g）	身长（cm）	头围（cm）
男	226	39.3±1.2	3356±409	49.8±1.8	34.8±1.1
女	213	39.4±1.1	3236±360	48.8±1.7	34.4±1.0
t 值		0.515	3.586	5.518	4.222
P 值		＞0.05	＜0.01	＜0.01	＜0.01

表12-1-2　　　　　　　　37～42周胎龄男女新生儿各部位的皮褶厚度　　　　　　　mm

性别	三头肌部	二头股部	股四头肌部	肩胛下角部	髂嵴上部
男	5.13±1.02	3.88±0.69	6.24±1.54	5.12±1.14	4.28±0.94
女	5.33±1.15	3.88±0.70	6.86±1.46	5.35±1.26	4.56±1.01
合计	5.23±1.10	3.88±0.69	6.63±1.52	5.23±1.20	4.42±0.97
t 值	1.872	0.042	3.059	1.953	2.962
P 值	＞0.05	＞0.05	＜0.01	＞0.05	＜0.01

（二）不同出生体重男女新生儿各部位的皮褶厚度

由表12-1-3可见，在同一体重组，各部位的皮褶厚度女均厚于男，经 t 检验，4000g以下的每个体重组中，二头肌部除外，其余部位男女间差异有显著意义；≥4000g体重组中，男女间差异不显著，这可能与该组样本例数少有关。不论男女，各部位的SFT随着体重的增加而增加，其中以股四头肌部SFT增加最明显，二头肌部SFT增加最少。经方差分析，二头肌部除外，其余4部位的SFT每两组间差异有显著意（ $P <$ 0.01）。

表12-1-3　　　　　　　不同出生体重（g）男女各部位的SFT　　　　　　mm

出生体重	性别	例数	三头肌部	二头肌部	股四头肌部	髂嵴上部	肩胛下角部
＜3000	男	30	4.20±0.62*	3.36±0.48	4.95±0.87**	3.54±0.68*	4.17±0.72**
	女	49	4.56±0.83	3.43±0.47	5.76±0.98	3.97±0.70	4.53±0.80
	合计	79	4.43±0.77	3.40±0.47	5.46±1.01	3.81±0.72	4.40±0.79
3000～	男	105	4.86±0.76**	3.71±0.51*	6.01±1.12**	4.03±0.67**	4.78±0.83**
	女	105	5.32±1.1	3.88±0.65	6.83±1.28	4.46±0.98	5.23±1.19
	合计	210	5.09±0.97	3.80±0.58	6.42±1.27	4.25±0.87	5.01±1.05

续表

出生体重	性别	例数	三头肌部	二头肌部	股四头肌部	髂嵴上部	肩胛下角部
3500~	男	72	5.52±0.94	4.10±0.71	6.95±1.34**	4.69±0.98**	5.51±0.95**
	女	52	5.85±1.07	4.20±0.66	7.70±1.32	5.11±0.86	6.09±1.06
	合计	124	5.66±1.00	4.14±0.68	7.26±1.38	4.87±0.95	5.76±1.04
≥4000	男	19	6.52±0.99	4.69±0.78	8.80±1.61	5.34±0.88	6.89±1.31
	女	7	7.03±1.06	5.03±0.84	8.94±1.79	5.87±0.94	7.40±0.98
	合计	26	6.66±1.01	4.78±0.80	8.84±1.62	5.48±0.91	7.03±1.23

注：* $P<0.05$，** $P<0.01$。

（三）各部位的皮褶厚度与出生体重及胎龄的相关系数

各部位 SFT 与体重均呈中度正相关，与胎龄均呈低度正相关（表 12-1-4）。

表 12-1-4　　　　37～42 周胎龄新生儿各部位的 SFT 与体重、胎龄之间的相关系数（r）

指标		三头肌部	二头肌部	股四头肌部	肩胛下角部	髂嵴上部
体重	r 值	0.54	0.50	0.57	0.56	0.50
	P 值	<0.01	<0.01	<0.01	<0.01	<0.01
胎龄	r 值	0.20	0.18	0.17	0.18	0.14
	P 值	<0.01	<0.01	<0.01	<0.01	<0.01

（四）新生儿三头肌部、二头肌部、肩胛下角部和髂嵴上部四部位 SFT 之和（SFT_4）的均值及百分位数（表 12-1-5）

表 12-1-5　　　　37～42 周胎龄新生儿 SFT_4 的平均值及其百分位数

性别	例数	平均值	标准差	P_3	P_5	P_{10}	P_{25}	P_{50}	P_{75}	P_{90}	P_{95}	P_{97}
男	226	18.4	3.39	13.2	13.8	14.5	15.8	17.8	20.4	23.2	24.6	25.6
女	213	19.1	3.73	13.3	13.6	14.6	16.4	18.8	21.0	24.7	26.4	27.2

四、讨论

（一）新生儿皮褶厚度的测量

皮褶卡钳测量对新生儿无任何损伤，可在床旁进行，经济、简单、方便且准确度较高，被国外学者广泛采用[1~3]。本研究中，为了避免新生儿皮褶被钳过久产生水肿并影响测量精度，每次读数在卡钳钳在皮褶上 10 秒左右完成。考虑到新生儿在出生初期，其皮褶厚度每天会减少十分之几毫[2]，测量于生后 48 小时内完成。

（二）新生儿皮褶厚度的性别差异

新生儿皮褶厚度的部位和性别差异与国外学者的报道一致[1,3]。女婴的出生体重、身长和头围均小于男婴，但皮褶厚度却厚于男婴，笔者认为这可能是女婴存在生存优势的原因之一。因为新生儿的皮下脂肪既可作为体内能量的来源，又可作为隔热物来阻止体内热量的散失[3]，对维护体温有重要作用。小儿出生时皮褶厚度即存在性别差异，原因尚不清楚，Copper 等人认为可能与男婴体内的雄激素减弱了母亲血液循环及胎盘处的雌激素对脂肪储存的作用有关[3]。通过对宫内环境相同的异性别双胞胎的研究将会进一步证实这一观点。

（三）新生儿皮褶厚度与出生体重的关系

不论男女，各部位 SFT 与出生体重呈中度正相关。这说明了随着出生体重的增加，小儿趋向丰满。当体重≥4000g 时，各部位（髂嵴上部除外）的 SFT 增厚更明显，提示巨大儿多较肥胖。对于相同的出生体重，各部位 SFT（二头肌部除外），女均厚于男，说明在相同体重条件下，女婴较男婴体型丰满。

（四）测量新生儿皮褶厚度的应用价值

1. 皮褶厚度可作为评价营养状况的指标　SFT 可用来判断新生儿身体脂肪含量的差异、个体的体型及胖瘦程度，因此能客观地反映新生儿的营养水平。三头肌部、二头肌部、肩胛下角部和髂嵴上部 SFT 之和（SFT_4）代表了全身皮下脂肪发育状况，并可用来估算体脂肪含量[4]。笔者建议将 SFT_4 作为判断新生儿营养状况的指标，即 SFT_4 大于第 97 百分位数为肥胖，小于第 3 百分位数为营养不良。本研究 SFT_4 的第 3 百分位数男为 13.2mm，女为 13.3mm，故将 37～42 周胎龄儿的 $SFT_4 < 13mm$ 者拟定为营养不良；SFT_4 的第 97 百分位数男为 25.6mm，女为 27.2mm，故将男 $SFT_4 > 26mm$，女 $SFT_4 > 27.5mm$ 拟定为新生儿肥胖。

2. 皮褶厚度有助于鉴别新生儿肥胖与超重、营养不良与小体重　目前，出生体重仍作为评价胎儿生长发育的重要指标之一，但即使与胎龄相对应的出生体重也不能准确评价新生儿营养状况。有学者指出，并非所有 SGA 小儿都营养不良或生长迟缓，其中有些营养良好仅是体格较小而已[5]；AGA 小儿中也存在一些生长迟缓儿[6]；更不是所有 LGA 小儿甚至巨大儿都肥胖[7]。新生儿肥胖或营养不良的诊断应依赖于体内脂肪含量的多少，SFT 正好能反映这一点。在本研究中，$SFT_4 > 26mm$ 的肥胖男婴有 5 名，只有 2 名体重超过 4000g；$SFT_4 > 27.5mm$ 的的肥胖女婴有 5 名，只有 1 名体重超过 4000g（体重在 4000g 以上的巨大男婴有 19 名，女婴有 7 名）。进一步研究发现，在 10 个肥胖男女婴中，只有 4 名是 LGA 小儿，其余属 AGA 小儿；$SFT_4 < 13mm$ 的新生儿有 6 名，但体重均在 2500g 以上，体重<2500g 的小儿有 4 名，他们的 SFT_4 均大于 13mm，另外，在 $SFT_4 < 13mm$ 的 6 名小儿中，只有 2 名属 SGA 小儿，另 4 名属 AGA 小儿。以上结论与国外学者报道相符。

3. 皮褶厚度可用来研究新生儿体成分　SFT 与体密度明显相关，由 SFT 可以计算出体密度，从而估算出体脂百分含量和瘦体重。

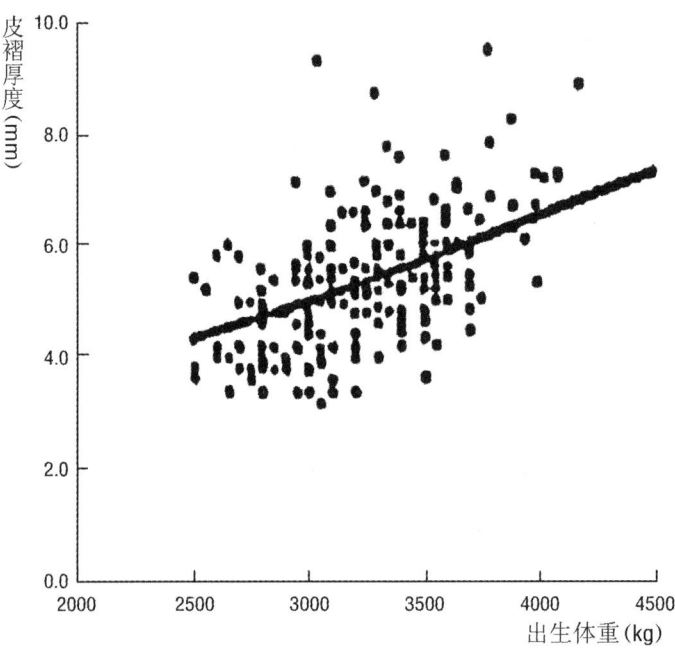

图 12 - 1 - 1　新生儿三头肌部皮褶厚度随出生体重变化曲线（女）

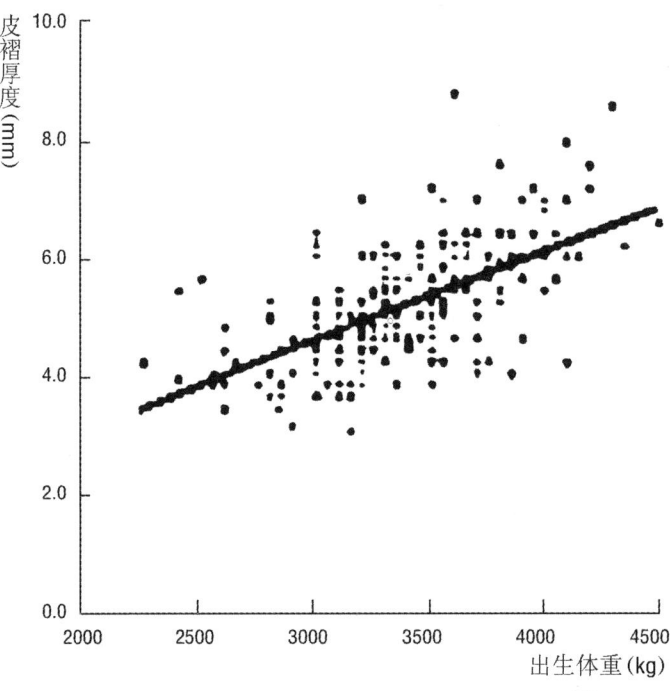

图 12 - 1 - 2　新生儿三头肌部皮褶厚度随出生体重变化曲线（男）

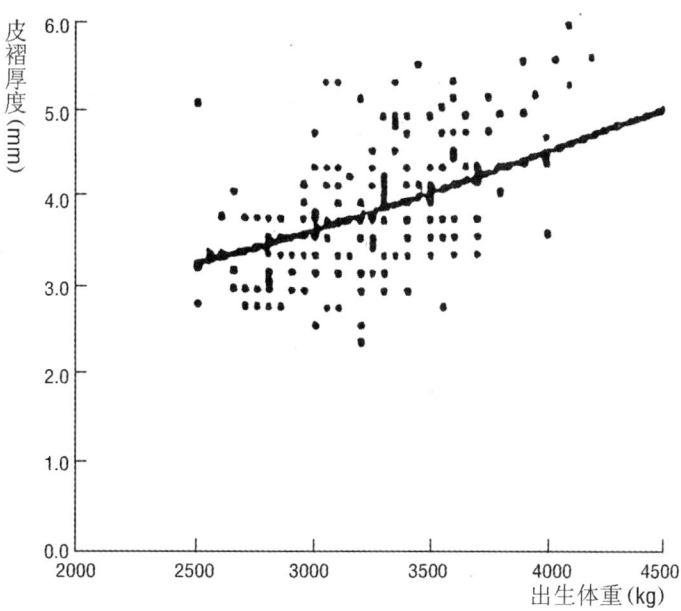

图 12－1－3　新生儿二头肌部皮褶厚度随出生体重变化曲线（女）

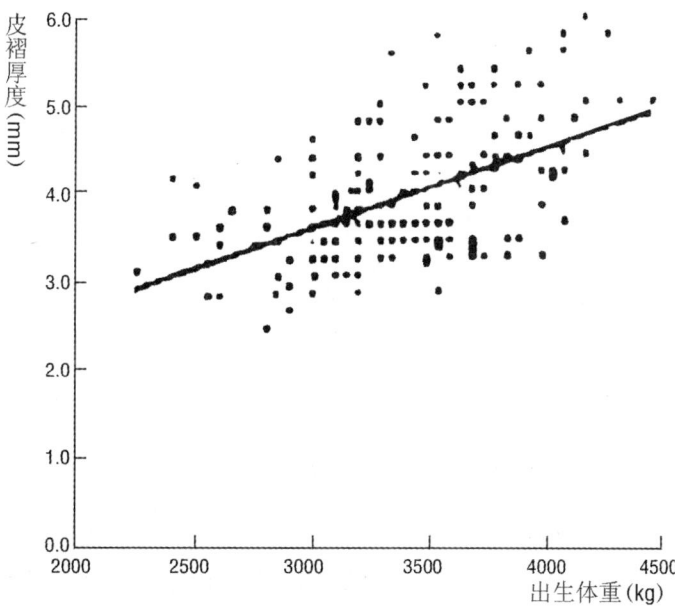

图 12－1－4　新生儿二头肌部皮褶厚度随出生体重变化曲线（男）

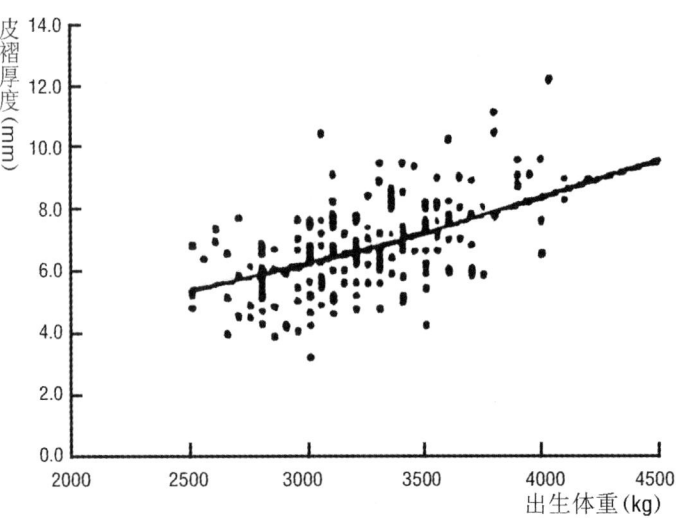

图 12‑1‑5　新生儿股四头肌部皮褶厚度随出生体重变化曲线（女）

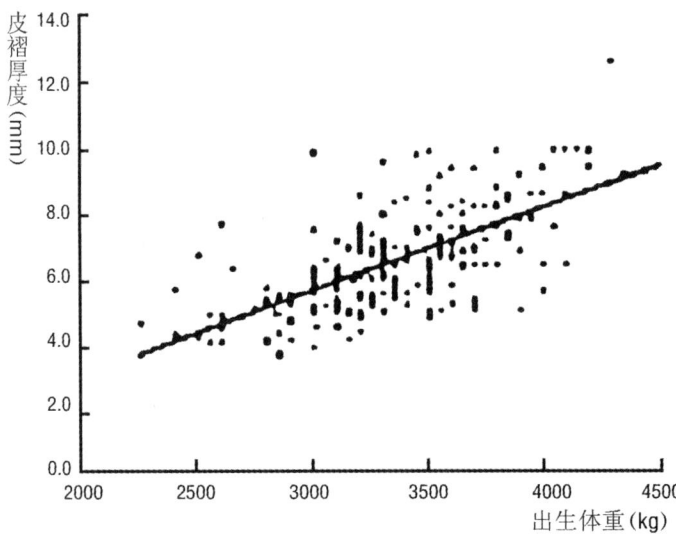

图 12‑1‑6　新生儿股四头肌部皮褶厚度随出生体重变化曲线（男）

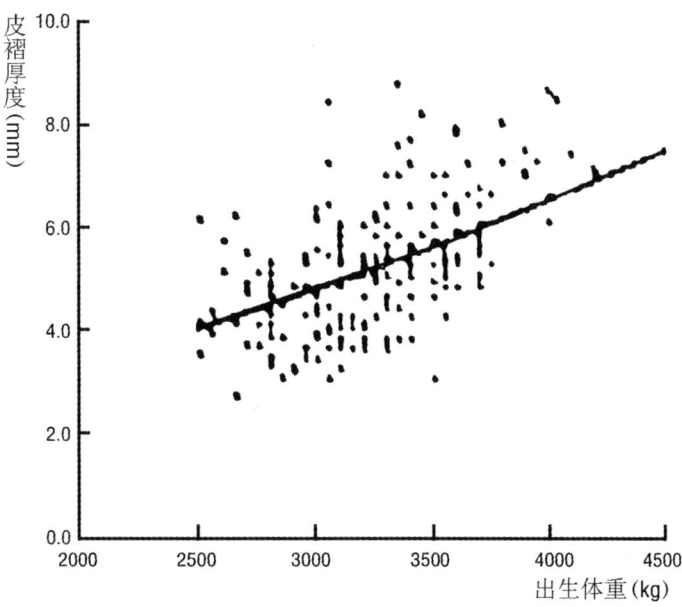

图 12‑1‑7　新生儿肩胛下角部皮褶厚度随出生体重变化曲线（女）

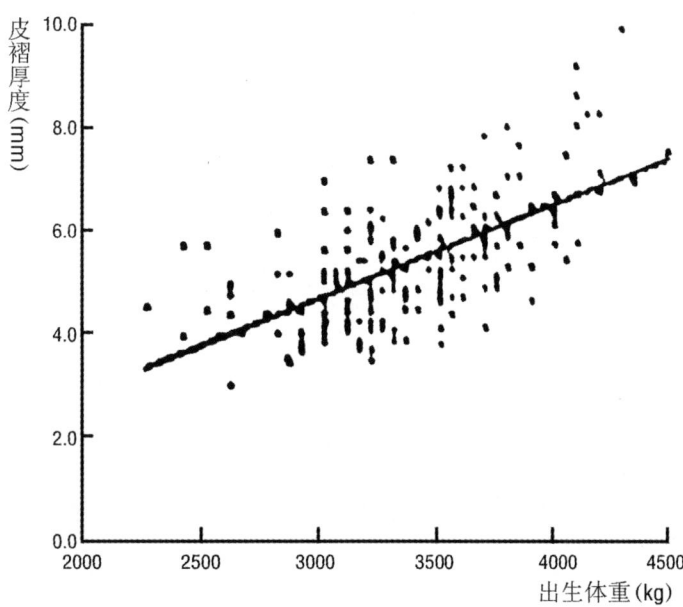

图 12‑1‑8　新生儿肩胛下角部皮褶厚度随出生体重变化曲线（男）

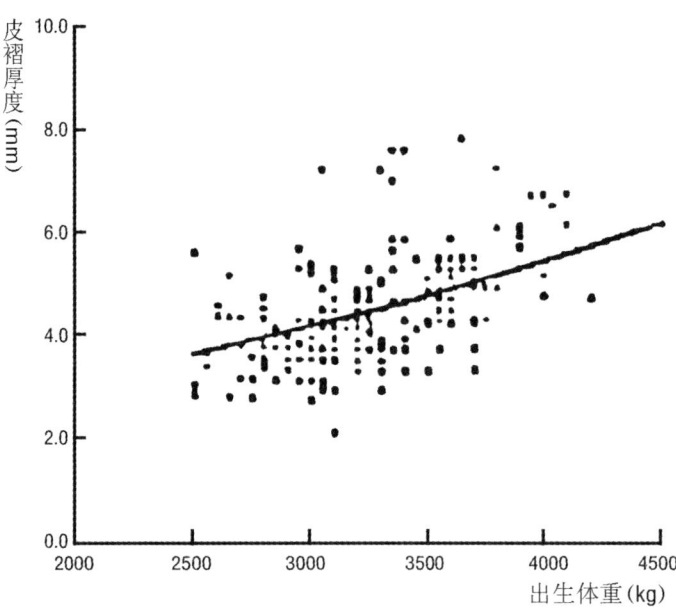

图 12‑1‑9 新生儿髂嵴上部皮褶厚度随出生体重变化曲线（女）

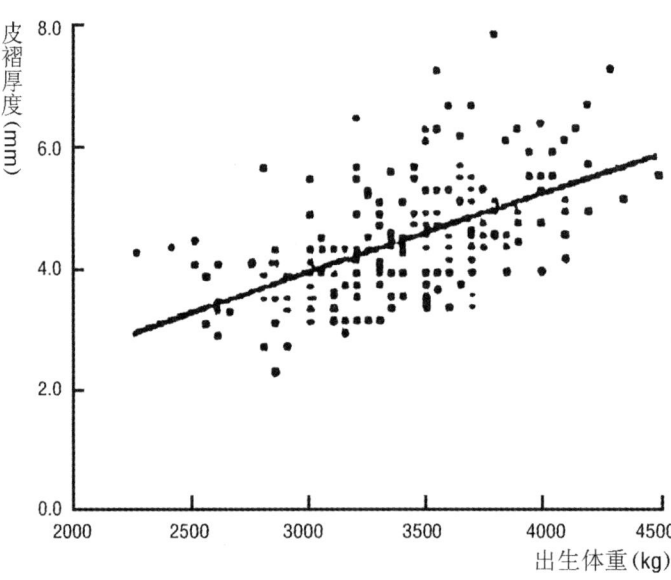

图 12‑1‑10 新生儿髂嵴上部皮褶厚度随出生体重变化曲线（男）

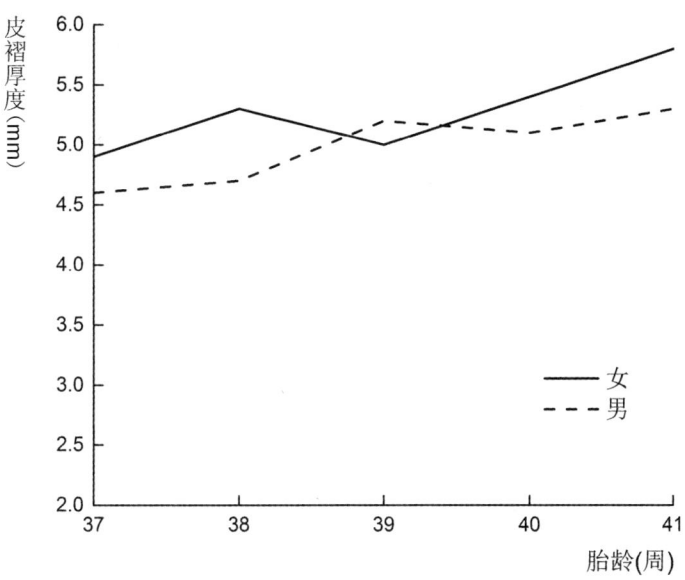

图 12‑1‑11　新生儿三头肌部皮褶厚度随胎龄变化曲线

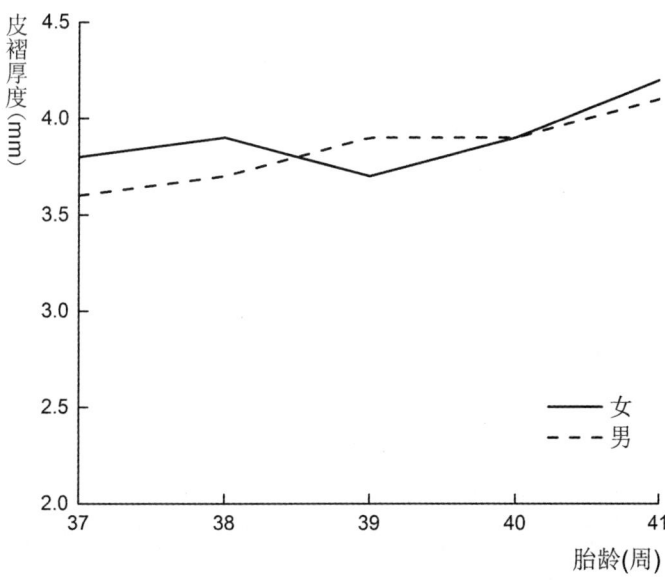

图 12‑1‑12　新生儿二头肌部皮褶厚度随胎龄变化曲线

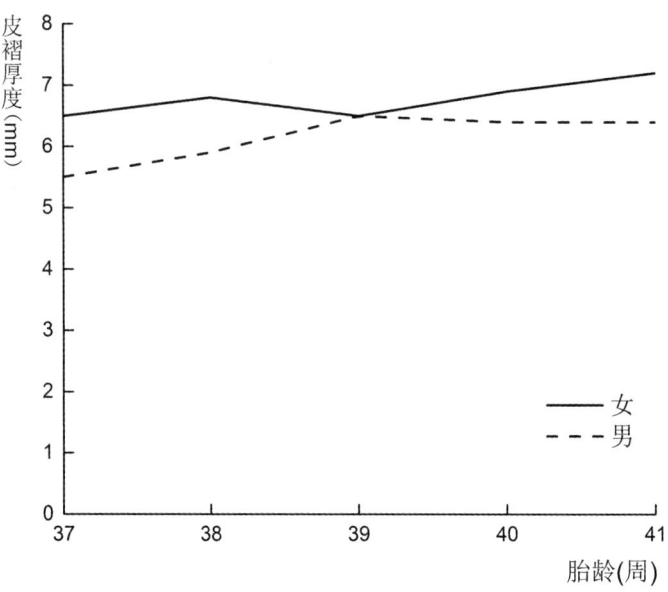

图 12 - 1 - 13　新生儿股四头肌部皮褶厚度随胎龄变化曲线

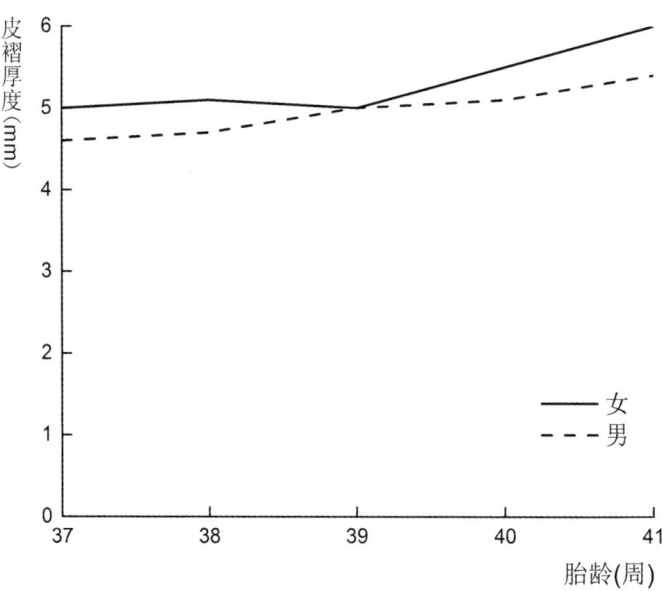

图 12 - 1 - 14　新生儿肩胛下角部皮褶厚度随胎龄变化曲线

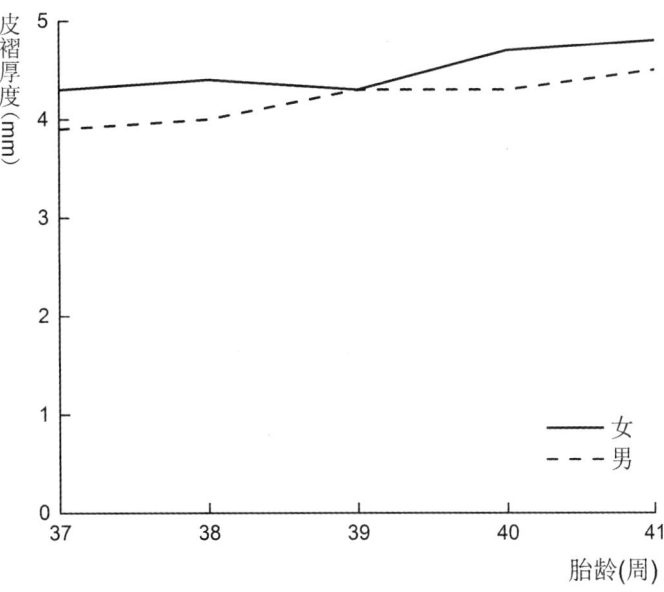

图 12 - 1 - 15 新生儿髂嵴上部皮褶厚度随胎龄变化曲线

参考文献

［1］ Farmer G. Neonatal skinfold thickness. Arch Dis Child，1985，60：840

［2］ Farr V. Skinfold thickness as an indication of maturity of the newborn. Arch Dis Child，1966，41：301

［3］ Copper RL，Goldenberg R，Cliver SP，et al. Anthropometric assessment of body size differences of full term male and femal infants. Obste Gynecol，1993，8：161

［4］ Weststrate JA，Deurenberg P. Body composition in children：proposal for a method for caculating body fat percentage from total body density or skinfold- thickness measurements. Am J Clin Nutr，1989，50：1104

［5］ Beattie RB，Johnson P. Practical assessment of neo natal nutrition status beyond brithweight：an imperative for the 1990 s. a review. Br J Obstet Gynecol，1994，101：842

［6］ Chard T，Costeloe K. Evidence of growth retardation in neonates of apparently normal weight. Eur J Obstet Gynecol Repord Bio，1992，45：59

［7］ Sumner JE，Findley GM，Ferguson KA. Evaluation methods for intrauterine growth using neonatal fat store instead of birth weight as outcome measure：fetal and neonatal measurements correlate with neonatal skinfold thickness. J Clin Ultrasound，1990，18：9

（宋金枝 张宝林）

第二节　长沙地区新生儿体成分的研究

一、前言

出生体重、身长、体围和体重指数在一定程度上反映了新生儿的营养发育水平，但还不能满足对新生儿全面评价的需要。体成分的研究不仅有助于全面评价新生儿的营养状况，还有助于作为临床用药量的依据。身体的组成成分简称为体成分（bodycomposition）。简单地说，人体是由脂肪和含有恒定水的去脂组织两种成分构成，即二成分模型[1]。脂肪是指能用乙醚提取的纯脂肪，属代谢不活泼组织。总体脂肪（total body fat，TBF）重量与体重之比即为体脂百分含量（$F\%$），含有恒定水的去脂组织，常称为瘦组织，它包括全身代谢活泼组织（如肌肉、内脏）及部分代谢不活泼组织（如细胞外液、骨骼和无机盐等），即全身蛋白质、体液和无机盐，它的组成具有相对的恒定性[2]。去脂组织重量（fat free mass，FFM）即为瘦体重（lean body mass，LBM）。本研究通过随机测量长沙地区 37～42 周胎龄健康新生儿的皮褶厚度（skinfold thinkness，SFT）来估算体成分，探讨新生儿 $F\%$ 与性别、出生体重和胎龄等因素之间的关系。

二、对象及方法

（一）对象

1996 年 7～12 月在中南大学湘雅医院和中南大学湘雅二医院出生的胎龄在 37～42 周的正常健康儿均列为调查对象，随机抽取 439 名作为受检儿。所有受检儿的母亲均体健，无心、肝、肾等疾病。

（二）方法

1. 皮褶测量　用沈阳市电子器械厂制造的 YPJ-I 型游标皮褶计（钳头面积 6 mm×6 mm，压强 10 g/mm^2，测量精度 0.2 mm，测量范围 0～50 mm）。分别测量左侧肱二头肌部、肱三头肌部、肩胛下角部和髂嵴上部的皮褶厚度。采用 1975 年 Tanner 等[3]描述的方法进行测量，测量于婴儿出生后 48 小时内完成。为保证操作的一致性，全部测量由一人完成。每部位连测 3 次取其均值。若 3 次测量值相差较大，则休息 15 分钟再次复测。

2. $F\%$ 及瘦体重的计算　采用 weststrate 等[4]的公式。用肱三头肌部、肱二头肌部、肩胛下角部及髂嵴上部四部位的皮褶厚度之和 SFT；计算体密度（D），从而计算 $F\%$ 和瘦体重。公式如下：

$D = 1.1235 - 0.0719 \times \log(SFT_4)$

$F\% = 585/D - 550$

$TBF = F\% \times （出生体重）$

$LBM = (1 - F\%) \times （出生体重）$

3. 统计方法　性别间 $F\%$ 的比较采用 t 检验，$F\%$ 在不同出生体重、不同胎龄之间的比较采用 F 检验，$F\%$ 与胎龄，出生体重的比较采用相关回归分析。

三、结果

（一）新生儿体成分及性别差异

新生儿体成分见表 12-2-1。男婴的 LBM 较女婴高（$P < 0.01$），而女婴的 $F\%$ 较男婴高（$P < 0.05$）。新生儿 $F\%$ 的均值和百分位数见表 12-2-2。

表 12-2-1　　　　　　胎龄在 37~42 周男女新生儿的 $F\%$、LBM（$\bar{X} \pm S$）

性别	例数	$F\%$	LBM（g）
男	226	16.3±3.1	2809±285
女	213	16.9±3.3	2689±249
合计	439	16.6±3.2	2751±275

表 12-2-2　　　　　胎龄在 37~42 周新生儿 $F\%$ 的平均值和百分位数

性别	平均值	标准差	百分位数								
			P_3	P_5	P_{10}	P_{25}	P_{50}	P_{75}	P_{90}	P_{95}	P_{97}
男	16.3	3.1	10.9	11.7	12.5	14.0	16.0	18.3	20.6	21.6	22.3
女	16.9	3.3	10.8	11.4	12.6	14.6	16.9	18.8	21.6	22.8	23.4

（二）$F\%$ 与出生体重、胎龄的关系

将新生儿按出生体重分为四组：$< 3000g$，$3000g\sim$，$3500g\sim$，$\geqslant 4000g$。表 12-2-3 列出了各出生体重组男女的例数及 $F\%$ 值。对于相同的出生体重，女婴的 $F\%$ 较男婴高；出生体重在 4000g 以下的各组，男女间差异有显著意义（$P < 0.05$）；在 $\geqslant 4000g$ 体重组中男女间差异无显著意义（$P > 0.05$），可能与该组样本例数少有关。不论男女，随着出生体重的增加，$F\%$ 也增加，每两组间差异有显著意义（$P < 0.01$）。出生体重在 4000g 以下时，出生体重每增加 500g，$F\%$ 约增加 2%，增加量基本恒定；当出生体重在 4000g 以上时，$F\%$ 明显增加。经相关回归分析，$F\%$ 与出生体重呈中度正相关，男、女的相关系数分别为 0.64 和 0.59。

大体上，随着胎龄的增加，$F\%$ 也增加（表 12-2-4），$F\%$ 与胎龄呈低度正相关（$r = 0.2$）。

表 12-2-3　　　　　　　不同出生体重组男女新生儿的 $F\%$

出生体重（g）	男			女			t 值	P 值
	例数	平均值	标准差	例数	平均值	标准差		
<3000	30	13.3	2.2	49	14.5	2.5	2.378	<0.05
3000~	105	15.5	2.2	105	16.8	3.0	3.555	<0.01
3500~	72	17.6	2.7	52	18.9	2.6	2.570	<0.05
≥4000	19	20.6	2.4	7	22.0	2.0	1.518	>0.05

表 12-2-4　　　　　　　　　　　不同胎龄新生儿的 F% 值

胎龄 （周）	男			女			t 值	P 值
	例数	平均值	标准差	例数	平均值	标准差		
37	24	14.7	2.6	17	16.4	3.2	1.805	>0.05
38	31	15.4	2.6	30	16.8	2.9	2.073	<0.05
39	70	16.6	3.2	72	16.2	3.4	0.870	>0.05
40	69	16.5	2.9	61	17.3	3.3	1.318	>0.05
≥41	32	17.1	3.3	33	18.3	2.8	1.581	>0.05

（三）估算 F% 的简便回归方程

通过回归分析发现，新生儿的 F% 与肱三头肌部、肱二头肌部、肩胛下角部和髂嵴上部四部位的皮褶厚度之和呈明显线性正相关（$r=0.993$），建立回归方程式 Y（F%）$=0.8848×$（四部位 SFT 之和）$+0.022$ 由回归方程式与 Weststrate 法计算的不同胎龄、不同出生体重的 F% 的比较，见表 12-2-5。

表 12-2-5　　　　本研究建立的回归方程式与 Weststrate 法计算的不同胎龄、不同
出生体重的比较　　　　　　　　　　　　　　　　　F%

胎龄 （周）	按胎龄分组				按出生体重分组				
	性别	例数	回归 方程计算组	Weststrate 法计算值	体重 （g）	性别	例数	回归 方程计算组	Weststrate 法计算值
37	男	24	14.7	14.7	<3000	男	30	13.5	13.3
	女	17	16.4	16.4		女	49	14.6	14.5
	合计	41	15.4	15.4		合计	79	14.2	14.0
38	男	31	15.4	15.4	3000~	男	105	15.4	15.5
	女	30	16.8	16.8		女	105	16.7	16.8
	合计	61	16.1	16.1		合计	210	16.1	16.2
39	男	70	16.7	16.6	3500~	男	72	17.6	17.6
	女	72	16.2	16.2		女	52	19.0	18.9
	合计	142	16.4	16.4		合计	124	18.1	18.1
40	男	69	16.5	16.5	≥4000	男	19	20.7	20.6
	女	61	17.3	17.3		女	7	21.4	22.0
	合计	130	16.9	16.9		合计	26	20.9	21.0
41	男	32	17.1	17.1		男	226	16.3	16.3
	女	33	18.2	18.3		女	213	16.9	16.9
	合计	65	17.7	17.7		合计	439	16.6	16.6

四、讨论

1.20 世纪 90 年代中期，Widdowson 等[5]通过尸检 6 例新生儿获得新生儿的 $F\%$ 为 11%～28%，平均为 16%。综合国外报道，通过间接方法估算新生儿的 $F\%$ 均值范围为 12%～17.2%[6~9]。本研究中，$F\%$ 男婴为 16.3%，女婴为 16.9%，在文献报道范围之内。男女 $F\%$、LBM 差异显著，说明了男女婴形体上的差异之原因所在男婴骨骼较女婴大，肌肉较女婴结实，女婴则较男婴丰满。

2. $F\%$ 与出生体重呈中度正相关，说明随着出生体重的增加，脂肪的绝对重量增加，其相对重量也增加，也就是说，对于同性别新生儿，出生体重较大的一般较丰满；同时也说明了出生体重的不同，在一定程度上是由体脂肪的变化所引起。Catalan 等[9]的研究认为，虽然体脂肪仅占出生体重的 14%，但出生体重变化的 46% 是由体脂肪的变化所引起。

3. 建立了估算 $F\%$ 的回归方程，依此式无须计算体密度，可直接由皮褶厚度估算 $F\%$，使得体成分的计算更简便，从而使得体成分在基础医学、预防医学和临床医学中的研究和应用更方便、更具有实用价值。

4. $F\%$ 反映了新生儿身体脂肪含量的多少，是新生儿身体脂肪的定量指标。肥胖是由于能量代谢障碍，长期能量摄入超过消耗，导致体内脂肪积聚过多而造成的。肥胖的诊断应依赖于体内脂肪含量的多少，故用 $F\%$ 来判断新生儿肥胖或营养不良则更合理。与身高相对应的体重以及体重指数等都不能直接反映体内脂肪含量。用它们作为诊断肥胖或营养不良的标准常引起误差[4]。在本研究中，$F\%$ 在第 97 百分位数以上的男婴有 5 个，但只有两名出生体重在 4000 g 以上（出生体重在 4000 g 以上的超重男婴共有 19 名）；$F\%$ 在第 97 百分位数以上的女婴有 5 名，仅有 1 名出生体重在 4000 g 以上（出生体重在 4000 g 以上的超重女婴共有 7 名）。$F\%$ 在第 3 百分位数以下的新生儿有 6 名，但出生体重均在 2500 g 以上，出生体重小于 2500 g 的新生儿共有 4 名，但他们的 $F\%$ 均在第 3 百分位数以上。可见并非超重儿才肥胖，也并非只有超重儿才肥胖，营养不良与小体重的关系也是如此。

目前国内尚没有用 $F\%$ 评价新生儿营养状况、判断新生儿肥胖或营养不良的标准。笔者参照身体发育指数对新生儿营养状况的评价标准[10]，建议 $F\%$ 小于第 3 百分位数为营养不良，$F\%$ 大于第 97 百分位数为肥胖。本研究 $F\%$ 的第 3 百分位数男为 10.9%，女为 10.8%，F 写的第 97 百分位数男为 22.3%，女为 23.4%（表 12-2-2）。因此本研究认为，37～42 周胎龄新生儿，男婴 $F\%$＞22.5%，女婴 $F\%$＞23.5% 可拟诊为肥胖；不论性别，$F\%$＜10% 可拟诊为新生儿营养不良。

5. 通常所说的出生体重或体重是指人体的总重量，即全身各器官、骨骼、肌肉、体液及脂肪组织的总重量。瘦体重是指人体除去脂肪后的重量，故又称去脂体重，它比体重能更精确地反映出骨骼、肌肉和内脏的真实发育水平，可作为评价体格发育的重要指标。目前，基础代谢率和临床药物用量是根据个体的总体重或体表面积计算，这两种计算方法均包括脂肪在内。由于脂肪组织占体重的 16% 左右，在代谢过程中耗能很少，而瘦体重部分是身体代谢的活跃组织，无疑，从理论上讲，用瘦体重计算个体的基础代谢率或临床药物用量更具科学性。Morgan 等[11]研究认为，用瘦体重计算临床药物用量更合理。

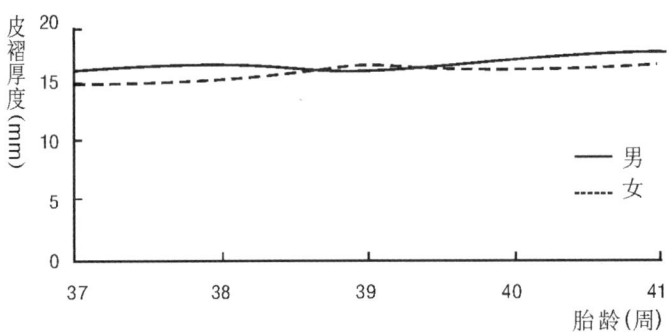

图 12‑2‑1　新生儿体脂百分含量随胎龄变化曲线

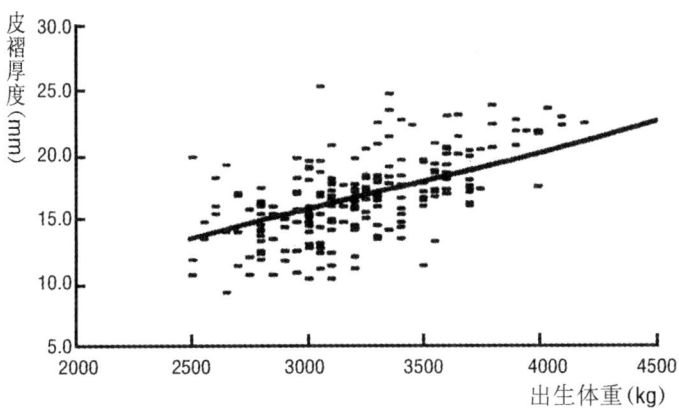

图 12‑2‑2　新生儿体脂百分含量随出生体重变化曲线（女）

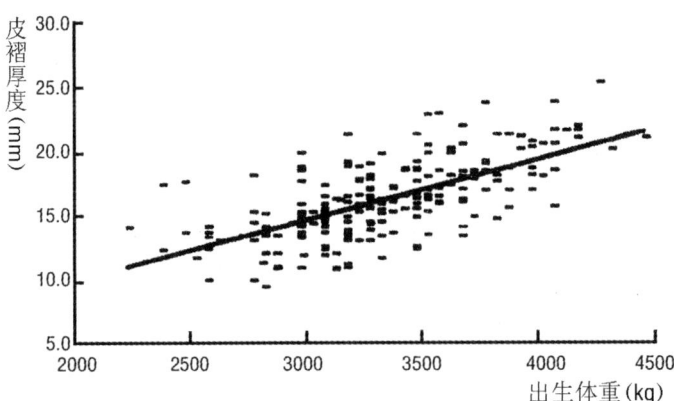

图 12‑2‑3　新生儿体脂百分含量随出生体重变化曲线（男）

参考文献

［1］ Lukaski H C. Methods for the assessment of human body composition：traditional and new. AM J Clin Nutr，1987，46：537－556

［2］ 叶恭绍. 中国医学百科全书·儿童少年卫生学. 上海科学技术出版社，1984：19－32

［3］ Tanner JM，Whtehouse RH. Revised standards for triceps and subscapular skinfold in British children. Arch Dis Chil，1975，50：142－145

［4］ Weststrate JA，Deurenberg P. Body composition in chldren：proposal for a method for calculating body fat percentage from total body density or skinfold-thickness measurements. AM J Clin Nutr，1989，50:1104－1115

［5］ Widdowon EM. Chemical composition of newly born mammals Nature. 1950，166：626

［6］ Fomon SJ，Haschke F，Ziegler EE，et al. Body composition of reference children from birth to age 10 years. Am J Clin Nutr. 1982，35：1169－1175

［7］ Catalano PM，Thoms A，Avallone DA，et al. Anthropometric estimation of neonatal body composition. Am J Obstet Gynecol，1995，173：1176－1181

［8］ Deans HE，Smith FW，Law AN，et al. Total fat measurement by magnetic resonance imaging. Br J Radiol，1989，62：603－607

［9］ Catalano PM，Tyzbir ED，Allen SR，et al. Evaluation of fetal growth by estimation of neonatal body composition. Obstet Gynecol，1992，79：46－50

［10］ 张宝林，刘喜红，王宝琼. 我国不同胎龄新生儿身体发育 Rohrer 指数研究. 中华医学杂志，1997，7：548－549

［11］ Morgan DJ，Bray KM. Lean body mass as a predictor of drug dosage implication for drug therapy. 1994，26：292－307

（宋金枝　张宝林）

第三节　新生儿脐血血脂、脂蛋白及其与体脂的关系研究

一、前言

对于成人，肥胖、动脉粥样硬化、冠状动脉粥样硬化性心脏病与血脂、脂蛋白紊乱明显相关。Newman 研究发现，冠心病虽在中年以后发病，但冠状动脉病理改变从儿童早期已经开始，并且这个过程同升高的血浆胆固醇水平相联系[1]。因此，儿童脂肪含量与其血脂、脂蛋白的关系也引起学者们的关注[2]。新生儿脐血血脂、脂蛋白的研究也有报道[3~7]，本文探讨它们与新生儿皮褶厚度、体脂含量的关系。

二、对象与方法

（一）对象

本组研究对象为本院 1996 年 7～12 月分娩的胎龄在 37～42 周正常健康新生儿中，随机抽取 94 名，所有受检儿的母亲均身体健康，无烟、酒不良嗜好，无高危妊娠情况。

（二）方法

1. 脐血的收集与检查 胎儿娩出剪断脐带后，在靠近胎盘的一端用无菌干注射器抽取脐静脉血，盛于无菌干试管内，将试管放入冰箱冷藏室（0℃～4℃）内，4～12 小时后离心（300 r/min，15 分钟），然后将血清保存在－20℃的冰箱内待检查。标本要求血清清亮无溶血。甘油三脂（TG）、胆固醇（TC）、高密度脂蛋白-胆固醇（HDL-C）用氧化酶法测定；低密度脂蛋白-胆固醇（LDL-C）由公式 TC-（TG /2.2＋ HDL-C）计算得出；脂蛋白 Lp（a）用免疫比浊法测定。全部测定均在日本日立公司生产的 7170A 型自动分析仪上完成。

2. 皮褶厚度的测量及体脂百分含量 $F\%$ 的计算 测量部位与方法及 $F\%$ 的计算国外文献有详尽的描述，本文采取 Weststrate 法[8]。

3. 统计方法 各指标男女间的比较用 t 检验，皮褶厚度或 $F\%$ 与血脂、脂蛋白之间的关系采用多元相关回归分析。

三、结果

新生儿各部位的皮褶厚度及 $F\%$ 见表12-3-1。新生儿脐血血脂，脂蛋白水平见表12-3-2。由表 12-3-2 知，TG、LDL-C 和 Lp（a）男、女间差异不显著（$P < 0.05$），HDL-C 值女明显高于男，差异显著（$P < 0.01$），TC 值女高于男，但经 t 检验，差异无显著性（$P > 0.05$）。

新生儿各部位的皮褶厚度、$F\%$ 与脐血血脂、脂蛋白的相关系数见表 12-3-3。由表可知各部位的皮褶厚度、$F\%$ 分别与 TG、TC、HDL-C、LDL-C 以及 Lp（a）均无明显相关。

四、讨论

（一）新生儿脐血血脂、脂蛋白水平

据国外报道，小儿出生时的血脂水平最低，TG 均值范围为 0.23～ 0.77mmol/L，男女间无差异。TC 男为 1.62～1.75mmol/L，女为 1.73～ 1.88mmol /L，女明显高于男[4,6,7]。本研究检测值（ TG 男为 0.35mmol /L、女为 0.33mmol /L，TC 男为 1.65mmol /L、女为 1.82mmol /L）与上述报道值相符，但 TC 值虽然女高于男，经 t 检验差异却并不显著，可能与研究例数较少有关。

本研究 HDL-C 女（0.74mmol/L）高于男（0.62mmol/L），差异显著，LDL-C 女（0.93mmol /L）高于男（0.88mmol /L），但差异不显著。与国外研究报道（HDL-C 男 0.56 ～ 0.80mmol /L，女 0.63 ～ 0.86mmol/L；LDL-C 男 0.87 ～ 0.92mmol/L，女 0.88～0.99mmol/L[6,7]）一致。

Lp（a）是一富含胆固醇的脂蛋白，其值在小儿出生时最低，为成人的 15%～20%，于生后的第 2 年达到成人水平[5]。脐血中 Lp（a）的正常值范围很广，国外报道均值为 13.6～ 40.2mg /L，标准差为 39.5mg /L[3～5]。本实验对象中，Lp（a）最低值为 5.5mg /L，最高值为 110.8mg /L，均值为 30.95m g /L，标准差为 16.84mg/L，无性别差异。

（二）皮褶厚度或 F‰ 与脐血血脂、脂蛋白无明显相关

在成人，皮褶厚度与血浆胆固醇 TC 明显相关[9]。单纯性肥胖儿与健康儿相比，血清中 TG、TC、LDL-C、V LDL-C 明显增高，TG 和 V LDL-C 与肥胖度呈正相关[10]。受此启发，并考虑到新生儿个体较大的胖瘦差异，本研究试图从新生儿期探讨肥胖与血脂、脂蛋白的关系。新生儿皮褶厚度或 F‰ 直接反映了其肥胖程度。研究表明，在新生儿，皮褶厚度或 F‰ 与脐血血脂、脂蛋白无明显相关。此结果是否与本研究例数较少以及胎儿期脂质代谢的某些特点有关，有待进一步研究。

表 12-3-1　37～42 周胎龄男女新生儿各部位的皮褶厚度 F‰（$\overline{X}\pm SD$）

| 性别 | 例数 | 皮褶厚度（mm） | | | | | F‰ |
		三头肌部	二头肌部股	股四头肌部	肩胛下角部	髂嵴上部	
男	51	5.11±1.03	3.85±0.71	6.21±1.44	5.06±1.15	4.11±0.91	16.0±3.1
女	43	5.18±1.16	3.95±0.72	6.69±1.41	5.25±1.28	4.38±0.96	16.7±3.5
合计	94	5.14±1.10	3.89±0.71	6.43±1.44	5.15±1.21	4.23±0.93	16.3±3.3

表 12-3-2　37～42 周胎龄男女新生儿脐血血脂、脂蛋白（$\overline{X}\pm SD$）

性别	例数（n）	TG（mmol/L）	TC（mmol/L）	HDC-C（mmol/G）	LDL-C（mmol/L）	Lp（a）（mg/L）
男	51	0.35±0.13	1.65±0.40	0.62±0.18	0.88±0.29	30.13±14.51
女	43	0.33±0.12	1.82±0.44	0.74±0.28	0.93±0.30	31.92±18.93
合计	94	0.34±0.13	1.73±0.42	0.67±0.22	0.90±0.29	30.95±16.84
t		0.739	1.930	2.580	0.850	0.517
P		>0.05	>0.05	<0.01	>0.05	>0.05

表 12-3-3　新生儿各部位的皮褶厚度、F‰ 与脐血血脂、脂蛋白的相关系数

| 指标 | 皮褶厚度（mm） | | | | | | F‰ |
	三头肌部	二头肌部	股四头肌部	肩胛下角部	髂嵴上部	SFT_4	
TG	−0.1132	−0.0608	−0.2071	−0.1032	−0.0706	−0.0996	−0.1296
TC	−0.0172	−0.0228	−0.0138	−0.0717	−0.0677	−0.0320	−0.017
HDL-C	−0.0825	−0.1391	−0.2267	−0.2205	−0.1806	−0.1742	−0.1785
LDL-C	−0.0700	−0.1346	−0.1191	−0.0544	−0.0367	−0.0760	−0.0940
Lp（a）	−0.1174	−0.1630	−0.1595	−0.1043	−0.1859	−0.1518	−0.1503

参考文献

[1] Newman WP, Wattigney W, Berenson GS. Autopsy studies in US. children and adoles-

cents. Relationship of risk factors to atherosclerotic lesions. Ann NY A cadsci , 1991, 633: 16 - 25

[2] Williams DP, Going SB, Lohman TG, et al. Body fatness and risk for elevated blood pressure, total cholesterol and serum lipoprotein ratios in children and adolescents. Am J Public Health, 1991, 82: 358 - 363

[3] Gozlan O, Gross D, Gruener N. Lipoprotein Levels in new borns and adolescents. Clinical Niochemistry, 1994, 27: 303 - 306

[4] Dolphin PJ, Breckenridge WC, Dolphin MA, et al. TheLipoprotein of human umblical cord blood apolipoprotein and lipid levels. A therosclerosis, 1984, 51: 109 - 122

[5] Rifai N, Heiss G, Doestsch K. Lipoprotein (a) at birth, in blacks and whites. Atherosclerosis, 1992, 92: 123 - 129

[6] Valdivielso P, Martines-cortes F, Legros JR, et al. Lipids and lipoprotein in cord blood: analysis of a Hispanic and Arab population. Acta Pediatr, 1992, 81: 439 - 440

[7] Hardel LI. Serum lipids and lipoprotein at birth and in early childhood. Acta Pediatr Scand, 1981, suppl 285: 1 - 29

[8] Weststrate JA, Deurenberg PP. Body composition in children: proposal for a method for caculating body fat percentage from total body density or skinfold-thickness measurements. Am J Clin Nutr, 1989, 50: 1104 - 1115

[9] Haines AP, Imeson JD, Meade TW. Skinfold thickness and cardiovascular risk factors. Am J epdemiology, 1987, 126: 86 - 94

[10] 过国英，贡士英，庄一义，等．肥胖儿童血清脂类的研究．中华儿科杂志，1994, 32: 29 - 30

（宋金枝）

第十三章　中美两国不同胎龄新生儿出生体重值对比研究[①]

Comparison of birth weight by gestational age between China and the United States

Zhang Baolin 张宝林，Yip Ray，Wen Feiqiu 文飞球 and Wang Baoqiong 王宝琼

Objective　To probe into the similarities and differences of birth weight by gestational age between China and the United States by a comparative study.

Methods　For China，we used the records of 24150 single live birth neonates. These records were collected between February 1986 and May 1987 from 43 hospitals and health care units in 15 large and middle cities in the South and North of China. For the United States，we used the natal records of National Center for Health Statistics from 1980 to 1987，selecting infants whose parents were coded as white and with higher socioeconomic backgrounds in the birth records. A total of 6295102 singleton live birth neonates were selected. We used a method based on probability plots to define birth weight distributions.

Results　The 50th and 95th percentiles of birth weights by gestational age of American newborns with white parents were more than those of Chinese newborns. The 50th percentile values of birth weights of American male and female newborns were 357 g and 277 g（about 10% and 8% respectively of the birth weight of a term newborn）more than those of Chinese male and female newborns respectively at 40 weeks of GA.

Conclusions　American white newborns were heavier than Chinese newborns. The differences were mainly due to race-specific influences，and were related to the differences in socioeconomic and educational background. We suggest that the references of birth weight by gestational age should be formulated separately in China and in the U. S.

Chin Med J 1997，110(2):148-151.

There have been regional references to birth weight（BW）by gestational age（GA）

---

①　Department of Pediatrics，First Teaching Hospital，Hunan Medical University，Changsha 410008，China（Zhang BL and Wen FQ）

Division of Nutrition，National Center for Chronic Disease Prevention and Health Promotion，Centers for Disease Control，Atlanta，Georgia，U. S. A.（Yip R）

Department of Obstetrics and Gynecology，First Teaching Hospital，Hunan Medical University，Changsha 410008，China（Wang BQ） in China and in the United States.[1-12] These reports are valuable as local references to assessment of BW by GA in those areas. For this reason, there are strong proposals for the use of local references to suit the local growth status.[13] However, the development of multiple local growth references may not be cost-effective as compared with the use of a single reference. The function of growth reference in clinical or public health application can be fulfilled with a national single reference. On this understanding, national BW references of newborns by GA were established in China and in the U. S. respectively.[14-17] On the whole, both references reflect the present condition of BW by GA in their respective countries. This study of comparison was made based on both references to probe into the similarities and differences of BW values by GA between China and the U.S..

METHODS

For China, we used the records of 24150 single live birth neonates of whom 12621 (52.3%) were male and 11529 (47.70%) were female. These records were provided by the Coordinating Group for Research in Growth and Development of Newborn in China, and were collected between February 1986 and May 1987 from 43 hospitals and health care units in 15 large and middle cities in China, namely Beijing, Harbin, Shenyang, Tianjin, Shijiazhuang, Taiyuan and Xi'an in the North of China, and Shanghai, Nanjing, Suzhou, Wuhan, Changsha, Fuzhou, Kunming, and Guangzhou in the South of China. Newborns whose mothers had the following problems were excluded: (a) diseases such as diabetes mellitus, hyperthyroidism, moderate or severe pregnancy-induced hypertension, heart or renal dysfunction, hymoglobin lower than 70g/L and chronic hypertension; (b) body height lower than 140 cm; (c) uncertain last menstrual date. BW measurements were made within one hour after delivery with uniform beam scales (with the minigraduation of 5g) and electronic scales. Persons who took these measurements were generally fixed.

For the United States, we used the natal records of National Center for Health Statistics (NCHS) from 1980 to 1987, selecting infants whose parents were coded as white in the birth records. A total of 6295102 single live birth neonates, of 3253465 (51.7%) male and 3041637 (48.3%) female, were selected. We excluded those from lower socioeconomic backgrounds, based on the presence of one or more of the following factors: mother's age < 20 years, single mother, and neither parent having completed high school education. It is known that inaccurate GA estimates result from using the last menstrual date.[18] Therefore, we used a method based on probability plots to define BW distributions.[17] This method can exclude the influence of inaccurate GA on BW, and minimize error in calculating GA.

RESULTS

The 5th, 50th and 95th percentiles of BW of male and female newborns at 28 – 44 weeks of GA in China and in the U. S. are shown in Tables 1 and 2, and Figs. 1 and 2.

Table 1　**Percentiles of birth weights（g）of male newborns in China and U. S. A.**

Gestational age (weeks)	5th		50th		95th	
	China	U. S. A	China	U. S. A	China	U. S. A
28	985	742	1234	1210	1454	1678
29	999	860	1373	1377	1721	1893
30	1060	947	1526	1528	1973	2110
31	1162	1100	1694	1723	2212	2346
32	1299	1287	1873	1960	2439	2632
33	1464	1459	2061	2195	2655	2931
34	1650	1693	2255	2416	2860	3138
35	1849	1960	2451	2660	3055	3359
36	2052	2161	2643	2859	3239	3556
37	2251	2410	2828	3112	3410	3815
38	2435	2647	2999	3301	3567	3957
39	2594	2795	3150	3478	3707	4160
40	2718	2900	3273	3630	3827	4361
41	2795	2951	3361	3737	3924	4523
42	2813	3065	3405	3846	3994	4627
43	2759	3198	3396	3948	4031	4698
44	2621	3454	3324	4083	4032	4712

Table 2　**Percentiles of birth weights（g）of female newborns in China and U. S. A.**

Gestational age (weeks)	5th		50th		95th	
	China	U. S. A	China	U. S. A	China	U. S. A
28	826	692	1103	1156	1374	1621
29	930	779	1273	1322	1613	1865
30	1037	883	1444	1492	1849	2100
31	1154	1036	1619	1701	2084	2368
32	1285	1166	1799	1876	2314	2587
33	1431	1366	1985	2105	2541	2845
34	1593	1579	2177	2308	2760	3036

续表

Gestational age (weeks)	5th		50th		95th	
	China	U. S. A	China	U. S. A	China	U. S. A
35	1768	1830	2370	2534	2971	3239
36	1953	2068	2561	2746	3169	3423
37	2140	2326	2746	3000	3351	3675
38	2322	2535	2918	3187	3513	3838
39	2487	2695	3068	3360	3648	4023
40	2622	2786	3186	3463	3752	4140
41	2714	2752	3266	3538	3818	4322
42	2745	2834	3292	3621	3839	4407
43	2696	3011	3252	3730	3808	4450
44	2547	3097	3131	3792	3715	4487

Table 1 shows that in the 5th percentile，at 28 to 33 weeks of gestation，the values of BW of male newborns in China were more than those in the U. S. ，and at 34 to 44 weeks of gestation，the former were less than the latter. In the 50th percentile，the differences of the values of BW between Chinese newborns and American newborns at 28 to 32 weeks of GA were within 100 g. However，at 33 to 44 weeks of GA，American newborns were over 100 g heavier than Chinese newborns，and at 40 weeks of GA，the former were 357 g（approximately 10% of the BW of a term newborn）heavier than the latter. The 95th percentile values of BW of American babies were over 100 g more than those of Chinese babies in each GA group.

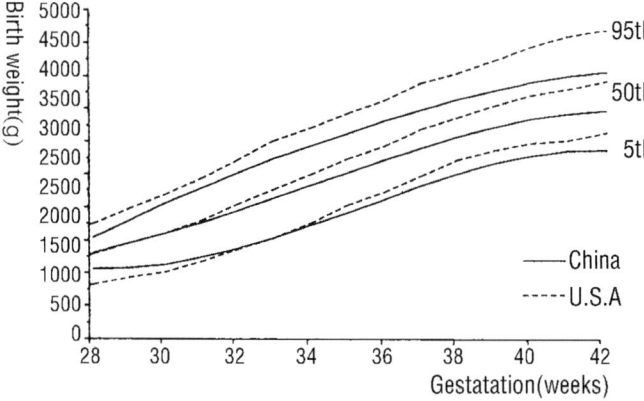

Fig. 1　Comparison of birth weights（g）of male newborns by gestational age between China and U. S. A.

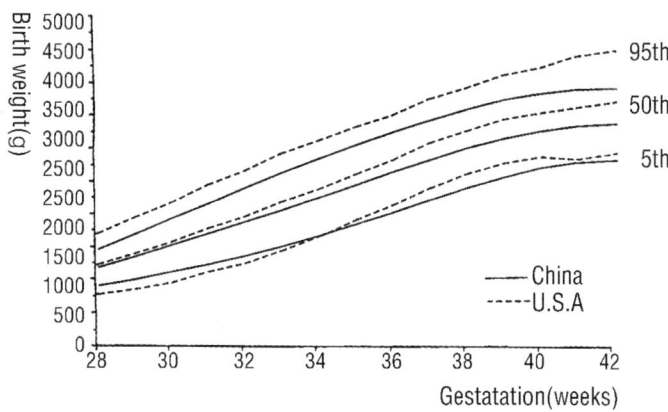

Fig. 2 **Comparison of birth weights（g）of female newborns by gestational age between China and U. S. A.**

Table 2 shows that the distribution of BW of female newborns was similar to that of male newborns in China and the U. S. At 40 weeks of GA，the 50th percentile values of BW of American female newborns were 277 g (about 8% of the BW of a term newborn) more than those of Chinese female newborns.

DISCUSSION

This paper is the first report on comparison of BW by GA between China and the U. S. The results showed that the 50th and 95th percentiles of BW of American newborns with white parents were more than those of Chinese newborns. These results were consistent with the report by Lin CC and Emanuel I in 1972[4] which determined that BW of Chinese newborns in Taiwan were less than those of American newborns. The 50th percentile values of BW of American male and female newborns were 357 g and 277 g (approximately10% and 8% respectively of the BW of a term newborn) more than those of Chinese male and female newborns at 40 weeks of GA. These BW differences in male and female newborns from China and the U. S. were mainly due to race-specific influences，as proved by Yip Ray et al.[19] They found very similar BW distributions for Chinese newborns in the mainland of China，Taiwan Province of China and the U. S. with different socioeconomic backgrounds. They also found different BW distributions for Chinese newborns and white newborns in the U. S. with similar sociodemographic backgrounds. Therefore，different cutoff points to determine small for gestational age (SGA) or large for gestational age (LGA) may be considered for newborns of different races. We suggest that the references of BW by GA should be formulated separately in China and in the U. S. Since 1953 when a Germanic scholar，E. W. Koch，introduced the concept of long-term acceleration of growth and development，a large number of materials have proven these kinds of changes. These changes are related to physiology and pathophysiology. Salzler investigated the body lengths of newborns at birth in East Germany. It was determined that the mean body length of male newborns was 50 cm and that of female newborns was 49 cm in 1948. However, 10 years later, the former was increased by 2. 4 cm to 52. 4 cm, and the latter by 2. 6 cm to 51. 6 cm.[20] It is impossible for this trend to continue. Due to genetic and environmental factors, especially socioeconomic and educational differences, the occurrence of long-term acceleration and maximum degree of development will vary among countries. China is a developing country. We believe that the difference of BW by GA between China and the U. S. will be reduced along with the rapid socioeconomic and educational progress and improvement in China.

　　Acknowledgements: We thank Jie Yang of the Emory University, U. S. A. and Keqin Rao of the Center for Health Statistics Information, the Ministry of Public Health, P. R. China for assisting us in the statistics.

REFERENCES

1. Zhang BL, Feng ZK, Liu Y, et al. Study on common physical measurements of various gestational age in six provinces and one autonomous region in south China. Chin J Pediat, 1986, 24: 21

2. Su YH, Gao Q, Yang YS, et al. A survey of weight and length for perinatal infants in Jiangsu Province, China. Chin J Obstet Gynecol, 1983, 118: 157

3. Qian SG, Dan JR. The distribution of birth weight of newborns in Shanghai, China. Chin J Obstet Gynecol, 1980, 15: 198

4. Lin CC, Emanuel I. A comparison of American and Chinese intrauterine growth standards: are American babies really smaller? Am J Epidemiol, 1972, 95: 418

5. Lubchenco LO, Hansman C, Dressler M, et al. Intrauterine growth as estimated from liveborn birth-weight data at 24 to 42 weeks of gestation. Pediatrics, 1963, 32: 793

6. Battaglia FC, Frazier TM, Hellegers AE. Birth weight, gestational age and pregnancy outcome, with special reference to high birth weight-low gestational age infants. Pediatrics, 1966, 37: 417

7. Gruenwald P. Growth of the human fetus: I. normal growth and its variation. Am J Obstet Gynecol, 1966, 94: 1112

8. Babson SG, Behrman RE, Lessel R. Fetal growth: liveborn birth weights for gestational age of white middle class infants. Pediatrics, 1970, 45: 937

9. Freeman MG, Graves WL, Thompson RL. Indigent Negro and Caucasian birth weight-gestational age babies. Pediatrics, 1970, 46: 9

10. Brenner WE, Edelman DA, Hendricks CH. A standard of fetal growth for the United Stated of America. Am J Obstet Gynecol, 1976, 126: 555

11. Williams RL, Creasy R, Cunninghan CG, et al. Fetal growth and perinatal viability in California. Obstet Gynecol, 1982, 59: 624

12. David RJ. Population-based intrauterine growth curves from computerized birth certificates. Southern Med J, 1983, 76: 1401

13. Goldstein H, Tanner JM. Ecological consideration in the creation and the of child growth standards. Lancet, 1980, 1: 582

14. Zhang BL, Feng ZK, Zhang LH, et al. An investigation on the physical development of neonates of various gestational age in 15 cities of China. Chin J Pediat, 1988, 26: 206

15. Zhang BL. A card of birth weight of neonates of various gestational age in 15 cities of China. Chin J Pediat, 1989, 27: 316

16. Zhang BL. Revised report of birth weight of newborns by gestational age for male and female in 15 cities of China. Chin J Prac Pediat, 1992, 7: 306

17. Yip R, McLaren N. Patterns of U. S. fetal growth: a national gender-, race-, and altitude-specific birthweight standard based on vital records. Atlanta: Centers for Disease Control and Prevention (CDC), 1991: 1 - 20

18. Koops BL, Morgan LJ, Battaglia FC. Neonatal mortality risk in relation to birth weight and gestational age. Update J Pediat, 1982, 101: 969

19. Yip R, Li Z, Chong WH. Race and birthweight: the Chinese example. Pediatrics, 1991, 87: 688

20. Ye GS, ed. Encyclopaedia of Chinese hygienics in juvenile and children. 1st ed. Shanghai: Shanghai Science and Technology Publishing House, 1984: 4 - 5

(*Received January* 30, 1996)

中美两国不同胎龄新生儿出生体重值对比研究[①]

原湖南医科大学第一临床学院（410008）　　张宝林　　Yip Ray[②]　　文飞球　　王宝琼

中美两国有关不同胎龄新生儿出生体重值的地区性研究报告较多。这些报告作为衡量该地区的参考标准，具有实际的应用价值。因此，有些人支持应用地区性标准[1]。事实上，由于不可能，也不需要每个地区均研制一套参考标准，故有必要制定一套在总体上能代表一个国家目前较好水平的参考值，供本国各地区参考应用。基于这种考虑，中国以国内南北方 15 城市为代表调查研制了一套不同胎龄新生儿出生体重参考值[2]，美国国家疾病控制中心（CDC）基于 1980～1987 年美国全国新生儿出生记录，制定一套胎儿出生体重生长标准。鉴于这 2 套参考标准大体上反映了中美两国不同胎龄新生儿出生体重现状，本文以此为基础作一对比研究。

一、材料与方法

中国资料由中国新生儿生长发育科研协作组提供。包括哈尔滨、沈阳、北京、天津、石家庄、太原、西安、南京、苏州、上海、武汉、长沙、福州、昆明、广州等城市于 1986～1987 年在上述城市内 43 个医疗保健单位分娩的正常单胎活产儿 24150 例，其中男 12621 例（52.3%），女 11529 例（47.7%）。调查对象的选择及研究方法见前文[2]。

美国资料来源于 1980～1987 年美国的国家记录。该记录每年由国家卫生统计中心汇集各州新生儿出生记录。美国 CDC 选用这个资料中单胎活产儿为研究对象。对于母亲年龄<20 岁、母亲没有结婚、双亲中没有一个人是高中文化水平者（即具"高危"背景者）不列入研究对象。为了提高两国间的可比性，中国选择的是在大中城市出生的新生儿，美国则从全美上述研究对象中，用系统抽样的方法，选择双亲均为白人的正常单胎活产儿

---

①本文发表在《临床儿科杂志》1996 年 14 卷第 5 期，第 336～337 页。

②美国国家疾病控制中心营养组。

6295102 例为对比研究对象，其中男 3253465 例（51.7%），女 3041637 例（48.3%）。

两国关于胎龄的确定，均采用末次月经的时间来计算。由于这种计算方法存在一定的误差[3]，故两国均采用 CDC 研究的一项新方法[4]，即概率图（Probability Plot）的方法来确定胎龄与出生体重的分布，这种方法可排除胎龄误差对出生体重的影响，使误差减少到最小程度。

二、结 果

（一）中美两国不同胎龄男性新生儿出生体重百分位数值（表 13-1-1）

在第 5 百分位，从 28～30 周，中国新生儿大于美国新生儿的出生体重值在 100g 以上（约为足月新生儿出生体重值的 3%）；从 31～33 周，中国新生儿大于美国新生儿的出生体重在 100g 以内；从 35 周起，则均为美国新生儿大于中国新生儿的出生体重，其差值均在 100g 以上。在第 50 百分位，从 28～32 周，中美新生儿出生体重之差值，均在 100g 以内；从 33 周起，美国新生儿大于中国新生儿的体重值均在 100g 以上。在孕 40 周、第 50 百分位，美国新生儿大于中国新生儿的出生体重值为 357g（约为足月新生儿出生体重的 10%）。在第 95 百分位，各孕周美国新生儿大于中国新生儿的体重值，均在 100g 以上。一般均随胎龄的增加，其差值逐渐增大。

表 13-1-1　　　　中美两国不同胎龄男性新生儿出生体重百分位数　　　　　　g

胎龄（周）	P5		P50		P95	
	中国	美国	中国	美国	中国	美国
28	985	742	1234	1210	1454	1678
29	999	860	1373	1377	1721	1893
30	1060	947	1526	1528	1973	2110
31	1162	1100	1694	1723	2212	2346
32	1299	1237	1873	1960	2439	2632
33	1464	1459	2061	2195	2655	2931
34	1650	1693	2255	2416	2860	3138
35	1849	1960	2451	2660	3055	3359
36	2052	2161	2643	2859	3239	3556
37	2251	2410	2828	3112	3410	3815
38	2435	2647	2999	3301	3567	3957
39	2594	2795	3150	3478	3707	4160
40	2718	2900	3273	3630	3827	4361
41	2795	2951	3361	3737	3924	4523
42	2813	3065	3405	3846	3994	4627
43	2759	3198	3396	3948	4031	4698
44	2621	3454	3324	4083	4032	4712

（二）中美两国不同胎龄女性新生儿出生体重百分位数值（表 13-1-2）

不同胎龄中美女性新生儿出生体重值的变化特点，与男性大体相同，唯各妊娠周体重值均较男性低。在妊娠 40 周时、第 50 百分位数，美国新生儿大于中国新生儿的出生体重值为 277g（约为足月新生儿出生体重的 8%）。

表 13-1-2　　　　　　　中美两国不同胎龄女性新生儿出生体重百分位数　　　　　　　g

胎龄（周）	P_5		P_{50}		P_{95}	
	中国	美国	中国	美国	中国	美国
28	826	692	1103	1156	1374	1621
29	930	779	1273	1322	1613	1865
30	1037	883	1444	1492	1849	2100
31	1154	1036	1619	1701	2084	2368
32	1285	1166	1799	1876	2314	2587
33	1431	1366	1985	2105	2541	2845
34	1593	1579	2177	2308	2760	3036
35	1768	1830	2370	2534	2971	3239
36	1953	2068	2561	2746	3169	3423
37	2140	2326	2746	3000	3351	3675
38	2322	2535	2918	3187	3513	3838
39	2487	2695	3068	3360	3648	4023
40	2622	2786	3186	3463	3752	4140
41	2714	2752	3266	3538	3818	4322
42	2745	2834	3292	3621	3839	4407
43	2696	3011	3252	3730	3808	4450
44	2547	3097	3131	3792	3715	4487

三、讨 论

本文首次报道中美两国具有全国性的、大体上反映了两国较好水平的不同胎龄男、女新生儿出生体重值的对比研究结果。结果表明双亲为白人的美国新生儿出生体重值，在第 50 及第 95 百分位，均大于中国新生儿出生体重值。这与 1972 年台湾报告的在台湾出生的中国新生儿出生体重小于美国新生儿出生体重的结果是一致的[5]。

从本文研究中：在孕 40 周、第 50 百分位数，美国男、女新生儿出生体重比中国男、女新生儿出生体重分别重 357g 及 277g，这个差别代表了大约正常足月新生儿出生体重的 10% 及 8%。中美之间这种显著的差异，已有作者详细论证主要是种族特性的影响[4]，亦与中美社会经济文化水平不同有关。基于这种种族特性的显著差别，在临床医疗及预防保健工作中，中美两国在制定出生体重小于胎龄（SGA），出生体重大于胎龄（LGA）及出生体重适于胎龄（AGA）标准时，亦应分别应用各自标准为宜。

　　19 世纪以来，学者们从前后一两百年生长发育资料的对比研究中，察觉到工业发达国家的儿童身高、体重等一代比一代增加。德国 Kock 把这种现象称为生长发育长期加速[6]。此种加速主要是由于科学和工业发展，导致人类生活环境的改善而使发育水平逐渐提高。当外界条件的改善已达到相当高水平若干年后，对生长发育的影响就不会像以前那样显著，这就必然会有一个极限。由于遗传及环境因素的影响，社会经济条件的不同，各国开始出现长期加速趋势的时间及达到发育极限的时间将各不相同。中国是个发展中国家，随着中国经济文化生活水平的提高，生长发育的加速，相信中美两国不同胎龄新生儿出生体重值的差异将会有所减少（美国 Emory 大学研究生 Yang Jie 及中国卫生部卫生统计信息中心饶克勤协助统计，特此致谢）。

参考文献

[1] Goldstein H，Tanner JM. Ecological consideration in the creation and the use of child growth standards. Lancet，1988，Ⅰ：582

[2] 张宝林，冯泽康，张丽辉，等，中国 15 城市不同胎龄新生儿体格发育调查研究．中华儿科杂志，1988，26：206

[3] Koops BL，Morgan LJ，Battaglia FC. Ncoparal mortality risk in relation to birth weight and gestational age：Update. J Pediatr，1982，101：969

[4] Yip R，Li Z，Chong WH. Race and birthweight：The Chinese example. Pediatrics，1991，87：688

[5] Lin CC，Emanuell. A comparison of American and Chinese intrauterine growth standards. Are American babies really smaller? Am J Epidemiol，1972，95：418

[6] 周德．生长发育长期加速．//叶恭绍．中国医学百科全书．儿童少年卫生学．上海：上海科学技术出版社，1984：4

（1995 年 8 月 2 日收稿，1995 年 11 月 13 修回）

附篇　中国 12 城市正常
新生儿 20 项行为神经评价[①]

全国新生儿行为神经科研协作组
全国新生儿生长发育科研协作组

　　新生儿期行为神经测定可了解新生儿行为能力，有利早期开发智力。并能及早发现轻微脑损伤，及早干预，防治伤残。作为儿科医生希望有一种有效实用的方法，既要全面精确，能较有效地发现轻微脑损伤，又较简单易行便于掌握。我们根据近代最有代表性的新生儿行为和神经测定方法（美国 Brazelton[1] 和法国 Ameil-Tison[2]）结合自己的经验，制定新生儿 20 项行为神经评分法（Neonatal Behavioral Neurological Assessment，NBNA），经过探索性研究[3] 后在全国 12 省市进行协作研究。第一步，确定全国性新生儿 NBNA 正常范围。第二步，NBNA 在足月窒息儿的临床应用。本文总结第一部分结果。

一、对象和检查方法

　　1988 年 5～10 月，北从哈尔滨南至广州全国 12 省市选择正常新生儿 714 人（男369 人，女 345 人）。于生后第 2～3 天、第 12～14 天、第 26～28 天进行 NBNA 测定共2142 人次。第 1 次在产科婴儿室，第 2、3 次在婴儿家中，室温在 24℃～28℃，要求在半暗和安静的环境。正常新生儿选择的标准同前文[3]。

　　检查包括行为能力 6 项、主动、被动肌张力 8 项、原始反射 3 项、一般状态 3 项共20 项。每项评分有 3 个分度（0，1，2），满分为 40 分。检查和评分方法除按前文[3] 外，为了解新生儿行为能力的变化，做了以下补充：听咯咯声，左右各测 2 次，记录转头次数；看红球和人脸，除左右转头外，能抬头 30°追随目标加 1 分，能转头 180°环视目标加 2 分（即此二项评分有 5 个分度 0，1，2，3，4）；能竖头者记录其竖头秒数；有踏步反应者记录其步数。检查尽量从睡眠状态开始，全部检查在 10 分钟内完成。

　　测查医生接受统一的严格培训和鉴定合格。测查工具：手电筒、长方形红色塑料盒和小红球各 1 个。

二、结果和分析

　　2142 人次测查中 97% 的总分在 37 分以上，无 1 例在 35 分以下（附篇表 1）。三次测定总分随日龄增长而增高，$P < 10(-6)$ 差别显著。

　　①国家"七五"医学重点科技攻关项目分题。本文发表于《中华儿科杂志》1990 年 28 卷第 3 期，第162～163 页。本研究获 1993 年国家卫生部科技进步三等奖。

附篇表 1   **三次 NBNA 总评分比较**

测查时间	N	40分		39分		38分		37分		36分		35分		X^2	P
（天）		N	%	N	%	N	%	N	%	N	%	N	%		
2～3	714	422	59.1	162	22.7	75	10.5	35	4.9	8	1.1	12	1.7	>100.657	<10 (−6)
12～14	714	589	82.5	83	11.6	31	4.3	10	1.4	1	0.1	0	0		
26～28	714	592	82.9	90	12.6	31	4.3	0	0	1	0.1	0	0	>8.624	<0.05

分项评分结果见附表，除第 2～第 3 天牵拉反应（87.4％得 2 分）外，90％以上在所有项目均得 2 分，仅<0.5％为 0 分。从单项得分的人次总和（附篇表 2）分析，第二次测定结果比第一次有明显进步，$P<10$（−6），有显著差别。但第 2 次和第 3 次测定结果比较无差别，$P=0.988$。

附篇表 2   **NBNA 单项分人次总和表**

测查时间	N^*	0分		1分		2分		X^2	P
（天）		人次	%	人次	%	人次	%		
2～3	14280	18	0.01	471	3.3	13791	96.6	155.634	<10 (−6)
12～14	14280	6	0.004	166	1.2	14108	98.8		
26～28	14280	6	0.004	165	1.2	14109	98.8	0.003	0.988

注：* 指人次 714 人×20 项=14280。

补充评定项目结果包括视听定向力、头竖立持续秒数和踏步数。对格格声反应转头次数，三次测定平均值分别为 3.02±1.00（N=524）、3.50±0.74（N=549）和 3.75 ±0.53（N=547），F=121.966，$P<10$（−6）差别有显著意义。看人脸和红球能力（附篇表 3）随日龄增长而增强，三次测查中无 0 分者。三次测查结果比较，经卡方测定均有显著差别。如对说话的人脸有追随 180°看的能力得 4 分者，三次测查分别占测查人数的 1.8％、14.0％和 47.0％；看红球追随 180°（得 4 分）分别为 4.5％、14.0％和 49.0％。头竖立持续时间（秒）三次测定分别为 3.51±2.95（N=598）、6.81±6.17（N=622）和 12.23±10.18（N=617），F=233.538，$P<10$（−6）。差别有显著意义。从附篇表 4 中也显示头竖立持续时间随日龄增长而延长。三次测查结果头竖立持续≥10 秒者由 5.2％、39.4％增至 55.4％，最长持续 1 分钟以上。自动踏步数最少为 0，最多为 30 步，三次测定平均步数分别为 2.09±2.22（N=566）、2.92±2.77（N=598）和 4.06±4.20（N=588）F=55.548，$P<10$（−6）。踏步次数随日龄增长而增加，经方差测定差别有显著意义。

附篇表 3　　　　　　　　　　　**看人脸和红球能评分结果**

测查时间（天）(N)	1 分		2 分		3 分		4 分		X^2	P
	人数	%	人数	%	人数	%	人数	%		
看说话人脸										
2～3 天 (N=433)	14	3.2	277	64.0	134	31.0	8	1.8		
12～14 天 (N=433)	2	0.5	129	29.8	243	56.0	59	13.6	133.286	<10 (−6)
26～28 天 (N=433)	0	0	44	10.2	185	42.7	204	47.1	131.054	<10 (−6)
看红球										
2～3 天 (N=519)	27	5.2	286	55.1	183	35.1	23	4.5		
12～14 天 (N=518)	3	0.6	112	21.6	332	64.0	71	13.7	162.889	<10 (−6)
26～28 天 (N=519)	0	0	34	6.6	229	44.1	256	49.3	167.607	<10 (−6)

附篇表 4　　　　　　　　　　　**头竖立时间**

测查时间（天）	人数 N	1～2 秒		3～9 秒		≥10 秒		X^2	P
		人数	%	人数	%	人数	%		
2～3	598	290	48.5	278	46.5	30	5.0		
12～14	622	104	16.7	391	62.9	127	20.4	166.416	<10 (−6)
26～28	617	32	5.2	243	39.4	342	55.4	171.210	<10 (−6)

三、讨论

1. 本测定方法比较全面。除一般状态、主动、被动肌张力和原始反射外，还包括 6 项行为项目。在应用中有显著的稳定性和可靠性。地区差别对评分结果无明显影响。评分标准比较实用，测定时间比较节省。测查人员一般经过 2 周训练，每人至少测查 20 个新生儿，并通过鉴定合格，可达到准确可靠的测查结果。因此，NBNA 较适合于儿科医生和儿保工作人员在实际工作中应用。

2. NBNA 评分方法比较简单，有些项目如一般状态、习惯形成、原始反射等在新生儿期变化不大。因此，在视听定向反应、颈肌主动肌张力（头竖立）等评分方法做了补充。通过本研究显示，这几项测定在生后三次测查中进步显著，是观察新生儿行为能力增强的好指标。自动踏步也是原始反射，其随日龄增加而增多，意义尚不清楚。

3. 人脑神经细胞增殖期是从妊娠初三个月开始至生后 1 岁，过了此特殊时期，神经细胞不能复制或再生，在此时期良好的育儿刺激对脑的功能和结构无论在生理和生化方面均有重要影响[4]。NBNA 测查过程是检查者和新生儿相互作用和交往的过程。测查时父母和护理者在场观看，使他们了解新生儿能力，促进早期训练，以利小儿智能的发育。

4. NBNA 是否能早期发现新生儿轻微脑损伤？按 Amiel-Tison 经验，生后一周末神经运动异常者预后较正常对照组差[5]，Brazelton 新生儿行为能力测定对婴儿发育有一定预测意义[1,6]。本测定集中了两者的优点，推测在新生儿期用 NBNA 重复评价，以早期发现对预后有意义的新生儿轻微脑损伤是有可能的。这方面有待下一步 NBNA 在窒息儿的应用研究中进一步探讨。

参加单位和测查医生：广州市：暨南大学医学院李着算、曹彦青；红十字会医院袁锦霞；妇婴医院儿科李桦；中山医科大学附一院陈东平；铁路局中心医院戚美英。福建省妇幼保健院张尔泉、陈珠兰。上海市国际和平保健院阮福棣、陈惠英。南京市儿童医院周晓玉、陈大庆。苏州市：妇幼保健所王华庄；妇幼保健院祁静安；汶浪区妇幼保健站黄戎生。成都市：华西医科大学附一院姚裕家、熊福康；四川省人民医院陈昌辉。长沙市：湖南医科大学附一院张宝林；湖南省妇幼保健院赵三民、张建华。济南市：山东医科大学附院孙若鹏、孙旭琴、朱长君。天津市儿童保健所常迈利、顾红娟、安丽阁。北京市：北京协和医院郭异珍、王兵、鲍秀兰；酒仙桥医院虞人杰、焦平、刘桂珍；北京妇产医院马雅玲；北京医科大学附三院赵风临。沈阳市：中国医科大学附属第二、第三医院高国琰、韩玉琨。哈尔滨医科大学附二院薛维臣。本协作组成员湖北医学院附院徐楚源、胡岚；山西医学院附一院常桂珍、山西省人民医院王引璋等，同时参加了此项研究。

指导：秦振庭、黄德珉、籍孝诚、金汉珍。**整理**：鲍秀兰、虞人杰、李着算、张宝林。

参考文献

[1] Brazelton TB. Neonatal behavioral assessment scale ed2. Philadelphia：Lippincott，1984；1－104

[2] Amiel-Tison C et al. A New Neurologic and Adaptive Capacity Scoring System for Evaluating Obstetric Medicationt in Fulltem Newborns. Anesthesiology，1982，56；340

[3] 鲍秀兰，虞人杰，等. 150 例正常新生儿神经行为测定和评价. 实用儿科杂志，1988，3；83

[4] UNICEF/EAPRO. Approaches to programming for early childhood development. Bangkok：East Asia & Pakistan Regional Office，1986；5－8

[5] Amiel-Tison C，et al. Neurological Assessment During the First Year of Life. New York：Oxford university press，1986；153－164

[6] 鲍秀兰，庞如彦，等. 新生儿行为测定对婴儿发育的预测. 实用儿科杂志，1988，3；209

附篇表 5

项目	第一次 (生后48~72小时)						第二次 (生后12~14天)						第三次 (生后26~28天)					
	0分		1分		2分		0分		1分		2分		0分		1分		2分	
	人数	%	人数	%	人数	%	人数	%	人数	%	人数	%	人数	%	人数	%	人数	%
行为能力																		
1. 对光习惯形成	7	0.9	74	10.4	633	88.7	2	0.28	16	2.24	696	97.5			11	1.5	703	98.5
2. 对声音习惯形成	1	0.14	10	1.4	703	98.5			3	0.42	711	99.6			6	0.84	708	99.2
3. 对咯咯声反应	3	0.42	30	4.2	681	95.4			4	0.56	710	99.4					714	100
4. 对说话的脸反应			26	3.6	688	96.4			3	0.42	711	99.6					714	100
5. 对红球的反应	1	0.14	54	7.6	659	92.3			15	2.1	699	97.9			2	0.28	712	99.7
6. 安慰			1	0.14	713	99.9			3	0.42	711	99.6			3	0.42	711	99.6
被动肌张力																		
7. 围巾征			17	2.4	697	97.6			17	2.4	697	97.6			5	0.7	709	99.3
8. 前臂弹回	3	0.42	40	5.6	671	94.0			31	4.34	683	96	1	0.14	38	5.3	675	94.5
9. 腘窝角			27	3.7	687	96.2			9	1.26	705	98.7	1	0.14	8	1.12	705	98.7
10. 下肢弹回			10	1.4	704	98.5	1	0.14	3	0.42	710	99.4	1	0.14	17	2.38	696	97.5
主动肌张力																		
11. 头竖立			39	5.5	675	94.5	1	0.14	7	0.9	706	98.8					714	100
12. 手握持			10	1.4	704	98.5			9	1.26	705	98.7			12	1.68	702	98.3
13. 牵拉反应	2	0.28	88	12.3	624	87.4	2	0.28	38	5.3	674	94.4	3	0.42	49	6.86	662	92.7
14. 支持反应			15	2.1	699	97.9			4	0.56	709	99.3			2	0.28	712	99.7
原始反射																		
15. 踏步或放置	1	0.14	20	2.8	693	97			4	0.56	710	99.4			4	0.56	710	99.4
16. 拥抱反射			10	1.4	704	98.5					714	100			8	1.12	706	98.9
17. 吸吮反射					714	100					714	100					714	100
一般估计																		
18. 觉醒度					714	100					714	100					714	100
19. 哭					714	100					714	100					714	100
20. 活动度					714	100					714	100					714	100
总 计 (总人次)	18	0.01	471	3.3	13791	96.6	6	0.004	166	1.2	14108	98.8	6	0.004	165	1.2	14109	98.8

注：总人次为 714×20=14280（人次）。

附1 新生儿神经行为测定和评价实施方案

一、目的

本课题在中国 15 城市新生儿正常体格发育调查研究的基础上，研究中国正常足月儿正常神经行为的测定方法及正常值，并拟在国内推广应用。

二、测定方法

本课题采用中国协和医院鲍秀兰医师根据 Amiel-Tison 及美 Brazolton 测定方法改进的"20 项新生儿神经行为评分法"具体内容详见附录。

三、研究对象及测定日龄

（一）对象

本课题研究对象只限于体格发育正常的健康足月儿。人数：每省市 50～100 例。

（二）测定日龄

新生儿期内共 3 次，第 1 次于生后 48～72 小时内进行，第 2、第 3 次分别在生后 12～14 天及 26～28 天内测定。

（三）选择标准

符合下列条件的健康足月产儿：

1. 母亲有以下情况者不被选择 ①妊娠中毒症。②先兆流产。③糖尿病。④慢性病：肾脏病、心功能不全、甲状腺功能亢进症或减低症、神经系统疾病，贫血（Hb<90g/L）。⑤年龄：＜20 岁或＞32 岁。⑥分娩：第一产程＞24 小时，第二产程＞2 小时，胎膜早破＞24 小时，出血或休克，急产＜3 小时，任何异常分娩：臀位、肩或面先露，剖腹产，中、高位产钳。⑦孕妇营养状态：中等以下。

2. 新生儿有以下情况者不被选择 ①孕周＞42 周或＜37 周。②体重＜2500g 或＞4000g。③胎心＜100 次/min 或＞160 次/min。④先天异常。⑤宫内窒息及生后窒息，生后 Apgar 评分：1 分钟＜7 分，5 分钟＜7 分。⑥头颅血肿。⑦新生儿期疾病：败血症、惊厥、出血及高胆红素血症。

作为研究对象新生儿均用 Dubowitz 法进行胎龄估价。记录父母职业、经济收入（元/人）、文化程度、孕母营养（差、中、优）。

四、测定要求：严格要求，保证质量

1. 环境温度 24℃～28℃，如室内达不到上述温度也可在开放暖箱或在手提台灯式红外线灯下进行，避免直接风吹或穿堂风，以免着凉感冒。

2. 在安静、背光半暗的环境下操作，并在两次哺乳间进行，以奶后 1～2 小时为宜。

3. 熟悉觉醒—睡眠周期 6 个状态，一般按评分表顺序进行检查，但也可按不同状态灵活地抓紧时机进行相应项目检查。

4. 全部检查项目在 10 分钟左右完成，新生儿疲劳时行为检查不易引出，可稍待片刻后再次进行，不易进入睡眠状态时，习惯形成项目需补做。

5. 评分时采用以最佳引出反应作为评分依据，且能重复，并能在两侧均可引出。

6. 本方法采用工具：手电筒一个，1 号电池二节，灯光要亮；红色塑料长方盒一个，内装黄豆及玉米若干粒，使产生柔和的略略声。红球（直径 6～8cm）一个，秒表一个（自备），量角板一个。

7. 参加测定人员必需经培训班培训考核合格，并在正式科研开始前试测一定例数后，方能参加正式测定工作。

附2 20 项评分标准

20 项神经行为检查分为五个部分：即行为能力（6 项）、被主动肌张力（各 4 项）、原始反射（3 项）和一般估价（3 项）。每一项评分有三个等级：0 分、1 分和 2 分。评分标准为：未能引出和显著不正常为0分，轻微不正常为1分，完全正常为2分，满分为40分。

第一部分：新生儿的行为能力共6项（1～6项）检查足月新生儿对环境和外界刺激的适应能力。

（1）对光的习惯形成：在睡眠状态下，重复用手电筒照射新生儿的眼睛，最多12次，观察和记录反应开始、减弱甚至消失的次数。评分：0分为≥11次，1分为7～10次，2分为≤6次。

（2）对咯咯声的习惯形成：新生儿处于睡眠状态，距其25～28cm处，短暂而响亮地摇咯咯声盒，最多重复12次，观察和评分同（1）。

（3）非生物听定向反应（对咯咯声反应）：在安静觉醒状态下重复用柔和的咯咯声在新生儿的视线外（约10cm处）连续轻轻地给予刺激观察其头眼球转向声源的能力。评分：0分为头和眼球不能转向咯咯声；1分为头和眼球转向咯咯声，但转动≤30°；2分为转向咯咯声≥60°。

（4）生物性视听定向反应（对说话的人脸反应）：在安静觉醒状态下，检查者和新生儿面对面，相距20cm，用柔和而高调的声音说话，从新生儿的中线位慢慢移向左右两侧，移动时连续发声，观察新生儿的头和眼球追随检查者的脸和声音的移动方向的能力，评分方法同（3）。

（5）非生物性视定向反应（对红球的反应）：检查者手持红球面对新生儿，相距20cm，观察和评分同（3）。

（6）安慰：是指哭闹的新生儿对外界安慰的反应。评分：0分为哭闹经安慰不能停止，1分为哭闹停止非常困难，2分为较容易停止哭闹。

第二部分：被动肌张力共4项（7～10项）必须在觉醒状态下检查，受检新生儿应处在正中位，以免引出不对称的错误检查结果。

（7）围巾征：检查者一手托住新生儿的颈部和头部，使保持正中位，半卧位姿势。以免上肢肌张力不对称。将新生儿手拉向对侧肩部，观察肘关节和中线的关系。评分：0分为上肢环绕颈部，1分为新生儿肘部略过中线，2分为肘部未达中线。

（8）前臂弹回：只有新生儿双上肢呈屈曲姿势时才能进行，检查者用手拉直新生儿双上肢然后松开使其弹回到原来的屈曲位。观察弹回的速度。评分：0分为无弹回，1分为弹回的速度慢或弱，2分为双上肢弹回活跃，并能重复进行。

（9）下肢弹回：只有当髋关节呈屈曲位时才能检查，新生儿仰卧，检查者用双手牵拉新生儿双小腿使之尽量伸展，然后松开，观察弹回的速度。评分同（8）。

（10）腘窝角：新生儿平卧，骨盆不能抬起，屈曲呈胸膝位，固定膝关节在腹部两侧，然后举起小腿测量腘窝的角度。评分：0分为>110°，1分为110°～90°，2分为≤90°。

第三部分：主动肌张力共4项（11～14项）。

（11）颈屈：伸肌的主动收缩（头竖立反应）：检查者抓握新生儿的肩部，拉其从仰卧到坐位姿势，注意颈部和躯干的关系，在垂直姿势到达之前，观察到颈部屈伸肌收缩将头抬起，足月儿颈部屈肌和伸肌平衡，可以和躯干维持在一个轴线上几秒，然后往前垂下或后仰。评分：0分为无反应或异常，1分为头部和躯干部保持平衡有头竖立动作即可，2分为头和躯干保持平衡1～2秒以上。

（12）手握持：新生儿取仰卧位，用检查者的手从尺侧插入其手掌，观察其抓握的情况。评分：0分为无抓握，1分为抓握力弱，2分为非常容易抓握并能重复。

（13）牵拉反应：新生儿手应是干的，检查者的示指从尺侧伸进其手内时，正常时会得到有力的抓握反射。这时检查者抬高自己的示指约30cm（时刻准备用大拇指在必要时去抓握住新生儿的手），一般新生儿会屈曲自己的上肢使其身体完全离开桌面。检查者不应抓握新生儿的手和举起新生儿，不然就变成了被动的悬吊反应。不能估价主动的肌张力。评分：0分为无反应，1分为提起部分身体，2分为提起全部身体。

（14）支持反应：检查者用手抓握住新生儿前胸，拇指和其他手指分别在两个腋下，支持新生儿呈直立姿势。观察新生儿下肢和躯干是否主动收缩以支持身体的重量，并维持几秒。评分：0分为无反应，1分为不完全或短暂，直立时下肢屈曲或头不能竖立，2分为能有力地支撑全部身体，头竖立。

第四部分：原始反射共三项（15～17项）

（15）自动踏步：上面的支持反应得到时，新生儿躯干在直立位置或稍微往前倾，当足接触到硬的平面即可引出自动迈步动作。

放置反应：取其直立位，使新生儿的足背碰到桌子边缘，该足有迈上桌上的动作。

（16）拥抱反射（略）

（17）吸吮反射（略）

第五部分：一般反应。包括：

（18）觉醒度

（19）哭

（20）活动性

健康足月产儿神经行为评分表

编号_____

省、市_____医院、保健院。新生儿住址、电话_____

母姓名_____新生儿姓名_____性别____孕周____出生体重（g）_____

胎龄评分_____孕周_____职业 父————— 孕母营养：差、中、优
　　　　　　　　　　　　　　　　母—————

文化程度 父—————（填＜小学、小学、中学中专、大专大学）
　　　　　母_____

首次检查日期_____

头围			
体重			

项　目		检查时状态	评　分			日　龄		
			0	1	2	48～72小时	12～14天	26～28天
行为能力	1. 对光习惯形成	睡　眠	≥11	7～10	≤6			
	2. 对声音习惯形成	睡　眠	≥11	7～10	≤6			
	3. 对咯咯声反应	安静觉醒	头眼不转动	眼或头眼转动＜60°	头眼转动≥60°	2（2）	2（3）	2（4）
	4. 对说话的脸反应	同上	同上	同上	同上	2（0）	2（+1）	2（+2）
	5. 对红球反应	同上	同上	同上	同上	2（0）	2（+1）	2（+2）
	6. 安慰	哭	不能	困难	容易或自动			
被动肌张力	7. 围巾征	觉醒	环绕颈部	肘略过中线慢、弱＞3秒	肘未到或刚到中线活跃，可重复≤3秒	1	1	1
	8. 前臂弹回	同上	无					
	9. 腘窝角	同上	＞110°	100～110°	≤90°			
	10. 下肢弹回	同上	无	慢、弱＞3秒	活跃，可重复≤3秒	2	2	2

续表

		头围		
		体重		

项　目		检查时状态	评　分			日　龄		
			0	1	2	48～72 小时	12～14 天	26～28 天
主动肌张力	11. 颈屈、伸肌主动收缩（头竖立）	觉醒	缺或异常	困难、有	好、头与躯干维持在同一轴上,1～2 秒以上	2 (1″)	2 (5″)	2 (＞60″)
	12. 手握持	同上	无	弱	好,可重复			
	13. 牵拉反应	同上	无	提起部分身体	提起全部身体			
	14. 支持反应（直立位）	同上	无	不完全、短暂	有力,支持全部身体			
原始反射	15. 踏步或放置	同上	无	引出困难	好,可重复	2 (7步)	2 (9步)	2 (0步)
	16. 拥抱反射	同上	无	弱,不完全	好、完全			
	17. 吸吮反射	同上	无	弱	好,和吞咽同步			
一般估价	18. 觉醒度	觉醒	昏迷	嗜睡	正常			
	19. 哭	哭	无	微弱,尖,过多	正常			
	20. 活动度	觉醒	缺或过多	略减少或增多	正常			
						总分		

注：①3 项：(转头次数)

②4 项及 5 项：(＋1 指抬头看),(＋2 指抬头和转 180°看)、

③11 项：竖颈数到 60 秒以后记＞1 分钟 (60″)

④15 项：(步数)

三次测查者签名：①＿＿＿＿＿＿＿

②＿＿＿＿＿＿＿

③＿＿＿＿＿＿＿

附 3 新生儿神经行为测定和评价补充规定

(1) 编号：由各省市自己编。

(2) 孕周：按末次月经第一天算起，凡末次月经日欠详，月经周期经常在 25 天以下，35 天以上者不列为测定对象（同体格测量要求）。

(3) 胎龄评分：免。

(4) 孕妇营养：

差：孕吐严重，要输液者不要。

中：妊娠期饮食一般。

优：妊娠期吃得好、多。

(5) 三次测定前均要测体重和头围。

(6) 检查日龄：第一次（48～72 小时），第二次（12～14 天），第三次（26～28 天）。

(7) 经济收入取消。

(8) 体重＜2700 g 不要。

(9) 空格内填得分 0 分、1 分和 2 分。每次测定总分累加。

(10) 对光习惯形成：采用手电弧形扫两眼。

(11) 对声音习惯形成：塑料盒垂直连摇三下，距耳 10～15cm。

(12) 为了解三次测查是否在定向方面有进步，在视听定向三个项目，作以下补充：

①对咯咯声反应：塑料盒距耳 10～15cm，轻轻摇动 10～15 秒，从左→右→左→右，连续重复 4 次。头眼不转动者 0 分；头和/或眼稍有转动但＜60°者 1 分；头眼转动≥60°者 2 分。同时记录 4 次摇动后，头眼转动≥60°的次数（写在记分的括号内）。如评分为 2，转动次数（3），表示 4 次中有 3 次转头。

②对说话的人脸反应：每个孩子做完水平方向视听定向后做垂直方向，然后做半圆形视定向。评分（0 分、1 分、2 分）标准同对咯咯声反应。如头眼转动仅一侧≥60°，另一侧＜60°，也评为 2 分。

请注意：如垂直方向移动红球或说话人脸，婴儿头上抬≥30°加 1 分（见"健康足月产儿神经行为评分表"）。如头眼随目标转动 180°（可以中断，但基本上能跟随目标转动）又加 1 分（见"健康足月产儿神经行为评分表"）。

评分方法举例：头眼水平方向转动≥60°者，得 2 分。如头眼上抬≥30°者，可加 1 分，评分为 2（＋1）。除头上抬外，还能跟随目标转动 180°，又加 1 分，评分为 2（＋2）。

(13) 安慰：抱起来就不哭为不困难，评 2 分。抱起来摇动或吃奶头才不哭为困难，评 1 分。如饥饿引起者不能算作安慰困难，可喂奶后再检查。

(14) 围巾征：肘未到或刚到中线评 2 分。

(15) 前臂弹回及下肢弹回。

0 分：无弹回。

1 分：弹回时间＞3 秒，包括自动由伸直位变为屈曲位。不须记弹回秒数。

2 分：弹回时间≤3 秒，可重复。

(16) 头竖立：双手扶在上臂及胸乳头连线下方，当小儿头竖立后记秒数。

1 分：头竖立不到 1 秒，但有颈伸、屈肌收缩的表现，即有抬头努力。

2 分：头竖立 1～2 秒以上。将头竖立持续秒数放在评分后括号内（见"健康足月产儿神经行为评分表"）。

(17) 支持反应：头与躯干要在一直线上。

(18) 踏步或放置：

1 分：踏一步或有一次放置反应。

2 分：踏 2 步或在同足有二次放置反应或两足各有一次放置反应。

0 分：不踏步，也无放置反应。

注意：记踏步的步数在评分后括号内（见"健康足月产儿神经行为评分表"）。

（19）20 项测定限制操作时间为 10～15 分钟，不能超过 15 分钟。如定向反应或习惯形成因状态不合适，在检查当天可重复做一次。选最优表演评分。

（20）后 2 次随访检查，可只做出 1 次习惯形成项目。每个孩子有 2 次习惯形成检查即可。即第 1 次检查和第 2 或第 3 次检查。

（21）在母妊娠期中血压≥140/90 mmHg 者不选入对象。

（22）胎头吸引、产钳助产者不选入对象。

（23）病理剖腹产、因臀位剖腹产，或先试产然后剖腹产者不选。

（24）先天愚型婴儿均做 20 项神经行为测定，作为病理对照组，有几例测几例。先天愚型儿可根据临床诊断，有条件者做染色体检查。

（25）每次检查后检查者均应签名，尽量由同一检查者随访。

总之，对 20 项检查的补充修改意见，简要综合如下：①为了能看出新生儿能力是否有进步，因此在第（3）、第（4）、第（5）项视听定向作些补充检查，包括垂直方向和转动 180°半圆弧形视定向，连续听 4 次咯咯声并记录转头次数，竖头记时间可用数目的方法。预计以上 4 项可能随日龄的增加，其行为能力会有进步。②因有准确的末次月经记录，胎龄评分取消。③前臂和下肢弹回慢者不需计时间，通过在广州测查发现不少正常新生儿上肢弹回慢，有的需等 1～2 分钟后才自动屈曲，这和病理性肌张力低不同。因此记时间意义不大。④踏步记步数：广州发现新生儿多数踏步较北方多，有的连续 10 步以上，记录步数是为了观察各地婴儿是否有差别。⑤为了观察患病新生儿 20 项评分水平，我们选了先天愚型患儿作对照，因为他们智力发育落后。

NORMAL NEWBORN INFANT 20-ITEM BEHAVIORAL NEUROLOGICAL ASSESSMENT IN 12 CITIES OF CHINA

National Coodinating Group for Research in Neonatal Behavioral Neurological Assessment National Coodinating Group for Research in Neonatal Growth and Development

In order to establish a practical method for neonatal behavioral neurological assessment and set up the normal range of its scores in China, this study formulated 20-item neonatal behavioral neurological assessment (NBNA) based on contemporary and most representative behavioral neurological measurement in newborn (Brazelton TB and Amiel-Tison) and our own experience. We examined 714 (male 369, female 345) normal newborns with NBNA at the age of 2 - 3, 12 - 14, 26 - 28 days, totally 2142 times, in 12 provinces of China from May to October 1988. NBNA contains 5 clusters：①behavior (6 items)：response decrement to light, response decrement to rattle, auditory orientation to rattle, visual orientation to red ball, auditory and visual orientation to face and voice, controlability; ②passive tone (4 items)：scarf sign, recoil of elbows, popliteal angle, recoil of legs; ③active tone (4 items)：head control, palmar grasp, response to traction, supporting reaction (upright position); ④primary reflexes (3 items)：automatic walking, Moro reflex, sucking; ⑤general assessment (3 items)：alertness, crying, motor activity. Each item has 3 scores（0，1，2）. Twenty items has a maximum of 40 scores. Supplementary records are made in following 5 items： number of turning head to rattle； response to face and red ball as above but add score 3，4； time（sec）to keep righting head on sitting up； number of steps of automatic walking. The examiners were trained and their abilities checked with same criterion. The tools of examination include flash light，red ball and rattle. Each infant was checked first in the nursery，second and third time at the infant's home. It took ten minutes or less to complete the examination.

Results and analysis

Among 2142 times，90.4% had 39 - 40 scores and 99% ≥37，no one bellow 35. Comparing measurements of first，second and third time reveal the total scores increased with age（table）. The difference is statistically significant. The results of following 5 items in 3 successive examinations were： number of times of turning head to rattle 3.0 ± 1.0，3.5 ± 0.7 and 3.7 ± 0.5，$F = 121.966$，$P < 10（-6）$； orientation to face and voice，following in a circular path for 180°（score 4）1.8%，14.0% and 47.0%； orientation to red ball，following in a circular path for 180°（score 4）4.5%，14.0% and 49.0%； maintaining head upright ≥10 sec 5.2%，39.4% and 55.4% and its mean time（sec）3.5 ± 2.9，6.8 ± 6.2，12.2 ± 10.0； mean number of steps of automatic walking 2.1 ± 2.2，2.9 ± 2.8，4.1 ± 4.2. P values of all above items were $< 10（-6）$，showing significant deferences. It indicates that the abilities of auditory and visual orientations and active neck tone improve obviously with age. The meaning of increasing steps with age is unknown，for it is a primary reflex.

NBNA is a relatively comprehensive assessment，showing distinct stability and reliability. The score is not influenced by geological region. The scoring system is simple and manipulation takes only ten minutes. The examiners trained for 2 weeks can carry out reliable measurement. So NBNA is a method suitable to pediatricians and child health workers to use in practice and research.

Table   NBNA Score of different age

Days of age	N	40		39		38		37		36		35	
		n	%	n	%	n	%	n	%	n	%	n	%
2 - 3	714	422	59.1	162	22.7	75	10.5	35	4.9	8	1.1	12	1.7
12 - 14	714	589	82.5	83	11.6	31	4.3	10	1.4	1	0.1	0	0
26 - 28	714	592	82.9	90	12.6	31	4.3	0	0	1	0.1	0	0

12 - 14 days compared with 2 - 3 days group，$X^2 = 100.657$，$P < 10（-6）$

26 - 28 days compared with 12 - 14 days group，$X^2 = 8.624$，$P < 0.05$

（Bao Xiulan Yu Renjie Li Zuosuan Zhang Baolin Beijing Union Medical College Hospital）

图书在版编目（CIP）数据

中国不同胎龄新生儿的体格发育 / 张宝林，王宝琼主编. -- 长沙 ： 湖南
科学技术出版社，2016.9
ISBN 978-7-5357-9013-2

Ⅰ．①中… Ⅱ．①张… ②王… Ⅲ．①新生儿－体格
发育－研究－中国 Ⅳ．①R473.72

中国版本图书馆 CIP 数据核字(2016)第 180825 号

中国不同胎龄新生儿的体格发育

主　　编：张宝林　王宝琼
责任编辑：邹海心
文字编辑：唐艳辉
出版发行：湖南科学技术出版社
社　　址：长沙市湘雅路 276 号
　　　　　http://www.hnstp.com
邮购联系：本社直销科　0731 - 84375808
印　　刷：长沙鸿和印务有限公司
　　　　　（印装质量问题请直接与本厂联系）
厂　　址：长沙市望城区金山桥街道
邮　　编：410200
版　　次：2016 年 9 月第 1 版第 1 次
开　　本：787mm×1092mm　1/16
印　　张：45.5
字　　数：1040000
书　　号：ISBN 978-7-5357-9013-2
定　　价：120.00 元